AktivBuch Gesundheit

Autoren
Dr. med. Werner Bartens; Dr. med. Heinz Beier; Dr. med. R. Breidung; Dr. med. Beate Breitkreuz; Dr. med. Regina Claßen; Dr. med. M. Dietl-Fried; Dr. med. Horst Eisold; Dr. med. Richard Eyermann; Dr. med. Oyedupe Gläsmann; Dr. med. Anja Gorden; Dr. med. habil. Klaus Hager; Dr. med. Hartmut Henß; Prof. Dr. med. D. Höffler; Dr. med. Gabi Hoffbauer; Prof. Dr. med. J.-M. Kimmig; Priv.-Doz. Dr. med. Dirk Knöbber; Dr. med. Svenja Linke; Dr. med. Brita Linzbach; Dr. med. Antje Müller-Schubert; Dr. med. Nanette Ott; Harald Rass; Prof. Dr. Hans D. Reuter; Wolfgang Schäuble; Armin Schafberger; Dr. med. Jörg Seebeck;

Herausgegeben von
Dr. med. Günter Gerhardt

FALKEN

Inhaltsverzeichnis

AktivBuch Gesundheit

4. Kapitel

Krankheiten Seiten 117 bis 516

Vorwort

Seit zwanzig Jahren betreibe ich zusammen mit meiner Frau und weiteren Ärztinnen eine große Landpraxis, also eine erste Anlaufstelle für alle möglichen „Wehwehchen", seien sie nun körperlicher oder seelisch-psychischer Natur. Neben dieser Tätigkeit als Allgemeinarzt und Psychotherapeut habe ich mich schon seit Jahren um die Gesundheitspolitik gekümmert und seit einigen Jahren bin ich auch medizinjournalistisch tätig in Zeitungen, Radio und Fernsehen. Aus all diesen Tätigkeiten heraus ist mir mehr und mehr bewusst geworden, dass wir alle uns hinter einem Begriff verschanzen, ohne gleichzeitig dafür zu sorgen, dass er auch mit Leben gefüllt wird; gemeint ist **der mündige Patient.** Leider verirren sich viel zu viele Menschen im Dschungel unseres Gesundheitswesens und können so ihre Gesundheit nicht zufriedenstellend in die eigene Verantwortung nehmen. Deshalb habe ich mich entschlossen, mit kompetenten Fachmedizinern zusammen dieses AktivBuch Gesundheit zu schreiben, in dem neben den Basisinformationen eine Unzahl an detaillierten Hilfen gegeben werden, damit Sie künftig mit den veränderten Bedingungen zurechtkommen und verantwortungsvoll und kompetent Ihre eigene Gesundheit und die Ihrer Familie managen können.

So wie sich das AktivBuch Gesundheit jetzt vor Ihnen präsentiert, ist es ein Werk, welches nur dank eines guten Teams überhaupt so qualitativ hochwertig erstellt werden konnte. Bei diesem Team möchte ich mich bedanken:

Meinen Kolleginnen und Kollegen Fachautoren, die die Grundsubstanz für das Werk erarbeitet haben. Ganz besonders bedanken möchte ich mich hier bei meiner Kollegin Dr. Antje Müller-Schubert, die mich quasi als meine rechte Hand unermüdlich und einfallsreich unterstützt hat.

Und ich danke den Mitarbeiterinnen und Mitarbeitern des FALKEN Verlags, die in unermüdlichem Einsatz für die rechtzeitige Fertigstellung des Werkes Sorge getragen haben.

Ihr Günter Gerhardt

So wird Ihr AktivBuch Gesundheit aktiv genutzt

AktivCheck

AktivTipp

siehe Seite 117

In den meisten großen Kapiteln finden Sie in den AktivKästen auf allen Ebenen der Gesundheitsplanung Entscheidungshilfen. Sowohl die Checks wie auch die Tipps haben zum Ziel, Sie zu einem kompetenten Partner für Ihren Haus- oder Facharzt zu machen. Auf Seite 117 werden Sie über den optimalen Umgang mit den AktivCheck- und AktivTipp-Kästen genau informiert.

Beschwerden und Symptome auf einen Blick

Seiten 15 bis 58

Die Tabelle dient zur schnellen Orientierung. Wie Sie dieses Verzeichnis optimal nutzen, steht auf der gegenüberliegenden Seite.

Inhaltsverzeichnis

Seiten 4 bis 12

Hier finden Sie zu den 12 großen Themenfeldern (den Hauptkapiteln) die Unterkapitel mit den dazugehörigen Seitenangaben. Im Inhaltsverzeichnis schlagen Sie nach, wenn Sie bereits wissen, wonach Sie suchen.

Normalwerte-Tabelle

Seiten 759 bis 760

Die Werte von z. B. einer Blutuntersuchung geben dem Arzt wichtige Hinweise auf Ihren Gesundheitszustand – und er wird diese Werte im Gespräch verwenden. Damit Sie Ihren Arzt besser verstehen bzw. gezielter nachfragen können, sind hier die wichtigsten Normalwerte übersichtlich zusammengefasst.

Glossar

Seiten 761 bis 770

Hier werden alle Fachbegriffe in alphabetischer Reihenfolge erklärt.

Adressen

Seiten 771 bis 789

Neben Postanschriften finden Sie auch Internetadressen.
Das Verzeichnis soll Sie ebenfalls bei Ihrem eigenverantwortlichen Handeln unterstützen, machen Sie deshalb regen Gebrauch davon. Es enthält die wichtigsten Ansprechpartner für Ihre Bedürfnisse.

Register

Seiten 790 bis 798

Im Register sind alle wichtigen Stichworte aus dem Buch alphabetisch aufgeführt. Hier finden Sie am schnellsten Hilfe, wenn Sie den Suchbegriff keinem Kapitel im Inhaltsverzeichnis zuordnen können.

1. Kapitel

Beschwerden und Symptome auf einen Blick

Beschwerden und Symptome	Was kann das bedeuten?	Diagnose- und Untersuchungsverfahren	Was ist zu tun?

Das Verzeichnis hilft Ihnen, Beschwerden bzw. Krankheiten zu erkennen und einzuordnen. Die Klassifizierung in der Rubrik „Was ist zu tun?" gibt Ihnen wichtige Hinweise zum weiteren Vorgehen.

Beschwerden und Symptome Spalte 1:

Hier werden in Stichworten eine Vielzahl von Beschwerden beschrieben,
z. B.: *Vom Nacken aus über den Kopf ziehende Kopfschmerzen*

Was kann das bedeuten? Spalte 2:

Hier werden mögliche Ursachen angegeben,
z. B.: • *Spannungskopfschmerz* → 182, 671

Die Seitenverweise führen Sie auf die Seiten im Kapitel „Krankheiten", auf der Spannungskopfschmerzen ausführlich beschrieben werden, und zum Kapitel „Kinder".

Diagnose- und Untersuchungsverfahren Spalte 3:

Hier erfahren Sie, welche Möglichkeiten der Diagnose der Arzt hat,
z. B.: • *Anamnese*
• *Röntgen (Halswirbelsäule, Kiefergelenk)*

Die Kenntnisse über die diagnostischen Möglichkeiten versetzen Sie in die Lage, bei Ihrem Arzt nachzuhaken. Es kann sinnvoll sein, andere Diagnoseformen zu wählen, aber der Arzt sollte dies begründen.

Was ist zu tun? Spalte 4:

Hier werden Sie über Therapiemöglichkeiten informiert und auch darüber, was Sie selbst tun können,
z. B.: ▼ *Abklärung empfohlen*
♦ *physikalische Therapie, Wärmetherapie*

♦ = Selbsthilfe möglich ▼ = Arztbesuch zu empfehlen ! = Arztbesuch auf jeden Fall erforderlich

Beschwerden und Symptome	Was kann das bedeuten?	Diagnose- und Untersuchungsverfahren	Was ist zu tun?
Hautausschläge, Hautflecken, Hautverfärbung			
Kleine hellbraune Flecken, besonders im Gesicht und an der Sonne ausgesetzten Hautstellen	• Sommersprossen → 128	• Blickdiagnose • Keine Untersuchung	♦ Direkte Sonneneinstrahlung vermeiden
Bräunliche bis schwarzbraune Flecken um den Mund und auf den Lippen	• Peutz-Jeghers-Syndrom → 128 • Hinweis auf Polypen oder Tumoren an der Darmschleimhaut → 392	• Erbkrankheit • Arzt untersucht den Darm durch Darmspiegelung und stellt mögliche Veränderungen fest	! Es besteht der Verdacht auf eine Tumorerkrankung
Leichte bräunliche Verfärbungen, auch im Gesicht, insbesondere bei jungen Frauen	• Chloasmen (harmlos), ausgelöst durch weibliche Hormone → 128 • Antibabypille → 128 • Schwangerschaft → 128	• Blickdiagnose des Gynäkologen • Hormonbestimmung	▼ Beim nächsten Arztbesuch darauf hinweisen
Bräunliche Flecken an Händen, Unterarmen und im Gesicht bei älteren Menschen	• Harmlose Altersflecken → 129	• Blickdiagnose	▼ Bei erstmaligem Auftreten, um Verwechslung mit schwarzem Hautkrebs zu vermeiden ♦ Gut deckendes Make-up
Weiße Flecken	• Weißfleckenkrankheit (Vitiligo) (harmlos) → 129	• Blickdiagnose • Bleibende Hautverfärbung	♦ Direkte Sonneneinstrahlung vermeiden und auf Sonnenschutz achten, Hautkosmetik

♦ = Selbsthilfe möglich ▼ = Arztbesuch zu empfehlen ! = Arztbesuch auf jeden Fall erforderlich

Beschwerden und Symptome	Was kann das bedeuten?	Diagnose- und Untersuchungsverfahren	Was ist zu tun?
Hautausschläge, Hautflecken, Hautverfärbung			
Entzündlich-gerötete, schuppende Hautflecken, silbrig-graue Schuppen, insbesondere an Armen (Ellenbogen) und Beinen (Knie), Veränderungen an den Nägeln	• Schuppenflechte (Psoriasis) → 144	• Blickdiagnose • Symptom des „letzten Häutchens" (nach dessen Entfernung kleine punktförmige Blutung)	♦ ▼ ! Je nach Schwere der Symptomatik
Hautbläschen, Hautschwellung, Hautknoten			
Gruppenweise angeordnete Bläschen auf entzündeter Haut, auf eine Körperhälfte beschränkt, brennende Schmerzen	• Gürtelrose → 133	• Blickdiagnose • Virusnachweis • Antikörpertest	! Bei Auftreten im Gesicht sofort Arzt aufsuchen! Frühzeitige Schmerzbehandlung erforderlich!
Bläschen an Lippen, Mund, Naseneingang	• Herpes (Virus Typ 1) → 132	• Anamnese • Virusnachweis	▼ Beim ersten Auftreten
Bläschen an Penis, Vulva, After	• Herpes (Virus Typ 2) → 558	• Anamnese • Virusnachweis	! Ansteckend!
Knötchen mit rauer Oberfläche	• Gewöhnliche Warze → 130	• Blickdiagnose • Exzision • Histologische Untersuchung	♦ Abwarten ▼ Bei Neuauftreten zur Abgrenzung gegen Hautkrebs
Bräunliche, meist flache Hauterhebungen an Hals und Gesicht	• Juvenile Warzen → 130	• Blickdiagnose • Exzision • Histologische Untersuchung	♦ ▼ Abwarten, Stärkung des Immunsystems, Pinseln mit Thuja-Urtinktur
Stecknadelgroße, schwarze Pünktchen (häufig an Fußballen und Ferse)	• Dornwarzen → 130	• Blickdiagnose • Exzision • Histologische Untersuchung	♦ Abwarten

♦ = Selbsthilfe möglich ▼ = Arztbesuch zu empfehlen ! = Arztbesuch auf jeden Fall erforderlich

Beschwerden und Symptome	Was kann das bedeuten?	Diagnose- und Untersuchungsverfahren	Was ist zu tun?
Hautbläschen, Hautschwellung, Hautknoten			
Hahnenkammartige Wucherungen (insbesondere im Genital- und Afterbereich)	• Feigwarzen → 130	• Blickdiagnose • Exzision (Gewebeentnahme) • Histologische Untersuchung	▼ Bei erstem Auftreten, um ernsthafte Erkrankungen auszuschließen ! Im Genitalbereich
Linsengroße, hautfarbene halbkugelige Hauterhebung, häufig in der Mitte eingedellt	• Dellwarzen → 130	• Blickdiagnose • Exzision • Histologische Untersuchung	◆ Abwarten
Plötzlich auftretende, rote, mit Wasser gefüllte stark juckende Bläschen (Quaddeln) an den Händen oder am Körper	• Nesselsucht → 140	• Blickdiagnose • Blutuntersuchung	▼ ◆ Falls Ursache (Allergieauslöser) bekannt, sofort meiden!
Eiterbläschen und dicke, schwarze Pickel im Gesicht oder am Rücken (häufig bei Jugendlichen und jungen Erwachsenen)	• Akne → 141	• Mikroskopische Hautuntersuchung	◆ Medizinische Hautpflege ▼ Arzneimittel
Dicke, druckschmerzhafte Beule (mit gelbem Punkt in der Mitte), möglicherweise mehrere nebeneinanderliegende Beulen	• Furunkel → 146 • Karbunkel → 146	• Tastuntersuchung	! Besonders, wenn das Gesicht betroffen ist!
Schwellung mit gelblich-eitrigem Ausfluss, Krankheitsgefühl, Fieber	• Abszess → 146	• Tastuntersuchung • Blutuntersuchung • Erregernachweis (Abstrich)	! Besonders im Gesichtsbereich

◆ = Selbsthilfe möglich ▼ = Arztbesuch zu empfehlen ! = Arztbesuch auf jeden Fall erforderlich

Beschwerden und Symptome	Was kann das bedeuten?	Diagnose- und Untersuchungs-verfahren	Was ist zu tun?
Hautbläschen, Hautschwellung, Hautknoten			
Bei Kindern viele zusammenfließende Eiterbläschen, besonders im Gesicht	• Impetigo → 146	• Körperliche Untersuchung • Erregernachweis (Abstrich)	! Ansteckend!
Rötung mit Juckreiz, in den Zehenzwischenräumen oder in anderen Hautfalten starker Juckreiz, Rötung und Ablösung der obersten Hautschicht	• Pilzerkrankung → 149, 426	• Lichtmikroskopischer Pilznachweis	▼ ♦ Hygiene im Bad und in Räumen, die von mehreren Personen benutzt werden, Ansteckungsgefahr!
Starker Juckreiz mit zunehmender Rötung im Genitalbereich	• Candida-Pilzinfektion → 151, 426	• Lichtmikroskopischer Pilznachweis	! ▼ Partner muss mitbehandelt werden!
Roter, unscharf begrenzter, größer werdender Fleck, stufenförmig erhaben, meist am Unterschenkel, oft bei älteren Menschen, Druckschmerz, zunehmendes Krankheitsgefühl, Fieber	• Erysipel → 148	• Blutuntersuchung • Erregernachweis (Abstrich)	! Antibiotikum ist notwendig
Aufgeraute Haut (an den Händen, Ellenbogen und Füßen), starker Juckreiz, oft erst Stunden nach Kontakt auftretend, Wunden heilen unter Schuppung ab	• Neurodermitis → 135, 685 • Kontaktekzem → 138	• Anamnese	♦ ▼ Auslösende Ursache meiden, Hautpflege

♦ = Selbsthilfe möglich ▼ = Arztbesuch zu empfehlen ! = Arztbesuch auf jeden Fall erforderlich

Beschwerden und Symptome	Was kann das bedeuten?	Diagnose- und Untersuchungsverfahren	Was ist zu tun?
Wachsende Hautveränderungen			
Braungelbe Hauterhebungen (bei älteren Menschen besonders am Körper)	• Fettwarzen → 153	• Blickdiagnose	▼ ♦ Hautpflege
Braune oder schwarze Flecken, in der Haut liegend, angeboren	• Pigmentmale → 153 • Leberflecken → 153	• Begutachtung unter dem Vergrößerungsglas • Gewebeentnahme • Feingewebliche Untersuchung	▼ Bei vielen Leberflecken, um Hautkrebs auszuschließen!
Plötzlich neu auftretende schwarzblaue Flecke, leicht erhabene oder farblose Knötchen (auch einzeln auftretend, wie kleine Erbsen), unscharfe Ränder, uneinheitliche Farbe (häufig bei jungen Erwachsenen)	• Schwarzer Hautkrebs → 154	• Begutachtung unter dem Vergrößerungsglas • Gewebeentnahme • Feingewebliche Untersuchung	! Regelmäßige Kontrollen sind lebenswichtig!
Unregelmäßiger, erhabener Fleck, oft im Gesicht oder an anderen dem Sonnenlicht ausgesetzten Hautstellen, gelegentlich dunkel verfärbt, meist aber hautfarben, Blutung möglich	• Basaliom (gutartiger Hautkrebs) → 154	• Begutachtung unter dem Vergrößerungsglas • Gewebeentnahme • Feingewebliche Untersuchung	! Regelmäßige Kontrollen sind lebenswichtig!
Runde, nicht abheilende Wunde mit Nässen und Schorfbildung im Gesicht und Kopfbereich sowie an den Händen, vor allem bei älteren Menschen	• Stachelzellkrebs (Spinaliom, bösartiger Hautkrebs) → 154	• Begutachtung unter dem Vergrößerungsglas • Gewebeentnahme • Feingewebliche Untersuchung	! Regelmäßige Kontrollen sind lebenswichtig!

♦ = Selbsthilfe möglich ▼ = Arztbesuch zu empfehlen ! = Arztbesuch auf jeden Fall erforderlich

Beschwerden und Symptome	Was kann das bedeuten?	Diagnose- und Untersuchungs-verfahren	Was ist zu tun?
Mundschleimhautveränderungen			
Weiße, nicht abstreifbare Flecken im Mund oder auf der Zunge	• Leukoplakie → 154	• Blickdiagnose	! Vorbote bösartiger Erkrankungen!
Brennende, mit Flüssigkeit gefüllte Blasen im Mund	• Herpes-Virusinfektion → 132	• Blickdiagnose • Erregernachweis	♦ ▼ Bei großflächiger Ausbreitung
Nagelveränderungen			
Nagelplatte blasst ab und löst sich vom Nagelbett, verdickt, verfärbt sich braun-gelblich und zerfällt krümelig	• Pilz-Infektion → 149, 426	• Mikroskopische Untersuchungen	▼ Bei Abwehrschwäche und wenn es Sie stört
Plötzlich unter den Nägeln oder im Nagelbett ohne Verletzung auftretende schwarzblaue Verfärbungen	• Schwarzer Hautkrebs → 154	• Blickdiagnose • Begutachtung unter dem Vergrößerungsglas • Gewebeentnahme • Feingewebliche Untersuchung	! Regelmäßige Kontrollen sind lebenswichtig!
Kopfhautveränderung			
Gelbe Hautteilchen, die fettig verbacken auf der Kopfhaut sitzen und sich beim Kratzen ablösen, Juckreiz	• Pilz-Infektion → 149, 151	• Blickdiagnose • Begutachtung unter dem Mikroskop	▼ Bei Abwehrschwäche und massivem Auftreten

♦ = Selbsthilfe möglich ▼ = Arztbesuch zu empfehlen ! = Arztbesuch auf jeden Fall erforderlich

Beschwerden und Symptome	Was kann das bedeuten?	Diagnose- und Untersuchungs-verfahren	Was ist zu tun?
Störungen des Nervensystems			
Plötzliche krampfartige Zuckungen des ganzen Körpers oder von Teilen, eventuell Harnabgang, blutiger Speichel	• Epilepsie → 161	• Anamnese • Hirnstrommessung	❢ Bei erstmaligem Auftreten! ▼ Therapiekontrolle
Gefühlsstörungen, Kribbeln und Schmerzen (meist in den Beinen)	• Diabetische Polyneuropathie → 166, 426 • Polyneuropathie → 166 • Multiple Sklerose → 164	• Abklärung der Ursache	❢ Zur Abklärung der Ursache
Kribbeln, Ziehen, Stechen in den Unterschenkeln (vor allem bei Frauen)	• Syndrom der unruhigen Beine → 167	• Anamnese • Körperliche Untersuchung • Laboruntersuchung	▼ Abklärung empfohlen
Plötzliche halbseitige Lähmungserscheinungen, Verlust der Sprache und der Orientierung, Hilflosigkeit, eventuell Bewusstseinsverlust	• Schlaganfall → 168	• Computertomographie (CT)	❢ Notfall!
Starke Kopfschmerzen, Lichtempfindlichkeit, Schmerzen beim Beugen des Kopfes nach vorne	• Hirnhautentzündung (Meningitis) → 170	• Liquorpunktion • Erregernachweis	❢ Notfall!
Starke Kopfschmerzen, Lichtempfindlichkeit, Schmerzen beim Beugen des Kopfes nach vorne, Zeckenbiss erinnerlich	• Frühsommer-Meningoenzephalitis (FSME) → 170	• Liquorpunktion • Erregernachweis	❢ Notfall!
Biss eines an Tollwut erkrankten Tieres	• Tollwut → 172	• Nachweis der Erkrankung des Tieres durch denTierarzt	❢ Notfall! Sofortige Tetanus-Impfung ist lebensrettend!

♦ = Selbsthilfe möglich ▼ = Arztbesuch zu empfehlen ❢ = Arztbesuch auf jeden Fall erforderlich

Beschwerden und Symptome	Was kann das bedeuten?	Diagnose- und Untersuchungsverfahren	Was ist zu tun?
Störungen des Nervensystems			
Gefühlsstörungen und/oder Lähmungen von einer bestimmten Körperhöhe ausgehend nach unten	• Rückenmarksschaden → 173	• Körperliche Untersuchung • Röntgen • Computertomographie (CT) • Kernspintomographie	❢ Notfall!
Plötzlich auftretende oder sich verstärkende Schmerzen im Rücken, Missempfindungen in einem Bein oder beiden Beinen	• Bandscheibenprobleme → 174	• Körperliche Untersuchung • Röntgen • Computertomographie (CT) • Kernspintomographie	❢ Bei Akutbeschwerden ▼ ◆
Verkrampfte, gekrümmte Extremitäten bei Verlust der Kontrollierbarkeit der Muskelspannung	• Spastische Lähmungen → 176	• Körperliche Untersuchung • Röntgen • Computertomographie (CT) • Kernspintomographie	❢ Bei Akutbeschwerden ▼ ◆ Zur Kontrolle, Entspannungs- und Bewegungstherapien
Persönlichkeitsveränderungen, Kopfschmerzen, Übelkeit, Sehstörungen	• Gehirntumoren → 179	• Computertomographie (CT) • Kontrastmittel-CT	❢ Zur Abklärung der Akutbehandlung
Heftiger, einseitiger Kopfschmerz im Stirnbereich	• Cluster-Kopfschmerz → 181, 291	• Anamnese • Computertomographie (CT)	▼ Abklärung empfohlen ◆ Entspannungstherapie
Vom Nacken aus über den Kopf ziehende Kopfschmerzen	• Spannungskopfschmerz → 182, 671	• Anamnese • Röntgen (Halswirbelsäule, Kiefergelenk)	▼ Abklärung empfohlen ◆ Physikalische Therapie, Wärmetherapie
Übelkeit, Lichtempfindlichkeit, Wahrnehmungsstörungen, heftige einseitige Kopfschmerzen	• Migräne → 183	• Anamnese • Überweisung an Schmerzklinik	▼ Arzneimittel, Akupunktur ◆ Entspannungstherapie

◆ = Selbsthilfe möglich ▼ = Arztbesuch zu empfehlen ❢ = Arztbesuch auf jeden Fall erforderlich

Beschwerden und Symptome	Was kann das bedeuten?	Diagnose- und Untersuchungsverfahren	Was ist zu tun?
Störungen des Nervensystems			
Dumpfer, drückender Dauerkopfschmerz trotz Einnahme von Medikamenten	• Arzneimittel-Kopfschmerz → 186	• Anamnese • Computertomographie (CT) • Blutuntersuchung	▼ Entzug!
Heftigste plötzliche Schmerzen in einer Gesichtshälfte	• Trigeminusneuralgie → 188	• Anamnese • Schmerztherapie	❢ Schneller Therapiebeginn
Drehschwindel, einseitige Ohrgeräusche, Schwerhörigkeit	• Ménière-Krankheit → 230	• Untersuchung beim Hals-Nasen-Ohrenarzt	❢ So schnell wie möglich zur Abklärung
Plötzliche Bewusstlosigkeit	• Ohnmacht → 189 • Vasovagale Synkope → 193	• Anamnese • Blutuntersuchungen • EKG • EEG	▼ ◆ Abklärung erforderlich
Augenbeschwerden			
Verschwommensehen in der Entfernung	• Kurzsichtigkeit → 200	• Untersuchung beim Augenarzt • Brillenanpassung	▼ Versicherungsschutz im Straßenverkehr
In der Nähe kann nicht scharf gesehen werden	• Weitsichtigkeit → 200	• Untersuchung beim Augenarzt • Brillenanpassung	▼ Versicherungsschutz im Straßenverkehr
Bestimmte Farben können nicht voneinander unterschieden werden	• Farbenblindheit → 203	• Ishihara-Farbtafeltest	▼ Führerschein und Berufswahl!
Wahrnehmung von Doppelbildern bei einseitig oder beidseitig nach innen verdrehten Augen	• Schielen → 204	• Untersuchung beim Augenarzt • Schielbrille • Operation	▼ Bleibende Schäden möglich, besonders bei kleinen Kindern!

◆ = Selbsthilfe möglich ▼ = Arztbesuch zu empfehlen ❢ = Arztbesuch auf jeden Fall erforderlich

Beschwerden und Symptome	Was kann das bedeuten?	Diagnose- und Untersuchungsverfahren	Was ist zu tun?
Augenbeschwerden			
Juckender, eitergefüllter Pickel am Unterlid	• Gerstenkorn (akut) → 206	• Blickdiagnose	❢ Gefahr der Keimverschleppung ▼ Bei starken Beschwerden
Kleiner Knoten innerhalb der Lidkante	• Hagelkorn (chronisch) → 206	• Blickdiagnose	▼ Bei starken Beschwerden ❢ Tumorverdacht!
Stechendes, brennendes Gefühl auf der Augenoberfläche	• Trockenes Auge → 207	• Schirmer-Test	▼ ◆ „Künstliche Tränen“
Eitrig verklebte Wimpern und milchiger Überzug auf einem oder beiden Augen, starker Juckreiz und Brennen	• Augenentzündung → 208	• Untersuchung beim Augenarzt • Erregernachweis	❢ Infektionsgefahr!
Jucken, Brennen und Augentränen, Äderchen im Augenweiß sichtbar	• Bindehautentzündung → 209	• Blickdiagnose	◆ Kamillen-Augenbad, Cromoglycinsäure-Augentropfen
Gesichtsfeldausfälle (schwarze Flecke im Bild), Kopfschmerzen und Augenschmerzen möglich	• Glaukom → 211	• Augendruckmessung beim Augenarzt	▼ Sehtest!
Heftigste Augenschmerzen, Ganzkörperschmerz, Farbring-Sehen, harter Augapfel	• Winkelblockglaukom mit Kammerwasserstau → 216	• Augendruckmessung beim Augenarzt • Entlastung durch kleine Operation • Arzneimittel	❢ Notfall!
Sicht wie durch verschmutzte Scheiben	• Grauer Star → 213	• Untersuchung beim Augenarzt	▼ Zunehmende Erblindung droht!

◆ = Selbsthilfe möglich ▼ = Arztbesuch zu empfehlen ❢ = Arztbesuch auf jeden Fall erforderlich

Beschwerden und Symptome	Was kann das bedeuten?	Diagnose- und Untersuchungsverfahren	Was ist zu tun?
Augenbeschwerden			
Plötzlich auftretende Lichtblitze, Vorhang vor dem Gesichtsfeld	• Netzhautablösung → 214, 426	• Untersuchung beim Augenarzt • Augenspiegelung • Internistische Abklärung • Lasertherapie	! Notfall!
Ohrenbeschwerden			
Ohrenschmerzen, Gefühl, Wasser im Ohr zu haben	• Tubenkatarrh → 222, 224 • Paukenhöhlenerguss → 220, 288, 291, 675	• Ohrenuntersuchung mit Otoskop beim Hals-Nasen-Ohrenarzt	▼ Bei verschleppten Entzündungen besteht Gefahr der Chronifizierung ♦ Gegen zugehaltene Nase blasen
Schwerhörigkeit in einem bestimmten Frequenzbereich nach kurzer, heftiger Lärmeinwirkung	• Knalltrauma → 219	• Audiometrische Untersuchung beim Hals-Nasen-Ohrenarzt	! Notfall!
Sich langsam entwickelnde Schwerhörigkeit bei chronischer Lärmeinwirkung	• Lärmschaden → 219	• Audiometrische Untersuchung beim Hals-Nasen-Ohrenarzt	♦ Gehörschutz ▼ Hörgerät
Langsam zunehmende Schwerhörigkeit mit zunehmendem Lebensalter	• Altersschwerhörigkeit → 219	• Audiometrische Untersuchung beim Hals-Nasen-Ohrenarzt	▼ Hörgerät
Plötzliche oder sich langsam entwickelnde Schwerhörigkeit bei allen Altersgruppen oder plötzlich nach Wassereinwirkung (warm) auftretende Schwerhörigkeit	• Ohrenschmalzpfropf → 221	• Otoskopische Untersuchung beim Hals-Nasen-Ohrenarzt • Ohrsäuberung	▼ ♦ Ohrhygiene

♦ = Selbsthilfe möglich ▼ = Arztbesuch zu empfehlen ! = Arztbesuch auf jeden Fall erforderlich

Beschwerden und Symptome	Was kann das bedeuten?	Diagnose- und Untersuchungsverfahren	Was ist zu tun?
Ohrenbeschwerden			
Heftige meist einseitige Ohrenschmerzen, besonders bei Kindern	• Mittelohrentzündung → 225, 227	• Untersuchung beim Hals-Nasen-Ohrenarzt oder Kinderarzt • Anamnese • Operation	▼ Taubheit oder Chronifizierung drohen! ◆ Wärmeanwendung, Ohrwickel
Ständige pfeifende oder brummende Geräusche im Ohr	• Tinnitus → 228	• Anamnese • Untersuchung beim Hals-Nasen-Ohrenarzt	▼ Je eher, desto besser
Innerhalb von Minuten auftretende einseitige Taubheit	• Hörsturz → 229	• Anamnese • Untersuchung beim Hals-Nasen-Ohrenarzt	❢ Notfall! Taubheit oder Chronifizierung drohen!
Nasenbeschwerden			
Laufende, juckende und brennende Nasenschleimhaut	• Schnupfen → 235, 288	• Blickdiagnose	◆ Symptomatische Behandlung
Heftig juckende Nasenschleimhaut mit wasserklarem Laufschnupfen, jahreszeitenabhängig	• Heuschnupfen → 237	• Anamnese • Allergensuche	▼ ◆ Cromogycin-Nasentropfen, Antiallergika, Hyposensibilisierung
Schmerz im Gesichtsschädelbereich, Pochen beim Bücken, Spannungsgefühl, Kopfschmerzen, Schnupfen	• Nasennebenhöhlen-Entzündung → 239, 241	• Anamnese • Röntgen	▼ ◆ Dampfbad, viel trinken
Chronische Nebenhöhlenentzündung mit gleichzeitigem Asthma bronchiale bei Allergikern	• Sinubronchiales Syndrom → 242	• Anamnese • Röntgen • Operation durch Hals-Nasen-Ohrenarzt	▼ ◆ Symptomatische Behandlung

◆ = Selbsthilfe möglich ▼ = Arztbesuch zu empfehlen ❢ = Arztbesuch auf jeden Fall erforderlich

Beschwerden und Symptome	Was kann das bedeuten?	Diagnose- und Untersuchungsverfahren	Was ist zu tun?
Nasenbeschwerden			
Blut läuft aus der Nase	• Nasenbluten → 243 • Schädelverletzung nach Unfall → 242, 243	• Blickdiagnose • Röntgen • Blutuntersuchung	▼ ZurAbklärung ❢ Nach Unfall!
Mund- und Zahnbeschwerden			
Schmerzen im Zahnfleisch an den Stellen, wo noch Zähne (Weisheitszähne) kommen können, wundes Gefühl, Eiter, fauliger Geschmack im Mund	• Entzündung bei Zahndurchbruch → 247	• Zahnärztliche Untersuchung	▼ Bei akuten Beschwerden ◆ Mundhygiene, gurgeln mit antiseptischem Mundwasser
Eiterbläschen und hochrote Mundschleimhaut	• Mundschleimhautentzündung → 246	• Zahnärztliche Untersuchung • Blickdiagnose • Internistische Abklärung	▼ Bei starken Beschwerden ◆ Mundhygiene
Rote Flecken mit gelbweißen Belägen an der Mundschleimhaut, fauliger Mundgeruch, vor allem bei Kindern	• Mundfäule → 248	• Zahnärztliche Untersuchung • Kinderärztliche Untersuchung	❢ Hochansteckend! ◆ Spülungen
Weiß-gelbliche Bläschen mit rotem Saum auf der Mundschleimhaut, Schmerzen	• Aphten → 249 • Immunabwehrstörung → 579	• Blickdiagnose	◆ Spülungen mit adstringierendem Mundwasser ▼ Bei häufigem Auftreten
Weißer abwischbarer Belag auf der Mundschleimhaut	• Mundsoor → 250 • Immunabwehrstörung → 579	• Blickdiagnose • Internistische Abklärung	▼ ◆ Mundhygiene, zuckerhaltige Speisen meiden
Pochen, Klopfen und Ziehen an einer Stelle im Kiefer	• Zahnschmerzen → 250	• Untersuchung und Behandlung beim Zahnarzt	▼ ◆ Mundhygiene

◆ = Selbsthilfe möglich ▼ = Arztbesuch zu empfehlen ❢ = Arztbesuch auf jeden Fall erforderlich

Beschwerden und Symptome	Was kann das bedeuten?	Diagnose- und Untersuchungsverfahren	Was ist zu tun?
Mund- und Zahnbeschwerden			
Schwarz umrandete Bezirke an den Zähnen	• Karies → 251	• Untersuchung und Behandlung beim Zahnarzt	▼ ◆ Mundhygiene
Zahnfleischtaschen, hochrotes, leicht blutendes Zahnfleisch	• Parodontose → 254	• Untersuchung und Behandlung beim Zahnarzt	▼ ◆ Mundhygiene
Schiefe Zähne, nicht gut schließender Biss	• Zahnfehlstellungen → 255	• Kieferorthopädische Behandlung	▼ Je eher, desto besser
Entzündete Mundwinkel bei älteren Menschen	• Schlecht sitzender Zahnersatz → 256	• Gebissneuanpassung	▼ Je eher, desto besser
Halsbeschwerden			
Schmerzen beim Schlucken, geröteter Rachen	• Halsschmerzen verschiedener Ursachen → 260, 268, 269, 279, 281, 288, 291, 293, 672	• Blickdiagnose • Untersuchung beim Hals-Nasen-Ohrenarzt • Kinderärztliche Untersuchung	▼ ◆ Lutschtabletten, Halswickel
Hochrote Rachenmandeln mit Eiterstippchen belegt, schlechter Mundgeruch	• Rachenmandelentzündung → 262	• Blickdiagnose • Untersuchung beim Hals-Nasen-Ohrenarzt • Kinderärztliche Untersuchung	▼ Bei häufig wiederkehrenden Beschwerden ◆ Lutschtabletten, Halswickel
Lymphknotenschwellung am ganzen Körper, besonders am Hals, Fieber	• Pfeiffersches Drüsenfieber → 264	• Anamnese • Blickdiagnose • Erregernachweis	▼ Bei starken Beschwerden
Krächzende Stimme, die immer leiser wird und schließlich ganz versagt	• Heiserkeit → 265, 268, 269, 270, 279, 281, 288, 291, 293, 672	• „Hördiagnose“	◆ Stimmschonung, Tee, heiße Milch mit Honig, Halswickel

◆ = Selbsthilfe möglich ▼ = Arztbesuch zu empfehlen ❢ = Arztbesuch auf jeden Fall erforderlich

Beschwerden und Symptome	Was kann das bedeuten?	Diagnose- und Untersuchungsverfahren	Was ist zu tun?
Halsbeschwerden			
Schluckbeschwerden, Heiserkeit, Atembeschwerden	• Kehlkopfentzündung → 265, 266, 291	• Blickdiagnose • Untersuchung beim Hals-Nasen-Ohrenarzt	❢ Bei Erstickungsanfällen Notfall! ▼ ◆ Halswickel, Schonung
Bei stimmlicher Anstrengung schnell auftretende Heiserkeit ohne Schmerzen	• Stimmlippenknötchen → 268	• Untersuchung beim Hals-Nasen-Ohrenarzt • Stimmlippenspiegelung • Abtragung	▼ Zur Abklärung (Tumor möglich), dann ◆ Stimmschonung
Langsam (über Wochen) zunehmende Heiserkeit ohne Schmerzen	• Kehlkopfkrebs → 296	• Untersuchung beim Hals-Nasen-Ohrenarzt • Spiegelung • Computertomographie CT) • Operation	❢ Zur Abklärung und Therapie
Schnelle Ermüdbarkeit der Stimme bis zum völligen Versagen bei stimmlicher Anstrengung	• Stimmlippenlähmung → 270	• Spiegelung beim HNO-Arzt	▼ ◆ Stimmschonung
Heftiges Einatmen mit Stridor (Luftpfeifen), Stakkatohusten, Atemnot, kloßige Sprache bei kleinen Kindern	• Pseudokrupp → 271	• Blickdiagnose • Krankenhaus	❢ Notfall!
Heftige Atemnot, kloßige Sprache, gelb-weiße „Häutchen" im Rachenraum, fader Mundgeruch	• Krupp → 271 • Diphtherie → 690	• Blickdiagnose • Erregernachweis • Intensivstation	❢ Notfall! Lebensgefahr! Ansteckend, Meldepflicht, Impfung möglich

◆ = Selbsthilfe möglich ▼ = Arztbesuch zu empfehlen ❢ = Arztbesuch auf jeden Fall erforderlich

Beschwerden und Symptome	Was kann das bedeuten?	Diagnose- und Untersuchungsverfahren	Was ist zu tun?
Schwellungen am Hals und anderen Körperstellen			
Harte Schwellungen, die plötzlich auftreten, besonders im Halsbereich, in den Achseln und den Leisten	• Lymphknotenschwellung → 272, 469	• Anamnese • Blutuntersuchungen • Tuberkulose-Test	! Jede länger andauernde Schwellung ohne Entzündung muss wegen Tumorgefahr abgeklärt werden!
Geschwollene Lymphknoten am Hals und Unterkiefer, kein Krankheitsgefühl	• Toxoplasmose → 274, 469	• Erregerbestimmung	▼ Vor und während einer Schwangerschaft untersuchen lassen!
Dicke Lymphknoten am Hals, in den Leisten und unter den Achseln, schmerzlos, Lymphknotenpakete im Körperinneren	• Lymphknotenkrebs → 274, 469	• Gewebeentnahme • Röntgen • Blutuntersuchung • Computertomographie	! Zur Abklärung
Zu bestimmten Organen gehörende Lymphknoten sind vergrößert	• Lymphknoten-Metastasen → 275	• Röntgen • Blutuntersuchung • Computertomographie	! Zur Abklärung
Schilddrüsenbeschwerden			
Übererregbarkeit, Herzrasen, Schwitzen, Durchfall, Gewichtsabnahme	• Hyperthyreose → 283	• Körperliche Untersuchung • Schilddrüsenhormonbestimmung • Ultraschall • Szintigraphie • Blutuntersuchung	▼ Diagnose und langfristige Therapie
Müdigkeit, Kälteintoleranz, brüchige Nägel, dünnes Haar, Menstruationsunregelmäßigkeiten, Gewichtszunahme, Trägheit	• Hypothyreose → 281	• Körperliche Untersuchung • Schilddrüsenhormonbestimmung • Ultraschall • Szintigraphie • Blutuntersuchung	▼ Diagnose und langfristige Therapie

◆ = Selbsthilfe möglich ▼ = Arztbesuch zu empfehlen ! = Arztbesuch auf jeden Fall erforderlich

Beschwerden und Symptome	Was kann das bedeuten?	Diagnose- und Untersuchungsverfahren	Was ist zu tun?
Schilddrüsenbeschwerden			
Langsam wachsende Schwellung am vorderen Hals im Übergang zum Brustbereich, Einengungsgefühl; Schluckbeschwerden; Rollkragenpullover, Halstücher, Krawatten werden schlecht toleriert	• Kropf → 279	• Körperliche Untersuchung • Schilddrüsenhormonbestimmung • Ultraschall • Szintigraphie	▼ Jeder Kropf sollte vom Arzt kontrolliert werden
Hervorquellen der Augen, Kropf, Nervosität	• Basedowsche Erkrankung → 283, 578	• Körperliche Untersuchung • Schilddrüsenhormonbestimmung • Ultraschall • Szintigraphie • Blutuntersuchung	▼ Zur Diagnose und Therapie
Atemwegsbeschwerden			
Krankheitsgefühl kombiniert mit Schnupfen, Husten, Halsschmerzen, Fieber	• Erkältung → 288, 677	• Blickdiagnose • Abhören (Auskultation) • Blutuntersuchung	▼ Bei starken Beschwerden ♦ Symptomatische Therapie
Schweres Krankheitsgefühl kombiniert mit Schnupfen, Husten, Halsschmerzen, Fieber, Muskelschmerzen, Kopfschmerzen	• Grippe → 291, 677	• Symptomatische Diagnose	▼ Impfung möglich! ❢ Neues Grippemittel wirkt in den ersten 48 Stunden
Schmerzen beim Atmen, trockener Husten, Krankheitsgefühl, Fieber	• Bronchitis → 293,295	• Symptomatische Diagnose • Abhören (Auskultation)	▼ Bei starken Beschwerden ♦ Viel trinken, symptomatische Therapie
Luftnot bei Anstrengung, Husten, Auswurf	• Verengte Atemwege (COPD) → 295	• Abhören (Auskultation)	❢ Notfall!

♦ = Selbsthilfe möglich ▼ = Arztbesuch zu empfehlen ❢ = Arztbesuch auf jeden Fall erforderlich

Beschwerden und Symptome	Was kann das bedeuten?	Diagnose- und Untersuchungs-verfahren	Was ist zu tun?
Atemwegsbeschwerden			
Schmerzen beim Atmen, hohes Fieber, Abgeschlagenheit, schweres Krankheitsgefühl, Husten mit Auswurf	• Lungenentzündung → 298, 305	• Symptomatische Diagnose • Abhören (Auskultation) • Röntgenbild • Blutuntersuchung	❢ Notfall!
Bläuliche Verfärbung der Lippen und Nägel, Trommelschlägelfinger, fassförmiger Brustkorb	• Lungenemphysem → 298	• Abhören (Auskultation) • Röntgen	❢ Notfall!
Heftige Atemnot, durch behinderte Ausatmung, pfeifende Ausatmung, Todesangst	• Asthma bronchiale im akuten Anfall → 300, 679	• Typisches Beschwerdebild, nach Notfalltherapie Untersuchung der Ursachen	❢ Notfall!
Gewichtsabnahme, Nachtschweiß, mäßig erhöhte Temperaturen, starker Husten mit Auswurf	• Lungentuberkulose → 307	• Abhören (Auskultation) • Röntgen • Keimnachweis	❢ Ansteckend! Führt unbehandelt zum Tod!
Schmerzen beim Atmen, reibendes Gefühl	• Rippenfellentzündung → 309	• Abhören (Auskultation) • Röntgen	❢ ▼ Diagnose und Behandlung
Vermindertes Atemvolumen, Luftnot	• Pleuraerguss → 309	• Abhören (Auskultation) • Röntgen	❢ Absaugen des Ergusses
Rezidivierende schwere Atemwegsinfektionen bei Kindern	• Mukoviszidose → 310	• Schweißtest nach Geburt	❢ Ständige Behandlung erforderlich
Plötzlich auftretende Todesangst, Schweiß, Schocksymptome verbunden mit Atemnot und Brustschmerz	• Lungenembolie → 311 • Herzerkrankung → 321, 326	• Abhören (Auskultation) • Röntgen • Perfusionsszintigramm	❢ Notfall!

◆ = Selbsthilfe möglich ▼ = Arztbesuch zu empfehlen ❢ = Arztbesuch auf jeden Fall erforderlich

Beschwerden und Symptome	Was kann das bedeuten?	Diagnose- und Untersuchungs-verfahren	Was ist zu tun?
Atemwegsbeschwerden			
Atemnot, Sauerstoffmangel, Herzschwäche, „Asbestosewarzen" an Händen und Füßen	• Staublungenerkrankungen (Asbestose, Silikose, Berylliose) → 316, 317	• Berufliche Anamnese • Abhören (Auskultation) • Röntgen	❢ Berufskrankheit, Meldepflicht an Berufsgenossenschaft
Atemnot, Sauerstoffmangel, Herzschwäche, Fieber, Husten, Schüttelfrost	• Allergische Lungenerkrankungen (Farmerlunge, Pflückerlunge, Mehlstaublunge) → 316, 317	• Berufliche Anamnese • Abhören (Auskultation) • Röntgen	❢ Berufskrankheit, Meldepflicht an Berufsgenossenschaft
Herz-Kreislauf-Beschwerden			
Herzrhythmusstörungen, Herzbeschwerden, Herzschwäche	• Koronare Herzkrankheit (KHK) → 321	• Anamnese • EKG • Langzeit-EKG • Röntgen • Herzkatheter • Echokardiographie	▼ Bei zunehmenden Beschwerden ❢ Bei Akutbeschwerden
Plötzlich auftretender Brustschmerz	• Angina Pectoris → 321	• Nitrospray-Versuch • Blutuntersuchung • Anamnese • EKG • Langzeit-EKG • Röntgen • Herzkatheter • Echokardiographie	❢ Herzinfarkt möglich!
Schmerzen in der Brust, die in die Arme, den Rücken und den den Magen ausstrahlen, Todesangst, Schocksymptomatik	• Herzinfarkt → 326 • Lungenembolie → 311	• EKG • Blutuntersuchung	❢ Notfall!

♦ = Selbsthilfe möglich ▼ = Arztbesuch zu empfehlen ❢ = Arztbesuch auf jeden Fall erforderlich

Beschwerden und Symptome	Was kann das bedeuten?	Diagnose- und Untersuchungsverfahren	Was ist zu tun?
Herz-Kreislauf-Beschwerden			
Atemnot, Bedürfnis, im Sitzen zu schlafen, geschwollene Beine	• Herzinsuffizienz → 329, 333	• Anamnese • Röntgen • EKG	! Zur Abklärung ▼ Kontrolle
Blaufärbung der Lippen und Nägel bei Belastung, Leistungsminderung, Sauerstoffmangel, Trommelschlägelfinger	• Herzklappenfehler → 334	• Blickdiagnose • Abhören (Auskultation) • Echokardiographie • Herzkatheter	! Bei Neugeborenen mit schweren Defekten ▼ Kontrolle
Unregelmäßigkeit im Herzschlag, Herzstolpern, -rasen, Ohnmachtsanfälle	• Herzrhythmusstörungen → 335	• EKG • Langzeit-EKG • Internistische Abklärung	! Bei akuten Beschwerden ▼ Kontrolle
Herzbeschwerden, die nach eingehender Untersuchung weiterhin bestehen und keine organische Ursache haben	• Funktionelle Herzbeschwerden → 338	• Laboruntersuchungen • Blutuntersuchungen • EKG • Langzeit-EKG • Echokardiographie • Herzkatheter	▼ Bei starken Beschwerden ◆ Entspannungstherapie, Psychotherapie
Übelkeit, Sehstörungen, Ohnmacht, Herzbeschwerden, Kopfschmerzen, Einblutungen ins Auge	• Bluthochdruck → 339, 447	• Blutdruckmessung	! Blutdruckkrise! Notfall! ▼ Kontrolle ◆ Gewichtsreduktion, Entspannungstherapie
Ohnmachtsanfälle, Schwindelgefühl	• Niedriger Blutdruck → 343	• Blutdruckmessung	◆ Sport, Bewegungstherapie
Bewusstlosigkeit, Schweißausbruch, Verwirrtheit, nicht mehr tastbarer Puls	• Kreislaufschock → 345	• Blickdiagnose • Anamnese • Blutdruckmessung • EKG	! Notfall!

◆ = Selbsthilfe möglich ▼ = Arztbesuch zu empfehlen ! = Arztbesuch auf jeden Fall erforderlich

Beschwerden und Symptome	Was kann das bedeuten?	Diagnose- und Untersuchungsverfahren	Was ist zu tun?
Durchblutungsstörungen			
Schmerzen vor allem in den Beinen beim Gehen, „Schaufensterkrankheit“, Ohnmachtsanfälle bei älteren Menschen	• Arteriosklerose → 348, 350, 447	• Angiographie • Gefäßdoppleruntersuchungen • Herzkatheter • Blutuntersuchung • Röntgen	▼ ♦ Vorbeugende Maßnahmen
Schwere Durchblutungsstörungen, vor allem in den Beinen	• Arterienentzündung → 353	• Symptomatische Diagnose • Doppleruntersuchung	▼ Zur Abklärung und Therapie
Bei Kälte einzelne weiße, gefühllose Finger, die sich dann blau verfärben	• Raynaud-Erkrankung → 353	• Symptomatische Diagnose • Anamnese	♦ Finger warm halten, Handschuhe
Plötzlich einschießende starke Schmerzen im Arm oder Bein, blasses Aussehen, kalt	• Arterielle Embolie → 354	• Blickdiagnose • Anamnese • Gefäßdoppler	! Notfall!
Akute heftigste Bauch-, Kopf- oder Brustschmerzen, Kreislaufschock	• Gefäßerweiterung (Aneurysma) → 355 • Atherosklerose → 348	• Röntgen • Computertomographie (CT)	! Notfall!
Bläulich unter der Beinhaut hervortretende Adern oder dicke, gewundene Stränge. Spannungsgefühl, „schwere Beine“, geschwollene Knöchel	• Krampfadern → 355	• Blickdiagnose • Angiographie	▼ Bei tiefen Krampfadern, da Gefahr einer Thrombose ♦ Stützstrümpfe, Bewegungstherapie
Geröteter, überwärmter, schmerzhafter Venenstrang am Bein tastbar	• Venenentzündung (Thrombophlebitis) → 358	• Blickdiagnose	▼ ♦ Stützstrümpfe, viel Bewegung

♦ = Selbsthilfe möglich ▼ = Arztbesuch zu empfehlen ! = Arztbesuch auf jeden Fall erforderlich

Beschwerden und Symptome	Was kann das bedeuten?	Diagnose- und Untersuchungs-verfahren	Was ist zu tun?
Durchblutungsstörungen			
Geschwollenes, schmerzendes, dunkelrot verfärbtes Bein	• Venenthrombose → 359	• Blickdiagnose • Doppleruntersuchung • Anamnese	! Notfall!
Schmerzen in den Beinen, dicke Knöchel, verfärbte Hautareale mit unelastischer, harter, verfärbter Haut, „offenes Bein"	• Venenschwäche → 361	• Anamnese • Doppleruntersuchung • Subtraktionsangiographie	▼ Bei offenen Wunden ◆ Zur Vorbeugung
Sich von einer Wunde Richtung Herz ziehender roter Streifen	• Lymphangitis (Blutvergiftung) → 362	• Blickdiagnose	! Notfall!
Arm oder Bein dick angeschwollen, wächserne, angespannte Haut	• Lymphödem → 362	• Blickdiagnose • Onkologische und internistische Abklärung	! Zur Abklärung und Behandlung
Verdauungsstörungen			
Brennen in der Speiseröhre, bitterer Geschmack im Mund	• Sodbrennen → 368	• Anamnese • Magenspiegelung	▼ Aufdehnen der Engstelle
Weißlicher Belag in der Speiseröhre	• Soor → 371	• Blickdiagnose • Gastroskopie • Abstrich	▼ Pilzbehandlung
Völlegefühl, Hunger, Krämpfe, Schmerzen während oder nach der Nahrungsaufnahme in der Oberbauchgegend, Bluterbrechen, schwarz gefärbter Stuhlgang	• Magengeschwür → 372 • Zwölffingerdarmgeschwür → 372	• Gastroskopie • Atemtest • Operation	▼ Bei länger dauernden Beschwerden ! Bei Bluterbrechen Notfall!

◆ = Selbsthilfe möglich ▼ = Arztbesuch zu empfehlen ! = Arztbesuch auf jeden Fall erforderlich

Beschwerden und Symptome	Was kann das bedeuten?	Diagnose- und Untersuchungsverfahren	Was ist zu tun?
Verdauungsstörungen			
Oberbauchbeschwerden, die durch Nahrungsaufnahme beeinflusst werden, ohne eine organische Ursache zu haben	• Reizmagen-Syndrom → 375, 680	• Gastroskopie • Probebiopsie • Atemtest	◆ Entspannungstherapie, Stressbewältigung
Beschwerden oft ähnlich einem Geschwür, mehrmaliges sofortiges Erbrechen nach dem Essen, schwarzer Stuhl	• Magenkrebs → 377	• Gastroskopie • Probeexzision • Gastrographin-Röntgen • Feingewebliche Untersuchung	! Diagnose und schneller Therapiebeginn
Plötzlich auftretende Unterbauchschmerzen, meist rechts, Druckschmerz, Temperaturdifferenz von 1 °C zwischen Achsel- und rektaler Messung, Erbrechen	• Blinddarmentzündung → 379, 680	• Sonographie • Fiebermessung • Laboruntersuchung	! Notfall! Operation!
Chronische Entzündung des Dickdarms mit Durchfällen bzw. Blut im Stuhl Schmerzen, oberflächliche Schleimhaut betroffen	• Darmentzündung → 380 • Colitis ulcerosa → 380	• Anamnese • Doppelkontrasteinlauf • Proktoskopie • Feingewebliche Untersuchung	▼ Kontrolle
Durchfall, Schmerzen im gesamten Darmbereich einschließlich Speiseröhre möglich	• Morbus Crohn → 380	• Anamnese • Doppelkontrasteinlauf • Proktoskopie • Feingewebliche Untersuchung	▼ Kontrolle
Ungeformter, mehr oder weniger flüssiger Stuhl, mit Schleim- oder Blutbeimengung, häufiger Stuhlgang	• Durchfall → 383, 683 • Lebensmittelvergiftung → 385 • Salmonellen → 385 • EHEC-Infektion → 384	• Stuhluntersuchung • Blutuntersuchung • Sonographie	! Bei alten Menschen, Kindern und Immungeschwächten

◆ = Selbsthilfe möglich ▼ = Arztbesuch zu empfehlen ! = Arztbesuch auf jeden Fall erforderlich

Beschwerden und Symptome	Was kann das bedeuten?	Diagnose- und Untersuchungsverfahren	Was ist zu tun?
Verdauungsstörungen			
Akut ausbleibende oder chronisch seltene Stuhlabsetzung, oft mit Völlegefühl, Unwohlsein und Schmerzen	• Verstopfung → 387, 682	• Ultraschall	▼ Wenn die Verstopfung plötzlich auftritt und länger anhält ◆ Ernährungstherapie, Bewegung
Schmerzen im Unterbauch, die nicht auf eine organische Ursache zurückzuführen sind	• Reizdarmsyndrom → 389, 680	• Stuhluntersuchung • Blutuntersuchung • Sonographie	◆ Entspannungstherapie, Ernährungstherapie, Stressbewältigung
Verstopfung, Durchfälle und Schmerzen im Bauch bei älteren Menschen	• Divertikulose → 390 • Akute Divertikulitis → 390	• Untersuchung auf Blut im Stuhl • Sonographie • Gastrographin-Röntgen • Proktoskopie	▼ Krebsvorsorge oder bei akuten Beschwerden ❢ Notfall!
Beschwerdelos, meist Zufallsbefund bei Routineuntersuchung	• Dickdarmpolypen → 392	• Krebsvorsorge	❢ Abtragung empfohlen
Zunehmende Verstopfung, Schmerzen, Blut im Stuhl	• Dickdarmkrebs → 393	• Krebsvorsorge • Röntgen • Proktoskopie	❢ Diagnose und schneller Therapiebeginn
Plötzlich einsetzende Verstopfung mit heftigsten Schmerzen, massivem Krankheitsgefühl, eventuell Erbrechen. Schocksymptomatik	• Darmverschluss → 395	• Röntgenaufnahme im Liegen • Sonographie • Auskultation	❢ Notfall!
Juckende Ausstülpungen am After, Schmerzen und Brennen beim Stuhlgang, Blut im Stuhl	• Hämorrhoiden → 395	• Blickdiagnose	▼ Bei blutenden Hämorrhoiden ◆ Ernährungstherapie, Phytotherapie

◆ = Selbsthilfe möglich ▼ = Arztbesuch zu empfehlen ❢ = Arztbesuch auf jeden Fall erforderlich

Beschwerden und Symptome	Was kann das bedeuten?	Diagnose- und Untersuchungsverfahren	Was ist zu tun?
Leber-, Gallenblasen-, Bauchspeicheldrüsen-Störungen			
Schmerzlose Gelbverfärbung der Haut und des Augenweiß, dunkelbrauner, schäumender Urin	• Leberentzündung (Hepatitis) → 400	• Blickdiagnose • Blutuntersuchung • Ultraschall	❢ Eventuell besteht Ansteckungsgefahr
Zunehmende Abgeschlagenheit, Wassereinlagerung im Bauch, blaues Adergeflecht um den Nabel, kleine rote Pünktchen auf der Haut, die sternförmig auseinander laufen, Blutgerinnungsstörungen	• Leberzirrhose → 407	• Anamnese • Sonographie • Leberbiopsie	▼ Kontrolle
Heftige Schmerzen im rechten Oberbauch, die sich gürtelförmig ausbreiten können	• Gallenblasenentzündung → 411	• Sonographie • Laboruntersuchung	❢ Abklärung eines Durchbruchs
Koliken, heftige Schmerzen, die plötzlich auftreten	• Gallenkolik → 412 • Gallensteinleiden → 412	• Sonographie • Laboruntersuchung	❢ Notfall
Sich bis in die Wirbelsäule ausbreitende Schmerzen, im akuten Zustand mit Schocksymptomatik, Fieber	• Bauchspeicheldrüsenentzündung → 415, 417	• Sonographie • Laboruntersuchung	❢ Notfall
Symptomlos, bis die Nebenbeschwerden auftreten (Gelbfärbung der Haut und Augen, weißlicher Stuhlgang)	• Bauchspeicheldrüsenkrebs → 419	• Sonographie • Laboruntersuchung • Gastroskopie • Operation	❢ Schnelle Therapie ist wichtig

♦ = Selbsthilfe möglich ▼ = Arztbesuch zu empfehlen ❢ = Arztbesuch auf jeden Fall erforderlich

Beschwerden und Symptome	Was kann das bedeuten?	Diagnose- und Untersuchungsverfahren	Was ist zu tun?
Bauchwandvorwölbung			
Bei körperlicher Anstrengung wie Pressen oder Heben am Leib hervortretende Geschwulst, die möglicherweise bei Druck wieder verschwindet	• Leistenbruch → 423 • Nabelbruch → 422 • Narbenbruch → 422	• Blickdiagnose • Sonographie	▼ Operation
Stoffwechselstörungen			
Bewusstlosigkeit, Azetongeruch bei Zuckerkrankheit	• Zuckerkrankheit (Diabetes mellitus) → 216, 426, 447, 455	• Zuckersticks • Labortest	❢ Notfall!
Bewusstlosigkeit, anscheinend ohne Ursache, Unterzucker bei Zuckerkrankheit	• Hypoglykämischer Schock → 432	• Zuckersticks • Labortest	❢ Notfall! Wenn möglich, Zucker geben
Gelbe plättchenartige Hautauflagerungen um die Augen	• Hypercholesterinämie → 434	• Blutfettbestimmung	▼ ◆ Fettarme Ernährung, Ernährungstherapie
Extrem starke Schmerzen in einem hochroten, geschwollenen Gelenk, meist Großzehe	• Gicht → 438	• Harnsäurebestimmung im Blut	▼ Kontrolle ◆ Ernährungstherapie, Fleisch und Alkohol meiden
Angeborene Stoffwechselerkrankung, geistige Retardierung bei fehlender Behandlung	• Phenylketonurie → 441	• Neugeborenenscreening	❢ Lebensplanung und ständige Kontrollen
Angeborene Stoffwechselerkrankung; Kinder versterben an Leberschaden, wenn keine Behandlung erfolgt	• Fructoseintoleranz → 440	• Neugeborenenuntersuchung, Fructosetoleranztest	❢ Sonst Tod im Leberversagen

◆ = Selbsthilfe möglich ▼ = Arztbesuch zu empfehlen ❢ = Arztbesuch auf jeden Fall erforderlich

Beschwerden und Symptome	Was kann das bedeuten?	Diagnose- und Untersuchungsverfahren	Was ist zu tun?
Nierenbeschwerden			
Klopf- und Druckschmerz in der Nierengegend und am Rücken unterhalb der Rippen	• Nierenbeckenentzündung → 444, 445	• Harnuntersuchung • Blutuntersuchung • Ultraschall • Ausscheidungsurogramm	▼ Therapiekontrolle
Bluthochdruck, Erhöhung der Nierenwerte im Blut, letztendlich Nierenversagen	• Nephangiosklerose → 447	• Sonographie • Biopsie • Angiographie	▼ Kontrolle
Äußerst schmerzhafte Koliken, verursacht durch Nierensteinabgang	• Nierensteine → 448 • Nierenkolik → 448	• Harnuntersuchung • Sonographie	! Schmerzmittel, Steinabgänge forcieren
Erhöhung der Nierenwerte im Blut, letztendlich Nierenversagen	• Erbkrankheit • Zystenniere → 449	• Sonographie • Genuntersuchung	▼ Ständige Kontrollen
Nicht schmerzhafter Anstieg der harnpflichtigen Substanzen mit zunehmender geistiger Eintrübung, Bewusstlosigkeit	• Nierenversagen → 450	• Laboruntersuchung • Blutuntersuchung • Sonographie • Urogramm	! Dialyse!
Bluthochdruck, Anstieg der Nierenwerte, gegebenenfalls Dialysepflicht	• Schrumpfniere → 426	• Sonographie • Biopsie • Internistische Abklärung	▼ Ständige ärztliche Kontrolle

◆ = Selbsthilfe möglich ▼ = Arztbesuch zu empfehlen ! = Arztbesuch auf jeden Fall erforderlich

Beschwerden und Symptome	Was kann das bedeuten?	Diagnose- und Untersuchungsverfahren	Was ist zu tun?
Harnwegsbeschwerden			
Brennen und Jucken beim Wasserlassen, häufiger Harndrang mit wenig Urin	• Harnwegsinfektionen → 426, 455, 684	• Keimnachweis	▼ Bei Blut im Urin und starken Schmerzen ◆ Viel trinken
Häufiger Harndrang und unwillkürlicher Harnabgang ohne organische Beschwerden	• Reizblase → 458, 530	• Ausschlussdiagnose nach Abklärung aller organischen Möglichkeiten	◆ Beckenbodentraining, Stressabbau
Unwillkürlicher Harnabgang, besonders bei Belastung aufgrund von Beckenbodenschwäche	• Harninkontinenz (Blasenschwäche) → 459, 530	• Anamnese	◆ Beckenbodengymnastik
Vermindertes Harnvolumen bei gleichzeitigem Blasendruck, Blut im Urin, keine Schmerzen	• Blasenkrebs → 461	• Blutuntersuchungen • Labordiagnostik • Ultraschall • CT • Ausscheidungsurogramm	! Möglichst schneller Therapiebeginn
Blut- und Lymphstörungen			
Blasses Aussehen, Müdigkeit	• Anämie → 465	• Blutuntersuchung	▼ ◆ Gesunde Ernährung
Abgeschlagenheit, Blutungsneigung, Blässe, Krankheitsgefühl und Fieber unerklärlicher Herkunft	• Leukämien → 467	• Blutuntersuchung	! Möglichst schneller Therapiebeginn
Muskelbeschwerden			
Muskelschmerzen nach körperlicher Anstrengung	• Muskelkater → 473	• Anamnese	◆ Wärmeanwendung

◆ = Selbsthilfe möglich ▼ = Arztbesuch zu empfehlen ! = Arztbesuch auf jeden Fall erforderlich

Beschwerden und Symptome	Was kann das bedeuten?	Diagnose- und Untersuchungsverfahren	Was ist zu tun?
Muskelbeschwerden			
Schmerzen, besonders an den großen Rückenmuskeln nach einseitiger Belastung	• Muskelverspannung → 471	• Anamnese	◆ Wärmeanwendung, durchblutungsfördernde Salben
Nachts auftretende, heftige Schmerzen, meist in den Waden oder auch Oberschenkeln	• Muskelkrämpfe → 472	• Laboruntersuchung	▼ Kalziumspritze oder Kalziumtabletten
Weichteilschmerzen nach Anstrengungen oder Verletzungen, eventuell Anschwellung der betroffenen Körperregionen	• Muskelschmerzen → 471	• Anamnese	▼ ◆ Schmerzbekämpfung, Wärmeanwendung
Zunehmende Schwäche in allen Muskeln, kann vererbt oder erworben sein	• Muskelschwund → 472	• Muskelbiopsie	❢ Abklärung erforderlich
Fieber, Muskelschmerzen, Gelenkschwellung, Krankheitsgefühl	• Muskelentzündungen → 475	• Anamnese • Labordiagnostik • Biopsie	❢ Kortison, Immunsuppresiva
Unfälle, Quetschungen	• Muskelverletzungen → 476	• Anamnese	❢ ▼ ◆ Je nach Schwere
Bänder- und Sehnen-Beschwerden			
Fehlstellung mit Bewegungseinschränkung	• Ausrenkung →490	• Blickdiagnose • Röntgen	❢ ▼ Schmerzbehandlung, Einrenken; bei ständigem Ausrenken Operation
Heißes, gerötetes, geschwollenes Gelenk	• Akute Gelenkentzündung → 479, 484	• Blickdiagnose • Sonographie • Röntgen	▼ Kontrollen, physikalische Therapie

◆ = Selbsthilfe möglich ▼ = Arztbesuch zu empfehlen ❢ = Arztbesuch auf jeden Fall erforderlich

Beschwerden und Symptome	Was kann das bedeuten?	Diagnose- und Untersuchungsverfahren	Was ist zu tun?
Bänder- und Sehnen-Beschwerden			
Gelenkschmerzen bei Beginn oder nach Beendigung einer Tätigkeit, Belastungsschmerzen in den betroffenen Gelenken	• Arthrose → 481, 506	• Gelenkuntersuchung • Röntgen • Magnetresonanztomographie	▼ ◆ Je nach Symptomatik
Morgensteifigkeit der Gelenke, Knoten, Bewegungseinschränkung	• Rheumatische Gelenkentzündung → 485, 505	• Antikörperbestimmung	▼ ◆ Symptomatische Therapie
Akute Gelenkentzündung nach Nasen-Rachenraumentzündung bei Kindern	• Rheumatisches Fieber → 489	• Anamnese • Blutuntersuchung	❢ Antibiotika, Verlaufskontrolle
Langsam zunehmende Bewegungseinschränkung des Armes vom Körper weg	• Schultersteife → 490	• Röntgen • Sonographie	▼ ◆ Je nach Beschwerden
Ellenbogenschmerzen, die den Unterarm entlang bis in die Finger ausstrahlen	• Tennisarm → 491	• Sonographie	▼ ◆ Je nach Beschwerden
Unangenehmes Kribbeln und Brennen an den Händen oder Füßen im Übergang zu den Armen oder Beinen bei Bewegung	• Sehnenscheidenentzündung → 492	• Anamnese	▼ ◆ Je nach Beschwerden, Ruhigstellung, Stützmanschette
Schmerzhafte, hochrote Entzündung mit Schwellung im Bereich des Ellenbogens oder des vorderen Knies	• Schleimbeutelentzündung → 492	• Blickdiagnose	▼ Je nach Beschwerden Operation nötig

◆ = Selbsthilfe möglich ▼ = Arztbesuch zu empfehlen ❢ = Arztbesuch auf jeden Fall erforderlich

Beschwerden und Symptome	Was kann das bedeuten?	Diagnose- und Untersuchungsverfahren	Was ist zu tun?
Knochen-Beschwerden			
Schmerzhafte Fehlstellung eines Knochens nach Unfall oder Gewalteinwirkung	• Brüche → 495	• Anamnese • Blickdiagnose • Röntgen	! Stabilisieren der Bruchstelle
Knochenbruchneigung, meist Frauen jenseits der Menopause	• Osteoporose → 283, 450, 497	• Knochendichtemessung • Röntgen • Laboruntersuchungen • Kernspintomographie	▼ Hormontherapie
Auffällige Knochenverformung an den Schienbeinen und am Kopf (Säbelscheidenbeine und Quadratschädel)	• Rachitis → 500	• Röntgen • Laboruntersuchungen	▼ Vitamin-D-Gabe
Fieber, Schmerzen, Bewegungseinschränkung, Schwellung des betroffenen Gebietes, nach Unfällen oder Infektionen	• Knochenentzündung → 502	• Röntgen • Szintigraphie • Kernspintomographie	! Hochdosierte Antibiotika-Gabe
Knochenbrüche, Knochenveränderungen, Knochenschmerzen	• Morbus Paget → 502	• Anamnese • Knochenszintigraphie • Röntgen	▼ Biphosphonate, Operationen
Schmerzen, Bewegungseinschränkungen, Schwellung, Gewichtsabnahme, Knochenbrüche	• Knochentumoren → 503	• Anamnese • Knochenszintigraphie • Röntgen • Kernspintomographie • Laboruntersuchungen	! Schnellstmöglicher Therapiebeginn
Wirbelsäulen-Beschwerden			
Seitliche Verkrümmung der Brustwirbelsäule	• Skoliose → 505	• Blickdiagnose • Röntgen	▼ ♦ Krankengymnastik, Bewegungstherapie, Rückenschule

♦ = Selbsthilfe möglich ▼ = Arztbesuch zu empfehlen ! = Arztbesuch auf jeden Fall erforderlich

Beschwerden und Symptome	Was kann das bedeuten?	Diagnose- und Untersuchungsverfahren	Was ist zu tun?
Wirbelsäulen-Beschwerden			
Nächtliche Rückenschmerzen, allmähliche Versteifung der Wirbelsäule, Buckelbildung	• Morbus Bechterew → 505	• Blickdiagnose • Röntgen	▼ ♦ Krankengymnastik, Bewegungstherapie, Rückenschule
Rundrückenbildung im Alter von 11 bis 13 Jahren	• Morbus Scheuermann → 506	• Röntgen	▼ Krankengymnastik, Bewegungstherapie, Rückenschule
Schmerzhafte Bewegungseinschränkung der Wirbelsäule im Alter, vor allem nach schwerer Arbeit	• Wirbelsäulenarthrose → 506	• Röntgen	♦ Krankengymnastik, Bewegungstherapie, Rückenschule
Hände			
Empfindungsstörungen und Lähmungserscheinungen im Bereich der mittleren Finger	• Karpaltunnelsyndrom → 511	• Anamnese	! Nerven- und Muskeldegeneration drohen!
Schmerzhafte Verformung der mittleren und endständigen Fingergelenke, in Schüben auftretend	• Heberden-Polyarthrose → 512	• Anamnese	♦ Schmerzlinderung
Seitliche Verformung der Fingergrundgelenke, schwanenhalsartiges Aussehen der Finger	• Rheumatische Erkrankung → 485, 512	• Anamnese • Blutuntersuchung	▼ ♦ Je nach Beschwerden
Zunehmende Kontraktur der Finger, Streckung mit der Zeit unmöglich, harte Platte in der Innenhand tastbar	• Dupuytren-Kontraktur → 513	• Blickdiagnose	▼ Eventuell Operation

♦ = Selbsthilfe möglich ▼ = Arztbesuch zu empfehlen ! = Arztbesuch auf jeden Fall erforderlich

Beschwerden und Symptome	Was kann das bedeuten?	Diagnose- und Untersuchungsverfahren	Was ist zu tun?
Hände			
Schwurhand, Fallhand, Krallenhand	• Nervenschäden → 513	• Blickdiagnose • Messung der Nervenleitgeschwindigkeit	! Wenn möglich Operation
Füße			
Im Fußabdruck zeichnet sich die gesamte Fußsohle ab	• Plattfuß → 514	• Blickdiagnose	▼ Schuheinlagen zur Vermeidung von Haltungs- und Gelenkschäden, Bewegungstherapie
Der vordere Fußteil mit den Zehen ist verbreitert	• Spreizfuß → 514	• Blickdiagnose	▼ Schuheinlagen zur Vermeidung von Haltungs- und Gelenkschäden, Bewegungstherapie
Über der Ferse herausragender Knochensporn	• Fersensporn → 515	• Blickdiagnose	◆ Symptomatische Therapie
Frauenkrankheiten: Brustbeschwerden			
Verschiebbare Knoten in beiden Brüsten, die evtl. vor der Regel schmerzen	• Mastopathie → 522	• Mammographie	! Zur Abklärung
Einzelner Knoten in der Brust	• Fibroadenom → 523	• Mammographie • Probebiopsie	! Zur Abklärung
Infektion der Brust, hochrot, geschwollen und druckempfindlich	• Brustentzündung → 523	• Blickdiagnose • Blutuntersuchung	! Kühlung, evtl. Antibiotika-Gabe
Nicht verschiebbarer Knoten in der Brust	• Brustkrebs → 524	• Mammographie • Laboruntersuchungen • Genuntersuchung	! Schnellstmöglicher Therapiebeginn

◆ = Selbsthilfe möglich ▼ = Arztbesuch zu empfehlen ! = Arztbesuch auf jeden Fall erforderlich

Beschwerden und Symptome	Was kann das bedeuten?	Diagnose- und Untersuchungsverfahren	Was ist zu tun?
Frauenkrankheiten: Unterleibsbeschwerden			
Bindegewebige, abgekapselte Knoten im Muskelgewebe der Gebärmutter	• Myome → 528	• Sonographie • Hysteroskopie	▼ Kleinere Myome: Medikamente; größere Myome: Operation
Nach der Geburt durch starkes Pressen auftretendes Absenken der weiblichen Geschlechtsorgane, Inkontinenz	• Gebärmuttersenkung → 530	• Anamnese • Blickdiagnose • Sonographie	▼ Bei Beschwerden: Einsetzen eines Pessars, Operation ◆ Beckenbodengymnastik
Bei der Vorsorgeuntersuchung entdeckte Veränderungen in der Zellstruktur des Gebärmutterhalses	• Gebärmutterhalskrebs → 533	• Zellabbürstung • Konisation • feingewebliche Untersuchung • Jodprobe	! So schnell wie möglich abklären und behandeln lassen!
Blutungen nach der Menopause	• Gebärmutterkrebs → 535	• Hysteroskopie • Sonographie • Ausschabung	! So schnell wie möglich abklären und behandeln lassen!
Starke Schmerzen, ein- oder beidseitig im Unterbauch	• Eierstockentzündung → 536	• Sonographie	! Notfall! Unfruchtbarkeit!
Gewichtszunahme, Verstopfung, Völlegefühl, Schmerzen	• Eierstockzysten → 536	• Sonographie • Laparoskopie	▼ Abklärung, evtl. Operation
Verstopfung, Zwischenblutungen, Leistungsabfall, Gewichtsabnahme	• Eierstocktumoren (bösartig) → 537	• Sonographie • Laparoskopie • Labordiagnostik	! Schnellstmöglicher Therapiebeginn
Zwischenblutungen, Ausfluss, Schmerzen im Unterbauch	• Eierstocktumoren → 537	• Sonographie • Laparoskopie • Labordiagnostik	▼ Entfernung zur sicheren Abgrenzung gegen Krebs
Reizbarkeit, Depression vor der Regel	• Prämenstruelles Syndrom → 537	• Anamnese	▼ ◆ Phytotherapie

◆ = Selbsthilfe möglich ▼ = Arztbesuch zu empfehlen ! = Arztbesuch auf jeden Fall erforderlich

Beschwerden und Symptome	Was kann das bedeuten?	Diagnose- und Untersuchungs-verfahren	Was ist zu tun?
Frauenkrankheiten: Unterleibsbeschwerden			
Starke Beschwerden vor und während der Monatsblutung in verschiedenen Organen, schmerzhafter Geschlechtsverkehr, unerfüllter Kinderwunsch	• Endometriose → 532	• Anamnese	▼ Schmerzmittel, evtl. Laparoskopie, Hormontherapie ◆ Homöopathie
Unterbauchschmerzen mit Ausstrahlung in den Rücken und die Beine, starke Blutungen, Bauchkrämpfe	• Menstruationsbeschwerden → 539	• Anamnese	▼ ◆ Phytotherapie
Hitzewallungen, Unzufriedenheit, Depression	• Wechseljahre → 541	• Anamnese • Hormonbestimmung	▼ ◆ Phytotherapie
Männerkrankheiten			
Schmerzhafte Hodenschwellung mit Rötung, ein- oder beidseitig	• Hodenentzündung (Mumps) → 545, 690	• Sonographie	! Unfruchtbarkeit!
Schmerzhafter, geröteter Hoden, Fieber, Brennen beim Urinieren	• Nebenhodenentzündung → 545	• Sonographie	! Unfruchtbarkeit möglich
Tastbarer, dicker, stark gewundener „Schlauch" im Hodensack	• Varikozele (Krampfader) → 546	• Sonographie	▼ Unfruchtbarkeit!
Geschwollener Hodensack mit Flüssigkeit	• Hydrozele → 546	• Sonographie	! Je nach Schweregrad
Plötzlich auftretender heftiger Schmerz, der in den Bauch ausstrahlt	• Hodentorsion → 546	• Anamnese • Sonographie	! Notfall!

◆ = Selbsthilfe möglich ▼ = Arztbesuch zu empfehlen ! = Arztbesuch auf jeden Fall erforderlich

Beschwerden und Symptome	Was kann das bedeuten?	Diagnose- und Untersuchungsverfahren	Was ist zu tun?
Männerkrankheiten			
Ein- oder beidseitige schmerzlose Hodenschwellung, die innerhalb von Tagen oder Wochen an Größe zunimmt	• Hodenkrebs → 546	• Anamnese • Sonographie • Feingewebliche Untersuchungen • Laboruntersuchungen	❗ Sofortige Operation, Samenspende möglich!
Unfähigkeit zu einer Erektion	• Impotenz → 548	• Anamnese • Sonographie	▼ Medikamente, Schwellkörperersatz, Papaverin-Injektion
Urinstrahl nimmt an Kraft ab, häufiger Harndrang, unwillkürlicher Harnabgang, „Tröpfeln“	• Benigne Prostatavergrößerung (BPH) → 551 • Prostatakrebs → 554	• Anamnese • Sonographie • Urinstrahlmessung • Laboruntersuchungen	▼ ❗ Abklärung, Kontrolle, Therapie, Operation
Ein- oder beidseitige Ausbildung einer weiblichen Brust bei Männern	• Gynäkomastie → 556	• Sonographie • Hormonbestimmung • Laboruntersuchungen • Medikamentenanamnese	❗ Zur Abklärung
Geschlechtskrankheiten			
Kleine, juckende und brennende Papeln im Genitalbereich an der Schleimhautgrenze	• Herpes genitalis → 558	• Blickdiagnose	▼ Ansteckend!
Schleimig-eitriger Ausfluss, Schmerzen beim Urinieren, bei der Frau gelblich-grüner Ausfluss	• Gonorrhö → 559	• Erregernachweis	❗ Meldepflicht! Antibiotika-Therapie
Kleines Geschwür an der Schleimhaut, Leistenlymphknotenschwellung, Hautveränderungen	• Syphilis (Harter Schanker) → 560	• Erregernachweis	❗ Meldepflicht! Antibiotika-Therapie

♦ = Selbsthilfe möglich ▼ = Arztbesuch zu empfehlen ❗ = Arztbesuch auf jeden Fall erforderlich

Beschwerden und Symptome	Was kann das bedeuten?	Diagnose- und Untersuchungsverfahren	Was ist zu tun?
Geschlechtskrankheiten			
Herpesartige Bläschen mit späterer einseitiger Lymphknotenschwellung, bis faustgroß, mit Eiter gefüllt, Fistelbildung	• Lymphoganuloma inguinale → 562	• Erregernachweis	❢ Meldepflicht! Antibiotika-Therapie
Zunehmend starker Ausfluss; bei Frauen krümelig und stark juckend	• Chlamydien-Infektionen → 562	• Mikroskopische Untersuchung	▼ Antibiotika-Therapie Unfruchtbarkeit bei Frauen!
Stark juckender Ausfluss	• Mykoplasmen → 563	• Mikroskopische Untersuchung des Scheidenabstrichs	▼ ♦ Geschlechtspartner mitbehandeln!
Kleine, schmerzhafte Geschwüre, die abheilen und an anderer Stelle neu entstehen, Schwellung der Leistenlymphknoten, Eiteransammlungen	• Ulcus molle (Weicher Schanker) → 563	• Erregernachweis	❢ Antibiotika-Gabe Ansteckend! Meldepflicht!
Hahnenkammähnliche Gebilde an den äußeren Geschlechtsorganen	• Feigwarzen → 563	• Blickdiagnose	❢ Ansteckend! Möglicherweise krebserzeugend
Autoimmunerkrankungen			
Verdauungsstörungen, Übelkeit, Völlegefühl, Blutarmut	• Atrophische Gastritis → 577	• Gastroskopie	▼ Vitamin -B_{12}-Gaben
Fieberschübe, Gelenkentzündung, Gelbsucht	• Autoimmunhepatitis → 577	• Labordiagnostik • Probebiopsie	❢ Leberversagen!

♦ = Selbsthilfe möglich ▼ = Arztbesuch zu empfehlen ❢ = Arztbesuch auf jeden Fall erforderlich

Beschwerden und Symptome	Was kann das bedeuten?	Diagnose- und Untersuchungsverfahren	Was ist zu tun?
Autoimmunerkrankungen			
Kraftlosigkeit in den Muskeln, Muskelatrophie	• Myasthenia gravis → 578	• Muskelbiopsie	! Verlaufskontrolle Medikamente, Kortison
Sauerstoffmangel, Veränderungen am Lungengewebe, zusätzlich rasch fortschreitende Nierenerkrankung (Glomerulonephritis)	• Goodpasture-Syndrom → 578	• Röntgen • Labordiagnostik	! ▼ Verlaufskontrolle Medikamente, Kortison
Blutarmut, Gerinnungsstörungen, Infektanfälligkeit	• Anämie → 465, 578 • Thrombozytopenie → 578 • Neutropenie → 578	• Blutuntersuchungen	▼ Ersatz von Blutgerinnungsfaktoren, Kortison
Schmetterlingsförmige Rötung im Gesicht, Gelenkentzündungen, Lymphknotenschwellungen	• Lupus erythematodes → 578	• Autoantikörpernachweis	▼ Kortison, Verlaufskontrolle
Psychische Störungen			
Durch Stress und Belastungen bedingtes Auftreten organischer Störungen, die nicht anders zu erklären sind	• Psychovegetative Störungen → 597	• Anamnese	▼ ◆ Psychotherapie
Einbildung, schwer krank zu sein, auch wenn es keinerlei medizinischen Nachweis dafür gibt	• Hypochondrie → 604	• Sorgfältige Untersuchung	◆ Psychotherapie
Verlust der Lebensfreude, „Gefühl der Gefühllosigkeit“ und Schlafstörungen	• Depression → 606	• Anamnese	! Selbstmordgefahr! ▼ Psychiatrische Behandlung

◆ = Selbsthilfe möglich ▼ = Arztbesuch zu empfehlen ! = Arztbesuch auf jeden Fall erforderlich

Beschwerden und Symptome	Was kann das bedeuten?	Diagnose- und Untersuchungsverfahren	Was ist zu tun?
Psychische Störungen			
Übertriebene Fröhlichkeit abwechselnd mit tieftraurigen Phasen	• Manisch-depressive Erkrankung → 609	• Psychiatrische Untersuchung	❗ ▼ Psychiatrische Therapie
Plötzliche körperliche Beschwerden wie Atemnot, Beklemmung bei Erledigung der gewohnten Arbeit	• Angststörung → 610	• Gespräch	❗ ▼ Bei starker Belastung
Hören von Stimmen, Verschiebung der Wahrnehmung, Autismus, auffallende Religiosität	• Schizophrenie → 611	• Psychiatrische Untersuchung	❗ Selbstgefahr und (selten) Fremdgefahr! Psychiatrische Behandlung
Kinderkrankheiten			
Heftig juckende flüssigkeitsgefüllte Bläschen am ganzen Körper („Sternenkarte"), auch an der Kopfhaut	• Windpocken (Varizellen) → 690	• Blickdiagnose	▼ Ansteckend! Bei älteren Kindern Auftreten in Form von Gürtelrose ❗ In der Schwangerschaft!
Heftiges Krankheitsgefühl, kleinfleckiger Hautausschlag („Maserngesicht"), weißliche Flecke an der Wangenschleimhaut	• Masern (Morbilli) → 690	• Blickdiagnose	◆ Symptomatische Behandlung, Impfung möglich ▼ Ansteckend! ❗ In der Schwangerschaft!
Dick geschwollene Ohrspeicheldrüsen, abstehende Ohrläppchen	• Mumps (Ziegenpeter) → 690	• Blickdiagnose	▼ Impfung möglich

◆ = Selbsthilfe möglich ▼ = Arztbesuch zu empfehlen ❗ = Arztbesuch auf jeden Fall erforderlich

Beschwerden und Symptome	Was kann das bedeuten?	Diagnose- und Untersuchungsverfahren	Was ist zu tun?
Kinderkrankheiten			
Kleinfleckiger Ausschlag, beginnend im Gesicht, Lymphknotenschwellung im Nacken	• Röteln → 690	• Blickdiagnose	▼ ! In der Schwangerschaft! Aktive und passive Impfung möglich
Schmetterlingsförmiger, juckender Gesichtsausschlag, greift auf Streckseiten von Armen und Beinen über	• Ringelröteln → 690	• Blickdiagnose • Anamnese	▼ Symptomatische Behandlung in der Schwangerschaft
Drei Tage lang hohes Fieber, blassrosa Hautausschlag, Erkältungszeichen, aber relatives Wohlbefinden	• Dreitagefieber → 690	• Anamnese	▼ Symptomatische Behandlung
Erkältungskrankheit, Fieber, Kopf- und Muskelschmerzen, Nackensteife, Lähmungserscheinungen	• Kinderlähmung → 696	• Anamnese • Erregernachweis	! Meldepflicht! Impfung möglich
Bauchschmerzen, Krankheitsgefühl, Fieber, kleinfleckiger Hautausschlag, Zunge zuerst weiß, dann himbeerrot	• Scharlach → 690	• Anamnese • Erregernachweis	▼ Impfung möglich
Heftige Hustenanfälle mit Atemnot	• Keuchhusten → 690	• Blickdiagnose • Anamnese	! Notfall! ▼ Impfung möglich
Heftiges Einatmen mit Stridor (Luftpfeifen), Stakkatohusten, Atemnot, kloßige Sprache bei kleinen Kindern	• Pseudokrupp → 680, 696	• Blickdiagnose • Krankenhaus	! Notfall!

♦ = Selbsthilfe möglich ▼ = Arztbesuch zu empfehlen ! = Arztbesuch auf jeden Fall erforderlich

Beschwerden und Symptome	Was kann das bedeuten?	Diagnose- und Untersuchungsverfahren	Was ist zu tun?
Altersbeschwerden			
Zittern beider Hände, „pillendreherartige" Handbewegungen, Gesichtsstarre, Gangunsicherheit, Depression	• Parkinsonkrankheit (in seltenen Fällen erkranken auch jüngere Menschen) → 715	• Blickdiagnose • Anamnese	! ▼ Gabe von L-Dopa und anderen Medikamenten, Bewegungstherapie
Zunehmende Verwirrung und Vergesslichkeit	• Alzheimerkrankheit → 713	• Blickdiagnose • Anamnese	▼ ◆ Symptomlinderung, Bewegungs-und Gedächtnistherapie
Offene Geschwüre an den Stellen, die durch Druck besonders belastet sind	• Dekubitus → 711	• Blickdiagnose • Anamnese	▼ Sanierung des Geschwürs ◆ Häufiger Lagewechsel
Reisebeschwerden			
Mattigkeit, Schwindel, Schweißausbrüche, Kollaps	• Hitzekollaps → 726	• Anamnese	▼ Schattiger Raum, kühlende Getränke
Heißer, hochroter Kopf, Kopfschmerzen, Erbrechen, Ohnmacht	• Hitzschlag → 726	• Anamnese	! Notfall! Körper kühlen, viel trinken bzw. Infusion
Kopf- und Nackenschmerzen, Übelkeit, Erbrechen, Bewusstlosigkeit	• Sonnenstich → 726	• Anamnese	! Bei ausgeprägten Symptomen kühlen, trinken
Gerötete Haut, Brandblasen an sonnenexponierten Stellen	• Sonnenbrand → 727	• Anamnese	▼ Hautkrebsrisiko durch Sonnenbrände erhöht ◆ Sonnenschutz
Kleine, stark juckende Papeln an sonnenexponierten Stellen	• Sonnenallergie → 727	• Anamnese	◆ Sonnenschutz, Antihistaminika

◆ = Selbsthilfe möglich ▼ = Arztbesuch zu empfehlen ! = Arztbesuch auf jeden Fall erforderlich

Beschwerden und Symptome	Was kann das bedeuten?	Diagnose- und Untersuchungsverfahren	Was ist zu tun?
Reisebeschwerden			
Herabgesetzte Körpertemperatur nach Kälteexposition, starke Müdigkeit	• Unterkühlung → 727	• Anamnese	❢ Sehr langsam Aufwärmen
Zuerst hochrote, später sich blau und dann schwarz verfärbende Körperteile (besonders Finger, Zehen, Nase)	• Erfrierungen → 727	• Anamnese	❢ Wunde keimfrei abdecken, Therapie je nach Schwere
Stärkste, reiswasserfarbene Durchfälle	• Cholera → 728	• Anamnese • Erregernachweis	❢ Intensivstation! Flüssigkeitsersatz, Hygiene!
Durchfälle mit Blutbeimengung, roter Hautausschlag in Rosenform am Bauch	• Typhus → 728 • Paratyphus → 728	• Erregernachweis	❢ Krankenhaus! Meldepflicht! Antibiotika-Gabe. Impfung möglich
Fieberschübe, Abgeschlagenheit, Bauchschmerzen, Durchfall, Bewusstseinstrübung	• Malaria → 729	• Blutuntersuchung	❢ Notfall! Meldepflicht! Antibiotika-Gabe. Prophylaxe möglich
Fieber, Kopf- und Rückenschmerzen, Blutungen an Haut und Schleimhaut, Leber- und Nierenversagen	• Gelbfieber → 729	• Erregernachweis	❢ Notfall! Meldepflicht! Intensivstation. Impfung möglich
Parasitäre Erkrankungen			
Gewichtsabnahme, Anämie, Verstopfung	• Wurmerkrankung → 79	• Stuhluntersuchung • Sonographie • Labordiagnostik	▼ Wurmmittel
Heftiges Jucken am After bei Kindern	• Madenwürmer → 80	• Stuhluntersuchung	▼ Wurmmittel, Hygiene

♦ = Selbsthilfe möglich ▼ = Arztbesuch zu empfehlen ❢ = Arztbesuch auf jeden Fall erforderlich

Beschwerden und Symptome	Was kann das bedeuten?	Diagnose- und Untersuchungsverfahren	Was ist zu tun?
Parasitäre Erkrankungen			
Juckreiz am Kopf, Nissen in den Haaren, Läuse sichtbar	• Läuse → 81	• Blickdiagnose	◆ Pestizid-Lotion
Juckreiz und Nissen im Genitalbereich, Läuse sichtbar	• Filzläuse → 81	• Blickdiagnose	▼ ◆ Pestizid-Lotion
Kleine Einstichstellen mit winzigem Blutrest, stark juckend	• Flöhe → 81	• Tiernachweis	◆ Pestizid-Lotion, Hygiene
Juckreiz und feine Tunnelgänge zwischen den Fingern und Zehen	• Krätze → 82	• Blickdiagnose • Milbenasservierung	▼ ◆ Pestizid-Lotion, Hygiene
Juckende Einstichstellen	• Wanzen → 82	• Tierasservierung	◆ Pestizide, Hygiene
Nur leichter Juckreiz	• Zecken → 82	• Lumbalpunktion	❢ Bettruhe und Abschirmung, Abgrenzung zur bakteriellen Meningitis

◆ = Selbsthilfe möglich ▼ = Arztbesuch zu empfehlen ❢ = Arztbesuch auf jeden Fall erforderlich

2. Kapitel

Gesund leben – Vorbeugen ist die beste Medizin

Gesunde Lebensführung – Etappe für Etappe planen

Der Nutzen einer gesunden Lebensführung zur Krankheitsvorbeugung wird von niemandem bestritten: Zahlreiche Faktoren sind bekannt, die dem Körper und seiner Gesundheit förderlich sind.
Hier sollen einige Grundelemente des gesunden Lebens vorgestellt werden:

- eine möglichst schadstoffarme Wohn-, Arbeits- und Umwelt
- ausreichender und erholsamer, geruhsamer Nachtschlaf
- seelische Entspannung, Liebe und Geborgenheit, genügend Zeit für sich und andere Menschen
- die Vermeidung übermäßigen Alkohol-, Nikotin- und Koffeinkonsums sowie der Verzicht auf andere Drogen
- regelmäßige körperliche Bewegung, die auch mit bestimmten „Abhärtungsmaßnahmen“ (Wechselduschen, Sauna) kombiniert werden kann
- frische, ballaststoffhaltige und abwechslungsreiche Ernährung
- angemessene Körperpflege (Zahnpflege) und Hygiene.

Vielen Menschen fällt es schwer, diese Grundregeln einzuhalten. Gewohnheiten hinsichtlich der Ernährung oder des Freizeitverhaltens lassen sich nicht von heute auf morgen ändern. Die Umstellung auf eine ausgewogene Ernährung oder die Aufnahme eines regelmäßigen Bewegungstrainings erfordert in bestimmten Situationen Veränderungen im gesamten bisherigen Lebensrhythmus. Daran können auch die besten Vorsätze scheitern.
Um trotzdem Erfolg bei den Bemühungen um eine gesündere Lebensführung zu haben, sollten Sie versuchen, die folgenden Vorschläge zu berücksichtigen:

- Beginnen Sie mit den Veränderungen, die sich am leichtesten in Ihren bisherigen Tagesablauf einfügen lassen.
- Beginnen Sie mit kleinen Vorhaben. Sobald die ersten Schritte erfolgreich sind, können Sie dann größere Etappen in Angriff nehmen.
- Planen Sie immer mittel- bis langfristig, denn grundsätzliche Umstellungen der Lebensgewohnheiten lassen sich nicht in ein paar Wochen erreichen.
- Vergessen Sie bei allen Vorhaben nicht die Lebensfreude, denn es geht auf Dauer um einen gesünderen Alltag und nicht um eine Sollerfüllung.

Einige Veränderungen werden Ihnen leichter fallen und sich einfacher bewerkstelligen lassen, während andere Gewohnheiten und Lebensumstände sich nur schwer ändern lassen. Dies ist völlig normal und Sie sollten sich auf gar keinen Fall unter Druck setzen, um ein „perfekter Mensch“ zu werden.
Beginnen Sie mit kleinen Dingen, die Ihnen Freude machen und die Sie schon lange vor hatten.

Die gesunde Ernährung

Die gesunde Ernährung beginnt bereits mit dem Einkaufen oder mit dem eigenen Anbau von Nahrungsmitteln im Garten. Achten Sie bei der Auswahl der Nahrungsmittel auf Qualität und Frische. Leider wird auch bei uns das Nahrungsmittelangebot zunehmend von preisgünstigen, industriell produzierten Lebensmitteln bestimmt. Grundlage unserer Ernährung ist die Massentierhaltung und die künstliche (Gen-) Manipulation der Pflanzen und der Aufzucht. Fragen Sie, woher das Fleisch, die Milch oder die Eier kommen. Oder kaufen Sie Ihr Gemüse, Obst und Fleisch direkt beim Bauern, am besten bei einem, der seine Produkte kontrolliert und umweltschonend anbaut und seinen Tieren ein würdiges Dasein ermöglicht. Fragen Sie aber auch beim Bauern, wie das Fleisch aus der Hausschlachtung auf seine Unbedenklichkeit geprüft wird.

Gerade auch in Fertig- und Halbfertiggerichten, den so genannten „Convenience-Foods“ befinden sich viele Zutaten, deren Herkunft für uns nicht kontrollierbar ist. So z. B. können Sie die Herkunft des Fleisches in einem Fertiggericht nicht kontrollieren und bekommen auch keinerlei Auskunft darüber, ob das Gemüse nicht genmanipuliert oder radioaktiv bestrahlt wurde. Aus diesem Grund sollten Sie statt Konserven oder Tiefkühlkost zum Aufwärmen lieber frisches Obst und Gemüse mit nach Hause nehmen. In den meisten Geschäften und auch Supermärkten bekommen Sie auf Nachfrage genaue Auskunft über die Herkunft Ihrer Lebensmittel.

Grundlage jeder gesunden Ernährung ist die bedarfsgerechte Zusammenstellung der Nährstoffe, die angemessene Energiezufuhr und eine schonende Zubereitung, die Appetit macht. Die Speisen dürfen keine schädlichen Stoffe oder Krankheitserreger enthalten. Wenn diese Bedingungen erfüllt sind, erhält der Körper genau die Bausteine und Energielieferanten, die für sein Wachstum, seinen Stoffwechsel und seine Leistung notwendig sind. Ihr persönlicher Speisezettel sollte deshalb möglichst abwechslungsreich und ausgewogen sein. Eine einseitige Ernährung führt früher oder später zu Mangelerscheinungen, während eine zu reichhaltige Ernährung für Bluthochdruck und Herz-Kreislauferkrankungen verantwortlich ist. Die durchschnittliche Ernährung der Deutschen und ihrer europäischen Nachbarn ist zu reich an Fett und tierischem Eiweiß, während pflanzliches Eiweiß, Ballaststoffe und Kohlenhydrate, etwa aus Getreide, noch zu selten auf dem Speiseplan stehen.

Einige einfache Regeln machen eine ausgewogene, aus allen Nahrungsbestandteilen (Kohlenhydrate, Eiweiß, Fette, Vitamine, Mineralstoffe, Ballaststoffe) zusammengesetzte Ernährung noch gesünder. Es kommt nämlich darauf an, wie viel man wovon verzehrt. Die Deutsche Gesellschaft für Ernährung empfiehlt, weniger Fett, weniger Zucker und etwas weniger Fleisch, dafür mehr Fisch sowie frisches Obst, Gemüse und Vollkornprodukte zu essen. Denken Sie beim Einkaufen deshalb an Getreideprodukte wie Müsli und Vollkornbrot.

Essen Sie weniger Fett

Viele Menschen ernähren sich zu fett, denn nach Erkenntnissen der Ernährungswissenschaft ist ein Fettanteil von 30 % vollkommen ausreichend. So lässt sich der Fettkonsum einschränken:

Entfernen Sie den Fettrand am Schinken und die Speckschwarte am Schweinebraten.

Schöpfen Sie nach dem Erkalten das Fett von Soßen ab. Geben Sie nur so viel Fett in die

Pfanne, wie zum Anbraten unbedingt notwendig ist. Verwenden Sie als Brotaufstrich halbfette Butter oder Margarine. Bevorzugen Sie fettarme oder entrahmte Milch und entsprechende Milchprodukte (Magermilchstufe). Achten Sie auf die Angaben zum Fettgehalt („Fett in der Trockenmasse"), die leider noch nicht genügend Nahrungsmittel tragen. Alles über 40 % ist recht fett.
Kaufen Sie magere Wurst- und Käsesorten ein; spezielle „kalorien- und fettreduzierte" Light-Produkte sind allerdings kein Gewinn, wenn sie davon die doppelte Menge verzehren. Achten Sie bei Käse vor allem auf den Fettgehalt und lassen Sie Sorten mit mehr als 45 % Fett stehen. Relativ fettarmer Hartkäse ist ein sehr guter Kalziumlieferant und wichtig für den Knochenaufbau.
Wenn Sie zu hohe Cholesterinwerte haben, sollten Sie lieber pflanzliche statt tierische Fette verwenden. Mittlerweile gibt es sogar ein Pflanzenfett, das man zu Sahne schlagen kann. Essen Sie möglichst nur mageres Fleisch und fettarme Wurst und streichen Sie Innereien – auch Leberwurst – weitgehend von Ihrem Speiseplan. Bei Cholesterinproblemen sollten Sie nur wenige Eier – etwa 1 bis 2 pro Woche – essen. Denken Sie daran, dass auch in Kuchen, Soßen und Nudeln viel Eigelb und damit reichlich Cholesterin stecken kann.
Noch ein spezieller Tipp für Soßenfans: Binden Sie Soßen nicht mit großen Mengen Einbrenne, fett- und kalorienärmer geht es auch mit Soßenbindern aus der Tüte oder mit püriertem Gemüse. „Veredeln" Sie Ihre Soßen nicht mit Unmengen Crème fraîche oder Sahne und ersetzen Sie diesen Dickmacher durch etwas saure Sahne. Verwenden Sie pflanzliche Fette (z. B. Oliven- oder Walnussöl, möglichst kaltgepresst) mit einem hohen Anteil ungesättigter Fettsäuren.
Fazit: Auch die gesunde Ernährung enthält Fett, aber in einem deutlich reduzierten Anteil von etwa 25 bis 30 %. Mehr Fett muss nicht sein.

Es muss nicht immer Fleisch sein!

Fleisch und Fisch sind wichtige Lieferanten von Eiweißen, Eiweißbausteinen (Aminosäuren), Vitaminen, Eisen und anderen Mineralstoffen, die dem Körper in dieser Qualität und Menge durch kaum ein anderes Nahrungsmittel zugeführt werden. Dies gilt auch für mageres Fleisch, das Sie gegenüber fettem Fleisch bevorzugen sollten. Das Fett im Fisch hat gesundheitliche Vorzüge (z. B. Omega-3-Fettsäuren) gegenüber dem Fett in Fleisch, aber es enthält reichlich Kalorien und je nach Herkunft des Fisches auch Umweltschadstoffe.
Auch mageres Fleisch enthält einen gewissen Anteil an „versteckten" Fetten, wie z. B. auch Cholesterin. Gehen Sie daher bei erhöhtem Cholesterinspiegel auch mit magerem Fleisch vorsichtig um. Ernährungswissenschaftler empfehlen zweimal Fleisch und einmal Fisch pro Woche. Beim Fleisch sollten Sie magere Sorten, wie z. B. Geflügel, bevorzugen oder stattdessen Fisch einkaufen.

Mehr Obst, Gemüse und Vollkornprodukte

Während Gemüse früher zu den Sättigungs-Beilagen gerechnet und auf dem Teller rund um die Fleischportion gruppiert wurde, steht es heute im zentralen Blickfeld einer vollwertigen Ernährung. Gemüse hat wichtige ernährungsphysiologische Vorteile: Die meisten Gemüsesorten – bis auf Hülsenfrüchte – sind relativ kalorienarm, dafür aber reich an Vitaminen, Mineral- und Ballaststoffen sowie weiteren gesundheitsfördernden Stoffen (Spurenelementen). Dasselbe gilt

für Obst. Viele Früchte enthalten außerdem große Mengen an Vitamin C oder Vitamin A. Durch ihren hohen Kaliumgehalt wirken viele Obstsorten, Kräuter und Gemüsearten entwässernd. Die unverdaulichen Pflanzenfasern (Ballaststoffe) erleichtern die Verdauung und fördern den regelmäßigen Stuhlgang.
Achten Sie bei der Gemüsezubereitung besonders darauf, die Nährstoffe zu erhalten. Gemüse, das nur kurz gedünstet wurde, enthält mehr Vitamine als lange gekochtes.

Vollwert und vegetarisch

Wem es nicht genügt, seine Ernährungsgewohnheiten in einfachem Rahmen umzustellen, entscheidet sich oft für die Vollwerternährung oder die vegetarische Kost. Zu den Prinzipien der Vollwertkost gehört es, möglichst wenig Fleisch und Zucker zu verwenden, etwa die Hälfte der Lebensmittel roh zu verzehren und keine verfeinerten Nahrungsbestandteile (Mehl aus geschältem Korn) zu verwenden.
Unter den Vegetariern gibt es drei Gruppen: die Ovo-Lacto-Vegetarier, die kein Fleisch oder Fisch, aber Ei- und Milchprodukte essen, die Lacto-Vegetarier, die nur Milchprodukte verzehren, und
die Veganer, die auf alle Nahrungsmittel tierischer Herkunft (inklusive Honig) konsequent verzichten.
Die Vollwertkost und die vegetarische Ernährung sind vom gesundheitlichen Standpunkt her durchaus empfehlenswert. Die extreme Veganer-Ernährung ist jedoch mit Vorsicht zu genießen, denn sie kann leicht zu Eiweißmangel führen. Wenn Sie gerne Ihre Essensgewohnheiten ändern möchten, sollten Sie aber auf jeden Fall Ihren Arzt aufsuchen und ihn diesbezüglich befragen.

Es gibt einige Krankheiten (Diabetes oder andere Stoffwechselkrankheiten) oder Lebenssituationen (wie Schwangerschaft und Stillzeit), in denen eine Umstellung der Ernährung durchaus auch negative Auswirkungen auf Ihre Gesundheit haben kann und dann das Gegenteil bewirken würde.

Diäten und Fasten

Da die Gesundheitsrisiken des Übergewichts inzwischen allgemein bekannt sind, haben Diäten und Abmagerungskuren Hochkonjunktur. Das herrschende Schönheitsideal der sportlich-schlanken Figur begünstigt diesen Trend. An Vorschlägen für Schlankheitskuren fehlt es nicht, doch die Kuren haben nur dann einen nachhaltigen Erfolg, wenn sie durch eine langfristige Ernährungsumstellung zu einer ausgewogenen, kalorienreduzierten Mischkost führen.
Fasten kann zu einer deutlichen Besserung des körperlichen und seelischen Befindens führen. Wer im Fasten noch keine Erfahrung hat, sollte jedoch vorher immer einen Arzt oder erfahrenen Heilpraktiker konsultieren oder das Fasten in entsprechenden Kureinrichtungen durchführen. Beim Fasten müssen wichtige Regeln beachtet werden (richtiges Abführen, ausreichende Trinkmenge), da sonst massive Nebenwirkungen auftreten können

Ein Wort zu den Genussmitteln

Genussmittel ist eine Umschreibung für die Substanzen unserer täglichen Ernährung, die nicht nötig, aber in der Bevölkerung doch sehr beliebt sind: Kaffee, Tee, Tabakwaren und Alkohol. Dass Zigaretten und andere Tabakprodukte extrem schädlich für die Gesundheit sind und zu vielen Krankheiten führen, braucht, besonders nach den Aufsehen erregenden Prozessen gegen die Zigarettenindustrie in den USA, nicht betont zu werden. Aber auch Tee- und Kaffeegenuss kann im Übermaß gesundheitliche Probleme verursachen.

Volksdroge Nummer eins ist hingegen der Alkohol. Kaum einer von uns, der nicht hin und wieder ein Glas Wein oder Bier trinkt; einen Schnaps zur Verdauung oder einen Grog gegen die Kälte. Aber wie bei allen Dingen gilt: Die Menge machts. Bei manchen Menschen spielt Alkohol eine allzu große Rolle im Leben, ohne dass ihnen dies bewusst wäre.

Fragen Sie sich selbst:

- Trinke ich Alkohol regelmäßig?
- Brauche ich Alkohol, um mich in Gesellschaft oder in meiner Umgebung wohl zu fühlen?
- Trinke ich öfter größere Mengen Alkohol?
- Kann ich manchmal nicht aufhören, obwohl meine Grenze eigentlich überschritten ist?
- Beunruhigt mich der Gedanke, einmal keinen Alkohol im Haus zu haben?

Falls Sie einen oder mehrere Punkte bejahen können, sollten Sie einmal mit Ihrem Arzt sprechen. Er kann Ihnen dann Näheres zu einer eventuellen Gefährdung sagen. Heutzutage haben auch viele Firmen und Betriebe das Problem erkannt und bieten über den Betriebsrat oder Vertrauensleute Gespräche und Therapiemöglichkeiten an.

Körperliche Aktivität und Sport

Unter Medizinern besteht weit gehende Einigkeit darüber, dass sportliche Betätigung – wenn sie Spaß macht und richtig dosiert wird – die Gesundheit fördert und die Lebensqualität steigert. Bewegung und körperliche Aktivität beugen einer Reihe von Krankheiten vor, wie z. B. dem im Alter drohenden Knochenschwund. Bewegung könnte Millionen von Menschen vor Rückenschmerz bewahren – wenn sie sich nur dazu „aufraffen“ könnten. Auch Bluthochdruck, Fettstoffwechselstörungen, die Zuckerkrankheit und die gefährlichen Folgen dieser Risikofaktoren für Herz und Kreislauf werden durch körperliche Aktivität vermieden oder günstig beeinflusst. Regelmäßiges körperliches Training kräftigt die Funktion der Lunge. Leider ist noch zu wenig bekannt, dass neben der Herz-Kreislauf- und der Hirnfunktion die Funktionstüchtigkeit der Lunge für ein gesundes Altwerden maßgeblich ist.

Richtig dosiert und regelmäßig

Wichtig für den Spaß am Sport ist es, Überlastungen zu vermeiden und das individuell angemessene Training zu betreiben. Gerade Menschen, die neu einsteigen oder nach langer Pause wieder körperlich aktiv werden, neigen dazu, sich unter Leistungsdruck zu setzen und sich zu überfordern. Damit wird jedoch nur das Gegenteil erreicht: Die Überanstrengung hat keinen Trainingseffekt, führt zu Frustration und bewirkt häufig den raschen Abbruch der Bemühungen.

In jedem Fall ist es sinnvoll, regelmäßig zu trainieren. Vielleicht sollten Sie in den ersten Wochen und Monaten, bis sich die Gewohnheit gefestigt hat, einen regelrechten Trainingsplan aufstellen. Berücksichtigen Sie dabei, dass auch kleine Trainingseinheiten schon einen positiven Effekt haben: Ein regelmäßiger Spaziergang etwa, der wöchentliche Schwimmbadbesuch oder die Aufwärmübungen in einer Gymnastikgruppe.

Welcher Sport ist für Sie der Passende?

Den passenden Sport zu finden, ist manchmal gar nicht so einfach. Aus medizinischer Sicht wird oft zu Ausdauersportarten wie Schwimmen, Radfahren oder Joggen geraten. Viele Menschen aber finden diese Sportarten langweilig und neigen eher zu Mannschaftssportarten. Hier gilt natürlich: Erlaubt ist, was Ihnen gefällt – und Ihrer Gesundheit nicht schadet. Wenn Sie Bedenken haben, ob Sie Ihre Lieblingssportart gefahrlos ausüben können, sollten Sie Ihren Arzt um Rat fragen.

Beachten Sie bitte, dass anstrengende Tätigkeiten, die Sie im Haushalt oder Garten ausüben, nur dann als Bewegungstraining mit gesundheitlicher Wirkung gelten können, wenn Sie sie regelmäßig ausführen und Ihr Puls dabei bis zu einem Mindestwert ansteigt. Einmal im Frühjahr den Garten umgraben und einmal im Winter Schnee wegräumen, ist zu wenig.

Für Menschen, die bereits gesundheitliche Probleme haben, werden von verschiedenen Anbietern spezielle Sportkurse angeboten, die besonders geeignet und speziell auf sie zugeschnitten sind. So gibt es für Menschen mit koronarer Herzkrankheit, nach einer Herzklappenoperation oder einer abgeheilten Herzmuskelentzündung in vielen Städten spezielle Herzsportgruppen, die früher auch Koronargruppen genannt wurden. Unter der Anleitung einer erfahrenen Bewegungstherapeutin führen die Patienten Bewegungsübungen und Entspannungstechniken durch. Bei dem Training ist immer ein Arzt anwesend, der nach den Übungen eine Art Gruppensprechstunde mit Gesprächen und Diskussionen leitet. Angeboten werden diese Gruppen von Einrichtungen der Erwachsenenbildung, aber auch von Sportvereinen und größeren Industriebetrieben. In kleineren Orten werden Herzgruppen oft auf Eigeninitiative der ansässigen Ärzte und ihrer Patienten gegründet. Fragen Sie Ihren Hausarzt.

Sport trotz Krankheit

Auch wenn Sie an einer chronischen Krankheit leiden, können Sie unter Umständen mit körperlicher Aktivität eine deutliche Verbesserung Ihrer Ausdauer und Belastbarkeit erreichen. Sie sollten aber vor Beginn Ihres Trainings immer mit Ihrem Arzt darüber sprechen. Er wird Ihnen wichtige Hinweise geben: Wenn Sie einen hohen Blutdruck haben, sollten Sie z. B. Sportarten bevorzugen, die in erster Linie zu einer Ausdauerbelastung führen. Dazu zählen Laufen, Joggen, Skilanglauf, Tanzen, Bergwandern, Eislaufen, Radfahren, Rudern, Schwimmen und Kanufahren. Sportarten dagegen, die zu einer extremen, meist kurzfristigen körperlichen Anstrengung führen, sind bei hohem Blutdruck schädlich und gefährlich. Ein besonders krasses Beispiel ist das Gewichtheben. Aber auch Tennis, Squash und viele Ballspiele wie Volleyball, Basketball und Handball sind für Menschen mit Bluthochdruck oder koronarer Herzkrankheit nicht unbedenklich, vor allem wenn sie auf Wettkampfniveau betrieben werden.

Stress und Lebenseinstellung

Während die positiven Wirkungen der dem Körper geltenden Vorbeugemaßnahmen wie Sport oder gesunde Ernährung inzwischen vielen Menschen bewusst sind, wird der gesundheitliche Nutzen des seelischen und sozialen Wohlbefindens häufig noch unterschätzt. Das gesündeste Leben nutzt nichts, wenn man keine Freude daran hat und es nicht genießen kann. Zum Wohlbefinden gehört das emotionale Gleichgewicht sowie Zuwendung und Anerkennung, Zärtlichkeit und Sexualität, Liebe und Wärme. Ein aus wechselseitigem Geben und Nehmen bestehender menschlicher Kontakt ist der Gesundheit ebenso zuträglich wie der freie und ungehinderte Ausdruck der persönlichen Gefühle. Auch das Ausleben eigener Bedürfnisse und die Fähigkeit, manchmal egoistisch zu sein, kann für die innere Zufriedenheit und emotionale Ausgeglichenheit ebenso notwendig sein wie Hilfsbereitschaft, Verständnis und Toleranz.

Es gibt Gesundheitsrisiken, die mit der persönlichen Lebenseinstellung und psychischen Veranlagung eng zusammenhängen. Oft werden sie mit dem Modewort „Stress“ bezeichnet. Hinsichtlich der gesundheitlichen Folgen ist Stress und Stress aber nicht dasselbe. Stress im Sinne einer hohen Leistungsbereitschaft, einer dauerhaften Konzentration oder langer Arbeitsphasen ist nicht mit dem durch einen schwelenden Konflikt, Demütigungen oder Versagensängste verursachten Stress gleichzusetzen. Die so genannte Managerkrankheit tritt bei hart arbeitenden, beruflich erfolgreichen Menschen seltener auf als bei Menschen, denen Erfolgserlebnisse versagt bleiben.

Denn Stress ist immer auch davon abhängig, wie der Einzelne eine Situation erlebt: Manch einer hat noch nie „Stress“ gehabt und weiß gar nicht, was das ist. Andere Menschen dagegen regen sich schon über Kleinigkeiten maßlos auf. Oft steckt hinter einer Stresssymptomatik auch ein Gefühl von Minderwertigkeit oder Unzulänglichkeit. Viele Menschen, tun sich schwer damit, sich so zu akzeptieren, wie sie sind. Oft stellen sie zu hohe Erwartungen an sich selbst oder überbewerten die Kritik ihres Partners oder ihres Vorgesetzten. Gerade in diesen Fällen kann eine psychologische Beratung, eventuell sogar eine längere Therapie, sehr hilfreich sein.

Überprüfen Sie einmal Ihren eigenen Stress: Falls Sie einer gehetzten, unruhigen Lebensweise nachgehen, die Sie selbst unzufrieden und mürbe macht, kann die Devise nur lauten: „Du musst dein Leben bzw. deine Einstellung ändern.“

AktivSpezial: Contra Stress

Wenn Sie „voll im Stress“ sind, können Ihnen die folgenden Empfehlungen vielleicht helfen:

- Leben Sie gesund: Ernähren Sie sich ausgewogen und vitaminreich. Sorgen Sie für einen ausreichend langen und erholsamen Schlaf. Vermeiden Sie Alkohol, Zigaretten und Beruhigungsmittel. Sie vertreiben damit vielleicht einen Augenblick lang den Druck, der danach aber umso schlimmer zurückkehrt. Treiben Sie regelmäßig Sport. Entdecken Sie die Freude an der Bewegung und quälen Sie sich nicht bis an den Rand der Erschöpfung. Körperliche Aktivität baut Stress ab und vertreibt die schlechte Stimmung.
- Gehen Sie Probleme aktiv an. Verkriechen Sie sich nicht hinter noch mehr Arbeit, sondern sprechen Sie mit den Menschen, die mit Ihrem Problem zu tun haben. Vielleicht finden Sie gemeinsam eine Lösung.
- Nehmen Sie sich Zeit – für sich, Ihre Familie und Ihre Freunde. Gespräche

und Erlebnisse mit nahe stehenden Menschen geben Kraft, problematische Situationen zu meistern.
- Schließlich sollte auch die Bewältigung von Konflikten nicht zu kurz kommen. Die Bereitschaft, sich zu streiten, sich mit einem Gegenüber wirklich auseinander zu setzen, ist auf die Dauer „gesünder" als ein falsch verstandenes Streben nach Harmonie. Vor allem andauernde Konflikte und Belastungen müssen zu einem – möglichst glimpflichen – Ende gebracht werden. Riskieren Sie dabei nie Kopf und Kragen, riskieren Sie aber durchaus, dass Ihr Leben sich nach der Lösung eines Konfliktes ändert.
- Wenn Sie sich ständig unter Zeitdruck fühlen, sollten Sie zunächst einmal versuchen herauszufinden, was genau diese Anspannung verursacht. So klagen viele Menschen darüber, dass sie so viel zu erledigen haben, kommen aber nicht auf die Idee, dass sie sich für einen Tag einfach zu viel vorgenommen haben. Die morgendliche Hetze zum Arbeitsplatz lässt sich z. B. vermeiden, wenn man zehn Minuten eher das Haus verlässt.

Stressverarbeitung und Entspannung

Bei der typischen Stressreaktion steigen Blutdruck und Puls, die Muskeln spannen sich an, die Atmung wird schneller, Nährstoffe werden aus ihren Speichern mobilisiert – kurz: der ganze Körper stellt sich auf einen Kampf oder, wenn dieser aussichtslos erscheint, auf eine Flucht ein. Diese Stressreaktion war in früheren Zeiten, als die Menschen noch von wilden Tieren angegriffen wurden, eine sinnvolle Reaktion, die der Erhaltung der Art diente. Auch heute noch ist diese Reaktion sinnvoll, wenn sie durch äußere Gefahren und Bedrohungen ausgelöst wird. Heute sind es eher viele kleine „Stressoren" (z. B. Streitigkeiten in der Familie, das Warten im Stau, ein verächtliches Wort vom Chef), die zu den körperlichen Veränderungen führen: Blutdruck und Puls steigen an, Schweiß tritt auf die Stirn, man brodelt innerlich vor Aufregung und Ärger und kann sich nicht abreagieren.

Schlafstörungen, Konzentrationsmangel, Nervosität, Kopf- und Magenschmerzen, Bluthochdruck, Herz- und Kreislaufkrankheiten und seelische Störungen können die Folge von fehlgeleitetem Stress und mangelnder Stressverarbeitung sein.

Am wichtigsten im Umgang mit dem modernen „stressigen" Leben ist es daher nicht, Stress zu vermeiden, was ohnehin weitgehend unmöglich ist, sondern mit Stress richtig umzugehen und zu lernen, wie man Stress gelassen erträgt und abbauen kann. Dabei können die folgenden Entspannungsmethoden eine große Hilfe sein.

Autogenes Training Grundlegend ist die intensive Vorstellung der Körperempfindungen Schwere und Wärme. Dadurch erreicht der Anwender des autogenen Trainings einen Zustand tiefer Entspannung. Durch kontinuierliches Wiederholen der Übungen, die meist im Liegen in einem warmen und dunklen Raum und ohne Störung von außen gemacht werden, wird der Grad der Entspannung vertieft. Sobald man ein bestimmtes Entspannungsniveau erreicht hat, schaltet das vegetative Nervensystem sozusagen von „Leistung" auf „Erholung" um.

Aber nicht nur die Körperfunktionen, die vom vegetativen Nervensystem gesteuert werden, wie die Atmung, der Herzschlag oder die Darmbewegung, werden durch das Autogene Training harmonisiert. Wer regelmäßig übt, wird insgesamt gelassener, ruhiger und ausgeglichener. Innere Blockaden können sich lösen, Ängste überwunden werden, so dass die Leistungsfähigkeit zunimmt. Außerdem können autosuggestive Formeln wie „ich gehe auf andere Menschen sicher und mit Selbstvertrauen zu“, die im Zustand der tiefen Entspannung intensiv gedacht werden, dabei helfen, bestimmte Ziele zu erreichen. Sie müssen bei dieser Methode ein wenig geduldig sein und die Bereitschaft haben, immer wieder zu üben. Bereits Kinder etwa ab dem achten Lebensjahr können das autogene Training erlernen. Nicht geeignet ist dieses Verfahren für Menschen mit starker Depression, Schizophrenie oder Zwangsneurose.

Progressive Muskelentspannung Die progressive Muskelentspannung, die der amerikanische Arzt Edmund Jacobsen in den 30er-Jahren dieses Jahrhunderts entwickelt hat, ist etwas leichter und schneller zu erlernen als das autogene Training. Das Übungsprogramm beruht auf der Beobachtung Jacobsens, dass psychische Anspannungen und Ängste zu Verspannungen an der Muskulatur führen und dass umgekehrt die Entspannung der Muskeln psychische Spannungs- und Angstgefühle vermindern kann.
Bei den Übungen werden nacheinander mehrere Muskelgruppen zunächst kräftig angespannt, die Spannung wird etwa 5 bis 7 Sekunden lang gehalten, danach wird wieder entspannt. In der länger dauernden Entspannungsphase soll der Übende den Unterschied zwischen Anspannung und Entspannung spüren. Nach längerem Üben gelingt es, die Muskeln bereits ohne vorangehende Anspannung zu entspannen. Der Anwender lernt, Verspannungen in den verschiedenen Muskelpartien wahrzunehmen und bewusst für Entspannung zu sorgen. Er spart so überflüssige Energie, die zum Halten verkrampfter Muskeln nötig ist.
Geeignet ist die progressive Muskelentspannung, die wie das autogene Training die Bereitschaft zu regelmäßigem Üben voraussetzt, für Menschen mit Schlafstörungen und (Spannungs-)Kopfschmerzen, bei Nervosität, innerer Anspannung in Stresssituationen oder bei psychosomatischen Erkrankungen. Bei depressiven sowie bei Angstzuständen kann sie als zusätzliche Behandlungsmethode hilfreich sein.

QiGong und TaiChiChuan Beide Methoden stammen aus der traditionellen chinesischen Medizin, und bei beiden spielt Bewegung eine ebenso wichtige Rolle wie Atmung und innere Aufmerksamkeit. Diese Hauptelemente fließen in unterschiedlichste Übungen ein. Besonders TaiChiChuan verfügt über eine Vielzahl von Bewegungen, die einzeln durchgeführt oder in Übungsfolgen miteinander kombiniert werden können. Die Übungen des QiGong sind meist einfacher zu erlernen und durchzuführen. Sowohl beim TaiChiChuan als auch beim QiGong werden alle Bewegungen ruhig, langsam und harmonisch ausgeführt. Sie fördern die Gelassenheit und innere Ausgeglichenheit und wirken entspannend sowie stressabbauend.

Yoga Das bei uns am häufigsten praktizierte Hatha-Yoga ist nur ein Teil der über 5000 Jahre alten indischen Yoga-Lehre, die mit der indischen Philosophie eng verflochten ist. Hatha-Yoga, das Körper-Yoga, soll dem Menschen ermöglichen, sich durch vollkommene Beherrschung von Körper und Geist voll zu entfalten und geistige Erleuchtung zu erleben.

Dieser Weg zur Erleuchtung geht im Hatha-Yoga über acht Stufen, die von verschiedenen Geboten für ein harmonisches Zusammenleben sowie zahlreichen Körper- und Atemübungen geprägt sind. In der westlichen Welt werden vor allem bestimmte Körperhaltungen und Atemtechniken als Grundlage für ein gesundes Leben gelehrt. Die über 80 Yogastellungen sind nach Tieren und Pflanzen benannt – am bekanntesten ist der Lotussitz. Die zum Teil recht anspruchsvollen Stellungen müssen behutsam geübt werden, damit sie keine Schäden hervorrufen. Bei allen Übungen folgt auf eine Anspannung eine gleich lange Entspannung. Durch die Körper- und Atemübungen werden die inneren Organe besser durchblutet, die Konzentrationsfähigkeit und das Wohlbefinden nehmen zu.

Grundsätzlich können alle Menschen Yoga erlernen. Allerdings sollten Sie erst Ihren Arzt um Rat fragen, wenn Sie an akuten Schmerzen, Bluthochdruck, grünem Star oder einer Störung der Schilddrüsenfunktion leiden.

Meditation Unablässig arbeitet der Geist, gleitet in lockeren Assoziationen von einem Gedanken zum anderen, lässt vor dem inneren Auge zahllose Bilder auftauchen und quält mit zahlreichen Sorgen das Erleben. Im schlimmsten Fall verderben Befürchtungen den Genuss kleiner Freuden, vergällen dunkle Vorahnungen den Alltag, und rauben unaufhörliche Grübeleien den Schlaf. Auf diesem „Weg des Leidens“, wie es die Buddhisten nennen, führt die Meditation zu Oasen der Ruhe und Stille. Die Stilllegung des ewig „brabbelnden“ Geistes und Bewusstseins – auch nur für einige Minuten täglich – ermöglicht es dem Menschen, etwas über sich selbst zu erfahren. Bereits kurze Augenblicke der Ruhe, das Ausblenden der mechanisch vorüberziehenden Gedanken während einer Meditationsübung, lassen eine tiefe Entspannung zu und vermitteln ein Gefühl von Stärke und Vertrauen.

Zur Meditation sind keine besonderen Vorkehrungen nötig, weder Musik noch Schneidersitz. Setzen Sie sich aufrecht, aber bequem auf einen Stuhl, ohne sich anzulehnen. Legen Sie die Unterarme auf die Oberschenkel und lassen Sie die Augen zufallen. Konzentrieren Sie sich zunächst auf die Atmung und atmen Sie einige Male tief ein und aus. Beobachten Sie, wie die Gedanken schon wieder beginnen, sich in Ihrem Kopf breit zu machen. Halten Sie einen dieser Gedanken fest, bleiben Sie bei ihm und schieben Sie alle anderen, nachströmenden Gedanken und Assoziationen zur Seite. Das wird Ihnen – zumindest bei Ihren ersten Meditationsversuchen – sicher nur kurze Zeit gelingen. Aber wenn Sie es schaffen, nur für Sekunden Ihre Gedanken zu beherrschen, können Sie sie später vielleicht vollkommen unter Kontrolle halten.

Es gibt unzählige Möglichkeiten, die Gedanken zu bezwingen und eine erholsame innere Ruhe einkehren zu lassen. Konzentrieren Sie sich beispielsweise, nachdem Sie Ihre Meditationsstellung eingenommen haben und einige Male tief durchgeatmet haben, auf einen Körperteil. Versuchen Sie, diesen Körperteil zu spüren. Verweilen Sie einige Augenblicke bei diesem Gefühl und wandern Sie dann zu einem anderen Körperteil weiter.

Fortgeschrittene meditieren gerne mit einem Gegenstand. Dabei kommt es darauf an, diesen Gegenstand wahrzunehmen, dabei aber Assoziationen zu anderen Dingen ebenso fern zu halten wie gedankliche Bewertungen des betrachteten Gegenstandes.

Die Lust an der Liebe

Kaum ein anderes menschliches Verhalten ist so häufig unterdrückt und reglementiert worden wie die Sexualität. Immer wieder wurde festgelegt, was verboten, abnormal oder böse zu sein hatte. Eine ungezwungene, lustbetonte Sexualität aber hat für das körperlich-seelische Wohlbefinden und die davon abhängigen gesundheitlichen Funktionen (z. B. das Immunsystem) eine große Bedeutung, und viele Menschen haben das sichere und richtige Gefühl, dass ihre Sexualität ein wichtiger Gesundheitsfaktor ist.
Lassen Sie sich deshalb nicht von normierenden Vorschriften über die Häufigkeit, Dauer, Form und Ausgestaltung der körperlichen Liebe beeinflussen – erlaubt ist, was gefällt. „Verkehrsregeln" gibt es dabei nicht – mit der einen Ausnahme, dass die Beteiligten sich einig sind und keinem Menschen Schaden zugefügt wird. Leistungszwang und Konkurrenzdenken sollten den sportlichen Wettkämpfen vorbehalten bleiben und beim Liebesspiel keine Rolle spielen.

Belastete Umwelt

Obwohl wir im Wesentlichen für unser Wohlbefinden selbst verantwortlich sind, beeinflussen auch Umweltfaktoren unser Leben und unsere Gesundheit. Die Belastung der Umwelt hat in den letzten Jahrzehnten ein bedrohliches Ausmaß erreicht. Die Zerstörung der Ozonschicht der Atmosphäre, die als schützender Filter für UV-Strahlen wirkt, hat bereits zur Häufung von Hautkrebsfällen, vor allem in Australien und Neuseeland, geführt. Durch den Kontakt mit Abertausenden neuer Chemikalien erhöht sich das Allergierisiko beträchtlich. Die Brandrodung der Tropenwälder hat in weiten Gebieten Ozeaniens und auch im Amazonasbecken zu Atemwegserkrankungen geführt. Lärm umgibt uns täglich und überall und wir sind ihm oft hilflos ausgeliefert. Schützen Sie sich deshalb so gut es geht vor schädlichen Umwelteinflüssen wie Strahlung, Chemikalien, Lärm und Luftverschmutzung.

Impfschutz

Eine andere Art der Vorsorge, die indirekt auch mit der Umwelt zusammenhängt, ist der Impfschutz. Täglich sind wir von vielen anderen Menschen umgeben; wir fliegen in alle Welt und ebenso viele Besucher kommen zu uns. Und wir alle tragen Bakterien und Erreger mit uns, die uns und andere unter Umständen krank machen.
Gegen viele dieser Krankheiten wurden in den letzten 150 Jahren Impfstoffe entwickelt, die zum Teil dazu beigetragen haben, dass einige der besonders gefürchteten Krankheiten, wie z. B. die Kinderlähmung bei uns als fast ausgestorben galten.
Doch in anderen Gebieten der Erde sind die medizinischen Möglichkeiten und auch die hygienischen Voraussetzungen weit weniger gut als bei uns. Bereits heute gilt Tuberkulose, die sich in Deutschland nach dem 2. Weltkrieg auf dem Rückzug befand, wieder als ernst zu nehmendes Problem. Auch Polio, Kinderlähmung sowie Fälle von Diphtherie treten in Deutschland wieder auf.

Dies liegt nicht allein daran, dass mehr Reisen unternommen werden, sondern zu einem großen Teil auch daran, dass die Krankheiten ihren Schrecken verloren haben und die Kinder nicht mehr automatisch geimpft werden. Dass bestimmte Krankheiten nur noch selten auftreten, wurde ja gerade durch die Impfungen erreicht und ist in der Regel kein Argument dafür, sich oder Kinder nicht mehr dagegen impfen zu lassen. Jeder, der nicht geeimpft ist, ist ein potenzielles Opfer einer Krankheit, sobald er genügend Keimen ausgesetzt ist. Die Empfehlungen der Impfkommissionen sollten deshalb ernst genommen werden. Selbst wenn durch die Impfung das Risiko einer Erkrankung besteht, verläuft diese in der Regel wesentlich schwächer als die echte, die (besonders bei Kindern oder älteren Erwachsenen) oft mit schweren Komplikationen einhergeht.

Wie funktionieren Impfungen?

Manche Infektionskrankheiten bekommt der Mensch nur ein einziges Mal, meistens in der Kindheit. Solche Infektionen machen ein Leben lang immun gegen die betreffende Krankheit.

Das menschliche Immunsystem kann also den „Steckbrief" eines Krankheitserregers ein Leben lang speichern, sodass jeder neue Kontakt mit ihm sofort zu einer massiven Mobilisierung der Abwehrkräfte führt, die dem Erreger keine Chance lässt.

Diese Taktik des Immunsystems benutzt die Medizin bei den Impfungen. Sie geht aber noch einen Schritt weiter, indem sie dem Impfling sogar noch die Ersterkrankung erspart. Bei einer Impfung wird der Körper mit Viren oder Bakterien in abgeschwächter Form (Lebendimpfstoff) konfrontiert, die gar keine oder nur noch geringe Krankheitszeichen hervorrufen. Bei manchen Impfungen werden die Erreger vorher abgetötet (Totimpfstoff). Gelegentlich werden auch von den Bakterien abgesonderte Giftstoffe in abgeschwächter Form zum Impfen verwendet. Um mit der vom Impfstoff ausgelösten Reaktion einen sicheren Schutz vor dem Ausbruch der betreffenden Infektionskrankheit zu bekommen, muss man den Impfstoff in der Regel mehrmals verabreichen, meistens dreimal, manchmal nur zwei- oder auch viermal. Erst dann ist die Grundimmunisierung abgeschlossen bzw. das „Gedächtnis" des Immunsystems richtig programmiert und kann den Erreger, gegen den geimpft wurde, im Falle einer Infektion als Feind erkennen und unverzüglich unschädlich machen. In manchen Fällen muss man das „Gedächtnis" des Immunsystems immer wieder durch erneute Impfungen auffrischen. Wie oft diese notwendig sind, ist von Impfung zu Impfung verschieden.

Aktive oder passive Impfung?

Die gerade beschriebenen Impfungen nennt man aktive Impfungen, da der Körper selbst aktiv Antikörper gegen die gespritzten oder geschluckten Erreger bilden muss. Daneben gibt es die passive Impfung. Dabei erhält der Impfling die fertigen Antikörper gegen eine bestimmte Erkrankung. Diese Form der Impfung wird aber nur angewandt, wenn der Arzt ziemlich sicher ist, dass sich sein Patient kurz zuvor mit einer Krankheit angesteckt hat, gegen die er nicht geschützt ist. In diesem Falle würde die aktive Impfung nicht rasch genug zum Schutz vor der Ausbreitung einer Erkrankung führen (Ausnahme: Tollwut). Die verwendeten Antikörper werden aus dem Blut von anderen Menschen oder auch von Tieren gewonnen. Darin besteht auch die Gefahr der passiven Impfung:

Manche Menschen reagieren allergisch gegen das Eiweiß aus dem Blut fremder Menschen oder Tiere. Außerdem lässt es sich nie ganz ausschließen, dass man mit dem Passivimpfstoff andere Krankheiten überträgt.
Nach Erfahrungen von Ärzten, die häufig passive Impfungen durchführen, sind diese Gefahren aber eher gering, verglichen mit dem Schutz, den die Impfung bietet.

Sind Impfungen riskant?

Da viele Erreger, vor allem Viren, auf Hühnereiweiß gezüchtet werden, können aktive Impfungen in seltenen Fällen allergische Reaktionen auslösen. Doch das ist nicht das schwer wiegendste Argument, das vehemente Impfgegner vorbringen. Sie berichten auch von Todesfällen, die durch Impfungen hervorgerufen worden seien. Wenn man diesen Fällen jedoch genauer nachgeht, findet man oft nur ein rein zufälliges Zusammentreffen von Impfung und Tod aus anderer Ursache.
Dem Argument, eine Impfung greife auf unnatürliche Weise in das Abwehrsystem des Körpers ein, kann man entgegenhalten, dass die Impfung sich wie kaum eine andere therapeutisch-prophylaktische Maßnahme die natürlichen Mechanismen des Körpers zu Eigen macht. Damit eine Impfkomplikation vermieden wird, sollten Sie Ihren Arzt über alle Krankheiten informieren, die Sie bzw. Ihr Kind schon einmal durchgemacht haben oder im Augenblick haben. Nur so kann der Arzt das Risiko der Impfung beurteilen und entscheiden, ob er Ihnen eine sofortige oder spätere Impfung empfiehlt oder von einer Impfung ganz abrät. Berücksichtigen Sie bitte, dass die Verschiebung einer Impfung oder der Verzicht darauf nicht das Aus für alle anderen Impfungen bedeutet. Fragen Sie bei Ihrem Arzt genau nach.

Wogegen sollten Sie sich und Ihr Kind impfen lassen?

Ganz wichtig ist ein früher Impfschutz für Kinder. Die „Ständige Impfkommission des Bundesamtes für Gesundheit ...“ (Stiko) empfiehlt derzeit die folgenden Impfungen für alle Kinder.

Übersicht: Impfkalender für Kinder und Jugendliche

Ende des 3. Lebensmonats	
DTP	Impfung gegen Diphtherie Wundstarrkrampf (Tetanus) und Keuchhusten (Pertussis)
Polio	Impfung gegen Kinderlähmung
HIB	Impfung gegen eine bestimmte Form der Hirnhautentzündung
HB	Impfung gegen Hepatitis B
4. Lebensmonat	
DTP, HIB	
5. Lebensmonat	
DTP, HIB, Polio, HB	
9. Lebensmonat	
Polio	
11. Lebensmonat	
HB	
15. Lebensmonat	
MMR	Impfung gegen Masern, Mumps und Röteln

········➤ 6. Lebensjahr	
MMR	
7. Lebensjahr	
DT	Impfung gegen Diphtherie und Wundstarrkrampf
11. Lebensjahr	
DT	

Wenn Sie mit Ihrem Kind an den Vorsorgeuntersuchungen für Kinder U1 bis U10 regelmäßig teilnehmen, werden Sie immer rechtzeitig an die Impftermine erinnert. Die Kosten dieser Impfungen werden von den Krankenkassen getragen.

Impfschutz auf Reisen

Auf Ihre eigene Rechnung dagegen gehen alle Impfungen, mit denen Sie sich bei einer Auslandsreise vor ansteckenden Krankheiten schützen wollen. Für verschiedene Reiseziele gelten unterschiedliche Impfvorschriften und -empfehlungen. Erkundigen Sie sich rechtzeitig vor Antritt der Reise beim Veranstalter, welche Impfungen das Reiseland vorschreibt, und fragen Sie Ihren Arzt, welche Impfungen eventuell außerdem empfehlenswert sind.

Krankheitsrisiken auf Reisen, gegen die man sich impfen lassen kann, sind die durch Viren übertragenen Leberentzündungen, besonders die Hepatitis A, aber auch die Hepatitis B, Tetanus und Diphtherie (diese beiden werden von der Stiko empfohlen und von der Krankenkasse bezahlt), Tollwut und Typhus.

Da die Typhusimpfung nicht 100 %ig vor einer Infektion schützt, sollten Sie in keinem Fall auf die wichtigsten hygienischen Vorkehrungen verzichten. Das gilt im Übrigen ganz allgemein: Auch wer geimpft ist, muss die Hygieneempfehlungen gewissenhaft beachten.

Impfschutz im Beruf

Daneben gibt es eine Reihe von Impfungen, die dann sinnvoll sind, wenn Sie häufig Kontakt mit infizierten Personen haben, z. B. wenn Sie als Arzt, Krankenschwester, Pfleger oder Arzthelferin arbeiten. In diesem Fall sollten Sie unbedingt gegen die Hepatitis A und B geimpft sein. Tierpfleger und -ärzte müssen darüber hinaus auch gegen Tollwut geschützt sein. Die Beschäftigten in Tuberkulosekliniken sollten gegen Tuberkulose geimpft sein. Wer als Waldarbeiter oder Landwirt viel mit Zecken zu tun hat, sollte sich gegen die von Zecken übertragene Frühsommer-Meningoenzephalitis (FSME) impfen lassen.

Für Mädchen wichtig: Impfung gegen Röteln

Wenn eine Schwangere an Röteln erkrankt, drohen dem Ungeborenen schwere Fehlbildungen, wie Blindheit, Schwerhörigkeit, schwere Herzfehler, Epilepsie und andere Störungen des Nervensystems. Jedes Mädchen sollte deshalb, bevor es Kinder bekommen kann, gegen eine Rötelninfektion geschützt sein. Der Arzt sollte bei allen jungen Mädchen die Antikörper gegen Röteln im Blut messen, um festzustellen, ob ein ausreichender Krankheitsschutz vorhanden ist, oder eine (erneute) Rötelnimpfung erforderlich ist

Grippeimpfung

Jeden Herbst rufen die örtlichen Gesundheitsämter zur Grippeimpfung auf, die ebenfalls von den Krankenkassen bezahlt wird.

Besonders ältere Menschen mit chronischen Krankheiten und Menschen in Berufen mit viel Publikumsverkehr sollten von diesem Angebot Gebrauch machen. Zwar schützt diese Impfung nicht vor den grippalen Infekten, die im Winter immer wieder zu Schnupfen, Halsweh und Husten führen. Sie bietet aber einen sicheren Schutz vor der schweren Virusgrippe (Influenza), zumindest vor den bereits bekannten, im Impfserum enthaltenen Virenstämmen.

Impfpass

Die impfenden Ärzte tragen alle Impfungen in einen Impfpass ein, den Sie unterwegs bei Reisen oder bei Arztbesuchen benötigen. Verwahren Sie ihn daher am besten bei Ihren übrigen Dokumenten. Lassen Sie sich von Ihrem Arzt die Termine für die nächsten Auffrischimpfungen mit einem Bleistift in den Impfpass eintragen. Und nehmen Sie den Impfausweis zu jedem Arztbesuch mit, vor allem auch, wenn Wunden versorgt werden müssen. Der Arzt kann so schnell überprüfen, ob Sie gegen alle Krankheiten, gegen die es eine Impfung gibt (z. B. Wundstarrkrampf), noch sicher geschützt sind, oder ob Sie eine Auffrischimpfung brauchen.

Infektionen, Erkrankungen durch Parasiten

Fieber und Schüttelfrost

Fieber ist das wichtigste und häufigste Symptom einer Infektionskrankheit. Was aber ist Fieber? Die alte Definition lautet: jede Temperatur über 37 °C. Die Körpertemperatur ist aber nicht über den ganzen Tag gleich hoch, sie erreicht einen Tiefpunkt morgens um 6 Uhr und einen Höhepunkt zwischen 14 und 6 Uhr. Als höchster noch normaler Wert morgens kann 37,2 °C, als höchster noch normaler Wert nachmittags 37,7 °C (bei Messung in der Mundhöhle) angesehen werden. Jeder darüber liegende Wert gilt als krankhaft und kann den Beginn einer Infektionskrankheit signalisieren.
Neben dem Fieber können allgemeine Symptome wie Abgeschlagenheit, Leistungsminderung sowie Glieder- und Gelenkschmerzen vorliegen. Doch diese Symptome sind für Infektionskrankheiten nicht charakteristisch, da sie hier auch fehlen können und bei vielen anderen Erkrankungen vorkommen.
Die Entstehung von Fieber bei einer Infektion wird durch verschiedene Faktoren beeinflusst: Bei Neugeborenen, alten Menschen, Patienten mit gestörter Immunabwehr und Patienten, die fiebersenkende Mittel einnehmen, kann das Fieber trotz schwerer Infektion fehlen. Bei alten Menschen beispielsweise kann also schon eine leichte Temperaturerhöhung auf eine schwere Infektion hinweisen.
Infektionskrankheiten werden durch Viren, Bakterien, Pilze und Parasiten hervorgerufen. Im Gegensatz zu viralen Infektionen können bakterielle Infektionen in schweren Fällen einen Schüttelfrost auslösen. In diesem Zustand macht der Patient zuckende oder schüttelnde Bewegungen mit Armen und Beinen, die er auch bei größter Kraft- und Willensanstrengung nicht verhindern kann. Schüttelfrost ist ein Alarmsignal, das auf eine ernste bakterielle Infektion hinweist. Das Frösteln, das bei Virusinfektionen häufig auftritt, hat einen ganz anderen Charakter, es entspricht im Grunde dem Gefühl, dass einem nun ein heißer Tee und das warme Bett gut tun würde.

Infektionen durch Viren

Viren (Einzahl: das Virus) sind kleinste Lebewesen. Mit ihren 20 bis 300 Nanometern Durchmesser sind sie ganz unvorstellbar winzig. (Man braucht eine Milliarde Nanometer, um daraus auch nur einen Meter zu machen.) Viren sind aber nicht nur extrem klein, sondern auch „unselbstständig“, denn sie können sich aus eigener Kraft nicht vermehren. Sie wissen sich aber durchaus zu helfen. Viren suchen sich eine fremde Zelle (Wirtszelle) und zwingen sie dazu, neue Viren zu produzieren. Das gelingt ihnen, indem sie ihre Erbsubstanz in die Erbsubstanz der Wirtszelle einschleusen. Die Wirtszelle bildet dann alle Teile, aus denen das Virus zusammengesetzt ist, und schadet damit gelegentlich sich selbst und dem Organismus, dem sie angehört.
Man kann daher Viren nicht auf unbelebten Nährmedien züchten, wie Bakterien in Bouillon oder auf Agar-Agar-Schalen, sondern nur auf Gewebekulturen mit lebenden Zellen. Zum Nachweis von Viren werden heute Tests verwendet, mit denen man entweder Antikörper gegen Virusbestandteile oder die Erbsubstanz der Viren (DNS oder RNS) direkt bestimmen kann.

Medikamente gegen Viren

Gegen bakterielle Infektionen steht heute ein ganzes Arsenal hochwirksamer Antibiotika zur Verfügung, gegen Viruserkrankungen gibt es noch nichts Vergleichbares. Da die Viren tief in die menschlichen Körperzellen eindringen und sich praktisch an deren Lebensfunktionen „dranhängen“, muss ein Medikament gegen Viren tief im Inneren der Zelle wirken, ohne die Zelle selbst schwer zu schädigen. Daher ist die Entwicklung von antiviralen Mitteln enorm schwierig. Die weltweiten Forschungsanstrengungen haben aber trotzdem schon zur Entwicklung von Hemmstoffen gegen Viren (Virustatika) geführt. Sie werden sowohl gegen lästige, aber harmlose Viruserkrankungen, wie den Lippenherpes als auch gegen die lebensbedrohliche Infektion mit dem HIV-Virus eingesetzt. Die jeweiligen Erkrankungen finden Sie unter den betroffenen Organsystemen.

Infektionen durch Bakterien

Bakterien haben einen Durchmesser von etwa einem halben bis 5 Mikrometer (eine Million Mikrometer ergeben einen Meter) und sind damit immerhin rund 100- bis 1000-mal größer als Viren. Im Gegensatz zu diesen sind Bakterien unter dem normalen Lichtmikroskop sichtbar. Sie sind in der Lage, sich selbst zu vermehren und benötigen dazu, anders als Viren, keine menschlichen oder tierischen Wirtszellen.
Bakterien haben einen eigenen Stoffwechsel und können sich von unbelebter Materie ernähren. Sie lassen sich daher in Bouillon oder auf Agar-Agar-Platten anzüchten. Der Nachweis von Bakterien ist viel einfacher als der von Viren. Daher hat der Arzt bei einer bakteriellen Infektion oft die Chance, die verursachenden Bakterien anzuzüchten und auch deren Reaktion auf verschiedene Antibiotika zu testen, bevor er den Patienten damit behandelt. Das ist aber nicht bei allen Infektionen notwendig.

Friedliche Bakterien

Das Wort „Bakterium“ hat einen sehr negativen Klang. Sie sollten aber berücksichtigen, dass nicht alle Bakterien Krankheitserreger sind. Die „Bakterien“ der Darmflora, des „Bakterienrasens“ im Dickdarm, sind für die menschliche Gesundheit, zur Verdauung und zur Immunabwehr unersetzlich. Auch in der Scheide ist ein von „Döderlein-Bakterien" geprägtes, saures Milieu für die Gesundheit unabdingbar.

Bakterien als Krankheitserreger

Nur die wenigsten der abertausend Bakterienarten können beim Menschen Infektionen auslösen. Unter den Krankeitserregern, die auch als „pathogene Keime" bezeichnet werden, gibt es fakultativ und obligat pathogene (krankheitsauslösende) Keime. Die fakultativ pathogenen Bakterien können Infektionen auslösen, müssen aber nicht. Trifft ein Mensch dagegen mit obligat pathogenen Bakterien zusammen, erkrankt er immer – je nach körperlicher Verfassung und Begleitumständen einmal stärker und einmal weniger stark.
Beispiele für obligat pathogene Keime sind die Cholerabakterien. Jeder Mensch, der mit einer hinreichenden Menge dieser Bakterien infiziert wird, erkrankt an Cholera. Typische Beispiele für fakultativ pathogene Keime sind die verschiedenen Stämme von Escherichia coli (E. coli), die etwa 2 bis 4 % der menschlichen Darmflora bilden. Mit diesen Keimen im Darm leben wir alle munter und gesund. Wenn aber ein solcher Keim beispielsweise in die Harnwege gerät, kann er eine schwere, ja lebensbedrohliche Infektion verursachen.

Antibiotikabehandlung

Antibiotika sind Arzneimittel, die auf Bakterien einwirken, sie abtöten oder in ihrem Wachstum so weit hemmen, dass der menschliche Organismus mit ihnen „fertig werden" kann.
Antibiotika sind sicherlich die Arzneimittelgruppe, die den spektakulärsten Fortschritt in der Medizin gebracht hat. Wer einmal gesehen hat, wie ein sterbenskranker Mensch sich nach Gabe eines wirksamen Antibiotikums innerhalb von Stunden von einer schweren bakteriellen Infektion erholt und in einen fröhlichen Menschen verwandelt hat, kann dies bestätigen.

Verschiedene Antibiotikagruppen

Die wichtigste Antibiotikagruppe ist die Gruppe der so genannten Beta-Laktame. Dazu gehören die Penizilline, die Cephalosporine und die Carbapeneme. Alle Beta-Laktam-Antibiotika haben eine sehr große „therapeutische Breite". Dieser vorteilhafte Umstand bedeutet, dass der Abstand zwischen ihrer wirksamen und ihrer toxischen (giftigen) Dosis sehr groß ist. Die Beta-Laktam-Antibiotika können sowohl als Tabletten wie auch als Spritzen angewandt werden. Als Nebenwirkungen kann Magendrücken oder Durchfall auftreten. Allergien gegen Beta-Laktam-Antibiotika können in seltenen Fällen tödlich verlaufen.
Eine zweite, heute viel benutzte Gruppe von Antibiotika sind die Makrolide (Acithromycin, Clarithromycin, Erythromycin, Roxithromycin). Sie werden in der Regel als Tablette eingenommen. Für Kinder gibt es sie auch in Saftform. Wie die Beta-Laktam-Antibiotika sind auch die Makrolide sehr ungiftig. Ihre Nebenwirkungen, wie Magendruck, sind nicht selten, aber unbedenklich.
Aminoglykoside (Gentamicin, Tobramycin, Netilmicin, Amikacin) sind hochwirksame Antibiotika, die gespritzt werden müssen. Sie können die Niere und das Gehör schädigen und werden heute nur in sehr speziellen Fällen angewendet.
Sehr häufig benutzt wird die Kombination aus Trimethophrim und Sulfamethoxazol. Diese bewährte Substanzkombination wird

hauptsächlich bei Harnwegs- und Darminfektionen angewandt. Das Sulfamethoxazol, ein so genanntes Sulfonamid, kann allerdings in einigen Fällen zu Allergien und Störungen der Blutbildung führen.
Die Bedeutung der Tetracycline (Doxycyclin, Minocyclin) hat nachgelassen, da es wirksamere Antibiotika in den anderen Gruppen gibt. Für spezielle Einsatzgebiete, etwa die Behandlung der vereiterten Akne sind sie nach wie vor erste Wahl.
Das Glukopeptid-Antibiotikum Vancomycin, das schon seit 1956 bekannt ist, hat die merkwürdige Eigenschaft, dass es immer gegen Staphylococcus aureus und Streptococcus pyogenes wirksam ist, die schlimmsten Eitererreger.

Resistenztests zur gezielten Antibiotikatherapie

Der Arzt möchte im individuellen Fall das Antibiotikum oder die Kombination von Antibiotika anwenden, die seinem Patienten am wirksamsten helfen. Dazu muss er die Bakterien, welche die Infektion verursachen, mit verschiedenen Antibiotika zusammenbringen, um zu sehen, welcher Wirkstoff das Bakterienwachstum am besten hemmt. Er nimmt also Proben (Eiter, Blut, Abstriche von Wunden, Stuhl, Urin), aus denen er den Krankheitserreger anzüchtet, gibt verschiedene Antibiotika zu und beobachtet den Effekt.
Von einer gezielten Antibiotikabehandlung spricht der Arzt, wenn er die Antibiotika nach dieser Resistenztestung auswählt. Bei einer kalkulierten Antibiotikatherapie wendet er ohne Resistenztests die Antibiotika an, die bei den wahrscheinlich verantwortlichen Erregern erfahrungsgemäß die besten Resultate zeigen. Die häufig angewandten Antibiotika wirken gegen eine große Bandbreite von verschiedenen Erregern.

Staphylokokkeninfekte

Staphylokokken sind fakultativ pathogene Bakterien. Sie müssen also nicht, können aber zu Infektionen führen. Unter dem Mikroskop liegen diese Keime traubenförmig zusammen. Nach der Farbe des Eiters, den sie produzieren, unterscheidet man den goldenen Staphylococcus aureus vom weißlichen Staphylococcus albus.
Jeder Mensch ist von vielen Staphylokokkenstämmen besiedelt. Normalerweise tun uns die Staphylokokken nichts. Wenn sich aber an irgendeiner Stelle des Körpers oder eventuell sogar im ganzen Organismus eine Abwehrschwäche zeigt, können diese Keime schwerste Krankheitsbilder verursachen.
Heute haben wir mehrere gut wirksame Antibiotika gegen eitererregende Staphylokokken. Im Laufe der Zeit entwickeln sich aber immer wieder Staphylokokken-Stämme, die gegen verschiedene Antibiotika unempfindlich bzw. resistent sind.
Bei den häufig vorkommenden Krankenhausinfektionen spielen resistente Staphylokokken eine große Rolle.

Streptokokkeninfektionen

Eine weitere Gruppe von eitererregenden Bakterien sind die Streptokokken. Diese Kugelbakterien lagern sich unter dem Mikroskop kettenförmig aneinander. Sie verursachen oft eine Vereiterung der Lymphbahnen, was auch als „Blutvergiftung“ bezeichnet wird. Die entzündeten Lymphbahnen sind von außen oft als roter Streifen sichtbar, der beispielsweise am Arm hochsteigt.
Die Blutvergiftung kann von größeren oder kleineren Wunden (Schnitt-, Stich-, Kratz-

wunden usw.) ausgehen. Gehen Sie damit immer sofort zum Arzt!
Das Kindbettfieber, an dem früher viele Frauen starben, ist eine Streptokokkeninfektion des Geburtskanals und der Gebärmutter. Der Wiener Arzt Semmelweiß, der noch nichts von Streptokokken wusste, hat als Erster das Kindbettfieber als eine bei der Geburt übertragene Infektion erkannt und die sorgfältige Händedesinfektion beim Geburtshelfer und bei der Hebamme eingeführt.
Die so genannten beta-hämolysierenden Streptokokken sind besonders zu erwähnen. Sie verursachen eitrige Entzündungen der Rachenmandeln und den Scharlach. Diese Erkrankungen müssen konsequent mit Antibiotika behandelt werden, damit die drohenden Komplikationen ausbleiben. Beta-hämolysierende Streptokokken können nämlich schwere Herz- und Nierenschäden verursachen.
Streptokokken sind meistens penizillinempfindlich oder lassen sich mit modernen Cephalosporin-Antibiotika gut behandeln. Bei rechtzeitiger Diagnose einer Streptokokkeninfektion und angemessener Behandlung braucht heute niemand mehr um sein Leben zu fürchten.
Da Streptokokkeninfektionen oft rasant schnell verlaufen, darf mit dem Beginn der Behandlung nicht gezögert werden. Bagatellisieren und Zuwarten ist bei solchen Infektionen sehr gefährlich.

Infektion durch Mykoplasmen

Die Mykoplasmen sind bakterienähnliche Kleinstlebewesen (Mikroorganismen) ohne eigene Zellwand. Sie können durch bakteriendichte Filter leicht hindurchschlüpfen. Das Mycoplasma pneumoniae ist der Erreger eines grippeähnlichen Atemwegsinfektes, der in etwa 10% der Fälle in eine atypische Lungenentzündung übergeht. Es wird durch Tröpfcheninfektion übertragen und löst bis zu 20 Tage nach der Infektion Fieber, starke Kopfschmerzen und trockenen Husten aus. Im Blut können Antikörper gegen das Mykoplasma nachgewiesen werden. Verschiedene Antibiotika sind zur Behandlung der Infektion geeignet.

Infektionen durch Chlamydien

Chlamydien sind besonders kleine Bakterien, die sich ähnlich wie Viren innerhalb von Wirtszellen aufhalten. Die Chlamydia psittaci ist der Erreger der Ornithose („Papageienkrankheit"). Verschiedene Typen der Chlamydia trachomatis verursachen das Trachom und weitere Infektionen an den Augen sowie Infektionen an den Harn- und Geschlechtsorganen, u.a. das Lymphogranuloma venereum.
Die Ornithose beginnt etwa 10 Tage nach der Infektion mit hohem Fieber, Kopf- und Gliederschmerzen sowie unproduktivem Husten. Daraus entwickelt sich oft eine atypische Lungenentzündung.
Das Trachom ist eine chronische Entzündung der Bindehaut und der Hornhaut des Auges, die bis zur Erblindung führen kann.
Das Lymphogranuloma venereum wird beim Geschlechtsverkehr übertragen. Neben einer kleinen Hautreaktion entsteht eine entzündliche Schwellung der Lymphknoten, meistens in der Leiste. Die Lymphknoten können vereitern, und der Eiter kann sich über eine Fistel nach außen entleeren.
Bei Blutuntersuchungen können Antikörper gegen Chlamydien nachgewiesen werden. Zur Behandlung sind verschiedene Antibiotika geeignet.

Krankenhausinfektionen

Krankenhausinfektionen treten frühestens 48 Stunden nach der Krankenhauseinweisung auf. Erst dort hat sich der Patient angesteckt. Nur ein Bruchteil davon wird durch die Nachlässigkeit der Ärzte oder des Pflegepersonals verursacht. Die meisten sind Folge der Grundkrankheit oder der deswegen erforderlichen Maßnahmen.

Harnwegsinfektionen im Krankenhaus

Mit über 40 % sind Harnwegsinfektionen die häufigsten Infektionen im Krankenhaus. Sie entstehen meistens durch den Blasenkatheter: Etwa drei Tage nach Anlage eines Blasenkatheters ist jede Blase infiziert. Diese Katheterinfektion kann harmlos verlaufen und verschwinden, wenn der Katheter entfernt wird. Es können aber auch schwere septische Verläufe entstehen, wenn die Keime die Schleimhautbarriere überwunden haben und sich im ganzen Körper verteilen.

Haupterreger von Harnwegsinfektionen im Krankenhaus ist Escherichia coli (E. coli). Bei Katheterinfektionen und nach Eingriffen am Harntrakt finden sich oft mehrere Bakterien als Erreger.

Die beste Vorbeugung der Katheterinfektion wäre, keinen Katheter zu legen, bei manchen Patienten ist dies aber zwingend erforderlich. Hier muss die Notwendigkeit sorgfältig abgewägt sein, ebenso wann dieser wieder entfernt werden kann.

Wundinfektionen im Krankenhaus

Die zweithäufigste Form der Infektionen sind Wundinfektionen. Bei Operationen, die keimfrei stattfinden (bei der Einsetzung eines künstlichen Hüftgelenkes), sind solche Infektionen heute sehr selten.

Atemwegsinfektionen im Krankenhaus

Die dritthäufigste Gruppe der Krankenhausinfektionen sind Atemwegsinfektionen. Ein Gesunder ist auch gegen große Mengen von Bakterien geschützt, weil seine Lunge über wirksame Abwehrmechanismen verfügt.

Ihn schützt besonders der Hustenreiz. Dadurch gelangt das im Bronchialbaum angesammelte Sekret in den Rachen und wird dann verschluckt oder ausgespuckt. Ein weiterer wichtiger Schutzmechanismus ist die Arbeit des Flimmerepithels. Die Bronchien sind mit einer Schleimhaut ausgekleidet, deren Zellen kleine Flimmerhaare tragen, die durch Flimmerbewegung Fremdkörper nach oben Richtung Rachen transportieren, von wo sie dann ausgehustet werden. Ferner verfügt der Bronchialbaum über ein starkes Immunsystem mit der Fähigkeit, Keime abzutöten.

Diese Mechanismen sind bei Schwerkranken teilweise außer Kraft gesetzt. Daher ist das Risiko für eine Lungenentzündung sehr groß. Am häufigsten ist die Beatmungspneumonie: Beim beatmeten Patienten wird zwar regelmäßig der Schleim mit einem Katheter aus den Bronchien abgesaugt, die schonende und dennoch hochwirksame Schleimentfernung beim Gesunden ersetzt dies aber nicht.

Krankenhauskeime besiedeln die Atemwege bereits in den ersten Tagen. Sie können zu einer Infektion führen, wenn die genannten Schutzmechanismen oder die Immunabwehr geschwächt sind.

Infektionen durch venöse und andere „Zugänge“

Wenn ein Patient immer wieder oder für längere Zeit über die Venen mit Flüssigkeit und Nährstoffen versorgt werden muss, können Hautkeime die Eintrittsstelle des Venenka-

theters infizieren. Von dort aus kann sich eine Infektion mit dem Blut im ganzen Körper verbreiten.
Neben dem Venenkatheter birgt auch jeder andere „Zugang“ (z. B. ein Drainageschlauch nach einer Operation) die Gefahr einer Infektion. Daher werden gerade so viele „Schläuche“ wie unbedingt notwendig gelegt und ständig überprüft, welcher Zugang wieder entfernt werden kann.

Krankenhaushygiene

Jedes größere Krankenhaus hat einen speziell ausgebildeten Hygienearzt, der von Hygienefachkräften unterstützt wird. Am wichtigsten ist und bleibt aber die persönliche Disziplin der Pflegekräfte und Ärzte. Sie besteht in erster Linie aus sauberen Kitteln und sauberen Händen. Bestimmte Keime müssen aber gar nicht an die Hände der Pflegekräfte und Ärzte gelangen. Beim Umgang mit eitrigen und infektiösen Prozessen wie beim Verbandswechsel werden daher immer frische Einmalhandschuhe getragen.

Infektionen durch Pilze

Nur relativ wenige der vielen, z. T. auch genießbaren Pilzarten können beim Menschen eine Infektion auslösen. Viele Pilze sind nützlich und werden z. B. beim Brotbacken und Bierbrauen oder bei der Antibiotikaherstellung verwendet.
Eine Pilzinfektion spielt sich meistens auf der Hautoberfläche, also in der Hornhaut, in Nägeln und Haaren, sowie auf Schleimhäuten ab. Als Erreger von Hautpilzerkrankungen treten vor allem die vier Arten Trichophyton, Epidermophyton, Microsporum und Candida albicans auf. Der häufigste Pilzerreger an den Schleimhäuten ist der Hefe- oder Sprosspilz Candida albicans. Die Erkrankung wird als Candidainfektion oder Soor bezeichnet. Auch bei der Windeldermatitis spielt dieser Pilz die Hauptrolle.

Nur selten Organinfektionen

Pilzinfektionen der Lunge und anderer innerer Organe kommen in unseren Breiten nur selten und fast nur bei abwehrgeschwächten Patienten vor. Der Pilzerreger breitet sich aus und verursacht eine Lungenentzündung, eine Entzündung der Hirnhäute oder anderer Organe. Erreger solcher Pilzinfektionen können z. B. Candida, Kryptokokken oder Aspergillus (Schimmelpilzart) sein.

Infektionen durch Protozoen

Protozoen sind tierische Einzeller („Urtierchen“), die alle grundsätzlichen Lebensfunktionen wie Bewegung, Nahrungsaufnahme, Stoffwechsel und Fortpflanzung aufweisen. Sie treten vor allem in den Tropen und Subtropen als Krankheitserreger in Erscheinung.

Infektionen durch Würmer

Wurmparasiten befallen Menschen und Tiere. Meistens gelangen die Wurmeier unbemerkt mit der Nahrung oder über Kotspuren an den Händen in den menschlichen Verdauungstrakt. Die weitere Entwicklung und die ausgelösten Beschwerden sind je nach Wurmart verschieden. In unseren Breiten kommen Bandwürmer, Spul- und Madenwürmer am häufigsten vor. Die meisten werden mit Wurmmitteln behandelt.

Rinder- und Schweinebandwurm

Der Bandwurm mit seinen bis zu 10 Metern Länge ist der größte Wurmparasit. Seit der gesetzlich vorgeschriebenen Fleischbeschau ist er recht selten geworden. Rohes oder un-

genügend gegartes Rind- oder Schweinefleisch, das Bandwurmfinnen (kleine, blasenförmige Vorformen des Bandwurms) enthält, führen am häufigsten zur Infektion.
Beschwerden können ganz fehlen. Zu Bauchschmerzen, zur Abmagerung und zu einem allgemeinen Schwächegefühl kommt es nur in seltenen Fällen. Oft haben die Betroffenen einen gesteigerten Appetit.
Die Eier des Bandwurms sind im Stuhl nachzuweisen, gelegentlich auch ganze Wurmglieder.

Fischbandwurm

Der Fischbandwurm (in Deutschland nur am Bodensee) wird durch rohen oder ungenügend gegarten Fisch übertragen. Er löst Magen-Darm-Beschwerden mit Sodbrennen, Völlegefühl und Durchfall aus. Da er dem Körper das zur Blutbildung notwendige Vitamin B_{12} entzieht, kann eine Blutarmut auftreten.

Hundebandwurm

Der Hundebandwurm ist in Südeuropa häufig. Die Wurmeier gelangen durch Verschmutzung mit Hundekot in den menschlichen Darm. Dort schlüpfen die Larven und erreichen die Leber, wo sie sich zu Finnen entwickeln und einen großen, abgegrenzten, flüssigkeitsgefüllten Hohlraum (Zyste) bilden. Diese Zyste verdrängt das gesunde Lebergewebe und muss operativ entfernt werden.

Fuchsbandwurm

Erkrankungen durch den Fuchsbandwurm kommen in Süddeutschland, in der Schweiz und in Österreich vor. Durch Kot von Füchsen und Katzen gelangen die Wurmeier zum Menschen. Daher ist es nicht ungefährlich, Waldbeeren oder Salate aus dem freien Feld zu essen. Die Entwicklung der Wurminfektion ähnelt der des Hundebandwurms. Die Finne des Fuchsbandwurms breitet sich allerdings in der Leber durch unregelmäßiges Wachstum (infiltrativ) aus. Oft treten Beschwerden erst sehr spät auf, wenn die Entfernung der Parasiten durch eine Operation nicht mehr möglich ist.

Spulwurm

Die befruchteten Eier der Spulwürmer gelangen durch Schmierinfektion über ungewaschenen Salat oder ungewaschenes Gemüse, durch schmutziges Wasser oder unsaubere Hände in den Darm. Dort schlüpfen die Larven, durchdringen die Darmwand und wandern mit dem Blut zunächst in die Leber und schließlich in die Lunge. Bei massivem Befall können sie eine Lungenentzündung mit Fieber auslösen. Oft verläuft die so genannte Lungenpassage aber ohne ausgeprägte Symptome. Die Wurmlarven erreichen über die Luftröhre und den Rachen zuletzt wieder den Dünndarm, wo sie zu Würmern auswachsen.
Beschwerden fehlen manchmal ganz. Spulwürmer können aber auch zu Brechreiz, Leibschmerzen, Nesselsucht und Fieber führen. Ein massiver Wurmbefall kann die Gallenwege oder auch den Darm verstopfen. Mit dem Stuhl ausgeschiedene Eier kann der Arzt unter dem Mikroskop nachweisen.

Madenwurm

Madenwürmer sind viel kleiner als Spulwürmer. Ihre Eier gelangen durch Schmierinfektion über den Mund in den Darm. Betroffen sind vor allem Kinder.
Die im Darm geschlüpften Madenwürmer legen ihre Eier vor allem nachts in der Umgebung des Afters ab. Dort verursachen sie einen starken Juckreiz, geraten beim Kratzen

unter die Fingernägel und von dort oft erneut durch den Mund in den Darm.
Der Arzt kann die Wurmeier unter dem Mikroskop nachweisen. Um sie zu gewinnen, gibt es einen einfachen Trick: Kleben Sie bei Wurmverdacht morgens kurz einen Tesafilmstreifen über den After des Kindes und bringen Sie diesen Streifen dann zum Arzt.
Zur Vorbeugung gegen Spul- und Madenwürmer sollten Sie Salat und Gemüse gut waschen und Ihr Kind dazu bringen, seine Hände sauber zu halten.

Trichinen

Trichinen (Trichinella spiralis) kapseln sich in Form von Larven im Muskelgewebe von Schlachttieren ein. Die Trichinenerkrankung (Trichinellose) wird daher vor allem durch rohes oder ungares Schweinefleisch ausgelöst. Die im menschlichen Darm freigesetzten Larven vermehren sich, gelangen mit dem Blut in den ganzen Körper und setzen sich u.a. in den Muskeln fest.
Nach einer beschwerdefreien Zeit bis zu 30 Tagen folgen Durchfall und Muskelschmerzen. Nach diesen Vorboten entstehen Hautschwellungen (Ödeme) vor allem im Gesicht, aber auch an den Hoden sowie an Händen und Füßen, die von hohem Fieber begleitet werden. Da auch der Herzmuskel und das zentrale Nervensystem befallen sein können, kann die Trichinellose tödlich enden. Die Behandlung erfolgt mit Wurmmitteln und Kortison.

Erkrankungen durch Hautparasiten

Eine Reihe von unbeliebten, mit dem bloßen Auge gerade noch sichtbaren „Tierchen“ hält sich gern auf der Haut des Menschen auf und verursacht dort verschiedene Beschwerden.

Läuse

Kopfläuse kennen keine gesellschaftlichen Unterschiede. Läuse nisten sich im nächstbesten Haarschopf ein, besonders gern hinter den Ohren und im Nacken. Sie können sich auch indirekt, über Bettwäsche oder Stofftiere, ausbreiten.
Sie verursachen Juckreiz, Hautreizungen – und eine soziale Kontaktsperre. Die sehr wirksamen Mittel müssen in 2 Kuren im Abstand von etwa 1 Woche angewendet werden. Diesen Zeitraum benötigt eine Nisse (das Ei der Laus), um zu einer fertigen Laus heranzuwachsen. Da die Lausmittel der Nisse mit ihrer festen Chitinhülle nichts anhaben können, werden die geschlüpften Läuse mit der zweiten Kur erwischt.
Bettwäsche, Kleidung, Handtücher und Kuscheltiere sollten möglichst heiß gewaschen werden.
Solange ein Kind von Nissen oder Läusen befallen ist, darf es laut Seuchengesetz weder den Kindergarten noch die Schule besuchen.

Filzläuse

Die etwa 2 mm große Filz- oder Schamlaus hält sich nicht nur, aber überwiegend in der Schambehaarung auf. Hauptsymptom ist der Juckreiz. Die Filzlaus wird fast nur durch direkten Kontakt, vor allem beim Geschlechtsverkehr, übertragen. Die Läusemittel sind auch gegen diese Laus wirksam.

Flöhe

In unseren Breiten kommt es gelegentlich vor, dass Hunde- und Katzenflöhe auf Menschen überspringen. Der Tierfloh sticht beim „falschen Wirten“ vielleicht ein paarmal zu, sucht sich dann aber wieder sein passendes Opfer. Die zumeist entzündeten Stiche werden mit einer Salbe behandelt, die den Juckreiz dämpft. Versäumen Sie es aber nicht, mit Ihrem Hund oder Ihrer Katze zum Tierarzt zu gehen, der die notwendige Behandlung einleitet.

Krätzemilbe

Die Krätzemilbe wird von Mensch zu Mensch übertragen und außerdem über gemeinsam benutzte Gegenstände (Bettdecken, Schlafsäcke, Polstermöbel). Das befruchtete Weibchen der Krätzemilbe gräbt kleine Gänge in die menschliche Haut und legt am Ende dieser Gänge seine Eier ab. Die Eier entwickeln sich dort zu fertigen Milben, die sich weiter vermehren.
Gut nachweisbar und bei genauem Hinsehen auch mit dem bloßen Auge erkennbar sind die Gänge und Eier im Bereich der Fingerzwischenräume, in den großen Gelenkbeugen und am Penis. Hauptsymptom ist der starke Juckreiz. Der direkte Einfluss der Milben und das Kratzen führen zu Hautentzündungen und -vereiterungen. Die Behandlung erfolgt durch den Arzt mit bewährten Mitteln.

Erntemilbe

Die Erntemilbe heißt auch Herbstgrasmilbe, da sie in Gras oder Korn lebt. Die Milben gelangen durch offene Hosenbeine oder Ärmel bis etwa dorthin, wo die Kleidung ihnen Halt gebietet. Dort setzen sie sich fest und verursachen die gleichen Beschwerden wie die Krätzemilbe. Auch die Behandlung ist gleich. Eine Übertragung von Mensch zu Mensch ist nicht möglich.

Wanzen

Wanzen sind in Europa erfreulicherweise selten geworden. Die Bettwanze lässt sich nachts von der Zimmerdecke auf den Menschen fallen (der eigentliche Grund für „Himmelbetten“) und saugt Blut. Der Biss erzeugt Juckreiz und eine Quaddel. Er wird mit einer juckreizlindernden Salbe behandelt. Die Wanzen werden vom Kammerjäger beseitigt.
Bei allen diesen als unfein geltenden Parasiten ist es wichtig, frühzeitig zum Arzt zu gehen. Nur so kann er schnell und wirksam helfen. Nur keine falsche Scham!

Zecken

Zecken leben in Wäldern, am Waldrand, in Büschen, im Stadtpark und im hohen Gras. Sie lassen sich auf Mensch und Tier herabfallen, haken sich mit ihrem Saugapparat ein und pumpen sich mit Blut voll. Am Ende der Mahlzeit lassen sie wieder los und fallen ab. Ein Zeckenbiss wird oft nicht bemerkt oder verursacht nur einen leichten Juckreiz. Ziehen Sie die Zecke vorsichtig heraus, ohne den Körper der Zecke zu quetschen. Achten Sie darauf, dass der Kopf der Zecke mit entfernt wird, und verwenden Sie dazu kein Öl und keinen Klebstoff.
Die eigentliche Bedeutung des Zeckenbisses besteht in der möglichen Übertragung der Frühsommer-Meningoenzephalitis (FSME) und der Lyme-Borreliose.
In Gebieten, wo viele Zecken das Virus tragen, das die FSME verursacht, ist nach einem Zeckenbiss die passive Immunisierung mit FSME-Immunglobulin zu empfehlen. Wer in solchen Gebieten häufig Zeckenbissen ausgesetzt ist, sollte sich gegen die FSME impfen lassen.

3. Kapitel

Schulmedizin, Naturheilverfahren, alternative Medizin

Drei Methoden – hat jede ihre Berechtigung?

Unter Schulmedizin verstehen wir heute im allgemeinen Sprachgebrauch die Medizin, die an den Universitäten gelehrt wird und von den Ärzten im Allgemeinen dem Patienten gegenüber vertreten wird. Meist hat dieses Wort einen negativen Beigeschmack, wobei allerdings vergessen wird, das sich auch die Schulmedizin im Laufe der Jahrhunderte aus den vielen Beobachtungen der Natur und des menschlichen Wesens entwickelt hat.
So wurden bereits viele der Medikamente, die heute zu den klassischen Arzneimitteln der Schulmedizin gehören, vor Hunderten von Jahren verwandt, damals allerdings noch nicht in der modernen Tablettenform sondern als Pulver oder Tee. Auch die heute so verdammten Antibiotika waren bereits einigen Urvölkern bekannt, die sie allerdings nur als entzündungshemmende Pflanzen nutzten.
Kennzeichen der Schulmedizin ist eine wissenschaftlich anerkannte, bereits durch vielfache Anwendung erprobte Wirksamkeit der Behandlungsmethode, deren Erfolg auch jederzeit wiederholt und bewiesen werden kann. Die Maßnahmen der Schulmedizin (chemisch-synthetische Medikamente oder Operationen) zielen zumeist darauf ab, die Ursache einer Erkrankung von außen auszuschalten oder zumindest ihre Symptome zu bekämpfen. Der Körper verhält sich dabei eher passiv. Erst wenn der Eingriff beendet und die Störung beseitigt ist, gewinnen körpereigene Regulationsvorgänge wieder an Bedeutung.
Zu den klassischen Naturheilverfahren zählen Methoden, die schon über einen langen Zeitraum mit Erfolg angewandt werden, und deren Wirksamkeit durch wissenschaftliche Untersuchungen belegt ist.
Sie versuchen, durch dosierte Reize die Fähigkeit des menschlichen Organismus zur Selbstregulierung und damit zur Selbstheilung anzuregen. Als Reize eignen sich in der Natur vorkommende Elemente wie Kälte und Wärme, Licht und Luft, Wasser und Erde (Naturfango), Bewegung, Berührung und Ruhe, Nahrung und Heilpflanzen. Zu diesen Verfahren gehören folglich die bereits von Pfarrer Sebastian Kneipp entwickelte Hydro-Thermotherapie, die Bewegungstherapie, Massagen, die Ernährungstherapie, die Phytotherapie, die Ordnungstherapie und die Entspannungstherapie.
Diese Reize müssen grundsätzlich mehrfach und über einen längeren Zeitraum angewendet werden, um die gewünschte Wirkung zu erzielen und den erreichten Zustand zu stabilisieren. Dann bewirken diese Reize – bildlich gesprochen – die Abgabe bestimmter Stoffe aus der körpereigenen „Apotheke“, wodurch der aus dem Gleichgewicht geratene Regelkreis des Organismus wieder normal arbeiten kann. Der menschliche Organismus spielt hier im Rahmen des Heilungsprozesses also eine aktive Rolle, die klassischen Naturheilverfahren gewähren ihm lediglich eine „Hilfe zur Selbsthilfe“.

Daneben gibt es noch viele andere Behandlungsmöglichkeiten, die im letzten Unterkapitel beschrieben werden und hier der Einfachheit halber als „alternative Heilverfahren“ bezeichnet werden. Auch sie können wirksam sein; allerdings lässt sich ihre Wirksamkeit oft nicht wissenschaftlich erklären. Bei manchen Behandlungsmethoden ist auch das heilende Ergebnis nicht immer reproduzierbar. Sie haben zum Teil ebenfalls eine lange Tradition und können – richtig angewandt – keine Schäden verursachen. Allerdings gesellen sich dazu nicht wenige, die den Beweis ihrer Wirksamkeit bis heute schuldig geblieben und unter Umständen sogar gesundheitlich bedenklich sind.

Klassische Naturheilverfahren – Alternative oder Ergänzung?

Auch die klassischen Naturheilverfahren werden oft als „alternative Heilweisen“ bezeichnet. Wörtlich verstanden hieße dies, dass sie gegen schulmedizinische Behandlungsmethoden wahlweise austauschbar wären. Dies ist aber gerade nicht so:
Die beiden medizinischen Richtungen – die mit natürlichen Reizen und die mit künstlichen Eingriffen vorgehende – haben aufgrund ihrer Wirkweisen unterschiedliche Schwerpunkte. Sie sind deshalb nicht beliebig austauschbar, sondern ergänzen einander in sehr sinnvoller Weise. Sie stehen sich daher auch ganz und gar nicht feindlich gegenüber.
Eine Kluft zwischen beiden Heilverfahren wird gerne herbeigeredet. In Wirklichkeit sind die klassischen Naturheilverfahren seit jeher ein wesentlicher Bestandteil der wissenschaftlich geprägten Medizin bzw. Schulmedizin. Zweifel an der Wirksamkeit der klassischen Naturheilverfahren bestehen heute nicht mehr, da ihre Wirkungen mit modernen Messmethoden belegt werden können.
Wichtig ist auch – egal welche Therapieform zum Einsatz kommt –, dass der Behandlung immer eine ernst zu nehmende Diagnostik vorausgeht, um die Ursache von Beschwerden zu ermitteln. Dabei ist es wichtig, immer den ganzen Menschen, also Körper, Geist und Seele, im Blick zu haben. Sie gehören daher, um Missbrauch zu vermeiden, in die Hand ausgebildeter Fachleute.

Anwendungsbereiche und Grenzen der Naturheilverfahren

Die Wirkung von Naturheilverfahren setzt meist nicht sofort, sondern mit einer gewissen Verzögerung ein. Voraussetzung für die Wirksamkeit dieser Verfahren ist, dass der Organismus noch zu einer gewissen Selbstregulation fähig ist. Naturheilverfahren haben ihren Platz also nicht im Bereich der Notfallmedizin, wo eine sofortige Wirkung dringlich ist. Bei Erkrankungen, die zur Zerstörung eines Teiles des Organismus geführt haben, wie z. B. Krebserkrankungen, können Naturheilverfahren als unterstützende Maßnahmen wirksam sein, aber nicht als alleinige Behandlung.
Eine Domäne der Naturheilverfahren sind die recht häufigen funktionellen Erkrankungen, bei denen die gestörte Funktion von Organen Beschwerden verursacht, ohne dass die Organe selbst krankhaft verändert sind. Durch die gestörte Funktion (das Organ ar-

beitet zu viel oder zu wenig) entstehen tatsächliche Beschwerden, die nicht als „eingebildet“ oder „hysterisch“ beiseite geschoben werden dürfen. So entstehen etwa Herzbeschwerden, die den Symptomen eines schlecht durchbluteten Herzens bei koronarer Herzkrankheit verblüffend ähneln. Viele Menschen leiden auch an funktionell bedingten Bauchkrämpfen, die mit Verstopfung oder Durchfall verbunden sein können. Solche Beschwerden ziehen in der Regel eine Flut von Untersuchungen nach sich, ohne dass eine Erkrankung der Bauchorgane festgestellt werden kann. Hier können zahlreiche Maßnahmen aus dem Bereich der Naturheilverfahren, wie feucht-warme Wickel, Bäder, Darmmassagen, Bewegung und Entspannung, Umstellung der Ernährung und des Tagesrhythmus oder auch pflanzliche Arzneimittel, hervorragend Hilfe leisten. Ziel dieser Behandlungsformen ist es, die Darmfunktion zu normalisieren und damit auch zu harmonisieren.

Ein weiteres Einsatzgebiet von Naturheilverfahren sind chronische Erkrankungen, wie Asthma oder Rheuma, wo sie die schulmedizinische Behandlung wesentlich unterstützen können.

Nicht zuletzt gehören auch die Vorbeugung von Erkrankungen und die Rehabilitation, die Wiederherstellung eines weitgehend normalen Lebens nach schwerer Krankheit, zu den bedeutenden Anwendungsgebieten der Naturheilkunde.

Die meisten der in diesem Kapitel vorgestellten Maßnahmen sind zur Krankheitsprävention besonders geeignet.

Die folgenden Abschnitte sollen einen Überblick über die wichtigsten klassischen Naturheilverfahren sowie Tipps und Empfehlungen zu ihrer Anwendung bei Beschwerden oder Erkrankungen geben.

Hydro-Thermotherapie – Wassertherapie nach Kneipp

Die Hydro-Thermotherapie ist die Behandlung mit Kalt- und Warmwasserreizen. Das Wasser – eines der wichtigsten Elemente unseres Lebens – spielt auch bei den Naturheilverfahren eine herausragende Rolle. Regelmäßige Wasseranwendungen führen zu einer ausgeglichenen, positiven Grundstimmung und steigern die Leistungsfähigkeit und Abwehrkraft, Wasser gibt „Auftrieb“ im wahrsten Sinne des Wortes. Dies hatte schon Sebastian Kneipp im 19. Jahrhundert erkannt. Inzwischen kann man diese Wirkungen auch wissenschaftlich begründen. Die Wassertherapie nach Kneipp, eine spezielle und häufig angewandte Form der Hydro-Thermotherapie, kennt eine Vielzahl von Anwendungsarten, Waschungen, Güsse, Bäder, Wickel, Dampfbäder und Sauna. Die einzelnen Methoden unterscheiden sich hauptsächlich in der Stärke des angewandten Reizes. Die Reizstärke kann aber auch bei ein und derselben Methode durch die Wassertemperatur und die Dauer der Anwendung variiert werden.

Um für jeden Patienten die geeignete Maßnahme zu finden, muss man – neben der zu behandelnden Erkrankung – die individuell sehr unterschiedliche Verträglichkeit von Wärme und Kälte beachten. So sind Menschen, die sich wenig im Freien aufhalten, Frauen kurz vor der Menstruation sowie hagere und alte Menschen temperaturempfindlicher. Eine schwere Erkrankung mit Schwächung des Organismus lässt nur sanfte Reize zu.

Insgesamt gilt nach Kneipp: Der Reiz soll so mild wie möglich, aber so stark wie nötig sein, da zu starke Reize den Körper überfordern und ihm eher schaden als nützen.

Wasser als Vermittler von Temperaturreizen

Wasser eignet sich sehr gut als Vermittler von Kalt- und Warmreizen. Die Behandlung mit Kälte und Wärme beruht auf den Regulationsmechanismen der Körpertemperatur. Um eine gleich bleibende Temperatur aufrechtzuerhalten, muss sich der menschliche Körper gegen Kälte und Wärme schützen. Er tut dies, indem er bei Kälte die Gefäße an der Körperoberfläche eng stellt. Vor allem in den Händen und Füßen wird die Durchblutung gedrosselt und dadurch die Abgabe von Wärme nach außen vermindert. Hände und Füße werden kalt und blass, im Körperinneren aber, vor allem im Brust- und Bauchraum, dort also, wo die wichtigsten Organe liegen, bleibt die Temperatur dank dieser Regulation gleich.

Bei hohen Umgebungstemperaturen reagiert der Körper umgekehrt. Die Haut wird überall vermehrt durchblutet und kann sehr viel Wärme nach außen abgeben. Reicht dies noch nicht aus, öffnen sich die Poren, und der Schweiß fließt, um durch Verdunstung zusätzliche Kühlung zu erzielen.

Kälte und Wärme lindern Schmerzen

Wird ein Kälte- oder Wärmereiz nur auf einen bestimmten Körperteil gesetzt, z. B. über ein Gelenk, nimmt die Durchblutung an dieser Stelle ab (Kälte) oder zu (Wärme). Eine gedrosselte Durchblutung bewirkt eine Abschwellung und lindert den Schmerz. Die verstärkte Durchblutung von Muskeln und Organen führt zu deren Entspannung und lindert ebenfalls den Schmerz. Daher sind Kälte- und Wärmeanwendungen wichtige Bestandteile der Schmerztherapie.

Als Faustregel gilt:

- Kälte hilft rasch bei akuten Erkrankungen, etwa bei Verletzungen oder Entzündungen.
- Wärme wirkt gut bei chronischen Erkrankungen wie Muskelverspannungen durch Wirbelsäulenerkrankungen, bei Gelenkverschleiß und bei den zahlreichen rheumatischen Erkrankungen.

Allgemeine körperliche Wirkungen

Bei längeren und stärkeren Kälte- oder Wärmereizen reagiert auch die Umgebung mit, z. B. die andere Hand, das andere Bein oder die Arme bei Behandlung der Beine und umgekehrt. Außerdem werden der Blutdruck, der Puls, das Immunsystem, im Grunde also der ganze Körper beeinflusst. Dadurch kann bei wiederholten Anwendungen ein (leicht) erhöhter Blutdruck auf normale Werte sinken, und die Abwehrkräfte können gestärkt werden. Der Betroffene fühlt sich wohler und leistungsfähiger. Der heute zumeist wärmeverwöhnte Mensch benötigt für diese Effekte überwiegend kalte Reize.

Anwendungsbeschränkungen

Zu warnen ist vor intensiven Wärmeanwendungen bei Bluthochdruck, Herzkrankheiten, Schilddrüsenüberfunktion, akuten entzündlichen Erkrankungen, geschwollenen Beinen und ausgeprägten Krampfadern. Bei unkomplizierten Krampfadern kann milde Wärme, wenn sie aus anderen Gründen nötig ist, eingesetzt werden. Es müssen jedoch abschließend immer kalte Güsse erfolgen.

Bei arteriellen Durchblutungsstörungen und bei fortgeschrittener Zuckerkrankheit sind weder warme noch kalte Wasseranwendungen an den Füßen zu empfehlen, da die Blutgefäße meist nicht mehr richtig auf die Reize reagieren können. Heiße und kalte Anwendungen können bei herabgesetztem Temperaturempfinden, wie es vor allem bei Zuckerkranken, aber auch bei anderen Formen von Gefühlsstörungen an Händen, Füßen und

Beinen auftritt, zu Verbrennungen und Unterkühlung führen und sind deshalb zu unterlassen.

Wichtige Tipps für die Anwendung

- Geben Sie nie kaltes Wasser auf einen sowieso schon kalten Körper!
- Führen Sie keine Wasseranwendungen mit vollem oder auf nüchternen Magen durch!
- Meiden Sie Alkohol, Nikotin, Kaffee und schwarzen Tee vor oder nach der Behandlung!
- Streifen Sie das Wasser nach Kaltwasseranwendungen grundsätzlich nur ab, anstatt sich abzutrocknen. Durch die Verdunstung verlängern Sie den Reiz.
- Bewegen Sie sich anschließend kräftig, um wieder richtig warm zu werden.
- Ruhen Sie sich nach Bädern unbedingt eine halbe Stunde warm eingepackt im Liegen aus.

Die folgenden Anwendungen und Methoden können Sie auch zu Hause gut durchführen.

Übersicht: Anwendungsbeispiele der Hydro-Thermotherapie:

Kältereize (33 °C und kälter)	Anwendung
• Schwellungen, Zerrungen, Verletzungen von Bändern, Sehnen und Muskeln, Entzündungen von Gelenken, Sehnenscheiden oder Schleimbeuteln	Quarkwickel, Eispackungen
• Krampfadern, Venenschwäche	Schenkelgüsse
• fieberhafter grippaler Infekt	Waschungen, Wadenwickel
• niedriger Blutdruck, Abgeschlagenheit	Güsse, Wechselfußbäder
• Infektanfälligkeit	Güsse
• Einschlafstörungen	Fußbäder
• Verstopfung	kalte Bauchgüsse

Wärmereize (37 °C und heißer)	Anwendung
• Muskelverspannungen: bei Wirbelsäulensyndrom, Haltungsschwäche, Kopfschmerzen, körperlicher und psychischer Belastung	Packungen, Bäder
• Gelenkabnutzung	Heusäcke
• Magen-Darm-Krämpfe	Heusäcke, warme Wickel
• Unterleibserkrankungen: Eierstockentzündungen, gehäufte Blasenentzündungen (nicht im akuten Zustand)	Sitzbäder
• innere Unruhe	Melissen-, Heublumenbäder

Waschungen

Reiben Sie den Ober-, den Unter- oder den ganzen Körper mit einem in kaltes Wasser getauchten Tuch feucht ab. Benutzen Sie dazu möglichst ein etwas raues, dickeres Leinentuch. Anschließend sollten Sie, ohne sich abzutrocknen, im Schlafanzug warm zugedeckt ruhen. Als mildeste Form des Kaltreizes dienen Waschungen zur Kreislaufstärkung und Abhärtung – vor allem nach einer schweren Krankheit. Sie sind aber auch zur Fiebersenkung geeignet.

Güsse

Güsse können Sie mit jeder (erträglichen) Wassertemperatur durchführen, am besten aber mit 10 bis 12 °C kaltem Leitungswasser. Kalte Güsse haben eine kreislaufstabilisierende, abhärtende und auf Dauer eine psychisch ausgleichende Wirkung. Sie werden deshalb bei niedrigem Blutdruck, Infektanfälligkeit, Müdigkeit, Antriebslosigkeit, aber auch bei innerer Unruhe eingesetzt. Bei Krampfadern sind sie nach jedem Wannenbad unerlässlich, um die weitgestellten Gefäße wieder zu verengen und so den Blutrückfluss zu verbessern. Ein träger Darm wird durch kalte Bauchgüsse angeregt.
Mit wechselwarmen Güssen (1 bis 2 Minuten warm – 30 Sekunden kalt – zweimal wechseln) kann man sich langsam an kalte Güsse gewöhnen.
Zur Durchführung benötigen Sie einen Schlauch, aus dem sich das Wasser ohne hohen Druck ergießt; am besten schrauben Sie einfach den Duschkopf ab. Lassen Sie das Wasser aus nur wenigen Zentimeter Entfernung über die Haut laufen, wobei sich eine Art „Wassermantel“ bilden soll. Beginnen Sie stets auf der rechten Körperseite an den Zehen bzw. Fingern, also möglichst weit vom Herzen entfernt. Arbeiten Sie sich dann behutsam in Richtung Herz vor. Anfangs sollten Sie nicht höher als bis zum Knie oder zur Schulter gehen, später können Sie den Rumpf mit einbeziehen. Ein abschließender Gesichtsguss kann die Anwendung abrunden. Beenden Sie den Guss, wenn die Haut rosig wird und ein Wärmegefühl eintritt. Dies ist in der Regel beim kalten Guss bereits nach einer knappen Minute der Fall. Streifen Sie anschließend das Wasser nur ab, ziehen Sie Baumwoll- oder Wollkleidung an und gehen Sie 10 Minuten schnell umher, damit Sie sich rasch wieder erwärmen.
Abzuraten ist von kalten und wechselwarmen Güssen bei arteriellen Durchblutungsstörungen. Hier sollten Sie in jedem Fall zunächst Ihren Arzt befragen, ob die Gefäße überhaupt noch reaktionsfähig sind. Auch bei Blasen- und Nierenbeckenentzündungen sowie bei akuten fieberhaften Infekten sind kalte Güsse nicht geeignet.

Bäder mit und ohne Badezusätze sind in allerlei Varianten möglich und dem Wohlbefinden dienlich.

Fußbäder Bei Fußbädern soll das Wasser bis knapp unter das Kniegelenk reichen. Warme Fußbäder eignen sich zum Aufwärmen nach intensiver Auskühlung, aber auch zur Abwehr von Infekten. Warme Fußbäder sollten etwa 15 Minuten lang durchgeführt werden. Die Wassertemperatur kann langsam von rund 35 °C auf etwa 40 °C gesteigert werden. Bei kalten Füßen dient ein warmes Fußbad auch der Vorbereitung auf anschließende Kaltwasseranwendungen (Güsse, Fußbad).
Wechselwarme Fußbäder helfen dabei, sich an kalte Fußbäder zu gewöhnen. Kälteempfindliche, vor allem ältere Menschen wenden sie statt kalter Fußbäder an. Dabei werden

die Füße zweimal nacheinander 5 Minuten in warmes und 5 Sekunden in kaltes Wasser getaucht.
Kalte Fußbäder sind, wenn der Arzt sie gestattet, als „Gefäßtraining" bei Krampfadern und geschwollenen Beinen bewährt. Sie sind aber auch wirksam gegen niedrigen Blutdruck, zur Stärkung der Abwehrkraft, als abendliche Einschlafhilfe und bei starker Schweißneigung der Füße.
Baden Sie niemals Füße, die schon kalt sind, in kaltem Wasser! Beenden Sie ein kaltes Fußbad, wenn ein Kälteschmerz eintritt oder wenn Sie das Wasser nicht mehr als kalt empfinden.
Eine Alternative zum kalten Fußbad ist das dem Tau- oder Schneetreten verwandte Wassertreten in einer kalten Fußbadewanne. Dabei treten Sie auf der Stelle und heben bei jedem Schritt die Füße aus dem Wasser. Die Wirkung ist hier, bedingt durch den ständig neuen Reiz und die Muskelaktivität, stärker als beim reinen kalten Fußbad.
Streifen Sie nach jedem Fußbad das Wasser nur ab, und laufen Sie in Baumwoll- oder Wollstrümpfen so lange umher, bis die Füße trocken und warm sind.

Armbäder Beim Armbad tauchen Sie die Arme bis etwa eine Handbreit oberhalb des Ellenbogens ein. Ein warmes Armbad von 36 bis 38 °C und rund 15 Minuten Dauer hilft gegen Durchblutungsstörungen der Hände. Ein temperaturansteigendes Armbad, bei dem die Wassertemperatur innerhalb von 15 Minuten von 36 auf 39 °C gesteigert wird, ist wirksam bei beginnenden grippalen Infekten, Asthma bronchiale, Bronchitis, Verengung der Herzkranzgefäße und arteriellen Durchblutungsstörungen der Beine. Wenn Sie unter einer schweren Krankheit leiden, sollten Sie zuvor Ihren Arzt fragen.
Beim wechselwarmen Armbad tauchen Sie die Arme zweimal abwechselnd für jeweils 5 Minuten in warmes und 5 Sekunden in kaltes Wasser. Dies ist eine hervorragende Maßnahme gegen Durchblutungsstörungen der Hände und Spannungskopfschmerzen.
Beim kalten Armbad legen Sie die Arme in kaltes Leitungswasser, bis ein leichter Kälteschmerz eintritt. Dieses Bad hilft bei Spannungskopfschmerzen, niedrigem Blutdruck und Erschöpfung. Wenn Sie unter Herzrasen leiden, dürfen Sie es nur mit ärztlicher Erlaubnis durchführen.

Sitzbäder Achten Sie darauf, dass Ihre Füße beim Sitzbad nicht ins Wasser gelangen, sondern auf einem Schemel ruhen und – ebenso wie der Oberkörper – durch ein Handtuch warm gehalten werden.
Ein warmes Sitzbad hat eine Temperatur von etwa 35 bis 37 °C. Als Badezusatz kann ein Kamillenextrakt verwendet werden. Bleiben Sie 15 Minuten lang darin sitzen, wenn Sie unter Blasenentzündungen, Eierstock- oder Prostataentzündungen leiden, jedoch nicht im akuten Stadium. Das Sitzbad fördert auch die Heilung einer Dammschnittnaht nach der Entbindung.
Ein kaltes Sitzbad von 5 bis 10 Sekunden Dauer ist wirksam gegen Hämorrhoiden.

Wannenbäder Wannenbäder werden in der Regel 15 Minuten lang bei einer Temperatur von 36 bis 37 °C durchgeführt und dienen der Muskellockerung sowie der psychischen Entspannung. Badezusätze, die über Haut und Atemwege aufgenommen werden, entfalten zusätzliche Wirkungen.
Warme Vollbäder belasten den Kreislauf stark. Sie dürfen bei Bluthochdruck, Herzerkrankungen und ausgeprägten Krampfadern nicht angewandt werden. Bei niedrigem Blut-

druck und leichten Krampfadern müssen die Beine nach dem Bad unbedingt gut kalt abgeduscht werden. Kaltes Duschen oder kalte Güsse nach einem warmen Wannenbad sind auch Gesunden zu empfehlen. Obligatorisch ist eine gut halbstündige Nachruhe im Liegen.

Übersicht: Pflanzenextrakte als Zusätze zu warmen Bädern

Pflanze	Wirkung	Anwendung
Baldrian	beruhigend	Schlafstörung, innere Unruhe
Eichenrinde	heilende	Ekzeme, offene Beine
Fichtennadel	durchblutungsfördernd	Ischias, Rheuma
Kamille	entzündungshemmend, krampflösend	Wundheilung, Windeldermatitis
Lavendel	beruhigend, durchblutungsfördernd	Nervosität, Muskelverspannungen, Rheuma, Ischias
Melisse	beruhigend	innere Unruhe
Rosmarin	anregend	niedriger Blutdruck
Thymian	schleimlösend, hustenlindernd	Bronchitis, Husten

Wickel

Wickel werden im Allgemeinen kalt angewandt. Sie entziehen dem Körper Wärme und wirken entzündungshemmend. Der gebräuchlichste Wickel ist der kalte Wadenwickel gegen Fieber.

Ein Wickel besteht grundsätzlich aus drei Schichten: Innen, also auf der Haut, liegt ein nasskaltes, grobes Leinentuch. Darüber kommt ein etwas größeres, trockenes Leinen- oder Baumwolltuch. Zuletzt werden beide von außen durch ein Wolltuch bedeckt. Wenn der kalte Wickel warm wird, muss er sofort gewechselt werden. Häufig angewandte Wickel sind auch der Halswickel bei Halsentzündungen und der Brustwickel bei Bronchitis. Bei Fieber wird ein kalter, zum Lösen von Schleim und Verkrampfungen ein warmer Brustwickel angelegt.

Packungen

Packungen können heiß oder kalt sein. Als kalte Packungen sind Quarkauflagen gut geeignet. Dabei wird Quark dick auf ein Leinentuch gestrichen und dann auf die Haut aufgebracht. Aufgrund seiner großen Wärmespeicherfähigkeit bewirkt Quark eine milde, aber lang anhaltende Kühlung, die bei Gelenkentzündungen, nach Verstauchungen, Zerrungen und Prellungen und bei einer Brustdrüsenentzündung erwünscht ist. Außerdem lässt sich Quark besonders gut an die betroffenen Stellen anmodellieren.

Eisbeutel oder Kühlpackungen sollen nie direkt mit der Haut in Kontakt kommen. Um Hautschäden zu vermeiden, legt man ein dünnes Leinentuch zwischen Körper und Eispackung. Eis kühlt schneller und intensiver als Quark, muss jedoch mindestens 10 Minuten belassen werden, um eine rasche oder gar überschießende Wiedererwärmung zu verhindern. Jede kalte Packung wird entfernt oder gewechselt, sobald sie warm wird. Heiße Packungen sind vor allem bei schmerzhaften Muskelverspannungen im Schulter-, Nacken- und Rückenbereich be-

währt. Je nach Wärmeverträglichkeit kann man zwischen Fango (Heilschlamm) und Heusäcken wählen. Heusäcke sind im Fachhandel erhältlich und zu Hause problemlos anzuwenden. Vorsichtig sollten lediglich Personen mit einer Gräserallergie sein.
Die mit Heublumen und -samen gefüllten Vliessäckchen werden in kochendes Wasser gelegt und dann ausgedrückt oder über Wasserdampf erhitzt. Wenn sie so weit abgekühlt sind, dass sie auf der Haut gut ertragen werden, legt man sie auf die zu behandelnde Stelle und wickelt sie mit einem Leinentuch fest. In eine Wolldecke eingepackt, bleibt man so ca. 20 Minuten entspannt liegen. Anschließend 30 Minuten nachruhen.
Heusäcke sind in der Anwendung milder als Fangopackungen und dürfen deshalb auch bei Bluthochdruck verwendet werden. Ein weiterer Vorteil der Heusäcke ist die entspannende und durchblutungsfördernde Wirkung der ätherischen Öle des Heus.
Sie eignen sich ebenfalls bei Verkrampfungen des Darms und der Harnwege. Dann legt man die erwärmten Säckchen auf den Bauch.

Kamillendampfbad

Bei beginnenden grippalen Infekten mit verstopfter Nase, Entzündungen der Nasennebenhöhlen, Bronchitis und Kehlkopfentzündung sowie bei unreiner Haut haben sich Kamillendampfbäder bestens bewährt. Geben Sie eine Hand voll Kamillenblüten in einen Topf mit kochendem Wasser, halten Sie den Kopf darüber und ziehen Sie ein Tuch über Kopf und Topf, sodass der Dampf aus diesem „Zelt“ nicht entweicht. Seien Sie dabei am Anfang vorsichtig, dass Sie sich nicht verbrühen. Atmen Sie dann 10 bis 15 Minuten ruhig durch. Da diese Anwendung Ihren Kreislauf belasten kann, sollten Sie danach eine halbe Stunde im Bett ruhen.

Bei Nasennebenhöhlenentzündungen kann sich der Dampf in den Nebenhöhlen erst richtig ausbreiten, wenn die Nase frei ist. Deshalb sollten Sie vor dem Kamillendampfbad abschwellende Nasentropfen in beide Nasenlöcher träufeln.

Sauna

Die Sauna stellt eine extreme Form von kombinierten Heiß- und Kaltreizen dar. Regelmäßige Saunagänge führen vor allem zu einer beachtlichen Abhärtung gegenüber Infekten. Außerdem regulieren sie durch ein intensives „Gefäßtraining“ den Blutdruck und stabilisieren den Kreislauf. Die Wärme in der Sauna erweitert auch die Bronchien, weshalb sich das Saunabaden bei spastischer Bronchitis durchaus günstig auswirkt.
Durch die Entschlackung über den Schweiß und die allgemeine wohlige Entspannung in Verbindung mit belebenden Kaltreizen fühlt man sich nach einem richtig durchgeführten Saunabad wie neugeboren. Da es einige Regeln zu beachten gilt, sollte sich der Saunaanfänger zunächst gründlich informieren.
Abzuraten ist von einem Saunabesuch

- bei fieberhaften Infekten,
- nach einer Thrombose,
- bei starkem Bluthochdruck,
- nach einem Herzinfarkt,
- bei Herzerkrankungen ,
- bei Epilepsie und multipler Sklerose.

Saunagewöhnte Schwangere können bei unkomplizierter Schwangerschaft weiter die Sauna besuchen. Wenn Sie jedoch unsicher sind, sollten Sie vorher Ihren Arzt fragen.

Trockenbürsten

Aufgrund seines durchblutungsfördernden und anregenden Effekts sei das Trockenbürsten hier als morgendliche Anwendung bei „Anlaufschwierigkeiten“ empfohlen. Sie benötigen dafür lediglich eine Ihrem Hauttyp angepasste weiche oder festere Naturfaserbürste. Damit bürsten Sie – wie bei den Güssen – Arme und Beine, von den Händen bzw. Füßen aus in Richtung Herz fortschreitend, und abschließend den Rumpf in kleinen kreisförmigen Bewegungen.

Bewegungstherapie und Sport

Bewegung ist ein wesentlicher Bestandteil menschlichen Lebens. Ohne Bewegung gehen dem Organismus Funktionen verloren oder werden abgeschwächt: Gelenke steifen ein, Muskeln werden schwach, geringe Belastungen führen schon zu Kurzatmigkeit und starkem Pulsanstieg.

Die überwiegend sitzende oder einseitig belastende Tätigkeit vieler Menschen unterfordert den Bewegungsdrang des Körpers. Deshalb ist es notwendig, in der Freizeit für ausreichende Bewegung zu sorgen, um die Ausdauer, Muskelkraft, Schnelligkeit und Koordination aufrechtzuerhalten.

Bewegung schützt vor Herz-, Kreislauf- und Stoffwechselerkrankungen, vor allem vor Übergewicht, Zuckerkrankheit und erhöhten Blutfetten. Bewegung beugt aber auch Über- und Fehlbelastungen von Gelenken, Muskeln, Sehnen und Bändern vor und verringert die Verletzungsgefahr. Sport und Bewegung fördern soziale Kontakte und bewirken, wenn sie regelmäßig durchgeführt werden, eine positive Grundstimmung.

Ziele der Bewegungstherapie

Die Bewegungstherapie hat einen hohen Stellenwert bei der Vorbeugung und Rehabilitation von Herz-Kreislauf- und Stoffwechselerkrankungen, von Verletzungen und Erkrankungen des Bewegungsapparates und bei der Rehabilitation von Erkrankungen des Nervensystems (nach einem Schlaganfall oder einer Lähmung). In diesen Anwendungsgebieten wird ein besonderes Bewegungstraining (Koronarsport) oder werden spezielle krankengymnastische Übungen unter fachkundiger Anleitung durchgeführt. Patienten mit Vorerkrankungen sollten grundsätzlich erst mit ihrem Arzt sprechen, bevor sie mit einer Sportart beginnen.

Die folgenden Ratschläge richten sich an den – weitgehend – Gesunden, der zur Vorbeugung Sport treiben möchte.

Ausdauertraining

Für ein sinnvolles Ausdauertraining müssen Sie regelmäßig große Teile Ihrer Körpermuskulatur ausreichend lange trainieren. Dies ist zum Beispiel der Fall, wenn Sie drei- bis viermal pro Woche jeweils mindestens 20 Minuten lang joggen, zügig Rad fahren oder schwimmen oder Skilanglauf machen. Wandern, Tanzen oder Gymnastik sind in jedem Fall als Bewegung günstig, zählen als Ausdauertraining aber nur bei ausgeprägter körperlicher Anstrengung.

Die Dauer und Intensität der Belastung nimmt auf den Trainingszustand des Einzelnen Rücksicht, der an seinem Puls, seiner Atemfrequenz und seinem Blutdruck gemessen wird. Der Puls sollte als Faustregel „170 minus Lebensalter“ nicht übersteigen. Der Blutdruck soll möglichst unter 200/100 mm Hg bleiben. Die Atmung sollte so sein, dass man sich beim Joggen noch unterhalten bzw. dass man mehr als zwei Schritte pro Atemzug machen kann.

Besonders wichtig ist das regelmäßige Training. Einmal pro Woche eine Stunde bringt weniger als dreimal 20 Minuten. Nur die wiederholte Belastung führt zu den erwünschten Reaktionen des Herz-Kreislauf-Systems:

Blutdruck und Herzfrequenz sinken – aber nicht unter die Norm, die Kraft des Herzmuskels nimmt zu, das Blut wird dünnflüssiger, die Blutfettwerte und ein erhöhter Blutzuckerspiegel sinken, und es werden weniger Stresshormone ausgeschüttet.
Bei richtiger Durchführung des Ausdauertrainings fühlen Sie sich bald deutlich wohler als vorher sowie ausgeglichener und leistungsfähiger. Dann kommt auch der Spaß am Sport und an der Bewegung richtig zur Geltung.

Krafttraining

An Kraft gewinnt ein Muskel vor allem dann, wenn er, ohne seine Länge zu verändern, angespannt wird (isometrisches Training) oder wenn er gegen Widerstand (exzentrisch oder konzentrisch) bewegt wird. Dies geschieht in der Gesäß- und Oberschenkelmuskulatur beim Treppensteigen, wo diese Muskeln gegen das gesamte Körpergewicht arbeiten müssen. Auch beim Radfahren und anderen Sportarten kommen diese Widerstandsbelastungen vor.
Ein gezieltes Muskeltraining ist heute Bestandteil fast jeder guten Gymnastikstunde (Funktionsgymnastik, Wirbelsäulengymnastik usw.); es kann aber auch in Krafträumen oder Sportstudios mit speziellen Geräten durchgeführt werden. Jedes Krafttraining sollte durch gute Anleitung und Kontrolle überwacht werden, da sonst durch Ausweichbewegungen, Überlastung und Pressatmung langwierige Gesundheitsprobleme entstehen können. Nach einem kraftintensiven Training sollten immer ausreichend lange und intensive Dehnungsübungen folgen, um die unphysiologische Verkürzung von Muskeln zu vermeiden.
Führen Sie ein Krafttraining nie ohne vorheriges Aufwärmen durch, das durch Radfahren, Laufen, Gymnastik oder eine leichte Vordehnung erfolgen kann. Dehnen verbessert die Elastizität der Muskulatur und beugt so Muskelverletzungen und Gelenküberlastungen vor.
Sinnvoll ist eine Muskelkräftigung im Rahmen einer Wirbelsäulengymnastik. Die Rücken- und Bauchmuskulatur wird dadurch (wieder) in die Lage versetzt, die Wirbelsäule wie ein natürliches Korsett von außen zu stabilisieren und zu entlasten. Auch nach Verletzungen bzw. zur Vermeidung von Verletzungen bei Sportarten, die einzelne Muskelgruppen besonders stark beanspruchen, ist Muskeltraining notwendig.

Koordinationstraining

Koordination ist die Fähigkeit, Bewegungsabläufe gezielt auszuführen und auf die jeweiligen Erfordernisse abzustimmen. Beim Laufen etwa muss der Fuß bei jedem Schritt entsprechend der Bodenunebenheiten angehoben und wieder aufgesetzt werden. Auch beim Umgang mit einer Schere oder mit Besteck sind viele aufeinander abgestimmte bzw. koordinierte Bewegungen notwendig. Solche alltäglichen Abläufe sind im Gehirn „gespeichert“ und laufen bei Bedarf automatisch ab. Ein Sturz dagegen stellt für das Gehirn eine neue Situation dar, wofür es noch keine passende Reaktion gespeichert hat.
Das Koordinationstraining soll die Fähigkeiten des Gehirns und des Bewegungsapparates, die Bewegungen in solchen ungewöhnlichen Situationen richtig zu koordinieren, verbessern. Wichtig ist diese Form der Bewegungstherapie vor allem bei Menschen mit Osteoporose, wo ein Sturz sehr leicht zu Knochenbrüchen führen kann. Zahlreiche gymnastische Übungen, aber auch Ballspiele und Tanzen sind zum Training der Koordination geeignet.

Beweglichkeitstraining

Die quergestreifte Skelettmuskulatur des Körpers bildet antagonistisch (Antagonist = Gegenspieler) zusammenarbeitende Muskelgruppen, von denen einige die natürliche Tendenz haben, sich zu verkürzen, während andere dazu neigen, schwächer zu werden. Durch zivilisationsbedingte Fehlhaltungen (z. B. bei stundenlanger Arbeit am Schreibtisch) wird diese natürliche Neigung des Körpers verstärkt. Dadurch können muskuläre Unausgewogenheiten (Dysbalancen) entstehen. Besonders wichtig bei einem gesundheitsorientierten Bewegungstraining ist daher die Dehnung (Stretching) der verkürzten Muskeln. Da Muskeln durch Trainingsreize ihren Umfang vergrößern und dadurch kürzer werden, ist es auch nach jedem Lauf- und Krafttraining wichtig, jene Muskeln, die trainiert und beansprucht wurden, zu dehnen. Ziel ist das harmonische Zusammenspiel der Körperteile, durch das viele Erkrankungen verhindert werden könnten.

Massagen

Es gibt eine Reihe verschiedener Massagetechniken. In der Folge werden die vier Formen besprochen, die in der Praxis die größte Rolle spielen, die klassische Massage, die Unterwassermassage, die Lymphdrainage und die Reflexzonenmassage.

Anwendungsbeschränkungen

Zu beachten sind auch einige wichtige Gegenanzeigen bzw. Gründe, weshalb man keine Massage bekommen sollte:

- Entzündungen, offene Stellen, Hauterkrankungen oder frische Narben im Behandlungsgebiet.
- Thrombosen und bösartige Tumoren im Behandlungsgebiet.
- Schwere Herz-Kreislauf-Erkrankungen wie frischer Herzinfarkt, medikamentös nicht einstellbarer Bluthochdruck, schwere Herzschwäche.
- Infektionskrankheiten mit hohem Fieber.
- Blutverdünnung durch Medikamente.

Grundregeln

Zum Gelingen dieses recht beliebten Heilverfahrens müssen die folgenden Grundregeln unbedingt eingehalten werden:
Der Patient soll schmerzfrei und entspannt liegen, eventuell kann er es sich mit Hilfe von Kissen, Rollen und Decken bequem machen. Der Raum, in dem die Massage erfolgt, sollte ruhig und warm sein, damit der Patient sich entspannen kann. Nach der Massage sollte er sich – eventuell mit einer Wärmepackung – noch rund 30 Minuten ausruhen. Ihre beste Wirkung erreichen Massagen, wenn ausreichend viele in kurzen Abständen durchgeführt werden. Sechs Massagen sind das Minimum, anfangs sollten zwei oder besser drei Massagen pro Woche erfolgen, dann können die Abstände etwas größer werden. Der Masseur sollte sich auf den individuellen Patienten einstellen können, und der Patient sollte bereit sein, dem Masseur zu vertrauen.

Kombination mit anderen Verfahren

Die Massage kann und muss oft mit anderen Naturheilverfahren kombiniert werden. So eignet sie sich einerseits gut als Vorbereitung auf eine anschließende Bewegungs- oder Übungstherapie, weil der Patient seine Muskulatur erst durch die Massage locker lassen kann. Andererseits dient die Massage nach körperlicher Belastung – vor allem im Leistungssport – der schnelleren Regeneration. Wärmepackungen werden vor der Behandlung eingesetzt, wenn bei einem Patienten massive Verspannungen bestehen und eine

sofortige Massage zu schmerzhaft für ihn wäre. Allerdings quillt durch die Wärme das Gewebe auf, was eine korrekte Grifftechnik erschwert. Deshalb bevorzugen viele Therapeuten Wärmeanwendungen erst im Anschluss an die Massage.
Heute werden zahlreiche Massagegeräte unterschiedlicher Qualität zur Selbstbehandlung angeboten. Will man eine allgemeine Entspannung großer Muskelpartien erzielen, ist dagegen nichts einzuwenden. Die Qualität einer fachkundig ausgeführten Massage per Hand, mit deren Hilfe einzelne Muskeln je nach Spannungszustand und Länge individuell bearbeitet werden, lässt sich damit natürlich nicht erreichen.

Klassische Massage

Durch Streichen, Reiben, Klopfen, Kneten und Schütteln werden in der massierten Körperpartie Muskeln gelockert und damit Schmerzen gelindert, die häufig durch Muskelverspannungen verursacht sind. Auch entzündungsbedingte Verklebungen einzelner Gewebeschichten können gelöst werden. Die Massage hilft einem Muskel auch dabei, sich schneller von einer Beanspruchung zu erholen. Hinzu kommt im Idealfall ein psychisch entspannender Effekt, der durch den direkten Hautkontakt mit dem Therapeuten entsteht und durch überwiegend streichende Bewegungen noch betont werden kann. Mit spezieller Grifftechnik kann aber auch einem schlaffen Muskel mehr Spannkraft verliehen werden.
Aus den genannten Wirkungen ergeben sich folgende Einsatzgebiete für die klassische Massage:

- Muskelverspannungen verschiedenster Ursachen (z. B. Wirbelsäulenerkrankungen, Fehlbelastungen, Rheuma, nach Verletzungen und psychische Anspannung).
- Entzündliche Verklebungen im Bindegewebe sowie Narbenverkürzungen nach Verletzungen, Operationen oder Entzündungen.
- Muskelabbau und – in Einzelfällen – schlaffe Lähmungen durch Ruhigstellung.

Neben den medizinisch notwendigen gibt es auch Massagen zur Förderung des Wohlbefindens. Sie gehören nicht zum Leistungsspektrum der Krankenkassen.

Unterwasser-Druckstrahlmassage

Diese Massage findet in einer Spezialbadewanne statt. Dabei wird Wasser unter großem Druck über einen Schlauch auf die betroffene Muskulatur gerichtet. Die Einsatzgebiete und Gegenanzeigen entsprechen denen der klassischen Massage. Der Vorteil der Unterwassermassage liegt in der zusätzlich entspannenden Wirkung des warmen Wassers und der intensiven Bearbeitung großflächiger Verspannungen. Allerdings ist die Kreislaufbelastung höher, und es können nicht alle Muskeln gleich gut erreicht werden.

Lymphdrainage

Bei der Lymphdrainage bewirken spezielle Massagegriffe eine Entstauung oder Entwässerung des Gewebes. Sie wird hauptsächlich dann angewandt, wenn Lymphabflussstörungen zu Schwellungen (Lymphödemen), vor allem an Armen oder Beinen, führen. Verursacht werden solche Schwellungen oft durch Tumoren und deren Behandlung (Entfernung der Achsellymphknoten bei Brustkrebs) oder durch Verletzungen der Lymphbahnen.
Nach einer Lymphdrainage muss die betroffene Region immer komprimiert und so gegen eine erneute Schwellung geschützt

werden. Anfangs kann man dies durch elastische Wickel erreichen, auf Dauer aber nur durch einen speziell angefertigten Kompressionsstrumpf. Ohne diese zusätzlichen Maßnahmen ist eine Lymphdrainage sinnlos.
Außerdem sollte der Patient regelmäßig Bewegungsübungen machen, damit die gestaute Flüssigkeit auch mit Hilfe der Muskeln aus dem Gewebe gedrückt wird. Er sollte enge, abschnürende Kleidung vermeiden und den betroffenen Arm oder das betroffene Bein, wann immer möglich, über Herzhöhe hochlagern.
Die Gegenanzeigen der Lymphdrainage entsprechen denen der klassischen Massage.

Reflexzonenmassagen

Für die weit verbreitete Fußreflexzonenmassage fehlen bis heute noch eindeutige Nachweise der Wirksamkeit. Da jedoch in zahlreichen Einzelfällen Erfolge berichtet werden und schädliche Nebenwirkungen fehlen, kann man eine solche Behandlung insbesondere dann versuchen, wenn keine andere, wissenschaftlich besser belegte Methode zur Verfügung steht.
Bei der Reflexzonenmassage versucht man, Nervenenden in der Haut durch intensive Massage zu reizen. Die Nervenenden in bestimmten Hautarealen (Rücken, Fußsohle) sollen in Reflexbeziehung zu bestimmten inneren Organen stehen. Die Massage der oberflächlichen Nervenenden soll daher zu einer verbesserten Funktion dieser Organe führen.

Bindegewebsmassage Mit der so genannten Bindegewebsmassage, die über dem Kreuzbein beginnt und sich langsam Richtung Schultern vorarbeitet, werden vereinzelt gute Erfolge bei funktionellen Störungen des Verdauungssystems mit Verstopfung, Krämpfen und Blähungen sowie bei Kopfschmerzen und arteriellen Durchblutungsstörungen der Hände (Raynaud'sche Krankheit) und Beine erzielt.
Auch hier gelten die bei der klassischen Massage aufgeführten Gegenanzeigen (siehe oben), zusätzlich ist aber zu beachten, dass die Bindegewebsmassage sehr schmerzhaft ist und bei labilen Personen zu einer Kreislaufschwäche führen kann.

Kolonmassage Bei der so genannten Kolonmassage werden durch die Massage der Bauchhaut Nervengeflechte des Dickdarms (Kolon) gereizt, wodurch dieser zu einer verstärkten Tätigkeit angeregt werden kann.

Fußreflexzonenmassage Auf der Fußsohle werden die verschiedensten Hautareale mit Reflexbeziehungen zu allen inneren Organen ausgewiesen. Ebenso groß ist die Zahl der Anwendungsgebiete. Die Fuß(reflexzonen)massage können Sie auch selbst erlernen und dann zu Hause durchführen. In den meisten Fällen führt sie zumindest zu psychischer Entspannung und erhöhtem Wohlbefinden. Vor jeder Selbstbehandlung sollten Sie allerdings die Ursache der Erkrankung von einem Arzt klären lassen. Bei einer Risikoschwangerschaft ist diese Massageform nicht erlaubt.

Ernährungstherapie

Die richtige Ernährung ist eine wesentliche Säule im Therapieplan fast aller Erkrankungen. Ebenso wichtig wie für den kranken ist die Ernährung auch für den gesunden Menschen. Durch sie werden Weichen in Richtung Gesundheit oder Krankheit gestellt. Da sowohl die gesunde als auch die falsche Ernährung in diesem Buch an anderen Stellen ausführlich dargestellt wird, bleibt hier nur zu erwähnen, dass auch aus Sicht der Naturheilkunde eine vernünftige Ernährung möglichst naturbelassen, ballaststoffreich, fettarm und vor allem ausgewogen sein sollte. Jede einseitige Diät führt auf Dauer zu Mangelerscheinungen.

Phytotherapie

In vielen Medikamenten stecken pharmakologische Wirkstoffe aus Pflanzen, und die Phytotherapie – die Pflanzenheilkunde – wird von sehr vielen Menschen in allen Kulturkreisen alltäglich angewendet (z. B. Kamillentee bei verdorbenem Magen oder Salbeitee bei kratzendem Hals). Die Phytotherapie darf nicht mit der Homöopathie verwechselt werden. Wenn auch die Grundsubstanzen der Homöopathie oft pflanzlichen Ursprungs sind, so gibt es zwischen beiden Heilmethoden doch grundlegende Unterschiede, denn die Phytotherapie wirkt durch die in Heilpflanzen tatsächlich vorhandenen Inhaltsstoffe, die entgegen eines weitverbreiteten Irrglaubens nicht immer ungefährlich und ohne schädliche Nebenwirkungen sein müssen. Klassische Beispiele sind die Giftpflanzen Belladonna oder Digitalis.
Ein großer Teil phytotherapeutischer Verordnungen entfällt auf die zahlreichen Teekuren, bei denen im Allgemeinen drei Tassen eines speziell gemischten Tees pro Tag getrunken werden.

Ordnungstherapie

Für das Wohlbefinden und die Gesundheit ist ein regelmäßiger Wechsel zwischen Wachen und Schlafen, Arbeiten und Ruhen, Essen und Nahrungspausen, menschlichen Kontakten und Alleinsein von großer Bedeutung. Zahlreiche wissenschaftliche Untersuchungen belegen diese von jeher bekannte Tatsache.

Tagesrhythmus der Leistungsfähigkeit

Die Leistungsfähigkeit des Menschen im Laufe eines Tages unterliegt bestimmten Gesetzmäßigkeiten. Einem Leistungshoch am Vormittag folgt ein Tief, das bis in die frühen Abendstunden reicht; erst dann wird der Organismus wieder für einige Stunden leistungsbereiter. In unserem verplanten Alltag wird auf diesen natürlichen Rhythmus im Allgemeinen keine Rücksicht genommen. Wo immer es möglich ist, sollten Sie jedoch geistig und körperlich anstrengende Tätigkeiten auf die Vormittagsstunden oder auf den frühen Abend legen. Nutzen Sie die Mittagspause nicht für eine schnelle Erledigung oder ein zu ausgiebiges Mahl. Sinnvoller ist es, wenn Sie eine leichte, vitaminreiche Mahlzeit einnehmen und sich noch etwas Zeit zum Ausruhen und Entspannen nehmen, wenn möglich an frischer Luft.

Langfristiger natürlicher Rhythmus

Auch über längere Zeit gesehen benötigt jeder Mensch Phasen der Anspannung und der Erholung. Der Körper meldet in der Regel seine Bedürfnisse in Form von Bewegungsdrang oder Müdigkeit an. Wenn Sie diese Bedürfnisse gelegentlich übergehen, schadet dies Ihrem Körper noch nicht. Eine länger andauernde Störung des natürlichen Rhythmus jedoch führt zu vielfältigen Beschwerden. Zu den am häufigsten geäußerten Befindlichkeitsstörungen gehören Schlafstörungen, Nervosität, Gereiztheit, Konzentrationsschwäche, Magendrücken, Verdauungsprobleme, Herzbeschwerden und Kreislaufstörungen.

Ausgleich zwischen Belastung und Entspannung

Ziel der Ordnungstherapie ist es, einen Ausgleich zwischen Belastung und Entspannung zu schaffen, und auch, die Belastung der persönlichen Belastbarkeit anzupassen. Werden Sie sich darüber klar, welchen Belastungen Sie täglich ausgesetzt sind, und prüfen Sie, ob Sie Situationen, die Sie stark belasten, eventuell verändern können. Lassen Sie sich dabei unter Umständen von einem fachkundigen Berater helfen, z. B. bei einer Familienberatung oder einer Psychotherapie.

Zur Steigerung der allgemeinen Belastbarkeit eignen sich zahlreiche bereits dargestellte Naturheilverfahren. Besonders sei hier nochmals auf die Kneippschen Güsse, regelmäßiges körperliches Training, entspannende Bäder und Massagen hingewiesen.

Entspannungstherapie

Entspannungsverfahren erleichtern den Umgang mit dem unvermeidlichen Stress und können so zum körperlichen Wohlbefinden wesentlich beitragen. Zu den wichtigsten Verfahren siehe Seiten 64 bis 68.

Weitere Naturheilverfahren

Chirotherapie

Mit Hilfe der Chirotherapie bzw. manuellen Therapie werden funktionelle Bewegungsstörungen in Gelenken erkannt und behandelt. Dies geschieht ausschließlich mit der Hand (griech. chiro, lat. manus). Das wichtigste Anwendungsgebiet ist die schmerzhaft eingeschränkte Beweglichkeit eines Gelenks, die durch schlechte Muskelführung, Fehlbelastung und Überlastung (Übergewicht, Beinlängenunterschied, Fehlhaltung) oder nach langer Ruhigstellung auftritt.

Ein Fall für den Chirotherapeuten sind akut – oft über Nacht – aufgetretene Schmerzen im Bereich der Hals-, Brust- oder Lendenwirbelsäule, die bei dem Versuch, eine bestimmte Bewegung auszuführen, stärker werden. Diese Bewegung ist dann nur noch eingeschränkt möglich. Eventuell hat der Betroffene zusätzlich Schwindelgefühle, Kopfschmerzen und Ohrensausen.

Die Chirotherapie wird heute auch von zahlreichen Schulmedizinern erfolgreich angewendet.

Diagnostik des Chirotherapeuten Durch eine gezielte körperliche Untersuchung kann der Chiro- oder Manualtherapeut herausfinden, ob ein und wenn ja welches Gelenk an der Wirbelsäule zu wenig beweglich ist. Er spricht dann von einer Blockierung. Anschließend forscht er nach der Ursache dieser Blockierung, indem er die umgebenden Gelenke, Bandscheiben, Muskeln und Bänder und natürlich auch die Haltung und allgemeine Beweglichkeit des ganzen Menschen untersucht.

Einrenken und Stabilisierung Erst nach dieser fachgerechten Diagnose stellt der Chirotherapeut einen Therapieplan auf. Darin spielt das „Einrenken“ (Manipulation) zwar eine bedeutende Rolle, es ist jedoch keineswegs die einzige manualtherapeutische Maßnahme.

Bei der Manipulation bewegt der Therapeut das blockierte Gelenk bis zu dessen momentaner Grenze, dann schnell und impulsartig über diese Grenze hinaus und wieder zurück. Häufig kann man ein Knacken hören, was aber für das Gelingen der Maßnahme nicht erforderlich ist. Der Erfolg zeigt sich sofort in einer spürbaren Zunahme der Beweglichkeit und im Abklingen der Schmerzen.

Eine Blockierung wird häufig durch eine schlechte muskuläre Führung des Gelenks, also sowohl durch zu schwache Muskeln als auch durch zu kurze, verspannte Muskeln verursacht. Deshalb muss nach dem Einrenken immer eine stabilisierende Krankengymnastik folgen, die schlaffe Muskeln stärkt, verkürzte dehnt und verspannte lockert. Dabei können auch Fehlbelastungen erkannt und zukünftig vermieden werden.
Ohne diese stabilisierenden Maßnahmen neigen Blockierungen dazu, immer wieder aufzutreten, sodass nicht wenige Patienten bei ihrem Chirotherapeuten zum Dauergast werden. Das Einrenken darf in Deutschland nur von Ärzten ausgeführt werden.
Bei Patienten mit Osteoporose, knochenzerstörenden Tumoren, akuten Entzündungen im Gelenk, nach frischen Verletzungen und auch bei der Anwendung blutverdünnender Medikamente muss das Einrenken unterbleiben.

Mobilisation eines Gelenkes Bei der Mobilisation wird ein Gelenk, soweit es (einigermaßen) schmerzfrei möglich ist, passiv bewegt und in dieser Endstellung gehalten. Um den dabei auftretenden Schmerzen vorzubeugen bzw. um sie zu lindern, werden die umgebenden Weichteile mit Massagen, Wärme- oder Eisbehandlung auf die Bewegung vorbereitet. Erfolgreich ist diese Methode nur, wenn die Bewegung häufig wiederholt wird. Durch aktive Mitarbeit kann der Patient die Beweglichkeit eines Gelenks erheblich steigern.
Die Mobilisation ist schonender als das Einrenken, erfordert jedoch mehr Geduld. Sie wird in der Regel im Rahmen einer umfassenden Therapie mit Haltungs- und Bewegungsschulung sowie Muskeldehnung und -kräftigung durchgeführt. Ebenso wichtig wie die Behandlung ist es, dass der Patient die dabei gewonnene Beweglichkeit durch ein regelmäßiges Übungsprogramm selbst aufrechterhält.

Traditionelle chinesische Medizin

Grundlage der traditionellen chinesischen Medizin ist die Lehre von Yin und Yang. Sie symbolisieren die beiden Urkräfte allen Seins. Yang repräsentiert das männliche Prinzip und steht für hell, stark, fest, oben (Himmel), Bewegung, schöpferisch, klar, rational. Yin ist das weibliche Prinzip und entspricht den Qualitäten dunkel, schwach, ruhig-kontemplativ, nachgiebig, unten (Erde), Ruhe, kompliziert-intuitiv. Im gesunden menschlichen Körper müssen Yin- und Yangenergien in ausgewogenem Verhältnis vorhanden sein. Ist ihr Gleichgewicht gestört, sind Krankheiten die Folge.
Die beiden wichtigsten Heilverfahren der traditionellen chinesischen Medizin sind die Phytotherapie, also die Gabe von Kräutertees und -essenzen, und die Akupunktur, die im Folgenden genauer erläutert wird.

Akupunktur Diese in der traditionellen chinesischen Medizin seit Jahrtausenden angewandte Methode findet bei uns seit einigen Jahren zunehmende Anerkennung, denn sie überzeugt durch zahlreiche Behandlungserfolge. Sie beruht auf der Annahme, dass bestimmte Punkte am Körper über die so genannten Meridiane (hypothetisch gedachte Verbindungslinien und Energiebahnen) mit den Organen in Verbindung stehen. Durch die Beeinflussung der Akupunkturpunkte lässt sich eine Harmonisierung des krankmachenden Yin-Yang-Ungleichgewichtes erreichen.
In begründeten Fällen übernehmen die Krankenkassen die Behandlungskosten.

Anwendungsgebiete Besonders geeignet ist die Akupunktur zur Linderung von Schmerzen sowie zur Behandlung von gestörten Organfunktionen, wie Verstopfung, Magenkrämpfen, Schlafstörungen, Kopfschmerzen oder Schwindel. Auch bei der Raucherentwöhnung und zur Behandlung von Allergien kann sie sehr hilfreich sein.
Wie bei jeder anderen Therapie muss vor Anwendung der Akupunktur eine genaue ursächliche Abklärung der Beschwerden erfolgen.
Durch Verletzungen oder Krebs zerstörtes Gewebe lässt sich durch Akupunktur nicht heilen. Jedoch können Begleitsymptome, wie Schmerzen oder Übelkeit, mit ihrer Hilfe gemildert werden.

Durchführung Bei der Akupunkturbehandlung werden mit drehender Bewegung sterile, dünne Nadeln wenige Millimeter bis maximal 2 cm tief in bestimmte Punkte der Haut gestochen und dort 10 bis 20 Minuten belassen. Während dieser Zeit sollte der Patient möglichst entspannt und warm liegen. Bei der so genannten Moxibustion werden auf den Akupunkturpunkten spezielle Kräuter verbrannt, wodurch dem Körper Energie zugeführt werden soll. Manchmal lässt man nach Entfernen der Nadel den Stichkanal etwas bluten. Dadurch soll überschüssige Energie abgeführt werden, etwa bei akut entzündlichen Erkrankungen.

Anwendungsbeschränkungen Nicht anwenden sollte man die Akupunktur, wenn die Haut im Behandlungsgebiet entzündet ist.
Vorsicht ist während einer Schwangerschaft geboten, da die Akupunktur zur Anregung von Wehen und schlimmstenfalls zur Frühgeburt führen kann.

Akupressur Bei der Akupressur werden die jeweiligen Behandlungspunkte gezielt massiert. Diese Methode eignet sich nach einer entsprechenden Einführung auch zur Selbstbehandlung. Sie ist jedoch nicht so erfolgreich wie die intensivere Behandlung mit Akupunktur-Nadeln.

Alternative Heilverfahren

In diesem Kapitel werden medizinische bis hin zu eher weltanschaulich geprägten Heilverfahren vorgestellt, für die (bisher) kein wissenschaftlicher Wirkungsnachweis vorliegt. Die Methoden sind so unterschiedlich, dass jede für sich betrachtet werden muss. Einige davon verstehen und eignen sich als Ergänzung (nicht als Alternative!) zur wissenschaftlichen Medizin, andere beanspruchen für sich, das bessere oder sogar einzig richtige Heilverfahren zu sein. Der Begriff „alternative Behandlungsverfahren“ oder „Alternativmedizin“ wird hier nur als gebräuchliches „Etikett“ verwendet. Die Gesamtzahl der in der Folge beschriebenen Verfahren passt eigentlich unter keinen Oberbegriff. Auch der Begriff der komplementären (ergänzenden) Therapie würde nur einen Teil davon umfassen.
Die meisten dieser Therapieverfahren polarisieren stark: Sie werden von vielen Menschen belächelt oder vehement abgelehnt, von anderen dafür umso engagierter vertreten – das gilt für Therapeuten genauso wie für Patienten. Allerdings wird auch die wissenschaftlich begründete Schulmedizin heute nicht mehr einhellig als die wichtigste und beste Heilmethode anerkannt.
Manche Zweifel, die der Schulmedizin – auch von Ärzten – entgegengebracht werden, erscheinen durchaus berechtigt und sollten

zum Überdenken einiger ihrer Behandlungsmethoden führen. Dies gilt z. B. für die Krebsbehandlung, die vielen Menschen für eine geringfügig verlängerte Lebensdauer einen hohen Preis an verlorener Lebensqualität und Selbstbestimmtheit abverlangt. Hinzu kommt: Die von der Schulmedizin angewandten Krebstherapien sind zwar wissenschaftlich belegt, bleiben aber dennoch oft erfolglos. Es ist daher schon verständlich, dass vielen Patienten das Kriterium der Wissenschaftlichkeit nicht besonders viel bedeutet.

Ein Verfahren, das in einer schwierigen oder ausweglosen Situation eine Hoffnung weckt und dazu noch eine „sanftere" Behandlung verspricht, erhält in der Regel bereitwillig eine Chance. In einer ansonsten hoffnungslosen Lage kann ein unwirksames, dafür aber nebenwirkungsfreies „alternatives" Krebsmedikament für den Betroffenen durchaus einen persönlichen Wert haben.

In anderen Fällen ist sicher eine Warnung angebracht: Alternative Behandlungsmethoden können gefährlich werden, wenn sie eine wirksame Behandlung verhindern oder mit ihren Nebenwirkungen die Gesundheit des Anwenders weiter schädigen

Tipps zum Umgang mit alternativen Behandlungsverfahren

Wenn Sie sich für ein alternatives Behandlungsverfahren interessieren, können die folgenden Ratschläge hilfreich sein:

- Beleuchten Sie den Hintergrund der gewählten Methode genau. Verfahren mit einer jahrhundertelangen Tradition mussten in dieser langen Zeit immer wieder ihre Wirksamkeit unter Beweis stellen. Sie haben Generationen überdauert, Erfahrungen gesammelt und sich neuen Erfordernissen angepasst. Dies spricht grundsätzlich für solche Verfahren. Methoden hingegen, die auf der außergewöhnlichen Idee einer Einzelperson beruhen, oder die eine wissenschaftliche Überprüfung nicht einmal gestatten, sollten Sie sehr skeptisch bewerten.
- Schauen Sie sich auch den geistigen Hintergrund einer Methode genau und kritisch an. Manche Heilmethoden fordern vom Anwender ein nahezu religiöses Glaubensbekenntnis, andere verlangen ihm lebensfeindliche Verhaltensweisen ab, wie z. B. einseitige und ungesunde Kostformen. Wenn Sie bemerken, dass Sie die Weltanschauung, die hinter einer Methode steht, nicht ernst nehmen können, sollten Sie auch die Finger davon lassen.
- Achten Sie besonders darauf, ob das alternative Verfahren und seine Vertreter lediglich eine „neue", andersartige Behandlung propagieren oder ob sie sich auch um die Gesunderhaltung, die Förderung des Wohlbefindens, die Vorbeugung von Krankheiten und um seelische Komponenten von Erkrankungen bemühen.

Vor einem Behandlungsversuch mit alternativen Verfahren sollten Sie zumindest die Ursache Ihrer Beschwerden durch eine ärztliche Untersuchung genau abklären lassen und dadurch eine bedrohliche Krankheit ausschließen.

- Vertrauen Sie sich nur einem verantwortungsbewussten, erfahrenen und nicht zu einseitig ausgerichteten Therapeuten an. Ein gutes Zeichen ist, wenn er Ihnen zunächst zuhört und die Ergebnisse früherer Untersuchungen zur Kenntnis nimmt. Seien Sie vorsichtig, wenn ein Therapeut Ihnen ohne Untersuchungen eine Diagnose stellt, und noch vorsichtiger, wenn dies eine schwer wiegende Diagnose ist, aus der er sofort einen langfristigen Therapieplan ableitet. Wer Ihnen explizit verbietet, andere Meinungen einzuholen oder Ihnen eine alsbaldige, totale Heilung verspricht, dem sollten Sie keine weitere Chance geben, Sie zu behandeln. Achten Sie auch darauf, dass der Behandlungserfolg nach einer gewissen Zeit kritisch überprüft wird.

Homöopathie

Als Begründer der Homöopathie gilt Dr. Samuel Hahnemann, der vor über 200 Jahren durch Zufall und eifriges Beobachten wichtige Gesetzmäßigkeiten entdeckte. Als Arzt war er unzufrieden mit den damals üblichen Behandlungsmethoden, mit denen die Patienten oft nur gequält und nicht selten statt geheilt nur kränker gemacht wurden.

Eine erste Vorstellung von dem, was er später als „Ähnlichkeitsprinzip“ (siehe rechte Textspalte) formulierte und was eine Kernaussage der homöopathischen Behandlungslehre wurde, erlangte Hahnemann durch Zufall bei der Übersetzung eines englischen Lehrbuches für Medizin. In diesem Buch fand er die Mitteilung, dass ein Pulver aus der Chinarinde (Wirkstoff: Chinin) in der Lage sei, die gefürchtete Malaria zu heilen. Hahnemann testete die Chinarinde an sich selbst und entdeckte dabei, dass die von der Chinarinde ausgelösten Krankheitssymptome dieselben waren wie bei Malaria.

Ob er schon in diesem Moment die Worte „Similia similibus curantur“ (das ähnliche wird mit ähnlichem behandelt) sprach, die später zum Slogan seiner Bewegung wurden, ist nicht dokumentiert.

Von nun an jedenfalls forschte er zunächst an sich selbst und seiner Familie, später unter Mithilfe vieler ihm treu ergebener Studenten, und bezeichnete sein Werk mit dem Begriff Homöopathie (von griechisch homoion = ähnlich).

Ähnlichkeitsprinzip

Die neue Maxime „Similia similibus curantur“ erwies sich tatsächlich als tragfähig. Hahnemann suchte und fand in vielen Fällen ein Mittel, das bei gesunden Versuchspersonen die gleichen Krankheitszeichen erzeugen konnte, wie seine Patienten sie aufwiesen. Er stellte bei seinen Studien auch fest, dass er mit relativ geringen Mengen der so definierten Arzneimittel mehr ausrichten konnte als mit größeren. Ein schwacher Reiz löste also eine starke Reaktion aus, regte die Körperfunktionen an und bewog den Körper, seine Selbstheilungskräfte zu sammeln. Samuel Hahnemann fand seine Arzneistoffe im Pflanzen- und im Tierreich sowie bei den Mineralien.

Homöopathische Mittel sind wirksam, das bezweifelt heute kaum noch jemand, aber wie sie dies bei den vielfach angewandten extrem hohen Verdünnungen (siehe nächste Seite) bewerkstelligen, können auch ihre Anwender nicht hieb- und stichfest erklären. Tatsache ist: Die Wirkebene der Homöopathika lässt sich wissenschaftlich nicht bis ins Detail nachvollziehen. Daher wird die Methode von vielen naturwissenschaftlich ausgebildeten Menschen nicht anerkannt.

Unterdessen ist die Wirksamkeit tausendfach dokumentiert und beruht nicht auf Einbildung oder dem alleinigen Wunsch, eine Wirkung zu spüren oder gesund zu werden. Homöopathische Mittel sind auch bei Kindern und bei Tieren wirksam. Dies ist zumindest ein starker Hinweis dafür, dass Wunschdenken und Einbildung keine große Rolle spielen.

Verdünnung oder Potenzierung

Das landläufige „biologische Grundgesetz“, dass schwache Reize schwache und starke Reize starke Reaktionen auslösen, wird von der Homöopathie auf den Kopf gestellt. Im Normalverständnis bedeutet Verdünnung einer Substanz eine Abschwächung ihrer Wirkung. Das Salz schmeckt fade, der Wein ist „verwässert“. Genau das Gegenteil aber bewirkt die Homöopathie: Hier haben interessanterweise geringere Verdünnungen bzw. niedrigere Potenzen in der Regel eine schwächere Wirkung als Hochpotenzen bzw. starke Verdünnungen.

Die Ausgangsstoffe werden bei der homöopathischen Arzneimittelherstellung aber nicht nur einfach mit Flüssigkeit oder Milchzucker verdünnt, sondern nach genauen Regeln geschüttelt oder verrieben. Dadurch wird die Substanz nicht einfach nur verdünnt, sondern dabei gleichzeitig auch irgendwie „verändert“.

Es kann also schlichtweg nicht die Substanz in ihrer Urform sein, die in einem hochpotenzierten Homöopathikum wirkt. Es muss demnach etwas anderes sein, vielleicht die „Information“ oder „Spur“ der Substanz. Was es ist, weiß niemand genau. Aber müssen wir nicht heute nach der Entdeckung der Elektrizität, der Radiowellen, des Mobilfunks usw. sehr vorsichtig sein mit der Behauptung „das gibt's doch gar nicht“?

Außerdem gibt es in der Homöopathie auch unverdünnte Arzneien, so genannte Urtinkturen, die ebenfalls nach dem Ähnlichkeitsgesetz angewendet werden.

Die klassische Homöopathie ist eine Therapie mit Einzelmitteln. Wenn das Mittel genau passt, ist die Wirkung verblüffend und tritt sehr schnell ein. Es ist aber oft nicht leicht, das richtige Mittel zu finden – etwas Geduld müssen die Anwender eventuell mitbringen.

Sehr wichtig in der Homöopathie ist die ausführliche Anamnese, die alle Bereiche des Alltags umfasst. Der Patient hört ungewohnte Fragen, die ihm vielleicht sonst noch niemand gestellt hat. Zu dieser Anfangsbefragung gehört auch die körperliche Untersuchung. Solch eine Konsultation nimmt mindestens eine Stunde in Anspruch. Viele Patienten schätzen dies – neben dem Heilerfolg – am meisten an ihren homöopathischen Therapeuten: Endlich jemand, der sich Zeit nimmt!

Therapie mit Komplexmitteln

Die Therapie mit so genannten Komplexmitteln ist zwar nicht gerade eine „Instant-Homöopathie“, aber schneller und einfacher als die Therapie mit Einzelmitteln. Meistens ist sie aber auch nicht so wirksam.

Ein Komplexmittel enthält verschiedene Mittel, oft auch in verschiedenen Potenzen, die alle auf ein zu behandelndes Symptom passen. Wenn jemand beispielsweise sofort ein Mittel gegen Halsschmerzen braucht, und der Homöopath diesen neuen Patienten noch nicht gut kennt, wird er ihm zunächst ein Komplexmittel verordnen.

Viele Ärzte neigen dazu, am Anfang einer homöopathischen Behandlung Komplexmittel zu geben. Viele Patienten leiden nämlich unter Erkrankungen, die durch eine Summe von sowohl akuten als auch chronischen Störungen hervorgerufen werden. Der Therapeut steht zu Beginn einer Behandlung oft vor der Aufgabe, gleichzeitig nach Ursachen zu forschen und eine schnelle Besserung der akuten Beschwerden zu erzielen.

Therapie mit Konstitutionsmitteln

Im Gegensatz zu den Komplexmitteln werden Konstitutionsmittel oft in einer fortgeschrittenen Phase der Behandlung ange-

wendet. Die Konstitution eines Menschen ist die Summe aller angeborenen und erworbenen Faktoren, die einen Körperzustand hervorrufen und das Befinden ausmachen. Die Konstitution beschreibt auch die Art und Weise, wie ein Mensch auf Umwelteinflüsse reagiert.
Daraus folgt: Bevor der Therapeut ein Konstitutionsmittel richtig bestimmt, muss er seinen Patienten in- und auswendig kennen. Das Konstitutionsmittel entspricht einem bestimmten Menschentyp. Es kann bei derselben Person in verschiedenen Lebensphasen wechseln. Und es können auch Mischbilder aus verschiedenen Arzneimitteln auftreten.
Das Konstitutionsmittel bewirkt eine Harmonisierung der ganzen Person. Wer sein „richtiges“ Konstitutionsmittel erhält, findet nicht nur Hilfe gegen einzelne, sondern gegen die Mehrzahl seiner aktuellen Beschwerden. Das Konstitutionsmittel wird auch nach Krankheiten zur besseren Erholung verordnet und wirkt nicht nur körperlich, sondern auch psychisch ausgleichend. Es kann die Anfälligkeit für bestimmte Krankheiten, wie etwa die erhöhte Infektanfälligkeit von Kindern, bessern oder beheben.

Anthroposophische Medizin

Die anthroposophische Medizin beruht auf der anthroposophischen Geisteslehre, die Rudolf Steiner zu Beginn dieses Jahrhunderts entwickelte. An der medizinisch-therapeutischen Ausgestaltung des anthroposophischen Welt- und Menschenbildes war die holländische Ärztin Ita Wegmann maßgeblich beteiligt.
Unter dem Einfluss der Philosophie, der Naturwissenschaft (vor allem Goethes) und östlicher Religionen betrachtet die Anthroposophie („Wissen über den Menschen“) den Menschen als ein Wesen mit vier Wesensgliedern:

- einem physischen (sichtbaren) Körper
- einem Ätherleib (Lebenskräfte)
- einem Astralleib (Seele) und
- einem „Ich“ als geistigem Prinzip oder Willen.

Der Körper des Menschen gliedert sich in drei Hauptbereiche oder Systeme, die sich nach der anthroposophischen Vorstellung ständig durchdringen:

Die 3 Hauptbereiche des Körpers

oberer Mensch:	
Kopf, Gehirn, Sinnesorgane	wahrnehmen, denken, vorstellen
mittlerer Mensch:	
Herz, Lunge	fühlen (rhythmischer Ausgleich von oben und unten)
unterer Mensch:	
Darm, Niere, Harnwege, Geschlechtsorgane, Muskulatur	wollen

Wenn das Gleichgewicht in diesem dreigliedrigen Organismus verloren geht und durch den rhythmischen Ausgleich (die „Urheilkraft“) im mittleren Menschen nicht wiederhergestellt werden kann, entsteht eine Krankheit. Sie betrifft demnach den ganzen Organismus.

Behandlungsmethoden

Eine Behandlung im anthroposophischen Sinn versucht, das Ungleichgewicht im Organismus zu beheben. Wie bei der Homöopathie, mit der die anthroposophische Medizin einige Gemeinsamkeiten hat, beginnt die Behandlung mit einem langen, intensiven Gespräch zwischen Arzt und Patient. Der Arzt lernt dabei die Persönlichkeit bzw. Konstitution (Körperbau, Temperament, soziale Situation, kulturelles Umfeld, Vorlieben und Abneigungen) seines Patienten kennen. Als Therapiemethoden stehen die anthroposophische Psychotherapie (Gesprächstherapie, Biografiearbeit), die künstlerische Therapie (plastisches Gestalten, Malen, Musik), die von Steiner entwickelte Heil-Eurythmie (rhythmische Bewegung), spezielle Massagen, besondere Diätformen und anthroposophische Arzneimittel zur Verfügung.

Die Arzneimittel sind mineralischer, pflanzlicher und tierischer Herkunft und werden ähnlich wie bei der Homöopathie zubereitet. Sie sollen die Organe „urbildhaft" ansprechen, und indem sie einzelne Wesensglieder stärken und andere schwächen, zum Ausgleich im Körper führen. Die Wirkweise wird in Form von symbolischen Analogien formuliert. So wird Mistel als Krebsmittel verwendet, weil sie sich den Wachstumsgesetzen der anderen Pflanzen zuwider verhält, die Erde nicht berührt und nicht in Richtung Sonne wächst.

Die anthroposophische Medizin versteht sich nicht als Gegensatz zur Schulmedizin, sondern als deren Erweiterung. Sie wird bei vielen verschiedenen Erkrankungen angewendet (bei Rheuma, Allergien, psychischen Erkrankungen, Krebs).

Ohne einen geistigen Zugang zum anthroposophischen Welt- und Menschenbild bleibt die Anwendung sicherlich problematisch. Berücksichtigen Sie in jedem Fall, dass auch anthroposophische Medikamente Nebenwirkungen haben können.

Aromatherapie

Ob Sie mit Hilfe der Aromatherapie das erreichen, was Sie sich erhoffen, hängt weniger von den angewandten Duftstoffen und den ausgewählten ätherischen Ölen als vielmehr von Ihrer ganz persönlichen realistischen Erwartungshaltung ab. Tatsache ist, daß ätherische Öle Wirkungen und Nebenwirkungen haben können.

Düfte verbessern das Wohlbefinden

Den Begriff Aromatherapie hat René Gattfossé, ein französischer Parfümhersteller, 1928 geprägt. Er hatte bei seinen Versuchen z. B. festgestellt, dass Lavendelöl den Heilungsprozess einer schweren Brandwunde beschleunigte und die Narbenbildung deutlich abschwächte.

Heute wird der Duft ätherischer Öle bei allen möglichen Gesundheitsstörungen – zum Teil mit gutem Erfolg – angewandt. Im Großen und Ganzen geht es dabei um die Verbesserung des Wohlbefindens, eine gezielte Wirkung gegen schwere Erkrankungen ist nach dem heutigen Erkenntnisstand nicht zu erwarten.

Ätherische Öle – Anwendungsformen

Die ätherischen Öle werden bei der Aromatherapie durch Einatmen oder Inhalieren bzw. über die Haut durch Einmassieren, durch Umschläge oder beim Baden angewendet. Nie sollte man ätherische Öle einnehmen. Bei Kindern dürfen ätherische Öle äußerlich nur sehr vorsichtig verwendet werden.

Neben dem Teebaumöl, das eine abwehrstärkende und antiseptische Wirkung hat und bei Wunden und Infekten eingesetzt wird, sind u.a. die folgenden ätherischen Öle beliebt und bewährt:

Bergamotteöl, Eukalyptusöl, Geranienöl, Jasminöl, Kamillenöl, Kiefernadelöl, Lavendelöl, Neroliöl, Orangenöl, Pfefferminzöl, Rosenöl, Rosmarinöl, Sandelholzöl, Thymianöl und Zitronenöl.

Ätherische Öle können bei psychischen Belastungen beruhigend, entspannend, schlaffördernd, anregend, belebend oder harmonisierend wirken. Die Bandbreite der körperlichen Erkrankungen, bei denen die Aromastoffe eine günstige Wirkung entfalten können, reicht von Hautproblemen wie Akne, Ekzemen oder Hautpilzen über Husten, Bronchitis und Entzündungen der Nasennebenhöhlen bis zu Muskelverspannungen und Rheuma.

Die dabei verwendeten Öle haben eine schleimlösende, hustenstillende, entzündungshemmende, desinfizierende und entkrampfende Wirkung.

Bei äußerlicher Anwendung, auch in verdünnter Form, können ätherische Öle zu Hautreizungen, zu allergischen Reaktionen (Hautallergie, Asthma) und zu erhöhter Lichtempfindlichkeit der Haut führen. Bevor Sie wegen der oben genannten möglichen Reaktionen eine Aromatherapie selbst durchführen, ist das Gespräch mit einem Experten sehr empfehlenswert.

Ausleitende Verfahren

Die große Vielfalt der ausleitenden Verfahren gestattet hier nur eine Aufzählung und kurze Würdigung der wichtigsten. Grundlage der ausleitenden Therapie ist die uralte Säftelehre (Humoralpathologie), nach der Erkrankungen auf einer falschen Zusammensetzung der Körpersäfte beruhen. Man versucht dabei zu heilen, indem man die „üblen Säfte“ – zum Teil durch Reizmaßnahmen an der Haut – verstärkt ausleitet.

Ausleitende Verfahren:

• Aderlass	• Einläufe
• Blutegelbehandlung	• blutiges Schröpfen
• Baunscheidtieren	• Entwässerung
• Cantharidenpflaster	• Schwitzen

Aderlass

Der Aderlass gehörte bis ins 19. Jahrhundert zur ärztlichen Standardbehandlung bei den verschiedensten Erkrankungen. Bei erhöhter Blutkonzentration empfiehlt die Schulmedizin auch heute noch Aderlässe. Bei vielen anderen Gesundheitsstörungen ist ihr Sinn jedoch fragwürdig. Bei Blutgerinnungsstörungen, niedrigem Blutdruck oder Blutarmut wäre ein Aderlass sogar lebensgefährlich und muss unbedingt unterbleiben.

Blutegel

Die Behandlung mit Blutegeln, die an die Haut angesetzt werden und dort etwas Blut absaugen, soll entzündungs- und gerinnungshemmend sowie im Sinne einer Reflextherapie auf bestimmte Organe und Körperregionen wirken. Der Speichel der Blutegel enthält den Wirkstoff Hirudin, der auch synthetisch hergestellt und äußerlich gegen Blutergüsse sowie zu Thrombosevorbeugung bei Krampfadern eingesetzt wird.

Baunscheidtieren

Das Baunscheidtieren (nach dem Feinmechaniker Carl Baunscheidt) ist eine Reiztherapie, die heute vorwiegend zur Schmerzlinderung bei rheumatischen Gelenk- und Muskelschmerzen eingesetzt wird. Dabei wird die Haut mit einer nadelgespickten Rolle perforiert und dann mit einem hautreizenden ätherischen Öl (das früher verwendete Krotonöl findet heute keine Anwendung mehr) eingerieben. Dadurch entsteht ein künstlicher juckender Quaddelausschlag (wie von Brennnesseln). Die Hautdurchblutung wird stark angeregt, Muskelspannungen werden gelöst und immunologische und gewebshormonelle Prozesse in der Haut angeregt. Über Reflexbögen zwischen Haut- und Spinalnerven kann die Funktion der inneren Organe beeinflusst werden.

Cantharidenpflaster

Das mit Extrakten der Spanischen Fliege angereicherte Cantharidenpflaster löst auf der Haut eine Verbrennung mit Brandblasen aus. Die Flüssigkeit in den Blasen wird punktiert und die Wunde verbunden. Diese Kombination aus ausleitender und Reflextherapie soll das Immunsystem anregen, Schmerzen lindern, Giftstoffe aus dem Körper entfernen und die Durchblutung fördern.

In jedem Fall darf das Pflaster nicht bei Hautausschlägen, Entzündungen und offenen Wunden sowie auf Schleimhäuten verwendet werden.

Einläufe

Wie der Aderlass gehörten auch Einläufe in früherer Zeit zur ärztlichen Standardtherapie. Sie werden von der Schulmedizin heute gelegentlich bei hartnäckiger Verstopfung und Darmträgheit verordnet. Die Darmspülung (Kolon-Hydrotherapie) wird alternativmedizinisch zum Zwecke der Umstimmung des Immunsystems und zur Entgiftung eingesetzt. Auch bei sachgemäßer Anwendung sind schwere Nebenwirkungen wie Verletzungen der Darmwand, Herz-Kreislauf-Störungen und sogar Todesfälle nicht ganz auszuschließen.

Blutiges Schröpfen

Beim blutigen Schröpfen wird die Haut angeritzt und durch die Haut Blut in Schröpfköpfe abgesaugt, die unter Unterdruck stehen. Im Prinzip handelt es sich dabei um einen Aderlass, der örtlich gezielt eingesetzt wird und damit auch als Reflextherapie wirken soll. Heute wird meist unblutig (trocken) geschröpft. Dabei wird lediglich lokal eine starke Hautrötung und -reizung verursacht. Das uralte Verfahren soll chronische Schmerzen und viele andere Beschwerden lindern oder gar kurieren.

Bei unsachgemäßer Anwendung können beim blutigen Schröpfen Entzündungen und Blutarmut entstehen.

Entwässerung

Die Entwässerung (Diurese, Aquarese) mit Hilfe von chemisch-synthetischen (Diuretika) oder pflanzlichen (Aquaretika) Medikamenten ist auch ein fester Bestandteil der Schulmedizin und wird z. B. bei Herzschwäche zur Entlastung des Herzens und Abschwellung der Gewebe eingesetzt. Die harntreibende Wirkung von Nieren- und Blasentees unterstützt die Behandlung von Harnwegsinfekten.

Schwitzen

Schwitzen ist wahrscheinlich das verbreitetste ausleitende Therapieverfahren. Beispiele sind das Schwitzen bei sportlicher Betätigung, in Dampfbad und Sauna sowie bei Fieber. Da beim Schwitzen Giftstoffe ausgeschieden werden und die Durchblutung erhöht ist, was die Immunabwehr anregt, sollte ein beginnendes Fieber nicht (zu schnell) mit Medikamenten unterdrückt werden.

Neuraltherapie

Nach Auffassung der Brüder Huneke werden viele Schmerzen und Beschwerden durch ein Störfeld im Körper hervorgerufen. Diese Theorie stützt sich auf ihre persönliche Beobachtung, dass die Schulterbeschwerden einer Patientin, die sich zunächst durch nichts beeinflussen ließen, schlagartig vergingen, als sie eine ebenfalls schmerzhafte Narbe am Bein der Patientin mit örtlichen Einspritzungen von Betäubungsmitteln (Lokalanästhetika) behandelten.
Die Therapie solcher Störzonen durch Einspritzung eines lokal wirksamen Schmerz- oder Betäubungsmittels wurde Neuraltherapie genannt. Vor allem durch Injektionen in oder unter die Haut versucht man, gestörte Körperfunktionen zu regulieren und Schmerzen zu lindern.

Vor allem gegen Schmerzen wirksam

Die Anwendungsgebiete des Verfahrens sind vor allem akute Schmerzen und Entzündungen, aber auch chronische Erkrankungen. Erfahrene Therapeuten erzielen mit dieser Form der Schmerztherapie oft recht gute Erfolge. Insbesondere bei Rückenschmerzen als Folge von Muskelverspannungen ist die Neuraltherapie sehr wirksam. Dies erklärt man sich folgendermaßen: Wird durch die Injektion eines Betäubungsmittels (meist Procain) in die Haut und in den Muskel der Schmerz gestillt, lässt auch die Muskelverspannung nach, womit die Hauptursache für den Schmerz entfällt.
Die Neuraltherapie wird heute von vielen Schulmedizinern (Orthopäden) akzeptiert und praktiziert.

Symbioselenkung (Mikrobiologische Therapie)

Die natürliche Besiedelung des Darms mit verschiedenen Mikroorganismen (Darmflora) kann durch Krankheiten, Medikamente, ungesunde Ernährung und Stress empfindlich gestört werden. Besonders Antibiotika nehmen keine Rücksicht darauf, welche Bakterien dem Körper nützen und welche ihm schaden. In den meisten Fällen normalisiert sich die Darmflora aber schon wenige Tage nach Absetzen der bakterientötenden Mittel wieder.

Krankmachende Darmpilze?

Die Symbioselenkung versucht, das Zusammenleben (Symbiose) bzw. die Zusammensetzung der Darmflora durch äußere Maßnahmen zu steuern. Von den Befürwortern dieses Verfahrens wird die Fehlbesiedelung des Darmes als Ursache zahlreicher Gesundheitsstörungen angesehen. Insbesondere ein geschwächtes Immunsystem und die daraus folgende Infektneigung soll auf einer gestörten Darmflora beruhen. Als „Hauptübeltäter“ wird dabei der Hefepilz Candida albicans vermutet. Dessen ungezügelte Vermehrung zu Lasten anderer Mitglieder der Darmflora soll nicht nur eine Immunschwäche, sondern auch Müdigkeit und Antriebsstörungen hervorrufen.
Die Symbioselenkung sorgt nun dafür, dass den Candida-Pilzen durch eine streng zuckerfreie Diät die Lebensgrundlage entzogen wird. Durch die Einnahme von Bakterienpräparaten werden dann wieder mehr Keime der natürlichen Darmflora im Darm angesiedelt.
Problematisch ist nur, dass Candida-Pilze im Grunde auch zu den natürlichen Mitbewohnern im menschlichen Darm gehören und

dass man das Ausmaß einer Pilzbesiedelung des Darmes heute noch gar nicht sicher beurteilen kann.
Was allerdings durchaus zu denken gibt: Der Darm ist vermutlich das größte Immunorgan des Menschen. Die Immunvorgänge zwischen dem Organismus und der Darmflora dürften die Immunleistung daher ganz erheblich beeinflussen.

Ayurveda

Wörtlich übersetzt bedeutet Ayurveda „Wissen vom gesunden Leben". Tatsächlich umfasst diese aus Indien stammende Heilkunde, die zu den ältesten der Welt zählt, weit mehr als die Behandlung von Krankheiten. Sie stellt ein spirituelles System dar, das vor allem der Erhaltung und Förderung von Gesundheit dienen soll. Denn körperliches und geistiges Wohl ist nach der ayurvedischen Lehre kein Zufall, sondern das Ergebnis des richtigen Verhaltens gegenüber dem eigenen Körper und der Umwelt, in der man lebt.
Lebensziel des Menschen ist es, in Harmonie mit der Umwelt, aber auch mit dem eigenen Körper, dem Geist und der Seele zu leben, und sich um Sinnfindung im irdischen Dasein zu bemühen. Jedem Menschen wird angeraten, sein Dasein im Einklang mit den Jahreszeiten und dem ihm innewohnenden Lebensplan zu gestalten. Seine persönliche Konstitution hilft ihm dabei, die richtigen Dinge zu tun und die richtige Ernährung zu wählen.

Konstitutions- und Energietypen

Die Konstitutionstypen heißen in der Ayurveda Doshas und setzen sich zusammen aus je zwei der fünf Lebensbausteine oder Energieformen Luft, Äther, Feuer, Erde und Wasser. Je nachdem, welche zwei dieser Energieformen zum Zeitpunkt der Geburt vorherrschten, unterscheidet die Ayurveda drei Energietypen:

- Vata – Prinzip der Bewegung, gebildet aus Luft und Äther,
- Pitta – Prinzip der Umwandlung, gebildet aus Feuer und Wasser sowie
- Kapha – Prinzip der Formgebung, gebildet aus Erde und Wasser.

Das Wissen um seinen eigenen vorherrschenden Energietyp soll dem Menschen dabei helfen, einen den eigenen Stärken und Schwächen angemessenen Lebensweg zu finden.

Ayurveda-Medizin

Krankheit wird in der ayurvedischen Lehre als ein Zeichen für Unwissen und mangelnde Achtung vor der Natur gesehen. Sie darf aber nicht als Strafe für einen Fehler missverstanden werden, sondern dient als wertvoller Hinweis, um schließlich doch auf den richtigen Weg zu gelangen.
Der ayurvedische Arzt benutzt keine diagnostischen Apparate und keine Blutuntersuchung, um die richtige Diagnose zu stellen. Es setzt stattdessen alle seine Sinne ein, um den Kranken als ganzen Menschen mit seinen Neigungen, Gedanken, Gefühlen, Wünschen und körperlichen Besonderheiten zu erfassen.
Der ayurvedische Arzt nimmt sich für das Gespräch mit seinem Patienten viel Zeit, beobachtet ihn genau, lauscht dem Ton seiner Stimme, fühlt den Puls und nimmt seinen Körpergeruch wahr.
Schließlich empfiehlt er dem Kranken bestimmte Kräuter, eine spezielle Ernährung und andere Behandlungsmaßnahmen, die ganz individuell auf diesen Menschen zugeschnitten sind. Die Ayurveda-Medizin hält

z. B. für verschiedene Menschen mit Magenbeschwerden verschiedene Behandlungen bereit, und nicht – wie in der westlichen Medizin – eine Magentherapie für alle. Auch die ayurvedische Ernährungslehre berücksichtigt die Gefühle und Bedürfnisse des einzelnen Menschen.
Schon vor mehreren Tausend Jahren erschien es den Menschen selbstverständlich, dass eine Behandlung nur helfen kann, wenn sie vom Patienten akzeptiert und als wohltuend empfunden wird.
Neben der Ernährung und speziellen Heilkräutern ist, wie oben schon angedeutet, die Lebensführung des Menschen dafür verantwortlich, dass er ein körperlich, geistig und seelisch gesundes Leben führen kann. Vor allem die Rücksicht und Achtung für die Umgebung, die Natur und die Mitmenschen ermöglichen körperliche und geistige Gesundheit und Wohlbefinden. So wie der Mensch seinen Körper sauber, rein und gesund erhalten soll, soll er sich auch gegenüber seiner Umwelt verhalten.
Durch Reinigungskuren wird der Körper von Schlacken und Verunreinigungen befreit. Die angesammelten „Abfälle" im Körper, die als das Resultat einer schlechten Ernährung und Verdauung angesehen werden, versucht man in der ayurvedischen Kurbehandlung zunächst durch eine spezielle Diät zu lösen. Danach erleichtern Massagen, Einläufe, Packungen und Wärmebehandlungen die Ausscheidung der Schlackenstoffe.
Am Ende einer Behandlung erhält der Patient von seinem Arzt eine Beratung, wie er seine zukünftige Ernährung und sein Leben gestalten kann.
Die Behandlung wird unterstützt durch den Einsatz von ätherischen Ölen sowie durch Atem- und Körperübungen des ebenfalls aus Indien stammenden Yoga.

Bach-Blütentherapie

Der englische Arzt Edward Bach, der die nach ihm benannte Behandlungsform in den 30er Jahren dieses Jahrhunderts entwickelte, war ein religiöser Mann und von der materialistisch orientierten Medizin enttäuscht. Ohne seine mystische Krankheitslehre ist die Idee, 38 verschiedene negative Seelenzustände mit je einem Extrakt aus wild wachsenden Blüten zu behandeln, kaum verständlich.
Bach sah die Ursache aller Krankheiten in der Diskrepanz zwischen der Seele (dem unzerstörbaren göttlichen Ursprung) und der Persönlichkeit (dem gegenwärtigen Körper und Leben) eines Menschen. Daraus entstünden negative Gemütszustände wie Angst, Verzweiflung, Habgier, Rechthaberei usw. Die Gesundheit – auch die körperliche – kann nach Ansicht von Bach erhalten und in einem gewissen Ausmaß wiederhergestellt werden, wenn positive Charaktereigenschaften gefördert werden.
Die heilsame Wirkung der Blütenextrakte oder -essenzen betrifft konsequenterweise das psychische Befinden (das wiederum den Körper heilen soll). Ähnlich wie in der Homöopathie führt das allerdings recht spezielle Herstellungsverfahren der Bach'schen Blütenextrakte zu einer extrem hohen Verdünnung. Die Extrakte, die in Form von Tropfen, als Badezusatz und zum Einmassieren verwendet werden, enthalten keine Wirkstoffspuren im landläufigen Sinne.
Jede Einzelne der 38 Essenzen hat eine besondere Indikation:
Stechpalme („Holly") beispielsweise soll bei Neid, Eifersucht und Misstrauen wirken, Heidekraut („Heather") bei krankhafter Ichbezogenheit (Egoismus, Egozentrismus) und Walnuss („Walnut") bei leichter Beeinflussbarkeit.

Bach betont mit seinen 38 „negativen Seelenzuständen“ einen wesentlichen Aspekt des menschlichen Lebens, dem die Medizin eher wenig Beachtung schenkt. Die Beschäftigung mit der Bach-Blütentherapie ist daher auch eine gute Möglichkeit, sich mit seiner eigenen psychischen Befindlichkeit vertrauter zu machen.

Die Blütenessenzen haben wahrscheinlich keine Nebenwirkungen.

Die so genannten Notfall-Tropfen („Rescue-Tropfen“), eine Spezialmischung aus fünf verschiedenen Blütenessenzen, ersetzen jedoch in keinem Fall eine notwendige Notfallbehandlung!

Bioresonanz-Therapie

Das von dem Arzt Franz Morell und dem Ingenieur Erich Rasche entwickelte Behandlungsverfahren basiert auf einem elektrischen Gerät. Inzwischen existieren mehrere Varianten des Verfahrens. Erkrankungen werden nach den Vorstellungen der Bioresonanz-Therapeuten durch krankhafte bzw. krank machende elektrische Schwingungen des Körpers verursacht bzw. davon begleitet und unterhalten.

Das Bioresonanz-Gerät registriert diese Schwingungen und gibt sie in einer derart veränderten Form an den Körper zurück, dass die Erkrankung günstig beeinflusst wird. Diese Behandlung wird bei Allergien und vielen anderen Beschwerden angewandt. Der Patient ist während jeder Therapiesitzung eine gewisse Zeit lang mit dem Gerät über Elektroden verbunden. Er spürt nichts von der Behandlung, die von vielen Medizinern als ungefährlich eingestuft wird.

Eine besondere Form ist die Multiresonanz-Therapie, die auch als „elektronische Homöopathie“ bezeichnet wird. Hierbei werden dem Patienten die Schwingungsmuster von Tönen, Farben, Metallen usw. über ein entsprechendes Gerät zugeleitet, mit dem Ziel, seine körpereigenen Schwingungen zu verbessern.

Überprüfen Sie nach einem etwaigen Anwendungsversuch den eigenen Nutzen kurzfristig und mit kühlem Kopf.

Eigenblutbehandlung

Die Eigenblutbehandlung gehört zu den Reiztherapien. Man nimmt an, dass sich der Körper vor allem bei chronischen Erkrankungen an die krankheitsauslösenden Faktoren „gewöhnt“ hat und sie nicht mehr in ausreichendem Maße bekämpft. Führt man ihm nun den krankheitsauslösenden Reiz in anderer Form wieder zu oder erhöht man die Reaktionsbereitschaft des Immunsystems, kann er sich wieder aktiv mit der Krankheit auseinander setzen und schließlich mit ihr fertig werden.

Durchführung

Bei der Eigenbluttherapie entnimmt der Arzt eine kleine Menge Blut (1 bis 10 ml) aus der Armvene und spritzt dieses Blut anschließend in den Gesäßmuskel, bei empfindlichen Menschen auch unter die Haut. Der Körper betrachtet diesen künstlich gesetzten „blauen Fleck“ als Fremdkörper und aktiviert seine Abwehrkräfte.

Deshalb kann es nun zu Fieber, Mattigkeit, Herzklopfen und zu einer kurzfristigen Verschlechterung der behandelten Krankheit kommen. Befürworter der Eigenbluttherapie sehen darin den Übergang von einem chronischen zu einem akuten Krankheitszustand, der von den Selbstheilungskräften des Körpers angemessen bekämpft und zuletzt geheilt werden kann.

Die Behandlung beginnt mit einer kleinen Menge Blut, die mit der Zeit langsam erhöht wird. Wichtig sind auch die Abstände zwischen den Injektionen, da der Körper für seine Reaktionen Zeit braucht und sich von der künstlich ausgelösten Entzündung wieder erholen muss. In der Regel wird die Blutinjektion alle drei Tage durchgeführt.
Die Eigenbluttherapie eignet sich besonders für Menschen mit chronischen Entzündungen und immer wiederkehrenden Infekten der Atemwege. Auch Allergien, chronische Gelenkerkrankungen sowie verschiedene Hautkrankheiten sprechen auf dieses Verfahren an.
Je nach Art und Schwere der Erkrankung kann der Arzt dem Blut homöopathische Medikamente oder Sauerstoff zufügen oder es erst nach einer Bestrahlung wieder in den Körper injizieren.

Anwendungsbeschränkungen und Nebenwirkungen

Nicht geeignet ist die Eigenbluttherapie bei Patienten mit geschwächtem Immunsystem, etwa bei langjähriger Kortison- oder nach einer Zytostatikabehandlung. Auch bei schweren Herz-Kreislauf-Krankheiten, bösartigen Tumoren, Gerinnungsstörungen und Thromboseneigung sollte sie nicht durchgeführt werden.
Als Nebenwirkungen können die schon beschriebenen Allgemeinreaktionen Fieber, Müdigkeit, Herzklopfen und Schwindel auftreten. In einigen Fällen verursacht die Blutinjektion eine allergische Reaktion. Bei versehentlicher Injektion in ein Blutgefäß kann eine Embolie auftreten. Da Blutergüsse ein idealer Nährboden für Krankheitserreger sind, kommt es an der Einstichstelle gelegentlich allerdings zu Entzündungen und Abszessen.

Hämatogene Oxidations-Therapie (HOT)

Bei dieser speziellen Form der Eigenblutbehandlung wird eine kleine Menge Blut entnommen, durch Bestrahlung „energetisch angereichert“ und wieder zurück in die Vene bzw. in den Muskel gespritzt. Diese Behandlung soll die Fließeigenschaften des Blutes und die Zellatmung verbessern und durch eine verminderte Gerinnbarkeit des Blutes Thrombosen verhindern.

Durchführung

Zur hämatogenen Oxidationstherapie werden etwa 80 ml Blut aus der Vene entnommen, zur Gerinnungshemmung mit Natriumcitrat vermischt und anschließend in einem speziellen Gerät mit ultraviolettem Licht bestrahlt. Der im Blut gebundene Sauerstoff wird dadurch zum Teil in eine besonders aktive Form umgewandelt. Anschließend wird das Blut ganz oder größtenteils in die Vene zurückinfundiert. In manchen Fällen spritzt der Therapeut einen kleinen Teil des Blutes in den Gesäßmuskel. Im Allgemeinen werden sechs bis acht Behandlungen durchgeführt.

Anwendungsgebiete

Krankheiten, bei denen die Sauerstoffversorgung der Organe und Gewebe aufgrund von Durchblutungsstörungen herabgesetzt ist, sollen von der hämatogenen Oxidationstherapie profitieren. Dazu gehören

- Durchblutungsstörungen der Beine,
- die koronare Herzkrankheit,
- die Thromboseneigung,
- chronische Erkrankungen von Niere und Leber sowie
- entzündliche und degenerative Gelenkerkrankungen.

Anwendungsbeschränkungen

Nicht angewendet werden darf die hämatogene Oxidationstherapie bei Schilddrüsenüberfunktion, Fieber, Blutungen und lichtempfindlichen Hauterkrankungen. Während einer Kortisontherapie und einer Behandlung mit Antioxidantien (Vitaminen) ist die hämatogene Oxidationstherapie wirkungslos.

Sauerstofftherapie

Sauerstoffmangel führt zu verminderter Leistungsfähigkeit und Unwohlsein, extremer Sauerstoffmangel in kurzer Zeit zum Tode. Man nimmt heute an, dass der dauerhafte Mangel an Sauerstoff an der Entstehung chronischer Erkrankungen beteiligt ist.
Wichtige Ursachen des chronischen Sauerstoffmangels sind Bewegungsmangel, psychische Belastungen, Herz- und Lungenerkrankungen, Infektionskrankheiten und die eingeschränkten Körperfunktionen im Alter.
Die regelmäßige Zufuhr von Sauerstoff steigert das Wohlbefinden und die Leistungsfähigkeit. Die therapeutische Sauerstoffanwendung soll außerdem Herz-Kreislauf- und Atemwegserkrankungen vorbeugen und Beschwerden aufgrund dieser und anderer Krankheiten lindern.

Verfahren und Durchführung

Es werden hauptsächlich die drei folgenden Verfahren angewandt:
Bei der Sauerstoff-Inhalationstherapie atmet man etwa 2 Stunden lang Sauerstoff über eine Brille, Maske oder Sonde ein. Durch einen anschließenden Saunabesuch, körperliche Bewegung oder verschiedene Bäder wird die Sauerstoffverteilung im Körper gefördert.
Bei der Sauerstoff-Regenerationstherapie gelangt der Sauerstoff unter Druck über ein Inhalationsgerät in den Körper. Die Sitzungen dauern jeweils etwa 15 Minuten.
Die Sauerstoff-Mehrschritt-Therapie nach Manfred von Ardenne wird auch zur unterstützenden Behandlung bei Krebs und anderen chronischen Krankheiten eingesetzt. Dabei wird der Körper zunächst durch die Gabe von Vitamin B_1 und anderen Mitteln für die Sauerstoffaufnahme empfänglicher gemacht. Im zweiten Schritt atmet der Patient dann Sauerstoff ein. Dann folgen Massagen, Bewegungsübungen und Wärmeanwendungen, um die Durchblutung und damit die Verteilung des Sauerstoffs im Körper anzuregen.

Anwendungsbeschränkungen

Nicht angewandt werden darf die Sauerstofftherapie bei bestimmten Atemstörungen, Bluthochdruck, Epilepsie, Schilddrüsenüberfunktion und Allergien.

Enzymtherapie

Enzyme sind Eiweiße, die biochemische Reaktionen im Stoffwechsel des Körpers beschleunigen. Bei der Verdauung sind Enzyme tätig, die Eiweiße, Kohlenhydrate oder Fette aufspalten. Bei Pankreaserkrankungen gehört es zur schulmedizinischen Behandlung, fehlende Enzyme, so Lipasen zur Fettverdauung, durch Enzympräparate zu ersetzen.
Die Behandlung mit Enzymen hat eine lange Tradition. Bereits Inder und Inkas legten die Blätter und Früchte enzymhaltiger Pflanzen wie Papaya oder Ananas auf schwer heilende Wunden. Moderne Enzymtherapeuten gehen davon aus, dass Enzyme, die sie in hoher Dosis anwenden, entzündungsfördernde Stoffe abbauen und die Immunabwehr aktivieren, sodass diese u.a. mit rheumatischen Erkrankungen, Virusinfekten und auch Krebserkrankungen besser zurechtkommt.

Der schottische Arzt John Beard berichtete vom Wachstumsstillstand und von der Rückbildung bösartiger Tumoren durch den Einsatz von Enzymen.
Bei Krebserkrankungen wird die Enzymtherapie jedoch in der Regel erst nach der schulmedizinischen Ersttherapie (Operation, Bestrahlung oder Chemotherapie) eingesetzt, um Rückfällen vorzubeugen, oder auch, um das Befinden von Patienten mit unheilbarem Krebs zu verbessern.
Die Enzympräparate, die meistens eingenommen und in manchen Fällen gespritzt werden, haben ein Allergierisiko, das bei Einspritzung bis zum allergischen Schock reichen kann. Sie sollen nicht bei Blutgerinnungsstörungen sowie bei fortgeschrittenen Leber- und Nierenerkrankungen angewandt werden.

Heilfasten

Mit der Nahrung werden nicht nur wertvolle Nährstoffe, Vitamine und Mineralstoffe aufgenommen, sondern auch Schlacken und Giftstoffe, die für die Entstehung zahlreicher chronischer Erkrankungen verantwortlich gemacht werden.

Die Wirkung von Fastenkuren

Die regelmäßige Entlastung des Darmes von der Verdauungsarbeit und seine zeitweilige Befreiung von giftigen Begleit- und Abbaustoffen aus der Nahrung während einer Fastenkur sollen – wie auch viele Menschen, die es ausprobiert haben, begeistert bestätigen – sich auf den gesamten Organismus und das Wohlbefinden positiv auswirken. Auch das Immunsystem kann sich dabei erholen und regenerieren.
Nicht zuletzt ist das Fasten, wenn es mit nachhaltigen Veränderungen der Ess- und Bewegungsgewohnheiten kombiniert wird, eine wirksame Methode, um Übergewicht abzubauen und den daraus folgenden Stoffwechselerkrankungen (Diabetes, Fettstoffwechselstörungen, Gicht) sowie einer frühzeitigen Arteriosklerose vorzubeugen. Damit reduzieren wiederholte und richtig angewandte Fastenkuren auch das Risiko von Herz-Kreislauf-Erkrankungen (Bluthochdruck, Herzinfarkt, Schlaganfall, Durchblutungsstörungen in den Beinen).
Fasten soll auch bei Magen-Darm-Erkrankungen, Leberkrankheiten, Venenleiden, rheumatischen Beschwerden, Hautkrankheiten, Nierenleiden, chronischen Kopfschmerzen und Migräne wirksam sein. Außerdem wird es zur Vorbeugung von Krebserkrankungen empfohlen.

Strenge Teefastenkur

Es gibt verschiedene Formen von Fastenkuren, wobei immer ein Arzt entscheiden sollte, welche Methode für welchen Patienten am besten geeignet ist.
Sehr strenges Fasten, bei dem ausschließlich das Trinken von Kräutertee erlaubt ist, darf nur kräftigen und wirklich durch und durch gesunden Menschen zugemutet werden. Doch selbst gesunde Menschen dürfen eine strenge Teefastenkur nur im Krankenhaus durchführen.

F. X.-Mayr-Fastenkur

F. X. Mayr hat eine mildere Fastenkur entwickelt. Hierbei darf der Fastende auch Milch und Weißbrot zu sich nehmen. Bei der erweiterten Form der F. X.-Mayr-Kur sind auch etwas Quark, ein Ei pro Tag, Rinderschinken, Gemüsebrühe und Honig erlaubt.
Die Mayr-Kur beruht auf den Prinzipien der Schonung und Säuberung des Darmes und der Schulung des Essverhaltens.

Durch kleine, leicht verdauliche und gleichförmige Mahlzeiten wird der Darm geschont und der Appetit verringert. Jeden Morgen wird der Darm zusätzlich mit Hilfe von Abführmitteln (Bittersalz, Glaubersalz oder Karlsbader Salz) gesäubert, eine manuelle Bauchbehandlung (durch Ausstreichen des Darmes) unterstützt die Darmreinigung.
Eine besondere Rolle spielt die Schulung des Essverhaltens, die auch nach der Kur für eine gesunde oder zumindest wenigstens gesündere Nahrungsaufnahme sorgen soll.

Verhaltensregeln der F. X.-Mayr-Kur

- Kauen Sie jeden Bissen sehr oft.
- Essen Sie nicht zu schnell.
- Essen Sie nicht zu oft.
- Essen Sie nicht zu viel.
- Essen Sie nicht unter Stress oder wenn Sie müde sind.
- Hören Sie auf zu essen, wenn es am besten schmeckt.

Man sollte eine Fastenkur zwei bis drei Wochen lang durch eine milde, ballaststoff- und fettarme Ableitungsdiät ohne Zucker und Kaffee ausklingen lassen. Erst danach sollte der Fastende zu einer normalen, gesunden (!) Ernährung zurückkehren.

Anwendungsbeschränkungen Auch die milde Fastenkur nach F. X. Mayr darf nicht durchgeführt werden bei Schilddrüsenüberfunktion, bösartigen Tumoren, offener Tuberkulose, schweren Herzerkrankungen, schweren Magen-Darm-Krankheiten, nach Operationen, bei Auszehrung, sehr hohem Alter und bei psychiatrischen Erkrankungen. Lassen Sie sich vor einer Fastenkur zur Sicherheit immer erst von Ihrem Arzt untersuchen.

Orthomolekulare Therapie

Eine vitamin- und mineralstoffreiche Kost gehört zu den wesentlichen Empfehlungen für eine gesunde Ernährung. Die Anhänger der orthomolekularen Medizin gehen jedoch davon aus, dass der Gesamtbedarf des Organismus an Vitaminen, Mineralstoffen, Spurenelementen und essenziellen Fettsäuren selbst mit noch so viel Obst, Gemüse und Salat nicht gedeckt werden kann.

Wie viel Vitamine braucht der Mensch?

Tatsächlich lassen die Empfehlungen der Ernährungsgesellschaften für die tägliche Vitaminzufuhr eine Lücke erkennen: Sie orientieren sich nämlich an den Mengen, die einen krank machenden Vitaminmangel verhindern, geben aber keine Empfehlungen für die Vitaminmengen, die den Menschen bis ins hohe Alter gesund und leistungsfähig erhalten.
Diese Vitaminmengen, die ein gesundes und langes Leben ermöglichen, hat der Amerikaner Linus Pauling zu definieren versucht. Dabei stieß er auf unglaublich hohe Mengen! Der von Pauling geprägte Begriff der orthomolekularen Medizin bedeutet so viel wie „Behandlung mit den richtigen Substanzen in der richtigen Menge“.

Anwendungsgebiete

Die orthomolekulare Medizin versteht sich nicht so sehr als eine Behandlungsmethode, sondern vielmehr als eine Vorbeugemaßnahme gegen eine ganze Reihe von Erkrankungen, unter anderem auch gegen Krebs und koronare Herzkrankheit. Weitere wichtige Anwendungsgebiete sind der Schutz vor Infektionskrankheiten und die allgemeine Steigerung der Leistungsfähigkeit.

Prinzipien der orthomolekularen Medizin

Wesentliche Prinzipien der orthomolekularen Medizin sind

- die hohe Dosierung der Vitamine und Mineralstoffe,
- die langfristige, regelmäßige Anwendung und
- die Kombination aller notwendigen Stoffe.

Eine weitere wesentliche Grundlage der orthomolekularen Medizin ist eine gesunde, vielseitige und ausgewogene Ernährung, die im Großen und Ganzen den Empfehlungen der Ernährungswissenschaft entspricht. Eine ungesunde Ernährungsweise kann auch nach den Vorstellungen der orthomolekularen Medizin nicht durch hohe Vitamin- und Mineralstoffmengen ausgeglichen werden. Als besonders wichtige Stoffe werden die so genannten Antioxidantien, also die Vitamin A, C, E und Betacarotin sowie das Spurenelement Selen, angesehen. Für die tägliche Nahrungsergänzung zusätzlich zu einer gesunden Ernährung empfehlen die Orthomolekularmediziner dem gesunden Menschen bestimmte Mengen:

Empfohlene Tagesmengen an Vitaminen und Mineralstoffen

Vitamin A	1 mg
Vitamin C	mind. 300 – 500 mg
Vitamin E	100 – 200 mg
Betacarotin	15 mg
Selen	50 – 100 µg

Bei bestimmten Krankheiten können diese Mengen noch weit nach oben erhöht werden. In jedem Fall sollten Sie sich von einem Arzt beraten lassen, bevor Sie große Mengen an Vitaminen und Mineralstoffen über längere Zeit einnehmen.

Krankheiten

Benutzer-Information zu AktivCheck und AktivTipp

AktivCheck ···➤

Wann muss ich zum Arzt?

Aufgeführt sind mehrere mögliche Situationen. Prüfen Sie, ob und welche davon auf Sie zutreffen.

Was wird mein Arzt mich fragen?

Die aufgeführten Fragen sollen Ihnen bei der Vorbereitung Ihres Arztbesuches optimalen Nutzen bringen: Beobachten Sie bestimmte Auffälligkeiten, messen Sie z. B. Ihre Temperatur über einige Tage hinweg und notieren Sie sich die Ergebnisse. Sie ersparen sich so unnötige weitere oder unergiebige Arztbesuche.

Was frage ich meinen Arzt?

Oft vergisst man aus Nervosität während der Sprechstunde die Fragen zu stellen, die im Alltag dann wichtig sind und Sie verunsichern können. Rückfragen kosten (Arzt)-Zeit und damit Geld.

Der weiße Pfeil bedeutet: zum Ende des AktivChecks bzw. Aktiv-Tipps umblättern

AktivTipp

Was kann mein Arzt tun?

Hier erfahren Sie, welche Untersuchungsmöglichkeiten wahrscheinlich angewendet werden und wie die Therapie gestaltet werden kann. Bei Abweichungen fragen Sie Ihren Arzt; es kann durchaus andere Methoden geben, aber Ihr Arzt sollte Ihnen diese begründen.

Was kann ich selbst tun?

Hier erfahren Sie, welche Möglichkeiten der Eigentherapie bestehen bzw. wie Sie Ihre Arztbehandlung unterstützen können. Scheuen Sie sich nicht, im Zweifelsfalle bei Ihrem Arzt nachzufragen.

···········➤

Der blaue Pfeil bedeutet: der Text wird in der nächsten Spalte fortgesetzt

Krank – was nun?

Ob eine Selbstbehandlung vorgenommen wird oder ein Arztbesuch erfolgt, ist eine individuelle Entscheidung, die davon abhängt, ob man seinen Körper gut kennt und mit eventuell häufig wiederkehrenden Beschwerden vertraut ist. Das Lebensalter, die persönliche Konstitution und Krankheitsgeschichte sollten jedoch immer berücksichtigt werden. Auf jeden Fall sollten Sie dann zum Arzt gehen, wenn Symptome länger als 3 Tage andauern, sich verschlimmern oder wiederholte Fragen nach dem Befinden aus der näheren Umgebung erfolgen.

Beim Arzt: Auf dem Weg zur Diagnose

Vor dem Beginn einer wirksamen Behandlung muss der Arzt zunächst feststellen, welche Krankheit der Patient hat. Eine sorgfältige Diagnose (griech. „Erkenntnis“, „unterscheidende Beurteilung“) kann recht aufwendig und manchmal auch langwierig sein. In manchen Fällen beginnt der Arzt daher die Behandlung schon vor der abschließenden Diagnose mit lindernden oder vorbeugenden Maßnahmen. Eine auf die Krankheitsursachen zielende Behandlung ist jedoch immer erst bei feststehender Diagnose möglich.

Das diagnostische Vorgehen des Arztes, das in den folgenden Abschnitten kurz geschildert wird, läuft meist ähnlich, aber nicht immer gleich ab. In Notfallsituationen beispielsweise hat die Sicherung der lebenswichtigen Funktionen Vorrang, und eine detaillierte Diagnostik ist zunächst lediglich zweitrangig.

Manche körperlichen Befunde wiederum sind so typisch, dass der erfahrene Arzt eine sofortige sichere Diagnose auf den ersten Blick stellen kann.

Anamnese – Fragen und Antworten

Üblicherweise beginnt die Diagnostik mit einem ausführlichen Gespräch, der Anamnese (griech. „Erinnerung"). Dabei beantwortet der Patient die Fragen des Arztes zu seiner medizinischen Vorgeschichte und zum bisherigen Verlauf seiner aktuellen Beschwerden möglichst genau und detailliert. In der Regel fragt der Arzt auch nach den wichtigsten körperlichen Funktionen wie Appetit und Durst, Stuhlgang und Wasserlassen; einen neuen Patienten wird er auch nach den persönlichen, familiären und beruflichen Lebensbedingungen befragen.

Der diagnostische Wert einer genauen Anamnese durch Arzt und Patient ist beträchtlich, denn allein mit ihrer Hilfe können schon vor jeder weiteren – und möglicherweise sehr aufwendigen oder teuren – Untersuchung mehr als drei Viertel aller Diagnosen richtig gestellt werden.

Die körperliche Untersuchung

Die ärztliche Allgemeinuntersuchung dient dazu, den Gesundheitszustand eines Patienten insgesamt zu erfassen und Hinweise auf die Funktionen seiner Organe zu erhalten. Die Untersuchung läuft nach einem bestimmten Schema ab und beinhaltet folgende Grundelemente:

- das Betrachten des Patienten (Inspektion),
- die Tastuntersuchung (Palpation),
- die Klopfuntersuchung (Perkussion) und
- das Abhorchen (Auskultation).

Ohne großen apparativen Aufwand – der Arzt benutzt dazu nur ein Stethoskop, ein Blutdruckgerät und eventuell noch einen Reflexhammer – liefert die körperliche Untersuchung wichtige diagnostische Hinweise und weist der eventuell folgenden apparativen und Labordiagnostik den Weg.

Die weiterführende Diagnostik arbeitet mit verschiedenen Methoden.

Blutuntersuchung

Häufig werden Blutbestandteile (Blutzellen, Blutfarbstoff, Mineralstoffe wie Kalium, Kalzium, Eisen oder Enzyme) bestimmt. Die gemessene Konzentration der Blutbestandteile gibt Auskunft über Organfunktionen und Veränderungen oder über den Stoffwechselzustand allgemein.

Untersuchung anderer Körperflüssigkeiten

Durch die Untersuchung des Urins kann im Labor Aufschluss über Nierenleiden, Diabetes oder Infektionen gewonnen werden. Bei Verdacht auf Wurmerkrankungen, bei unklarem Durchfall oder Blutungen im Magen-Darm-Bereich wird der Stuhl untersucht. Um Erkrankungen des Zentralnervensystems zu diagnostizieren, ist gelegentlich eine Laboruntersuchung der Nervenflüssigkeit (Liquor

cerebrospinalis bzw. „Liquor“) notwendig. Schließlich kann auch die Untersuchung erkrankungsbedingter Körperflüssigkeiten (Gelenkergüsse oder Wundsekrete) Hinweise auf die Krankheitsursache geben.
Wenn die Diagnose nach der Anamnese, der körperlichen Untersuchung und den Laboruntersuchungen immer noch nicht feststeht oder noch bestätigt werden muss, können apparative Untersuchungen notwendig werden. Dazu werden bildgebende Verfahren und Funktionstests durchgeführt.

Bildgebende Verfahren

Auf dem Gebiet der bildgebenden Verfahren gab es in den letzten Jahrzehnten rasante Entwicklungen: neben der „klassischen“ Röntgenaufnahme, die bereits 1895 erfunden wurde, und der heute weit verbreiteten Ultraschalluntersuchung (Sonographie) haben sich die Computertomographie (CT), der Kernspin (NMR, Magnetresonanztomographie MRT) sowie die Szintigraphie etabliert. Mithilfe von CT und NMR können Schnittbilder (Tomogramme) jeder Schicht des Körpers erzeugt werden. Die computergesteuerte Auswertung dieser Tomogramme ergibt dreidimensionale Bilder.
Bei der Szintigraphie dagegen wird die Anreicherung radioaktiv markierter Partikel in einem bestimmten Organ dargestellt. Dadurch lässt sich dessen Blutversorgung oder Funktion beurteilen.

Elektrische Phänomene

Verschiedene Funktionen des menschlichen Körpers bringen elektrische Spannungen und Ströme hervor, die sich an der Körperoberfläche messen lassen. Am bekanntesten ist die Ableitung der Herzströme beim EKG (Elektrokardiogramm). Die Aufzeichnung der Hirnströme im Elektroenzephalogramm (EEG) sowie die Messung der Nervenleitungsgeschwindigkeit und der Muskelspannung sind für die Diagnose gewisser Nervenerkrankungen notwendig.

Endoskopische Untersuchung und Biopsie

Endoskopische Untersuchungsverfahren („Spiegelungen“) ermöglichen die direkte Betrachtung von Hohlorganen und Körperhöhlen sowie kleinere therapeutische Eingriffe (Kappung von Dickdarmpolypen bei einer Darmspiegelung oder Abtragung von abgenutztem Knorpelgewebe bei der Spiegelung des Kniegelenks). Die dabei eingesetzten Geräte, die Endoskope, sind röhrenförmige, meist biegsame Instrumente mit optischen Vorrichtungen. Sie werden direkt in das jeweilige Organ eingeführt.
Eine Biopsie (Entnahme von Gewebeproben) kann während einer Endoskopie oder mithilfe spezieller Kanülen von außen durchgeführt werden. In oberflächennahen Organen kann mittels der Biopsie verdächtiges Gewebe entfernt werden. Alle entnommenen Gewebeproben werden dann im Labor feingeweblich (histologisch) untersucht.

Die Diagnose steht fest

Nachdem der Arzt alle notwendigen Untersuchungsbefunde zu einer Diagnose zusammengefügt hat und ein endgültiger Krankheitsbefund vorliegt, treten Überlegungen zur Art der Behandlung in den Vordergrund. Es muss geklärt werden, ob und wie dringend eine Therapie notwendig ist. Liegt eine Heilanzeige (Indikation) vor, kann die Therapie beginnen; bei Gegenanzeigen (Kontraindikationen) darf die Behandlung gar nicht oder mehr oder weniger eingeschränkt durchgeführt werden.

Behandlungsmöglichkeiten und Formen der Heilung

Je nach erwartetem Therapieerfolg werden verschiedene Formen der Heilung unterschieden. Die komplette Heilung mit vollständiger Wiederherstellung des Wohlbefindens und der beeinträchtigten Funktion ist der Optimalfall, den sich Arzt und Patient wünschen. Die zweite, weniger geschätzte Variante, ist die Defektheilung, bei der ein relativer Gesundheitszustand unter Fortbestehen eines organischen oder funktionellen Restschadens erreicht wird. Bei unheilbaren Erkrankungen steht die Linderung von Beschwerden und die Erhaltung der Lebensqualität im Vordergrund.

Kausale und symptomatische Behandlung

Behandlungsansätze, die direkt gegen die Krankheitsursache gerichtet sind, heißen kausale Behandlung (z.B. die Vernichtung bakterieller Krankheitserreger mit Antibiotika). Die symptomatische Behandlung dagegen (z.B. die Einnahme von Schmerzmitteln) zielt auf die Symptome einer Erkrankung.

Arzneimitteltherapie

Die medikamentöse Behandlung ist die häufigste Behandlungsform. Medikamente bestehen aus Wirkstoffen und Hilfsstoffen und werden in ganz unterschiedlichen Darreichungsformen angeboten (z. B. als Tabletten, Kapseln, Zäpfchen, Tinkturen, Spritzen, Sprays usw.) und entsprechend verabreicht: oral (durch den Mund), rektal (über den Enddarm), dermal (über die Haut), intravenös (über den Blutkreislauf) oder inhalativ (über die Atemwege). Nennen Sie Ihrem Arzt mögliche allergische Ursachen.

Die Verordnungen des Arztes und die Hinweise auf der Packungsbeilage sollten immer eingehalten werden. Insbesondere die Angaben zur Höchstmenge, zur Häufigkeit und zum Zeitpunkt der Einnahme sowie zu möglichen Wechselwirkungen mit anderen Medikamenten sind hier zu beachten und von sehr großer Bedeutung.

Auch für frei verkäufliche Medikamente gelten Anwendungsvorschriften, die Sie beachten müssen.

Wichtige Tipps zum Umgang mit Arzneimitteln

Nennen Sie Ihrem Arzt bei der Anamnese alle Präparate, die Sie einnehmen, auch die rezeptfrei erworbenen.

Verleihen Sie Ihre Arzneimittel nie an andere Menschen und leihen Sie sich nie Arzneimittel aus.

Wenden Sie in der Schwangerschaft und Stillzeit nie Arzneimittel an, ohne vorher den Arzt zu fragen.

Achten Sie auf das Verfallsdatum von Arzneimitteln.

Operationen

Bei manchen Krankheitsbildern ist die operative Behandlung das einzige oder das am besten geeignete Heilmittel. Sie ist außer bei Lebensgefahr nur mit Einwilligung des Patienten bzw. Sorgeberechtigten und nach Aufklärung über das mit der Operation einhergehende Risiko zulässig.

Physikalische Therapie

Neben der Arzneimitteltherapie und den operativen Eingriffen stehen die Behandlungsverfahren der physikalischen Therapie zur Verfügung: Dazu gehören Krankengymnastik (Physiotherapie), Massage, die Anwendung von Wasser und Bädern (Hy-

drotherapie, Balneotherapie), von Wärme (Thermotherapie), Kälte (Kryotherapie), elektrischem Strom (Elektrotherapie) und Licht (Fototherapie).
Auch die direkte Anwendung von Körperkraft (manuelle Therapie, Chiropraxis), gehört zur physikalischen Therapie. Ihre verschiedenen Verfahren spielen eine große Rolle in der Rehabilitation. Generell kann man feststellen, dass die möglichst früh beginnende Behandlung am effektivsten ist.

Zusätzliche oder alternative Therapieverfahren

Eine große Zahl zusätzlicher, alternativer oder komplementärer Heilverfahren steht zur Verfügung, (z. B. Psychotherapie, Entspannungsverfahren (Autogenes Training, Muskelrelaxation), Homöopathie, Akupunktur usw.
Gerade bei belastenden oder schmerzhaften Behandlungen, die Ihnen persönlich nicht so sinnvoll erscheinen oder bei denen Sie Zweifel haben, sollten Sie den Nutzen sorgfältig gegen den Aufwand abwägen. Eine sehr gute Methode ist auch, den Arzt zu fragen, ob er die gleiche Behandlung ohne Bedenken mit sich selbst machen lassen würde.

Mit der Erkrankung leben

Eine einschneidende Diagnose löst bei den Betroffenen oft Wut, Enttäuschung und Trauer aus. Mit der folgenden Phase der Auseinandersetzung mit der Krankheit beginnt auch die Phase der Planung: Sind die häuslichen Gegebenheiten noch angepasst? Umschulen oder Ausscheiden aus dem Beruf? Bedeutend ist die Öffnung nach außen. Hierzu lohnt sich der Blick ins Internet oder die Anfrage bei Krankenkassen, Sportvereinen, Selbsthilfegruppen.

Haut, Haare, Nägel

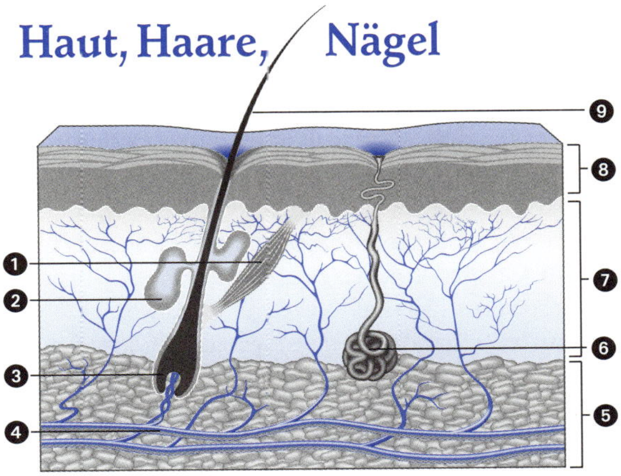

Aufbau der Haut

1 „Gänsehautmuskel" (Muskulus arrectorpili)
2 Talgdrüse 3 Haarwurzel 4 Blutgefäß
5 Unterhautfettgewebe (Subcutis)
6 Schweißdrüse 7 Lederhaut (Corium)
8 Epidermis 9 Haarschaft

Die Haut markiert die Grenze zwischen einem Menschen und seiner Umwelt. Ihre Aufgabe besteht im Schutz vor der „feindlichen" – nassen, staubigen, sonnigen – Umgebung, und sie ist die unmittelbare Kontaktstelle zur „Außenwelt". Als größtes Organ des Menschen bedeckt sie den gesamten Körper und prägt sein Aussehen maßgeblich.
Die Sinnesfunktionen der Haut können Gefühle nicht nur erzeugen, die Haut kann sie auch zeigen: Vor Schreck wird sie blass und errötet vor Scham oder Aufregung. Wird sie durch Kälte oder Entsetzen berührt, sieht sie aus wie eine Gänsehaut.
Die Haut gibt dem Körper Schutz, Halt und Form. Und sie ist ein riesengroßer Filter, denn über die Hautporen verliert der Mensch täglich etwa einen halben Liter salziges Wasser. Bei starker Anstrengung können bis zu 10 Liter Flüssigkeit täglich ausgeschwitzt werden.

Die Haut kann auch Medikamente und Giftstoffe ausscheiden, allerdings in weitaus geringerer Menge als Nieren und Leber.
Umgekehrt können bestimmte Stoffe durch die Haut in den Körper eindringen. Dieser Mechanismus wird für bestimmte Medikamente genutzt. Es geht dabei besonders um die Gruppe von Arzneien, die erst im Körperinneren wirksam werden. Vor allem Herzmittel (Nitrate) und Hormone (Östrogene, Gestagene) gelangen aus ihrem Pflasterdepot durch die Haut in den Blutkreislauf und auf diesem Wege bis zu den Orten ihrer Wirkung.

Aufbau der Haut

Die Haut besteht aus drei Schichten, aus der Oberhaut, der Lederhaut und der Unterhaut.
Die Oberhaut (Epidermis) ist die dünnste Schicht. An den Fußsohlen und Handflächen ist sie dicker, an den Augenlidern besonders dünn und an den Schleimhäuten gar nicht vorhanden. Die äußere Grenze zur Außenwelt bilden übereinander gelagerte Hornschüppchen. Sie werden durch darunter liegende, hornbildende Zellen (Keratozyten) produziert.
Die Oberhaut erneuert sich ständig. Der Impuls für ihre Erneuerung geht von den Basalzellen aus, die an der Grenze zur Lederhaut auf einer Basalmembran sitzen.
Zwischen den Basalzellen liegen die Pigmentzellen oder Melanozyten, die den braunen Farbstoff Melanin bilden. Bei dunkelhäutigen Menschen sind diese Zellen ständig aktiv, bei hellhäutigen nimmt die Aktivität nur unter Sonneneinstrahlung oder auf der Sonnenbank ein wenig zu. Die dunkle Farbe der Pigmentzellen schirmt die darunter liegenden Zellen vor den schädlichen Auswirkungen der ultravioletten Strahlen (UV-Strahlen) ab. In Pigmentflecken, wie Sommersprossen oder Muttermalen, ist die Zahl der Pigmentzellen vermehrt – deshalb sind diese Hautstellen dunkler.
In der Oberhaut befinden sich auch spezielle Abwehrzellen (Langerhans-Zellen), die eindringende Krankheitserreger oder Schadstoffe auffressen und über eine Art chemischen Notruf weitere Zellen des Abwehrsystems herbeirufen können.
Die Lederhaut (Dermis, Corium) verleiht der Haut ihre Elastizität. Sie enthält viele bindegewebige Fasern und Blutgefäße, welche auch die Oberhaut ernähren. Die Lederhaut ist das eigentliche Sinnesorgan der Haut, denn von hier aus leiten viele sensible Nervenfasern die Wahrnehmungsqualitäten Berührung, Druck, Wärme, Kälte, Juckreiz und Schmerz an das Gehirn weiter.
Die Unterhaut (Subcutis) besteht in erster Linie aus Fettgewebe. Es dient vor allem als „Pufferzone" gegen Druck, Schläge und Stöße von außen, deshalb ist es auch an den Fußsohlen besonders dick. Außerdem isoliert es den Körper gegen Kälte.
Die Verteilung des Fettgewebes ist geschlechtsspezifisch und wird durch Hormone gesteuert.
In der Unterhaut sitzen die Haarwurzeln, und auch die Talg- und Schweißdrüsen haben hier ihren Sitz.

Hautanhangsgebilde

Haare, Nägel sowie Talg- und Schweißdrüsen der Haut werden als „Hautanhangsgebilde" bezeichnet.
Wenn man die zarten, kurzen „Wollhaare", den Flaum, der den größten Teil des Körpers bedeckt, und die „richtigen" Haare an Kopf und Körper zusammenzählt, hat jeder Mensch etwa fünf Millionen Haare.

Ein Haar wächst aus einer Haarwurzel über einen Haarschaft nach außen. Der Haarschaft ist vom Haarbalg umgeben.
Nägel sind im Grunde nichts anderes als die Umbildung der weichen Hornschicht der Oberhaut zu einer harten Hornplatte. Sie schützen die Endglieder von Fingern und Zehen. Ein Fingernagel ist etwa einen halben Millimeter dick und wächst jeden Monat um drei Millimeter.
Die Talgdrüsen der Haut münden meist in die Haarbälge. Sie produzieren die natürliche „Fettcreme" der Haut und halten sie mit ihrem Sekret weich und geschmeidig. Dabei helfen ihnen die Schweißdrüsen, deren flüssigeres Sekret den Talg verdünnt und seine Verteilung auf der Haut erleichtert. Die Hauptaufgabe der Schweißdrüsen ist allerdings die Wärmeregulation. Sie werden durch äußere Wärmereize zur Schweißbildung angeregt, aber auch durch das autonome oder vegetative Nervensystem. Deshalb bekommen viele Menschen bei Aufregung feuchte Hände oder es tritt ihnen der kalte Schweiß auf die Stirn.
Spezielle Schweißdrüsen sondern Duftstoffe ab und sind verantwortlich für den Körpergeruch. Während die reinen Schweißdrüsen in großer Zahl über den ganzen Körper verteilt sind, trifft man die Duftdrüsen vor allem in den Achselhöhen, im Genitalbereich sowie an den Brustwarzen an.

Untersuchung der Haut

Kein Organ lässt sich so einfach untersuchen wie die Haut: Man muss sie nur genau anschauen. Der Arzt benutzt zu diesem Zweck manchmal eine Lupe und ergründet damit die gesamte Körperhaut. Das ist notwendig, weil manche Hauterkrankungen bevorzugt in den Körperfalten auftreten.

Vorsorgeuntersuchung

Auch bei der Vorsorgeuntersuchung betrachtet der Arzt sorgfältig die gesamte Haut, denn der gefürchtete schwarze Hautkrebs, um dessen Früherkennung es vor allem geht, kann sich auch zwischen den Zehen verstecken.
Die Früherkennungsuntersuchung für Hautkrebs ist wichtig, damit ein wirklich kritischer Fleck nicht übersehen wird. Nehmen Sie deshalb diesen Service regelmäßig wahr. Bei Frauen wird diese Untersuchung ab dem 30., bei Männern ab dem 45. Lebensjahr angeboten.
Mit dem Betrachten allein ist es jedoch oft nicht getan. Findet sich ein krebsverdächtiger Fleck, der vom Arzt nicht eindeutig beurteilt werden kann, wird eine kleine Hautprobe entnommen oder gleich der ganze betroffene Hautbezirk in örtlicher Betäubung operativ entfernt und unter dem Mikroskop untersucht. Bei kritischen Hautarealen erfolgt möglicherweise sofort die Überweisung in eine Spezialabteilung, um nicht durch unnötige Manöver Zeit zu verlieren.

Untersuchung der Nägel

Auch bei Erkrankungen der Nägel ist es nicht immer möglich, eine sofortige „Blickdiagnose" zu stellen. Bei Verdacht auf Nagelpilz z. B. wird Nagelmaterial abgefeilt, in einer speziellen Flüssigkeit aufgelöst und unter dem Mikroskop untersucht.

Untersuchung der Haare

Um der Ursache von Haarausfall auf die Spur zu kommen, werden die Haarwurzeln untersucht. Zu diesem Zweck muss der Arzt dem Patienten mit einer gummierten Schere einige Haare ausrupfen, deren Wurzeln er dann unter dem Mikroskop untersucht (Trichogramm).

Weitere hautärztliche Diagnostik

Zunächst macht der Hautarzt eine Anamnese und erfragt Beginn und Verlauf der Hautbeschwerden, frühere Erkrankungen, Arbeitsbedingungen und Freizeitbeschäftigungen sowie Krankheiten in der Familie. Besonders interessiert ihn, ob Sie mit giftigen Chemikalien oder Gasen umgehen. Auch die Allergiediagnostik wird vom Hautarzt durchgeführt.

Hauttypen: fettige und trockene Haut

Welche Mittel für die Reinigung und die anschließende Pflege der Haut besonders geeignet sind, ist von Mensch zu Mensch verschieden und hängt vom Hauttyp ab. Der Hauttyp wird in erster Linie vom Fettgehalt bestimmt. Je mehr Fett die Talgdrüsen abgeben, desto robuster und geschützter ist die Haut. Besonders fette Haut neigt zu Hautunreinheiten und Hauterkrankungen, etwa zu Akne und zu seborrhoischem Ekzem. Trockene Haut dagegen ist sehr empfindlich gegen äußere Einflüsse, sie spannt, juckt, rötet sich schnell und neigt verstärkt zu Entzündungen.

Der Fettgehalt der Haut verändert sich mit dem Lebensalter. Kinder und ältere Menschen haben eine eher trockene Haut. In der Pubertät erhöht sich die Fettabsonderung der Talgdrüsen stark, was oft zur Pubertätsakne führt. Die Reinigung und Pflege der Haut richtet sich deshalb auch nach dem Lebensalter.

Das Ausmaß der Fettabsonderung ist nicht an allen Körperstellen gleich. Im Gesicht gibt es die fettreichere „T-Zone", Stirn, Nase und Kinn, und die meist trockeneren Wangenpartien. Am Körper ist der vordere und hintere „V-Ausschnitt", der von Hautärzten auch als Schweißrinne bezeichnet wird, weitaus fetthaltiger als die Haut der Unterschenkel, Unter- und Oberarme.

Allgemeine Tipps zur Hautpflege

Je weniger Zusatzstoffe ein Hautreinigungs- und Hautpflegemittel enthält, desto besser verträgt es die Haut und desto geringer ist das Allergierisiko. Schränken Sie deshalb die Anwendung parfümierter Produkte ein. Bevorzugen Sie die Mittel, bei denen die Inhaltsstoffe auf der Verpackung angegeben sind. Ziehen Sie Produkte mit einem Verfallsdatum denjenigen vor, die sich „ewig" halten. Eine sehr lange Haltbarkeit lässt sich nur durch Konservierungsstoffe erreichen, die wiederum die Haut reizen oder sogar Allergien hervorrufen können.

Reinigungsprodukte sollten einen ähnlichen pH-Wert (Maß für den Säure-Basen-Gehalt) wie die Haut haben. Viele Seifen haben einen zu hohen pH-Wert, stören so den Säureschutzmantel der Haut und lassen die oberste Hautschicht aufquellen.

Verwenden Sie für verschiedene Hautregionen (Gesicht und Körper) jeweils geeignete Reinigungsmittel und nicht für alle dasselbe. Passen Sie Ihre Reinigungs- und Pflegeprodukte Ihrem persönlichen Hauttyp (fett, trocken, normal) an (siehe folgende Abschnitte). Wenn Sie im Zweifel sind, zu welchem Typ Ihre Haut gehört, lassen Sie sich von Ihrem Hautarzt oder einer erfahrenen Kosmetikerin beraten.

Probieren Sie eine neue Pflegeserie erst einmal aus. Wenn möglich, lassen Sie sich zunächst eine Probe mitgeben, damit sie u.a. die Hautverträglichkeit testen können.

Wenn Sie häufig mit Spülwasser, Putzmitteln oder ähnlichen belastenden oder schädlichen Stoffen umgehen, sollten Sie Ihre Haut mit einer entsprechenden Salbe schützen. Noch

besser wirken Schutzhandschuhe, unter denen Sie dünne Baumwollhandschuhe tragen können.
Bedenken Sie auch, dass Ihre Haut vor allem von innen mit Sauerstoff und Nährstoffen versorgt wird. Die Wohltaten, die Sie Ihrer Haut mit einer Pflegecreme von außen zukommen lassen, werden von der Kosmetikindustrie oft stark übertrieben. Es ist für Ihre Haut genauso wichtig, dass Ihre Ernährung reichlich Vitamine und Mineralstoffe enthält und abwechslungsreich ist, dass Sie Sport an der frischen Luft treiben, dass Sie lange genug schlafen und sich mit Kaffee, Zigaretten und Alkohol zurückhalten.

Reinigung und Pflege

Was bei dem einen zu gering ausgeprägt ist und bis zu so genannten Schmutzerkrankungen wie der „Vagabundenhaut" führen kann, betreibt der andere im Übermaß und verursacht damit unter Umständen eine trockene Haut mit Juckreiz und Entzündungen (Austrocknungsekzem).

Normale Haut Die gesunde normale Haut ist weder zu trocken noch zu fett. Die Reinigung auch mit alkalischen Seifen kann ihr in der Regel nichts anhaben, denn sie gleicht den kurzfristigen Angriff auf ihren Säure- und Fettschutzmantel rasch wieder aus. Doch auch bei normaler Haut sollte man es mit der Reinigung, Pflege und Kosmetik nicht übertreiben und die Haut „krank waschen". Setzen Sie Seifen und Badezusätze nicht zu üppig ein und baden oder duschen Sie nicht zu oft – einmal täglich sollte genügen. Auch bei der Pflege der normalen Haut ist weniger oft mehr. Benutzen Sie nach dem Waschen oder Baden nur eine milde Creme oder Lotion mit möglichst wenigen Zusatzstoffen (Duft- oder Konservierungsstoffen).

Fettige Haut Zur Reinigung der fettigen Haut besonders geeignet sind Syndets (synthetische Detergentien = künstliche Reinigungsmittel), welche die Haut stark entfetten. Mit warmem Wasser und einem Frotteewaschlappen können Sie die entfettende Wirkung noch verstärken. Bei extremer Talgproduktion können Sie das überschüssige Fett auf der Haut auch durch alkoholische Lösungen entfernen, die Sie einmal täglich oder öfter zusätzlich anwenden. Zur Pflege können Sie milde Lotionen, Cremes oder fettfreie Gele verwenden. Im Grunde benötigt die fettige Haut aber keine zusätzlichen Pflegemittel.

Trockene Haut Waschen Sie trockene Haut mit einem rückfettenden Syndet und lauwarmem Wasser oder spülen Sie die Haut nur mit etwas Wasser ab. Ein lauwarmes Wannenbad, dem Sie ein medizinisches Öl beifügen, eignet sich besser zur Ganzkörperreinigung als eine Dusche. Allerdings sollten Sie nur ein paar Minuten in der Badewanne liegen bleiben und nur die wirklich reinigungsbedürftigen Hautregionen mit einem Syndet waschen.
Nach dem Waschen verwenden Sie ein stark rückfettendes Pflegeprodukt. Wenn Sie der ölige Glanz der Gesichtshaut stört, tragen Sie die Fettcreme nur abends auf das Gesicht auf und verwenden Sie tagsüber eine gut einziehende Creme. Den übrigen Körper können Sie auch tagsüber mit einer fettreiche Salbe oder Creme einreiben.

Schutz der Haut vor Sonneneinstrahlung

Sonnenlicht ist zunächst etwas Positives, ein lebensspendender Energieträger, ohne den das Leben auf der Erde nicht möglich wäre.

Aber: Die Dosis ist wichtig! Und die Abwehrkräfte des Körpers bestimmen den Grad der Schädigung.
Bewohner der sonnenarmen Länder (dazu gehört auch der deutsche Sprachbereich) sind nicht darauf vorbereitet, Sonnenstrahlen im Übermaß „wegzustecken". Dennoch lassen sich „Nordländer" jedes Jahr „knusprig wie ein Brathähnchen" grillen. Seien Sie lieber vorsichtig! Wer sich nicht eines natürlichen Sonnenschutzes in Form einer braunen oder schwarzen Hautfarbe erfreut, vielmehr eine besonders blasse Haut, blaue Augen oder rötliche Haare hat, sollte seine Haut konsequent vor zu starker Sonneneinstrahlung schützen. Vergessen Sie aber auch andere schädliche Einflüsse nicht. Tragen Sie beispielsweise fetthaltige Cremes oder Salben auf, wenn Sie sich im Winter bei Frost und Kälte lange Zeit im Freien aufhalten.
Die folgende Übersicht beschreibt die verschiedenen Pigmentierungstypen und nennt die Zeitspanne, welche die jeweilige Haut bei starkem Sonnenschein unbeschadet übersteht (Eigenschutzzeit der Haut).

Pigmentierungstypen und Eigenschutzzeit der Haut

Typ I Haut sehr hell, blass; viele Sommersprossen; Augen meistens grün oder blau; Brustwarzen sehr hell	**Eigenschutz** 5 bis 10 Minuten
Typ II Haut etwas dunkler als I; wenig Sommersprossen; Augen grün oder grau; Brustwarzen hell	**Eigenschutz** 10 bis 20 Minuten
Typ III Haut hell bis hellbraun; keine Sommersprossen; Augen grau oder braun; Brustwarzen dunkler	**Eigenschutz** 20 bis 30 Minuten
Typ IV Haut braun oder oliv; keine Sommersprossen; Augen dunkel; Brustwarzen dunkel	**Eigenschutz** 40 Minuten

Bei starker Sonneneinstrahlung droht nicht nur der Sonnenbrand. Wie in der Verkehrssünderkartei in Flensburg summieren sich die Strafpunkte, die Ihre Haut durch Sonnenschäden sammelt, denn exzessives Sonnenbaden mit häufigen Sonnenbränden äußert sich nach Jahren durch verfrühte Hautalterung. Das eigentlich Gefährliche daran aber ist das erhöhte Risiko für alle Formen des Hautkrebses.

Tipps für den konsequenten Sonnenschutz

Beachten Sie die folgenden Tipps gewissenhaft, wenn Sie sich in die südliche und auch in die heimische Sommersonne begeben:
Gönnen Sie Ihrer Haut vor allem in den ersten Urlaubstagen eine Creme mit hohem Lichtschutzfaktor. Gehen Sie erst dann, wenn die Haut eine leichte Bräunung zeigt, auf einen um zwei Punkte niedrigeren Schutzfaktor über.
Der Lichtschutzfaktor (LSF) eines Sonnenschutzmittels gibt die Zeit an, die Sie ohne Sonnenbrand in der Sonne verbringen können, wenn Sie Ihre Eigenschutzzeit damit malnehmen. Beispiel: LSF 5 bei Typ I ermöglicht ein Sonnenbad von maximal 50 Minuten.

Tragen Sie das Sonnenschutzmittel schon 45 Minuten vor dem Sonnenbad auf die gesamte Haut auf. Lassen Sie auch Stellen nicht aus, die der Badeanzug schützen soll. Er könnte verrutschen!
Wiederholen Sie das Eincremen in regelmäßigen Abständen, besonders nach dem Schwimmen und an Stellen, die stark schwitzen, wie Kinn oder Stirn.
Cremen Sie hervorspringende Körperstellen wie Nase, Schultern, Knie oder Schienbeine häufiger ein.
Bleiben Sie in der Mittagszeit von 11 bis 15 Uhr ganz im Schatten oder unter dem Sonnenschirm. Die Einheimischen wissen, warum sie zu dieser Zeit Siesta halten.
Wählen Sie für den Sonnenschutz ein Produkt, das Sie sowohl gegen UV-A- als auch gegen UV-B-Strahlen schützt.
Berücksichtigen Sie auch: Sonne, Wasser und Wind trocknen die Haut aus. Benutzen Sie daher während des Urlaubs und einige Zeit danach fettende Hautpflegemittel.
Wenn Sie trotz aller Vorsicht doch einmal einen leichten Sonnenbrand bekommen haben, können Sie die Haut mit einer Quarkmaske oder mit Buttermilch-Kompressen kühlen.
Bei schweren Verbrennungen (der Sonnenbrand ist eine Verbrennung ersten bis zweiten Grades!), wenn die Haut Blasen wirft und eventuell zusätzlich Fieber auftritt, benötigen Sie dringend ärztliche Hilfe.

Hautprobleme

Hautprobleme sind vielfältig. Stellvertretend werden hier die häufigsten angesprochen. Ob eine Hautveränderung nur ein lästiges, aber ungefährliches Hautproblem darstellt oder aber eine Hauterkrankung anzeigt, kann oft nur der Facharzt entscheiden.

Hautalterung und Falten

Sie können einiges tun um den Alterungsprozess der Haut zu verlangsamen:

- Vermeiden Sie ausgedehnte Sonnenbäder bereits in jungen Jahren.
- Pflegen Sie Ihre Haut mit den richtigen Produkten. Diese müssen nicht teuer sein. Stellen Sie sich je nach Hauttyp Ihr persönliches Sortiment zusammen.
- Gewöhnen Sie sich an einen gesunden Lebensstil, ausgeglichene Ernährung, wenig Alkohol, keine Zigaretten; machen Sie täglich einen Spaziergang oder praktizieren Sie eine andere aktive Bewegungsart.

Jedes Organ des Körpers erfährt mit zunehmendem Alter Einschränkungen seiner Funktion. Bei der Haut ist der Alterungsprozess direkt sichtbar und mit einem Verlust an Attraktivität verbunden. Folgendes geschieht: Die Oberhaut wird dünner und die Blutgefäße der Haut werden verletzlicher. Die vorher enge Verzahnung von Ober- und Lederhaut löst sich etwas. Besonders nachteilig wirkt sich der Schwund der Bindegewebsfasern in der Lederhaut aus, denn dadurch erschlafft die Haut und es entstehen Falten. Diese Entwicklung kann man nicht verhindern, aber etwas verzögern, indem man sich von Jugend an vor zu starker Sonnenstrahlung schützt.
Die richtige individuelle Hautpflege und ein gesunder Lebensstil tragen ebenfalls zur langen Erhaltung einer jugendlich wirkenden Haut bei.
Wenn bereits Falten da sind, können manche Maßnahmen hilfreich sein, um die Falten ein wenig zu glätten bzw. ihre Weiterentwicklung zu bremsen. Bleiben Sie kritisch gegenüber den überhöhten Versprechungen der

modernen Anti-Falten-Cremes. Eine deutliche Glättung bringt die Unterspritzung der Falten mit Kollagen oder Hyaluronsäure, aber nur, sofern keine Allergie gegen diese Substanzen besteht. Diese Behandlung muss nach ein bis zwei Jahren wiederholt werden. Cremes, die Östrogene, Vitamin-A-Säure oder Tretinoin enthalten, sind unter Umständen einen Versuch wert. Im Übrigen können all die Frauen, die nach den Wechseljahren eine Östrogenersatzbehandlung durchführen, mit geringerer Faltenentwicklung rechnen.
Auch das Peeling, das Abschälen der obersten Hautschicht mithilfe von Fruchtsäuren, erzeugt vorübergehend eine faltenärmere Haut. Allerdings darf dieses Verfahren nur von erfahrenen Ärzten oder geschulten Fachkräften durchgeführt werden.

Sommersprossen

Sommersprossen sind eine Reaktion Ihrer empfindlichen Haut.
Besonders bei jungen Menschen mit rotblonden Haaren und sehr heller Haut treten im Frühjahr im Gesicht und anderen sonnenbeschienenen Stellen kleine, hellbraune Flecken auf. Manchmal sind es nur einzelne, manchmal überaus viele. Im Winter blassen diese Flecken dann wieder ab.
Das Sonnenlicht löst vermutlich eine vermehrte Aktivität einzelner Pigmentzellen aus. Für Hautärzte sind Sommersprossen „nicht der Rede wert“, ihre Anwesenheit weist jedoch darauf hin, dass die Haut relativ empfindlich gegenüber Sonneneinstrahlung reagiert und daher einen besonderen Schutz benötigt.
Aber Vorsicht: manche angepriesene und zum Teil sehr teure „Sommersprossen-Creme“ nutzt nichts, kann aber erhebliche Nebenwirkungen haben.

Denken Sie daran:

- Vermeiden Sie ausgedehnte Sonnenbäder bereits in jungen Jahren.
- Sorgen Sie für ausreichend hohen Sonnenschutz, z. B. durch einen Sonnenschirm, Sonnenschutz-Bekleidung (aus dichter gewebten Materialien), Sonnencremes mit hohem Lichtschutzfaktor.
- Tragen Sie den Sonnenschutz 45 Minuten vor dem Sonnenbad auf.

Peutz-Jeghers-Syndrom

Hautflecken sind aber nicht immer so harmlos wie die Sommersprossen: Bei hell- wie dunkelhaarigen Menschen treten manchmal unabhängig vom Sonnenlicht um den Mund herum und auf den Lippen bräunliche bis schwarzbraune Flecken auf. Dieses Phänomen kann auf Polypen und auch bösartige Tumoren an der Darmschleimhaut hinweisen und gehört zum so genannten Peutz-Jeghers-Syndrom.
Wenn Sie solche Flecken im Gesicht entdecken, sollten Sie sich von einem Hautarzt untersuchen lassen. Der schickt Sie dann zu einem Internisten.

Chloasmen

Vor allem junge Mädchen und Frauen entdecken manchmal bräunliche Verfärbungen der Haut, die auch im Gesicht auftreten können. Diese Veränderungen werden durch weibliche Hormone, oft durch die Einnahme der Antibabypille oder durch eine Schwangerschaft, ausgelöst. Sie sind in der Regel harmlos.
Weisen Sie zur Abklärung Ihren Frauenarzt beim nächsten Besuch dennoch vorsichtshalber auf die Verfärbung hin.

Aber auch andere Erkrankungen bedingen die Farbauffälligkeiten: die Schilddrüsenüberfunktion, ein Leberleiden, allgemein so genannte verzehrende Krankheiten (Krebs, Tuberkulose).

Altersflecken

Einige allgemeine Hinweise:

- Zunächst überlegen Sie genau, ob die Altersflecken Sie empfindlich „stören". Vielleicht können Sie sich mit den natürlichen körperlichen Veränderungen des Alterns arrangieren.
- In Kosmetikfachgeschäften bekommen Sie Produkte für ein deckendes, unauffälliges Make-up., das Sie täglich neu auftragen können.
- In Fach-Kosmetikstudios wird dauerhaftes Make-up (Camouflage) angeboten, das allerdings ein spezielles Reinigungsverfahren erfordert. In den Gelben Seiten werden solche Studios aufgelistet.

Bei älteren Menschen beiderlei Geschlechts treten an Händen, Unterarmen und im Gesicht häufig bräunliche Flecken auf, die auch im Winter nicht blasser werden und sich mit der Zeit vergrößern können. Diese Altersflecken sind ungefährlich, können die Betroffenen aber doch sehr stören. Die Entfernung durch Operation oder mit dem Laser ist nur in besonderen Fällen gerechtfertigt. Oft gelingt es aber auch, die Flecken unter einem gut deckenden Make-up „verschwinden" zu lassen.
Manchmal sieht ein Altersfleck dem schwarzen Hautkrebs zum Verwechseln ähnlich. In diesem Fall wird der Arzt ihn operativ entfernen und zur Vorsicht feingeweblich untersuchen.

Vitiligo – die Weißfleckenkrankheit

Tipps für Betroffene:

- Sorgen Sie für Sonnenschutz. Besonders geeignet sind dicht gewebte Bekleidung, Sonnenhut, Sonnenschirm, hoher Lichtschutzfaktor, Schatten.
- Lassen Sie sich im Kosmetikfachgeschäft über Produkte für ein wasserfestes Make-up beraten.
- Suchen Sie andere Betroffene, wenn Sie sehr unter der Vitiligo leiden.

Nicht nur dunkle, auch helle Flecken verunzieren die Haut mancher Menschen. Die „Weißfleckenkrankheit" (Vitiligo) entsteht dadurch, dass in bestimmten meist symmetrisch an beiden Körperhälften auftretenden Hautgebieten kein braunes Pigment gebildet wird. Seien Sie, wenn Sie solche hellen Flecken haben, mit Sonnenbädern äußerst vorsichtig, da die pigmentfreien Stellen sehr schnell einen Sonnenbrand oder Lichtschwielen bekommen.
Die Ursache der vermutlich angeborenen Veränderung ist noch unbekannt, die Behandlungsmöglichkeiten sind begrenzt. Weiße Flecken im Gesicht können Sie unter einem deckenden Make-up verstecken.

Zellulite oder Orangenhaut

Was bei Zellulite hilft:

- Achten Sie auf eine ausgewogene Ernährung und Ihr Gewicht.
- Sportliche Aktivität erhöht die Hautdurchblutung und hält das Gewebe länger straff.
- Massagen und Trockenbürsten unterstützen diesen Effekt.

Fast alle Frauen leiden unter Zellulite, einer Hautveränderung, die aufgrund ihres Aussehens auch „Orangenhaut“ genannt wird. Durch den speziellen Aufbau des weiblichen Bindegewebes in der Unterhaut entsteht eine Hautstruktur, die der Schale einer Apfelsine ähnlich sieht.
Anfangs ist diese Hautveränderung, die vor allem an den Oberschenkeln und am Gesäß auftritt, nur dann sichtbar, wenn man die Haut zusammendrückt. Mit zunehmendem Alter sowie durch Übergewicht tritt die Orangenhaut stärker hervor.
Eine wirksame Behandlung gibt es nicht, weil die Orangenhaut ähnlich wie die Faltenbildung im Alter im Grunde ein natürliches Phänomen ist. Seien Sie daher auch skeptisch gegenüber den angepriesenen Zellulite-Cremes.
Achten Sie auf Ihr Gewicht und bleiben Sie sportlich aktiv. Auch Massagen und Trockenbürsten haben einen günstigen Effekt (Vorsicht bei Krampfadern).

Warzen

AktivCheck

Wann muss ich zum Arzt?

- Die meisten Warzen sind harmlos. Wenn Sie sie lästig finden, ist Ihr Hautarzt der Ansprechpartner.
- Bei neu aufgetretenen Warzen sollten Sie einen Hautarzt aufsuchen

Was wird mein Arzt mich fragen?

- Hatten Sie Kontakt zu einer Person, die ebenfalls Warzen hat?
- Haben Sie bereits früher an Warzen gelitten? Wenn ja, wo waren sie?

Was frage ich meinen Arzt?

- Kann ich meine Umgebung mit Warzen anstecken?
- Ist eine Behandlung von Warzen erforderlich oder verschwinden sie von selbst?
- Was verhindert das Auftreten weiterer Warzen?
- Welche Methoden sind zur Entfernung von Warzen gebräuchlich?
- Ist das schmerzhaft?
- Können alte Bräuche wie Warzenbesprechen, magische Zeremonien oder das Beträufeln mit frischem Urin helfen?
- Kann ich meinen Partner beim sexuellen Verkehr anstecken?

AktivTipp

Was kann mein Arzt tun?

- Nach ausführlicher Inspektion (Untersuchung) der Warze entscheidet Ihr Arzt, ob das tägliche Auftragen eines ätzenden Lackes oder einer virushemmenden Substanz ausreicht, oder ob eine Stickstoffvereisung bzw. operative Entfernung durchgeführt werden soll.

Was kann ich selbst tun?

- Bei Feigwarzen für eine trockene Haut und Sauberkeit im Intimbereich sorgen (Baumwollunterwäsche und luftdurchlässige Monatsbinden).
- Unterleibsinfektionen sofort behandeln lassen.

- Nicht an den Warzen „herumdoktern“, da sie durch Bluttröpfchen auf andere Körperteile (Finger) übertragen werden können.
- Die empfohlene Therapie des Arztes geduldig zu Ende führen (Zeit!).
- Stärken Sie Ihr Immunsystem!

Warzen sind gutartige Hauttumoren, die durch Viren verursacht werden. Sie gehören also zu den Infektionskrankheiten der Haut. Allerdings kann man sie nicht wie bakterielle Infektionen mit Antibiotika rasch wieder zum Abheilen bringen.

Es gibt eine ganze Reihe verschiedener Warzentypen, die in unterschiedlichen Körperregionen auftreten.

Die gewöhnlichen Warzen findet man vor allem an den Händen. Diese Warzen haben eine raue Oberfläche. Oft wachsen in der Umgebung einer größeren „Mutterwarze“ mehrere „Sprösslinge“ heran.

Juvenile Warzen können bei Kindern und Jugendlichen in großer Zahl am Hals und im Gesicht auftreten. Sie sind bräunlich und flach und fallen oft nur wenig auf.

Das Körpergewicht, das auf dem Fuß lastet, zwingt Warzen an der Fußsohle wie ein Dorn nach innen zu wachsen. Diese Dornwarzen sind gut als kleine schwarze Pünktchen erkennbar. Sie wachsen gern an Druckstellen wie Ballen und Ferse und können beim Gehen sehr schmerzhaft sein.

Feigwarzen bevorzugen die feuchtwarmen Regionen der Haut, wo sie zu hahnenkammartigen Wucherungen heranwachsen. Besonders die Geschlechtsorgane und der After sind beliebter Sitz dieser Warzenart. Unterleibsinfektionen durch Pilze oder Bakterien fördern ihr Wachstum.

Dellwarzen wachsen als kleine Halbkugeln auf der Haut, werden etwa linsengroß und sind manchmal in der Mitte eingedellt. Sie werden durch ein Virus aus der Familie der Pockenviren verursacht.

Beschwerden

Die Beschwerdeskala bei Warzen reicht von beschwerdefrei bis zu sehr schmerzhaft. Alle Warzen sind kosmetisch störend, was psychisch belastend sein kann. Die Kleidung über einer Warze kann scheuern. Verletzungen an einer Warze (weil man an ihr hängen bleibt etc.) können zu schmerzhaften Blutungen führen, die das Virus übertragen können. Warzen an den Geschlechtsorganen können Ihr Sexualleben empfindlich behindern.

Untersuchung und Behandlung

In der Regel sieht der erfahrene Hautarzt sofort, was vorliegt. Manche Warzen, die bösartigen Hauttumoren (Basaliomen) ähneln, werden komplett entfernt und feingeweblich untersucht.

Der erste Rat, „Zunächst einmal abwarten“, gilt nur, wenn Sie nicht zu sehr unter der Warze leiden. Versuchen Sie, Ihr Immunsystem durch eine gesunde Ernährung und Lebensweise zu stärken, um so die Virusinfektion, auf der die Warze beruht, in den Griff zu bekommen. Durch Pinselung der Warze mit Thuja-Urtinktur können Sie die abwehrstärkende Wirkung der Thujapflanze nutzen.

Wenn Sie eine Warze sehr belästigt, gibt es nur eins: Die Warze muss weg! Der Hautarzt kann Ihnen wirksame Medikamente, wie ätzenden Lack oder virushemmende Substanzen, zum Bestreichen der Warze verschreiben. Auch die Vereisung mit flüssigem Stickstoff kann bei einzeln stehenden Warzen

sehr wirksam sein. Dabei entsteht eine Blase, die später zusammen mit der Warze abfällt. Flache juvenile Warzen können mit Vitamin-A-Säure, einer hornhautlösenden Substanz, abgeschält werden; Dellwarzen werden ausgequetscht oder nach örtlicher Betäubung abgehobelt; Dornwarzen müssen dagegen oft operativ entfernt werden. Auch bei Feigwarzen hilft oft nur eine Operation oder eine Laserbehandlung.
Warzen heilen oft spontan von ganz alleine ab, können aber auch spontan wieder auftauchen. Daher sollten Sie die Bemühungen Ihres Arztes durch eine gesunde Lebensweise und eine Stärkung Ihres Immunsystems unterstützen.

Herpes

AktivCheck

Wann muss ich zum Arzt?

- Bei großflächiger Ausbreitung mit Schmerzen (z. B. gesamtes Naseninnere) oder Herpes an den Augen sollten Sie unverzüglich einen Arzt aufsuchen.

Was wird mein Arzt mich fragen?

- Haben Sie gerade eine Krankheit durchgemacht, die das Immunsystem schwächen konnte?
- Haben Sie beruflichen oder privaten Stress?
- Haben Sie sich lange in der Sonne aufgehalten?
- Traten die Symptome bereits früher auf, wenn ja, wie oft und in welchem Zusammenhang?

Was frage ich meinen Arzt?

- Bin ich ansteckend? Wenn ja, wie gehe ich damit um?
- Wie lange bin ich ansteckend?
- Heilt die Hautpartie ohne Narben oder andere Schäden wieder völlig ab?
- Wie schütze ich mich vor Rückfällen?

AktivTipp

Was kann mein Arzt tun?

- In schweren Fällen oder bei Abwehrschwäche verschreibt Ihr Arzt einen virushemmenden Wirkstoff in Tablettenform oder als Infusion.

Was kann ich selbst tun?

- Bei den ersten Beschwerden sofort die verschriebene Salbe (Aciclovir) auf die Haut auftragen.
- Stärken Sie Ihr Immunsystem!
- Vermeiden Sie auslösende Situationen.

Herpesbläschen im Kopf- und Gesichtsbereich – meistens an den Lippen (Herpes simplex labialis = Lippenherpes) – werden durch das Herpes-Virus Typ 1 verursacht. Das Herpes-Virus Typ 2 befällt die Genitalregion und das Gesäß und verursacht die derzeit häufigste Geschlechtskrankheit.
Ursache für das ständige Sprießen der Lippenbläschen ist das Wiederaufflackern einer meist schon in der Kindheit durchgemachten Infektion mit dem Herpes-Virus Typ I. Beim ersten Viruskontakt und den folgenden Episoden vermag das Abwehrsystem des Körpers zwar die vom Virus verursachten Symptome erfolgreich zu bekämpfen, die Viren aber nie ganz aus dem Körper zu vertreiben.

Es gelingt ihnen, sich an geschützte Stellen, meist in Nervengewebe, zurückzuziehen. Dort „lauern" sie auf einen Moment der Schwäche, wie eine Erkältung, um sich wieder auszubreiten.
Sobald das Abwehrsystem eine Lücke zeigt, schießen die Herpesbläschen wieder hervor. Manche Frauen bekommen Herpesbläschen regelmäßig während der Monatsblutung.
Die Infektion mit den Herpes-Viren Typ 2, die zu teilweise recht schmerzhaften Herpesbläschen am Penis, an der Vulva oder am After führt (Herpes simplex genitalis), zählt zu den sexuell übertragbaren Erkrankungen und wird daher im Abschnitt „Geschlechtskrankheiten" besprochen.

Beschwerden

Meist treten die Bläschen immer an der gleichen Stelle auf, und zwar an den Lippen, aber auch innen im Mund, am Naseneingang oder an einem Finger. Dem Aufblühen der Bläschen geht oft schon ein Spannungsgefühl, Kribbeln, Jucken oder Brennen voraus. Nach wenigen Tagen zerplatzen die Bläschen und heilen innerhalb von ein bis zwei Wochen restlos ab.
Herpes-Infektionen am Auge können zur Hornhauttrübung führen und haben früher oft schwere Sehstörungen verursacht. Dies kann heute meistens durch eine rechtzeitige Behandlung verhindert werden.

Untersuchung und Behandlung

Die Diagnose ist meist offensichtlich. Da die Herpesbläschen immer wieder an derselben Stelle auftreten, stellen viele Patienten die Diagnose selbst.
Schon wenn Sie die ersten Anzeichen (Spannungsgefühl, Juckreiz, eventuell Fremdkörpergefühl im Auge) von aufblühenden Herpesbläschen spüren, sollten Sie eine virushemmende Salbe mit dem Wirkstoff Aciclovir (bzw. seinen Weiterentwicklungen) auftragen. Damit können Sie den Herpes-Ausbruch verhindern oder die Krankheit abkürzen.
In sehr schweren Fällen kann der Arzt Ihnen den virushemmenden Wirkstoff als Tablette oder Infusion verschreiben.
Alle Maßnahmen, welche die Widerstandskraft des Körpers stärken, sind sehr nützlich. Auch das Vermeiden auslösender Situationen (z. B. intensive Sonnenbäder) wirkt vorbeugend.

Gürtelrose

AktivCheck

Wann muss ich zum Arzt?

- Unverzüglich
- Eine Gürtelrose im Gesicht gehört sofort in ärztliche Behandlung.

Was wird mein Arzt mich fragen?

- Gab es Situationen, die das Immunsystem schwächen konnten: Stress, Krankheit, allgemeine Schwäche.
- Hatten Sie als Kind Windpocken?
- Hatten Sie kürzlich Kontakt zu Kindern mit Windpocken?

Was frage ich meinen Arzt?

- Wie lange dauern die Symptome Schmerz und Ausschlag bereits an?
- Wen muss ich vor Ansteckung schützen?
- Welche Behandlungsmöglichkeiten bestehen? Ist es sinnvoll, früh mit einer Schmerztherapie zu beginnen?
- Wie gut sind die Heilungsaussichten zu beurteilen?

AktivTipp

Was kann mein Arzt tun?

- Nach einer genauen Untersuchung der Hauterscheinung und Befragung nach Ihren Schmerzen wird der Arzt Ihnen ein virushemmendes Medikament verschreiben sowie eine Salbe zum Einreiben aufschreiben.
- Wenn Sie starke Schmerzen verspüren (besonders im Gesichtsbereich) sollten Sie nicht zögern, ihn um eine gute Schmerzbehandlung zu bitten, damit langfristig vermieden wird, dass der Schmerz sich chronifiziert.

Was kann ich selbst tun?

- Stärken Sie Ihr Immunsystem, damit unterstützen Sie die notwendige medikamentöse Therapie.

Gürtelrose (Herpes zoster bzw. Zoster) ist eine scharf begrenzte, schmerzhafte Hautveränderung, die auf einer Infektion mit dem Varizellen-Zoster-Virus beruht. Die Haut im erkrankten Bereich ist gerötet und trägt Bläschen.

Wer eine Gürtelrose bekommt, hat früher in aller Regel Windpocken gehabt. Das Varizellen-Zoster-Virus ist Verursacher beider Erkrankungen. Nach Abheilen der Windpocken ziehen sich die Viren in das Nervengewebe zurück und „warten" auf ihre neue Chance, sich zu vermehren und Beschwerden auszulösen. Sie ist da, wenn die Abwehrkräfte des Virusträgers kurz- oder längerfristig geschwächt sind. Nicht nur abwehrgeschwächte Erwachsene und Schwangere (!) sollten die Nähe zu Windpockenkindern meiden, umgekehrt ist es genauso: Ein Kind, das die Windpocken noch nicht durchgemacht oder dagegen geimpft ist, wird sich an der Gürtelrose anstecken.

Beschwerden

Die Viren breiten sich entlang einer Nervenbahn aus und führen im Versorgungsgebiet eines Hautnervs zu gruppenweise angeordneten Bläschen auf entzündetem Grund. Die Gürtelrose erhielt ihren Namen, weil die einzelnen Nervenversorgungsgebiete streifenförmig um den Rumpf liegen.

Die scharf abgegrenzten Hauterscheinungen treten fast immer nur auf einer Körperhälfte auf, jedoch nicht nur im Gürtelbereich. Gefährlich wird es, wenn eine Gürtelrose im Gesicht auf die Augen übergreift oder sich im Bereich des Hörnervs ausbreitet. Dabei drohen Sehstörungen bzw. der Verlust des Gehörs.

Eine Gürtelrose kann sehr schmerzhaft sein, oft aber spürt der Betroffene nur einen Juckreiz. Bereits einige Tage vor Ausbruch der Bläschen können starke Schmerzen im Bereich der späteren Gürtelrose auftreten. Diese Schmerzen können noch lange nach Abheilen der Bläschen bestehen bleiben. Um zu vermeiden, dass sich das Schmerzsyndrom verselbstständigt, ist eine frühzeitige Schmerztherapie zwingend.

Untersuchung und Behandlung

Die Hauterscheinungen sind typisch und leicht erkennbar. Der Arzt wird in der Regel auch nach den Ursachen der Abwehrschwäche suchen, welche die Gürtelrose ermöglicht hat.

In der akuten Phase der schmerzhaften Hauterscheinungen gibt der Arzt virushemmende Medikamente in Form von Infusionen, Tabletten und eine Salbe. Die entzündete und nach Aufplatzen der Bläschen nässende

Haut wird mit einem desinfizierenden Puder gut trocken gehalten.
Schmerzen werden mit Schmerzmitteln und oft auch mit Akupunktur oder psychotherapeutischen Maßnahmen behandelt.
Alle Maßnahmen, welche die Widerstandskraft des Körpers stärken, können nützlich sein.

Neurodermitis

AktivCheck

Wann muss ich zum Arzt?

- Neurodermitis juckt entsetzlich. Bei weiteren Überempfindlichkeitsreaktionen sollten Sie sich in die Behandlung eines Hautarztes begeben.

Was wird mein Arzt mich fragen?

- Hatten Sie als Säugling Milchschorf?
- Leiden Eltern oder Geschwister an Neurodermitis oder Allergien?
- Sind Ihnen weitere Allergien bekannt?
- Wie stark ist der Juckreiz?
- Verursachen Ihnen die Hauterscheinungen psychische Probleme?

Was frage ich meinen Arzt?

- Ist Neurodermitis vererbbar?
- Kann ich andere Menschen anstecken?
- Sind die Beschwerden nur auf die Haut begrenzt oder sind andere Körperbereiche mit betroffen?
- Können die Beschwerden wieder völlig zurückgehen?
- Kann sich meine Haut wieder völlig erholen?
- Hat meine Ernährung Einfluss auf die Hauterscheinungen?
- Gibt es psychische Auslösemechanismen?
- Welche Kleidung wird empfohlen?
- Darf ich ein Sonnenbad nehmen?
- Wie kann ich die Haut reinigen und pflegen?
- Ist Eigeninitiative überhaupt sinnvoll?
- Lohnen sich Selbsthilfegruppen?

AktivTipp

Was kann mein Arzt tun?

- Im akuten Stadium hilft oftmals nur eine kortisonhaltige Salbe.
- Nach Abklingen der akuten Zeichen verschreibt er Ihnen Antiallergika und bespricht mit Ihnen andere Therapiewege, die zum Teil sehr individuell herausgesucht werden müssen.

Was kann ich selbst tun?

- Suchen Sie bei neuen Schüben nach Auslösern. Dabei hilft eine Art Tagebuch, in dem Sie z. B. ihre Ernährungsgewohnheiten oder Ausflüge in die Natur, Kontakt zu Tieren usw. systematisch über längere Zeit notieren.
- Vielleicht gibt es eine Selbsthilfegruppe in Ihrer Nähe.
- Pflegen Sie konsequent Ihre Haut. Vermeiden Sie ein Austrocknen der Haut.
- Vermeiden Sie Seife und lange Bäder.
- Vermeiden Sie alle Reizstoffe wie Chemikalien, Wolle, Alkohol, Zigaretten.

···➤ Was kann ich selbst tun?

- Lassen Sie vor einer Berufswahl einen Allergietest durchführen.
- Vermeiden Sie seelische Belastungen.
- Erlernen Sie Entspannungstechniken.
- Wenn Sie ein Kind erwarten, informieren Sie den Kinderarzt über Ihre Neurodermitis und stillen Sie das Kind 6 Monate lang.

Die Neurodermitis ist vor allem bei Kindern und Jugendlichen eine recht häufige Hautkrankheit. Zusammen mit dem Heuschnupfen und dem Asthma gehört die Neurodermitis zu einer speziellen Gruppe allergischer Erkrankungen, den Atopien (sie wird daher auch als „atopisches Ekzem“ oder „atopische Dermatitis“ bezeichnet; „Ekzem“ und „Dermatitis“ bedeuten „Hautentzündung“).
Bei den Atopien ist eine erbliche Belastung vorhanden, andererseits spielen aber auch auslösende Umweltfaktoren eine wichtige Rolle. Viele Neurodermitiker sind gegen Pflanzenpollen, Hausstaub, Tierhaare oder Nahrungsbestandteile allergisch. Doch auch seelische Belastungen bzw. anhaltender Stress in Schule, Beruf und Privatleben können einen neuen Krankheitsschub und eine Verschlimmerung der Hautentzündung auslösen. Die Beschwerden treten verstärkt in der kalten Jahreszeit auf.
Eine wesentliche Voraussetzung ist eine sehr trockene Haut, die auf äußere Einflüsse empfindlich reagiert. Der Arzt spricht von einer gestörten Barrierefunktion der Haut. Das führt zu einer Art Teufelskreis: Durch die – meist ererbte – besondere Empfindlichkeit der Haut tritt eine Entzündung auf, welche die Haut für die genannten schädlichen Einflüsse von außen noch empfänglicher macht: Allergene, Bakterien, Viren oder andere schädliche Stoffe können nun verstärkt in die Haut eindringen und die Entzündung anfachen.

Auslösende Faktoren der Neurodermitis

- Klima, Jahreszeit
- Infekte
- Allergene, bestimmte Nahrungsmittel
- Stress
- falsche Hautpflege

Beschwerden

Beim Säugling äußert sich die Neurodermitis als Milchschorf. Das Baby hat krustige Schuppen am Kopf und an den Wangen, manchmal auch am Körper. Dieser Milchschorf kann bereits nach wenigen Monaten ganz abheilen und muss später nicht zwingend zu einer Neurodermitis führen. Umgekehrt kann eine Neurodermitis auch ohne vorherigen Milchschorf beginnen.
Im Kleinkind- oder Schulalter befällt die Neurodermitis vorwiegend Ellbogen und Kniekehlen, aber auch Gesicht, Hals und andere Körperstellen. Die entzündeten Hautpartien jucken in der Regel stark und sind oft das größte Problem, denn es ist fast unmöglich, den Kindern das Kratzen ganz abzugewöhnen. Es besteht die Gefahr, dass sich die blutig aufgekratzte Haut mit Bakterien infiziert und dass beim Abheilen der Kratzwunden Narben entstehen.
Die Krankheit kann sich schon im Kindesalter abschwächen oder ganz abheilen. Auch Jugendliche oder Erwachsene können eine spontane Besserung oder Heilung erleben. Da die Neurodermitis oft schubweise auftritt und auch die einzelnen Schübe weitgehend spontan abheilen, darf man die endgültige Heilung aber nicht zu früh annehmen.

Untersuchung und Behandlung

Der Arzt fragt nach allergischen Erkrankungen (Heuschnupfen, allergisches Asthma, Nahrungsmittelallergien und Neurodermitis) bei den Eltern. Er lässt die Konzentration von Immunglobulin E im Blut bestimmen, das bei vielen Neurodermitikern erhöht ist, und er führt Allergietests auf der Haut durch. Bei begründetem Verdacht untersucht er, ob das Kind oder der Erwachsene auf bestimmte Nahrungsmittel allergisch reagiert.

Die Haut soll mit einer fettenden, nicht zu dick aufgetragenen, wirkstofffreien Salbe gegen Austrocknung geschützt werden. Sie darf nicht durch Seife oder Pflegemittel gereizt werden. Denken Sie auch daran, (Ihr Kind) nicht zu lange und weder zu kalt noch zu heiß zu baden. Bäder mit medizinischem Badeöl sind vorteilhaft.

Meiden Sie im Haushalt wie im Beruf belastende Chemikalien, die eine bestehende Erkrankung verschlimmern oder einen neuen Schub auslösen können.

Ergreifen Sie möglichst keinen Beruf, in dem Ihre Haut einer besonderen Belastung durch schädliche oder allergisierende Stoffe ausgesetzt ist. Dazu zählen Berufe im medizinischen Bereich sowie Maurer, Bäcker, Friseur, Kosmetikerin, Gärtner, Metall verarbeitende Berufe und viele mehr. Sprechen Sie mit Ihrem Hautarzt, bevor Sie sich für eine Berufsausbildung oder Umschulung entscheiden.

Wenn die Allergietests gezeigt haben, dass Sie auf bestimmte Allergene reagieren, sollten Sie diese konsequent meiden. Eine Allergie gegen Nahrungsmittel spielt bei der Neurodermitis nur selten eine Rolle. Es ist daher nicht zu verantworten, Kindern mit Neurodermitis alle möglichen Nahrungsmittel (Schokolade, Weißbrot etc.) vorzuenthalten. Erst wenn deutlich wurde, dass bestimmte Nahrungsmittel die Erkrankung verschlimmern, sollten Sie eine Zeit lang darauf verzichten und beobachten, wie sich dies auswirkt.

Ihre Kleidung sollte möglichst nicht aus Kunstfasern oder Schafwolle, sondern aus weicher Baumwolle bestehen. Beachten Sie bitte auch die Tipps Seite 135 und 685.

Wenn ein neuer Schub auftritt und der Juckreiz so stark ist, dass Sie oder Ihr Kind nachts nicht mehr schlafen können, müssen Sie Ihren Hautarzt einschalten. Er wird Ihnen bei akuten Beschwerden eine Kortisonsalbe verordnen, die Sie ein-, zwei- oder dreimal täglich sorgfältig auf die befallene Haut auftragen müssen. Bei sehr starkem Juckreiz bekommen Sie noch ein so genanntes Antihistaminikum zum Einnehmen, das den Juckreiz mildert. Meistens klingen die akuten Hautveränderungen unter dieser Behandlung innerhalb von ein bis zwei Wochen ab.

Keine Angst vor Kortisonpräparaten! Kortison ist ein natürliches Hormon aus den Nebennieren. Kortisonhaltige Medikamente, die auf der Haut angewendet werden, lösen weitaus seltener Nebenwirkungen aus als Kortisontabletten oder -spritzen, da nur ein Bruchteil der Dosis in den Blutkreislauf gelangt.

Nur ein kleiner Anteil von etwa 10 % der Neurodermitis-Patienten erlebt trotz Kortisonbehandlung und gewissenhafter Hautpflege keine schnelle Besserung. Diese Patienten reagieren oft auf ein oder mehrere Nahrungsmittel allergisch, die in aufwendigen Allergietests ermittelt werden. Sie müssen in Zukunft darauf verzichten.

Hinweise bei Neurodermitis

Suchen Sie einen Hautarzt, dem Sie vertrauen, und legen Sie diese Beziehung auf Dauer an. Wechseln Sie nicht ständig die Behandlung und die Therapeuten! Es dauert jeweils ein, zwei Wochen, bis die juckenden Hautveränderungen weitgehend abgeheilt sind. Entspannen Sie sich mit Methode: Wenn Ihnen die Neurodermitis den letzten Nerv raubt, ist es höchste Zeit, das Autogene Training oder ein anderes Entspannungsverfahren zu erlernen. Wenn Sie sich gegen das Aufkratzen der Haut nicht wehren können, kann eine Verhaltenstherapie helfen.

Nutzen Sie günstige Klimaeinflüsse, die Ihrer Haut wohl tun, und fahren Sie im Sommer an die See oder ins Gebirge.

Achten Sie auf ausreichenden Schlaf und verzichten Sie auf Alkohol und Zigaretten.

Suchen Sie sich eine Sportart, die Ihnen Spass macht. Nehmen Sie dabei auf Ihre Hauterkrankung Rücksicht (nicht zu viel schwitzen, kein Wassersport).

Die Vorbeugung der Krankheitsentstehung ist kaum möglich. Eventuell wirkt sich eine lange Stillzeit im Säuglingsalter günstig aus. Wenn die Erkrankung da ist, können Sie ihrer Verschlimmerung durch die konsequente Vermeidung auslösender Allergene, durch eine sorgfältige Hautpflege, durch den Schutz der empfindlichen Haut vor Chemikalien oder rauhem Klima, durch zweckdienliche Kleidung und eine gesunde Lebensweise vorbeugen.

Kontaktekzem

AktivCheck

Wann muss ich zum Arzt?

- Bei Verdacht auf eine Überempfindlichkeitsreaktion Ihrer Haut sollten Sie immer zum Arzt gehen und einen Allergietest durchführen lassen.

Was wird mein Arzt mich fragen?

- Hatten Sie Kontakt zu einer Allergie auslösenden Substanz?
- Was sind Sie von Beruf?
- Traten die Erscheinungen bereits früher auf?
- Wann treten die Hauterscheinungen auf (z. B. Stunden nach dem Kontakt)?
- Haben Sie Schmerzen?
- Leiden Sie unter Juckreiz?

Was frage ich meinen Arzt?

- Was können die Auslöser meiner allergischen Hautreaktion sein?
- Sind allergische Hautausschläge ansteckend?
- Bin ich nach einer abgeklungenen Allergie immun gegen eine weitere desselben Auslösers?
- Welche Möglichkeiten der Behandlung stehen mir offen?

AktivTipp

Was kann mein Arzt tun?

- Ihr Arzt wird einen Allergie-Test durchführen und Sie beraten.
- Im akuten Stadium müssen Sie vorübergehend eventuell eine Kortison-Creme auf die betroffenen Hautpartien auftragen.

Was kann ich selbst tun?

- Schützen Sie Ihre Haut vor möglichen Auslösern: Tragen Sie z. B. Schutzhandschuhe
- Verwenden Sie pH-neutrale Reinigungsmittel.

- Verwenden Sie fetthaltige Schutzcremes.
- Tragen Sie Ihren Allergiepass immer bei sich.
- Wenn Sie wissen, dass Sie starke allergische Reaktionen haben können, sollten Sie stets ein Nothilfe-Set bei sich tragen und eine Begleitperson einweisen.
- Ziehen Sie bei berufsbedingten Allergien eine Umschulung in Betracht.

An der Haut unterscheidet man hauptsächlich zwei allergische Reaktionsformen: Bei der Sofortreaktion bildet die Haut innerhalb von Minuten nach dem Allergenkontakt Quaddeln. Diese Nessel- oder Quaddelsucht wird als nächste Erkrankung besprochen. Bei der allergischen Spätreaktion entsteht erst nach Stunden oder Tagen am Ort der Allergeneinwirkung das allergische Kontaktekzem. Beim toxischen Kontaktekzem wird die Haut durch einen unverträglichen oder giftigen (toxischen) Stoff direkt geschädigt.

Relativ häufig trifft man das allergische und das toxische Kontaktekzem in bestimmten Berufen an: Hausfrauen, Bäcker, Friseure und Krankenschwestern sind besonders gefährdet. Aber auch Metallteile an Kleidungsstücken sind häufige Auslöser. Beim toxischen Kontaktekzem sind meistens bestimmte Chemikalien (Putzmittel, Lösungsmittel) im Spiel.

Das Kontaktekzem entsteht genau dort am Körper, wo der Allergenkontakt bzw. Kontakt mit dem Schadstoff besteht. Daher tritt es meistens an den Händen auf, aber auch dort, wo ein allergenes Kosmetikum angewendet wird oder wo der allergene Metallverschluss eines Büstenhalters sitzt.

Wichtige Auslöser von Kontaktekzemen

- In Beruf und Haushalt: Mehl, Reinigungs- und Lösungsmittel usw.
- Hautpflege, Kosmetika: Toilettenartikel (Seifen, Shampoos, Deos usw.), Pflegecremes und -salben, Parfüms, Nagellack, Lippenstifte, Schminke, Wimperntusche usw.
- Bekleidung, Schmuck: Waschmittel- oder Weichspülerrückstände, Stärke, Farben, Accessoires (Knöpfe, Haken, Schnallen), Leder, Gummi, Schmuck und Modeschmuck usw.
- Medikamente: Antibiotika in Salben, Salben-Grundlagenstoffe, Perubalsam usw.

Beschwerden

Das allergische und das toxische Kontaktekzem sehen auf der Haut gleich aus. Im akuten Stadium bilden sich Bläschen, Knoten und Schuppen auf entzündeter, nässender und juckender Haut. Wenn das Ekzem chronisch geworden ist, wird die Hautoberfläche gröber und schuppig und zeigt schmerzhafte Einrisse. Der begleitende Juckreiz ist oft quälend und in vielen Fällen kaum zu unterdrücken.

Untersuchung und Behandlung

Die Diagnose eines allergischen Ekzems stellt der Arzt durch Hauttests, indem er verschiedene verdächtige Allergene auf den Rücken des Patienten aufgeklebt. Nach ein bis zwei Tagen zeigen dann typische Hautreaktionen, ob eine Allergie vorliegt oder nicht.

Ein toxisches Ekzem diagnostiziert der Arzt durch die Krankheitsgeschichte, den Ausschluss anderer Erkrankungen (insbesondere von Allergien) und durch spezielle Funktionsprüfungen der Oberhaut.

Es ist nicht immer leicht, die Stoffe, auf die Sie allergisch reagieren, bzw. die Ihre Haut schädigen, konsequent zu meiden. Dazu ein Beispiel: Wenn Sie an einer Nickelallergie (z.B. „Jeansknopf-Allergie“ in Höhe des Bauchnabels) leiden, sollten Sie auch auf nickelhaltige Lebensmittel, wie Hülsenfrüchte und Hafer, verzichten. Vielen Menschen mit schwerer Kontaktallergie wird ein Berufswechsel nicht erspart bleiben!
Schützen Sie Ihre Haut vor schädlichen Einflüssen. Tragen Sie Schutzhandschuhe, wenn Sie mit aggressiven, giftigen Stoffen umgehen müssen. Reinigen Sie Ihre Hände mit pH-neutraler Seife und pflegen Sie sie nach dem Waschen mit einer guten fetthaltigen Schutzcreme.
Im akuten Stadium wird der Arzt Ihnen eine kortisonhaltige Salbe oder Creme verschreiben, welche die Abheilung beschleunigt. Nach Abheilen der entzündlichen Veränderungen müssen Sie Ihre Haut mit einer fettenden Creme oder Salbe pflegen.
Der Arzt trägt jedes festgestellte Allergen in einen Allergiepass ein, den Sie immer bei sich tragen sollten. Zeigen Sie den Pass jedem Arzt oder Apotheker, bevor Sie ein neues Medikament einnehmen.

Nesselsucht (Urtikaria)

AktivCheck

Wann muss ich zum Arzt?

- Bei jeder Urtikaria sollten Sie den Arzt aufsuchen, denn bei weiterem Kontakt mit dem Allergie-Auslöser kann sich die allergische Reaktion möglicherweise rasch bis zum allergischen Schock verschlimmern.

Was wird mein Arzt mich fragen?

- Hatten Sie kürzlich Kontakt mit einem Allergen?
- Sind Ihnen allergische Reaktionen dieser Art bereits bekannt?

Was frage ich meinen Arzt?

- Kann ich mir ein Soforthilfe-Set zusammenstellen lassen?
- Wo erhalte ich einen Allergiepass?

AktivTipp

Was kann mein Arzt tun?

- Die Allergie-Austestung gibt genaue Hinweise auf Substanzen, die Sie von nun an besser meiden sollten.
- Ihr Arzt kann bei Ihnen eine Desensibilisierung durchführen.
- Für das akute Stadium verschreibt er Ihnen Antihistaminika und Kortison.

Was kann ich selbst tun?

- Tragen Sie Ihren Allergiepass immer leicht zugänglich bei sich und weisen Sie eine Begleitperson ein.
- Meiden Sie die Auslösefaktoren.
- Bei erfolgtem Kontakt sofort eine Begleitperson informieren und den Arzt bzw. (z.B. bei Insektenstichen) den Notarzt benachrichtigen.

Bei dieser allergischen Sofortreaktion der Haut treten nach dem Kontakt mit dem Allergen juckende Hautquaddeln (Nesseln) auf. Aber auch nichtallergische Ursachen (Brennnesselgift, Insektenstiche, Kälte, Wärme und Licht) können Quaddeln auslösen. Oft verursachen Nahrungsmittel, Medikamente oder Konservierungsstoffe diese Hautallergie, aber auch jeder andere Stoff kann dahinter stecken. Auch Brennnesseln (lat. urtica) lösen ganz ähnliche Quaddeln oder Nesseln aus, allerdings nicht durch Allergie, sondern durch die direkte Wirkung ihres Giftes.

Bei einem Bienenstich können Quaddeln sowohl in der Nähe des Einstiches als auch an entfernten Körperstellen auftreten, im ersten Fall infolge des Bienengiftes und im zweiten, selteneren Fall infolge einer Allergie. Rufen Sie, wenn Sie so etwas erleben, sofort Ihren Arzt oder den Notarzt.

Beschwerden

Die roten, juckenden Quaddeln können an jeder Stelle des Körpers auftreten. Manchmal erscheinen nur einzelne rötliche Schwellungen wie nach einem flüchtigen Kontakt mit einer Brennnessel, manchmal breiten sich die Quaddeln über große Hautflächen aus.

Die akute Quaddelbildung ist recht kurzlebig. Es können aber immer wieder Quaddelschübe auftreten. Gefährlich wird die Quaddelsucht, wenn die Schleimhaut im Kehlkopf betroffen ist und anschwillt, wodurch eine Atemnot entstehen kann. Noch größer ist die Gefahr, wenn zusätzlich ein allergischer Schock auftritt.

Untersuchung und Behandlung

Die Ursache der Urtikaria findet der Arzt durch Allergietest heraus. Um Nahrungsmittelallergene zu bestimmen, muss der Patient zunächst 14 Tage lang eine allergiearme Diät einhalten und bekommt danach jeden Tag nur ein neues, als Allergen verdächtigtes Nahrungsmittel.

Den durch Allergietests ermittelten Auslöser Ihrer Nesselsucht müssen Sie konsequent meiden. Informieren Sie sich genau über Ihre persönliche Gefährdung und lernen Sie gegebenenfalls, mit dem Notfallset richtig umzugehen.

Bei leichter Nesselsucht verordnet Ihnen der Arzt ein Antihistaminikum. Bei ausgeprägter Quaddelsucht gibt er Ihnen möglicherweise Kortison. Im Falle eines allergischen Schocks ist eine schnelle, lebensrettende Intensivbehandlung notwendig.

Wenn die Gefahr eines allergischen Schocks relativ groß ist, wie bei einer Bienengiftallergie, verordnet der Arzt Ihnen ein Notfallset. Es enthält ein Antihistaminikum in Form von Tropfen, Kortison als Fläschchen zum Austrinken und den kreislaufstabilisierenden Wirkstoff Adrenalin als Spray zum Einsprühen in den Rachen. Lassen Sie sich die Handhabung genau erklären und nehmen Sie das Notfallset immer mit, wenn Gefahr drohen könnte, etwa beim Picknick, bei der Obsternte etc.

Wenn Ihre Quaddelsucht allergisch bedingt ist, wird Ihr Arzt Ihnen in geeigneten Fällen eine Hyposensibilisierungsbehandlung vorschlagen.

Akne

AktivCheck

Wann muss ich zum Arzt?

- Unbedingt dann, wenn zusätzlich Entzündungszeichen wie Fieber und Schüttelfrost auftreten.

Was wird mein Arzt mich fragen?

- Welche Pflegeprodukte nehmen Sie?
- Wie sieht der Ernährungsplan aus?
- Wirkt sich das Aussehen auf Ihre Psyche aus?

Was frage ich meinen Arzt?

- Gehört eine leichte Akne immer zur Pubertät?
- Kann schlimme Akne geheilt werden?
- Darf bei Akne Seife an das Gesicht? Welche Pflegeprodukte sind tatsächlich sinnvoll?
- Darf ich meine Mitesser ausdrücken?
- Gibt es Stellen im Gesicht, an denen man besser nicht herumdrücken sollte?
- Ist es möglich, dass durch Ausdrücken eines Pickels erst weitere entstehen können?
- Wie kann ich mich vor einer eitrigen Infektion der Akne schützen?
- Kann meine Ernährung den Heilungsprozess unterstützen?
- Bessert Sonneneinstrahlung die Akne?
- Was kann ich gegen Aknenarben tun?
- Ist das Abschleifen von Aknenarben schmerzhaft?
- Kann ich mit einem Furunkel oder einem anderen eiternden Entzündungsherd zur Schule gehen?

AktivTipp

Was kann mein Arzt tun?

- Ihr Arzt wird Ihnen empfehlen, sich an eine Fachkosmetikerin zu wenden.
- Als medikamentöse Maßnahmen kommen in Betracht: Vitamin-A-Säure, Benzoylperoxid, Antibiotika bei entzündeten Prozessen, Retinsäure, Hormonpräparate („Antibaby-Pille“).
- Eventuell wird eine chirurgische Behandlung notwendig.

Was kann ich selbst tun?

- Achten Sie auf Hygiene.
- Verzichten Sie auf fettreiche Speisen.
- Meiden Sie Nikotin und Alkohol.
- Suchen Sie eine Kosmetikerin auf.

Die Akne ist eine chronische Hauterkrankung, die von den Talgdrüsen ausgeht und vor allem Jugendliche und junge Erwachsene betrifft.
Oft beginnt die Akne in der Pubertät. Die erhöhte Fettproduktion der Talgdrüsen wird durch die hormonelle Umstellung, insbesondere die vermehrte Produktion männlicher Hormone (auch bei Mädchen), angeregt.
Die Talgdrüsen münden fast alle in einen Haarbalg. Von Akne betroffen sind vor allem Haarbälge, in die eine relativ große Talgdrüse mündet. Diese Haarbälge sind am Übergang zur Hautoberfläche besonders stark verhornt, sodass der Talg nicht ungestört abfließen kann. Der Hornpfropf ist von außen als „Mitesser“ sichtbar. Unter dem Einfluss bestimmter Hautbakterien entzünden sich diese Haarbälge und die umliegende Haut.

Beschwerden

Die von der Akne betroffenen Talgdrüsen befinden sich im Gesicht, am Rücken, V-förmig am Dekolletee und an den äußeren Oberarmen. Diese Hautpartien sind bei ausgeprägter Akne mit Mitessern oder entzündeten, eitergefüllten Bläschen (Pusteln und „Pickeln“) übersät. Die Haut ist meistens großporig und fettig-glänzend. Diese Hautveränderungen sind für die einfache Akne (Acne vulgaris) typisch.
Die mit Talg und Eiter gefüllten „Pickel“ können zusammenfließen und miteinander verbacken, wodurch große, dick angeschwollene Entzündungsknoten entstehen. Solche

schweren Entzündungen mit Fistelgängen sind typisch für die Acne conglobata; sie hinterlassen beim Abheilen zum Teil sehr unschöne Narben.

Untersuchung und Behandlung

Der erfahrene Hautarzt stellt die Diagnose durch Betrachtung der Hautveränderungen. Lassen Sie sich vom Arzt die geeignete Form der Hautreinigung erklären und führen Sie sie sorgfältig durch. Da Menschen mit Akne eine fettige Haut haben, kommen vor allem Syndets (künstliche Hautwaschmittel) und zur zusätzlichen Reinigung alkoholische Lösungen in Frage. In leichten Fällen wird versucht, die Mitesser auszudrücken. Dies dürfen aber nur ausgebildete medizinische Fachkräfte oder Kosmetikerinnen unter sterilen Bedingungen tun. Drücken Sie niemals selbst Mitesser aus, insbesondere nicht mit den Fingern! Die Fachkraft weicht die Mitesser erst einmal durch feuchte Kompressen auf, schlitzt sie dann an der Oberfläche mit einem feinen Messer ein und drückt sie mit leichtem Druck von der Seite aus dem Haarbalg. Dieses Verfahren hinterlässt später keine Narben.

Als chemische „Schälmittel“ zur Mitesserentfernung werden Abkömmlinge der Vitamin-A-Säure und Benzoylperoxid eingesetzt. Vitamin-A-Säure hilft eher bei trockener Akne, Benzoylperoxid mehr bei entzündlich-eitrigen Formen, da es auch Bakterien abtötet. Zu Beginn der Schälbehandlung verschlechtert sich der Hautzustand zunächst oft; die Haut ist gerötet und brennt, und manchmal nehmen auch die Pickel zu. Nach dieser „Durststrecke“ glättet sich die Haut in der Regel aber, und die Entzündungen lassen nach. Bei schwerer knotig-eitriger Akne werden die Bakterien auch von innen durch Einnahme eines Antibiotikums bekämpft.

Bei besonders schwerer Akne, die bis in tiefere Hautschichten hinein reicht, hilft meist nur die Gabe von Retinsäure, welche die Talgdrüsen vollkommen austrocknet. Dieses Mittel kann jedoch bei ungeborenen Kindern Missbildungen hervorrufen. Deshalb dürfen Frauen nur dann damit behandelt werden, wenn sie nicht schwanger sind. Sie müssen daher während der Therapie und mindestens bis zwei Jahre danach die Pille einnehmen. Die Pille ist eine weitere Therapiemöglichkeit für junge Frauen mit Akne. Durch die darin enthaltenen weiblichen Hormone werden die aknefördernden männlichen Hormone abgeschwächt. Schon nach einigen Wochen kann die Akne stark zurückgehen, nach Absetzen der Pille aber wieder auftreten. Weisen Sie Ihren Gynäkologen bitte auf Ihren Wunsch hin, Ihre Akne mit der Pille zu behandeln, damit er ein dafür besonders geeignetes Präparat auswählt.

Hinweise bei Akne

Der in der Pubertät beginnenden einfachen Akne kann niemand wirksam vorbeugen. Gegen spezielle Akneformen, die durch Chemikalien (chlorierte Kohlenwasserstoffe, Dioxin), Kosmetika oder starke Sonneneinstrahlung entstehen, ist eine Vorbeugung möglich. Das richtige Verhalten bei Akne (z. B. keine Mitesser ausdrücken) beugt der Verschlimmerung und Narbenbildung vor.

- Reinigen Sie Ihre Haut mit einem entfettenden Syndet und eventuell zusätzlich mit einer alkoholischen Lösung. Seien Sie sehr zurückhaltend mit Hautpflegemitteln und Kosmetika.
- Waschen Sie Ihre Haare häufig mit einem milden Syndet.
- Gönnen Sie sich ab und zu ein Sonnenbad, denn Sonnenstrahlen unterstützen die Aknebehandlung.

- Quälen Sie sich nicht mit einer strengen „Akne-Diät“, denn bisher ist nicht erwiesen, dass bestimmte Nahrungsmittel zu Hautunreinheit oder gar Akne führen. Wenn Sie jedoch bemerkt haben, dass Ihr Hautzustand sich immer dann verschlechtert, wenn Sie etwas Bestimmtes essen, dann lassen Sie es einfach weg.
- Vorsicht mit Multivitaminpräparaten, denn vor allem B-Vitamine können eine Akne auslösen oder verschlechtern.

Schuppenflechte

AktivCheck

Wann muss ich zum Arzt?

- Bei jeder neu auftretenden Schuppenflechte sollten Sie Ihren Arzt aufsuchen, denn es gibt bestimmte Formen, die sogar Ihre Organe befallen können.

Was wird mein Arzt mich fragen?

- Zu welcher Jahreszeit treten die Beschwerden bevorzugt auf?
- Bereitet die Schuppenflechte psychische Probleme?

Was frage ich meinen Arzt?

- Ist die Schuppenflechte vererbbar?
- Bin ich ansteckend?
- Darf ich Kosmetikartikel verwenden oder verschlimmern sie meine Beschwerden?
- Verursacht die Schuppenflechte Schmerzen oder Juckreiz?
- Ist nur meine Haut betroffen oder können auch Organe von der Schuppenflechte befallen sein?
- Kann ich die medizinische Therapie durch Eigeninitiative unterstützen?
- Wie sinnvoll ist Lichttherapie?
- Wer übernimmt die Kur-Kosten?

AktivTipp

Was kann mein Arzt tun?

- Es gibt hornlösende Mittel (z. B. Salizylat oder Harnstoff), dithranol- oder cignolinhaltige Cremes, die auf die Haut aufgetragen werden.
- Die Gabe von Vitamin-D wird ebenfalls empfohlen.
- Gute Erfolge werden auch bei Fotobehandlung mit ultraviolettem Licht beobachtet.

Was kann ich selbst tun?

- Achten Sie auf:
  - Entspannung und Stressbewältigung
  - Gesunde Ernährung
  - Häufigen Aufenthalt im Freien
  - Bequeme Kleidung

Die Schuppenflechte (Psoriasis) ist eine der häufigsten Hauterkrankungen. Die entzündlichen Hautveränderungen mit übermäßiger Hautschuppung beginnen meist in der Jugend und bleiben dann ein Leben lang bestehen. Die Veranlagung zur Schuppenflechte wird zwar in vielen Fällen ererbt. Ausgelöst oder verschlimmert werden die Hautveränderungen aber oft durch äußere Faktoren. Ein großes Problem bei der Schuppenflechte ist das Unverständnis der Umwelt. Viele Menschen glauben, dass die Schuppenflechte ansteckend ist, was aber nicht stimmt! Die

Kranken werden oft misstrauisch beäugt oder schlimmstenfalls aus dem Schwimmbad verwiesen. Dies ist für manche Patienten schlimmer als die Krankheit selbst.
In den Krankheitsherden der Schuppenflechte ist das Tempo der Hautneubildung um das Mehrfache gesteigert. Bei diesem Tempo kommt es zu einer unvollständigen Verhornung der Oberhaut mit vermehrter Abschuppung der obersten Schichten.

Beschwerden

Die Hautveränderungen können ganz diskret nur wenige Hautpartien befallen, meistens die Streckseiten der Arme und Beine, besonders in der Gegend von Knie und Ellenbogen. Sie können sich im Extremfall aber auf den ganzen Körper ausbreiten. Charakteristisch sind bizarr geformte, entzündlich-gerötete und schuppende Hautflecken. Die aufliegenden silbrig-grauen Schuppen können wie angetrocknetes Kerzenwachs aussehen. Auch der behaarte Kopf kann befallen sein. Oft sind an den Fingernägeln Flecken und kleine Grübchen erkennbar. Die einfache Schuppenflechte (Psoriasis vulgaris) verursacht in der Regel keine Schmerzen und nur selten Juckreiz. Fast 90 % der Menschen mit Schuppenflechte haben im Sommer weniger Beschwerden.
Es gibt eine Reihe von Spezialformen der Schuppenflechte:

- Bei der Psoriasis guttata sprießen kleine punktförmige Flecken an der Haut auf.
- Bei der seltenen Psoriasis pustulosa bilden sich auf den erkrankten Hautbezirken gelblich-eitrige Pusteln, die jedoch keine Bakterien enthalten.
- Bei einem kleinen Teil der Betroffenen führt die Schuppenflechte auch zu einer schmerzhaften Gelenkentzündung (Psoriasis arthropathica).

Untersuchung und Behandlung

Der Hautarzt kennt die Erscheinungsformen der Schuppenflechte schon deshalb gut, weil diese Erkrankung häufig ist. In der Regel erlauben das Aussehen und die Verteilung der Hautsymptome sowie einige spezielle Tests die Diagnose.
Zur Entfernung der überschüssigen Hautschuppen in den Psoriasis-Herden sind hornlösende Mittel (Salizylat oder Harnstoff) geeignet. Bei relativ geringer Ausdehnung Ihrer Hautveränderungen verordnet der Arzt Ihnen unter Umständen eine Creme, die Dithranol oder Cignolin enthält. Damit soll die beschleunigte Hautneubildung gebremst und die Entzündung gelindert werden. Das Mittel hinterlässt manchmal dunkle Flecken auf der Haut, hat aber sonst kaum Nebenwirkungen.
Auch ein bestimmter Vitamin-D-Abkömmling wird zur äußerlichen Behandlung angewendet.
Am schnellsten wirken kortisonhaltige Cremes und Lotionen, die Sie aber nur bei schwerer Schuppenflechte für kurze Zeit anwenden sollten.
Bei ausgedehntem Befall großer Körperpartien ist die Behandlung mit ultraviolettem Licht (UV-A-Strahlen) eine gut wirksame Alternative. Diese Lichttherapie (Fototherapie) sollte nur unter Aufsicht eines Hautarztes durchgeführt werden.

Hinweise bei Schuppenflechte

- Gehen Sie allem möglichst strikt aus dem Weg, was Ihre Hautveränderungen auslösen oder verschlechtern könnte! Gehen Sie dabei von Ihren eigenen Erfahrungen aus.
- Meiden Sie Druckstellen durch enge Kleidung (Gummibund, Gürtel usw.) oder Schuhe.

- Härten Sie sich gegen Erkältungskrankheiten ab, vor allem wenn Sie festgestellt haben, dass Ihre Hautveränderungen während jeder Erkältung erneut „aufblühen“.
- Lassen Sie Ihre Mandeln entfernen, wenn Mandelentzündungen in der Folge zur Verschlechterung der Schuppenflechte geführt haben.
- Nehmen Sie im Frühjahr, Sommer und Frühherbst regelmäßig Sonnenbäder. Achten Sie aber darauf, dabei keinen Sonnenbrand zu bekommen.
- Planen Sie Ihren Urlaub dort, wo Ihre Hautveränderungen abklingen können. Nicht nur das in diesem Zusammenhang oft angepriesene Tote Meer, auch Mittelmeer, Nordsee und die Berge sind als Reiseziele zu empfehlen. Meiden Sie Klimaeinflüsse, die Ihnen schlecht bekommen.
- Informieren Sie jeden behandelnden Arzt darüber, dass Sie unter einer Schuppenflechte leiden, damit er Ihnen nicht aus Unkenntnis möglicherweise Medikamente verschreibt, die Ihre Hautkrankheit verschlimmern.
- Seien Sie mit alkoholischen Getränken zurückhaltend.
- Bleiben Sie schlank! Auch auf eine Gewichtszunahme kann die Haut mit dem erneuten Ausbruch der Schuppenflechte reagieren.
- Ernähren Sie sich gesund.
- Bewegen Sie sich ausreichend!
- Vermeiden Sie nach Möglichkeit Stress (beruflichen, aber auch möglichst privaten) und erlernen Sie zum besseren Umgang mit Stress eine Entspannungstechnik.
- Fallen Sie auf keine „Wundertherapie“ herein, die Ihnen eine rasche und dauerhafte Heilung verspricht – eine solche Therapie gibt es zur Zeit leider nicht.

Bakterielle Infektionen der Haut

AktivCheck

Wann muss ich zum Arzt?

- Immer!
- Besonders dringend bei Infektionen im Gesichtsbereich.

Was wird mein Arzt mich fragen?

- Haben Sie bereits eine chronische Hauterkrankung?
- Leiden Sie unter einer Stoffwechselerkrankung (z. B. Zuckerkrankheit)?
- Bestehen Durchblutungsstörungen?
- Ist ein Krebsleiden bekannt?
- Haben Sie in Zusammenhang mit der Entzündung Fieber gehabt?

Was frage ich meinen Arzt?

- Heilen die Entzündungen folgenlos ab?
- Kann ich zur Schule oder Arbeit gehen?

AktivTipp

Was kann mein Arzt tun?

- Er wird Ihnen sofort eine antibiotische Therapie verordnen und gegebenenfalls große Befunde operativ eröffnen, um den Eiter zu entfernen.

Was kann ich selbst tun?

- Achten Sie auf eine gute Hygiene.
- Stärken Sie Ihr Immunsystem.

Auch auf der gesunden Haut befinden sich immer zahlreiche Bakterien, die zur normalen Hautbesiedelung (Hautflora) gehören und normalerweise keine Krankheiten verursachen. Selbst wenn Bakterien auf die Haut gelangen, die eine Krankheit verursachen könnten, muss die Haut immer noch nicht krank werden. Eine gesunde Haut mit normalem Fett- und Säureschutzmantel ist meist in der Lage, diese Erreger abzuwehren.

Nur wenn sehr viele Krankheitserreger auf die Haut gelangen, wenn die Haut vorgeschädigt oder die Immunabwehr insgesamt geschwächt ist, entstehen bakterielle oder auch Pilzinfektionen der Haut. Bei einer chronischen Hauterkrankung wie der Neurodermitis haben es die Bakterien oft viel leichter, sich auszubreiten. Dies gilt auch, wenn die Haut durch Hautpilze oder Viren geschädigt ist. Dann tritt oft eine bakterielle Zweitinfektion auf. Aber auch bei Stoffwechselerkrankungen wie der Zuckerkrankheit, bei Durchblutungsstörungen oder bösartigen Tumoren ist die Haut stärker gefährdet. Wenn Sie öfters Hautinfekte erleben, sollten Sie sich einmal gründlich untersuchen lassen.

Beschwerden und Formen der Hautinfektion

Wenn der bakterielle Infekt an der Haut zu einer Entzündung geführt hat, sammeln sich weiße Blutkörperchen an, und es entsteht ein eitriges Bläschen. Oft spielt sich die bakterielle Infektion in den Haarbälgen (Follikeln) ab, wo sie eine stecknadelkopfgroße eitrige Entzündung (bakterielle Follikulitis) verursacht. Dehnt sich die Entzündung über den Haarbalg hinaus in das umgebende Gewebe aus, entsteht ein Furunkel. Auf der Hautoberfläche erscheint nun ein schmerzhafter roter Knoten. Mehrere eng nebeneinander liegende Furunkel nennt man Karbunkel. Wenn sich aus einer solchen eitrigen Entzündung ein großer, mit Eiter angefüllter Hohlraum bildet, spricht man von einem Abszess.

Vor allem bei Kindern führen bakterielle Infektionen oft zu eitergefüllten Blasen oder eitrigen Krusten an der Haut, der so genannten Eiterflechte (Impetigo).

Die Lymphknoten im Abflussgebiet eitriger Hauterkrankungen sind oft schmerzhaft angeschwollen.

Die Hautinfektion ist in vielen Fällen auf den ersten Blick zu erkennen. Oft entnimmt der Arzt etwas Eiter, um die Bakterien zu ermitteln, welche die Eiterung ausgelöst haben. Bei häufiger Hautinfektion ist eine gründliche Allgemeinuntersuchung notwendig.

Sie verhalten sich richtig, wenn Sie das Folgende nicht tun: Quetschen Sie Furunkel keinesfalls aus, Sie können die Bakterien dadurch noch tiefer ins Gewebe drücken, die Entzündung vergrößern und eine unschöne Narbe verursachen.

Lassen Sie vor allem eitrige Entzündungen oberhalb der Oberlippe in Ruhe! Der Blutkreislauf des Gesichtes und der des Gehirns haben kleine Verbindungsgefäße, sodass das Ausdrücken von Oberlippen, Nasen-, Wangen-, Augenlid-, Stirn- und Schläfenfurunkeln möglicherweise zur Verschleppung der Infektion ins Gehirn führt.

Furunkel, Karbunkel oder Abszesse werden je nach Stadium mit einer „Zugsalbe" (Ichthyol) behandelt, welche die Infektion „reifen" lässt. Einen reifen Furunkel (Karbunkel bzw. Abszess) schneidet der Arzt fachgerecht auf, um den Eiter zu entleeren. Zur Nachbehandlung wird eine antibiotische oder antiseptische Salbe verwendet. In schweren Fällen, wenn die Infektion schon ins Blut übergegangen ist, verordnet der Arzt Antibiotika zum Einnehmen.

Die Eiterflechte wird mit antibiotikahaltigen Cremes oder Lotionen behandelt. Nur in schweren Fällen verordnet der Arzt auch hier Antibiotika.

Vorbeugend wirken allgemeine Hygiene, die sorgfältige Behandlung von Hauterkrankungen, die gewissenhafte Versorgung großer und kleiner Wunden, die angemessene Behandlung chronischer Erkrankungen und die Stärkung der Immunabwehr (siehe hierzu auch die Seiten 59 bis 69).

Wundrose

AktivCheck

Wann muss ich zum Arzt?

- Bei einer Wundrose immer.
- Unverzüglich bei Fieber und Schüttelfrost sowie Schwellung der Lymphknoten.

Was wird mein Arzt mich fragen?

- Wie hoch geht das Fieber?
- Wie lange haben Sie es schon?
- Besteht eine Stoffwechselerkrankung oder ein Immundefekt?

Was frage ich meinen Arzt?

- Ist die Wundrose ansteckend?
- Gibt es Möglichkeiten der Selbsttherapie?
- Wie lange dauert die Antibiotikatherapie?

AktivTipp

Was kann mein Arzt tun?

- Die Wundrose muss antibiotisch behandelt werden. Oft wird sogar die Einweisung in ein Krankenhaus verordnet.

Was kann ich selbst tun?

- Stärken Sie vorbeugend Ihr Immunsystem; eine andere Selbsthilfe ist leider nicht möglich.

Die Wundrose (Erysipel) ist eine bakterielle Infektion der Haut, die meist durch Streptokokken, manchmal auch durch Staphylokokken verursacht wird.

Die Bakterien gelangen durch kleine Risse oder andere Verletzungen in die Haut und breiten sich dort entlang der Lymphspalten und Lymphgefäße aus. An Fuß und Bein dringen die Bakterien meist durch Hauteinrisse infolge eines Fußpilzes ein. Zur Eintrittspforte im Gesicht werden häufig kleine Hautverletzungen an Lippen oder Nase.

Beschwerden

Von außen sichtbar ist eine rote Hautfläche, die zum Rand hin unscharf und manchmal gezackt begrenzt ist. Sie kann sehr druckschmerzhaft sein. Oft bestehen hohes Fieber und Schüttelfrost.

Die Krankheit heilt rasch und dauerhaft ab, wenn sie ausreichend lange mit einem Antibiotikum behandelt wird. Setzen Sie deshalb die vom Arzt verschriebenen Medikamente nicht vorzeitig ab, weil die Hautrötung bereits abklingt und kein Fieber mehr besteht. Die Infektion kann sonst leicht wieder aufflackern.

Ebenso wichtig wie die Antibiotikabehandlung ist die Behandlung der Eintrittspforte der Bakterien, so einer Fußpilzinfektion oder eines Unterschenkelgeschwürs. Denn nur so vermeiden Sie wiederholte Entzündungen, die zu einer Schädigung der Lymphgefäße und zu einem sehr unschönen Lymphstau (Lymphödem) im betroffenen Gebiet führen können.

Alle kleineren und größeren Hautschäden und Verletzungen können zum Ausgangspunkt einer Wundrose werden. Achten Sie deshalb auf eine gewissenhafte Desinfektion und Versorgung auch kleiner Wunden.

Haut- und Nagelpilzerkrankungen

Eine Einführung zum Thema „Pilze als Krankheitserreger“ finden Sie im Kapitel „Infektionen, Erkrankungen durch Parasiten“. Hier wird vor allem der recht häufige Fuß- und Nagelpilz näher vorgestellt.
Pilze können der Haut ziemlich zusetzen. Vor allem Fadenpilze (Dermatophyten) und Hefepilze (Candida) fühlen sich auf der menschlichen Haut wohl. Die Hefepilze (siehe auch „Candidose“) befallen neben der äußeren Haut auch Schleimhäute und bei abwehrgeschwächten Menschen sogar innere Organe.
Die Fadenpilze ernähren sich von der Hornschicht der Haut und infizieren deshalb nur die oberen Hautschichten, die Haare und die Nägel. Alle Pilze lieben ein feuchtwarmes Klima und gedeihen daher ganz besonders gut zwischen den Zehen, in der Leistengegend, unter der weiblichen Brust, an den Innenseiten der Oberschenkel und bei übergewichtigen Menschen auch zwischen den Speckfalten.
Hautpilze können sich aber auch im Bart oder auf dem behaarten Kopf ausbreiten und dort sogar zu Haarausfall führen. Andere Pilze wiederum können den ganzen Oberkörper mit kleinen hellbraunen Flecken bedecken (Kleieflechte, Pityriasis versicolor).
Besonders hartnäckig ist der Nagelpilz (Onychomykose), der sich vor allem dann ausbreitet, wenn der Nagel in irgendeiner Weise (durch drückende Schuhe oder Durchblutungsstörungen) vorgeschädigt ist. Dies ist allerdings recht häufig der Fall.
Begünstigt werden Pilzerkrankungen durch starkes Schwitzen, Gummistiefel, Turnschuhe, Zuckerkrankheit, Abwehrschwäche, Durchblutungsstörungen und bösartige Tumoren.

Beschwerden bei Fuß- und Nagelpilz

AktivCheck

Wann muss ich zum Arzt?

- Wenn Sie der Pilzbefall stört.
- Wenn Ihre Abwehr geschwächt ist.
- Wenn sich Ihre Pilzerkrankung ausbreitet.

Was wird mein Arzt mich fragen?

- Besteht eine Abwehrschwäche?

Was frage ich meinen Arzt?

- Bin ich für andere Personen ansteckend?

AktivTipp

Was kann mein Arzt tun?

- Ihr Arzt untersucht den Befund genau und verschreibt Ihnen neben der Empfehlung zu guter Fußhygiene ein entsprechendes Mittel gegen Fußpilz.

Was kann ich selbst tun?

- Achten Sie ganz besonders auf Ihre Fußhygiene.
- Nicht barfuß in Schwimmbädern oder Hotelzimmern bewegen.

Was kann ich selbst tun?

- Stärken Sie Ihr Immunsystem.
- Vermeiden Sie nasse, schweißige Füße, indem Sie häufig Ihre Strümpfe (möglichst aus Naturfasern) wechseln. Sinnvoll ist luftdurchlässiges Schuhwerk.

Beim Fußpilz ist vor allem die Haut zwischen den Zehen und an der Sohle betroffen. Im akuten Zustand kann sich eine nässende Entzündung entwickeln und die Haut stark jucken. In der aufgeweichten Haut entstehen schmerzhafte Einrisse und häufig eine bakterielle Infektion.

Im chronischen Zustand ist die betroffene Haut gerötet und verdickt mit Schrunden und Einrissen. Zeitweilig besteht außerdem ein starker Juckreiz.

Die Infektion des Fußnagels, in selteneren Fällen auch des Fingernagels, geht fast immer vom Spalt vorne unter dem Nagel aus. Die Pilze durchdringen nach und nach den ganzen Nagel, der sich verformt, weißlich bis gelb-grün aussieht und schließlich bröckelt. Diese Nagelveränderung kann das einzige Symptom der Nagelpilzerkrankung bleiben, die ansonsten beschwerdefrei verlaufen kann.

Untersuchung und Behandlung

Der Arzt entnimmt meist am Rand von sichtbaren Haut- oder Nagelveränderungen Gewebeproben und untersucht sie unter dem Mikroskop. Dort sieht er die Pilze oder ihre Bruchstücke. Die Pilze können auch auf Spezialnährböden gezüchtet werden.

Beim Fußpilz ist es wichtig, die Füße trocken zu halten und auftretende Hautschäden zu desinfizieren und zu versorgen. Achten Sie auch auf die richtige Anwendung der vom Hautarzt verordneten pilzhemmenden Mittel (Antimykotika).

Beim Nagelpilz können Sie versuchen, den Nagel aufzuweichen und dann eine pilzhemmende Substanz aufzuträufeln. Sie können den Nagel auch regelmäßig mit einem pilzhemmenden Nagellack bestreichen. Auch hier ist die richtige Anwendung entscheidend: Geschädigte Nagelpartien müssen erst vollständig entfernt werden, damit das Medikament auch in die Nähe des Infektionsherdes gelangt.

Der Arzt wird Ihre Pilzerkrankung zunächst mit äußerlich angewandten Pilzmitteln behandeln. Bei hartnäckigem Nagelpilz kann er Ihnen auch Medikamente zum Einnehmen verordnen. Allerdings können diese Mittel einige Nebenwirkungen haben, weshalb der Arzt die Behandlung überwachen muss.

Wenn Sie eine Grunderkrankung haben, die für Ihren Hautpilz (mit)verantwortlich ist, behandelt der Arzt auch diese mit den erforderlichen Maßnahmen.

Tragen Sie „atmungsaktive" Schuhe aus Leder oder Stoff und keine Plastikschuhe.

Gönnen Sie Ihren Füßen, wo immer möglich, ein bisschen Luft, indem Sie nur Sandalen, offene Hausschuhe oder Baumwollsocken tragen oder barfuß laufen.

Trocknen Sie sich nach dem Duschen oder Baden sorgfältig ab und vergessen Sie die Zehenzwischenräume nicht.

Tragen Sie in Schwimmbädern, in der Sauna und im Hotelzimmer Badeschuhe bzw. offene Hausschuhe, damit Sie sich nicht anstecken.

Candidose (Soor)

AktivCheck

Wann muss ich zum Arzt?

- Wenn Sie nässende und schuppende Rötungen, evtl. auch Pusteln und Bläschen in den Körperfalten oder zwischen Fingern oder Zehen feststellen.

Was wird mein Arzt mich fragen?

- Ist Ihnen eine Abwehrschwäche bekannt?
- Haben Sie eine Stoffwechselerkrankung?
- Leiden Sie an einer Krebserkrankung?
- Wie sieht Ihr Ernährungsplan aus?
- Welche Medikamente nehmen Sie?

Was frage ich meinen Arzt?

- Existieren Risikofaktoren zur Begünstigung einer Pilzinfektion?
- Können Antibiotika zu Pilzbefall führen?
- Bin ich für Personen ansteckend?

AktivTipp

Was kann mein Arzt tun?

- Nach Feststellung des Erregers sucht er nach der Grunderkrankung, die zu einer Schwächung der Abwehr und damit Vermehrung der Pilze geführt hat. Hierbei werden auch innere Organe nicht ausgelassen.
- Ihr Arzt verordnet Ihnen Tabletten oder Salben gegen Pilze.

Was kann ich selbst tun?

- Verzichten Sie auf Süßigkeiten.
- Achten Sie auf Ihre Körperhygiene.
- Nehmen Sie das vom Arzt verordnete Pilzmittel laut Anweisung.
- Stärken Sie Ihr Immunsystem.
- Eventuell sollten Sie Schutzbekleidung (Handschuhe) tragen.

Infektionen mit Hefepilzen aus der Candida-Gruppe treten meistens an der Haut oder an Schleimhäuten auf, selten auch in der Lunge oder anderen inneren Organen. Der häufigste Erreger der Candidose bzw. des Soors ist der Hefepilz Candida albicans.
Candida-Pilze gehören zur normalen Hautflora und führen bei Gesunden selten zu Infektionen. Das Wachstum dieser Hefepilze wird durch eine intakte Immunabwehr und durch die übrigen Mikroorganismen auf der Haut und den Schleimhäuten (Mund- und Darmflora) unter Kontrolle gehalten. Erst wenn dieses Gleichgewicht durch bestimmte Situationen oder Erkrankungen gestört ist, können sich die Candida-Pilze ausbreiten.

Risikofaktoren für Candidose

- Stoffwechselstörung (vor allem Diabetes)
- Durchblutungsstörung
- Abwehrschwäche
- Ernährungsstörung
- Medikamente (Antibiotika, Immunsuppressiva, Zytostatika)

Beschwerden

An der Haut entsteht vor allem in den Körperfalten (Leiste, Bauchfalten, unter den Brüsten, Achselhöhlen, Pofalte, an den äußeren Geschlechtsorganen) eine nässende und schuppende Rötung, eventuell mit Bläschen und Pusteln. Auch die Bereiche zwischen den Fingern und den Zehen können betroffen sein.

Schmerzhafte Einrisse an den Nagelrändern und in den Fingerzwischenräumen treten oft bei Menschen auf, die mit den Händen viel im Wasser arbeiten. Die Nägel können ebenfalls infiziert sein.

An der Schleimhaut der Mundhöhle zeigt sich die Candidose entweder als Rötung oder als Rötung mit weißem Belag. Eine Candidabesiedlung in der Scheide macht sich als Rötung, bei schwerem Befall auch durch weiße Beläge sowie mit Juckreiz und Ausfluss bemerkbar.

Bei ungünstigen Bedingungen kann sich die Candidainfektion in der Speiseröhre, den Atemwegen und den Harnwegen ausbreiten. Es kann zu Leberabszessen, zur Hirnhautentzündung oder zur Entzündung der Herzinnenhaut (Endokarditis) kommen. Über Venenkatheter oder unsterile Injektionen kann eine Candida-Sepsis (Blutvergiftung) entstehen.

Untersuchung und Behandlung

Der Nachweis einzelner Candida-Pilze auf der Haut oder Schleimhaut hat nichts zu bedeuten, da sie auch bei Gesunden vorhanden sind. Erst der Nachweis von Candida-Belägen oder der Nachweis des Pilzes an Stellen, wo er normalerweise nicht vorkommt (im Blut), beweist die Candidose. Wenn die Grundkrankheit, die der Candidainfektion den Weg geebnet hat, noch nicht bekannt ist, wird der Arzt nach ihr suchen.

Wenn Sie zum ersten Mal an einer Candidose erkranken, sollten Sie in jedem Fall zum Arzt gehen und mit ihm ausführlich über die Behandlung, die Ansteckungsmöglichkeiten und die möglichen Auslösefaktoren Ihrer Erkrankung sprechen.

Wenn Sie bereits Erfahrungen mit der Behandlung haben, können Sie die rezeptfrei erhältlichen Pilzmittel in leichten Fällen auch selbst anwenden. Nach drei- bis viertägiger Anwendung sollte die Erkrankung allerdings zumindest am Abklingen sein, wenn nicht, gehen Sie bitte zum Arzt.

Bei einer Hautcandidose im akuten nässenden Stadium sind Bäder mit Kaliumpermagnat oder anderen adstringierenden (die Haut stabilisierenden) Wirkstoffen günstig. Bei einer Candidose auf der Mundschleimhaut sollten Sie Ihren Mund mit einem rezeptfrei erhältlichen Mundwasser (Chlorhexidinlösung) desinfizieren. Diese Maßnahme ergänzt die Behandlung mit Pilzmitteln in Form von Lutschtabletten oder Gels.

Der Arzt behandelt die Haut- oder Schleimhaut-Candidose mit Pilzmitteln (Antimykotika), die direkt aufgetragen werden. Besteht eine Candidose innerer Organe, werden die Wirkstoffe eingenommen, sodass sie im ganzen Körper (systemisch) wirken können. Bei einer Candidose der Scheide ist sowohl die lokale als auch die systemische Behandlung möglich. Schwangere, die relativ häufig betroffen sind, dürfen bestimmte Medikamente (Imidazole) nicht anwenden.

Neben der direkten Behandlung ist die Behandlung der Grunderkrankung (gute Diabeteseinstellung) und die Beseitigung von schädlichen Einflüssen (Einnahme bestimmter Medikamente, Antibiotika, ständiger Umgang mit Wasser) wichtig.

Wer viel mit den Händen im Wasser arbeitet, sollte sie mit Handschuhen (nicht zu lange tragen, da durch Schwitzen der gleiche Effekt entsteht) und einer fettenden Handcreme schützen.

Hauterkrankungen durch Hautparasiten

Im Kapitel „Infektionen, Erkrankungen durch Parasiten“ (siehe Seite 730) dieses Buches werden die Hauterkrankungen bzw. Hautveränderungen durch Läuse, Filzläuse, Flöhe, Krätzemilben, Wanzen und Zecken beschrieben. Die Bisse und Stiche durch exotische Tiere werden ausführlich im Kapitel „Reisemedizin“ (siehe Seite 730) dargestellt.

Hauttumoren

Der Hautarzt unterscheidet drei große Gruppen von Hauttumoren: die eindeutig gutartigen, die „halb-bösartigen“, die keine Metastasen bilden und die eindeutig bösartigen. Die gutartigen Hauttumoren können von ganz verschiedenen Zelltypen der Haut ausgehen.

Man findet an der Haut beispielsweise

- Bindegewebstumoren (Fibrome), von denen manche an einem „Stiel“ wachsen,
- Fettgeschwülste (Lipome), die meist in größerer Zahl auftreten und recht groß werden können,
- Wucherungen der Blutgefäße (Angiome), die stecknadelkopf- bis linsengroß sind oder aber größere Hautabschnitte als „Feuermale“ düsterrot verfärben,
- Fettwarzen (seborrhoische Warzen), die graubraun gefärbt sind, fettig glänzen und eine zerklüftete Oberfläche haben sowie
- Leberflecken oder braune Muttermale (Pigmentmale), die von Geburt an flach in der Haut liegen oder sie leicht vorwölben.

Diese gutartigen Tumoren werden dann operativ entfernt, wenn sie den Betroffenen entweder sehr stören oder wenn sie einem bösartigen Tumor ähnlich sehen. Im letzteren Fall muss der Hautarzt das Gewebe mikroskopisch untersuchen, um sicher zu sein, dass der Tumor gutartig ist.

Dunkle Pigmentmale

Einige gutartige Hauttumoren können manchmal wie bösartige aussehen. Besonders schwierig ist die Beurteilung der dunklen Pigmentmale. Die flachen, dunklen Flecke der Haut beruhen auf der an dieser Stelle erhöhten Zahl und Aktivität von Pigmentzellen (Melanozyten). Die etwas erhabenen Pigmentmale gehen aus stark vergrößerten Pigmentzellen hervor, von den Hautärzten „Naevuszellen“ genannt. Sie werden daher als „Naevuszellnaevi“ bezeichnet und können sich in seltenen Fällen auch in einen schwarzen Hautkrebs (Melanom) umwandeln.

Diese Pigmentmale sind es, die auch den Hautärzten gelegentlich Kopfzerbrechen bereiten. Verdächtig auf eine mögliche Entartung sind Naevuszellnaevi, wenn sie neu aufgetreten sind und schnell größer werden, wenn sie sich jahrelang nicht verändert haben und auf einmal wachsen, ihre Farbe sich verändert oder die Grenze zur Umgebung unscharf wird, wenn ein vorher unbemerkter dunkler Fleck sich plötzlich bemerkbar macht, indem er juckt, man ihn „irgendwie spürt“, oder indem er gar blutet.

Besonders Menschen, die viele Pigmentmale haben, sollten ihre Haut mindestens einmal im Jahr vom Hautarzt untersuchen lassen. Aber auch jeder neue oder veränderte Hautfleck ist ein Grund, sofort den Hautarzt aufzusuchen. Ein schwarzer Hautkrebs kann nämlich, wenn man ihn im Frühstadium operativ entfernt, geheilt werden.

Bösartige Hauttumoren bzw. Hautkrebs

AktivCheck

Wann muss ich zum Arzt?

- Wenn Sie einen Verdacht haben, sofort.
- Nutzen Sie die angebotenen Vorsorgeuntersuchungen und gehen Sie ganz regelmäßig zu ihrem Hautarzt.

Was wird mein Arzt mich fragen?

- Seit wann besteht das Hautmal?
- Hat ein Leberfleck sich verändert?
- Wurde ein Leberfleck durch Kleidung, Schürfung oder anderes gereizt?
- Hat es in der Familie Hautkrebs gegeben?
- Wie reagiert die Haut bei Sonneneinwirkung?
- Hatten Sie öfter starken Sonnenbrand?
- Müssen oder mussten Sie über lange Zeit im Freien arbeiten?

Was frage ich meinen Arzt?

- Wie gefährlich sind Muttermale?
- Muss ich zum Arzt, wenn sich ein Muttermal, Leberfleck oder Naevi plötzlich verändert hat?
- Tritt Hautkrebs nur an gut sichtbaren Stellen auf?
- Welche Behandlung ist die sicherste und beste zum Entfernen auffälliger Hauterscheinungen?
- Besteht bei Hautkrebs eine Heilungschance?
- Welche frühen Anzeichen darf ich nicht übersehen?
- Wie sieht meine Behandlung aus?
- Kann exzessiver Sonnengenuss mit vielen Sonnenbränden ein Auslöser für Hautkrebs sein?

AktivTipp

Was kann mein Arzt tun?

- Nach eingehender Untersuchung wird entweder eine Probe entnommen und sofort mikroskopisch untersucht, oder der Verdacht ist bereits so sicher, dass gleich die große Operation durchgeführt wird mit anschließender feingeweblicher Untersuchung des Befundes.
- Je nach Ergebnis wird die weitere Therapie eingeleitet.

Was kann ich selbst tun?

- Meiden Sie ausgedehnte Aufenthalte in der Sonne ohne Lichtschutzfaktor oder Schutzbekleidung.
- Beobachten Sie auffällige Stellen.

Nutzen Sie die Chance zur Früherkennung, indem Sie an den angebotenen Vorsorgeuntersuchungen teilnehmen.
Jeder Sonnenbrand erhöht das Risiko, an Hautkrebs zu erkranken, übrigens nicht nur am schwarzen Hautkrebs (Melanom), sondern auch an den anderen Formen (Basalzellkarzinom, Stachelzellkarzinom), die noch häufiger sind.
Allerdings darf man nicht vergessen, dass der schwarze Hautkrebs nicht nur an den Hautpartien entsteht, die der Sonne ausgesetzt sind, sondern manchmal auch zwischen den

Zehen, unter den Nägeln, an der Mundschleimhaut, unter den Kopfhaaren, an den Geschlechtsorganen oder am After.

Erscheinungsform und Beschwerden

Es kann nicht genug betont werden, dass die Erscheinungsformen des Hautkrebses und seiner Vorstadien (Präkanzerosen) nur von einem erfahrenen Hautarzt beurteilt werden können.

Der schwarze Hautkrebs (Melanom) unterscheidet sich manchmal nicht oder kaum vom gutartigen Pigmentmal. Die mehr oder weniger dunkle Hautveränderung ist oft unregelmäßig, manchmal auch regelmäßig begrenzt, mehr oder weniger erhaben – und immer ein Fall für den Spezialisten.

Der Stachelzellkrebs (Spinaliom) bildet sich vor allem auf den Lippen, an der Nase, den Ohrmuscheln, aber auch an den Händen.

Der Basalzellkrebs (Basaliom) gehört zu den wenigen „halb-bösartigen" Krebsarten, da er so gut wie nie zu Metastasen führt. Dort aber, wo er entsteht – oft in der oberen Gesichtshälfte –, kann er von einem kleinen, zartrosa Tumor zu einem riesigen Geschwür heranwachsen und sogar Muskeln und Knochen zerstören.

Bösartigen Tumoren an Lippen, Mund und Zunge geht oft eine weißliche Verfärbung der Schleimhaut voraus, die so genannte Leukoplakie. Wird sie entfernt, kann der Krebs oft noch verhindert werden. Zeigen Sie Ihrem Arzt jede Haut- oder Schleimhautveränderung, besonders wenn sie einige Zeit bestehen bleibt oder sich sogar ausbreitet.

Untersuchung

Da bei Krebsverdacht eine sichere Diagnose unerlässlich ist, muss eine Gewebeuntersuchung durchgeführt werden. Beim Verdacht auf einen schwarzen Hautkrebs wird der Arzt keine Gewebeprobe entnehmen, sondern den Tumor ganz entfernen.

Hautkrebs sollte so früh wie möglich entfernt werden. Bei der Operation wird zur Sicherheit gesundes Gewebe im Umkreis des Tumors mit entfernt. Beim Melanom werden oft auch die regionalen Lymphknoten entnommen und feingeweblich untersucht. Nach der Entfernung ausgedehnter Tumoren wird der Hautdefekt durch plastische Chirurgie gedeckt.

Die Strahlenbehandlung und die Chemotherapie kommen in fortgeschrittenen Fällen oder bei inoperablen Patienten als weitere Behandlungsmöglichkeit in Frage.

Erläuterungen zum Einsatz zusätzlicher Maßnahmen in der Krebsbehandlung enthält das Kapitel 6, siehe Seite 584 und 593.

Die Heilungschance beim Basalzellkrebs ist recht gut. Beim Melanom hängt sie ganz vom Stadium bei der Diagnose ab. Im Frühstadium ist sie ebenfalls recht gut, im Spätstadium sehr schlecht.

Sie können Hautkrebs und seinen schwer wiegenden Folgen vorbeugen, indem Sie sich gegen zu viel Sonne bzw. die ultravioletten Strahlen des Sonnenlichtes schützen, an den angebotenen Vorsorgeuntersuchungen teilnehmen und jede verdächtige Hautveränderung einem Hautarzt zeigen.

Haarproblem Nr. 1: Haarausfall

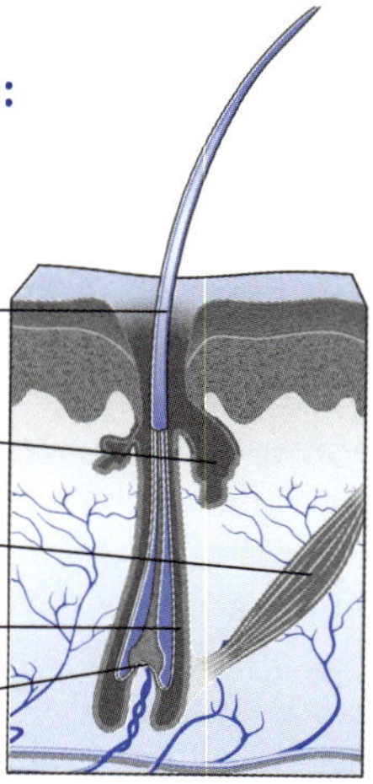

Neben dem Haarausfall vom „männlichen Typ", der am häufigsten vorkommt, gibt es andere, seltenere Formen.

Männlicher Haarausfall

AktivCheck

Was wird mein Arzt mich fragen?

- Hatten Sie in letzter Zeit viel Stress?
- Ist Haarausfall in Ihrer Familie ein bekanntes Problem?

Was frage ich meinen Arzt?

- Kann zu häufiges Haarewaschen zu Haarausfall führen?
- Lösen bestimmte Medikamente Haarausfall aus?
- Ist eine Schilddrüsenerkrankung oder eine Hormonstörung verantwortlich für Haarverlust?
- Wirken Hormonpräparate bei männlichem Haarverlust?
- Könnte mein stressiges Leben den Haarausfall begünstigen?

Mit einer hohen Stirn und „Geheimratsecken" fängt es an, dann folgt die Tonsur auf dem Hinterkopf, die sich im Laufe der Zeit immer mehr zu einer Glatze ausdehnen kann, es bleibt der seitliche Haarkranz. Diese Form des Haarausfalls, den die Mehrzahl der Männer früher oder später mehr oder weniger ausgeprägt erlebt, wird auf das männliche Hormon Testosteron zurückgeführt.
Dieser männliche Haarausfall kann übrigens in seltenen Fällen auch bei Frauen auftreten, wenn sich bei ihnen das Verhältnis zwischen weiblichen und männlichen Hormonen zugunsten der männlichen verschiebt. Den Frauen kann jedoch – im Gegensatz zu den Männern – geholfen werden. Sie erhalten weibliche Hormone (...Östrogene) bzw. eine östrogenbetonte Pille verschrieben. Oft hilft es schon, wenn sie eine östrogenhaltige Tinktur in die Kopfhaut einmassieren.
Männer dürfen diese Hormone nicht einnehmen und auch nicht auf die Kopfhaut auftragen. Sie helfen nicht gegen den männlichen Haarausfall. Wenn Sie den Schwund Ihres Haupthaares nicht mit Fassung tragen wollen, gibt es die Möglichkeit der Haarverpflanzung. Lassen Sie sich den Behandlungsplan aber vorab genau erläutern und auch einen schriftlichen Kostenvoranschlag geben. Auch die Technik der Toupetbefestigung hat Fortschritte gemacht.

Kreisrunder Haarausfall

AktivCheck

Wann muss ich zum Arzt?

- Wenn Sie den Haarausfall bemerken und er sich schnell verschlimmert.

Was wird mein Arzt mich fragen?

- Leiden Sie an einer Abwehrstörung?
- Ist eine so genannte Autoimmunerkrankung bekannt?
- Hatten Sie in letzter Zeit viel Stress?

Was frage ich meinen Arzt?

- Werden meine Haare nachwachsen?
- Muss ich mit einem erneuten Haarausfall rechnen?
- Kann ich zum Übergang eine Perücke tragen oder schadet diese eher?

AktivTipp

Was kann mein Arzt tun?

- Er verordnet Kortisonpräparate und ultraviolette Bestrahlung.

Was kann ich selbst tun?

- Sie können mit Tinkturen und Cremes die Kopfhaut massieren.
- Vermindern Sie Stress.
- Sie können auch einen Heilpraktiker zurate ziehen.

Der kreisrunde Haarausfall (Alopecia areata), beruht wahrscheinlich auf einer fehlgeleiteten Immunreaktion (Autoimmunerkrankung). Er kommt nicht nur am Kopf, sondern auch im Bartbereich und am ganzen Körper vor. Schlimmstenfalls verliert der Betroffene alle seine Haare, also auch Wimpern und Augenbrauen.

Die Haare fallen in runden Herden aus, die sich nach außen vergrößern. In manchen Fällen wachsen die Haare von alleine wieder nach. Der Haarausfall kann nach dem Abheilen erneut auftreten.

Weitere Ursachen für Haarausfall

Haarausfall kann viele Ursachen haben: Er kann durch Funktionsstörungen der Schilddrüse, Veränderungen bei den Sexualhormonen, Eisenmangel oder Lebererkrankungen entstehen. Auch manche Arzneimittel, besonders Heparin, können Haarausfall verursachen. Bestimmte Zytostatika führen regelmäßig zu Haarausfall. Aber auch „strenge Frisuren“, so das tägliche Zusammenbinden der Haare zum Pferdeschwanz oder das Aufstecken zum Haarknoten, können durch den Zug Haarausfall provozieren.

Die Haarpflege hat im Grunde nichts mit der Anzahl der Haare oder mit Haarausfall zu tun. Waschen Sie Ihre Haare mit möglichst milden Shampoos, und zwar so oft, wie Sie es für nötig halten Fettige Haare benötigen fast jeden Tag eine Haarwäsche, trockene nur selten. Verwenden Sie bei fettigen Haaren keine Shampoos, die rückfettende Pflegesubstanzen enthalten. Solche Pflegeshampoos – ebenso wie Spülungen, Haarpackungen und -kuren – können dagegen für trockene Haare eine Wohltat sein.

Haarproblem übermäßiger Haarwuchs

Manche Frauen fühlen sich durch einen übermäßigen Haarwuchs verunstaltet. Der Haarwuchs im Gesicht und am Körper kann auf einer krankhaften Hormonstörung beruhen. Andererseits bekommt fast jede zweite Frau nach den Wechseljahren einen mehr oder weniger ausgeprägten „Damenbart“. Den kann man durch Enthaarungsmittel für kurze Zeit oder durch eine elektrische Enthaarung auf Dauer verschwinden lassen. Die Östrogenersatzbehandlung beugt dem Damenbart oft recht wirksam vor. Fragen Sie Ihren Frauenarzt danach.

Nagelbrüchigkeit und andere Nagelsymptome

AktivCheck

Wann muss ich zum Arzt?

- Wenn Ihnen auffällt, dass Ihre Nägel rund wie Uhrgläser aussehen.
- Wenn Grübchen und „Schlieren" in den Nägeln auftreten.

Was wird mein Arzt mich fragen?

- Was sind Sie von Beruf?

Was frage ich meinen Arzt?

- Sind meine Symptome ansteckend?
- Wie erfolgt die Ansteckung?

AktivTipp

Was kann mein Arzt tun?

- Er wird abklären, ob die Veränderungen nur die Nägel betreffen, oder ob sie Symptom einer ganz anderen Grunderrankung sind (z. B. Uhrglasnägel bei chronischem Sauerstoffmangel, Abwehrschwäche bei HIV) und die Therapie einleiten.

Was kann ich selbst tun?

- Tragen Sie beim Hausputz oder wenn Sie mit scharfen Lösungen arbeiten Schutzhandschuhe.
- Grenzen Sie den Gebrauch von Nagellack und Lackentferner auf das niedrigste Maß ein.

Die Hauptursache für brüchige Nägel ist der häufige Umgang mit schädigenden Substanzen wie z. B. Spül- oder Putzmitteln, Nagellackentferner oder scharfen Lösungsmitteln. Quer- oder Längsstreifen und weiße Punkte auf den Nägeln haben meistens keine gesundheitliche Bedeutung. Grübchen auf den Nägeln können auf eine Schuppenflechte hinweisen.

So genannte Uhrglasnägel, klobige, stärker abgerundete Nägel, kommen nur bei ausgeprägtem chronischen Sauerstoffmangel vor, also bei einer Anämie oder verschiedenen Lungenerkrankungen.

Hinweise für gesunde Nägel

- Gehen Sie behutsam mit Ihren Fuß- und Fingernägeln um. Schneiden Sie die Nägel nicht zu kurz.
- Tragen Sie keine zu engen Schuhe und bevorzugen Sie natürliche, luftdurchlässige Materialien für Ihre Fußbekleidung, also Baumwollsocken und Lederschuhe.
- Tragen Sie Schutzhandschuhe bei Arbeiten mit schädlichen Substanzen.
- Gehen Sie unbedingt zum Hautarzt, wenn Sie einen dunklen Fleck unter Ihrem Nagel entdecken. Auch hier kann sich ein schwarzer Hautkrebs verbergen.

Seltene Hauterkrankungen

Neben den hier besprochenen Hautkrankheiten gibt es noch zahlreiche andere Erkrankungen der Haut, die aber glücklicherweise nur sehr selten vorkommen. Wenn Sie an Ihrer Haut etwas bemerken, das Sie beunruhigt, sollten Sie es einem Hautarzt zeigen.

Nervensystem

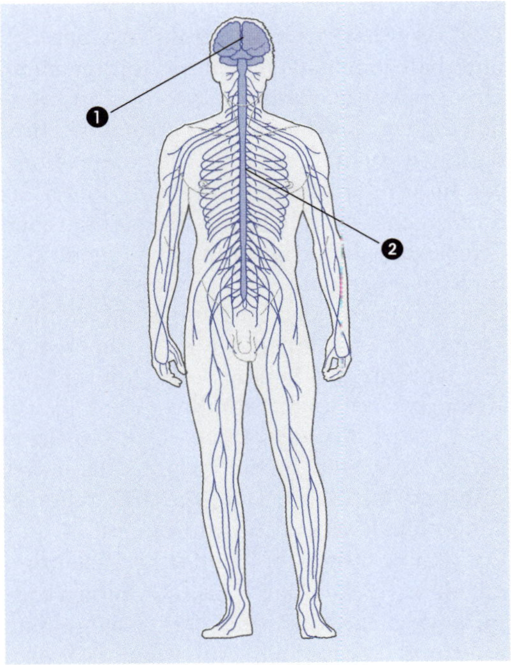

Gehirn ❶ und Rückenmark ❷ bilden das zentrale Nervensystem. Das periphere Nervensystem durchzieht den gesamten Körper

Aufbau und Funktion

Das Nervensystem ermöglicht es dem Menschen, sich selbst und seine Umgebung wahrzunehmen. Außerdem regelt und steuert es – auch unbemerkt – die unterschiedlichen Funktionen des Körpers.
Die Wahrnehmung beginnt mit verschiedenen Reizen, wie den Kälte-, Licht- oder Schmerzreizen. Die Reize werden über Sinnesorgane oder einfache „Fühler" (Rezeptoren) wahrgenommen. Beide sind direkt mit Nervenzellen verbunden, die sich in einen Nerv fortsetzen.

Dieser Nerv leitet den Reiz als elektrisches Signal weiter bis zur zentralen Schaltstelle, dem Gehirn. Muss der Reiz große Strecken überwinden, wird er über mehrere Nervenzellen geleitet. Zwischen den einzelnen Nervenzellen liegen Umschaltstellen, die als Synapsen bezeichnet werden. Dort wird der elektrische Impuls jeweils in einen chemischen Impuls umgewandelt. Auf diese Weise wird die Information bis ins Gehirn weitergeleitet. Gelangt so die Meldung »Finger verbrannt" an das Gehirn, sendet dieses umgehend die Anweisung „Hand zurückziehen" über andere Nerven zurück an die dazu erforderlichen Muskeln. Die Übertragung des Nervenbefehls auf die Muskeln geschieht ebenfalls über bestimmte Botenstoffe, die an Fühlern in den Muskeln andocken. Dies alles passiert in einem Bruchteil von Sekunden.
Nervenzellen können sich im Gegensatz zu den meisten anderen Zelltypen des Körpers nicht teilen. Ist eine Nervenzelle zerstört, wächst keine neue für sie nach. Das ist allerdings im Normalfall bei etwa 100 Milliarden Nervenzellen im Gehirn kein Problem.

Zentrales und peripheres Nervensystem

Das Nervensystem setzt sich aus einem zentralen und einem peripheren Teil zusammen. Zum zentralen Nervensystem gehören das Gehirn und das Rückenmark. Beide sind von einer Flüssigkeit, dem Liquor, umgeben, von den Hirnhäuten eingehüllt und außerdem noch durch Schädelknochen bzw. den knöchernen Wirbelkanal geschützt.
Über das Rückenmark laufen nahezu alle Nerven, die den Körper mit dem Gehirn verbinden. Sobald die Nerven aus den Wirbellöchern ausgetreten sind, bilden sie das periphere Nervensystem. Auf dem Weg zu

ihren Zielorganen verzweigen sie sich immer stärker und nehmen vor allem mit Muskelzellen und Drüsen Verbindung auf.

Aufbau des Gehirns

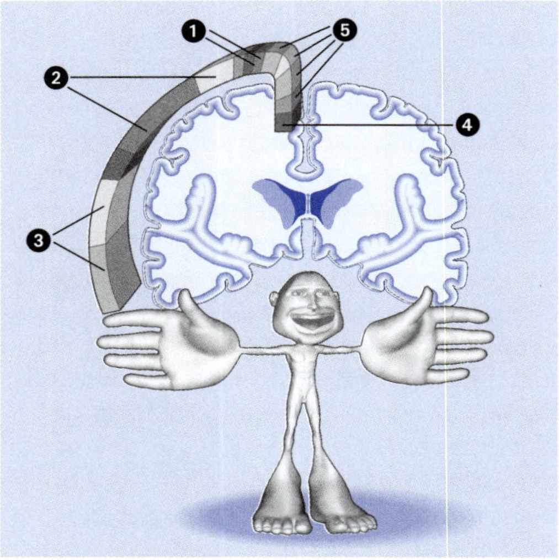

Die Feinkoordination besetzt die größeren Bereiche der Hirnrinde

❶ Hals, Rumpf ❷ Finger, Arm ❸ Lippen, Zunge, Rachen ❹ Geschlechtsteile ❺ Bein, Zehen

Das Gehirn bewältigt als Schaltzentrale des Nervensystems zahlreiche Aufgaben.

Das Großhirn (Telenzephalon) besteht aus zwei Hälften (Hemisphären), die innen durch den so genannten Balken miteinander verbunden sind. Im Großhirn ist der „Sitz" des Bewusstseins. Dort findet das bewusste Wahrnehmen, das Denken, Lernen und Erinnern statt. Die Sinneswahrnehmungen Sehen, Hören, Riechen und Fühlen kommen hier zusammen und werden beurteilt. Gefühle werden hier wahrgenommen und gedeutet. Im Großhirn werden Entscheidungen getroffen und Handlungen geplant, alle bewussten Bewegungsabläufe und sprachliche Äußerungen vorbereitet.

Das Zwischenhirn (Dienzephalon), das sich unterhalb vom Balken befindet, ist zum einen eine Art Verteilerstation. Von hier aus werden Signale aus dem Körper an andere Hirnregionen weitergeleitet. Außerdem überwacht das Zwischenhirn die Funktionen des Stoffwechsels und steuert die biologischen Triebe und damit zusammenhängende Gefühlsbewegungen.

Das Kleinhirn liegt im Bereich des Hinterkopfes. Es koordiniert die Körperbewegungen, stimmt die feinen Bewegungsabläufe (Feinmotorik) ab und sorgt in jeder Lage für die richtige Körperhaltung. Das Großhirn gibt bei Bewegungen nur die große Linie vor, während das Kleinhirn den gesamten Bewegungsablauf steuert und koordiniert.

Das Stammhirn verbindet das Zwischenhirn mit dem Rückenmark. Im Stammhirn entspringen alle zwölf Hirnnerven, die direkt zu Kopf und Hals ziehen. Außerdem befinden sich hier die Kontrollzentren für die lebensnotwendigen Funktionen Atmung und Kreislauf sowie für das Weckzentrum, das den Bewusstseinszustand steuert.

Motorisch-sensorisches und autonomes Nervensystem

Auch das Nervensystem besteht aus zwei Anteilen, die sich hinsichtlich ihrer Funktion unterscheiden. Beide Nervensysteme haben einen zentralen und einen peripheren Anteil sowie eigene Zentren, Bahnen und Nerven, sind aber stark miteinander vernetzt.

Das motorisch-sensorische Nervensystem kontrolliert Körperfunktionen, die dem bewussten Willen unterliegen, während das autonome oder vegetative Nervensystem alle Körperfunktionen, die unbewusst ablaufen und nicht oder nur gering durch den Willen beeinflusst werden können, regelt. Es steuert die wichtigsten Lebensfunktionen des Körpers, indem es die Tiefe und Häufigkeit der Atemzüge, den Herzschlag, die Weite der Blutgefäße, die Ausschüttung bestimmter Hormone und die Funktion der Schweißdrüsen den jeweiligen Erfordernissen anpasst. Durch Fühler für die Konzentration des Blutzuckers wird das Hungergefühl ausgelöst, wenn der Zuckerspiegel abfällt, um für baldigen Nachschub zu sorgen. Es steuert, ohne dass Sie sich darum kümmern müssen, die Funktion der Körperorgane.

Untersuchung des Nervensystems

Der Facharzt für Erkrankungen des Nervensystems ist der Neurologe. Der Facharzt für psychische oder seelische Erkrankungen der Psychiater. Ein Spezialist ist der Neurochirurg, der die operativen Eingriffe am Nervensystem durchführt.

Die gründliche neurologische Untersuchung führt oft schon zu einer Diagnose, ansonsten werden zusätzlich apparative Verfahren eingesetzt.

Apparative Diagnostik

Durch ein Elektroenzephalogramm (EEG), eine Ableitung der elektrischen Hirnströme, lässt sich der Ursprungsort eines epileptischen Anfalls erkennen oder ein Hinweis auf die Ausdehnung eines Tumors gewinnen. Diese Untersuchung ist vollkommen gefahr- und schmerzlos durchführbar.

Nicht ganz schmerzlos hingegen ist die Lumbalpunktion, die Gewinnung der Flüssigkeit, die Gehirn und Rückenmark umgibt (Liquor). Dabei wird eine lange Hohlnadel zwischen zwei Wirbelkörpern in den Wirbelsäulenkanal eingestochen und Liquor abgezogen. Die Zusammensetzung des Liquors lässt manche Krankheiten erkennen und hilft beispielsweise, zwischen den verschiedenen Ursachen einer Hirnhautentzündung zu unterscheiden.

Bestimmte Erkrankungen des Nervensystems, wie Tumoren, Hirninfarkte oder -blutungen, lassen sich am besten durch eine Computer- oder Kernspintomographie des Gehirns nachweisen. Dabei werden einzelne Gehirnschichten geröntgt.

Epilepsie

Die Epilepsie wird durch plötzliche, anfallsartig auftretende, chaotische Entladungen von Nervenzellen verursacht. Die Übererregbarkeit der Nervenzellen bei der Epilepsie wird durch eine erbliche Veranlagung oder durch zahlreiche Erkrankungen, durch Verletzungen oder Tumoren des Gehirns, Durchblutungsstörungen, Stoffwechselerkrankungen oder Fieber, verursacht. Auch der Missbrauch von Medikamenten, Drogen oder Alkohol ist eine recht häufige Epilepsieursache.

Beschwerden

Die Epilepsie hat als Krankheit viele Gesichter. Bei einem großen Krampfanfall (Grand mal) bricht der Betroffene mehr oder weniger plötzlich zusammen, die Muskeln werden starr, und die Atmung kann kurz aussetzen. Danach beginnen die Muskeln zu zucken, und Schaum tritt vor den Mund. Dann entspannen sich die Muskeln, und der Patient fällt in einen Tiefschlaf. Nach einiger Zeit erwacht er wieder, kann sich an nichts erinnern, leidet aber oft an Gliederschmerzen. Kleine, das ganze Gehirn betreffende (allgemeine) Anfälle treten vor allem bei Kindern in Form einer geistigen Abwesenheit (Absence) auf und dauern oft nur wenige Sekun-

den bis Minuten. Die Kinder unterbrechen ihr Spiel oder was sie gerade tun für einen Augenblick und machen einen verträumten Eindruck.
Bei einer anderen Form der kleinen, allgemeinen Anfälle, die vor allem im Säuglingsalter vorkommt, machen die Kinder abrupte Vorwärtsbewegungen. Ältere Kinder leiden eher unter Anfällen, bei denen sie plötzlich stürzen oder etwas fallen lassen.
Teilanfälle (partielle oder fokale Anfälle) gehen nur von einem Teil des Gehirns aus. Sie können sich aber gelegentlich auch auf das gesamte Gehirn ausdehnen und sich dann zu einem generalisierten Anfall entwickeln. Bei Teilanfällen ist das Bewusstsein nicht gestört, und die Erinnerung an den Anfall bleibt erhalten. Beim so genannten Jackson-Anfall breiten sich Muskelzuckungen von einer Körperregion auf benachbarte Gebiete aus, selten auch auf den ganzen Körper. Teilanfälle können auch zu plötzlichen, ungewöhnlichen Bewegungen, zu Missempfindungen, Zuckungen einzelner Muskelgruppen oder zur einer Sprechhemmung führen.
Auch sich wiederholende (stereotype) Bewegungen, wie Kauen, Schmatzen, Lippenlecken, Nesteln an der Kleidung oder Brummen, können auf einer Epilepsie beruhen.

AktivCheck

Wann muss ich zum Arzt?

- Bei jedem Verdacht auf eine Epilepsie sollten Sie sich an einen Arzt wenden.

Was wird mein Arzt mich fragen?

- Seit wann haben Sie anfallsartige Erscheinungen? Haben Ihre Angehörigen etwas bemerkt?
- Können Sie sich daran erinnern, ob sich der Anfall angekündigt hat, z. B. durch plötzliche starke Übelkeit?
- Gibt es möglicherweise Auslöser? Zum Beispiel ständige Lichtreflexe oder etwas Ähnliches?
- Verlieren Sie beim Anfall völlig das Bewusstsein – oder fühlen Sie sich für die Dauer nur wie versteinert?
- Verlieren Sie Urin oder Stuhl während des Anfalls?
- Haben Sie Verletzungen bei einem der Anfälle erlitten?
- Trinken Sie Alkohol?
- Wenn ja, wieviel?
- Nehmen Sie regelmäßig Medikamente ein?

Was frage ich meinen Arzt?

- Ist diese Erkrankung vererbbar?
- Welche Folgen haben epileptische Anfälle auf Dauer auf mein Gehirn?
- Wenn mein Partner ebenfalls Epileptiker ist, müssen wir dann auf Kinder verzichten?
- Sind Epileptiker sowohl geistig als auch körperlich überhaupt leistungsfähig?
- Kann ich jeden Beruf ausüben – oder gibt es absolute Verbote?
- Wie wirken sich die Medikamente auf mich aus?
- Wie lange muss ich die Medikamente nehmen?
- Kann ich das Antiepileptikum absetzen, wenn die Symptome verschwunden sind?
- Wie wird die Therapie kontrolliert und von wem?

AktivTipp

Was kann mein Arzt tun?

- Er wird die Hirnströme messen (EEG), um den Anfall besser einschätzen zu können.
- Zur Abklärung der Ursache wird ein Computertomogramm (CT) oder ein Magnetresonanztomogramm (MRT, auch Kernspintomogramm genannt) des Kopfes veranlasst.
- Als medikamentöse Behandlung verschreibt der Arzt Ihnen ein Antiepileptikum oder eine Kombination von mehreren Antiepileptika.
- Durch regelmäßige Blutbildkontrollen kann die Wirksamkeit der Therapie beurteilt werden.

Was kann ich selbst tun?

- Weisen Sie Ihre Partner und Mitarbeiter in die Erkrankung ein; dazu gehört auch, dass diese wissen, wo im Notfall Ihre Medikamente aufbewahrt sind und was zu tun ist.
- Tragen Sie einen Epileptiker-Ausweis bei sich.
- Berufe, die Sie nicht ergreifen können: z. B. Bus- oder Taxifahrer, Pilot, Dachdecker, Tauchlehrer.
- Sorgen Sie für ein ausgeglichenes Leben.
- Erlernen Sie Methoden zur Verhinderung eines nahenden epileptischen Anfalls, z. B. die Biofeedback-Methode.
- Werden Sie Mitglied in einer Betroffenengruppe (Adressen hat Ihr Arzt).
- Meiden Sie Alkohol und Drogen.
- Richten Sie sich nach den medikamentösen Verordnungen Ihres Arztes.

Untersuchung und Behandlung

Der Arzt wird Sie gründlich untersuchen und an einen Spezialisten zur weiteren Abklärung überweisen. Epilepsie ist eine Diagnose mit weit reichenden Konsequenzen, die das ganze Leben verändern kann. Deshalb sind ausführliche Gespräche notwendig. Die Behandlung erfolgt mit Medikamenten und muss meist über einen sehr langen Zeitraum, eventuell sogar lebenslang konsequent fortgeführt werden.

Die Häufigkeit der Anfälle lässt sich durch eine konsequente medikamentöse Behandlung oft deutlich senken. Manche Patienten werden sogar ganz anfallsfrei. Die Medikamente (Antiepileptika) können zwar Nebenwirkungen haben, aber eine Alternative dazu gibt es nicht. Vor allem darf man die Antiepileptika nicht voreilig und ohne Zustimmung des Arztes absetzen, da dann vermehrt Anfälle drohen. Jeder Anfall enthält eine Verletzungsgefahr für den Patienten.

Wissen sollte man:

- Eine Epilepsie bedeutet heute keine wesentliche Einschränkung des normalen Lebens mehr. Nahezu jedes Kind mit Epilepsie kann zur Schule gehen, als Jugendlicher einen Beruf erlernen und ihn ausüben. Allerdings ist es wichtig, die Lehrer und die Arbeitskollegen über die Krankheit aufzuklären.
- Ein Epileptiker sollte keinen Beruf ergreifen, der für ihn selbst oder andere Menschen ein erhöhtes Risiko bedeutet, wie z. B. Dachdecker oder Busfahrer. Als Privatperson darf er nur dann ein Auto (wieder) lenken, wenn er zwei Jahre lang keinen epileptischen Anfall gehabt hat.
- Auch beim Sport sollte der Epileptiker darauf achten, sich keinen zu großen Gefahren auszusetzen, wie etwa beim Tauchen.

- Epileptikerinnen, die ein Kind bekommen möchten, sollten vorher mit ihrem Hausarzt oder Neurologen darüber sprechen. Grundsätzlich spricht nichts dagegen.

Verhalten im Notfall

Bei einem großen Krampfanfall sollte man den Patienten nicht festhalten und ihm auch nichts gewaltsam in den Mund schieben, sondern ihn möglichst ruhig liegen lassen. Selbstverständlich ist es notwendig, dass Sie ihn aus einer eventuellen Gefahrenzone herausholen und beengende Kleidung lockern. Während der Schlafphase nach dem Anfall sollten Sie den Patienten in die stabile Seitenlage bringen.

Bei jedem großen Anfall ist es notwendig, einen Arzt zu rufen. Hält der Anfall länger als fünf Minuten an oder folgt kurz nach dem ersten ein zweiter Anfall, müssen Sie unverzüglich den Notarzt rufen. Während ein epileptischer Anfall normalerweise nur wenige Minuten dauert und den Patienten in der Regel nicht sehr gefährdet, ist ein lang anhaltender Anfall oder eine Reihe von aufeinander folgenden Anfällen lebensbedrohlich.

Multiple Sklerose

Die Multiple Sklerose ist eine häufige neurologische Erkrankung, bei der im zentralen Nervensystem mehrere bis sehr viele (multiple) kleine Herde entstehen, in denen die Nervenhüllen zerstört und durch Narbengewebe ersetzt (Sklerose) sind. Dies führt zu ganz verschiedenen Krankheitszeichen wie Sehstörungen, Lähmungen einzelner Muskeln und Gefühlsstörungen.

Die Krankheit beginnt fast immer zwischen dem 20. und 40. Lebensjahr. Frauen sind häufiger betroffen. In den meisten Fällen verläuft die Multiple Sklerose (MS) in Schüben, wobei die Beschwerden sich ganz oder teilweise wieder zurückbilden. Bei manchen Patienten nehmen die Beschwerden stetig zu.

Wahrscheinlich ist die Multiple Sklerose eine Autoimmunerkrankung. Durch ein falsch funktionierendes Immunsystem zerstört der Körper die isolierenden Hüllen von Nervenzellen im Gehirn und Rückenmark selbst. Meistens geschieht dies nur in einzelnen Herden. Je nach Lage und Größe dieser Herde kommt es zu den unterschiedlichsten Symptomen.

Beschwerden

Recht häufig treten Sehstörungen auf, Missempfindungen, Lähmungen und Haltungsstörungen, ein Zittern der Hände und Sprachstörungen. Eine allgemeine Ermüdung kann bestehen. Da auch das autonome Nervensystem betroffen sein kann, ist es möglich, dass die Steuerung der Harnblase Probleme macht und plötzlicher, unkontrollierbarer Harndrang auftritt

Die Multiple Sklerose gilt als „Chamäleon“ unter den Nervenerkrankungen: Während eines Schubes können die Beschwerden ausgeprägt sein, sich aber danach wieder weitgehend zurückbilden. In der Regel kann man sagen: Je länger die Krankheit dauert, desto mehr Schäden bleiben zurück. Multiple Sklerose ist eine Krankheit, die das Leben tief greifend beeinflusst.

AktivCheck

Wann muss ich zum Arzt?

- **Wenn Sie bei sich Symptome feststellen, die den Verdacht auf eine Multiple Sklerose lenken, müssen Sie den Arzt aufsuchen.**

- Bei Lähmungserscheinungen in den Extremitäten.
- Bei jedem weiteren Schub der Erkrankung.

Was wird mein Arzt mich fragen?

- Wann traten diese oder ähnliche Symptome zum ersten Mal auf?
- An wie viele Episoden können Sie sich erinnern?
- Trat nach jedem Schub wieder eine Besserung der Symptome auf?
- Ist Ihre Wohnung behindertengerecht?
- Wie verkraften Sie selbst diese Erkrankung psychisch?

Was frage ich meinen Arzt?

- Werden sich die Symptome wieder vollständig zurückbilden?
- Wie lange dauert die Therapie der Symptome?
- Besteht Ansteckungsgefahr?
- Gibt es ein Heilmittel? Welchen Erfolg zeigen die eingesetzten Therapien?

AktivTipp

Was kann mein Arzt tun?

- Ihr Arzt wird eine Untersuchung der Hirnflüssigkeit veranlassen, die durch eine rückenmarksnahe Punktion gewonnen wird.
- Mit der Computertomographie (CT) oder der Magnetresonanztomographie (MRT) werden Herde gesucht, um die Diagnose MS zu festigen und den Verlauf zu dokumentieren.
- In der akuten Krankheitsphase hilft oft nur eine hochdosierte Kortison-Behandlung.
- Als weiterführende Vorbeugungsmaßnahme wird eine dauerhafte Beta-Interferon-Behandlung begonnen.
- Mit gezielter Krankengymnastik werden die Muskeln und Nerven aktiv gehalten und Ihr Körpergefühl wird trainiert.

Was kann ich selbst tun?

- Eine Selbsthilfegruppe suchen und zu deren Teffen gehen.
- Für Ruhe und Ausgeglichenheit in Ihrem Leben sorgen.

Untersuchungen und Behandlung

Bei Verdacht auf Multiple Sklerose wird der Arzt eine Untersuchung des Liquors (Hirnflüssigkeit) bzw. eine Kernspintomographie vornehmen.

Im akuten Schub erhält der Patient eine hoch dosierte Kortisonbehandlung. Damit wird die Immunreaktion, die zur Zerstörung der Nervenhüllen führt, gedämpft, und der Schub kann zum Stillstand kommen. Seit wenigen Jahren wird auch der Wirkstoff Beta-Interferon zur Vorbeugung eines erneuten Schubes eingesetzt.

Die vielfältigen Symptome und Beschwerden werden vom Arzt „symptomatisch" mit dem Ziel der Beschwerdelinderung behandelt. Ganz wichtig ist die Krankengymnastik, etwa bei schmerzhaften Muskelkrämpfen, bei Muskelschwäche oder bei Lähmungen einzelner Muskelpartien mit Fehlstellung eines Gelenkes.

Polyneuropathien

Bei einer Polyneuropathie (Nervenerkrankung an vielen Orten bzw. Nerven) ist das periphere Nervensystem erkrankt. Entsprechend seiner Funktionen können Lähmungen, Störungen der Sensibilität (Tastsinn, Schmerz) sowie vegetative Störungen (Schwitzen, Durchblutung) auftreten. Eine Polyneuropathie kann viele Erkrankungen und Stoffwechselstörungen begleiten. Am häufigsten kommt sie bei Alkoholmissbrauch und im Rahmen einer Zuckerkrankheit vor. Seltenere Ursachen sind chronische Vergiftungen durch Blei, Arsen oder Medikamente, rheumatische Krankheiten und auch eine Schwangerschaft.

Alkoholbedingte Polyneuropathie

Die alkoholbedingte Polyneuropathie wird vermutlich sowohl durch die direkte Alkoholwirkung auf die Nerven als auch durch die Fehlernährung bei chronischem Alkoholismus ausgelöst. Der dabei auftretende Vitamin-B_1-Mangel gilt als besonders schädlich.

Diabetische Polyneuropathie

Unter einer diabetischen Polyneuropathie leidet mindestens jeder zweite Zuckerkranke, dessen Diabetes länger als 10 Jahre besteht. Daneben spielt auch die Qualität der Behandlung eine wichtige Rolle: Je schlechter der Zucker eingestellt ist, desto häufiger und früher tritt eine Polyneuropathie auf. Die Beschwerden sind ähnlich wie bei der alkoholbedingten Polyneuropathie.

Beschwerden

Die Erkrankung äußert sich in Gefühlsstörungen, Kribbeln („Ameisenlaufen") und brennenden Schmerzen in Füßen und Unterschenkeln („strumpfförmig"), die besonders nachts sehr quälend sein können. Seltener treten Schmerzen in der Hüfte oder im Oberschenkel auf. Dazu kommen oft auch Wadenkrämpfe, die Unfähigkeit den Fuß zu heben (Schwäche des Fußhebermuskels) und ein unsicherer Gang. Diese Störungen können nach Anwendung von Vitamin B_1 oder dauerhaften Alkoholverzicht wieder völlig verschwinden.

AktivCheck

Wann muss ich zum Arzt?

- Bei Gefühlsstörungen und Schmerzen in Füßen und Unterschenkeln sollten Sie immer einen Arzt aufsuchen.
- Wenn Sie zusätzlich eine Stoffwechselerkrankung haben (z. B. Diabetes).

Was wird mein Arzt mich fragen?

- Seit wann bestehen die Beschwerden schon?
- Leiden Sie an einer anderen Erkrankung?
- Trinken Sie Alkohol?
- Rauchen Sie?
- Welche Medikamente nehmen Sie in welcher Dosierung und seit wann?
- Kommt es zwischenzeitlich zu einer Besserung?
- Was haben Sie alles gegen die Schmerzen versucht?

Was frage ich meinen Arzt?

- Werden die Beschwerden sich wieder völlig zurückbilden?
- Werde ich langfristig meine Gehfähigkeit verlieren?

AktivTipp

Was kann mein Arzt tun?

- Am Anfang steht die Abklärung der Ursache, dazu gehören Blutentnahmen (z. B. Blutzuckerwert, Tumormarker-Suche, Nierenwerte).
- Eine neurologische Untersuchung (Prüfung von Reflexen, Empfindungsstörungen, Muskelarbeit) soll den Ausgangspunkt der Behandlung festhalten. Dieser Check wird im Laufe Ihres Lebens regelmäßig durchgeführt.
- Einige Ärzte wollen durch eine Messung der Nervenleitgeschwindigkeit exakte Werte erhalten.
- Wenn Sie an Stoffwechselstörungen oder anderen so genannten Grunderkrankungen leiden, müssen Sie nun regelmäßige Kontrollen wahrnehmen z. B. der Stoffwechselentgleisung.
- Gegen Ihre Beschwerden beginnt Ihr Arzt mit einer Schmerztherapie.

Was kann ich selbst tun?

- Ballaststoffreiche Ernährung, ausreichende Trinkmenge.

Untersuchung und Behandlung

Der Arzt wird versuchen, die Ursache der Neuropathie zu finden und diese z. B. durch eine optimale Einstellung der Zuckerkrankheit zu beheben. Die Symptome können medikamentös gelindert werden.

Syndrom der unruhigen Beine

2 bis 5 % aller Menschen leiden an einer Krankheit, die zwar schon lange bekannt ist, aber oft verkannt wird: dem Syndrom der unruhigen Beine. Die Krankheit beginnt meist Mitte 30, selten schon im Kindesalter. Die überwiegend weiblichen Patienten spüren besonders am Abend und in der Nacht ein Kribbeln, Ziehen oder Stechen in den Unterschenkeln. Die Beschwerden bessern sich, wenn sie die Beine bewegen oder umhergehen. In Ruhe dagegen lassen sich diese Empfindungsstörungen kaum aushalten, weshalb jeder Kino-, Restaurant- oder Konzertbesuch für die Erkrankten zur Qual wird.

Manche Patienten haben eine Nierenschwäche, einen Eisenmangel oder eine Schilddrüsenunterfunktion. Bei den meisten Patienten lässt sich jedoch keine Ursache finden. Wenn das Syndrom der unruhigen Beine während der Schwangerschaft auftritt, verschwindet es hinterher meist wieder. Die Beschwerden sind im Übrigen durch Medikamente recht gut beeinflussbar, wobei vielen Betroffenen das Parkinson-Mittel L-Dopa hilft.

AktivCheck

Wann muss ich zum Arzt?

- Wenn Sie starke Schmerzen in den Beinen empfinden, die regelmäßig wiederkehren.

Was wird mein Arzt mich fragen?

- Können Sie noch an längeren Veranstaltungen teilnehmen?

Was frage ich meinen Arzt?

- Welche Nebenwirkungen haben die verordneten Medikamente?
- Gibt es Alternativen?
- Können die Beschwerden wieder völlig verschwinden?

AktivTipp

Was kann mein Arzt tun?

- Am Anfang steht zunächst die Abklärung der Ursache mit einer genauen neurologischen Untersuchung.
- Es hat sich gezeigt, dass eine medikamentöse Behandlung mit dem Antiparkinson-Mittel L-Dopa gute Erfolge zeigt.

Was kann ich selbst tun?

- Suchen Sie eine Selbsthilfegruppe in Ihrer Nähe (Adressen bei Ihrem Arzt).

Schlaganfall

Ein Schlaganfall (Apoplex, apoplektischer Insult) beruht auf einer akuten Durchblutungsstörung in einem Teil des Gehirns. Die Symptome entstehen durch den Ausfall von Nervengewebe in dieser Region. Nicht jeder Schlaganfall tritt plötzlich auf, als sei man buchstäblich „vom Schlag getroffen“. Manchmal entwickeln sich die Symptome auch langsam innerhalb von Tagen oder sogar Wochen.

Ein mehr oder weniger großer Bereich des Hirngewebes wird akut geschädigt. In etwa 80 % der Fälle beruht die Gewebsschädigung auf dem Verschluss eines Hirngefäßes und in etwa 20 % auf einer Blutung ins Hirngewebe. Welche Krankheitszeichen auftreten, hängt von dem betroffenen Gehirnteil ab.

Das Risiko, einen Schlaganfall zu erleiden, wird durch die gleichen Risikofaktoren erhöht, die auch die übrigen Herz-Kreislauf-Erkrankungen begünstigen. Alle diese Faktoren führen zur Arteriosklerose, die wiederum eine langsam zunehmende Verengung der Blutgefäße und letztlich den Gefäßverschluss bedingt.

Risikofaktoren des Schlaganfalls

- Bluthochdruck
- erhöhte Blutfette
- Zuckerkrankheit
- Übergewicht
- Rauchen

Beschwerden

Bei einem plötzlich eintretenden Schlaganfall kann es passieren, dass der Betroffene ohne Vorwarnung von einer Minute zur anderen zusammenbricht, vom Stuhl fällt und dann aufgrund der eingetretenen Lähmungen – meistens auf einer Körperseite – nicht mehr allein aufstehen und schlimmstenfalls infolge einer Sprachstörung auch keine Hilfe herbeirufen kann.

Andererseits kann ein Schlaganfall auch mit einem kurzen Zustand von Verwirrung beginnen. Manche Betroffene bemerken, wenn sie in den Spiegel schauen, dass einer der Mundwinkel etwas herabhängt. Daneben kann eine leichte oder langsam zunehmende Schwäche oder Empfindungsstörung an Arm oder Bein auftreten. Auch eine kurze Sehstörung kann einem „richtigen“ Schlaganfall vorausgehen.

Ein solcher „typischer“ Schlaganfall führt zur Lähmung eines Armes und Beines auf der der betroffenen Hirnhälfte gegenüberliegenden Körperseite. Auch die Gesichtshälfte der Gegenseite ist betroffen: der Mundwinkel hängt herunter, das Sprechen ist erschwert und der Speichel fließt auf dieser Seite aus dem Mund.

AktivCheck

Wann muss ich zum Arzt?

- Bei Verdacht auf einen Schlaganfall immer sofort den Notarzt rufen!
- Wenn Sie vorübergehende Lähmungserscheinungen und Empfindungsstörungen an sich bemerkt haben.
- Bei hohem Blutdruck.
- Wenn Sie gelegentlich ein Flimmern vor den Augen sehen.
- Bei neu auftretenden starken Kopfschmerzen.
- Bei starkem Schwindelgefühl.

Was wird mein Arzt mich fragen?

- Seit wann bestehen diese Beschwerden schon?
- Kündigen sie sich irgendwie an?
- Gibt es Auslösesituationen?
- Leiden Sie unter hohem Blutdruck?
- Haben Sie eine andere Erkrankung?
- Welche Medikamente nehmen Sie regelmäßig ein?
- Wie viele Jahre rauchen Sie oder haben Sie geraucht?

Was frage ich meinen Arzt?

- Gibt es Vorboten für einen Schlaganfall?
- Wie erkenne ich diese?
- Können die Symptome sich wieder zurückbilden?
- Was ist eine Hirnblutung?
- Was ist eine Ischämie?
- Muss ich mit weiteren Schlaganfällen rechnen?
- Wie sinnvoll ist eine Rehabilitation?
- Muss ich in ein Heim?
- Muss das Zuhause eines Apoplektikers umgestaltet werden?
- Ein Leben mit Rollstuhl – Schicksal oder Chance?

AktivTipp

Was kann mein Arzt tun?

- Ihr behandelnder Arzt wird eine umfangreiche Diagnostik ins Rollen bringen: Computertomographie, Abhorchen der Halsgefäße (Verkalkung der Halsschlagadern?), Ultraschalluntersuchung der Halsgefäße, EKG (Vorhofflimmern?), Blutbild, Herz-Ultraschall (Echokardiographie mit der Suche nach einem Vorhofthrombus, von dem sich ein Gerinnsel abgelöst haben könnte).
- Bereits parallel zur Diagnostik beginnt die ebenso umfangreiche Therapie: Blutverdünnung mit Heparin (außer bei Masseninfarkt), Einstellung des Bluthochdruckes, Entfernung von Thromben (Herz, Halsschlagader), gelegentlich wird eine Lysetherapie versucht.
- Ganz wichtig ist eine begleitende Krankengymnastik zum Trainieren oder Wiedererlernen der Bewegungen und die Logopädie zur Sprachübung.
- Nach Beendigung der Akuttherapie in einem Krankenhaus wird vor der endgültigen Entlassung nach Hause eine Anschlussheilbehandlung eingeleitet. Hier üben Sie das richtige Verhalten für zu Hause.

Was kann ich selbst tun?

- Nicht mehr rauchen.
- Vermeiden Sie Stresssituationen.
- Achten Sie auf Veränderungen Ihrer Befindlichkeit.
- Reduzieren Sie mithilfe Ihres Arztes Ihr Körpergewicht.
- Achten Sie auf einen gut eingestellten Blutzuckerwert, wenn Sie Diabetiker sind.
- Ergänzen Sie Ihre Nahrung durch Omega-3-Fettsäuren.

Untersuchung und Behandlung

Nach einer vollständigen Untersuchung erfolgt meist eine Einweisung ins Krankenhaus und die medikamentöse Behandlung oder Operation.
Im Krankenhaus hält der Arzt den Blutdruck, die Körpertemperatur, den Blutzuckerspiegel und die Flüssigkeitszufuhr des Patienten auf einem optimalen Niveau. Wenn ein Gefäßverschluss vorliegt, wird er eventuell versuchen, den Blutpfropf mit Medikamenten aufzulösen.
Die wichtigste Untersuchung bei Verdacht auf Schlaganfall ist die Röntgenschichtaufnahme (Computertomogramm) des Gehirns. Sie zeigt in der Regel, ob ein Schlaganfall vorliegt und ob er auf einem Gefäßverschluss oder einer Hirnblutung beruht. Das Ausmaß der akuten Ausfallerscheinungen zeigt die neurologische Untersuchung.
Sobald wie möglich beginnt die Phase der Rehabilitation mit krankengymnastischen Übungen und Sprachtraining, damit der Patient wieder lernt, zu gehen, allein zu essen, sich allein anzuziehen und zu sprechen. Viel Geduld und Ausdauer sind nötig, um eine Besserung zu erzielen.

Meningitis und Enzephalitis

Eine Entzündung der Hirnhäute, die Gehirn und Rückenmark schützend umgeben, wird meistens durch Bakterien oder Viren hervorgerufen und nur sehr selten durch Pilze oder Parasiten. Fast immer greift die Entzündung der Hirnhäute (Meningitis) auch auf das Gehirn über (Enzephalitis).
Die gefährlichste Form ist die eitrige Meningitis, die von Bakterien verursacht wird. Sie erreichen die Hirnhäute meist über das Blut, nur selten geht die Infektion von Nasennebenhöhlen- oder Mittelohrentzündungen aus. Oft sind Kinder betroffen.
Häufiger als Bakterien verursachen jedoch Viren eine Meningitis. Diese Form der Hirnhautentzündung führt aber meist zu wenigen heftigen Beschwerden und heilt in der Regel bald wieder ab. Eine Sonderform der Virusmeningitis ist die Frühsommer-Meningoenzephalitis (FSME), die durch Zecken auf den Menschen übertragen wird. Einen wirksamen Schutz vor dieser Erkrankung bietet die Impfung, die jedoch nur dann erforderlich ist, wenn man sich in Gebieten aufhält, wo die FSME vorkommt.

Frühsommer-Meningoenzephalitis (FSME)

Das Virus der Frühsommer-Meningoenzephalitis (FSME) wird durch den Biss infizierter Zecken übertragen. In manchen Gebieten (Oldenburger Land, Bayerischer Wald, Südbaden) tragen relativ viele Zecken dieses Virus. Etwa 1 bis 2 Wochen nach dem Zeckenbiss und der Virusübertragung entwickelt sich eine grippeähnliche Erkrankung. Bei den meisten Betroffenen bleibt es dabei, nur bei manchen entsteht ein paar Tage später eine Entzündung der Hirnhäute und des Gehirns (Meningoenzephalitis).

Sowohl die aktive Impfung gefährdeter Personen (Waldarbeiter, Landwirte und andere ähnliche Berufsgruppen) als auch die passive Immunisierung mit FSME-Immunglobulinen nach einem Zeckenbiss beugen dieser schweren Erkrankung vor.

Beschwerden

Patienten mit einer bakteriell verursachten Meningitis leiden zunächst einige Tage an Abgeschlagenheit, Frösteln, leichter Temperaturerhöhung und Gliederschmerzen. Dann setzen plötzlich sehr starke Kopfschmerzen ein, und der Nacken kann nicht mehr gebeugt werden. Das Fieber steigt auf 39 ° bis über 40 °C an. Die Gliederschmerzen steigern sich zu einer starken Berührungsempfindlichkeit der Haut am ganzen Rumpf des Patienten.

Charakteristisch für die bakterielle Meningitis ist eine Bewusstseinstrübung mit Verwirrtheit, die in eine völlige Bewusstlosigkeit münden kann. Bei vielen Kranken tritt ein Hautausschlag auf.

Wenn die Meningitis das Gehirn in stärkerem Maße mitbefällt im Sinne einer ausgeprägten Enzephalitis, können zusätzlich Krampfanfälle, Lähmungen und psychische Veränderungen auftreten.

Die Nackensteife (Meningismus) ist das typische Leitsymptom bei der klinischen Untersuchung. Entscheidend für die Diagnose und die Unterscheidung der bakteriellen von der viralen Meningitis ist die Untersuchung der Hirnflüssigkeit (Liquor). Sie wird bei der Lumbalpunktion gewonnen.

Die Symptome einer Virusmeningitis sind grundsätzlich ähnlich, aber weniger heftig. Der Fieberanstieg ist meistens weniger ausgeprägt.

AktivCheck

Wann muss ich zum Arzt?

- Sofort bei Verdacht: Lebensgefahr!

Was wird mein Arzt fragen?

- Wann, wo und wie könnten Sie sich angesteckt haben?
- Wann haben sich die Symptome bemerkbar gemacht?
- Besteht Fieber?
- Gab es bereits kurzfristige Bewusstseinsverluste?

AktivTipp

Was kann mein Arzt tun?

- Mit einer Liquor-Untersuchung, die durch eine (unangenehme) rückenmarksnahe Punktion vor der Antibiotika-Gabe gewonnen wird, kann die Anzucht des Erregers und damit die Überprüfung des geeigneten Antibiotikums durchgeführt werden.
- Es wird eine Computertomographie durchgeführt mit der Frage, ob sich eventuell im Gehirn ein Abszess gebildet hat.
- Mit einem EEG wird die Hirnaktivität überprüft, besonders wenn Bewusstseinsstörungen auftreten.
- Am Anfang steht die Intensivbetreuung im Krankenhaus. Wenn dann die bedrohliche Phase überstanden ist, verbleiben Sie zur Beobachtung eine Weile auf der Allgemeinstation.

Was kann ich selbst tun?

- Es gibt keine Selbsthilfe.

Untersuchung und Behandlung

Der Arzt untersucht durch eine Liquorpunktion, nimmt eine Krankenhauseinweisung vor und gibt Antibiotika.
Patienten mit einer bakteriellen Meningitis haben gute Überlebenschancen, wenn sie frühzeitig Antibiotika erhalten.
Auch wenn nur ein leichter Verdacht auf Meningitis besteht, muss der Patient in eine Klinik eingewiesen und dort intensiv überwacht werden. Nur ein Arzt kann feststellen, um welche von Gehirnhautentzündung es sich handelt.
Die frühzeitige und konsequente Behandlung einer Meningitis ist auch erforderlich, um Folgeschäden möglichst zu verhindern. Folgen einer Meningitis/Enzephalitis können nämlich Gedächtnis- und Konzentrationsstörungen, die Neigung zu Krampfanfällen oder psychische Veränderungen sein.

Tollwut

Das Tollwutvirus (Lyssavirus) wird auf den Menschen durch den Speichel infizierter Tiere, meist Hunde oder Füchse, übertragen. Am gefährlichsten ist der Biss eines infizierten Tieres. Die Viren gelangen aus der Wunde über Lymphbahnen bis ins Gehirn.
Nach 1 bis 3 Monaten oder noch später entsteht eine akute Hirnentzündung mit Fieber, starker Erregung, Abneigung gegen Flüssigkeiten und Licht sowie Lähmungen. Die Behandlung muss unmittelbar nach dem Biss einsetzen. Die Wunde wird gereinigt, desinfiziert und chirurgisch versorgt. Gleichzeitig erfolgt auch die Schutzimpfung, die den Krankheitsausbruch sicher verhindert. Ist die Krankheit einmal ausgebrochen, führt sie unweigerlich zum Tod. Gefährdete Personen sollten sich deshalb vorbeugend gegen Tollwut impfen lassen.

Die Diagnose ergibt sich oft schon aus den Umständen und wird bestätigt durch die Untersuchung des tollwütigen Tieres und den Virusnachweis. Deshalb sollte bei Verdacht auf Tollwut sofort die Polizei alarmiert werden, die das betroffene Tier dann einfängt und zum Tierarzt bringt.

AktivCheck

Wann muss ich zum Arzt?

- Nach jedem Biss von einem Hund, Fuchs oder anderem Tier.
- Sofort wenn Symptome der Tollwut auftreten. Es besteht Lebensgefahr.
- Es muss dringend eine aktive und passive Impfung erfolgen.

Was wird mein Arzt mich fragen?

- Ort und Ablauf der Ansteckung.
- Läuft das infizierte Tier weiter herum oder konnte es eingefangen werden?
- Können Sie Licht ertragen?
- Wann erhielten Sie das letzte Mal eine Auffrischung der Tollwut-Impfung?

Was frage ich meinen Arzt?

- Gibt es Alternativen zur Impfung?
- Werde ich wieder völlig gesund werden?

AktivCheck

Wann muss ich zum Arzt?

- Jeder Tollwut-Kranke gehört auf die Intensivstation und dort sogar in einen extra abgetrennten, geräuschgeschützten Bereich.

- Ganz wichtig sind völlige Ruhe und Lichtabschwächung, da ein Tollwut-Kranker auf den kleinsten Reiz mit schrecklichen Krämpfen reagiert, die dieser Erscheinung auch einen Eigennamen gegeben haben: Teufelsgrinsen. Erreicht wird dies durch eine leichte Narkose (Sedierung).
- Sofort bei dem Verdacht auf eine Tollwut-Infektion wird sowohl eine passive als auch aktive Impfung durchgeführt.
- Man wird versuchen, beim Betroffenen und beim (getöteten) Tier einen Erregernachweis durchzuführen.

Was kann ich selbst tun?

- Es gibt keine Selbsthilfe. Sie müssen wegen der lebensgefährlichen Auswirkungen sofort zum Notarzt.
- Bis der Notarzt eintrifft:
  1. Entfernen des Speichels,
  2. gründliches Reinigen mit Wasser, Alkohol (40 bis 70 %), Jodtinktur oder einer Ammoniumverbindung.
- Bei besonders gefährdeten Personen (Förster, Tierärzte, Waldarbeiter, Landwirte usw.) sollte auf jeden Fall eine Tetanus-Prophylaxe durchgeführt werden.

Rückenmarksschädigung

Am häufigsten entsteht eine Rückenmarksschädigung durch einen Unfall, etwa einen Autounfall oder einen Kopfsprung in zu niedriges Wasser. In diesen Fällen ist das Rückenmark meist komplett geschädigt – der Betroffene ist querschnittsgelähmt. Auch Wirbelkörperbrüche, die bei verminderter Knochendichte im Alter oder infolge einer Knochenmetastase auftreten, können zur Querschnittslähmung führen.
Weitere Ursachen für eine Rückenmarksschädigung sind Durchblutungsstörungen, Tumoren, Missbildungen und Abszesse. Relativ häufig führt ein Bandscheibenvorfall, der das Rückenmark im Wirbelkanal zusammendrückt, zu dessen Schädigung. Auch die Multiple Sklerose kann zu Herden im Rückenmark führen und eine Querschnittslähmung auslösen.

Beschwerden

Eine Schädigung innerhalb des Rückenmarkes führt zu Lähmungen und sensiblen Ausfallerscheinungen an allen Körperabschnitten, die von Nerven versorgt werden, welche unterhalb der Schädigung aus dem Rückenmark austreten. Auch das autonome Nervensystem und somit die Funktion innerer Organe ist in Mitleidenschaft gezogen.
Je weiter in Kopfnähe die Rückenmarksschädigung liegt, desto mehr Körperfunktionen sind betroffen.
Wenn die Schädigung neu ist, sind die Muskeln zunächst schlaff gelähmt. Später entwickelt sich meist eine so genannte spastische Lähmung mit erhöhter Muskelspannung. Auch die Funktion von Blase, Darm und Sexualorganen wird durch eine Schädigung des Rückenmarkes stark beeinträchtigt. Sofern das Rückenmarksgewebe zerstört ist, bilden sich die Ausfälle nicht mehr zurück. Der Betroffene bleibt behindert und oft für immer auf fremde Hilfe angewiesen.
In manchen Fällen führt eine Art „Prellung“ des Rückenmarkes zunächst zu großen Ausfallerscheinungen. Nur in diesem Fall ist eine mehr oder weniger vollständige Rückbildung der Ausfälle möglich.

Lähmungen und andere Ausfallerscheinungen, die durch den Druck eines Bandscheibenvorfalles, eines Abszesses oder eines Tumors auf das Rückenmark verursacht sind, können sich durch die operative Entfernung dieser „raumfordernden“ Strukturen weitgehend wieder zurückbilden. Bisher ist es aber nicht möglich, zerstörtes Rückenmarksgewebe zu heilen und seine Funktion wiederherzustellen.

AktivCheck

Wann muss ich zum Arzt?

- Wenn Sie Empfindungsstörungen oder Lähmungserscheinungen haben, müssen Sie sofort einen Arzt aufsuchen.
- Wenn Sie den Urin- oder Stuhldrang nicht mehr kontrollieren können.
- Nach jedem Unfall, der eine Verletzung des Rückens bedeuten könnte (z. B. Sprung mit Stauchung der Wirbelsäule).

Was wird mein Arzt mich fragen?

- Beschreiben Sie die Empfindungsstörungen oder Lähmungserscheinungen so genau wie möglich.
- Seit wann bestehen die Beschwerden?
- Traten sie plötzlich auf oder haben sie sich allmählich entwickelt?

Was frage ich meinen Arzt?

- Wie sind meine Heilungschancen?
- Kann eine Operation überhaupt helfen?
- Gibt es auch konservative, also nicht operative Möglichkeiten zur Behandlung meiner Rückenmarksschädigung?
- Welche Hoffnung auf Wiederherstellung der Beweglichkeit und Empfindungsfähigkeit besteht, wenn ich bereits dauergelähmt bin?

AktivTipp

Was kann mein Arzt tun?

- In die ärztliche Diagnostik gehören die neurologische Untersuchung, die Prüfung der Muskelarbeit und der Empfindungsfähigkeit, eine Computertomographie (CT) oder Magnetresonanztomographie (MRT).
- Wenn nötig, wird eine sofortige Operation eingeleitet, damit man nicht zu viel Zeit verliert. Vielleicht kann ein Schaden noch begrenzt werden.
- Später muss eine Krankengymnastik verordnet werden.
- In einer Anschlussheilbehandlung können Sie das (Wieder-)Erlernte vor dem Einsatz im realen Leben, also ohne die Hilfe anderer nochmal proben.

Was kann ich selbst tun?

- Werden Sie Mitglied in einer Selbsthilfegruppe. Adressen finden Sie bei Ihrem Arzt.

Bandscheibenprobleme

Bandscheibenprobleme beruhen auf einer alters- oder überlastungsbedingten Abnutzung einzelner Bandscheiben.

Die Bandscheiben liegen wie Stoßdämpfer zwischen den Wirbelkörpern und sind vielen Krafteinwirkungen ausgesetzt, die früher oder später zur Abnutzung führen. Im Laufe der Jahre und Jahrzehnte geht der Wassergehalt des weichen, inneren Kerns der Bandscheibe (Nucleus pulposus) zurück. Dadurch verliert die Bandscheibe an Dicke, der Raum zwischen den Wirbelkörpern wird enger, und die Bänder lockern sich. Der äußere, bindegewebige Ring der Bandscheibe (Anulus fibrosus) muss nun einen verstärkten Druck aushalten, wodurch allmählich kleine Risse entstehen.

Bei einem plötzlichen großen Druck kann sich der Bandscheibenkern nun durch solch einen Riss nach außen schieben und die Nerven des Rückenmarks oder eine aus dem Rückenmark austretende Nervenwurzel zusammendrücken.

Die alters- oder überlastungsbedingte Abnutzung einzelner Bandscheiben führt dazu, dass der äußere bindegewebige Ring der Bandscheibe aufbricht und der innere Kern auf das Rückenmark oder austretende Rückenmarksnerven drückt. Geschieht dies plötzlich, kommt es zum gefürchteten „Hexenschuss“.

Drückt die Bandscheibe (bzw. ihr innerer Kern) auf eine der Nervenwurzeln des großen Beinnerven, entsteht eine Reizung des Nervus ischiadicus bzw. „Ischias“.

Beschwerden

Bei einem „Hexenschuss“ kommt es sofort zu heftigen Rückenschmerzen. Die Rückenmuskeln verspannen sich und führen zu einer Schonhaltung der Wirbelsäule. Die Sensibilität in einem Bein, manchmal auch in beiden zugleich, kann nachlassen, und Lähmungen am Fuß und am Unterschenkel können auftreten.

AktivCheck

Wann muss ich zum Arzt?

- Bei starken oder andauernden Rückenschmerzen gehen Sie zum Arzt.
- Bei Empfindungsstörungen oder neu aufgetretenen Lähmungserscheinungen suchen Sie Ihren Arzt sofort auf, um Folgeschäden vermeiden zu können.

Was wird mein Arzt mich fragen?

- Welche Bewegungen sind eingeschränkt?
- Erinnern Sie sich an einen Auslösemoment?
- Müssen Sie in Ihrem Beruf schwer heben?
- Haben Sie Empfindungsstörungen in den Beinen oder Armen? Wenn ja, sind diese auf beiden Seiten?
- Gibt es eine Liege- oder Sitzposition, die Ihnen die Beschwerden erträglich macht?

Was frage ich meinen Arzt?

- Hilft beim Bandscheibenvorfall nur die Operation?
- Wie lange dauert der Krankenhausaufenthalt nach einer Operation der Bandscheibe?
- Wie hoch ist die Erfolgsquote einer Operation?
- Wirkt sich eine Operation an der Bandscheibe auf das Sexualleben aus?
- Kann sich trotz Operation ein erneuter Vorfall ereignen?
- Zahlt meine Krankenkasse eine Anschlussheilbehandlung?

AktivTipp

Was kann mein Arzt tun?

- In die ärztliche Diagnostik gehören die neurologische Untersuchung, die Prüfung der Muskelarbeit und der Empfindungsfähigkeit, eine Computertomographie (CT) oder Magnetresonanztomographie (MRT).
- Wenn nötig, wird eine sofortige Operation eingeleitet, um einen optimalen Erfolg zu erzielen.
- Später muss eine Krankengymnastik verordnet werden.
- In einer Anschlussheilbehandlung können Sie das (Wieder-)Erlernte vor dem Einsatz im realen Leben, also ohne Hilfe anderer, nochmal proben.

Was kann ich selbst tun?

- Gehen Sie zu einer Rückenschule, und betreiben Sie regelmäßig Bewegungsgymnastik.
- Vermeiden Sie schweres und vor allem „falsches Heben": Bei Heben von Lasten immer mit geradem Rücken in die Kniehocke gehen.

Untersuchung und Behandlung – auf einen Blick

Der Arzt veranlasst eine neurologische Untersuchung oder Röntgenschichtaufnahme (CT). Ob eine Operation notwendig ist, entscheidet der Arzt nach den Beschwerden und Ausfallerscheinungen.
Man versucht heute, durch anfängliche Ruhigstellung, Medikamente und die nach einigen Tagen beginnende krankengymnastische Behandlung die Operation möglichst zu umgehen, da Narben im Operationsgebiet nicht selten selbst wieder chronische Rückenbeschwerden hervorrufen.
Bei andauernden Lähmungen hingegen ist eine Operation unumgänglich, damit das Rückenmark oder die eingeklemmte Nervenwurzel entlastet wird und die gelähmten Muskeln ihre Funktionsfähigkeit nicht völlig verlieren. Nach einer solchen Bandscheiben-Operation muss der Patient sich längere Zeit körperlich schonen.
Die Krankengymnastik wird jedoch so früh wie möglich durchgeführt. Sie dient der Kräftigung der Rückenmuskulatur, der Wiedergewinnung der früheren Beweglichkeit und hilft beim Erlernen rückenschonender Bewegungsabläufe.
Einem Bandscheibenvorfall können Sie vorbeugen, indem Sie Ihren Bandscheiben von Jugend an besonders belastende Tätigkeiten ersparen.
Für Leistungssportler wie Kunstturner oder Gewichtheber, aber auch für bestimmte Berufe, so Maurer, Krankenschwestern oder Fernfahrer gilt, dass sie einem Bandscheibenvorfall durch regelmäßige Wirbelsäulen- und Ausgleichsgymnastik vorbeugen sollten. Wer beruflich oft und vor allem schwer heben muss, der sollte wirklich ganz genau wissen, wie er dabei seinen Rücken schonen kann.

Spastische und schlaffe Lähmung

Das Bündel von Nervenbahnen, welches vom Gehirn zum Rückenmark zieht und die Kontrolle über die Muskelbewegung ausübt, heißt „Pyramidenbahn". Die Fasern dieses Bündels werden im Rückenmark auf die peripheren Nerven umgeschaltet, die schließlich das Rückenmark verlassen und zu den einzelnen Muskeln, z. B. an Armen und Beinen, ziehen.

Spastische Lähmung oder Spastik

Wenn die Pyramidenbahn irgendwo auf ihrem Weg vom Großhirn bis zu den Umschaltstellen im Rückmark geschädigt oder unterbrochen wird, tritt in den von ihr abhängigen Muskeln eine spastische Lähmung auf. Diese Muskeln können selbst keine willentliche Bewegung mehr ausführen, stehen aber immer unter einer hohen Anspannung (Spastik).

Die betroffenen Gliedmaßen verharren ständig in der gleichen Haltung, welche durch den Zug der kräftigeren Muskelgruppen entsteht. Dadurch verkürzen sich die Sehnen, die Gelenke werden steif, und es können starke Schmerzen auftreten. Die schmerzhafte Spastik lässt sich durch muskelentspannende Medikamente (Muskelrelaxantien) bessern.

Eine spastische Lähmung kann bereits angeboren sein oder im Laufe des Lebens durch verschiedene Erkrankungen des Gehirns oder Rückenmarkes sowie durch Unfälle entstehen.

AktivCheck

Wann muss ich zum Arzt?

- Sofort, wenn eine Spastik oder Lähmung neu auftritt.

Was wird mein Arzt mich fragen?

- Sind die Beschwerden nach einem Unfall aufgetreten?
- Bestehen sie von Geburt an?
- Welche Körperteile sind von der Lähmung betroffen?
- Sind ganze Extremitäten betroffen oder nur Teilbereiche?

Was frage ich meinen Arzt?

- Besteht die Möglichkeit, meine Spastik oder Lähmung operativ zu beheben?
- Wie sind die Heilungschancen?

AktivTipp

Was kann mein Arzt tun?

- In die ärztliche Diagnostik gehören die neurologische Untersuchung, die Prüfung der Muskelarbeit und der Empfindungsfähigkeit, eine Computertomographie (CT) oder Magnetresonanztomographie (MRT).
- Wenn nötig, wird eine sofortige Operation eingeleitet, damit man nicht zu viel Zeit verliert und um einen größtmöglichen Erfolg zu erzielen.
- Eine Muskelentspannung und damit auch eine Minderung der Schmerzen wird durch medikamentöse Muskelrelaxantien erreicht.
- Später muss eine Krankengymnastik verordnet werden.
- In einer Anschlussheilbehandlung können Sie das (Wieder-)Erlernte vor dem Einsatz im realen Leben, also diesmal ohne Hilfe anderer, nochmal proben.

Was kann ich selbst tun?

- Gymnastische Übungen erlernen, die auch allein durchgeführt werden können.
- Wenn ein Unfall Ihre Symptome ausgelöst hat, besteht die Möglichkeit, nach Abschluss der ärztlichen Akut-

Was kann ich selbst tun?

behandlung in eine Rehabilitationseinrichtung zu gehen.
- Suchen Sie Gleichgesinnte oder eine Selbsthilfegruppe.
- Arrangieren Sie Ihre Lebens- und Wohnsituation entsprechend Ihren neuen Bedürfnissen.
- Suchen Sie eine Sportart, die Ihnen trotz der Behinderung Spass bereitet und das Gefühl vermittelt, am aktiven Leben teilzunehmen.

Schlaffe Lähmung

Wird dagegen ein Nerv geschädigt, der das Rückenmark bereits verlassen hat, tritt im abhängigen Muskel eine schlaffe Lähmung auf. Durch die fehlende Beanspruchung der betroffenen Muskeln nimmt mit der Zeit die Muskelmasse ab. Muskelreflexe lassen sich bei spastisch gelähmten Muskeln noch auslösen, bei schlaff gelähmten gibt es diese Möglichkeit nicht mehr.

AktivCheck

Wann muss ich zum Arzt?

- Bei jeder neu aufgetretenen Lähmung müssen Sie sofort einen Arzt aufsuchen.

Was wird mein Arzt mich fragen?

- Seit wann beobachten Sie die Lähmungserscheinung?
- Hat sie sich langsam entwickelt oder plötzlich?
- Hatten Sie einen Unfall?

Was frage ich meinen Arzt?

- Kann eine neu aufgetretene Lähmung wieder völlig zurückgehen?
- Besteht die Möglichkeit einer Rehabilitation?

AktivTipp

Was kann mein Arzt tun?

- In die ärztliche Diagnostik gehören die neurologische Untersuchung, die Prüfung der Muskelarbeit und der Empfindungsfähigkeit, eine Computertomographie (CT) oder Magnetresonanztomographie (MRT).
- Wenn nötig, wird eine sofortige Operation eingeleitet, damit man nicht zu viel Zeit verliert. Vielleicht ist ein Schaden ja doch noch zu beheben oder zu mildern.
- Später muss eine Krankengymnastik verordnet werden.
- In einer Anschlussheilbehandlung können Sie das (Wieder-)Erlernte vor dem Einsatz im realen Leben, also ohne Hilfe anderer, nochmal proben.

Was kann ich selbst tun?

- Siehe AktivTipp „Spastische Lähmung" auf Seite 177.

Hirntumoren

Hirntumoren treten mit einer Häufigkeit von etwa 10 pro 100 000 Einwohner und Jahr auf. Sie gehören damit nicht zu den häufigsten Tumorarten, sind aber auch nicht ganz sel-

ten. Sie können von unterschiedlichen Strukturen und Zellarten des Gehirns ausgehen und sind nicht immer bösartig.
Am häufigsten treten Hirntumoren um das 50. Lebensjahr auf, aber auch Kinder können schon daran erkranken.
Die Hälfte, bei Erwachsenen sogar 80 bis 90 % der primären Hirntumoren, werden den malignen Gliomen zugeordnet. Diese Tumoren entstehen aus dem Hüllgewebe (Glia), das die Nerven umgibt. Hirntumoren können auch von den Hirnhäuten (Meningeome), den Hirnnerven (Neurinome) oder der Hirnanhangsdrüse (Hypophysenadenome) ausgehen.
Etwa ein Viertel aller Hirntumoren sind Metastasen von bösartigen Tumoren anderer Organe, z. B. aus der Brust oder Lunge.
Zwar sind nicht alle Tumoren des Hirngewebes bösartig, aber auch die gutartigen Tumoren verdrängen das gesunde Hirngewebe und drücken die flüssigkeitsgefüllten Räume im Gehirn zusammen, wodurch ernste Symptome und bisweilen lebensbedrohliche Komplikationen entstehen können. Der knöcherne Schädel, der das Gehirn praktisch rundum einschließt, setzt seiner Ausdehnung enge Grenzen.

Beschwerden

Ein relativ frühes Zeichen für einen Hirntumor sind Kopfschmerzen, die sich beim Bücken und Aufrichten verstärken. Die allermeisten Kopfschmerzen haben jedoch nichts mit Hirntumoren zu tun.
Je nach Lage des Tumors können auch epileptische Anfälle, Seh- oder Hörstörungen, Lähmungen und vor allem psychische Veränderungen auftreten. Besonders bei Kindern äußert sich ein Hirntumor hauptsächlich durch Verhaltensänderungen, wie Lustlosigkeit beim Spielen oder Leistungsabfall in der Schule. Bei Kindern sind die Schädelknochen noch nicht so fest zusammengewachsen, sodass der Schädel dem Druck unter der Größenzunahme eines Tumors eine gewisse Zeit lang nachgeben kann. Deshalb tritt bei ihnen die so genannte Hirndrucksymptomatik später auf als bei Erwachsenen.
Im Erwachsenenalter kann der Tumor nicht mehr nach außen ausweichen und drückt das Hirngewebe zusammen. Der Abfluss aus den flüssigkeitsgefüllten Innenräumen des Gehirns wird so verlegt. Der gesteigerte Druck im Gehirn führt zu Erbrechen und Schluckauf, zu ein- oder beidseitig erweiterten Pupillen, zu Kopfschmerzen und zu einer teilnahmslos-depressiven Gemütsverfassung des Patienten.
Wird die Drucksteigerung im Gehirn nicht rechtzeitig erkannt, kann der Tumor das Gehirn nach unten in Richtung Wirbelsäule drängen. Dabei kann das Stammhirn mit seinen lebenswichtigen Kontrollzentren für Atmung und Kreislauf eingeklemmt werden. Dieser Zustand führt rasch zur Bewusstlosigkeit und endet unbehandelt mit dem Tod.

Untersuchung und Behandlung

Erkennen lässt sich ein Hirntumor mit Hilfe der Computer- oder Kernspintomographie. Diese Untersuchungen geben bereits Hinweise zur Art des Tumors. Zur exakten feingeweblichen Bestimmung des Tumortyps muss jedoch eine Gewebeprobe entnommen werden. Nach dem Biopsieergebnis richtet sich dann auch die Therapie. Hier werden Chirurgie, Chemotherapie und Bestrahlung miteinander kombiniert. Im Anschluss findet eine Rehabilitations- oder Heilbehandlung statt.

AktivCheck

Wann muss ich zum Arzt?

- Bei ungeklärten Kopfschmerzen, Verhaltensstörungen, Wahrnehmungsstörungen oder Sprachstörungen.

Was wird mein Arzt mich fragen?

- Seit wann beobachten Sie diese Symptome?
- Traten Sie bereits früher auf?
- Hatten Sie einmal eine Kopfverletzung?
- Gab es auch Phasen mit epileptischen Symptomen?
- Haben Sie Kopfschmerzen oder Kopfdruck?
- Gab es in Ihrer Familie bereits eine Tumorerkrankung?

Was frage ich meinen Arzt?

- Welche Therapien sind sinnvoll? Sind die Symptome wieder völlig rückläufig?
- Gibt es alternative Behandlungsverfahren?

AktivTipp

Was kann mein Arzt tun?

- Der Arzt wird eine Untersuchung des Kopfes von außen durchführen: Inspektion der Augen, Ohren, Überprüfung von Nervenaustrittspunkten im Kopfbereich.
- Es folgt die körperliche Untersuchung mit Frage auf Reflexveränderungen, z. B. dem Babinsky-Reflex.
- Dazu zieht der Arzt an der Außenkante des Fußes von der Sohle zur Fußspitze mit einem abgerundeten Stift entlang. Beugt sich die Großzehe kopfwärts, ist dies ein krankhaftes Zeichen.
- Mit Blutuntersuchungen versucht man Tumormarker zu identifizieren.
- Mit Hilfe der Computertomographie (CT) oder der Magnetresonanztomographie (MRT) wird der Herd bestimmt.
- Wenn möglich folgt nun die operative Entfernung des Tumors.
- Besteht ein hoher Druck im Gehirn durch Abflussstörung des Hirnwassers (Liquor), wird eine Druckmessung gelegt.
- Eventuell ist der Aufenthalt auf einer Intensivstation notwendig.
- Je nach Krebstyp wird eine Chemo- oder Strahlentherapie begonnen. Ganz wichtig ist die Suche nach Metastasen: die Ultraschalluntersuchung des Bauchraumes, besonders der Leber, und ein Röntgenbild von der Lunge zählen zum Programm.

Was kann ich selbst tun?

- Sie können durch Psychotherapien oder naturheilkundlichen Beistand die medizinisch notwendige Behandlung begleiten.
- Finden Sie Menschen, die Ihnen zuhören und Sie auffangen können.
- Sprechen Sie über Ihre Pläne und Ängste.
- Vielleicht finden Sie eine Selbsthilfegruppe in Ihrer Nähe. Adressen hat Ihr Arzt.

Kopfschmerzen, Migräne

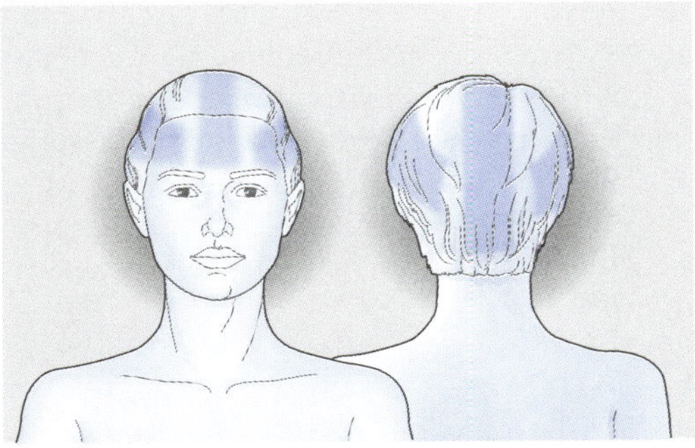

Typische Kopfschmerzzonen mit pochendem, stark stechendem oder bohrendem Charakter

Fast jeder hat schon einmal Kopfschmerzen gehabt. Sie können durch Medikamente, Infektionen, Stoffwechselstörungen, Schädelverletzungen oder Tumoren ausgelöst werden. Meistens ist allerdings keine verursachende Grundkrankheit oder Verletzung bekannt. Der Arzt spricht dann von primären oder idiopathischen Kopfschmerzen. Die 3 häufigsten primären Kopfschmerzformen werden hier ausführlich vorgestellt, der Clusterkopfschmerz, der Spannungskopfschmerz und die Migräne.

Clusterkopfschmerz

Diese Kopfschmerzen treten in einem Bündel (englisch: Cluster) von heftigen Anfällen auf.
Die Ursachen von Clusterkopfschmerzen sind nicht bekannt. Männer sind weit häufiger betroffen als Frauen. Ein Anfall kann sowohl in Entspannungsphasen als auch bei körperlicher Anstrengung, durch Alkoholgenuss, Sonneneinstrahlung oder flackerndes Licht ausgelöst werden. Er dauert 20 Minuten bis maximal 4 Stunden.

Manchmal kommt es zu mehreren Anfällen im Abstand von wenigen Stunden, manchmal tritt einige Tage lang ein Anfall täglich auf. Zwischen den Anfallsserien liegen wochen- bis monatelange Zeiten ganz ohne Kopfschmerzen.

Beschwerden

Clusterkopfschmerzen sind heftige bis unerträgliche, bohrende oder brennende Schmerzen, die immer einseitig im Bereich eines Auges und einer Schläfe auftreten. Häufig ist die Bindehaut des betroffenen Auges gerötet, das Auge schwillt an und tränt. Die Nase auf der befallenen Seite läuft.
Während des Schmerzanfalls ist der Kranke meist sehr unruhig, läuft hin und her oder bewegt den Oberkörper im Sitzen andauernd vor und zurück.

AktivCheck ···➤

Wann muss ich zum Arzt?

- Zur Abklärung der Ursache für starke und regelmäßige Kopfschmerzen sollten Sie immer einen Arzt aufsuchen.

Was wird mein Arzt mich fragen?

- Seit wann leiden Sie unter den Symptomen?
- Gibt es bestimmte Situationen, die Sie Tage oder Stunden zuvor sehr beschäftigt haben?
- Wie sieht Ihr Speiseplan aus?
- Trinken Sie gerne und viel Alkohol?
- Mit welchen Schmerzmitteln haben Sie bislang versucht, die Beschwerden zu lindern?
- Welche haben geholfen?

···········➤

Was frage ich meinen Arzt?

- Können seelische Spannungen die Ursache meiner Schmerzen sein?
- Kann sich hinter den Beschwerden eine ganz andere Erkrankung verbergen, die jetzt noch nicht sichtbar ist?

AktivTipp

Was kann mein Arzt tun?

- Zuerst erfolgt die Abklärung der Ursachen, die Diagnosefindung und der Ausschluss einer anderen Ursache, daher wird oft ein Computertomogramm durchgeführt.
- Die vorbeugende Therapie wird besprochen und geübt (Kalziumantagonist Verapamil, eventuell dreiwöchige Gabe von Prednisolon).
- Die medikamenöse Behandlung des Anfalls erfolgt mittels Spritze unter das Hautgewebe (subcutan) oder in Form eines Nasensprays.
- Gute Erfolge zeigt die Verabreichung von 100 %igem Sauerstoff (15 bis 20 min. bei 5 bis 7 Litern/min.).

Was kann ich selbst tun?

- Wenn Sie die Auslöser kennen, dann versuchen Sie, diese zu meiden. Hierzu ist es sinnvoll, ein Schmerztagebuch zu führen, damit Sie Ihre Gewohnheiten besser einzuschätzen lernen.
- Lassen Sie sich ein Hausgerät zur Sauerstofftherapie verschreiben.
- Ansonsten helfen eventuell Homöopathie, Bewegungstherapie, Aromatherapie.

Untersuchung und Behandlung

Ein Anfall von Clusterkopfschmerzen hört nach wenigen Minuten auf, wenn man 100 %igen Sauerstoff über eine Maske einatmet. Auch das Inhalieren eines Ergotamin-Sprays führt in der Regel rasch zur Besserung. Wenn Ergotamin nicht ausreichend hilft, kann auch das Migränemittel Sumatriptan angewendet werden (aber nie beide zusammen).
Beide Mittel müssen wegen der Nebenwirkungen vom Arzt verschrieben werden.
Bei häufigen Clusterkopfschmerzen ist es ratsam, den Anfällen vorzubeugen, z. B. durch die dauerhafte Einnahme des Wirkstoffs Verapamil. Falls diese Prophylaxe nicht ausreichend wirksam ist, stehen Ihrem Arzt weitere Medikamente zur Verfügung. Alternative Behandlungsmethoden haben bisher wenig Erfolg gezeigt.

Spannungskopfschmerz

Stress, Angst und seelische Belastungen verschiedener Art lösen die häufigste Kopfschmerzform, den Spannungskopfschmerz, aus.
Anders als die Migräne tritt er während und nicht erst nach einer Stressbelastung auf. Zunächst nur gelegentlich bemerkbar, geht er aber bei vielen Menschen später in einen chronischen Kopfschmerz über, der nach der Definition der Internationalen Kopfschmerz-Gesellschaft an mehr als 15 Tagen im Monat bzw. 180 Tagen im Jahr besteht.
Manche Betroffene zeigen eine erhöhte Anspannung der Muskeln im Gesicht sowie im Schulter- und Nackenbereich. Ob es sich dabei jedoch um eine Ursache oder eher um eine Folge der Kopfschmerzen handelt, ist noch fraglich. Es gibt hier keine wissenschaftlich gesicherten Erkenntnisse.

Beschwerden

Der Spannungskopfschmerz tritt beidseitig, manchmal nur an der Stirn oder im Nacken, meistens aber am ganzen Kopf auf. Die Betroffenen empfinden ihn als dumpf und drückend, als sei ihr Kopf in einen Schraubstock eingespannt. Die Beschwerden dauern Stunden bis Tage. Diagnose und Behandlung werden bei Migräne besprochen.

Untersuchung und Behandlung

Bei gelegentlichen Spannungskopfschmerzen genügt in der Regel die akute Behandlung mit rezeptfrei erhältlichen Schmerzmitteln, wie Paracetamol, Acetylsalicylsäure, Ketoprofen oder Ibuprofen. Greifen Sie aber höchstens 10-mal pro Monat zu solchen Schmerzmitteln und meiden Sie Schmerzmittel, die mehrere Wirkstoffe enthalten. Durch eine zu häufige Anwendung von Schmerzmitteln können Sie Ihrer Gesundheit schaden und auch selbst Kopfschmerzen provozieren.

Patienten mit chronischen Spannungskopfschmerzen kann die Einnahme von Antidepressiva helfen. Diese Medikamente erhöhen die Schwelle des Schmerzempfindens und können so vor Kopfschmerzen bewahren. Der Nutzen dieser Mittel wird jedoch durch ihre Nebenwirkungen überschattet. Viele Menschen sind nicht bereit, für die Befreiung vom Kopfschmerz Mundtrockenheit, Schwindel, Übelkeit, eine Gewichtszunahme und anderes mehr in Kauf zu nehmen.

Migräne

Die Kopfschmerzen bei Migräne treten anfallsartig auf und betreffen meist nur eine Hälfte des Kopfes. Man geht heute davon aus, dass bei der Migräne eine anfallsweise Steigerung der Erregbarkeit in sensorischen und vegetativen Hirnbereichen besteht. Dabei treten auch Reaktionen der Blutgefäße in Gehirn auf, die weiter oder enger gestellt werden.

Bei manchen Betroffenen tritt die Migräne gehäuft in bestimmten Situationen auf oder wird durch spezielle Auslöser provoziert.

Auslösende Faktoren bei Migräne

- hormonelle Umstellungen, Menstruation
- Wettereinflüsse
- psychische Einflüsse: Spannung, Entspannung, Stress
- zu viel Schlaf, geänderter Schlaf-Wach-Rhythmus
- bestimmte Nahrungsmittel
- Alkohol

Beschwerden

Die Lebensqualität vieler Betroffener ist durch die Migräne stark beeinträchtigt. Die Kopfschmerzen treten anfallsartig auf und dauern 4 Stunden bis maximal 3 Tage an. Sie sind in der Regel recht stark und haben einen pochend-klopfenden, drückend-ziehenden oder auch bohrend-stechenden Charakter. Oft werden die Kopfschmerzen von Übelkeit und Erbrechen begleitet. Viele Migränekranke sind während der Kopfschmerzattacken nicht in der Lage, ihrer normalen Tätigkeit nachzugehen. Da helles Licht, laute Geräusche und bestimmte Gerüche die Schmerzen verstärken, ziehen sich manche Betroffene in ein dunkles, kühles Zimmer zurück und verhalten sich ruhig, bis der Anfall vorüber ist.

Dem Anfall gehen manchmal charakteristische Beschwerden (die so genannte Aura) voraus. Es handelt sich dabei meistens um Sehstörungen. Das Sehfeld des Kranken wird von einer gezackten, flimmernden Linie begrenzt. Andere sehen Blitze oder Funken oder insgesamt alles verschwommen. Manchen Patienten wird schwindelig, oder sie bemerken ein Kribbeln und Taubheitsgefühl in Armen und Beinen. In ganz seltenen Fällen treten Sprachstörungen oder sogar Lähmungen auf, die sich nach dem Anfall aber wieder zurückbilden. Im Allgemeinen führt die Migräne nicht zu bleibenden Schäden.

AkticCheck

Wann muss ich zum Arzt?

- Starke Kopfschmerzen sollten immer von einem Arzt abgeklärt werden.

Was wird mein Arzt mich fragen?

- Haben Sie seelische Probleme in Beruf oder Familie?
- Trinken Sie gerne Alkohol? Wenn ja, z.B. Rotwein?
- Gehören Käse, Schokolade und Muskat auf Ihren täglichen Speiseplan?
- Nehmen Sie die Antibaby-Pille?
- Wie viele Anfälle haben Sie im Monat?
- Wie lange dauert ein Anfall?

Was frage ich meinen Arzt?

- Ist meine Migräne heilbar?
- Drohen mir arbeitsrechtliche Nachteile aufgrund meiner Krankzeiten?
- Muss ich meinen Arbeitgeber von meiner Krankheit in Kenntnis setzen?

AktivTipp

Was kann mein Arzt tun?

- Zunächst erfolgt der Ausschluss einer anderen Ursache, daher wird oft ein Computertomogramm durchgeführt.
- Als Akuttherapie wird Ergotamintartrat als Spray oder Tablette oder Sumatriptan (bzw. die Nachfolger) gegeben.
- Eine medikamentöse Anfallsvorbeugung wird bei 3 oder mehr Attacken im Monat begonnen oder wenn die Anfälle länger als 48 Stunden dauern: zum Beispiel mit Betarezeptoren, -blocker oder Kalziumantagonisten.
- Spätestens nach einem Jahr Anfallsprophylaxe folgt ein Absetzversuch.

Was kann ich selbst tun?

- Legen Sie einen Migränekalender an, in den Sie Häufigkeit, Schwere und Dauer der Migräneanfälle sowie alle Ihre Lebensgewohnheiten, Ihre Ernährung und Ihren Schlafrhythmus eintragen. Vielleicht finden Sie so die auslösenden Ursachen und können diese nun gezielt meiden.
- Lernen Sie ein Stressbewältigungstraining unter psychologischer Anleitung: Autogenes Training oder Biofeedback.
- Sorgen Sie für eine gesunde, ausgewogene Ernährung.

Untersuchung und Behandlung

Sie sind prinzipiell für alle Kopfschmerzen gleich.

Wenn die Kopfschmerzen erstmalig auftreten, müssen organische Erkrankungen als Ursache ausgeschlossen werden. Diesem Zweck dienen eine allgemeine und eine neurologische Untersuchung, Laboruntersuchungen sowie eine computertomographische oder Kernspin-Untersuchung des Gehirns. Wenn diese Untersuchungen keinen

Hinweis auf eine organische Grunderkrankung ergeben, führt der Patient ein paar Wochen lang ein Kopfschmerz-Tagebuch, in dem er die Häufigkeit, Stärke und Begleiterscheinungen seiner Kopfschmerzen notiert. Diese Angaben erleichtern die Diagnose des Kopfschmerztyps.

Belassen Sie es nicht bei einer Selbstbehandlung, wenn Ihre Kopfschmerzen immer wieder auftreten, ungewöhnlich stark sind oder von anderen Symptomen wie Fieber oder Schwindel begleitet werden.

Hinweise zur Migräne

Die Migräne ist nicht heilbar, aber man kann durch eine optimale Behandlung erreichen, dass die Anfälle seltener auftreten, weniger dramatisch verlaufen und in einigen Fällen sogar monate- oder jahrelang ausbleiben.

Zunächst einmal sollten Sie versuchen, Ihre eigenen Auslösefaktoren genau kennen zu lernen und so weit wie möglich zu meiden. Allgemein gilt: Migränekranke benötigen ausreichenden und regelmäßigen Schlaf. Menschen mit Migräne sollten jeden Morgen zur gleichen Zeit aufstehen.

Bekommen Sie nach dem Genuss eines bestimmten Nahrungsmittels immer wieder einen Anfall, so streichen Sie dieses von Ihrem Speiseplan. Ansonsten ist der Sinn spezieller Diäten nicht bewiesen. Es hat daher auch keinen Sinn, Kindern, die an Migräne leiden, vorbeugend Schokolade zu verbieten, es sei denn, der Zusammenhang mit den Kopfschmerzen ist offensichtlich.

Untersuchung und Behandlung

Die vom Arzt verordneten Arzneimittel verringern in der Regel die Häufigkeit und Intensität der Anfälle. Aber auch die progressive Muskelentspannung nach Jacobsen, Stressbewältigungsverfahren und das Biofeedback können in einer belastenden Situation dazu beitragen, die Auslösung eines Migräneanfalls zu verhindern.

Behandeln Sie Ihre Migräne oder migräneartigen Kopfschmerzen auf Dauer nicht selbst mit Medikamenten, sondern fragen Sie immer einen Arzt um Rat. Bei leichten Migräneanfällen reicht die Einnahme von Schmerzmitteln wie Acetylsalicylsäure, Paracetamol, Ketoprofen oder Ibuprofen. Hier gilt jedoch ebenfalls die Regel, dass man diese Medikamente nur höchstens 10-mal im Monat anwenden soll. In jedem Fall sollten Sie sich die Anwendungsweise von Ihrem Arzt genau erklären lassen. Bei schwerer Migräne verschreibt der Arzt besondere Migränemittel, z. B. Mutterkornalkaloide (Ergotamin) oder Sumatriptan. Sie haben allerdings starke Nebenwirkungen und dürfen nur unter ärztlicher Aufsicht eingenommen werden.

Jeder Migränepatient sollte 15 bis 30 Minuten vor den Schmerz- oder Migränemitteln immer ein Medikament gegen Übelkeit (Wirkstoffe: Metoclopramid oder Domperidon) einnehmen, auch wenn ihm gar nicht schlecht ist. Diese Mittel regen die im Anfall gestörte Magen-Darm-Tätigkeit an und verbessern die Aufnahme der Schmerzmittel. Bei starker Übelkeit mit Erbrechen ist es sinnvoll, die Medikamente als Zäpfchen anzuwenden. Alle Medikamente sollten, wenn sich eine Migräneattacke anbahnt, so früh wie möglich eingenommen werden, da sie dann wirksamer sind.

Wenn mehr als 3 Migräneattacken pro Monat auftreten, die einzelnen Anfälle länger als 48 Stunden dauern und die Kopfschmerzen mit den genannten Maßnahmen nicht beherrscht werden, kommt eine vorbeugende Dauerbehandlung infrage. Zu diesem Zweck werden verschiedene Medikamente eingesetzt, in erster Linie Betablocker, selte-

ner auch Kalziumantagonisten, Serotonin-Antagonisten, Antidepressiva, Magnesium und andere mehr. Nach etwa 9 Monaten wird die medikamentöse Prophylaxe wieder abgesetzt, um zu überprüfen, ob die Migräne nun vielleicht auch ohne Medikamente ausbleibt. Sobald wieder mehr Anfälle auftreten, wird die vorbeugende Behandlung weitergeführt.
Migräneanfälle bei Kindern werden mit Paracetamol behandelt, das sich als Schmerz-, Fieber- und Grippemittel bewährt hat. Die Eltern sollten diese wirksame Behandlung zulassen und keine übertriebene Furcht vor Medikamenten haben, denn die Kinder leiden stark unter Migräne.

Allgemein gilt

- Viele Betroffene spüren eine Linderung, wenn sie Minzöl inhalieren.
- Auch psychotherapeutische Verfahren, Entspannungstechniken und andere Maßnahmen zur Stressbewältigung werden – meist mit gutem Erfolg – eingesetzt.
- Auch leichtere sportliche Betätigungen, besonders Spazierengehen, Joggen oder Gymnastik, wirken sich oft positiv auf die Kopfschmerzen aus, allerdings nur, wenn man sich dabei nicht überfordert.
- Massagen sollte man meiden, da sie selbst Anfälle hervorrufen können.

Medikamentenbedingter Kopfschmerz

Schmerzmittel können beides: Sie können den Schmerz zum Verschwinden bringen, bei zu häufiger und unsachgemäßer Einnahme können sie aber auch selbst Schmerzen verursachen.
Alle Kopfschmerzmittel sind in der Lage, selbst einen Dauerkopfschmerz auszulösen. Besonders problematisch sind Mischpräparate, die mehrere schmerzlindernde Wirkstoffe oder suchtfördernde Zusatzstoffe enthalten.
Wer diesen Zusammenhang nicht kennt, gerät leicht in einen Teufelskreis aus Kopfschmerz, Schmerzmitteleinnahme und erneutem – nun medikamentenbedingten – Kopfschmerz. Wird nun die Dosis gesteigert, wird der angerichtete Schaden immer größer. Man darf dabei auch nicht vergessen, dass Schmerzmittel nicht nur Kopfschmerzen, sondern auch Durchblutungsstörungen, Nierenschäden, Magenschleimhautentzündungen und Magen-Darm-Geschwüre verursachen können.
Beachten Sie daher bitte die Richtlinien zum Umgang mit Kopfschmerzmitteln (Kasten).

Richtlinien zum Umgang mit Kopfschmerzmitteln

Die Deutsche Kopfschmerz- und Migräne-Gesellschaft empfiehlt, bei Spannungskopfschmerzen nicht mehr als 1500 mg Acetylsalicylsäure oder Paracetamol pro Tag einzunehmen. Pro Monat sollten Sie diese Schmerzmittel nicht mehr als 10-mal anwenden.
Besonders die Mutterkornalkaloide (Ergotamin), die bei Clusterkopfschmerzen und Migräne eingesetzt werden, darf man nicht überdosieren, da sonst schwere Nebenwirkungen drohen. Hier gelten 4 mg als oberste Grenze bei einem Anfall. Zwischen 2 Einnahmen sollten mindestens 48 Stunden liegen.
Das Migränemittel Sumatriptan dürfen Patienten mit Bluthochdruck, koronarer Herzkrankheit sowie Durchblutungsstörungen in den Beinen nicht verwenden.

Beschwerden

Der medikamentenbedingte Kopfschmerz ist ein dumpfer, drückender Dauerkopfschmerz, der schon morgens beim Erwachen besteht und zur erneuten Einnahme von Schmerzmitteln verführt.

AktivCheck

Wann muss ich zum Arzt?

- Jede Kopfschmerzform, die über einen kurz dauernden, erträglichen Kopfschmerz hinausgeht, sollte Sie zum Arzt führen.

Was wird mein Arzt mich fragen?

- Seit wann leiden Sie unter den Beschwerden?
- Seit wann nehmen Sie in welcher Dosierung welches Schmerzmittel?
- Bessern sich die Beschwerden nach Schmerzmitteleinnahme?
- Haben Sie schon einmal versucht, ohne Schmerzmittel „über die Runden zu kommen“?
- Nehmen Sie Schmerzmittel bereits, bevor der Kopfschmerz auftritt?

Was frage ich meinen Arzt?

- Gibt es eine andere Möglichkeit zur Therapie als einen Schmerzmittel-Entzug?
- Muss ich zur Entzugs-Therapie in ein Krankenhaus?
- Wie werde ich mich bei einer Entzugs-Therapie fühlen?
- Werde ich nach der Behandlung meine Kopfschmerzen los sein?
- Werde ich nie wieder Kopfschmerzen haben?

AktivTipp

Was kann mein Arzt tun?

- Zunächst erfolgt der Ausschluss einer anderen Ursache, daher wird oft ein Computertomogramm durchgeführt.
- Ihr Arzt wird Ihnen sehr genaue Fragen nach den Schmerzmitteln, die Sie nehmen, stellen.
- Zur Therapie des eventuell auftretenden Entzugskopfschmerzes wird er Acetylsalicylsäure in Spritzenform geben (Aspisol).
- Wurden auch Tranquilizer und/oder Codein missbraucht, werden diese allmählich abgesetzt?
- Einige Wochen nach Entzug erfolgt die sinnvolle Einstellung auf eine Vorbeugung der Migräne oder des Spannungskopfschmerzes.

Was kann ich selbst tun?

- Sie können nichts selbst tun. Gehen Sie zum Arzt und sprechen Sie offen mit ihm über das Problem.
- Führen Sie ein Schmerztagebuch.

Untersuchung und Behandlung

Die ehrliche Auskunft des Patienten zu seinem Schmerzmittelkonsum erleichtert die sonst recht schwierige Diagnose sehr. Manchmal wird man sich über die Menge der eingenommenen Schmerzmittel erst klar, wenn man ein Schmerztagebuch führt.

Behandelt wird der medikamentenbedingte Kopfschmerz durch einen ärztlich begleiteten Entzug, der in leichten Fällen zu Hause und in schweren Fällen im Krankenhaus durchgeführt wird. Einen häuslichen Entzug sollte man am Wochenende beginnen. Hilfreich ist die Unterstützung von Angehörigen oder Freunden. Der Arzt sollte zu Beginn des Entzugs möglichst telefonisch erreichbar sein. Gleichzeitig wird der Arzt versuchen, die Kopfschmerzen, die zu der Schmerzmitteleinnahme geführt haben, durch eine vorbeugende Behandlung in den Griff zu bekommen.

Der Schmerzmittelentzug ist durch keine andere Maßnahme zu ersetzen. Die genannten alternativen Heilmethoden können aber den Schmerzmittelverzicht erleichtern. Entspannungstechniken sind in der schwierigen Entzugsphase besonders hilfreich.

Trigeminusneuralgie

Der Nervus trigeminus (aus drei Ästen bestehender Gesichtsnerv) leitet die sensiblen Wahrnehmungen aus dem Bereich des Gesichtes weiter. Neuralgie heißt „Nervenschmerz". Die zum Teil starken Gesichtsschmerzen bei der Trigeminusneuralgie treten anfallsartig auf.

Die Schmerzattacken bei der Trigeminusneuralgie können durch Kauen, Sprechen, Waschen des Gesichtes, Rasieren, Zähneputzen, einen Luftzug oder einfach durch das Berühren einer bestimmten Stelle im Gesicht- oder Mundbereich (Trigger-Punkt) ausgelöst werden und dauern meistens nur wenige Sekunden bis höchstens 2 Minuten.

Eine Trigeminusneuralgie tritt meistens ohne ersichtliche Ursache auf; gelegentlich auch nach einer Gürtelrose oder bei Multipler Sklerose.

Beschwerden

Der Schmerz im Gesichtsbereich, an Stirn, Wange, Mund oder Kinn, ist sehr intensiv, schießt plötzlich ein und hat einen brennenden oder stechenden Charakter. Die Schmerzanfälle können andauernd auftreten, aber auch lange beschwerdefreie Abschnitte sind möglich.

AktivCheck

Wann muss ich zum Arzt?

- Sie sollten sofort einen Neurologen oder Schmerztherapeuten aufsuchen.

Was wird mein Arzt mich fragen?

- Seit wann bestehen die Beschwerden?
- Gibt es Auslöser für die Schmerzattacken?

Was frage ich meinen Arzt?

- Welche Therapie – außer der medikamentösen – ist möglich?
- Hat eine Nervabtötung Nebenwirkungen?

AktivTipp

Was kann mein Arzt tun?

- Er wird zunächst ein Tumorleiden (z. B. Akustikusneurinom), eine Multiple Sklerose oder auch eine Immunschwäche-Erkrankung ausschließen.
- Als Medikamente werden heute z. B. Carbamazepin (hilft in 90 % der Fälle) oder Antidepressiva verschrieben.
- Wenn Sie dafür offen sind, wird Ihr Arzt es gerne auch mit TENS (transkutane elektrische Stimulation des schmerzhaften Bereichs und des Trigeminus) versuchen. Hierbei wird die Nervenirritation durch Vibration „abgelenkt".

- Wenn keine Besserung eintritt, lohnt sich eine so genannte GLOA (Betäubung des entsprechenden Nervenknotens mit einem starken Betäubungsmittel).
- Falls alles scheitert, steht noch die Operation des Nervens als Möglichkeit offen.

Was kann ich selbst tun?

- Leider gibt es keine Selbsthilfe.

Untersuchung und Behandlung

Ein Schmerzmittel einzunehmen, wenn die Trigeminusneuralgie akut beginnt, hat keinen Sinn, da dessen Wirkung erst einsetzt, wenn der Anfall schon vorüber ist.

Dagegen ist es möglich, den Anfällen mit Medikamenten vorzubeugen, z. B. mit dem Wirkstoff Carbamazepin. Diese Medikamente müssen allerdings regelmäßig und nicht nur bei akut auftretenden Beschwerden angewandt werden.

Wenn die Schmerzanfälle auf diese Medikamente nicht ansprechen, lohnt sich der Versuch mit TENS. Weiterhin können die schmerzleitenden Fasern des sensiblen Gesichtsnerven operativ ausgeschaltet werden. Manchen Patienten mit schwerer Trigeminusneuralgie kommt eine unterstützende Psychotherapie zugute.

Zusätzliche Maßnahmen führen bei der Trigeminusneuralgie oft nicht zum gewünschten Ziel. Die Anwendung der Akupunktur oder der Neuraltherapie kann nach Rücksprache mit dem behandelnden Arzt erwogen werden.

Schwindel

„Schwindel“ bezeichnet das Gefühl einer Orientierungsstörung im Raum. Bei hohem Seegang, beim Blick in die Tiefe oder nach einer Fahrt auf dem Kettenkarussell ist dieses Gefühl durchaus normal. Der krankhafte Schwindel tritt in der Regel ohne äußeren Anlass auf. Der Ausdruck „Schwindel“ wird für verschiedene Missempfindungen gebraucht: Beim Drehschwindel dreht sich die Welt wie in einem Karussell. Wer einen Schwankschwindel erlebt, hat das unsichere Gefühl, zu taumeln oder wie auf Watte zu gehen.

Gleichgewichtssinn

Drei Organe registrieren die Lage des Körpers im Raum und regulieren das Gleichgewicht:

- der Gleichgewichtsapparat im Innenohr
- Nervenfühler in Muskeln und Sehnen sowie
- die Augen.

Der Ohrknochen ist sowohl der Sitz des Gehörs als auch des Gleichgewichtsorgans. Dieses besteht aus drei Bogengängen, die in alle 3 Richtungen des Raumes ausgerichtet sind und Flüssigkeit enthalten. Bei einer Drehbewegung des Kopfes, z.B. beim Walzertanzen, streicht diese Flüssigkeit über winzige Härchen, die mit Nervenzellen verbunden sind. Diese registrieren so die Bewegung des Kopfes. Kommt der Kopf wieder zum Stillstand, streicht die Flüssigkeit noch einige Sekunden weiter an den Nervenzellen vorbei, und es entsteht der Eindruck, dass der Raum sich noch dreht.

Das Gleichgewichtsorgan im Innenohr, die Nervenfühler in Muskeln und Sehnen sowie die Augen geben ihre Meldungen über die Lage des Körpers an das Gleichgewichtszentrum im Hirnstamm und an das Kleinhirn weiter, wo die verschiedenen Sinneseindrücke verarbeitet und in Einklang gebracht werden müssen. Einige Nervenfasern senden ihre Informationen auch zu vegetativen Hirnzentren, zu denen auch das Brechzentrum gehört. Daher kann bei starkem Schwindel Erbrechen auftreten. Da die Schwindelursachen zahlreich sind, können bei der Schwindeldiagnostik verschiedene Spezialuntersuchungen erforderlich werden. Die Schwindelursachen betreffen das Gleichgewichtsorgan im Innenohr, das Gehirn, die Augen, verschiedene Funktionsstörungen innerer Organe, die Psyche und äußere Einflüsse. Vor allem bei alten Menschen wirken oft mehrere Ursachen zusammen.

Schwindelursachen

Gleichgewichtsorgan im Ohr

- Entzündungen im Gleichgewichtsorgan
- Verletzungen des Gleichgewichtsorgans (Schädelbasisbruch)
- Durchblutungsstörungen des Gleichgewichtsorgans
- Ménièresche Erkrankung
- Reisekrankheit
- Höhenschwindel
- Wirbelsäule
- Abnutzungserscheinungen der Halswirbelsäule

Gehirn

- Tumoren des Nerven, der vom Gleichgewichtsorgan zum Gehirn führt (Akustikusneurinome)
- Durchblutungsstörungen des Groß- oder Kleinhirns (nach einem Schlaganfall)
- Multiple Sklerose
- Epilepsie
- Entzündungen im zentralen Nervensystem

Augen

- Sehstörungen
- Augenmuskelstörungen
- Störungen des Augeninnendruckes

Funktionsstörungen der inneren Organe

- Herz-Kreislauf-Erkrankungen (hoher oder niedriger Blutdruck)
- Nierenerkrankungen
- Störungen im Flüssigkeitshaushalt
- schwere Infektionen

Psyche

- Neurosen, Psychosen, Depression
- Angststörungen (Angstschwindel)

äußere Einflüsse

- Alkohol
- Medikamente

Schwindelformen

Entsprechend der Schwindelursachen werden vier Hauptformen des Schwindels unterschieden:

- der Schwindel bei Erkrankungen des Gleichgewichtsorgans
- der Schwindel durch Sehstörungen
- der seelisch bedingte Schwindel und
- der Altersschwindel

Im Folgenden werden einige speziellen Formen des Schwindels vorgestellt.

Ménièresche Erkrankung

Bei dieser Erkrankung des Innenohres kommt es zu anfallsartigem Drehschwindel, einseitigen Ohrgeräuschen und Schwerhörigkeit auf dem betroffenen Ohr. Die Anfälle halten Minuten bis einige Stunden an. Bei den ersten Attacken bilden sich die Symptome wieder zurück. Später können Ohrgeräusche und Schwerhörigkeit zurückbleiben (Seite 230).

Reisekrankheit

Vor allem jüngere Menschen empfinden bei Fahrten im Auto, Bus oder Schiff oft Schwindel, Übelkeit und Brechreiz. Diese Beschwerden beruhen auf einer Überreizung der Gleichgewichtszentren im Gehirn, wo die Bewegungsmeldungen der Augen und der Muskeln sowie die Informationen aus dem Gleichgewichtsorgan nicht in Einklang gebracht werden können (ab Seite 719).

Höhenschwindel

Auch beim Höhenschwindel kann das Gehirn die Meldungen aus dem Gleichgewichtsorgan im Innenohr, aus den Muskeln und den Augen nicht miteinander verbinden. Dadurch entsteht ein Gefühl der Unsicherheit, das mehr oder weniger stark ausgeprägt ist und sich durch Angst noch beträchtlich steigern kann. Der Höhenschwindel lässt in manchen Fällen nach, wenn man nicht mehr in die Tiefe, sondern auf einen nahen Gegenstand blickt und sich fest hält oder hinsetzt.

Schwindel im Alter

Das Schwindelgefühl alter Menschen ist meist unsystematisch. Sowohl die Richtung der Bewegung als auch ihre Art wechselt. Der Schwindel wird oft auch als Unsicherheit beim Gehen beschrieben. Da er leicht zu Stürzen mit Knochenbrüchen führt, ist der Schwindel alter Menschen gefährlich, mitunter sogar lebensgefährlich.

Meist lässt sich für den Schwindel im Alter keine einzelne Ursache finden, sondern ein Bündel von Veränderungen, darunter Durchblutungsstörungen und Abbauvorgänge im Gleichgewichtsorgan des Innenohres und im Gehirn, eine Einschränkung des Sehvermögens, hoher oder niedriger Blutdruck, Blutdruckabfall beim Aufstehen aus dem Liegen oder Sitzen, Stoffwechselerkrankungen, Abnutzungserscheinungen der Halswirbelsäule, die Einnahme von bestimmten Medikamenten und andere mehr.

Der Schwindel eines alten Menschen kann leicht zu einer sehr negativen Entwicklung führen: Er wird immer vorsichtiger und ängstlicher und schränkt seine Aktivitäten mehr und mehr ein. Der Bewegungsmangel aber verstärkt den Schwindel und die Unsicherheit zusätzlich, sodass der Betroffene immer hilfloser und abhängiger wird. Es ist daher notwendig, alte Menschen mit Schwindel zur Aktivität zu ermuntern und sie dabei zu unterstützen (mehr ab Seite 705).

AktivCheck

Wann muss ich zum Arzt?

- Plötzlich auftretender starker Schwindel ohne erkennbaren Anlass muss Sie immer zum Arzt führen.
- Wenn Sie sich vom Schwindel stark belästigt fühlen.
- Wenn Sie völlig die Orientierung verlieren.
- Wenn Sie auf neue Medikamente umgestellt wurden.

Wann muss ich zum Arzt?

- Wenn Sie herzwirksame Medikamente einnehmen.
- Wenn Ihnen eine Herzschwäche oder ein schlecht einzustellender Blutdruck bekannt ist.
- Wenn Sie unter Sehstörungen leiden.
- Wenn Sie an einer psychischen Erkrankung leiden.
- Wenn der Schwindel Folge eines Unfalls sein kann.

Was wird mein Arzt mich fragen?

- Beschreiben Sie Ihren Schwindel (Dreh-, Schwankschwindel).
- Welche Lebensgewohnheiten haben Sie?
- Nennen Sie mir Ihre Medikamente.
- Wie viel Alkohol und in welcher Form trinken Sie?
- Besteht bereits eine Erkrankung?
- Hatten Sie vor nicht allzu langer Zeit einen Unfall oder eine schwere Ohrerkrankung?

Was frage ich meinen Arzt?

- Muss ich bestimmte Lebensgewohnheiten ändern?
- Gibt es berufliche Einschränkungen?
- Welche Nebenwirkungen kann die verordnete Therapie haben?

AktivTipp

Was kann mein Arzt tun?

- Er wird untersuchen, ob ein Tumorleiden, Medikamente als Verursacher, eine Durchblutungsstörung des Gehirns, eine Störung im Gleichgewichtsapparat, eine Herzrhythmuserkrankung, eine Blutarmut, eine psychische Erkrankung vorliegen.

Was kann ich selbst tun?

- Bei Schwindel bekannter Ursache (Reise, Tanzen, Karussell) meiden Sie die Auslöser.
- Gewöhnen Sie sich eine leichte sportliche Betätigung an, um Ihr Körpergefühl zu trainieren.

Untersuchung und Behandlung

Wo der Arzt eine organische Ursache des Schwindels findet (Tumor am Gleichgewichtsnerv), wird er sie beseitigen, sofern dies möglich ist. In vielen Fällen aber liegt entweder wie beim Reiseschwindel eine persönliche Veranlagung oder wie beim Altersschwindel ein ganzes Bündel von Ursachen vor. Diese beiden Situationen lassen sich nur bedingt beeinflussen.

Der Schwindel kann eventuell mit Medikamenten (Antivertiginosa) gedämpft werden. Da diese Arzneimittel aber auch die Aufmerksamkeit und Konzentrationsfähigkeit dämpfen, sind sie mit Vorsicht und Zurückhaltung und nie mit Alkohol zusammen anzuwenden. Nach Einnahme von solchen Mitteln kann die Teilnahme am Straßenverkehr oder das Bedienen von Maschinen gefährlich sein.

Einige Regeln bei Schwindel

Schwindel kann das Symptom einer Erkrankung sein. Gehen Sie daher bei erstmals aufgetretenem Schwindel zu Ihrem Arzt.

- Bleiben Sie so aktiv wie möglich. Unter Anleitung einer erfahrenen Krankengym-

nastin können Sie Übungen gegen den Schwindel durchführen.
- Nehmen Sie lieber ein Bad im Sitzen als eine Dusche. Vorsicht beim Ein- und Aussteigen in die Badewanne.
- Richten Sie Ihre Wohnung schwindelgerecht ein, z. B. mit Haltegriffen in der Badewanne. Entfernen Sie Stolperfallen (lose Teppiche, Telefonkabel).
- Seien Sie auf Treppen und im Straßenverkehr besonders vorsichtig.
- Steigen Sie nicht auf Leitern oder Möbelstücke. Meiden Sie Tätigkeiten, die ein gutes Gleichgewicht verlangen (Fensterputzen).
- Trinken Sie keinen Alkohol
- Nehmen Sie möglichst keine Beruhigungs- oder Schlaftabletten ein.

Die Behandlung des Altersschwindels ist oft schwierig. Vorhandene Grundkrankheiten müssen angemessen behandelt, die Einnahme bestimmter Medikamente muss überprüft werden. Allgemein ist es ratsam, genügend zu trinken, um die Durchblutung der Sinnesorgane und des Gehirns zu verbessern. Gehhilfen (wie ein Rollator) können Sicherheit beim Gehen geben. Hüftpolster können vor dem bedrohlichen Oberschenkelhalsbruch schützen.
Bleiben Sie aktiv. Je nach Ihren Möglichkeiten kommen Balanceübungen mit dem Ball, ein Waldspaziergang mit Balancieren auf Baumstämmen oder das Zeichnen in Frage. Alles, was den Gleichgewichtssinn übt, ohne Sie zu gefährden, ist von Vorteil.

Bewusstseinsstörungen

Das menschliche Bewusstsein, die Fähigkeit, sich selbst und die Umwelt wahrzunehmen, wechselt täglich zwischen Wachheit und Schlaf. Im Wachzustand kann das Bewusstsein zwischen hoher Aufmerksamkeit und Tagträumerei schwanken. Wer schläft, kann mehr oder weniger leicht geweckt werden. Zu den Störungen des Bewusstseins gehört nicht nur die zunehmende Eintrübung des Bewusstseins, die von einem leichten Dämmerzustand bis hin zum tiefen Koma reichen kann. Die Wachheit des Bewusstseins kann auch bis zum Zustand der hochgradigen Erregung gesteigert sein. Erregungszustände können als Agitiertheit (unbezähmbarer Bewegungsdrang), Aggressivität, Paranoia (Verfolgungswahn), Delirium (Aufgeregtheit bis zur Raserei) und manische Erregung (ungebremste Überaktivität) auftreten. Die Betroffenen können sich selbst und andere gefährden. Neben diesen quantitativen Störungen des Bewusstseins (zu wenig oder zu viel Bewusstsein) können auch qualitative Störungen auftreten. Hierbei ist das Bewusstsein zumeist auf bestimmte Gedanken eingeengt und für äußere Reize weniger empfänglich. Typische Beispiele dieser Denk- und Orientierungsstörungen sind die Verwirrtheit dementer Patienten, die Halluzinationen von Schizophrenen oder der Drogenrausch. Auch das Schlafwandeln ist eine qualitative Bewusstseinsstörung. Stark eingeengt kann das Bewusstsein auch in einer akuten Belastungssituation sein.

Kurze Bewusstlosigkeit: Synkope

Die anfallsartige, kurze Bewusstlosigkeit („Ohnmacht“, Synkope) beruht auf einer vorübergehenden Verminderung der Gehirndurchblutung. Sie kann verursacht werden durch
- eine Fehlregulation des Vagusnerven mit Blutdruckabfall, verringertem Pulsschlag und Weitstellung der Gefäße (vasovagale Synkope);

- Versacken des Blutes in den Beinen bei langem Stehen bzw. nach dem Aufstehen aus dem Sitzen oder Liegen (orthostatische Synkope);
- eine starke Verengung bzw. einen Verschluss der hirnversorgenden Gefäße (zerebrovaskuläre Synkope);
- Herzrhythmusstörungen oder Herzklappenfehler (kardiale Synkope);
- Epilepsie oder Narkolepsie („In-den-Schlaf-Fallen") (zerebrale Synkope).

Die häufigsten Formen der kurzen Ohnmacht, die vasovagale und die orthostatische Synkope, gehen rasch vorüber, wenn der Betroffene sich hinlegt bzw. hingelegt wird (auch auf den Boden!) und seine Beine hoch gelagert werden.
Zur Vorbeugung solcher Ohnmachtsanfälle, die oft bei jungen Mädchen vorkommen, eignen sich Kneippsche Anwendungen, eine leichte sportliche Betätigung, eine ausreichende Trinkmenge und gut gesalzenes Essen. Wenn Ohnmachtsanfälle bei jungen Menschen häufiger auftreten, und wenn ältere Menschen ohnmächtig werden, sollte die Ursache immer von einem Arzt untersucht werden.

AktivCheck

Wann muss ich zum Arzt?

- Nach einer Bewusstlosigkeit sollten Sie immer einen Arzt aufsuchen.

Was wird mein Arzt mich fragen?

- Leiden Sie öfter unter kurzen Bewusstlosigkeiten? Wenn ja: Zu welchen Gelegenheiten treten diese Synkopen auf?
- Haben Sie eine fiebernde Erkrankung?
- Ist Ihnen eine Erkrankung bekannt? (z.B. Herz, Blutdruck, Durchblutungsstörungen des Gehirns.
- Sind Sie in einem Zeitraum bis vor wenigen Tagen auf den Kopf gefallen, oder haben Sie einen Schlag auf den Kopf oder in den Bauch bekommen?
- Nehmen Sie Medikamente?
- In welcher Dosierung?
- Ist Ihnen eine epileptische Erkrankung bekannt? Oder gibt es in Ihrer Familie einen Epileptiker?
- Haben Sie ein besonders kaltes Getränk zu sich genommen?

Was frage ich meinen Arzt?

- Kann eine Ohnmacht Auswirkungen auf meinen geistigen Zustand haben?
- Wie muss ich mich im Anschluss an eine Ohnmacht verhalten?

AktivTipp

Was kann mein Arzt tun?

- Am Anfang steht der Ausschluss eines Tumorleidens, von Medikamenten als Verursacher, einer Durchblutungsstörung des Gehirns, einer Störung im Gleichgewichtsapparat, einer Herzrhythmuserkrankung, einer Blutarmut, einer psychischen Erkrankung.

Was kann ich selbst tun?

- Ein Tagebuch führen über Schlaf-, Arbeits-, Ernährungsgewohnheiten und Medikamente-Einnahme.

Längere Bewusstseinstrübung bis zur Bewusstlosigkeit

Verletzungen, Störungen der Atmung und des Kreislaufes, Stoffwechselstörungen, der Ausfall wichtiger innerer Organe, hormonelle Störungen, Vergiftungen, schwere Infektionen und neurologische Erkrankungen können zur länger anhaltenden Bewusstseinstrübung oder Bewusstlosigkeit führen.

Ursachen von Bewusstseinstrübungen und Bewusstlosigkeit

- Schädel-Hirn-Verletzungen
- Atmungsstörungen
- Herz-Kreislauf-Schock
- Bluthochdruckkrise
- Hitzschlag
- Leberversagen (Leberkoma)
- Nierenversagen (urämisches Koma)
- Unterzucker (hypoglykämisches Koma)
- Überzucker (hyperglykämisches Koma)
- Unter- oder Überfunktion der Schilddrüse
- Fehlfunktion der Nebennieren (Addison-Krise)
- Alkoholvergiftung
- Schlafmittelvergiftung
- Beruhigungsmittelvergiftung
- Schlaganfall, Hirnblutung
- Blutung im Bereich der Hirnhäute (Subarachnoidalblutung)
- Entzündung der Hirnhäute (Meningitis)
- schwere Allgemeininfektionen
- epileptischer Anfall
- Hirntumor

Beurteilung des Schweregrades

Der Notarzt beurteilt den Schweregrad der Bewusstseinseintrübung des Kranken, indem er die folgenden sehr einfachen Untersuchungen durchführt. Er beobachtet, wie und ob der Betroffene:

1. seine Augen öffnen kann (geschieht es spontan, erst nach Aufforderung, erst nach einem Schmerzreiz – z. B. leichtes Kneifen in den Arm – oder ist es gar nicht möglich),
2. sich sprachlich äußert (redet er angemessen orientiert, verwirrt, durcheinander, unverständlich oder gar nicht),
3. sich bewegen kann (bewegt er sich gezielt nach Aufforderung, gezielt oder ungezielt nach einem Schmerzreiz oder lediglich mit völlig unbewusst gesteuerten Bewegungsmechanismen).

AktivCheck

Wann muss man zum Arzt?

- Benachrichtigen Sie bei längerer Bewusstlosigkeit sofort einen Notarztwagen.
- Was wird der Arzt mich fragen?
- Wie haben Sie den Bewusstlosen vorgefunden?
- Waren Sie bei dem Ereignis anwesend?
- Welche Nothilfe-Maßnahmen haben Sie durchgeführt und wie lange?
- Kennen Sie den Bewusstlosen?
- Können Sie etwas zu einer vorbestehenden Erkrankung des Patienten aussagen?

Was frage ich den Arzt?

- In welches Krankenhaus wird der Bewusstlose gebracht?
- Kann oder soll ich mitfahren?
- Benötigen Sie meine Adresse oder andere Angaben?

AktivTipp

Was kann mein Arzt tun

- Im Notfall läuft in der Regel folgendes Schema ab:
  1. Schnelle Abfrage der Situation. (Wie lange besteht die Bewusstlosigkeit?
  2. Was wurde bislang von Ihnen als Helfer unternommen?
  a. Checken der Bewusstseinslage (ansprechbar? Wenn nein, Sicherung der Atmung (evtl. Beatmungsschlauch), Überprüfung der Herzaktivität (evtl. Herzdruckmassage)
  b. Untersuchung auf Verletzungen
  c. Neurologische Untersuchung (Pupillen weit oder eng? Lähmungen, Funktionieren die Reflexe? etc.)
  3. Transport in ein Krankenhaus.
- Im Anschluss an die Akuttherapie folgt dann der Ausschluss eines Tumorleidens, von Medikamenten als Verursacher, einer Durchblutungsstörung des Gehirns, einer Störung im Gleichgewichtsapparat, einer Herzrhythmuserkrankung, einer Blutarmut, einer psychischen Erkrankung.

Was kann ich selbst tun?

- Sofort den Notarzt rufen (lassen).
- Bleiben Sie bei dem Bewusstlosen, bis weitere Hilfe bzw. der Notarzt eintreffen.
- Nehmen Sie in regelmäßigen Abständen an Erste-Hilfe-Kursen teil. Dort lernen Sie unter fachmännischer Anleitung an Übungspuppen die notwendigen Maßnahmen.

Augen

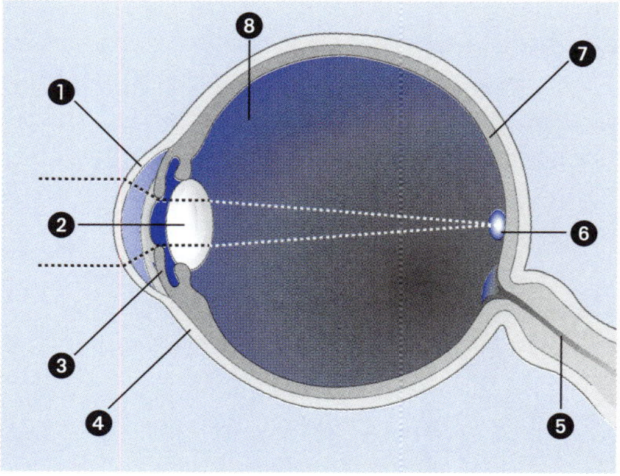

Der menschliche Augapfel

❶ Hornhaut ❷ Linse ❸ Iris ❹ Lederhaut ❺ Sehnerv ❻ Stelle der größten Sehschärfe ❼ Netzhaut ❽ Glaskörper

Aufbau und Funktion

Das optische System des Auges kann man mit einer Fotokamera vergleichen. Dabei entsprechen die Augenlinse und die Hornhaut dem Linsensystem der Kamera. Die Iris (Regenbogenhaut) des Auges regelt, ähnlich wie die Blende der Kamera, den Lichteinfall und die Tiefenschärfe. Die Netzhaut entspricht dem Film der Kamera. Die Linse ist zusätzlich für die Entfernungseinstellung (Akkomodation) zuständig. Die restlichen Bestandteile des Auges erfüllen Aufgaben zur Ausrichtung, Pflege und zum Schutz dieses optischen Systems.

Aufbau

Das Auge liegt geschützt in einer knöchernen Schale, der Augenhöhle. Sie ist an manchen Stellen nur sehr dünn (0,5 mm) und bildet mit dem Fettgewebe um das Auge herum einen

Raum, in dem die äußeren Augenmuskeln den Augapfel frei bewegen können. Außer dem Augapfel, dem Sehnerv und der Tränendrüse enthält die Augenhöhle weitere Nerven und Gefäße, die zum Teil eine Verbindung zum Gehirn haben. Krankheitserreger können über diesen Weg leicht bis in das Gehirn gelangen.

Nach vorne verschließen die Augenlider die Augenhöhle und bilden so einen weiteren Schutz für den Augapfel. Auf den Innenseiten der Lider befindet sich die Bindehaut. Diese verschiebliche Schleimhautschicht ermöglicht dem Augapfel nahezu reibungsfreie Blickbewegungen. Die Bindehaut enthält verschiedene Drüsen, die für die Anfeuchtung der Hornhautoberfläche des Augapfels und damit für eine optimale Lichtbrechung sorgen.

Der Augapfel besteht aus einer festen bindegewebigen Hülle, die von der durchsichtigen Hornhaut (Cornea) und der weißen Lederhaut (Sclera) gebildet wird. Die richtige Wölbung, die ebene Oberfläche und die Durchsichtigkeit der Hornhaut sind für eine scharfe Abbildung von großer Bedeutung.

Der Raum zwischen der Hornhaut bis zur Vorderfläche der Regenbogenhaut (Iris) wird als vordere Augenkammer bezeichnet. Die hintere Augenkammer wird von der Rückseite der Iris und der Linse mit dem Ziliarkörper begrenzt. Das Kammerwasser, das vom Ziliarkörper zur Ernährung der Hornhaut und der Linse gebildet wird, kann zwischen vorderer und hinterer Augenkammer zirkulieren. Im Kammerwinkel verlässt das Kammerwasser das Auge durch ein schwammiges Maschenwerk und gelangt von dort in die Blutbahn.

Die Iris dient als Blende des optischen Systems. Die Pupille ist das mittlere Loch der Irisblende. Hinter der Pupille liegt die Augenlinse, welche an Fortsätzen des Ziliarkörpers bzw. den Ziliarmuskeln aufgehängt ist. Die Entfernungseinstellung (Akkomodation) des Auges erfolgt durch eine Zu- oder Abnahme der Linsenwölbung, die sich elastisch verformt.

Den Raum hinter der Linse bis zur Netzhaut füllt der Glaskörper aus. Er ist an der Netzhaut, vor allem ringförmig um die Papille (Austrittsstelle des Sehnerv in der Netzhaut), angeheftet.

Die Netzhaut enthält die Sinneszellen, die den Lichtreiz aufnehmen, verarbeiten und an das Gehirn übermitteln. Die Ausläufer dieser Zellen vereinigen sich in der so genannten Papille zum Sehnerven, dessen Fasern sich unterwegs mit denen des anderen Auges kreuzen und bis zum Sehzentrum des Gehirns ziehen. Direkt an die Netzhaut legt sich die gefäßreiche Aderhaut an, welche das Sinnesepithel der Netzhaut ernährt und die Temperatur des Auges reguliert.

Funktion

Die Funktion des Auges ist das Sehen: Das Auge entwirft auf der Netzhaut ein verkleinertes Abbild des äußeren Blickfeldes. Das von den äußeren Gegenständen ausgesandte, ins Auge einfallende Licht wird zunächst durch die Wölbung der Hornhaut und anschließend noch einmal durch die Krümmung der Linse gebrochen. Dadurch werden die Lichtstrahlen jeweils in einem bestimmten Punkt (Brennpunkt) auf der Netzhaut gebündelt. So entsteht ein scharfes Bild, welches über die Nervenzellen der Netzhaut an das Gehirn weitergeleitet wird. Von großer Bedeutung dabei ist, dass die vom Auge geleistete Lichtbrechung im richtigen Verhältnis zur Länge des Augapfels steht, denn um gut zu sehen, muss der Brennpunkt genau auf der Netzhaut liegen.

Zur Sehfunktion gehört auch die Blickbewegung. Sie wird vorrangig von den äußeren Augenmuskeln vermittelt. Aber auch Kopf- und Körperbewegungen tragen dazu bei.

Untersuchungen

Zu Beginn der Untersuchung befragt der Augenarzt den Patienten nach seinen Beschwerden. Während des Gespräches achtet der Arzt auf äußerlich sichtbare Zeichen einer Augenerkrankung, wie Schwellungen, Rötungen oder Ähnliches.

Die Hornhaut, die Augenlinse und den Glaskörper kann der Arzt mithilfe der Spaltlampe bei 10 bis 16facher Vergrößerung anschauen und beurteilen.

Die Netzhaut sowie den Ursprung des Sehnervs untersucht er mit einem Augenspiegel. Der Augenspiegel hat eine Lichtquelle, die vor das Auge gehalten wird und durch die Pupille in das Auge hinein leuchtet. Durch ein besonderes Linsensystem im Augenspiegel kann der Arzt dann den Augenhintergrund betrachten.

Der Augeninnendruck kann mit verschiedenen Geräten im Sitzen oder Liegen gemessen werden. Der Patient erhält vor der Untersuchung Augentropfen, welche die sehr empfindliche Oberfläche der Hornhaut betäuben. Anschließend wird ein kleines Messkörperchen auf das Auge aufgesetzt und die Kraft gemessen, die notwendig ist, um die Hornhaut um ein gewisses Maß abzuflachen. Diese Untersuchung ist nicht schmerzhaft.

Das Gesichtsfeld entspricht dem größtmöglichen Bereich, der mit unbewegtem Auge wahrnehmbar ist. Ausfälle des Gesichtsfeldes werden bei der perimetrischen Untersuchung (Perimetrie) festgestellt. Das Blickfeld hingegen ist der Bereich, den man mit ruhig gehaltenem Kopf, jedoch mit maximalen Augenbewegungen sehen kann. Die Perimetrie erfolgt heute überwiegend computergesteuert. Der Patient sitzt dabei vor einer Hohlkugel, muss die Augen ganz ruhig halten und kleine, in bestimmter Reihenfolge erscheinende Lichtpunkte erkennen. Jedes Auge wird einzeln untersucht. Die gesehenen Lichtpunkte werden aufgezeichnet, sodass der Arzt anschließend beurteilen kann, ob der Patient manche Bereiche nicht gesehen hat.

Die Prüfung der Sehschärfe als Grundlage für die Verordnung von Sehhilfen geschieht mit modernen Sehtestgeräten. Das Farbensehen überprüft der Arzt anhand von Farbtafeln, wobei der Patient aus Farbtupfen bestehende Zahlen verschiedener Farbigkeit identifizieren soll.

Da Augenverletzungen und -erkrankungen prinzipiell in ärztliche Behandlung gehören, wird Selbstbehandlung nur als Notfallmaßnahme erwähnt. Am Auge kommen wegen der damit verbundenen Gefahr der Erblindung nur ärztliche Therapien in Frage.

Erste Hilfe am Auge

Die häufigsten Notfälle stellen Verätzungen, Verbrennungen und Verletzungen des Augapfels durch Splitter oder Ähnliches dar. Wichtig in allen Notsituationen ist ein schnelles, überlegtes Handeln in den ersten Sekunden. Es sollte auf jeden Fall sofort ein Arzt gerufen bzw. aufgesucht werden.

Verätzungen und Verbrennungen

AktivCheck

Wann muss ich zum Arzt?

- Unmittelbar nach dem Unfallgeschehen. Es besteht die Gefahr der Erblindung!

Was wird mein Arzt mich fragen?

- Welche Lösung oder Substanz ist Ihnen in welcher Menge ins Auge gespritzt worden?
- Wie lange liegt das Geschehen zurück?
- Was haben Sie danach am Auge unternommen? – Mit welchen Mitteln gespült?

Was frage ich meinen Arzt?

- Wird die Sehfähigkeit meines Auges wieder völlig hergestellt werden?
- Wie verhindere ich, dass sich auf der Hornhaut Narben bilden?
- Wie lange dauert der Heilungsprozess?
- Besteht die Gefahr, dass mein Auge chronische Hornhautgeschwüre entwickelt?
- Gibt es die Möglichkeit eines Ersatzes, wenn die Hornhaut sehr stark geschädigt ist?

AktivTipp

Was kann mein Arzt tun?

- Er untersucht genauestens die Hornhaut und die Umgebung des Auges nach Verletzungen und entscheidet dann über das weitere Vorgehen: antibiotische Salbe, Abwarten, Not-Operation, Laser-Behandlung usw.

Was kann ich selbst tun?

- Das verletzte Auge sofort und großzügig mit lauwarmem Wasser oder Sprudel spülen, notfalls auch mit Bier. Nie mit Milch!
- Lassen Sie sich sofort zum Arzt bringen.

Bei Verätzungen mit Lauge oder Säure sind die ersten Minuten entscheidend, wobei Laugenverätzungen am gefährlichsten sind. Sie werden oft durch Kalkspritzer bei Malerarbeiten oder durch Reinigungsmittel verursacht.
Heiße Flüssigkeiten, spritzendes Fett und flüssige Metalle führen ebenfalls zu Verbrennungen und Verätzungen. Auch manche Pflanzen haben giftige oder ätzende Säfte, die schnell ins Auge gerieben sind. All diesen Verätzungen ist gemeinsam, dass sie innerhalb von wenigen Sekunden zu schweren Schäden an Hornhaut, Bindehaut und Linse führen können. Das kann bis zur vollständigen Erblindung führen.
Grundsätzlich muss das Auge bei Verätzungen sofort großzügig gespült werden. Dafür kommen fast alle (nicht ätzenden) Flüssigkeiten außer Milch infrage, z. B. lauwarmes Wasser, Sprudel oder Bier. Das Auge muss dabei mit den Händen weit aufgehalten werden. Am besten ist es, wenn ein zweiter Helfer diese Aufgabe übernimmt. In jedem Fall müssen Sie unverzüglich den Notarzt rufen. Wenn sich nach dem ausgiebigen Spülen noch kleine Partikel auf Horn- oder Bindehaut befinden, dürfen Sie diese mit einem feuchten Watteträger (Q-Tipp) ausstreichen.

Splitter Kleine Splitter, die bei handwerklichen Arbeiten (Meißeln, Schleifen, Hobeln) ins Auge gelangen, verspürt der Betroffene oft erst später, wenn das Auge zunehmend schmerzt. Teilweise äußern sich die Splitter auch sofort in Form von Sehstörungen (z. B. dunkle Flecken). Die Erste Hilfe sollte in diesem Fall vom Augenarzt kommen, der umgehend aufzusuchen ist. Dieser entfernt dann mit extra feinen Geräten unter örtlicher Betäubung (meistens in Form von Augentropfen) den Fremdkörper.

Augenprellung Lassen Sie die Augen nach der Prellung eines Augapfels immer (ohne Ausnahme!) untersuchen.

Offene Verletzungen am Auge Decken Sie das Auge mit einem sterilen Verband ab und bringen Sie den Verletzten unverzüglich zu einem Augenarzt oder in eine Augenklinik.

Sehstörungen: Kurz- und Weitsichtigkeit

Beim Normalsichtigen wird das parallel ins Auge einfallende Licht durch die gemeinsame Brechkraft der Hornhaut und der Augenlinse auf der Netzhaut gebündelt. Dabei ist das richtige Verhältnis zwischen dem Ausmaß der Lichtbrechung und der Länge des Augapfels entscheidend, wodurch der Brennpunkt direkt auf der Netzhaut liegt.
Kurzsichtige Menschen haben meistens einen zu lang gebauten Augapfel, sodass sich die parallel einfallenden Lichtstrahlen schon vor der Netzhaut vereinigen. Der Augapfel Weitsichtiger dagegen ist im Verhältnis zur Brechkraft ihrer Linse und Hornhaut zu kurz gebaut, sodass sich die einfallenden Lichtstrahlen erst hinter der Netzhaut treffen.

AktivCheck

Wann muss ich zum Arzt?

- Spätestens, wenn Ihnen eine Fehlsichtigkeit auffällt.
- Wenn Sie mit Ihrer Nase fast auf Ihre Lektüre stoßen oder wenn Sie beim Fernsehen immer „in der ersten Reihe sitzen".
- Wenn Sie ständig unter Kopfschmerzen und müden, angestrengten Augen leiden.
- Wenn Sie im Straßenverkehr unsicher werden, weil Sie nicht mehr alles genau erkennen können.

Was wird mein Arzt mich fragen?

- Ist Ihnen eine Fehlsichtigkeit bereits bekannt?
- Tragen Sie bereits eine Brille?
- Seit wann empfinden Sie Ihre Sehstärke als eingeschränkt?
- Haben Sie Kopfschmerzen?
- Müssen Sie oft die Augen zusammenkneifen, um überhaupt annähernd scharf blicken zu können?
- Haben Sie eine Tätigkeit, bei der Sie Ihre Augen ständig brauchen, z. B. Computerarbeitsplatz?

Was frage ich meinen Arzt?

- Kann ich die Kurzsichtigkeit von meinen Eltern geerbt haben?
- Verschlimmert sich die Kurzsichtigkeit mit dem Heranwachsen weiter oder gibt es einen Stillstand?
- Ist Fernsehen schädlich für meine Augen?
- Kann ich weiterhin viel lesen oder muss ich mich einschränken, um die Fehlsichtigkeit nicht noch zu verschlimmern?
- Kommen Kontaktlinsen für mich in Frage? – Wenn ja, harte oder weiche?
- Besteht die Gefahr, dass ich eines Tages mein Augenlicht möglicherweise völlig verliere?

AktivTipp

Was kann mein Arzt tun?

- Bei der Inspektion Ihres Auges wird er die organische Ursache beurteilen (also zu langer Augapfel oder zu starke Brechkraft der Linse oder des Glaskörpers z. B.). Außerdem wird er andere Erkrankungen ausschließen.
- Mithilfe seiner Messgeräte weiß er schnell, welche Korrekturstärke Ihre Brillengläser brauchen.
- Gemeinsam mit Ihnen wird die richtige Sehstärke aber auch noch mal ausgetestet.
- In seltenen Fällen oder bei Extrembefund ist durch Operation eine Korrektur möglich.
- Er berät Sie hinsichtlich einer Brille oder Kontaktlinsen.

Was kann ich selbst tun?

- Betreiben Sie Augengymnastik (Augenrollen, Zukneifen der Augenlider, Aufreißen der Augen).
- Blinzeln Sie oft mit den Augen, damit immer ausreichend Feuchtigkeit über die Hornhaut gespült wird.
- Gönnen Sie Ihren Augen ab und zu Ruhe und Entspannung.
- Nehmen Sie die Untersuchungstermine Ihres Augenarztes wahr und lassen Sie die Gläserstärke regelmäßig kontrollieren.
- Tragen Sie Ihre Brille immer beim Autofahren!

Kurzsichtige Menschen können in der Nähe gut, in der Ferne jedoch nur unscharf sehen. Auf der Netzhaut ergibt sich dadurch ein unscharfes Bild.

Die Kurzsichtigkeit kann angeboren und erblich sein. Diese Form fällt oft zwischen dem 10. und 12. Lebensjahr auf. Bei manchen Betroffenen bessert sich das Sehen im Alter wieder. Allerdings gibt es eine weitere Form der Kurzsichtigkeit, die sich zunehmend verschlechtert und zu weiteren Veränderungen des Auges führen kann.

Kurzsichtige ohne geeignete Sehhilfe klagen oft über Kopfschmerzen und blinzeln viel. Durch eine Sehhilfe mit Zerstreuungslinse (Minusglas, Konkavglas) kann die Brechung der Lichtstrahlen korrigiert und die Kurzsichtigkeit behoben werden. In vielen Fällen kann der Betroffene sich zwischen Kontaktlinsen oder einer Brille entscheiden. Bei sehr starker Kurzsichtigkeit sind jedoch wegen der Schwere und Dicke der Gläser Kontaktlinsen empfehlenswert. Fragen Sie Ihren Augenarzt, ob sich die Brechkraft Ihres Auges durch einen operativen Eingriff (Laserbehandlung) dauerhaft verbessern lässt.

Da sich die Sehfähigkeit verändern kann, sind regelmäßige Überprüfungen beim Augenarzt notwendig. Lassen Sie Ihre Brille oder Kontaktlinsen nicht ohne vorherige Untersuchung des Augenarztes ändern. Nur er kann gefährliche Veränderungen des Auges feststellen, die möglicherweise für die veränderte Sehfähigkeit verantwortlich sind.

AktivCheck

Wann muss ich zum Arzt?

- Wenn Sie Kopfschmerzen haben.
- Wenn Ihnen die Fehlsichtigkeit Ihrer Augen auffällt.
- Wenn Ihre Arme plötzlich nicht mehr ausreichen, um das Buch in Leseweite halten zu können.

Was wird mein Arzt mich fragen?

- Haben Sie Probleme beim Betrachten sehr naher Gegenstände?
- Wie müssen Sie Ihr Buch halten, um die Schrift erkennen zu können?
- Sind beide Augen gleich betroffen?
- Seit wann fallen Ihnen die Beschwerden auf?
- Schielen Sie, wenn die Augen übermüdet sind?

Was frage ich meinen Arzt?

- Könnte ich die Veranlagung von meinen Eltern geerbt haben?
- Kann ich einer drohenden Weitsichtigkeit vorbeugen?
- Bessern sich die Beschwerden von selbst?
- Schadet es mir, wenn ich die Brille regelmäßig trage?
- Muss ich meine Augen schonen und auf Lesen oder Fernsehen verzichten?
- Kämen Kontaktlinsen für mich infrage?
- Kann Weitsichtigkeit zur Erblindung führen?
- Kann ich eine Operation in Erwägung ziehen?

AktivTipp

Was kann mein Arzt tun?

- Bei der Inspektion Ihres Auges wird er die organische Ursache beurteilen (also zu kurzer Augapfel oder Hornhautabflachung, altersbedingte Veränderung der Linse z. B.). Außerdem wird er andere Erkrankungen ausschließen.
- Mithilfe seiner Messgeräte bestimmt der Arzt die Korrekturstärken Ihrer Brillengläser.
- Gemeinsam mit Ihnen wird die richtige Sehstärke aber auch noch mal ausgetestet.
- In einigen Fällen ist durch Operation eine Korrektur möglich.

Was kann ich selbst tun?

- Betreiben Sie Augengymnastik (Augenrollen, Zukneifen der Augenlider, Aufreißen der Augen).
- Blinzeln Sie oft mit den Augen, damit immer ausreichend Feuchtigkeit über die Hornhaut gespült wird.
- Gönnen Sie Ihren Augen ab und zu Ruhe und Entspannung.
- Nehmen Sie die Untersuchungstermine Ihres Augenarztes wahr und lassen Sie die Gläserstärke regelmäßig kontrollieren.
- Tragen Sie Ihre Brille immer beim Autofahren!

Der Weitsichtige sieht in der Ferne gut, hat aber in der Nähe ein unscharfes Bild. Meist ist sein Auge im Verhältnis zur Brechkraft von Linse und Hornhaut zu kurz gebaut, sodass sich die einfallenden Lichtstrahlen erst hinter der Netzhaut vereinigen.
Bei jungen, stark weitsichtigen Menschen (einschließlich Kindern) können die Sehschwierigkeiten zu Kopfschmerzen und zum Schielen führen. Die passende Brille schafft schnell Abhilfe. Durch eine Sehhilfe mit Sammellinse (Plusgläser, Konvexgläser) wird der Brennpunkt der Lichtstrahlen weiter nach vorne verlegt.

In vielen Fällen kann der Betroffene sich zwischen Kontaktlinsen oder einer Brille entscheiden. Bei sehr starker Weitsichtigkeit sind jedoch wegen der Schwere und Dicke der Gläser Kontaktlinsen den Gläsern vorzuziehen.

Kontaktlinse – Pro und Kontra

Pro:
Kontaktlinsen werden nicht nur aus kosmetischen Gründen getragen. Für bestimmte Sportarten und Berufe sind sie unverzichtbar. Sie haben den Vorteil, dass sie nicht verrutschen und nicht beschlagen. Die Kontaktlinse folgt den Bewegungen des Auges, sodass Abbildungsfehler durch Brillengläser (wie beim Blick zur Seite) entfallen. Die Einengung des Sehfeldes durch die Brillenfassung fehlt. Bei sehr starker Kurz- oder Weitsichtigkeit führen schwere und dicke Brillengläser zu prismatischen Lichtstreuungen, was zu einem ständigen Blendgefühl führt.

Kontra:
Nicht jeder Mensch verträgt Kontaktlinsen. Für zittrige oder ungeschickte Hände ist das Einsetzen der Linse schwierig und kann zu Verletzungen und zum Verlust der Kontaktlinsen führen. Eine Entzündung des Auges durch eingeschleppte Erreger ist nicht ganz selten. Probleme ergeben sich auch in staubiger oder sehr trockener Umgebung,weil sich Staubpartikel unter der Linse festsetzen oder die Linse austrocknet, was zu Reizungen führt. Augenärztliche Kontrollen sind häufiger erforderlich. Kontaktlinsen sind meistens teurer als Brillen.

Farbenblindheit

AktivCheck

Wann muss ich zum Arzt?

- Sobald Ihnen selbst eine Farbenschwäche oder -blindheit auffällt oder Sie darauf hingewiesen werden.

Was wird mein Arzt mich fragen?

- Wie unterscheiden Sie die Farben voneinander, die für Sie nur Grautöne sind?
- Fahren Sie Auto?

Was frage ich meinen Arzt?

- Gibt es eine Möglichkeit der Korrektur?
- Ist meine Form der Farbenblindheit vererbbar?
- Wie hoch ist die Wahrscheinlichkeit?
- Darf ich am Straßenverkehr teilnehmen?

AktivTipp

Was kann mein Arzt tun?

- Er wird Ursache (angeboren, Unfall usw.), Art und Stärke der Farbenfehlsichtigkeit oder -blindheit untersuchen und Sie anhand der Ergebnisse ausgiebig beraten.
- Er wird Ihnen zu- oder abraten, ein Auto zu fahren.

Was kann ich selbst tun?

- Lernen Sie, mit dieser Schwäche zu leben.

Die Netzhaut enthält zwei Sorten von lichtempfindlichen Sensoren: die für das Schwarz-Weiß- oder Dämmerungssehen zuständigen Stäbchen und die für die Farbwahrnehmung verantwortlichen Zapfen. Für die Funktion der Stäbchen ist unter anderem das Vitamin A notwendig, welches mit der Nahrung (Karotten) zugeführt werden muss. Chronischer Mangel an Vitamin A führt zu Nachtblindheit.

Die Zapfen enthalten drei verschiedene Sehfarbstoffe. Jeder dieser Sehfarbstoffe reagiert auf Licht verschiedener Wellenlänge bzw. Farbigkeit. Die Reaktion der einzelnen Sehfarbstoffe auf Lichtimpulse wird über Nervenzellen und die sich kreuzenden Sehbahnen an das Sehzentrum im hinteren Teil des Gehirns weitergeleitet. Dort werden dann die Sinneseindrücke zu farbigen Bildern „gemischt". Das normale Auge kann auf diese Weise etwa 150 Farbtöne unterscheiden.

Von Farbenblindheit spricht man, wenn bestimmte Farben schlecht oder überhaupt nicht unterschieden werden können. Etwa 9 % der Männer und 0,5 % der Frauen leiden unter dieser zumeist erblichen Störung. Es gibt Rotblinde, Grünblinde und Blauviolettblinde.

Wer von seiner Farbenblindheit nichts weiß, kann in gefährliche Situationen geraten, zum Beispiel im Straßenverkehr (Ampeln!).

Der Arzt prüft den Farbsinn anhand von Farbtafeln, wobei die Testperson aus Farbtupfern bestehende Zahlen verschiedener Farbigkeit identifizieren soll.

Eine Heilung ist nicht möglich. Wichtig ist es, sich mit der eigenen speziellen Wahrnehmung auszukennen, um unnötige Komplikationen zu vermeiden.

Schielen

AktivCheck

Wann muss ich zum Arzt?

- Wenn Ihnen die Fehlstellung der Augen auffällt.
- Wenn Sie psychisch unter dem Schielen leiden.
- Sobald Ihnen das Schielen Ihres Kindes auffällt.

Was wird mein Arzt mich fragen?

- Seit wann fällt Ihnen das Schielen auf?
- Haben sich Unfälle ereignet, weil Sie nicht korrekt sehen konnten?
- Behindert Sie die Augenfehlstellung auch psychisch?
- Ist Ihnen aufgefallen, dass Sie bevorzugt mit nur einem Auge blicken?

Was frage ich meinen Arzt?

- Ist Schielen eine erbliche Krankheit?
- Gibt es in der Heilung Unterschiede zwischen Einwärts- oder Auswärtsschielen?
- Ist eine Operation möglich?
- Wie lange müssen Brillengläser getragen werden, bis das Schielen korrigiert ist?
- Gibt es eine Möglichkeit, dem Schielen vorzubeugen?
- Kann ich der voranschreitenden Schwächung des am stärksten betroffenen Auges vorbeugen?
- Besteht die Chance, dass sich das Schielen von selbst korrigiert?
- Sieht man nach einer Schieloperation trotzdem manchmal doppelt?

AktivTipp

Was kann mein Arzt tun?

- Durch das abwechselnde Abdecken jeweils eines Auges mit einer Augenklappe oder einer Spezialbrille innerhalb der ersten Lebensjahre, kann sich das Schielen korrigieren.
- Bei der Operation werden die entsprechenden Muskeln des Augenhalteapparates (meist die äußeren) verkürzt oder geschlitzt.

Was kann ich selbst tun?

- Wenn Sie bereits leichtes Schielen bemerken, suchen Sie einen Augenarzt auf.
- Augengymnastik stärkt die Augenmuskeln.
- Wenn Ihr Kind betroffen ist, motivieren Sie es, damit es die Behandlung, z. B. wechselndes Abdecken des Auges, geduldig mitmacht.

Das normale räumliche Sehen erfordert es, dass die beiden Augen sich exakt koordiniert bewegen. Nur so können die Sinneseindrücke des rechten und linken Auges vom Gehirn zu einem einheitlichen Bild zusammengefügt werden. Beim Schielen bewegen sich die Augen unkoordiniert, d. h. ein Auge weicht von der eigentlichen Sehachse (meistens durch eine Einwärtsbewegung) ab. So bildet ein Auge einen fixierten Gegenstand scharf ab, während das andere Auge an ihm „vorbeischaut". Häufig tritt das Schielen schon in den ersten Lebensjahren auf. Eltern können feststellen, ob ihr Kind schielt, indem sie es auf ein entferntes Ziel blicken lassen und dabei überprüfen, ob ein Auge abweicht. Die Abweichung ist oft nur gering.

Wenn Sie glauben, dass Ihr Kind schielt, sollten Sie nicht warten, sondern einen Augenarzt aufsuchen. Ein unbehandeltes kindliches Schielen kann zur Sehschwäche oder gar Blindheit eines Auges führen. Das Sehvermögen ist nämlich nicht von Geburt an vollständig vorhanden, sondern bildet sich erst durch unbewusstes Üben in den ersten Lebensjahren aus. Beim schielenden Kind unterdrückt das Gehirn die Sinneseindrücke des nicht fixierenden Auges und verhindert damit dessen Entwicklung.

Das kindliche Schielen ist meist angeboren. Es kann aber auch als Folge von Weitsichtigkeit entstehen, wobei auch die Ungleichheit beider Augäpfel eine Rolle spielen kann.

Die erworbene Form des Schielens, das so genannte Lähmungsschielen, kann in allen Lebensabschnitten auftreten, als Folge eines Unfalls oder Schlaganfalls. Die Ursache hierfür ist in der Regel die Lähmung von Augenmuskeln.

Beschwerden

Die Beschwerden beim kindlichen Schielen wurden bereits genannt: die Sehschwäche des abweichenden Auges und die Hänseleien. Ein typisches Symptom beim Lähmungsschielen ist die Wahrnehmung von Doppelbildern.

Untersuchung und Behandlung

Die Behandlung des kindlichen Schielens durch abwechselndes Abdecken jeweils eines Auges mit Augenklappen oder Spezialbrillen innerhalb der ersten Lebensjahre erfordert viel Geduld von allen Beteiligten, ist aber notwendig und erfolgreich.

Die Behandlung des Lähmungsschielens umfasst ein großes Spektrum von Maßnahmen (unter Umständen auch Operation) und richtet sich nach den Ursachen der Erkrankung.

Augenliderkrankungen: Gerstenkorn und Hagelkorn

AktivCheck

Wann muss ich zum Arzt?

- Bei Anschwellen des Augenlides. Es besteht die Gefahr einer Verschleppung von Bakterien ins Gehirn.

Was wird mein Arzt mich fragen?

- Hatten Sie in letzter Zeit viel Stress oder eine Erkrankung, die Ihr Abwehrsystem geschwächt hat?
- Wie reinigen Sie Ihr Gesicht täglich?
- Haben Sie Schmerzen?
- Seit wann spüren Sie die Beschwerden?

Was frage ich meinen Arzt?

- Werde ich nach Ausheilen öfter mit einem erneuten Hagel- oder Gerstenkorn rechnen müssen?
- Wie lange dauert die Behandlung?
- Bin ich arbeitsfähig?

AktivTipp

Was kann mein Arzt tun?

- Zunächst wird er eine antibiotische Salbe verschreiben, in einigen Fällen ambulant operieren.

Was kann ich selbst tun?

- Überdenken Sie Ihre tägliche Gesichtspflege.
- Lassen Sie das Auge am besten in Ruhe.
- Stärken Sie Ihr Immunsystem.

Unter einem Gerstenkorn (Hordeolum) versteht man eine akute bakterielle Entzündung der Lidranddrüsen.

Ein Hagelkorn (Chalazion) ist eine, meist durch eine Verstopfung der Ausführungsgänge verursachte, chronische Entzündung der Talgdrüsen (Meibom-Drüsen) des Lidrandes. Als Ursache kommen u. a. Stress und vernachlässigte Hygiene in Frage.

Die Augenlider dienen dem Schutz und der Befeuchtung der Hornhaut. Zusammen mit der Tränenflüssigkeit erfüllen sie die Aufgabe einer »Scheibenwischanlage«. Normalerweise erfolgt etwa zehnmal pro Minute ein Lidschlag. Bei jeder mechanischen Reizung der Wimpern oder der Augenoberfläche wird reflektorisch, das heißt unwillkürlich, ein Lidschluss ausgelöst.

Die Lider bestehen aus der äußeren Haut, darunter liegenden Muskeln, die einen aktiven Lidschluss bewirken, und einer Bindegewebsplatte, welche den Lidern etwas Festigkeit verleiht. An der Lidkante, in der Nähe der Augenwimpern, sitzen die Ausführungsgänge der Meibom-Drüsen, deren Aufgabe es ist, den fettigen Anteil des Tränenfilms zu bilden. In ihrer Nähe sitzen auch die Schweiß- (Moll-Drüsen) und Talgdrüsen (Zeis-Drüsen).

Beschwerden

Die akute Entzündung der Lidranddrüsen (Gerstenkorn) macht sich durch Schmerzen, eine Schwellung und Rötung im entzündeten Bereich bemerkbar. Oft ist auch ein Eiterpünktchen zu sehen und das ganze Auge ist leicht geschwollen.

Im Gegensatz zum Gerstenkorn ist das Hagelkorn kaum schmerzhaft und zeigt keinen sichtbaren Eiter. Oft kann man einen kleinen Knoten innerhalb der Lidkante tasten und eine Wölbung sehen.

Untersuchung und Behandlung

Ein Gerstenkorn wird mit einer antibiotikahaltigen Salbe, mit Wärme oder Rotlicht zur schnelleren Abkapselung des Eiters behandelt. Wenn der Eiter nicht von allein abfließt, muss ein kleiner Einschnitt vorgenommen werden, der in der Regel nicht schmerzhaft, sondern erleichternd ist.

Hagelkörner bilden sich manchmal von allein zurück, größere müssen operativ entfernt werden (ambulant). Das Auge wird dabei örtlich betäubt, das betroffene Lid umgebogen und in dieser Stellung mit einer kleinen Klemme fixiert. Dann setzt der Augenarzt einen kleinen Schnitt, und der Inhalt der Drüse samt der Ausflussbehinderung wird entfernt.

Es gibt keine Maßnahmen der Selbstbehandlung.

Trockenes Auge

AktivCheck

Wann muss ich zum Arzt?

- Wenn Sie ständig gereizte, juckende Augen haben.
- Da durch Austrocknen die Gefahr einer Hornhautschädigung besteht, sollten Sie unbedingt einen Augenarzt aufsuchen.

Was wird mein Arzt mich fragen?

- Sehen Sie Schlieren?
- Schmerzen die Augen?
- Wie viel Flüssigkeit nehmen Sie täglich zu sich?
- Ist das Klima in Ihrer Wohnung oder am Arbeitsplatz sehr trocken?
- Haben Sie eine Klimaanlage oder permanente Lüftung in den Räumen, in denen Sie sich die längste Zeit des Tages aufhalten?

Was frage ich meinen Arzt?

- Kann es durch Austrocknen der Hornhaut Schäden geben?
- Könnte möglicherweise das Chlorwasser im Schwimmbad schädlich sein?

AktivTipp

Was kann mein Arzt tun?

- Wenn keine ernste organische Ursache vorliegt, wird er Ihnen Tränenersatz in kleinen Kunststoffampullen verschreiben. Diese träufeln Sie mehrmals täglich ins Auge.

Was kann ich selbst tun?

- Blinzeln Sie oft mit den Augen. Damit befeuchten Sie jedesmal die trockene Hornhaut.
- Verwenden Sie bei Beschwerden die vom Arzt empfohlene „Tränenflüssigkeit".
- Tragen Sie beim Autofahren eine Brille als Schutz vor der Autolüftung.
- Lüften Sie Ihre Wohnung öfter und erhöhen Sie die Luftfeuchtigkeit (Luftbefeuchter, wassergefüllte Schälchen aufstellen oder feuchte Tücher aufhängen). Für die Wintersaison lohnen sich Wasserbehälter, die an die Heizung gehängt werden.

Wenn die Tränendrüse zu wenig Tränenflüssigkeit bildet, tritt das recht häufige Beschwerdebild des „trockenen Auges“ auf. Das Auge befindet sich dabei in einem andauernden Reizzustand.
Die Tränendrüse jedes Auges ist etwa kirschkerngroß und befindet sich am äußeren Rand des jeweiligen Oberlides. Sie produziert ständig eine winzige Menge Tränen. Neben der großen Tränendrüse gibt es noch zusätzliche kleine Tränendrüsen in der Bindehaut.
Die Tränenflüssigkeit besteht aus einem wässrigen Anteil, der aus den Tränendrüsen stammt, und einem fettigen Anteil aus den Lidranddrüsen. Die Tränenflüssigkeit dient der Befeuchtung und Ernährung der Hornhaut und hat eine bakterienabtötende (bakterizide) Wirkung.
Durch den Lidschlag wird die Tränenflüssigkeit über den Augapfel zum inneren Lidwinkel hin transportiert und dort von einer kleinen Öffnung, dem Tränenpünktchen, aufgenommen. Von dort wandert sie durch die Tränenkanälchen in den Tränensack, der in den Tränennasengang übergeht. Dieser mündet in die untere Nasenmuschel.
Trockene Augen kommen mit zunehmendem Alter häufiger vor. Sie treten manchmal bei rheumatischen Erkrankungen auf, aber auch Medikamente (die „Pille“, Kortison, Betablocker), Nervenschädigungen, Vitamin-A-Mangel, schlecht eingestellte Klimaanlagen und der häufige Aufenthalt in verrauchten Räumen können dieses Symptom hervorrufen.

Beschwerden

Das trockene Auge macht sich durch ständiges Augenbrennen, als Fremdkörpergefühl am Auge und durch eine gereizte (gerötete) Bindehaut bemerkbar. Die gereizten Augen sind lichtempfindlich und blinzeln häufig.

Untersuchungen

Die Tränenproduktion wird durch den so genannten Schirmer-Test überprüft. Hierbei legt der Augenarzt vorgefertigte kleine Spezialpapierstreifen an die unteren Lider und misst nach 5 Minuten die befeuchtete Strecke ab. Ein weiterer Test, bei dem die Tränen mit speziellen Augentropfen angefärbt werden, gibt Aufschluss über die Zusammensetzung der Tränenflüssigkeit. Beide Tests sind absolut harmlos.

Untersuchung und Behandlung

Der Arzt verschreibt so genannte künstliche Tränen. Das sind spezielle Augentropfen, die Sie mehrmals täglich einträufeln müssen. Diese einfache Maßnahme bringt oftmals große Erleichterung. Nicht nur Allergiker sollten darauf achten, dass der Augenarzt ihnen Augentropfen ohne Konservierungsmittel verschreibt. Außerdem behandelt er eine vorhandene Grunderkrankung und rät den Betroffenen, vorläufig keine Kontaktlinsen zu tragen.

Akute Entzündung der Tränendrüse oder des Tränensacks

AktivCheck

Wann muss ich zum Arzt?

- Gehen Sie bei einer Entzündung der Tränendrüse sofort zum Arzt.

Was wird mein Arzt mich fragen?

- Haben Sie Schmerzen?

Was frage ich meinen Arzt?

- Muss ich Antibiotika nehmen?
- Kann es zu Rückfällen kommen?

AktivTipp

Was kann mein Arzt tun?

- Er wird Ihnen sofort eine antibiotische Therapie verordnen.
- Gehen Sie bei jeglicher Verschlechterung sofort wieder zum Augenarzt.

Was kann ich selbst tun?

- Leider nichts.

Eine akute Entzündung der Tränendrüse tritt häufig bei Virusinfekten – besonders bei Mumps – auf, während eine Entzündung des Tränensacks eher bakteriell verursacht ist. Beide Entzündungen führen zu einer Rötung und Schwellung. Bei einer Tränensackentzündung ist der gesamte innere Lidwinkel bis zur Nase stark geschwollen und feuerrot. Sie wird oft als sehr schmerzhaft empfunden. Hier müssen schnell Antibiotika angewandt werden, da sich die Bakterien sonst bis in das Gehirn ausbreiten können. Also bitte sofort zum Arzt!

Bindehautentzündung

AktivCheck

Wann muss ich zum Arzt?

- Bei starker Augenreizung.
- Bei Eiterfluss.
- Bei starker Behinderung der Sehkraft.

Was wird mein Arzt mich fragen?

- Sind Sie Kontaktlinsenträger? Wenn ja, wie reinigen Sie die Linsen?
- Benutzten Sie Augentropfen, die seit längerem in Gebrauch waren?
- Reagieren Sie allergisch auf bestimmte Substanzen?
- Wie feucht ist die Raumluft in Ihrer Wohnung und an Ihrem Arbeitsplatz?
- Rauchen Sie?

Was frage ich meinen Arzt?

- Kann ich bei einer bakteriellen Bindehautentzündung arbeiten?
- Welche Tätigkeit sollte ich besser nicht ausüben?
- Hat eine Bindehautentzündung Auswirkungen auf die Sehfähigkeit des Auges?

AktivTipp

Was kann mein Arzt tun?

- Bei eitriger Entzündung verordnet er eine antibiotische Salbe.
- Je nach Ursache berät er Sie, z. B. über die korrekte Reinigung der Kontaktlinsen.

Was kann ich selbst tun?

- Legen Sie besonders bei einer bestehenden Entzündung viel Wert auf Hygiene.
- Achten Sie darauf, das andere Auge nicht mit derselben Hand zu berühren wie das erkrankte, um die Entzündung nicht zu übertragen.
- Wenn Ihre Bindehautentzündung durch eine Allergie verursacht wurde, meiden Sie den auslösenden Faktor.

Entzündungen der Augenbindehaut (Konjunktivitis) kommen sehr häufig vor und können verschiedenste Ursachen haben.
Die Bindehaut befindet sich auf den Rückseiten der Augenlider und greift von außen auf den Augapfel über. Sie verbindet Augenlider und Augapfel. Sie ist eine Schleimhaut und enthält verschiedene Drüsen, die einen Teil der Tränenflüssigkeit bilden, wodurch die reibungsfreie Bewegung des Augapfels ermöglicht wird.
Die Bindehautentzündung kann durch verschiedene Krankheitserreger (Bakterien, Viren) ausgelöst werden. Die bakterielle Entzündung führt zu gelblich oder gelblich-grünem Schleim im Auge. Die Bakterien kommen oft aus unhygienischen Aufbewahrungsflaschen für Kontaktlinsen bzw. den darin enthaltenen Flüssigkeiten oder aus angebrochenen Augentropfenfläschchen, die zu lange aufbewahrt wurden. Die Übertragung der Viren erfolgt über Hände und Handtücher, sodass bei dieser zwar nicht gefährlichen, aber doch sehr unangenehmen Form der Konjunktivitis größte Hygiene angebracht ist. Die Virus-Konjunktivitis ist wegen der leichten Ansteckung eine häufig vorkommende Form.
Aber nicht immer sind es Erreger, die zu einer Konjunktivitis führen. Auch äußere Reize wie Rauch, Wind, Staub, Hitze, Kälte, ultraviolettes Licht, trockene Augen, Überanstrengung der Augen oder innere, allergische Reize können bei empfindlichen Personen eine Bindehautentzündung hervorrufen.
Abgesehen von Pflanzenpollen werden Medikamente (auch Augentropfen), Tierhaare und vor allem Kosmetika (Augencremes) für die schnell einsetzenden, starken Symptome der allergischen Konjunktivitis verantwortlich gemacht.

Ursachen einer Bindehautentzündung

- Krankheitserreger, vor allem Viren und Bakterien
- äußere Reize, (Rauch, Staub, Hitze)
- trockene Augen
- überanstrengte Augen
- Allergie, vor allem Heuschnupfen

Beschwerden

Die Betroffenen klagen über ein starkes Fremdkörpergefühl (Sandkörner in den Augen), fühlen sich geblendet und müssen häufig blinzeln. Das stark gerötete Auge tränt ständig und ist oftmals verschleimt. Je nach Ursache der Bindehautentzündung ist der Schleim gelblich-eitrig oder eher farblos-wässrig. Am Morgen ist das Auge meistens völlig verklebt.
Bei der häufigen Virus-Konjunktivitis ist meistens zunächst nur ein Auge betroffen. Der Schleim ist wässrig-farblos. Bei manchen Betroffenen sind Lymphknoten hinter dem Ohr oder im Halsbereich geschwollen. Nach 4 bis 8 Tagen erkrankt auch das andere Auge. Nach etwa 2 Wochen klingt die Erkrankung ab, wobei der Patient immer noch ansteckend sein kann.
Noch Wochen nach der Erkrankung haben die Betroffenen leicht gereizte, lichtempfindliche Augen.

Untersuchung und Behandlung

Bei den infektiösen Formen ist die Vorbeugung entscheidend. Bei Überanstrengung der Augen hilft Schonung. Schädliche äußere Einflüsse sollten Sie meiden. Das gilt auch für die Auslöser Ihrer allergischen Bindehautentzündung.
Sie sollten darauf achten, dass das gesunde Auge nicht infiziert wird. Also pflegen und reinigen Sie dieses immer vor dem erkrank-

ten Auge. Und waschen Sie sich immer die Hände nach einem Kontakt mit dem infizierten Auge.
Eine bakterielle Konjunktivitis behandelt der Arzt mit antibiotikahaltigen Augentropfen, da sonst Schäden der Hornhaut entstehen können.
Für die Virus-Konjunktivitis gibt es keine ursächliche Therapie. Die lindernden, abschwellenden Augentropfen sollten Sie nur wenige Tage lang anwenden.
Eine Überanstrengung der Augen behandelt der Arzt oft ähnlich wie trockene Augen mit „künstlichen Tränen". Da die Überanstrengung oft auf einer Sehstörung beruht, verordnet der Arzt nach einer entsprechenden Untersuchung gegebenenfalls die benötigte Sehhilfe.
Zur Behandlung der allergischen Bindehautentzündung sind antiallergische Augentropfen nützlich. Die Konjunktivitis ist aber oft nur ein Teilaspekt einer allergischen Erkrankung und wird daher mit dieser zusammen behandelt.
Generell gilt: Vor jeder Berührung des Auges sorgfältig die Hände waschen und nicht mit Taschentüchern oder ähnlichem im Auge reiben. Dies gilt besonders für Kontaktlinsenträger, wenn sie ihre Linsen auflegen oder abnehmen.
Bei der Anwendung von Augentropfen sollten Sie die Flasche nicht auf die Wimpern aufsetzen. Werfen Sie Augentropfen mit überschrittenem Verfallsdatum ohne schlechtes Gewissen weg bzw. bringen Sie sie zur Entsorgung in die Apotheke!
Meiden Sie die oben genannten schädlichen äußeren Einflüsse und die Überanstrengung Ihrer Augen. Bei allergischer Bindehautentzündung müssen Sie die Allergieauslöser feststellen lassen und danach konsequent meiden.

Glaukom (grüner Star)

AktivCheck

Wann muss ich zum Arzt?

- Sofort, da Gefahr der Erblindung besteht. Ein chronisch erhöhter Augendruck führt zu einer Netzhaut-Erblindung.

Was wird mein Arzt mich fragen?

- Haben Sie starke Schmerzen?
- Ist Ihr Blick „getrübt"?
- Ist Ihr Gesichtsfeld eingeschränkt?

Was frage ich meinen Arzt?

- Ist der grüne Star vererbbar?
- Gibt es eine vorbeugende Therapie gegen den grünen Star?
- Werden beide Augen von der Krankheit befallen?
- Was passiert, wenn ich nachlässig mit der Augentropfen-Behandlung umgehe?
- Bildet sich der grüne Star von selbst zurück?
- Kann es trotz Operation zu einem Rückfall kommen?
- Habe ich nach einer erfolgten Operation auf besondere Einschränkungen zu achten?

AktivTipp

Was kann mein Arzt tun?

- Ihr Arzt wird schnellstmöglich eine Drucksenkung durch Medikamente oder eine Operation anstreben.

Was kann ich selbst tun?

- Achten Sie nach einer Operation auf Reinlichkeit.
- Gehen Sie sofort zum Arzt, wenn Sie Augendruck, ein eingeschränktes Gesichtsfeld oder eine Trübung des Blicks bemerken.

Das Glaukom ist eine Erkrankung des Auges mit erhöhtem Augendruck. Es tritt in verschiedenen Formen auf und kann unbehandelt bis zur Erblindung führen.

Der zu hohe Augendruck entsteht durch eine Abflussbehinderung des Kammerwassers. Das Kammerwasser, das vom Ziliarkörper zur Ernährung der Hornhaut und der Linse gebildet wird, fließt aus der hinteren Augenkammer durch die Pupille in die vordere Augenkammer. Im Kammerwinkel wird es von einem schwammigen Netzwerk (Trabekelwerk) aufgesogen und gelangt von dort in die Blutgefäße. Wenn dieser Abfluss gestört ist, steigt der Augendruck an. Der erhöhte Druck schädigt auf Dauer den Sehnerv.

Je nach Sitz der Abflussbehinderung werden verschiedene Glaukomformen unterschieden. Das häufigste Glaukom ist das so genannte Offenwinkelglaukom. Bei ihm sind die Abflusskanäle im Trabekelwerk zu eng. Diese Glaukomform betrifft meist beide Augen und ist vererbbar. Wenn es diagnostiziert wird, sollten die nahen Verwandte des Betroffenen ebenfalls untersucht werden.

Eine weitere Form des Glaukoms ist das Winkelblockglaukom. Hier kann das Kammerwasser nicht aus der hinteren in die vordere Augenkammer abfließen. Es staut sich und ein akuter Glaukomanfall ist die Folge.

Es gibt noch eine Vielzahl anderer Ursachen, die zu erhöhtem Augendruck führen können (Entzündungen, Verletzungen, Medikamente und verschiedene Erkrankungen). Erwähnenswert ist noch das Glaukom des Kleinkindes, eine Entwicklungsstörung, bei welcher der Kammerwinkel durch Reste embryonalen Gewebes verstopft ist.

Beschwerden

Beim Offenwinkelglaukom bemerkt der Kranke lange Zeit keine Beschwerden, dennoch wird der Sehnerv bereits geschädigt. Relativ spät erst fallen Sehstörungen in Form von Gesichtsfeldausfällen auf: Teile des Blickfeldes fehlen oder werden als schwarze Flecken wahrgenommen. Manche Betroffenen berichten auch über Kopfschmerzen und zunehmende Augenschmerzen.

Das Winkelblockglaukom mit plötzlichem Kammerwasserstau erleben die Betroffenen als dramatisches Ereignis: Sie haben heftigste Schmerzen in und um das Auge, die in den gesamten Körper ausstrahlen können. Sie sehen wie durch einen Nebel und manchmal Farbringe in der Dunkelheit. Der Augapfel ist auffällig hart, was bei geschlossenen Lidern leicht getastet werden kann.

Kleinkinder mit Glaukom sind lichtscheu und haben ohne erkennbaren Grund tränende Augen. Viele betroffene Kinder haben „besonders große, schöne Augen“.

Untersuchung und Behandlung

Bei den genannten Beschwerden unternimmt der Arzt die folgenden Untersuchungen: Messung der Sehschärfe, Untersuchung der Hornhaut, der Augenlinse und des Glaskörpers mit der Spaltlampe, die Spiegelung des Augenhintergrundes, die Gesichtsfeldmessung (Perimetrie) und natürlich die Augendruckmessung.

Beim Offenwinkelglaukom versucht der Arzt zunächst, den erhöhten Augendruck durch Medikamente in Form von Augen-

tropfen zu senken. Sie müssen diese Augentropfen immer genau in der vom Arzt verordneten Dosierung und Häufigkeit anwenden. Regelmäßige Kontrollmessungen des Innendrucks beider Augen sind notwendig.
Falls eine Drucksenkung mit Medikamenten nicht gelingt, kann eine Laseroperation durchgeführt werden. Bei der so genannten Argon-Laser-Trabekuloplastik werden die verengten Kanäle im Trabekelwerk des Kammerwinkels mithilfe von Laserstrahlen erweitert. Eine andere Möglichkeit ist die Filteroperation, bei der ein kleines Stück aus dem Trabekelwerk ausgeschnitten wird.
Der akute Glaukomanfall, der beim Winkelblockglaukom auftritt, ist ein absoluter Notfall: Der Patient muss schnellstens zu einem Augenarzt gebracht werden, da der Verlust des Augenlichtes droht. Zunächst gibt der Arzt ein Schmerzmittel, während er gleichzeitig die spezielle Therapie einleitet. Hierbei erhält der Betroffene verschiedene Medikamente als Augentropfen und als Infusion, unter anderem ein Mittel, welches die Bildung des Kammerwassers hemmt.
Nachdem der akute Anfall abgeklungen ist, sollte eine Operation zur Beseitigung des Abflusshindernisses durchgeführt werden. Das zweite Auge sollte gegebenenfalls gleich mit operiert werden.
Das Glaukom des Kleinkindes wird möglichst frühzeitig, oft bereits in den ersten Lebenstagen des Kindes, operiert, um dem Kind das Augenlicht zu erhalten. Diese Augenoperation wird nur in Spezialkliniken durchgeführt, die der Hausarzt oder Augenarzt kennt.
Wenn Ihre Eltern oder Geschwister an einem Offenwinkelglaukom leiden, sollten Sie sich untersuchen lassen. Auch sonst ist es nur ein kleiner Aufwand, regelmäßig den Augendruck messen zu lassen.

Linsentrübung (grauer Star)

AktivCheck

Wann muss ich zum Arzt?

- Sobald die Sehstörungen so schwerwiegend sind, dass Sie sich beeinträchtigt fühlen.
- Wenn die Verschlechterung Ihres Sehvermögens sich nicht mit einer Brille beheben lässt.
- Wenn Sie mit Sehstörungen ein Fahrzeug führen, denn eine unbehandelte Sehstörung kann zum Verlust des Versicherungsschutzes führen.

Was wird mein Arzt mich fragen?

- Haben Sie Diabetes oder eine andere Stoffwechselerkrankung?
- Haben sich Verletzungen am Auge ereignet?
- Verwenden Sie kortisonhaltige Augencremes?

Was frage ich meinen Arzt?

- Was passiert mit meinem Augenlicht, wenn ich den grauen Star nicht behandeln lasse?
- Wird mein zweites Auge ebenfalls grauen Star entwickeln?
- Kann ich trotz Staroperation Hornhautkontaktlinsen tragen?
- Komme ich für einen künstlichen Linsenersatz (Intraokularlinse) infrage?
- Kann ich einem grauen Star irgendwie vorbeugen?
- Bildet sich grauer Star von selbst zurück?
- Kann sich auch nach einer Operation ein neuer Star ausbilden?

AktivTipp

Was kann mein Arzt tun?

- Er wird Ihnen zur Operation raten. Hierbei wird die Linse entfernt.

Was kann ich selbst tun?

- Leider nichts.

Die Trübung der normalerweise glasklaren Augenlinse, der graue Star, tritt nicht nur, aber überwiegend im Alter auf und kann erfolgreich behandelt werden.
Die Linse besitzt keine eigenen Nerven und Blutgefäße. Sie hat die Aufgabe, parallel einfallende Lichtstrahlen durch ihre Brechkraft in einem Punkt auf der Netzhaut zu bündeln. Krankheiten der Linse machen sich vornehmlich als Linsentrübung bemerkbar. Ursachen können ein gestörter Linsenstoffwechsel, eine Mangelernährung oder ultraviolettes Licht sein. Am häufigsten ist der graue Star im Alter, der Altersstar.
Aber auch andere Erkrankungen wie die Zuckerkrankheit, Infekte, Verletzungen oder Medikamente (Kortison-Augentropfen) können Linsentrübungen verursachen. Die angeborene Linsentrübung kann durch eine Virusinfektion (Röteln, Masern) der Mutter in den ersten Monaten der Schwangerschaft entstanden sein.

Beschwerden

Die Patienten sagen oft, sie sähen so, als ob sie nachts mit verschmutzter Windschutzscheibe von entgegenkommenden Scheinwerfern geblendet würden. In manchen Fällen ist auch das Nahsehen gestört oder die Sehschärfe für bestimmte Entfernungen verändert, sodass der Patient mit seiner Brille plötzlich nichts mehr anfangen kann.

Untersuchung und Behandlung

Die Untersuchung des Auges erfolgt mit der Spaltlampe und verschiedenen anderen Lichteinstellungen.
Die Therapie der Wahl ist die Operation. Eine wirksame medikamentöse Therapie ist derzeit noch nicht verfügbar.
Es gibt verschiedene Operationstechniken, um die Linse zu entfernen, die je nach Patient und Klinik ausgewählt werden. Ob bei der Operation eine künstliche Linse eingesetzt wird, kann ebenfalls nur individuell entschieden werden. Eine Staroperation dauert in der Regel nicht länger als 30 Minuten. Sie kann ambulant, in örtlicher Betäubung nach vorheriger Gabe von Beruhigungsmitteln, oder aber in Vollnarkose erfolgen. Anschließend wird das operierte Auge verbunden, und nach wenigen Tagen kann der Patient die Klinik wieder verlassen.
Der angeborene graue Star kann einseitig oder beidseitig sein. Ist das betroffene Auge nicht missgebildet, wird der angeborene Star in den ersten Lebenswochen operiert. Die Röteln- und Masernimpfung der Mutter ist die beste Vorbeugung gegen den angeborenen grauen Star.
Kortison-Augentropfen sollten Sie nur bei absoluter Notwendigkeit anwenden und nur so lange wie nötig. Auch die optimale Behandlung einer Zuckerkrankheit dient der Starvorbeugung.

Netzhautablösung

AktivCheck

Wann muss ich zum Arzt?

- Sofort! Es besteht die Gefahr der Erblindung.

Was wird mein Arzt mich fragen?

- Haben Sie Schleier, Blitze, Flecken oder einen „Mückenschwarm" im Blickfeld bemerkt?
- Haben Sie eine Kopfverletzung?
- Ist ein Krebsleiden im nahen Augenbereich bekannt?

Was frage ich meinen Arzt?

- Kann ich einer Netzhautablösung vorbeugen?
- Besteht eine familiäre Häufung?
- Erlange ich meine vollständige Sehkraft zurück?
- Darf ich mich nach der Operation wieder normal körperlich anstrengen oder gibt es vorübergehende Einschränkungen?

AktivTipp

Was kann mein Arzt tun?

- Ihr Arzt kann mit dem Punkt-Laser kleinere Netzhautablösungen wieder befestigen, bei größeren Defekten wählt er andere Operationsverfahren.

Was kann ich selbst tun?

- Leider nichts.

Die Netzhaut enthält die Nervenzellen, die den Lichtreiz aufnehmen, verarbeiten und über ihre Ausläufer an das Gehirn weiterleiten. Das einfallende Licht durchdringt zunächst zwei der drei Nervenzellreihen der Netzhaut und trifft sodann auf die äußerste Schicht mit den so genannten Rezeptoren. Sie werden in Stäbchen und Zapfen unterteilt und stellen die eigentlichen Sinneszellen dar. Die Stäbchen sind für das Dämmerungssehen, die Zapfen für das Farbensehen zuständig. Die Netzhaut besitzt ein eigenes Gefäßsystem, welches der Augenarzt bei der Spiegelung des Augenhintergrundes betrachten kann.

Die Netzhautablösung ist eine ernste Netzhauterkrankung, die unbehandelt fast immer zur Erblindung führt. Da die Netzhaut nur an wenigen Stellen mit ihrer Unterlage verwachsen ist, kann sie sich stellenweise von dieser ablösen, wenn Flüssigkeit zwischen Netzhaut und Unterlage gelangt. Netzhautrisse und -ablösungen können auch entstehen, wenn sich der Glaskörper, der den Raum zwischen Augenlinse und Netzhaut ausfüllt, von der Netzhaut abhebt. Er ist nur an wenigen Stellen direkt mit der Netzhautoberfläche verwachsen. Wenn er im Alter oder bei Verletzungen seine Form ändert und dadurch einen verstärkten Zug auf seine Anheftungsstellen ausübt, kann dies zu Netzhauteinrissen führen.

Auch die Zuckerkrankheit kann zur Netzhautablösung führen (siehe auch „Diabetische Netzhauterkrankung", nächste Seite).

Beschwerden

Zunächst sehen die Betroffenen Lichtblitze und schwarze Punkte, später dann aufsteigende dunkle Schatten oder einen „von oben kommender Vorhang". Die Sehschärfe kann stark nachlassen.

Untersuchung und Behandlung

Die Netzhautablösung wird bei der Augenspiegelung sichtbar.

Eine medikamentöse Therapie der Netzhautablösung gibt es nicht. Mit der Lasertherapie kann man, die Netzhaut wieder mit ihrer Unterlage verschweißen. Es gibt aber auch andere Operationsverfahren.

Die optimale Behandlung einer Zuckerkrankheit, des hohen Blutdrucks und der Verzicht auf das Rauchen schaffen günstige Voraussetzungen.

Diabetische Netzhauterkrankung

AktivCheck

Wann muss ich zum Arzt?

- Wenn Sie plötzlich Lichtblitze, schwarze Punkte oder Schatten sehen, gehen Sie sofort zum Arzt.

Was wird mein Arzt mich fragen?

- Wie gut ist Ihr Blutzucker eingestellt?
- Können Sie mir einen Wochenverlauf Ihrer Blutzuckerwerte zeigen?
- Seit wann ist Ihr Diabetes bekannt?
- Seit wann sind Sie in augenärztlicher Kontrolle?
- Nehmen Sie Ihre Routinetermine wahr?

Was frage ich meinen Arzt?

- Kann mein Diabetes zur Erblindung führen?
- Wie kann ich dem voranschreitenden Sehverlust vorbeugen?
- Ist die Laserkoagulation eine gute Behandlungsmöglichkeit?
- Stimmt es, dass man bei einer Erblindung, deren Ursache eine Glaskörpereinblutung ist, das Augenlicht wieder erlangen kann, selbst nach Monaten oder Jahren?
- Ist die Wahrscheinlichkeit, einen grauen Star zu entwickeln, beim Diabetiker größer?

AktivTipp

Was kann mein Arzt tun?

- Je nach Erkrankung des Auges leitet er schnell die entsprechende Therapie ein.
- Er wird Sie regelmäßig zu Kontrolluntersuchungen sehen wollen.

Was kann ich selbst tun?

- Nehmen Sie Ihre Termine beim Augenarzt wahr.
- Kontrollieren Sie akribisch Ihren Blutzucker und Ihren Blutdruck.
- Vermeiden Sie extrem hohe Blutzuckerschwankungen.
- Achten Sie auf eine gesunde Ernährung.
- Verzichten Sie auf Rauchen und Alkohol.
- Bei begonnener Netzhautablösung können gute Erfolge mit einer Laserbehandlung erzielt werden, die so frühzeitig wie möglich angewandt werden sollte.

Netzhauterkrankungen im Rahmen der Zuckerkrankheit sind in Europa bei Menschen zwischen 20 und 65 Jahren die häufigste Erblindungsursache. Regelmäßige Augenuntersuchungen (bis zu vierteljährlich) gehören daher zur medizinischen Grundvorsorge bei jeder Zuckerkrankheit. Jeder Patient sollte auf die regelmäßige Teilnahme an der Vorsorge achten.

Die Ursache der zunehmenden Sehverschlechterung sind Gefäßveränderungen an der Netzhaut. Sie äußern sich vor allem in Durchblutungsstörungen, die unter anderem auch zu einer Netzhautablösung führen können.

Ohren

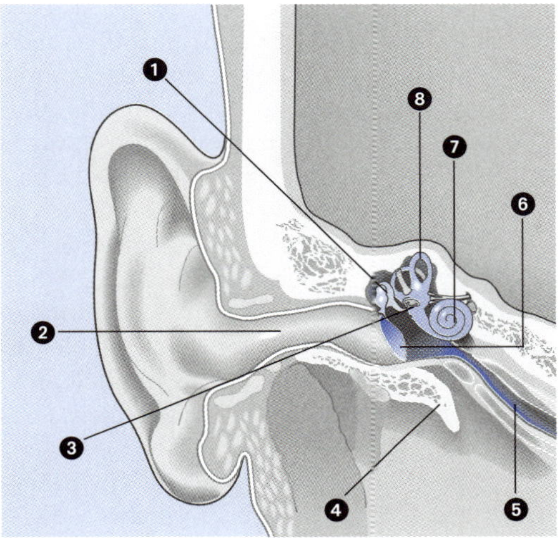

Längsschnitt vom Ohr

❶ Hammer ❷ äußerer Gehörgang ❸ Steigbügel ❹ Schläfenbein ❺ Gehörnerv ❻ Trommelfell ❼ Schnecke ❽ Bogengänge

Aufbau und Funktion

Wer vom Ohr spricht, meint meistens nur den äußerlich sichtbaren Teil, die Ohrmuschel. Sie leistet zur Hauptfunktion des Ohres, dem Hören, jedoch nur einen kleinen Beitrag. Der Arzt teilt das Ohr anatomisch und funktionell in drei Bereiche ein: in das äußere Ohr mit der Ohrmuschel und dem äußeren Gehörgang, das Mittelohr und das Innenohr.

Äußeres Ohr

Aus ärztlicher Sicht gehören zum äußeren Ohr die Ohrmuschel und der äußere Gehörgang. Die knorpelige Ohrmuschel mit ihrem charakteristischen Relief fängt die Schallwellen auf und dient auch dem Richtungshören. Die an ihrer Rückseite ansetzenden Muskeln sind aber weitgehend verkümmert, sodass Menschen ihre Ohrmuscheln nicht nach vorne drehen können, wie etwa Hunde oder Elefanten.

Der äußere Gehörgang besteht aus einem knorpeligen Eingangsbereich und einem inneren knöchernen Anteil und verläuft leicht gebogen. Die Haut am vorderen Gehörgang weist Haare und Talgdrüsen auf. Im knöchernen Teil des Gehörgangs, der zum Trommelfell überleitet, liegen die Zeruminaldrüsen, die das Ohrenschmalz (Zerumen) bilden. Das Ohrenschmalz hat – ähnlich wie der Schleim in den Atemwegen – eine Schutzfunktion. Es kann Bakterien abtöten und befördert in das Ohr eingedrungene Fremdpartikel wie Staubkörnchen wieder hinaus.

Trommelfell

Die Grenze zwischen dem äußeren Ohr und dem Mittelohr bildet das Trommelfell. Es hat die Form eines Trichters, ist schräg in den Gehörgang eingespannt und schließt ihn normalerweise komplett zum Mittelohr hin ab. Das Trommelfell wird außen von der Haut des Gehörganges und innen von der Schleimhaut des Mittelohres bedeckt. Zwischen diesen beiden Schichten liegt etwas Bindegewebe mit Blutgefäßen und Nerven.

In einem kleinen Bereich vorne oben ist das Trommelfell besonders dünn, denn hier fehlt die Bindegewebsschicht. An dieser Schwachstelle kann bei Mittelohrerkrankungen leicht ein Loch entstehen.

Mittelohr mit den Gehörknöchelchen

Das Mittelohr ist mit Schleimhaut ausgekleidet, die auch die dort befindlichen Gehörknöchelchen umgibt. Der gesamte Mittelohrraum wird auch als Paukenhöhle bezeichnet, der obere Teil als Kuppelraum und

der untere als Paukenkeller. Vom Kuppelraum aus geht es in den Warzenfortsatz (Mastoid), der bei den meisten Menschen mit kleinen knöchernen, lufthaltigen Hohlräumen (Zellen) angefüllt ist, die auch mit einer Schleimhaut ausgekleidet sind.
Im Paukenkeller mündet die Ohrtrompete, die auch Tube oder Eustachische Röhre genannt wird. Dieser dünne Gang beginnt im Nasenrachenraum und belüftet das Mittelohr. Die Belüftung und der damit erreichte Druckausgleich zur Umgebung ist eine wichtige Voraussetzung dafür, dass Trommelfell und Gehörknöchelchen richtig funktionieren. Der Mensch hat drei Gehörknöchelchen: den Hammer, den Amboss und den Steigbügel. Sie sind durch Gelenke miteinander verbunden und bilden das Bindeglied zwischen Trommelfell und Innenohr. Der Hammer ist mit seinem Griff am Trommelfell festgewachsen. Das Hammer-Amboss-Gelenk befindet sich im Kuppelraum des Mittelohres. Der lange Ambossschenkel liegt dem Steigbügelköpfchen auf. Der Steigbügel hat – genau wie beim Pferdegeschirr – zwei Schenkel und eine Fußplatte. Mit seiner Fußplatte ist er in der Schnecke des Innenohres eingelassen. Die Schallwellen, die auf das Trommelfell treffen, werden durch dieses und die Gehörknöchelchen etwa zwanzigfach verstärkt. Der Steigbügel überträgt die Wellen in das Innenohr. Indem er in die Schnecke hinein gedrückt wird, versetzt er die Flüssigkeit im Innenohr in Bewegung.

Innenohr mit Schnecke und Hörorgan

Das Innenohr besteht aus der knöchernen und der häutigen Schnecke. Die Gänge der knöchernen Schnecke winden sich zweieinhalbmal um ihre Achse und bilden so zwei Etagen. Die häutige Schnecke bildet zwischen diesen beiden Etagen einen eigenen Gang (Ductus cochlearis), worin sich das Hörorgan befindet. Es besteht aus Sinneszellen mit Sinneshaaren (Haarzellen) und Stützzellen, die von einer gelartigen Haut bedeckt sind. Wenn nun Schallwellen über den Steigbügel in die Schnecke des Innenohres übertragen werden, lösen sie eine Flüssigkeitswelle aus. Diese verschiebt die gelartige Haut, welche die Sinneszellen umgibt. Unter diesen Scherkräften verbiegen sich die Härchen der Sinneszellen wie ein Kornfeld im Wind. Auf diesen Reiz hin senden die Sinneszellen elektrische Impulse aus. Der Hörnerv bündelt diese Impulse und leitet sie zum Hörzentrum des Gehirns (Hörrinde) weiter.
Dort entsteht der Höreindruck, die Wahrnehmung von Tönen, Klängen, Sprache und Geräuschen. Um den Höreindruck der umgebenden Wirklichkeit zuzuordnen, arbeitet die Hörrinde mit anderen Gehirnzentren zusammen, sodass Sie schließlich unterscheiden können, ob das Baby schreit oder jemand singt.

Untersuchung des Ohres

Bei der Untersuchung des Ohres beurteilt der Arzt die beiden Ohrmuscheln, Gehörgänge und Trommelfelle. Das Aussehen des Trommelfells gibt ihm wichtige Hinweise auf Mittelohrerkrankungen. Das individuelle Hörvermögen lässt sich mit modernen Testgeräten genau erfassen.
Zunächst schaut der Arzt die Ohrmuscheln an. Er sieht dabei unter anderem, ob die Ohren abstehen, ob die Ohrmuscheln Schwellungen aufweisen, entzündet oder missgebildet sind.

Ohrspiegelung

Die Ohrspiegelung (Otoskopie) beginnt damit, dass der Arzt die Ohrmuschel leicht nach hinten oben zieht. Dadurch wird der knorpelige Anteil des Gehörgangs so weit gestreckt, bis er mit dem knöchernen Anteil eine Linie bildet. Dann führt er den Ohrtrichter vorsichtig ein. Dieser drängt die Haare am vorderen Gehörgang beiseite und erlaubt es, das einfallende Licht so zu bündeln, dass der Gehörgang und das Trommelfell gut sichtbar werden.

Um auch sehr kleine Veränderungen am Trommelfell genau beurteilen zu können, verwendet der Hals-Nasen-Ohren-Arzt ein Operationsmikroskop zur Untersuchung des Ohres.

Hörtests

Zur Messung des Hörvermögens (Audiometrie) gibt es verschiedene Verfahren. Zur groben Orientierung eignen sich z. B. der Stimmgabel-Test und die Hörweitenprüfung für Flüster- und Umgangssprache.

Einen genauen Test der Hörfähigkeit ermöglicht das Tonaudiogramm. Hierbei werden Töne verschiedener Tonhöhen bzw. Frequenzen einzeln getestet, meistens von 250 bis 8000 Hertz (Hz). Bei jeder Frequenz wird die Lautstärke langsam erhöht, bis die Testperson angibt, dass sie den Ton hört. Dieser Schwellenwert wird für jede Tonhöhe ermittelt und in ein Diagramm eingetragen. Wenn man alle diese Werte miteinander verbindet, erhält man die individuelle Hörschwellenkurve der Testperson. Sie wird für jedes Ohr einzeln ermittelt.

Bei der Anfertigung eines Tonaudiogramms ist die Mitarbeit der Testperson entscheidend. Müdigkeit oder mangelnde Konzentration können dazu führen, dass der Patient zu spät reagiert und so sein Hörvermögen zu schlecht beurteilt wird.

Da es im täglichen Leben nicht darum geht, isolierte Töne zu verstehen, sondern die gesprochene Sprache in ihrer Gesamtheit, sollte bei Hörstörungen neben dem Tonaudiogramm auch ein Sprachaudiogramm erstellt werden.

Neuerdings können die Impulse, die vom Innenohr in den Gehörgang ausgestrahlt werden (die so genannten otoakustischen Emissionen) zur Bestimmung der Hörfähigkeit gemessen werden. Diese Methode eignet sich besonders als Hörtest bei Säuglingen, da viele der anderen Untersuchungsmöglichkeiten schlecht anzuwenden sind.

Röntgenuntersuchungen des Ohres

Auf der Röntgenaufnahme des Ohrknochens erkennt der Arzt den Warzenfortsatz, die Schläfenschuppe und das Kiefergelenk der untersuchten Seite. Diese Aufnahme ist vor allem bei chronischer Mittelohrvereiterung wichtig, die zur Knochenzerstörung führen kann.

Bei Schädelunfällen und Ohrmissbildungen macht der Arzt eine Röntgenschichtaufnahme (Computertomogramm) des Felsenbeines. Bei Tinnitus, Hörsturz und Morbus Ménière kann der Arzt zum Ausschluss eines Tumors am Hör- und Gleichgewichtsnerv ein Kernspintomogramm des Schädels anfertigen.

Hörstörungen

Hörstörungen können verschiedene Ursachen haben und vom Gehörgang, vom Mittelohr oder vom Innenohr ausgehen. Die Hörminderung kann von einer leichten Beeinträchtigung des Hörvermögens über eine mehr oder weniger ausgeprägte Schwerhörigkeit bis hin zur Taubheit beider Ohren reichen.

Ursachen für Hörstörungen

- Schmalzpfropf oder Fremdkörper im Gehörgang
- Tubenkatarrh
- Mittelohrentzündung
- Schlag auf den Kopf
- lauter Knall in Ohrnähe
- dauerhafte Lärmeinwirkung
- bestimmte Arzneimittel und Giftstoffe (Toxine)
- Infektionskrankheiten (Röteln, Masern, Mumps)
- Schwerhörigkeit im Alter
- Ohrgeräusche
- plötzlicher Hörsturz
- Ménièresche Krankheit
- Tumoren

Verschluss eines Gehörganges

Der Verschluss eines Gehörganges kann ebenfalls eine Schwerhörigkeit verursachen. Ursachen sind Schmalzpfropfen, im Ohr vergessene Watte, andere Fremdkörper (bei Kindern Plastikperlen, Erbsen, Bohnen) oder eine schwere Entzündung des Gehörgangs, durch die er zuschwillt.

Tubenkatarrh mit Paukenhöhlenerguss

Bei Kindern findet sich nach mehreren Infekten der oberen Atemwege oder bei vergrößerten Rachenmandeln oft Flüssigkeit im Mittelohr. Dieser Paukenhöhlenerguss beruht auf einer Tubenfunktionsstörung und verursacht eine Schalleitungsschwerhörigkeit.

Mittelohrerkrankungen

Mittelohrerkrankungen führen immer zu einer Hörminderung. Bei der akuten Mittelohrentzündung schwillt die Schleimhaut im Mittelohr an. Das Trommelfell wird dadurch dicker und reagiert träger auf einfallende Schallwellen. Dazu kommt oft noch eine Flüssigkeitsansammlung im Mittelohr. Die Schallverstärkung im Mittelohr nimmt ab; der Betroffene hört schlechter. Diese Schallleitungsschwerhörigkeit geht mit dem Ausheilen der Entzündung wieder vorüber.
Bei chronischen Mittelohrentzündungen mit einem Loch im Trommelfell ist die Schallverstärkung ebenfalls beeinträchtigt, besonders dann, wenn durch die Entzündung auch die Gehörknöchelchen in Mitleidenschaft gezogen sind. Hier sind operative Maßnahmen (Verschluss des Trommelfells, Wiederherstellung der Gehörknochenkette) notwendig, um die Schwerhörigkeit zu beseitigen.

Kopfverletzungen

Durch einen kräftigen Schlag auf den Kopf kann die Kette der Gehörknöchelchen zerbrechen oder ein Bluterguss im Mittelohr entstehen. Möglicherweise werden auch Sinneszellen im Innenohr zerstört. Nach einem Unfall am Kopf kann also eine kombinierte Mittel- und Innenohrschwerhörigkeit entstehen.

Lärm und Innenohrschwerhörigkeit

Die meisten vom Innenohr ausgehenden Hörstörungen entstehen durch Lärmeinwirkung. Ein lauter Knall (Knalltrauma) löst mit einer plötzlichen Druckwelle im Innenohr eine starke Verbiegung der Sinneszellen aus. Oft werden sie dadurch so stark geschädigt, dass sie ihre Funktion sofort einschränken oder ganz einstellen. Aber auch eine kurz- bis langfristige Lärmeinwirkung kann das Innenohr schädigen. Gefährdet sind Sie beispielsweise, wenn Sie sich in einer Disco in der Nähe des Lautsprechers aufhalten, wenn Sie mit einem Schlagbohrer ohne Gehörschutz arbeiten, oder wenn an Ihrem Arbeitsplatz (Flughafen, Gießerei, Metallverarbeitung, Flaschenabfüllung) ständig starker Lärm herrscht. Sowohl die Dauer der Lärmeinwirkung als auch die Lautstärke sind für die Entstehung einer Lärmschwerhörigkeit maßgeblich. Ständige Schalldruckpegel über 85 Dezibel (dB) (siehe Kasten) werden von den Berufsgenossenschaften als gehörschädigend eingestuft.

Entscheidend ist die Vorbeugung. Meiden Sie unnötige Lärmbelastungen und tragen Sie beim Aufenthalt in einem Lärmbereich immer (!) einen Gehörschutz. Dies gilt auch für Heimwerker, die mit einem Schlagbohrer arbeiten – und eventuell für deren Nachbarn. Auch bei jungen Menschen erholt sich das lärmgeschädigte Innenohr nicht immer von selbst. Manchmal ist eine Behandlung mit durchblutungsfördernden Infusionen erforderlich.

Nach starker Lärmeinwirkung kann eine besondere Empfindlichkeit der Sinneszellen zurückbleiben. Bei erneuter Lärmbeschallung können sie dann unwiderruflichen Schaden nehmen. Dauerhafte, quälende Ohrgeräusche sind die Folge.

Schwerhörigkeit im Alter

Im Alter hören viele Menschen schlecht, vor allem die hohen Töne (Türklingel, Telefon). Es handelt sich dabei um eine Innenohrschwerhörigkeit; die Sinneszellen im Innenohr lassen in ihrer Funktion allmählich nach. Da nicht alle alten Menschen schlecht hören, spricht man heute nicht mehr von einer „Altersschwerhörigkeit“, sondern von der „Schwerhörigkeit im Alter“.

Langsam, deutlich und laut genug zu sprechen hilft den Betroffenen oft mehr als ein Hörgerät.

Vor und während der Geburt entstandene Hörstörung

Wenn die werdende Mutter im 2. oder 3. Schwangerschaftsmonat an Röteln erkrankt, während der Schwangerschaft bestimmte Medikamente (Aminoglykosid-Antibiotika) einnimmt oder unter schlecht eingestellten Stoffwechselerkrankungen (Zuckerkrankheit oder Unterfunktion der Schilddrüse) leidet, kann beim ungeborenen Kind eine Innenohrschwerhörigkeit entstehen.

Auch Sauerstoffmangel während der Geburt oder eine schwere Gelbsucht des Neugeborenen bei Rhesus-Unverträglichkeit zwischen Mutter und Kind können zur Innenohrschädigung führen.

Erkrankungen im Kindesalter mit Schwerhörigkeit

Die Entzündung der Hirnhäute ist auch heute noch die häufigste Ursache für eine frühkindliche Taubheit. Oft ist zum Glück nur ein Ohr betroffen. Auch Viruserkrankungen wie Masern und Mumps können als Komplikation eine Innenohrschwerhörigkeit verursachen. Dagegen gibt es immer noch keine wirksame Behandlung.

Schmalzpfropfen

Das Ohrenschmalz wird von den Zeruminaldrüsen im äußeren Gehörgang ständig gebildet und durch die Kaubewegungen beim Essen langsam nach außen transportiert. Ohrenschmalz hat für das Ohr eine wichtige Schutzfunktion und ist kein Zeichen körperlicher Vernachlässigung.

Beschwerden

Ohrenschmalz kann den Gehörgang verstopfen und so eine Schwerhörigkeit verursachen. Wenn das Ohrenschmalz lange im

Gehörgang liegt, kann sich zudem die Haut des Gehörgangs entzünden, sodass eine schmerzhafte Rötung und eine Schwellung entstehen.

AktivCheck

Wann muss ich zum Arzt?

- Bei Entzündungen des Gehörgangs.
- Wenn Sie bemerken, dass Sie schlecht hören.

Was wird mein Arzt mich fragen?

- Wie führen Sie die Reinigung der Ohren durch?
- Haben Sie Schmerzen?

Was frage ich meinen Arzt?

- Kann sich wieder ein Schmalzpfropfen bilden? Wie kann ich vorbeugen?

AktivTipp

Was kann mein Arzt tun?

- Weiches Ohrenschmalz wird abgesogen, härteres mit einem Häkchen herausgeholt oder mit einer Spritze herausgespült.

Was kann ich selbst tun?

- Nicht selbst am Ohr manipulieren, da die Verletzungsgefahr zu groß ist.

Untersuchung und Behandlung

Der Arzt sieht den Schmalzpfropfen bei der Ohrspiegelung. Weiches Ohrenschmalz kann der Arzt unter Sicht absaugen, indem er durch ein Operationsmikroskop blickt. Lag der Pfropf schon länger im Gehörgang und ist mittlerweile eingetrocknet und hart, kann der Arzt ihn mit einem kleinen Häkchen entfernen. Häufig wird das Ohrenschmalz mit einer Ohrspritze herausgespült. Vor dem Ausspülen des Ohres prüft der Arzt, ob ein Loch im Trommelfell ist. Durch solch ein Loch könnte Spritzwasser ins Mittelohr gelangen und eine Entzündung verursachen.

Die Entzündung eines Gehörgangs infolge eines Schmalzpfropfens wird mit Salben oder Tropfen behandelt, nachdem der Pfropfen entfernt ist.

Die Bildung eines Schmalzpfropfens können Sie am ehesten vermeiden, wenn Sie Ihren Gehörgang regelmäßig von einem HNO-Arzt reinigen lassen. Lassen Sie den Arzt etwa zweimal pro Jahr und immer dann, wenn Sie das Gefühl haben, schlechter zu hören, in Ihre Ohren schauen.

Akuter Tubenkatarrh

Die akute Entzündung der Ohrtrompete, der akute Tubenkatarrh, ist eine sehr häufige Ohrerkrankung, die bei allen Infekten der oberen Atemwege auftreten kann.

Der enge Tubengang ist mit Schleimhaut ausgekleidet. Er führt vom Nasenrachenraum bis ins Mittelohr. Schlucken öffnet den Tubeneingang, sodass Luft in das Mittelohr ein- bzw. herausströmt. So wird über die Tube der Druckausgleich zwischen Mittelohr und Außenluft geregelt.

Bei einem Infekt der oberen Atemwege können die Schleimhäute und damit auch die Ohrtrompete zuschwellen. Dann bleibt der Druckausgleich aus und die im Mittelohr befindliche Luft wird von der Schleimhaut aufgenommen (resorbiert): In der Paukenhöhle entsteht ein Unterdruck. Hierdurch wird das Trommelfell in das Mittelohr eingesaugt, und

die Gehörknöchelchen können sich nicht mehr richtig bewegen.
Aber nicht nur Infekte, auch vergrößerte Rachenmandeln („Polypen"), die den Eingang zur Ohrtrompete verschließen, können einen Tubenkatarrh verursachen. Bei Kleinkindern ist diese Ursache häufig.

Beschwerden

Typisch ist das Gefühl vom „Watteohr", wenn die Tube verschlossen und mit Flüssigkeit gefüllt ist. Dieser Paukenhöhlenerguss behindert die Schallleitung und vermindert das Hörvermögen.
Der akute Tubenkatarrh kann ein Knacken beim Schlucken, Ohrgeräusche, ein Druckgefühl im Ohr und Ohrenschmerzen verursachen. Wenn Kinder Ohrenschmerzen haben, beruhen diese häufig auf einem Tubenkatarrh. Die Schmerzen sind im Allgemeinen geringer als bei der akuten Mittelohrentzündung.

AktivCheck

Wann muss ich zum Arzt?

- Wenn Sie ein Knacken beim Schlucken, Ohrgeräusche, ein Druckgefühl im Ohr oder Schmerzen verspüren, wenden Sie sich an Ihren Hals-Nasen-Ohren-Arzt.
- Bei Schmerzen gehen Sie sofort zum Arzt. Denn eine starke Vereiterung birgt die Gefahr eines Hörschadens und kann auf das Gehirn übergreifen.

Was wird mein Arzt mich fragen?

- Hatten oder haben Sie öfter Infekte der oberen Rachenwege?
- Ist das Hörvermögen gemindert?
- Seit wann existieren die Beschwerden?

Was frage ich meinen Arzt?

- Wird sich meine Hörminderung bessern?

AktivTipp

Was kann mein Arzt tun?

- Zunächst wird der Versuch unternommen, durch Nasentropfen und Inhalationen die Schleimhäute abzuschwellen.
- Bei schwerem Tubenkatarrh kann der Arzt durch ein Röhrchen das Trommelfell offenhalten und das Sekret absaugen.

Was kann ich selbst tun?

- Blasen Sie in die zugehaltene Nase (Druckausgleich). Das öffnet die Verbindungsröhre.
- Inhalationen helfen. Ebenso Wärme.

Untersuchung und Behandlung

Bei der Ohrspiegelung zeigt sich das eingezogene Trommelfell. Beim Paukenhöhlenerguss kann der Arzt durch das Trommelfell hindurch einen Flüssigkeitsspiegel sehen.
Bei leichtem Tubenkatarrh können Sie die Tuben durchlüften, indem Sie die Nase zuhalten und die Backen aufblasen. Manchmal kann mit dieser einfachen Maßnahme ein Paukenhöhlenerguss vermieden werden. Wiederholen Sie – immer vorsichtig – etwa stündlich diese Maßnahme.
Abschwellende Nasentropfen dreimal täglich, Inhalationen und Wärmebestrahlungen können innerhalb weniger Tage zur Öffnung der Tube und zum Abfließen des Ergusses führen. Wenden Sie die abschwellenden Na-

sentropfen aber immer nur ein paar Tage lang an. Der Arzt wird Ihnen zunächst auch die genannten Maßnahmen empfehlen. Führen sie innerhalb von 1 bis 2 Wochen nicht zum Erfolg, ritzt er das Trommelfell an und führt ein dünnes, biegsames Röhrchen ins Mittelohr ein. So kann er unter Sicht durch das Operationsmikroskop den Erguss absaugen. Bei Erwachsenen kann dies in örtlicher Betäubung erfolgen, bei Kindern ist eine Vollnarkose notwendig. Oft werden bei diesem Eingriff gleichzeitig die vergrößerten Rachenmandeln entfernt. Dies beugt dem akuten wie dem chronischen Tubenkatarrh vor. Bei häufigen Tubenkatarrhen ist auch die Stärkung der körpereigenen Immunabwehr hilfreich.

Chronischer Tubenkatarrh

Beim länger anhaltendem oder häufig wiederkehrendem Tubenkatarrh kann eine chronische Entzündung der Ohrtrompete zum chronischen Tubenkatarrh führen. Seine Entstehung begünstigen vergrößerte Rachenmandeln, eine verbogene Nasenscheidewand mit Atembehinderung oder zu große Nasenmuscheln. Auch eine unvollständige abgeheilte akute Mittelohrentzündung kann einen chronischen Tubenkatarrh nach sich ziehen. Das Problem: Es können narbige Verwachsungen und verhärtete Bereiche entstehen. Die Beweglichkeit des Trommelfells und der Ohrknöchelchen ist dadurch eingeschränkt.

Beschwerden

Das Gehör verschlechtert sich zunehmend, Ohrgeräusche treten auf. Da sich im Mittelohr Flüssigkeit ansammeln kann, besteht oft ein Druckgefühl im Ohr. Ohrenschmerzen fehlen meistens ganz.

AktivCheck

Wann muss ich zum Arzt?

- Bei lang andauernden oder sich verschlimmernden Beschwerden und Schmerzen im Ohr.

Was wird mein Arzt mich fragen?

- Haben Sie öfter Infekte der oberen Rachenwege?
- Ist das Hörvermögen gemindert?
- Wie oft wiederholen sich diese Beschwerden?

Was frage ich meinen Arzt?

- Werde ich wieder besser hören?

AktivTipp

Was kann mein Arzt tun?

- Zunächst exakte Untersuchung der Ursache. Dann Absaugen der Flüssigkeit bzw. Einlegen einer dauerhaften Drainage bei sehr zähem Sekret.

Was kann ich selbst tun?

- Nehmen Sie so früh wie möglich in Absprache mit Ihrem Arzt abschwellende Nasentropfen.
- Wärme und Inhalation lindern ebenfalls.
- Stärken Sie Ihr Immunsystem.

Untersuchung und Behandlung

Das Trommelfell ist in das Mittelohr eingesaugt. Den Flüssigkeitsspiegel in der Paukenhöhle sieht der Arzt durch das Trommelfell hindurch.

Bei Erwachsenen mit langwierigem Tubenkatarrh sollte in jedem Fall der Nasenrachenraum (oberhalb des Zäpfchens, wo die Nase im Rachen endet) genau untersucht werden. Dies ermöglicht eine endoskopische Untersuchung durch die Nase in örtlicher Betäubung. Damit können mögliche Ursachen (Tumoren) eines chronischen Tubenkatarrhs festgestellt und auch ausgeschlossen werden.
Haben Sie bereits einige Behandlungsversuche in eigener Regie unternommen und leiden immer noch an den genannten Beschwerden, sollten Sie gleich zum Arzt gehen.
Wenn Sie noch nichts unternommen haben, können abschwellende Nasentropfen 3-mal täglich (immer nur ein paar Tage lang), Inhalationen und Wärmebestrahlungen Ihre Beschwerden lindern.
Ein Paukenhöhlenerguss wird, wie beim akuten Tubenkatarrh beschrieben, abgesaugt.
Bestand der Erguss schon lange und ist die Flüssigkeit sehr zäh, legt der Arzt ein Röhrchen durch das Trommelfell ins Mittelohr. Diese Paukenhöhlendrainage bleibt so lange liegen, bis die Schleimhaut im Mittelohr ausgeheilt ist und die Ohrtrompete wieder funktioniert.
Bei zunehmender Schwerhörigkeit durch den chronischen Tubenkatarrh hilft oft nur eine Ohroperation. Dabei werden Verwachsungen im Mittelohr und verhärtete (sklerotische) Bereiche entfernt.
Vorbeugend wirken: die Entfernung vergrößerter Rachenmandeln, die operative Begradigung einer verbogenen Nasenscheidewand und die Stärkung der körpereigenen Immunabwehr.

Akute Mittelohrentzündung

Die akute Mittelohrentzündung entsteht bei Infekten der oberen Luftwege (Schnupfen, grippaler Infekt), wenn bereits ein akuter Tubenkatarrh vorliegt und die Ohrtrompete verschlossen ist.
Bei verschlossener Tube können die Bakterien im Mittelohr nicht mehr mit dem Schleim abfließen und vermehren sich auf dem, von der Schleimhaut des Mittelohres gebildeten und dort gestauten Schleim.
Auch als Komplikation von Kinderkrankheiten wie Masern oder Mumps kann eine akute Mittelohrentzündung auftreten.
Bei Trommelfellverletzungen können von außen Krankheitserreger ins Mittelohr eindringen und dort zur Entzündung führen.

Ursachen und Risikofaktoren der akuten Mittelohrentzündung

- Atemwegsinfekte
- vergrößerte Rachenmandeln
- akuter oder chronischer Tubenkatarrh
- Viruserkrankungen wie Masern, Mumps
- Schwäche der körpereigenen Immunabwehr
- Trommelfellverletzung

Beschwerden

Erstes Anzeichen ist eine Hörverschlechterung sowie (oft) ein Ohrgeräusch. Schnell entwickeln sich aus Missempfindungen mit stechenden Schmerzen und Klopfen im Ohr Dauerschmerzen und ein Gefühl, als ob das Ohr prall gefüllt wäre.
Da sich das Mittelohr gleich oberhalb des Kiefergelenkes befindet, führen Bewegungen des Unterkiefers beim Essen und Sprechen zu weiteren Schmerzen. Kopfschmerzen und

Fieber stellen sich ein. Kleine Kinder mit akuter Mittelohrentzündung erbrechen oft. Wärme verschlimmert die Ohrenschmerzen noch.
Das entzündete Trommelfell weicht schwammartig auf und kann von selbst einreißen. In diesem Moment lässt der starke Schmerz schlagartig nach, und die im Mittelohr angesammelte Flüssigkeit fließt aus dem Gehörgang aus. Der Ausfluss enthält meistens auch etwas Blut.

AktivCheck

Wann muss ich zum Arzt?

- Bei zunehmenden Beschwerden und lang andauernden Schmerzen.

Was wird mein Arzt mich fragen?

- Hatten Sie gerade einen Infekt?
- Ist Ihnen eine Trommelfell-Verletzung bekannt?

Was frage ich meinen Arzt?

- Kann ich baden oder duschen?

AktivTipp

Was kann mein Arzt tun?

- Er verordnet Schmerzmittel, bei Fieber Antibiotikum.
- Absaugen des Sekrets im Mittelohr.

Was kann ich selbst tun?

- Zwiebelwickel sollen lindernd wirken.

Untersuchung und Behandlung

Bei der Untersuchung des Ohres sieht der Arzt ein stark vorgewölbtes, hochrotes Trommelfell. Im Mittelohr steht oft Flüssigkeit bzw. Eiter. Manchmal hat das Trommelfell eine Öffnung, aus der eitriges Sekret abfließt.
Die Behandlung muss vor allem drei Dinge leisten: die heftigen Schmerzen lindern, Komplikationen verhindern und die Funktion der Ohrtrompete wiederherstellen, damit kein chronischer Tubenkatarrh entsteht.
Im Frühstadium einer akuten Mittelohrentzündung können Hausmittel helfen. Ein Zwiebelwickel verschafft oft Linderung. Da die Mittelohrentzündung sich meistens aus einem akuten Tubenkatarrh entwickelt, sind im Anfangsstadium auch abschwellende Nasentropfen sowie Inhalationen nützlich. Da das Trommelfell durchgängig sein kann, sollten Sie keine Ohrentropfen benutzen.
Wenn Fieber auftritt, das Allgemeinbefinden stark beeinträchtigt ist oder die Beschwerden nicht nachlassen, ist der Arzt gefragt.
Bei Fieber ist in der Regel ein Antibiotikum erforderlich, das Sie oder Ihr Kind 8 bis 9 Tage lang einnehmen müssen, um einen Rückfall zu vermeiden.
Wenn sich im Mittelohr Flüssigkeit angesammelt hat, macht der Arzt einen kleinen Schnitt ins Trommelfell, um das Sekret abzusaugen und die Erkrankung schneller zum Ausheilen zu bringen.
Im Allgemeinen gehen die Beschwerden einer akuten Mittelohrentzündung unter Antibiotikabehandlung nach 3 bis 4 Tagen zurück. Viele Patienten denken nun, dass die Entzündung vorbei sei. Dies ist aber nicht der Fall. Während die Schmerzen schon weg sind, sind die Bakterien zum Teil noch da. Nehmen Sie Ihr Antibiotikum immer 8 bis 9 Tage lang ein.
Eine unvollständig ausgeheilte Mittelohrentzündung kann zu Komplikationen führen. An erster Stelle zu nennen ist die Entzündung

des knöchernen Warzenfortsatzes (Mastoid), der mit dem Mittelohr in direkter Verbindung steht. Diese Komplikation ist bei Kleinkindern am ehesten zu befürchten. Sie kann schlimme Folgen haben, wenn die Entzündung des Warzenfortsatzes auf das Gehirn übergreift. Dies müssen Sie unbedingt durch eine sorgfältige und ausreichend lange Behandlung vermeiden.
Bei Kindern mit häufigen Mittelohrentzündungen sollten vergrößerte Rachenmandeln entfernt werden. Auch die Stärkung der körpereigenen Abwehrkräfte wirkt vorbeugend.

Chronische Mittelohrentzündung

AktivCheck

Wann muss ich zum Arzt?

- Sie hätten schon längst einen Hals-Nasen-Ohren-Arzt aufsuchen müssen.

Was wird mein Arzt mich fragen?

- Leiden Sie unter ständig wiederkehrenden Atemwegsinfekten?
- Sind Ihnen eitrige Absonderungen aus dem Ohr aufgefallen?

Was frage ich meinen Arzt?

- Ist mein Hörvermögen gefährdet?
- Kann ich derzeit baden oder duschen?

AktivTipp

Was kann mein Arzt tun?

- Er verordnet Antibiotika und säubert das Ohr regelmäßig.
- Nach Ausheilung wird das Trommelfellloch verschlossen oder es werden andere operative Maßnahmen ergriffen.

Was kann ich selbst tun?

- Achten Sie darauf, dass das Ohr beim Baden immer verschlossen ist.

Die dauerhaft bestehende Entzündung im Mittelohr betrifft entweder nur die Schleimhaut oder auch den umgebenden Knochen. Immer wiederkehrende Atemwegsinfekte mit chronischem Tubenkatarrh und akuten Mittelohrentzündungen können schließlich zu einer dauerhaften Entzündung im Mittelohr führen. Diese Entzündung wiederum kann sich als chronische Schleimhauteiterung oder als chronische Knocheneiterung entwickeln.

Beschwerden

Kennzeichen ist eine zunehmende Schwerhörigkeit. Ganz anders als die akute verursacht die chronische Mittelohrentzündung kaum Ohrenschmerzen.
Der Ausfluss aus dem Ohr ist bei beiden Formen verschieden: Bei der chronischen Schleimhauteiterung läuft nur ab und zu eher geruchloses Sekret aus dem Ohr, oft bei einer Erkältung, oder wenn beim Baden Wasser ins Mittelohr eingedrungen ist. Bei der chronischen Knocheneiterung dagegen sondert das Ohr ständig einen unangenehm riechenden, eitrigen Schleim ab
Die chronische Knocheneiterung kann zu schweren Komplikationen (Zerstörung der Gehörknöchelchen, Lähmung des Gesichtsnerven, Entzündung der Hirnhäute) führen.

Untersuchung und Behandlung

Bei der Ohrspiegelung sieht der Arzt ein Loch im Trommelfell, das sich bei der Schleimhauteiterung in der Mitte und bei der Knocheneiterung am Rande des Trommelfells befindet.
Bei der Knocheneiterung können Schleimhautwucherungen (Cholesteatome) und Bereiche mit zerstörtem Knochen auftreten. Die Knochenzerstörung in der Umgebung der Paukenhöhle wird entweder schon bei der Ohrspiegelung sichtbar oder auf speziellen Röntgenaufnahmen.
Um einer Verschlimmerung vorzubeugen, sollten Sie das betroffene Ohr beim Baden oder Duschen immer gut verschließen, damit kein Wasser hinein gerät. Träufeln Sie keine Ohrentropfen in das Ohr, die der Arzt nicht ausdrücklich verschrieben hat.
Gegen die Bakterien verordnet der Arzt Antibiotika. Außerdem reinigt er das laufende Ohr. Nach Abklingen der Entzündung wird das Loch im Trommelfell operativ verschlossen.
Bei Narbenbildung im Mittelohr, Zerstörung der Gehörknöchelchen oder zerstörtem Knochen in der Umgebung des Mittelohres sind größere operative Eingriffe notwendig. Dies bessert die Hörfunktion wieder und verhindert die Ausbreitung der Knocheneiterung mit den drohenden Komplikationen.
Alles, was den Erkrankungen der Atemwege vorbeugt, ist nützlich: die Entfernung vergrößerter Rachenmandeln, die operative Begradigung einer verbogenen Nasenscheidewand, die Ausheilung einer chronischen Nasennebenhöhlenentzündung und die Stärkung der körpereigenen Immunabwehr.

Ohrgeräusche (Tinnitus)

Geräuschempfindungen, die nicht aus der Umgebung stammen und daher auch von anderen Menschen nicht gehört werden, heißen Ohrgeräusche.
Die Ursachen von Ohrgeräuschen (Tinnitus) können vielfältig sein. Ein grippaler Infekt, ein Tubenkatarrh, eine Mittelohrentzündung, eine Trommelfellverletzung, ein lauter Knall, eine chronische Lärmschädigung oder Durchblutungsstörung des Innenohrs, aber auch Abnutzungserscheinungen der Halswirbelsäule sowie Medikamente und Gifte können zu Ohrgeräuschen führen.
Diese können wieder verschwinden, wenn die Grunderkrankung (grippaler Infekt, Mittelohrentzündung) überwunden oder der schädliche Einfluss (Medikament) abgestellt ist. Ohrgeräusche, die auf Innenohrschäden beruhen, können dauerhaft bis lebenslang anhalten.

Beschwerden

Die Betroffenen hören sausende, brummende, pfeifende oder klingelnde Geräusche, die ihnen auf die Dauer sehr lästig werden können.

AktivCheck

Wann muss ich zum Arzt?

- Sofort, am Anfang sind die Therapiechancen am größten.

Was wird mein Arzt mich fragen?

- Seit wann leiden Sie unter Tinnitus? Erinnern Sie sich an ein auslösendes Ereignis (Lärm, Knalltrauma, Infektion usw.)?

AktivTipp

Was kann mein Arzt tun?

- Er verordnet entzündungshemmende und durchblutungsfördernde Arzneien.
- Beim Tinnitus, der weniger als 3 Monate besteht, kann er eine Sauerstoff-Überdruck-Therapie verordnen.
- Beim Tinnitus, der länger als 3 Monate besteht, lohnt sich ein Tinnitus-Masker.

Was kann ich selbst tun?

- Akupunktur, autogenes Training, Entspannungsübungen oder psychosomatische Betreuung können helfen, mit den Geräuschen zu leben.
- Schützen Sie sich konsequent vor Lärm, denn der schadet dem Innenohr.
- Achten Sie auf Medikamente, deren Nebenwirkung eine Ohrschädigung sein kann. Hier sollten Sie unbedingt die empfohlenen Dosierungen einhalten und auf eine Verschlimmerung der Ohrgeräusche achten.

Untersuchung und Behandlung

Wenn die Ohrgeräusche erst seit wenigen Stunden oder Tagen bestehen, macht der Arzt verschiedene Hörtests. Dabei bestimmt er die Qualität des Ohrgeräusches. Ein Computertomogramm oder ein Kernspintomogramm des Kopfes kann feststellen, ob ein Tumor am Hör- oder Gleichgewichtsnerven die Ohrgeräusche verursacht (sehr selten).

Hier geht es um die Behandlung der (voraussichtlich) langwierigen Ohrgeräusche. Zwei Hinweise vorab: 1. Wappnen Sie sich mit Geduld. 2. Suchen Sie sich einen Therapeuten, dem Sie zutrauen, dass er aus der Vielzahl der Behandlungsmöglichkeiten die für Sie erfolgversprechenden herausfindet.

Lernen Sie, das Ohrgeräusch zu „überhören". Machen Sie dazu die folgende Übung: Lesen Sie einige Seiten in Ihrem Lieblingsbuch und stellen Sie gleichzeitig das Radio ein. Nun versuchen Sie sich so auf das Buch zu konzentrieren, dass Sie das Radio schließlich überhören. Übertragen Sie diese Erfahrung in Ihren Alltag.

Zur Behandlung eines akuten Tinnitus setzt der Arzt Infusionen mit durchblutungsfördernden Wirkstoffen sowie entzündungshemmende Medikamente ein.

Bei Ohrgeräuschen, die noch nicht länger als drei Monate bestehen und durch die genannten Maßnahmen nicht zu beeinflussen waren, kann neuerdings die Sauerstoff-Überdruck-Behandlung eingesetzt werden.

Bei Ohrgeräuschen, die schon über Monate oder Jahre bestehen und mit der Zeit vielleicht sogar schlimmer wurden, kann ein Hörgerät oder ein Tinnitus-Masker nützlich sein. Der Tinnitus-Masker schwächt die Frequenzen des Ohrgeräusches gezielt ab und „verdeckt" es so technisch.

Hörsturz

Bei einem Hörsturz handelt es sich um eine innerhalb von Minuten auftretende einseitige Innenohrstörung.

Auslöser eines Hörsturzes sind plötzliche Durchblutungsstörungen des Hörorgans. Bei manchen Betroffenen tritt der Hörsturz während eines grippalen Infektes oder in einer Phase besonderer privater oder beruflicher Belastung auf. Dabei sind alle Altersklassen gleich betroffen.

Beschwerden

Der plötzlich auf einem Ohr auftretende Hörverlust kann sich auf einzelne Tonhöhen beschränken, aber auch zur völligen einseitigen Taubheit führen.

AktivCheck

Wann muss ich zum Arzt?

- Sofort. Dies ist ein HNO-Notfall. Je länger der Hörsturz zurückliegt, desto schlechter werden die Ergebnisse.

Was wird mein Arzt mich fragen?

- Waren Sie in letzter Zeit beruflich oder privat sehr angespannt?

Was frage ich meinen Arzt?

- Kann sich der Hörsturz auch auf das andere Ohr ausbreiten?
- Kann sich mein volles Gehör wieder einstellen?

AktivTipp

Was kann mein Arzt tun?

- Durchblutungsfördernde Infusionen und kurzzeitig Kortison geben.
- Er wird Ihnen ein paar Tage Ruhe verordnen.

Was kann ich selbst tun?

- Schalten Sie möglichst alle beruflichen und privaten Stressfaktoren aus.
- Sie sollten Entspannungsübungen, autogenes Training oder andere Verfahren kennenlernen.

Untersuchung und Behandlung

Wer einen Hörsturz erlebt hat, sollte seinen normalen täglichen Stress eine Weile komplett abstellen.

Die medizinische Behandlung hat das Ziel, den Sinneszellen im Innenohr mehr Sauerstoff zuzuführen: Die Patienten erhalten Infusionen mit durchblutungsfördernden Medikamenten und kurzfristig auch Kortison, das abschwellend und entzündungshemmend wirkt.

Stimmen Sie dem Vorschlag Ihres Arztes zu, ein paar ruhige Tage in der Klinik zu verbringen. Das erleichtert Ihnen auch den zeitweiligen Stressverzicht.

Ménièresche Krankheit

Bei dieser anfallsartig auftretenden Erkrankung sind sowohl das Hör- als auch das Gleichgewichtsorgan betroffen.

Ursache ist ein plötzlicher Überdruck in den flüssigkeitsgefüllten Innenohrräumen (Endolymphe). Die Erkrankung verläuft meist über viele Jahre bis Jahrzehnte.

Beschwerden

Vor dem Anfall besteht oft ein Druckgefühl im Ohr. Im Anfall, der Minuten bis Stunden dauert, tritt eine einseitige Hörminderung mit Drehschwindel und Ohrgeräuschen auf, oft verbunden mit Übelkeit und Erbrechen.

Danach normalisiert sich das Hörvermögen meist wieder. Nach vielen Anfällen bleibt aber oft eine Hörstörung zurück.

AktivCheck

Wann muss ich zum Arzt?

- Schnellstmöglich zur Abklärung.

Was wird mein Arzt mich fragen?

- Wie lange leiden Sie schon unter diesen Beschwerden?
- Kennen Sie irgendwelche Auslöser?

Was frage ich meinen Arzt?

- Kann man nicht das Gleichgewichtsorgan „ausschalten"?
- Bleibt mein Hörvermögen erhalten?

AktivTipp

Was kann mein Arzt tun?

- Die Behandlungsmöglichkeiten bestehen aus Arzneien gegen den Schwindel und gegen Übelkeit.
- Im Anfall wird mit Infusionen der Flüssigkeitsverlust behoben.
- Langfristig senken Arzneien die Reizempfänglichkeit.
- Akupunktur kann helfen.
- Wenn es trotz Medikamenten wieder zu Anfällen kommt, wird zur Druckentlastung im Innenohr ein flüssigkeitsgefüllter Gang eröffnet.

Was kann ich selbst tun?

- Führen Sie ein Tagebuch, um eventuell Auslöser für die Beschwerden finden zu können.
- Trinken Sie gleichmäßig und keine großen Mengen auf einmal.
- Verzichten Sie (vorübergehend) auf Alkohol und Kaffee.

Untersuchung und Behandlung

Der für die Erkrankung typische Überdruck im flüssigkeitsgefüllten Innenohr kann mithilfe der so genannten Elektrokochleographie (Ableitung elektrischer Ströme aus der Schnecke des Innenohres) in der Mehrzahl der Fälle nachgewiesen werden.

Die Behandlungsmöglichkeiten sind vielfältig und reichen bis zum chirurgischen Eingriff. Die Akupunktur ist eine anerkannte Methode.

Wichtig ist es, die tägliche Trinkmenge gleichmäßig zu verteilen und nicht in kurzer Zeit viel (mehr als ½ Liter) zu trinken. Da Kaffee und Alkohol – wie übrigens auch Nikotin und Stress – zur Auslösung von Anfällen beitragen können, sollten Betroffene damit vorsichtig umgehen. Es ist ratsam, einige Wochen lang auf diese möglichen Auslöser ganz zu verzichten, um die Auswirkung auf den Krankheitsverlauf zu beobachten.

Die medizinische Behandlung richtet sich nach der Schwere und Häufigkeit der Anfälle. Eingesetzt werden Mittel gegen Schwindel (Antivertiginosa). Bei einem starken Anfall mit Übelkeit und Erbrechen sind zusätzlich beruhigende Medikamente und Mittel gegen die Übelkeit (Antiemetika) erforderlich. Während der Anfälle ist Bettruhe empfehlenswert.

Wegen der Hörstörung erhält der Patient auch Infusionen mit durchblutungsfördernden Wirkstoffen. Langfristig können Medikamente angewendet werden, welche die Reizschwelle des Gehirns für die Anfälle erhöhen. Sie sollen bewirken, dass auch bei einem Druckanstieg im Innenohr kein Anfall auftritt.

Nase, Nasennebenhöhlen

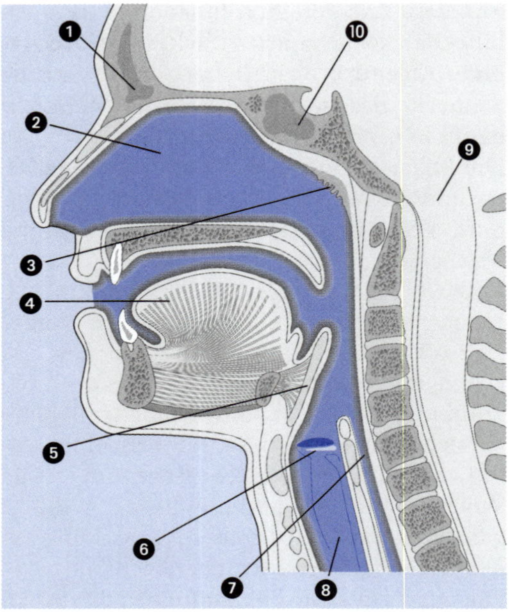

Schnitt durch Nase und Nasennebenhöhlen

1 Stirnbeinhöhlen 2 Nasenhöhle 3 Rachenmandeln 4 Zunge 5 Kehldeckel 6 Stimmbänder 7 Speiseröhre 8 Luftröhre 9 Rückenmarkskanal 10 Nasennebenhöhlen

Aufbau und Funktion

Die Nase unterscheidet die vielfältigsten Gerüche. Sicher ist Ihnen schon aufgefallen, dass bei verstopfter Nase „alles gleich fad" schmeckt. Kein Wunder, denn die Zunge erkennt nur wenige Geschmackswerte, die feine Nase aber Tausende von Gerüchen. Die Nase ist das eigentliche Geschmacksorgan.
Die Nase besteht aus einem äußeren knorpeligen und einem inneren knöchernen Teil. Der knöcherne Teil wird von mehreren Schädelknochen (Stirnbein, Oberkiefer, Nasenbein, Siebbein, Keilbein, Pflugscharbein und Tränenbein) gebildet. Der Nasenboden entspricht der Rückseite des harten Gaumens der Mundhöhle.
Der knorpelige Anteil der Nase ist zusammengesetzt aus den Nasenflügelknorpeln, dem Nasenspitzenknorpel und den Dreiecksknorpeln. Die Nasenhaupthöhle wird durch eine Scheidewand in zwei Hälften getrennt. Ihr vorderer Teil besteht aus Knorpel, ihr hinterer aus Knochen. Den vordersten Abschnitt der Nase, den Nasenvorhof, bedeckt Haut mit Haaren und Talgdrüsen.
Weiter hinten in der Nasenhöhle liegen auf jeder Seite drei Nasenmuscheln übereinander, eine untere, mittlere und obere Muschel. Sie bestehen aus einem knöchernen Kern und sind mit Schleimhaut überzogen. Diese Schleimhaut enthält sehr viele Blutgefäße, die sich stark füllen können, wodurch die Muscheln anschwellen und die Atmung durch die Nase behindern.
Am Nasendach und auf der oberen Nasenmuschel befindet sich das Riechgewebe. Von ihm aus ziehen die fadendünnen Riechnerven durch die knöcherne Siebplatte hindurch in das Riechzentrum des Gehirns.
Nach hinten öffnet sich die Nasenhöhle in den Nasenrachenraum, der sich oberhalb des Gaumenzäpfchens befindet.
Von der Nasenhaupthöhle gehen auf jeder Seite vier Nasennebenhöhlen ab:

- die Kieferhöhlen (sie liegen im Oberkiefer),
- die Siebbeinzellen (zwischen Nasenwurzel und Augenhöhle),
- die Stirnhöhlen (hinter der Stirn) und
- die Keilbeinhöhlen (hinter den Siebbeinzellen unter der Schädelbasis).

Die Nase und ihre Nasennebenhöhlen sind mit einer Schleimhaut ausgekleidet, die an ihrer Oberfläche Flimmerhärchen trägt. Sie bewegen sich wellenförmig und transportie-

ren mit dem Flimmerstrom den Nasenschleim zum Rachen. Wenn er dort ankommt, wird durch Nervenreize ein Schluckvorgang ausgelöst.
Im vorderen Teil der Nasenscheidewand liegen die Blutgefäße direkt unter der Oberfläche und können bei Berührung, vor allem bei trockener Nase, leicht einreißen und zu Nasenbluten führen.

Funktion der Nase

Die Nasenhaupthöhle, die meistens einfach nur „Nase" genannt wird, hat neben dem Riechen und Schmecken drei weitere wichtige Funktionen: das Anfeuchten, Anwärmen und Filtern der Atemluft.
Anfeuchten der Atemluft: Die Atemluft wird auf ihrem Weg vom Naseneingang bis zum Kehlkopf von 60 % auf mehr als 90 % Luftfeuchtigkeit gebracht. Dies gelingt mithilfe der Nasenschleimhaut und der Oberflächenvergrößerung der inneren Nase durch die Nasenmuscheln.
Anwärmen der Atemluft: Selbst im Winter bei Lufttemperaturen unter 0 °C wird die Atemluft vom Naseneingang bis zum Kehlkopf auf über 30 °C erwärmt. Dies wird durch die große Blutfülle der Nasenmuscheln ermöglicht. Bei Mundatmung gelangt weit kältere Luft in die Bronchien und die Lunge.
Herausfiltern und Abfangen kleiner Fremdkörper aus der Atemluft: Diese Funktion entlastet die tieferen Atemwege, indem sie Stäube bis zu einer bestimmten Partikelgröße im Vorfeld entsorgt. Wer hat nicht schon einmal einen staubigen Raum ausgefegt und später einen Teil des Staubes im Taschentuch wiedergefunden?

Funktion der Nasennebenhöhlen

Zu der bis heute nicht ganz geklärten Funktion der Nasennebenhöhlen gibt es verschiedene Theorien: 1. Die Höhlenbildung in den Schädelknochen soll als biologische „Leichtbauweise" das Gewicht des Schädels begrenzen. 2. Die Nebenhöhlen sollen als Resonanzkörper beim Sprechen dienen und den Sprachklang verbessern. 3. Sie sollen durch „Verwirbelung" der Atemluft die verschiedenen Riecheindrücke besser zur Geltung bringen. Die dritte Theorie wird damit begründet, dass Tiere mit ausgeprägtem Geruchssinn, wie z. B. Hunde, meistens ein besonders ausgedehntes System von Nasennebenhöhlen haben.

Untersuchung der Nase

Zuerst schaut sich der Arzt die äußere Form der Nase an. Es gibt breite, flache, schmale, hohe Nasen, eingesunkene Nasenrücken und verbogene Nasen. Bei älteren Menschen entsteht manchmal durch eine gutartige Wucherung der Talgdrüsen an der Nasenspitze die so genannte Kartoffel- oder Knollennase.

Nasenspiegelung Die Nasenhöhle untersucht der Arzt entweder mit Stirnlampe und Spekulum (Nasenspiegel; zangenartiges Gerät) oder mit einem biegsamen Endoskop. Bei der Nasenspiegelung mit Spekulum führt der Arzt das Gerät im geschlossenen Zustand vorsichtig in ein Nasenloch ein und öffnet den Nasenflügel, indem er die beiden Arme des Nasenspiegel auseinander drückt. Durch Bewegungen des Kopfes und des Spekulums kann er die Nasenhöhle einsehen und erkennt Veränderungen der Nasenschleimhaut, deren Absonderungen (wässriger oder eitriger Schnupfen), Verbiegungen der Nasenscheidewand, die Beschaffenheit der Nasenmuscheln, Fremdkörper (besonders bei Kindern) oder die Blutungsquelle bei Nasenbluten.

Untersuchung des Nasenrachenraumes

Der Nasenrachenraum kann mit dem Rachenspiegel (kleiner runder Spiegel mit Griff) untersucht werden, der durch den Mund bis hinter das Gaumenzäpfchen geführt wird. Die Untersuchung kann auch mit einem Endoskop über die Nase erfolgen.

Untersuchung der Nebenhöhlen

Bei der Nasenspiegelung sucht der Arzt auch die Mündungen der Nebenhöhlen auf und versucht zu beurteilen, ob die Verbindung zu den Nebenhöhlen offen ist. Um eine Flüssigkeitsansammlung in den Nebenhöhlen nachzuweisen, sind die Sonographie und die Röntgenaufnahme geeignet.

Polypen und vergrößerte Rachenmandeln

Vergrößerte Rachenmandeln werden umgangssprachlich als „Polypen" bezeichnet. Dieses lymphatische Gewebe liegt am hinteren Ausgang der Nasenhöhle im Nasenrachenraum. Die Rachenmandeln dürfen übrigens nicht mit den Gaumenmandeln verwechselt werden, die zwischen den Gaumenbögen liegen und bei Entzündung Schluckbeschwerden verursachen.
Die Rachenmandeln vergrößern sich bei Kleinkindern oft dann, wenn sie in eine neue Umgebung kommen, z.B. wenn die Eltern ihr Kind etwa im Alter von einem Jahr häufiger zu Freunden oder Verwandten mitnehmen oder wenn die Kinder im Alter von 3 bis 4 Jahren in den Kindergarten kommen.
Der Kontakt mit neuen Krankheitserregern (Bakterien, Viren) regt das lymphatische Gewebe, vor allem im Nasenrachen, zum Wachstum an. Aber auch die Gaumenmandeln werden größer und können den Schlund einengen. Da die Mandeln bei der Immunabwehr eine wichtige Funktion erfüllen, ist ihr Wachstum grundsätzlich nicht negativ zu sehen. Allerdings kann es zu Beschwerden führen.

Beschwerden

Die vergrößerten Rachenmandeln behindern die Atmung durch die Nase, sodass die Kinder mehr durch den Mund atmen. Wenn ein Kind ständig mit offenem Mund herumläuft und deswegen vielleicht schon gehänselt wird, sollten die Eltern an „Polypen" denken. Die schlechte Belüftung und der behinderte Schleimabfluss führen zum Dauerschnupfen. Die Nase der betroffenen Kinder läuft ständig. Sie sprechen näselnd und im Schlaf kann man sie schnarchen hören.
Die Kinder haben häufig leichte oder auch schwere Ohrenschmerzen. Da die vergrößerten Rachenmandeln den Ausführungsgang der Ohrtrompete, der im Nasenrachenraum mündet, verlegen, entsteht ein akuter oder chronischer Tubenkatarrh. Der Druckausgleich im Mittelohr fällt aus, wegen der verschlossenen Ohrtrompete kann sich im Mittelohr Flüssigkeit ansammeln. Beides führt zu einer Hörverschlechterung, sodass die Kinder vieles von ihrer Umgebung nicht richtig mitbekommen.

AktivCheck

Wann muss ich zum Arzt?

- Wenn Ihr Kind wegen der vergrößerten Rachenmandeln ständig mit offenem Mund atmet.
- Wenn Ihr Kind Dauerschnupfen hat.

Was wird mein Arzt mich fragen?

- Wie viele Mandelentzündungen hatten Sie im letzten Jahr?
- Kennen Sie die Auslöser (zum Beispiel: Schwimmen, Luftzug, ein Glas kaltes Wasser)?

Was frage ich meinen Arzt?

- Sind meine Mandeln bereits so stark in ihrer Funktion gestört, dass sie nur noch schaden?
- Können wiederholte Mandelentzündungen meine Befindlichkeit generell schwächen?

AktivTipp

Was kann mein Arzt tun?

- Wenn Sie oder Ihr Kind dauernd an den Polypen leiden, sollte eine operative Entfernung erwogen werden.

Was kann ich selbst tun?

- Das Lutschen von Eis lindert die Beschwerden. Empfohlen werden auch kalte Halswickel und Halstabletten.
- Eine allgemeine Stärkung des Immunsystems ist sinnvoll.

Untersuchung und Behandlung

Der erfahrene Kinder- oder Hals-Nasen-Ohrenarzt kann Kinder mit Polypen oft schon an ihrem Aussehen erkennen. Die Untersuchung der Nase, des Nasenrachenraumes und des Ohres bestätigt dann meistens die Vermutung.

Medikamentöse Maßnahmen zur Linderung der Folgeerkrankungen Schnupfen, Tubenkatarrh und Mittelohrentzündung sind bei den jeweiligen Krankheitsbildern genannt. Sie ersetzen aber nicht die Entfernung der vergrößerten Rachenmandeln.

Der Arzt entfernt die vergrößerten Rachenmandeln und saugt gleichzeitig den Flüssigkeitserguss im Mittelohr ab. Dieser verhältnismäßig kleine Eingriff wird in Vollnarkose unternommen. Die Kinder haben ihn meistens am nächsten oder übernächsten Tag schon vergessen.

Schnupfen

Die akute Entzündung der Nasenschleimhaut (Rhinitis) mit Schnupfen wird durch verschiedene Viren verursacht. Schnupfen ist eines der häufigsten Erkältungssymptome. Sobald jemand, der die Schnupfenviren auf seiner Atemwegsschleimhaut trägt, in Ihrer Nähe in Ihre Richtung hustet, niest, spricht oder auch nur ausatmet, können die Viren durch winzige Tröpfchen („Tröpfcheninfektion") auf Ihre Nasenschleimhaut gelangen und sich in deren Zellen einnisten. Die Anschwellung der Schleimhaut und die verstärkte Schleimbildung zeigen an, dass die Immunabwehr des Körpers sich mit den Viren auseinander setzt.

Oft ist zu beobachten, dass der zunächst sehr wässrige Nasenschleim im Laufe des Schnupfens immer zähflüssiger wird und die Nasenschleimhaut schließlich fast ganz austrocknet.

Beschwerden

Die Erkrankung kann mit Frösteln und Niesreiz beginnen. Dann geht die Nase zu, und Kopfschmerzen können auftreten. Nun beginnt die Nase zu laufen, und eventuell die Augen zu tränen. Erwachsene haben während eines Schnupfens meistens kein Fieber, Kinder schon eher.

Durch die verstopfte Nase ist das Riechvermögen eingeschränkt bis aufgehoben. Das Essen schmeckt dann nur noch süß, sauer, salzig oder bitter. Bei zugeschwollener Nase klingt die Stimme „näselnd".
Durch das ständige Naseputzen können die Umgebung der Nase und die Oberlippe entzündlich gereizt sein.
Nach 8 bis 10 Tagen ist ein akuter Schnupfen im Allgemeinen überstanden. Die Nasenschleimhäute sind dann oft ausgetrocknet und bluten leichter.

AktivCheck

Wann muss ich zum Arzt?

- Nur, wenn die Symptome nach etwa fünf Tagen keine Tendenz zur Besserung zeigen und wenn starker Husten dazu kommt.
- Wenn Sie hohes Fieber entwickeln.
- Wenn Sie ohnehin bereits abwehrgeschwächt sind.

Was wird mein Arzt mich fragen?

- Wie lange haben Sie Schnupfen?
- Welche Farbe haben die Nasenabsonderungen, klar oder gelblich-grün?
- Haben Sie starke Kopfschmerzen und sind klopfempfindlich im Bereich der Stirn?
- Seit wann besteht der Husten?
- Produziert der Husten gelblich-grünen Auswurf?
- Wie oft haben Sie Schnupfen pro Jahr?
- Ist Ihnen eine Allergie bekannt?
- Haben Sie Haustiere?
- Sind Sie Raucher?
- Liegt eine andere Erkrankung mit Schwächung der Immunabwehr vor?

Was frage ich meinen Arzt?

- Kann ich weiter arbeiten oder muss ich bis zum Verschwinden der Beschwerden zu Hause bleiben?
- Wie kann ich meinen Nachtschlaf sichern?
- Wie lange dauert es, bis ich wieder gesund bin?

AktivTipp

Was kann mein Arzt tun?

- Ihr Arzt kann Sie nur symptomatisch behandeln. Dazu verordnet er abschwellende Nasentropfen oder Nasensprays.

Was kann ich selbst tun?

- Inhalieren Sie mit Schleim lösenden Ölen.
- In der Apotheke gibt es auch in Kapseln eingeschlossene ätherische Öle zu kaufen, die sich im Magen auflösen.
- Pflegen Sie Ihre trockene Haut an Lippen und Nase.
- Trinken Sie über den ganzen Tag verteilt viel, damit die Krankheitskeime aus dem Körper herausgespült werden (es bieten sich Wasser, Fruchtsäfte, aber auch Erkältungstees und andere Heiltees an).

Untersuchung und Behandlung

Nur wenige Menschen gehen mit akutem Schnupfen zum Arzt, der Medikamente gegen die Begleiterscheinungen verordnet. Die Diagnose ist meistens augenfällig.
Die Behandlung des Schnupfens soll die Beschwerden lindern. Gegen die verursachen-

den Schnupfenviren gibt es noch keine wirksame Therapie.
Mit abschwellenden Nasentropfen oder -sprays können Sie die verstopfte Nase wieder öffnen und Komplikationen, wie z. B. die akute Entzündung der Mittelohren oder der Nasennebenhöhlen, verhindern. Diese Mittel sollten Sie aber nicht länger als 2 Wochen anwenden, da sie bei Dauergebrauch immer weniger wirksam sind. Wenn ihre abschwellende Wirkung nachlässt, können diese Mittel sogar eine gegenteilige Reaktion der Naseschleimhäute verursachen, die dann stark anschwellen. Für Schwangere sind die abschwellenden Tropfen oder Sprays ungeeignet, da Sie nicht nur die Durchblutung der Nasenschleimhaut, sondern auch die des Kindes im Mutterleib vermindern können. Durch Inhalationen, am besten mit Salzlösungen, gelingt es, die geröteten und angeschwollenen Schleimhäute anzufeuchten.
Einem Schnupfen sicher vorzubeugen, gelingt nicht. Maßnahmen, welche die Abwehrkräfte stärken, wirken sich jedoch günstig auf die Häufigkeit und Dauer von akuten Infektionen der oberen Atemwege aus.
Wer in der kalten Jahreszeit zu Hause bleiben kann und keine öffentlichen Verkehrsmittel oder Veranstaltungen besucht, kann unter Umständen den ein oder anderen Schnupfen vermeiden. Dies gilt erfahrungsgemäß nicht für Eltern kleiner Kinder.

Heuschnupfen (allergischer Schnupfen)

Dieser Schnupfen wird durch eine allergische Reaktion verursacht. Meist sind Pflanzenpollen die Allergieauslöser (Allergene).
Heuschnupfen ist die häufigste allergische Erkrankung, von der 10 bis 15 % der deutschen Bevölkerung betroffen sind. Wenn Sie sich über Allergien ausführlich informieren möchten, können Sie in diesem Buch das Kapitel „Allergische Erkrankungen“ lesen. Dort werden vor allem die Grundlagen der allergischen Reaktion und die Möglichkeiten der Vorbeugung ausführlich beschrieben.
Wenn der Heuschnupfen durch Pflanzenpollen ausgelöst wird, bestehen die Beschwerden nur in der Zeit des Pollenfluges, die je nach Pollenart verschieden ist. Ähnliche Beschwerden können aber auch durch Allergene verursacht werden, die das ganze Jahr über vorhanden sind, Bestandteile des Hausstaubes, Schimmelpilzsporen, von Haustieren stammende Stoffe oder Nahrungsmittel.

Beschwerden

Bei Kontakt mit dem Allergen kommt es zu einem Juckreiz in der Nase, der regelrechte Niesattacken auslöst. Die Nase läuft mit wässrigem Schnupfen. An den Augen tritt meistens gleichzeitig eine allergische Bindehautentzündung auf. Die Augen brennen oder jucken, die Tränen laufen.
Zwischen den Schnupfenanfällen ist die Nase verstopft. Starker Heuschnupfen kann zu verminderter Belastbarkeit, erhöhter Reizbarkeit und zu Verstimmung führen.
Aus dem Heuschnupfen können sich asthmatische Beschwerden entwickeln.

AktivCheck

Wann muss ich zum Arzt?

- Bei Verschlimmerung der Reaktion, wenn Sie Luftnot bekommen oder sehr unruhig und ängstlich sind.
- Wenn Sie einen heftigen Asthmaanfall bekommen.

Wann muss ich zum Arzt?

- Bei beginnender Schocksymptomatik lassen Sie sofort einen Notarzt kommen.

Was wird mein Arzt mich fragen?

- Kennen Sie die Auslöser Ihrer allergischen Reaktionen?
- Sind Sie auch gegen Nahrungsmittel allergisch?
- Haben Sie auch schon einmal unerwartet heftige körperliche Reaktionen erlebt?

Was frage ich meinen Arzt?

- Kommt für mich eine Desensibilisierung infrage?
- Wie lange dauert es, bis ich Besserung spüre?

AktivTipp

Was kann mein Arzt tun?

- Der Arzt unternimmt die umfangreiche Allergietestung (Hauttest, Prick-Test usw.)
- Er stellt Ihnen einen Allergiepass aus.
- Er führt eine Hyposensibilisierung durch.
- Ihr Arzt verschreibt Ihnen Antiallergika und Antihistaminika.

Was kann ich selbst tun?

- Allergene meiden! Achten Sie dabei auf so genannte Kreuzallergien zu Lebensmitteln.
- Planen Sie Ihren Urlaub so, dass Sie zur heftigsten Pollenzeit in Gebieten sein können, die pollenarm sind. Besonders geeignet sind Aufenthalte am Meer oder im Gebirge
- Wenn Sie zu heftigen Reaktionen neigen, müssen Sie Ihre Begleitpersonen in Erste-Hilfe-Maßnahmen einweihen.
- Tragen Sie immer genug Ihrer Medikamente bei sich.
- Halten Sie die Fenster geschlossen, wenn gerade Pollenflugzeit ist. Lüften Sie gut und lange nach einem Regenguss.
- Präparieren Sie sich gut: Pollenflugkalender, tägliche Pollenflugvorhersage gehören zu Ihrer Prophylaxe.

Untersuchung und Behandlung

Zunächst versucht der Arzt mit dem Patienten zusammen, die auslösenden Allergene einzugrenzen. Dabei sind die Beobachtungen des Patienten richtungsweisend. Mit den verdächtigen Allergenen führt der Arzt dann Allergietests durch.

Das Hauptprinzip der Behandlung besteht in der Vermeidung der individuellen Allergieauslöser. Das kann weit reichende Konsequenzen haben: Ein Bäcker mit einer Mehlstauballergie oder eine Friseuse, die auf Haarwaschmittel allergisch reagiert, müssen umschulen.

In vielen Fällen kann bei Heuschnupfen eine so genannte Hyposensibilisierung durchgeführt werden. Dabei werden die Allergene in geringer, über Monate und Jahre langsam steigender Konzentration in die Haut gespritzt. Ziel dieser Behandlung ist es, dass der

Betroffene immer weniger empfindlich auf „seine" Allergene reagiert.
Mit Medikamenten, welche die allergische Reaktion abmildern (Antiallergika, Antihistaminika), können die Heuschnupfenbeschwerden gelindert werden. Die Medikamente sind am wirksamsten, wenn sie ein paar Stunden vor dem erwarteten Allergenkontakt (Spaziergang, Gartenarbeit) angewendet werden. Einige dieser Antiallergika sind zwar rezeptfrei erhältlich, zu Beginn einer Anwendung sind die Tipps und Hinweise eines Arztes aber immer nützlich.

Zusätzliche Maßnahmen

Betrachten Sie die Klimatherapie vor allem als Maßnahme zur zeitweiligen Allergenvermeidung. Ein Pollenallergiker, der während seiner heimischen Pollensaison auf einer allergenfreien Insel Urlaub macht, hat sein Heuschnupfenproblem für dieses Jahr gelöst.
Akupunktur und Homöopathie können eine Alternative oder Ergänzung zur Behandlung sein.

Akute Nebenhöhlenentzündung

Die Entzündung der Nasennebenhöhlen (Sinusitis) entwickelt sich in den meisten Fällen aus einem Infekt der Nasenhaupthöhle, also aus einem Schnupfen. Bei Erwachsenen ist am häufigsten die Kieferhöhle betroffen. Bei Kindern sind die Siebbeinzellen am weitesten entwickelt und daher am ehesten entzündet.
Auf der linken und rechten Seite des Schädels befinden sich eine Kieferhöhle, Stirnhöhle, Keilbeinhöhle und Siebbeinzellen. Die Nebenhöhlen münden direkt oder indirekt in die Nasenhöhle. Die Kieferhöhle liegt im Oberkieferknochen. Ihr Boden wird vom knöchernen Gaumen gebildet, ihr Dach stellt gleichzeitig den Boden der Augenhöhle dar. Dieser sehr dünne Knochen kann bei plötzlichem Druck auf den Augapfel (Faustschlag) einbrechen.
Die Siebbeinzellen umgeben die Augenhöhle in großen Teilen. Akute Entzündungen der Siebbeinzellen können daher auf die Augenhöhle übergreifen und zu einer Schwellung und Rötung des Auges mit Doppelbildern und Sehverschlechterung führen.
Die Hinterwand der Stirnhöhlen grenzt an das Gehirn, sodass die Bakterien bei akuter Entzündung der Stirnhöhle durch den Knochen zu den Hirnhäuten und sogar in das Hirngewebe gelangen können.
Die akute Kieferhöhlenentzündung entsteht in der Regel aus einem Schnupfen, der nicht ausheilt. Besteht ein Schnupfen länger als 8 bis 10 Tage, liegt meistens eine akute Kieferhöhlenentzündung vor.
Kleinkinder mit akuter Nebenhöhlenentzündung haben meistens vergrößerte Rachenmandeln.

Beschwerden

Wenn der Schnupfen nicht mehr wässrigklar, sondern weißlich-trübe oder grün-gelblich aussieht, kann man sicher sein, dass eine akute Nebenhöhlenentzündung vorliegt.
Die Patienten haben Kopfschmerzen und Schmerzen über den Wangen, die sich beim Bücken (Zubinden der Schuhe) verstärken. Außerdem können Zahnschmerzen bzw. ziehende Schmerzen im Oberkiefer (Zahnwurzeln ragen in die Kieferhöhle!) auftreten. Wenn die Siebbeinzellen mit entzündet sind, können die Schmerzen auch hinter dem Auge spürbar werden.
Meistens ist die Nase verstopft, und die Patienten bekommen kaum Luft. Sie haben Fieber und fühlen sich abgeschlagen und krank.

AktivCheck

Wann muss ich zum Arzt?

- Sobald das Gesicht anschwillt und die Schmerzen sich erheblich verstärken.
- Bei hohem Fieber.

Was wird mein Arzt mich fragen?

- Seit wann bestehen diese Beschwerden?

Was frage ich meinen Arzt?

- Welche Nebenwirkungen haben die Medikamente? Könnte ich z. B. am Straßenverkehr teilnehmen?
- Kann ich eine neue Nasennebenhöhlenentzündung bekommen?
- Wie kann ich vorbeugen?

AktivTipp

Was kann mein Arzt tun?

- Am Anfang steht die genaue Untersuchung des Nasen-Rachenraumes einschließlich Röntgenuntersuchung und/oder Computertomogramm.
- Im Akutstadium verordnet Ihr Arzt ein Antibiotikum. Wenn die Beschwerden sich dennoch nicht bessern, erfolgt die operative Ausräumung der Nebenhöhlen im Krankenhaus.
- Bei weniger akutem Stadium oder begleitend dazu wird er Ihnen abschwellende Nasentropfen geben.

Was kann ich selbst tun?

- Trinken Sie viel, um die Bakterien auszuschwemmen.
- Inhalationen mit Salzlösungen oder Kamillendampf lösen den Schleim und weiten die Atemwege.
- Schleimlösende Pflanzenextrakte sind ebenfalls sinnvoll.
- Auch Wärmebestrahlung kann helfen

Untersuchung und Behandlung

Bei der Nasenspiegelung sieht der Arzt die entzündete Nasenschleimhaut sowie eitriges Sekret. Die Sonographie oder die Röntgenaufnahme der Nebenhöhlen gibt Hinweise auf einen Flüssigkeitsstau. Wenn Komplikationen (Durchbruch der Entzündung in die Umgebung) befürchtet werden, sind Schichtaufnahmen (Computertomographie) aufschlussreich.

Bei akuter Sinusitis sollten Sie mehrmals täglich abschwellende Nasentropfen oder -sprays anwenden, mit Salzlösungen oder Kamillendampf inhalieren und die entzündete Nebenhöhle mit Wärme bestrahlen. Schleimlösende Pflanzenextrakte verflüssigen den zähen Schleim und unterstützen die Heilung.

Zu Beginn einer akuten Sinusitis kann meistens noch auf ein Antibiotikum verzichtet werden. Bei Fieber sowie starken Kopf- und Gesichtsschmerzen ist aber ein Antibiotikum erforderlich.

Bei drohenden Komplikationen (Durchbruch in die Augenhöhle, in das Gehirn) muss der Patient im Krankenhaus behandelt werden. Kinder mit vergrößerten Rachenmandeln haben ein erhöhtes Risiko für Nebenhöhlenentzündung. Auch aus diesem Grund sollten die „Polypen“ entfernt werden.

Wer schon einmal eine akute Nebenhöhlenentzündung erlebt hat, sollte bei Infekten der

oberen Atemwege rechtzeitig abschwellende und Schleim lösende Medikamente anwenden.
Ärztliche Maßnahmen, wie Spülung und Sanierung von Nebenhöhlen oder die Erweiterung ihrer Öffnung zur Nasenhöhle, dienen ebenfalls der Vorbeugung.

Chronische Nebenhöhlenentzündung

Die dauerhafte Entzündung der Nasennebenhöhlen entsteht aus nicht ganz abgeheilten akuten Entzündungen.
Die chronische Entzündung schädigt die Schleimhaut, die sich verdickt und Schleimhautpolypen bilden kann.

Beschwerden

Bei der chronischen Sinusitis können Schmerzen weitgehend fehlen. Typische Beschwerden sind die verstopfte Nase und ein dumpfes Druckgefühl über der Nasenwurzel oder Stirn. Beides tritt vor allem morgens auf. Der Schleimfluss im Rachen kann zu einem ständigen Räusperzwang führen. Auch ein Dauerschnupfen, selbst im Hochsommer, kann ein Hinweis auf eine chronische Nebenhöhlenentzündung sein.

AktivCheck

Wann muss ich zum Arzt?

- Bei ständig verstopfter Nase oder Dauerschnupfen sollten Sie bald zum Arzt gehen, denn je länger die Entzündung andauert, desto schwieriger gestaltet sich die Behandlung.

Was wird mein Arzt mich fragen?

- Wie lange dauern die Beschwerden an?
- Sind die Schmerzen stark?
- Was haben Sie bislang als Therapie unternommen?

Was frage ich meinen Arzt?

- Welche Behandlungen gibt es?

AktivTipp

Was kann mein Arzt tun?

- Am Anfang steht die genaue Untersuchung des Nasen-Rachenraumes einschließlich einer Röntgenuntersuchung und/oder eines Computertomogrammes. Eventuell ist eine Spiegelung der Nasennebenhöhle erforderlich, um die Größe von Schleimhautpolypen zu beurteilen.
- Wenn die Beschwerden sich nicht bessern, erfolgt die operative Ausräumung der Nebenhöhlen im Krankenhaus.
- Bei weniger starken Beschwerden und als Vorbeugung gegen neue Polypen wird er Ihnen abschwellende kortisonhaltige Nasentropfen geben.

Was kann ich selbst tun?

- Inhalation und Wärmebestrahlung lindern die Beschwerden.

Untersuchung und Behandlung

Der Arzt weist die Erkrankung mit einem Röntgenbild oder einer Sonographie der Nasennebenhöhlen nach. Bei einer endoskopischen Spiegelung der Kieferhöhlen in örtli-

cher Betäubung kann die Schleimhaut dieser Nebenhöhle direkt beurteilt werden.
In weniger schweren Fällen reicht es manchmal, wenn Sie nach ärztlicher Empfehlung abschwellende Nasentropfen anwenden. Eventuell empfiehlt der Arzt Ihnen, zwischen abschwellenden sowie öligen oder salzhaltigen Nasentropfen abzuwechseln. Inhalationen und entzündungshemmende Medikamente tragen zur Abheilung bei.
Bei starker Verdickung der Schleimhaut in den Nebenhöhlen und wenn sich Schleimhautpolypen gebildet haben, ist die Entfernung der erkrankten Schleimhaut notwendig. Das geschieht heute endoskopisch. Der Arzt führt das Endoskop durch ein Nasenloch bis in die betreffende Nebenhöhle und schabt die Schleimhaut unter Sicht aus.
Die Nachbehandlung mit kortisonhaltigen Nasensprays ist wichtig, um der erneuten Bildung von Schleimhautpolypen vorzubeugen. Vorbeugend wirkt auch die Stärkung der körpereigenen Immunabwehr und alles, was einer akuten Nebenhöhlenentzündung die Grundlage entzieht.

Sinubronchiales Syndrom

Allergiker haben manchmal gleichzeitig eine chronische Nebenhöhlenentzündung (Sinusitis) und ein Asthma bronchiale. Diese Kombination bezeichnet der Arzt als Sinubronchiales Syndrom.
Wenn bei der chronischen Sinusitis ständig entzündliches Sekret über den Rachen in die Bronchien gelangt, wird auch dort eine entzündliche Reaktion ausgelöst oder eine bestehende verschlimmert. Hinzu kommt, dass die chronische Nebenhöhlenentzündung die Asthmasituation ohnehin verschärft. Man denke nur an die erschwerte Atmung durch die ständig verstopfte Nase.
In jedem Fall ist es daher wichtig, die chronische Entzündung der Nasennebenhöhlen zur Ausheilung zu bringen. Die asthmatischen Beschwerden können sich danach bessern.

Verletzungen an der Nase

Bei einem Sturz oder einem Schlag auf die Nase bricht das Nasenbein relativ schnell. Die Nase blutet und der Nasenrücken schwillt an.
Beim Betasten des knöchernen Nasengerüstes kann der Arzt oft schon hören und spüren, wie sich die Knochenteile gegeneinander reiben – eine Aufrichtung des Nasenbeins und des Nasengerüsts ist erforderlich. Der Arzt legt in die Nase eine Tamponade ein, damit die hochgehebelten Knochen nicht wieder zurücksinken. Sie bleibt etwa 2 Tage lang liegen. Auf den Nasenrücken kommt für etwa eine Woche eine kleine Gipsschale, um die Nase in der gewünschten Form zu halten.

AktivCheck

Wann muss ich zum Arzt?

- Wenn Sie nach einer Gewalteinwirkung starkes Nasenbluten bekommen und wenn sich der knöcherne Anteil des Nasenbeins verschieben lässt bzw. sichtbar verschoben ist.

Was wird mein Arzt mich fragen?

- Wie ist der Unfall geschehen?
- Haben Sie bereits viel Blut geschluckt?
- Sehen Sie Doppelbilder?
- Hatten Sie bereits eine knöcherne Verletzung der Nase?
- Haben Sie eine ansteckende Bluterkrankung?

Was frage ich meinen Arzt?

- Wie wird die Nase nach operativer Wiederherstellung stabil gehalten?
- Wie lange muss ich einen Nasengips tragen?
- Wie lange bleibt die Tamponade in der Nase?

AktivTipp

Was kann mein Arzt tun?

- Zunächst wird mit einer Röntgen untersuchung der Schaden „sichtbar" gemacht und tiefer in den Kopf hineinreichende Verletzungen ausgeschlossen.
- In Vollnarkose wird das Nasengewölbe weitgehend wieder hergerichtet. Dazu werden so genannte Führungsstäbe in die Nasenlöcher eingeführt und nach außen gedrückt. Danach „modelliert" der Operateur die neue Nase.

Was kann ich selbst tun?

- Vorsichtig mit Ihrer Nase und dem ganzen Kopf umgehen.
- Persönlicher Tipp: Wenn Sie mit einem schweren Nasenbruch ins Krankenhaus müssen, packen Sie schnell noch ein Foto mit Ihrem Nasenprofil ein, damit sich der Operateur in etwa danach richten kann.
- In der Phase der Nasentamponade so wenig wie möglich belasten, da das Gefühl sehr unangenehm ist. Wenn Sie Termine haben, sollten Sie diese besser umlegen oder vorläufig ganz absagen.

Nasenbluten

Die Ursachen des Nasenblutens sind vielfältig. Es tritt beispielsweise auf bei:

- Verletzungen der Nase,
- trockener Entzündung der Nasenschleimhaut,
- Schnupfen,
- Infektionskrankheiten (Grippe, Masern),
- Gefäßerkrankungen,
- Bluthochdruck oder
- Blutgerinnungsstörungen.

Eine stärkere und anhaltende Nasenblutung ist ein medizinischer Notfall! Gehen Sie damit zum Arzt bzw. rufen sie ihn zu sich. Er kann die Blutung mit einer Nasentamponade stoppen.

AktivCheck

Wann muss ich zum Arzt?

- Wenn sich die Blutung nicht stillen lässt.
- Wenn Sie bereits viel Blut sichtbar oder durch Verschlucken (Übelkeit) verloren haben.
- Wenn Sie immer wieder bei kleinsten Anlässen unter Nasenblutungen leiden.

Was wird mein Arzt mich fragen?

- Seit wann kennen Sie dieses Problem?
- Erinnern Sie sich an eine Gewalteinwirkung oder (ärztliche) Manipulation.
- Nehmen Sie Blut verdünnende Medikamente?
- Bluten Sie auch an anderen Körperstellen so leicht?

•••➤ Was wird mein Arzt mich fragen?

- Ist Ihnen bekannt, ob Sie in ihrem Rachenbereich eine Blutgeschwulst haben?
- Haben Sie eine Bluterkrankung?
- Leiden Sie unter hohem Blutdruck?

Was frage ich meinen Arzt?

- Was tue ich im Notfall?

AktivTipp

Was kann mein Arzt tun?

- Ihr Arzt wird die Blutung vorübergehend mit einer feuchten Tamponade stillen. Diese Tamponade ist ein langes Mullband, das mithilfe einer Pinzette durch das Nasenloch eingeschoben, den gesamten Nasenraum ausfüllt.
- Sodann prüft er Ihren Blutdruck (eventuell Ursache der Blutung?).
- Danach entfernt er vorsichtig die Tamponade und untersucht die Schleimhaut auf Schäden. Weiß er den Befund, leitet er weitere Maßnahmen ein.

Was kann ich selbst tun?

- Sitzen Sie aufrecht.
- Drücken Sie den Nasenflügel mit dem Zeigefinger auf die Nasenscheidewand.
- Kalte Umschläge im Nacken vermindern die Nasendurchblutung.
- Wenn Sie abschwellende Nasentropfen oder ein entsprechendes Spray zur Hand haben, träufeln Sie einiges davon auf einen Wattebausch und stopfen den in Ihre Nase.

Mundhöhle, Zähne

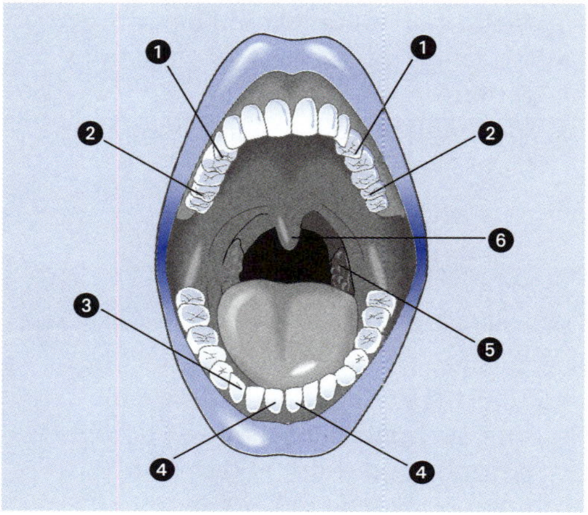

Innenansicht des Mundes

❶ kleine Backenzähne (Prämolaren) ❷ Backenzähne (Molaren) ❸ Eckzahn ❹ Schneidezähne ❺ Gaumenmandel ❻ Zäpfchen

Aufbau und Funktion

Die Lippen bilden die äußere Begrenzung der Mundhöhle und dienen der Lautbildung. Die so genannten Lippenlaute (Labiale) p, b, w und f werden mithilfe der Lippen gebildet. Die Lippen sind auch beim Trinken und Essen behilflich, indem sie den Mund wasserdicht verschließen.

Der Raum zwischen Lippen und Zähnen heißt Mundvorhof. Er ist wie die ganze Mundhöhle (mit Ausnahme der Zähne) mit Schleimhaut ausgekleidet.

Der Oberkiefer und der Unterkiefer bestehen aus Knochen und bilden die Grundlage des Zahnhalteapparates. Der bewegliche Unterkiefer führt mit der zugehörigen Muskulatur die Kaubewegungen aus. Der unbewegliche Oberkiefer bildet das notwendige Widerlager dazu.

Die Zähne, die im folgenden Abschnitt näher besprochen werden, dienen vor allem der Zerkleinerung der Nahrung und nehmen ebenfalls an der Lautbildung teil. Die Zahnlaute (Dentale) sind bei Zahnverlust, -fehlstellung oder Prothesenproblemen im Frontzahnbereich undeutlich. Wenn Sie genau hinhören, stellen Sie fest, dass viele Menschen leicht lispeln.

Die Zunge ist ein mit Schleimhaut überzogener und mit speziellen Geschmackspapillen ausgestatteter Muskelkörper, der sehr beweglich ist. Die Zunge dient der Nahrungsaufnahme und -zerkleinerung. Sie ist außerdem unverzichtbar für die Lautbildung. Das Wort „Zunge" wird sogar synonym für „Sprache" („Menschen aller Zungen") verwendet.

Die Zungenschleimhaut ist dicht mit Papillen bedeckt, welche die Geschmacksknospen, kleine Speicheldrüsen und den Tastsinn der Zunge enthalten. Die Geschmacksknospen der Zunge erkennen lediglich die Geschmacksrichtungen süß, salzig und bitter, die feineren Geschmacksnuancen vermittelt allein der Geruchssinn. Mit der Zunge allein würde das Essen etwa so wie bei starkem Schnupfen und verstopfter Nase schmecken.

Der Bereich unterhalb der Zunge heißt Mundboden. Hier münden die Ausführungsgänge der großen Speicheldrüsen. Kleine Speicheldrüsen kommen überall in der Schleimhaut der Mundhöhle vor. Größere Speicheldrüsen liegen unterhalb der Zunge, unterhalb des Unterkiefers und hinter dem Kieferwinkel unterhalb des Ohrläppchens.

Alle Speicheldrüsen zusammen produzieren den Mundspeichel, der eine wichtige Verdauungsfunktion hat. Durch die Einspeichelung beim Kauen entsteht der Nahrungsbrei, eine Voraussetzung für den ungestörten Schluckvorgang. Der Speichel enthält auch ein Ferment (Enzym), das die Kohlenhydrate der Nahrung spaltet. Wenn Sie Brot einmal längere Zeit kauen, bemerken Sie, dass es schließlich süß schmeckt, weil bei der Spaltung der Brotstärke Zucker entsteht. Der Speichel ist auch eine Barriere gegen Krankheitserreger, denn er enthält eine Reihe von Abwehrstoffen.

Das Dach der Mundhöhle bildet der Gaumen. Sein hinterer Teil, der weiche Gaumen, besteht aus zwei Gaumenbögen, die sich in der Mitte zum Zäpfchen vereinigen. Seitlich zwischen den Gaumenbögen liegt je eine Gaumenmandel. Weiter oben an der Rachenhinterwand liegen die zwei Rachenmandeln.

Am Zungengrund, im hintersten Abschnitt der Zunge, liegt die Zungenmandel. Diese Mandeln gehören zum lymphatischen Gewebe und bilden eine Abwehrschranke gegen eindringende Krankheitserreger.

Zähne und Gebiss: Aufbau und Funktion

Man unterscheidet verschiedene Zahntypen mit jeweils speziellen Funktionen: Die Schneidezähne werden überwiegend zum Abbeißen, die Eckzähne zum Festhalten und die Backenzähne zum Zerkleinern und Mahlen der Nahrungsbrocken benötigt.

Jeder erwachsene Zahn besteht aus der Zahnkrone und der Zahnwurzel. Bei einem gesunden Gebiss sind nur die Zahnkronen zu sehen.

Der mengenmäßig größte Bestandteil eines Zahnes ist das Zahnbein (Dentin). Im Bereich der Kronen ist das Zahnbein vom Zahnschmelz überzogen, dem härtesten Gewebe des menschlichen Körpers. Im Inneren des

Zahnes, der so genannten Zahnpulpa, befinden sich Blutgefäße und Nerven. Die Außenseite der Zahnwurzel wird vom Zahnzement bedeckt.
Das Milchgebiss, das im 3. Lebensjahr vollständig ist, besteht aus 20 Zähnen: vier Schneidezähnen, zwei Eckzähnen und vier Mahlzähnen, jeweils oben und unten gleich verteilt.
Das bleibende Gebiss des Erwachsenen hat, wenn es vollständig ist, 32 Zähne, jeweils 16 im Ober- und 16 im Unterkiefer, also vier Schneide-, zwei Eck- und 10 Mahl- oder Backenzähne in jedem Kiefer. Die hintersten Backenzähne heißen „Weisheitszähne" und erscheinen manchmal erst Jahrzehnte nach den übrigen Zähnen. Da der menschliche Kiefer im Laufe der Entwicklungsgeschichte kleiner geworden ist, haben die Weisheitszähne oft nicht genug Platz und müssen frühzeitig entfernt werden.

Untersuchung der Mundhöhle und der Zähne

Die zahnärztliche Untersuchung hat in erster Linie den Charakter einer Vorsorgeuntersuchung. Damit Zahn-, Mund- und Kieferkrankheiten frühzeitig erkannt werden können, sollte sie regelmäßig zweimal pro Jahr erfolgen.
Der Beginn solcher Erkrankungen verläuft meistens ohne Beschwerden, weshalb viele Patienten gar nichts davon bemerken. Wenn Ihr Zahnarzt die Möglichkeit hat, die Krankheiten früh zu erkennen, ist die Behandlung meist einfach, weniger unangenehm und kostengünstig. Durch den frühzeitigen Beginn individueller Vorsorgemaßnahmen wird die Wahrscheinlichkeit des erneuten Auftretens oder der Verschlimmerung vermindert.
Der Zahnarzt beurteilt die Beschaffenheit der Zähne, schaut nach kariösen Defekten, nach dem Zustand bereits vorhandener Füllungen, nach Spuren von Verschleiß, Ablagerungen, Verfärbungen und Lockerungen.
Er untersucht auch alle an die Zähne angrenzenden Bereiche, das Zahnfleisch, die Ausführungsgänge der Speicheldrüsen, die Kaumuskulatur und die Zunge. Je nachdem, was er dabei feststellt, überweist der Zahnarzt seinen Patienten an andere Fachärzte, wie an einen Kieferorthopäden, Hals-Nasen-Ohren-Arzt, Hautarzt oder Internisten.
Gehen Sie zweimal jährlich zur zahnärztlichen Routinekontrolle. Auch wenn Ihnen etwas an Ihren Zähnen oder Ihrem Zahnfleisch merkwürdig oder verändert vorkommt, sollten Sie sofort zum Zahnarzt gehen. So haben Sie die beste Chance, Ihre Zähne lange zu erhalten. Dies gilt auch dann, wenn Sie nur noch wenige oder gar keine eigenen Zähne mehr haben.

Entzündungen im Mundbereich

Entzündungen der Mundschleimhaut können eine Vielzahl von Ursachen haben. In diesem Buch werden einige häufige Formen vorgestellt.

Irritationen der Mundschleimhaut

Irritationen, etwa durch zu heißes Essen oder Trinken, durch Druck von Prothesen oder Zahnspangen oder durch einen versehentlichen Eigenbiss, können überwiegend leichte Entzündungen der Mundschleimhaut verursachen. Der betroffene Bereich der Schleimhaut ist geschwollen und gerötet. Solche Entzündungen sind meist harmlos und verschwinden nach einigen Tagen von selbst. Die Mundspülung mit Kamillen- oder Salbeiextrakt wirkt lindernd und heilend.

AktivCheck

Wann muss ich zum Arzt?

- Bei allen Entzündungen, die nicht nach wenigen Tagen von selbst heilen.

Was wird mein Arzt mich fragen?

- Gibt es einen Auslöser für die Beschwerden?
- Haben Sie gerade eine Grippe oder andere Infektionskrankheit durchgemacht?
- Leiden Sie an einer chronischen Abwehrschwäche (z. B. HIV)?
- Sind Sie zuckerkrank?

Was frage ich meinen Arzt?

- Kann sich die Infektion ausbreiten?
- Darf ich küssen?
- Was kann ich gegen den Mundgeruch unternehmen?

AktivTipp

Was kann mein Arzt tun?

- Er kann Empfehlungen zu Ihrer Selbstbehandlung geben.

Was kann ich selbst tun?

- Machen Sie Mundspülungen mit Salbei und Kamillenextrakt.
- Bei Allergien: Meiden Sie die Auslöser.
- Achten Sie auf gute Mundhygiene. Dazu zählen sorgfältiges Zähneputzen und Mundspülungen zur Desinfektion.
- Gehen Sie 2-mal im Jahr zum Zahnarzt.

Entzündliche Begleitreaktion der Mundschleimhaut

Entzündliche Reaktionen der Mundhöhle treten auch als Begleiterscheinung von Infektionskrankheiten wie Masern oder als Zeichen einer Störung im Magen-Darm-Bereich auf. Gehen Sie auf Nummer sicher: Alle Entzündungen im Mundbereich, die nicht nach wenigen Tagen heilen, sollte sich Ihr Hausarzt oder Zahnarzt anschauen.

Allergische Reaktionen der Mundschleimhaut

Allergische oder ähnliche Reaktionen auf Nahrungsmittel oder Nahrungsmittelzusätze können ebenfalls zu einer Reizung im Mundbereich führen. Erdbeeren oder Tomaten beispielsweise verursachen gelegentlich kleine Bläschen auf der Mundschleimhaut. Dabei handelt es sich um eine so genannte Pseudoallergie. Wenn Sie die Auslöser der Reaktionen kennen, sollten Sie sie in Zukunft meiden.

Mangelnde Mundhygiene

Oft sieht der Zahnarzt schmutzbedingte Entzündungen, die durch mangelnde oder falsche Mund- und Zahnpflege entstehen. Auch die Heilung bestehender Entzündungen wird durch schlechte Mundhygiene behindert.

Entzündliche Reaktion bei Zahndurchbruch

Der Durchbruch eines Zahnes löst oft eine schmerzhaft-entzündliche Reaktion der darüber liegenden Schleimhaut aus. Beim Durchtreten der Milchzähne sind solche Reaktionen eher milde. Viele Kinder zahnen völlig problemlos. Andere wiederum bereiten der gesamten Familie schlaflose Nächte. Allgemeinreaktionen wie Durchfall und eine erhöhte Infektanfälligkeit sind möglich und normal. Auch bekommen viele Kinder beim Zahnen Fieber.

Der Durchbruch eines Weisheitszahnes kann ziemlich schmerzhaft sein. Der entsprechende Bereich des Kiefers ist gerötet und geschwollen. Wenn sich dabei Eiter bildet, der nicht abfließen kann, entsteht ein Abszess. Das Öffnen des Mundes kann erschwert oder vollständig behindert sein. Der Arzt spricht von einer Kieferklemme.

Die leicht entzündliche Reaktion kann mit einem schmerzstillenden Gel oder mit antibakteriellen Mundspülungen aus Kamille oder Salbei gelindert werden. Hilfreich ist auch Kühlen, am besten nimmt man dazu kaltes Wasser.

Ein schmerzhafter Weisheitszahn sollte gezogen werden, bevor weitere Komplikationen entstehen. Einen Abszess öffnet der Zahnarzt, um den Eiter abzuleiten. In manchen Fällen helfen Antibiotika.

Eitrige Entzündungen der Mundschleimhaut

Eitrige Entzündungen der Mundschleimhaut kommen durch Bakterien zustande, die in tiefere Schichten der Schleimhaut eindringen. Häufig treten solche Entzündungen bei geschädigter Schleimhaut oder allgemeiner Abwehrschwäche auf.

Auch eine länger dauernde Antibiotikatherapie kann eine bakterielle Entzündung im Mund verursachen, da sie die normale Mundflora (Gesamtheit der Bakterienbesiedlung des Mundes) aus dem Gleichgewicht bringt, sodass bestimmte schädliche Bakterien oder auch Pilze die Oberhand gewinnen können.

Lippenherpes und Mundfäule

Das Herpes-Virus Typ 1 verursacht im Mundbereich den Lippenherpes und die so genannte Mundfäule. Fast alle Menschen haben irgendwann Kontakt mit dem Herpesvirus. Nach der Erstinfektion bleibt es ständig im Körper und kann auch nach längerer „Ruhe" immer wieder Herpesbläschen auslösen. Viele Faktoren, eine geschwächte Immunabwehr, Stress, Sonnenbestrahlung usw., begünstigen ein erneutes Aufblühen der Bläschen.

Beim Lippenherpes treten auf der Lippe und in ihrer Umgebung juckende oder schmerzhafte Bläschen auf. Nach einigen Tagen platzen sie, trocknen ein und verschwinden allmählich ohne Narbenbildung.

Wenn das Herpesvirus die Mundschleimhaut befällt, was vorwiegend bei Kindern vorkommt, entsteht die so genannte Mundfäule. Der Patient hat rote Flecken mit gelblichweißen Belägen und einen fauligen Mundgeruch. Oft ist der Rachen gerötet, und das Kind hat hohes Fieber.

Die Mundfäule ist sehr ansteckend und wird durch Speichelkontakt übertragen. Allerdings heilt sie meistens innerhalb von 10 Tagen folgenlos ab.

Die Behandlung erfolgt mit virushemmenden Tabletten.

AktivCheck

Wann muss ich zum Arzt?

- Bei großflächiger und schmerzhafter Ausbreitung der Bläschen über das Lippenniveau hinaus oder in das Mundinnere hinein sollten Sie unverzüglich einen Arzt aufsuchen.

Was wird mein Arzt mich fragen?

- Haben Sie gerade eine Krankheit durchgemacht, die das Immunsystem schwächen konnte?
- Haben Sie Stress?
- Haben Sie sich lange in der Sonne aufgehalten?
- Traten die Symptome bereits früher auf, wenn ja wie oft und in welchem Zusammenhang?

Was frage ich meinen Arzt

- Bin ich ansteckend? Wenn ja, wie vermeide ich die Ansteckung anderer Personen?
- Wie lange bin ich ansteckend?
- Heilt die Hautpartie ohne Narben oder andere Schäden wieder völlig ab?
- Wie schütze ich mich vor Rückfällen?

AktivTipp

Was kann mein Arzt tun?

- Der Arzt verschreibt Ihnen das virushemmende Mittel Aciclovir.

Was kann ich selbst tun?

- Bei den ersten Beschwerden sofort die verschriebene Salbe (Aciclovir) auf die Haut auftragen.
- Stärken Sie Ihr Immunsystem!
- Vermeiden Sie auslösende Situationen.

Aphthen der Mundschleimhaut

Aphthen sind durch Viren verursachte Bläschen auf der Mundschleimhaut, die weißlich-gelb belegt sind und einen roten Saum haben. Sie schmerzen bei Berührung und sind deshalb sehr unangenehm. Oft treten sie bei geschwächter Immunabwehr schon nach kleinsten Verletzungen der Schleimhaut auf. Aphthen kommen auch als Begleitreaktion bei Infektionskrankheiten sowie bei Verdauungsstörungen oder Regelbeschwerden vor.

AktivCheck

Wann muss ich zum Arzt?

- Wenn sich die Aphten mit Bakterien infizieren und Eiter absondern.
- Wenn Sie ständig unter diesem Problem leiden.

Was wird mein Arzt mich fragen?

- Haben Sie gerade einen Infekt durchgemacht?
- Leiden Sie an einer Erkrankung mit herabgesetzter Immunschwäche?
- Hatten oder haben Sie beruflichen oder privaten Stress?
- Leiden Sie an Verdauungsbeschwerden?
- Ist Ihnen eine Mangelerscheinung von Vitaminen bekannt?

Was frage ich meinen Arzt?

- Bin ich für meinen Partner ansteckend?

AktivTipp

Was kann mein Arzt tun?

- Er kann Ihnen eine Salbe zur Linderung empfehlen.
- Bei gehäuftem Auftreten wird er durch Laboruntersuchungen nach Mangelerscheinungen suchen.

Was kann ich selbst tun?

- Das Immunsystem stärken.
- Wenn Sie Auslöser kennen, dann versuchen Sie, diese so weit wie möglich zu minimieren.

Mundsoor

Die häufigste Pilzerkrankung der Mundhöhle ist der Mundsoor (Candidose). Ihr Erreger ist der Hefepilz Candida albicans, der zur normalen Mundflora gehört und in der Regel keine Krankheitssymptome verursacht.
Mundsoor ist ein typisches Zeichen einer geschwächten Immunabwehr. Ursache dafür kann eine Erkältung oder beruflicher sowie privater Stress sein. Es kann aber auch eine schwere innere Erkrankung (Krebs, Diabetes, Aids) oder ein immunschwächendes Medikament dahinter stecken. Jede Pilzerkrankung der Mundhöhle sollte deshalb immer vom Arzt beurteilt und behandelt werden. Oft tritt diese Pilzerkrankung auch während einer Antibiotikabehandlung auf. Durch sie werden andere Bewohner der Mundhöhle, vor allem Bakterien, vernichtet: Das Gleichgewicht der Keime ist gestört, und der Soorpilz kann sich ungehindert ausbreiten.
Bei Säuglingen kann der Mundsoor auch als Folge eines Windelsoors entstehen.
Auf der Mundschleimhaut bilden sich weiße Stippchen, die dicht wie ein weißer Rasen aussehen und sich nicht abwischen lassen. Behandelt wird der Mundsoor mit Pilzmitteln in Form von Lutschtabletten oder Gels.
Zusätzlich sollten Sie Ihren Mund mit einem rezeptfrei erhältlichen Mundwasser (Chlorhexidinlösung) desinfizieren. Entscheidend ist auch die Behandlung der immunschwächenden Grunderkrankung.

AktivCheck

Wann muss ich zum Arzt?

- Bei jeder auftretenden Pilzerkrankung der Mundhöhle sollten Sie sich gleich einen Arzttermin geben lassen.

Was wird mein Arzt mich fragen?

- Leiden Sie an einer chronischen Erkrankung, die das Immunsystem schwächt, z. B. Diabetes, HIV, Krebs oder anderen chronischen Erkrankungen?
- Haben Sie auch an anderen Körperpartien diese weißlichen Beläge festgestellt?
- Waren oder sind Sie in Antibiotika-Behandlung?

Was frage ich meinen Arzt?

- Bin ich ansteckend?

AktivTipp

Was kann mein Arzt tun?

- Er verschreibt Pilzmittel zum Lutschen oder Spülen.

Was kann ich selbst tun?

- Stärken Sie Ihr Immunsystem.

Zahnschmerzen

Wenn man von Unfällen absieht, kommen Zahnschmerzen nie ohne Vorankündigung. Solche Vorboten sind ein fauliger Geschmack im Mund, ein leichtes Ziehen beim Zubeißen, die Wärme- oder Kälteempfindlichkeit eines Zahnes oder ein Zahnschmerz bei kräftigem Zubeißen und harten Nahrungsmitteln. Selbst wenn diese Missempfindungen vorübergehend wieder ausbleiben, ist ihre Ursache fast immer noch vorhanden. Wer diese Vorboten übersieht, nicht ernst nimmt oder verdrängt, den bestraft am Ende der Zahnschmerz.

Zahnschmerzen können sehr unterschiedlich ausgeprägt sein. Das liegt nicht nur an ihren unterschiedlichen Ursachen, sondern auch an der individuellen Empfindlichkeit der Menschen. Bedenken Sie in jedem Fall: Nur Ihr Zahnarzt kann die Ursache der Schmerzen durch eine genaue Untersuchung und nötigenfalls mithilfe von Röntgenbildern zweifelsfrei feststellen.

Es hat erfahrungsgemäß keinen Zweck, Zahnschmerzen zu ertragen oder mit Schmerzmitteln zu lindern. Leider warten manche Betroffene, die Angst vor der Behandlung haben oder schlechte Erfahrungen gemacht haben, viel zu lange, bis sie mit dicker Backe doch zum Zahnarzt müssen. Dann ist die Behandlung oft schwieriger und dauert länger, als ursprünglich notwendig. Die beste Vorbeugung gegen Zahnschmerzen bieten die konsequente, vollständige Sanierung des Gebisses und regelmäßige Kontrolluntersuchungen.

AktivCheck

Wann muss ich zum Arzt?

- Eigentlich schon, bevor die Zahnschmerzen auftreten. Vorboten sind: fauliger Geschmack, Wärme-/ Kälteempfindlichkeit, Schmerzen beim Zubeißen.
- Zum regelmäßigen Zahn-Check-up.

Was wird mein Arzt mich fragen?

- Wann wurde das letzte Mal etwas an diesem Zahn gemacht?
- Wie gründlich pflegen Sie Ihre Zähne?

Was frage ich meinen Arzt?

- Welche Möglichkeiten der Zahnbehandlung stehen mir offen?
- Was zahlt die Kasse? Muss ich einen Eigenbeitrag leisten?
- Bitte erstellen Sie einen Kostenvoranschlag.

AktivTipp

Was kann mein Arzt tun?

- Ihr Zahnarzt führt eine Karteikarte, auf der er vom ersten Besuch an genauestens den Zustand Ihrer Zähne protokolliert. So erkennt er frühzeitig drohende Schadstellen und kann diese mit kleinstmöglichem Defekt sanieren.

Was kann ich selbst tun?

- In halbjährlichen Abständen zum Zahn-Check-up gehen.
- Sorgfältige Zahn- und Mundpflege betreiben.

Karies und Kariesvorbeugung

Karies, die Zahnfäule, ist eine durch Bakterien verursachte Infektionskrankheit der Zähne. Verschiedene Bakterien der Mundhöhle leben von den Kohlenhydraten aus unserer Nahrung und wandeln sie in Säuren um. Diese Säuren greifen den Zahn an und entkalken ihn, zunächst den äußeren Zahnschmelz und

dann das Zahnbein (Dentin). Wenn der Säureangriff immer wieder an derselben Stelle stattfindet, entsteht durch die Entkalkung ein regelrechtes Loch im Zahn.
Eine Tüte Süßigkeiten, die Sie zügig innerhalb einer Stunde aufessen, schadet Ihren Zähnen weit weniger als dieselbe Menge Süßigkeiten, die Sie über den ganzen Tag verteilen. Die Kariesbakterien können dann den ganzen Tag lang die Säuren produzieren, die den Zahn entkalken. Die Reparaturmechanismen im Speichel, die einer beginnenden Entkalkung entgegenwirken können, haben bei dauerndem Zuckernachschub nicht genug Zeit, den Speichel zu neutralisieren und so den Säureangriff zu stoppen.

Beschwerden

Unter Umständen spüren Sie das entstandene Loch im Zahn erst, wenn die Karies fast schon die Zahnpulpa erreicht hat. Oft ist von außen nur eine kleine Verfärbung zu sehen, während die Zerstörung im Innern des Zahnes schon so tief reicht, dass er als lebender Zahn nicht mehr zu erhalten ist.

AktivCheck

Wann muss ich zum Arzt?

- **Bereits wenn Sie eine kleine dunkle Stelle unter dem Zahnschmelz entdecken, wird es Zeit.**
- **Gehen Sie sofort, wenn Sie Schmerzen haben.**

Was wird mein Arzt mich fragen?

- **Haben Sie regelmäßig an den halbjährlichen Kontrollen teilgenommen?**

Was frage ich meinen Arzt?

- **Stimmt es, dass Karies bereits auf mein Kind übertragen werden kann, wenn ich seinen Nuckel ablecke?**

AktivTipp

Was kann mein Arzt tun?

- **Er entfernt den Zahnstein möglichst frühzeitig.**
- **Er saniert auch winzige Löcher, überprüft alte Füllungen auf ihre Festigkeit und tauscht sie wenn nötig aus.**

Was kann ich selbst tun?

- **Verzichten Sie weitestgehend auf Süßigkeiten oder beschränken sich wenigstens auf ein- bis zweimalige „süße Pausen".**
- **Achten Sie bei Ihren Kindern ebenfalls darauf, dass diese keine Dauersüßigkeiten im Mund haben (Lutscher) oder ständig an einer Flasche mit Fruchtsaft nuckeln.**
- **Reinigen Sie Ihre Zähne gründlich nach jeder Mahlzeit (Zahnseide).**
- **Erklären Sie Ihrem Kind frühzeitig den Sinn des Zähneputzens und den richtigen Umgang mit der Zahnbürste.**

Untersuchung und Behandlung

Die zahnärztliche Untersuchung dient der möglichst frühzeitigen Kariesentdeckung. Da die Zahnfäule zunächst gar keine Beschwerden verursacht, hilft nur die regelmäßige Untersuchung. Um den Zahn zu erhalten, muss die Behandlung frühzeitig beginnen. Das gilt auch für das Milchgebiss.

Die Kariesbehandlung kann allein der Zahnarzt durchführen. Sie können alles vermeiden, was die Kariesentstehung begünstigt.
Der Zahnarzt säubert den Zahn vollständig von Karies, bevor er ihn mit einer Füllung versorgt. Von außen klein erscheinende Löcher können zu großen Füllungen führen.
Es hat wenig Sinn, Kindern alle Süßigkeiten zu verbieten. Sie kaufen sich dann vom ersten Taschengeld ihre Schokoriegel oder Mohrenköpfe selbst. Erklären Sie den Kindern lieber, dass sie ihre Zähne nach dem Naschen putzen müssen, um sie von Bakterien und dem restlichen Zucker zu säubern. Erläutern Sie ihnen auch, dass sie Süßigkeiten nur ein- oder zweimal am Tag essen sollen, damit im Mund nicht pausenlos Säuren entstehen.
Zu den schädlichsten Süßigkeiten gehören Lutscher, da sie lange auf die Zähne einwirken. Vorsicht auch mit zuckerhaltigen Getränken in Nuckelflaschen. Berücksichtigen Sie dabei, dass nicht nur der Haushaltszucker, sondern auch der Fruchtzucker in Fruchtsäften schädlich ist.
Zähneputzen ist eine ganz wichtige Vorbeugemaßnahme bei Karies, wenn es richtig geschieht. Putzen heißt, jeden Zahn von allen Seiten von Zahnbelägen zu befreien. Ein dreijähriges Kind kann bereits die richtige Putztechnik erlernen: kreisende Putzbewegungen entlang der Zahnreihen – immer vom Zahnfleisch weg – und danach Schrubben der Kauflächen. Im Kindergarten oder beim Zahnarzt stehen oft große Zahnmodelle, an denen das richtige Putzen eindrucksvoll vorgeführt werden kann. Die Zahnarzthelferin kann mithilfe von Färbetabletten Beläge an den Zähnen sichtbar machen. Kinder, die gesehen haben, wo überall Beläge und Bakterien stecken, sind besser motiviert, tüchtig die Zähne zu putzen.
Es ist sinnvoll, die Zähne nach jedem Essen zu putzen, also auch nach dem Frühstück. Wenn Sie nicht frühstücken mögen, ohne vorher Ihre Zähne gesäubert zu haben, dann putzen Sie eben vorher und nachher. Bakterien und Beläge zwischen den Zähnen erreichen Sie nur mit Zahnseide. Eine Munddusche kann hier nicht helfen, denn sie entfernt zwischen den Zähnen lediglich Essensreste, nicht aber die fest haftenden Bakterienbeläge (Plaque).
Wenn Sie tagsüber keine Gelegenheit haben, nach den Mahlzeiten die Zähne zu putzen, sollten Sie wenigstens Süßigkeiten meiden, vor allem klebrige und zuckerhaltige Getränke. Sie können nach dem Essen auch ein zuckerfreies Kaugummi kauen. Durch den so angeregten Speichelfluss werden Zuckerreste weggespült, und die Zähne können sich erholen. Einen ähnlichen Effekt erzielen Sie, wenn Sie am Ende der Mahlzeiten einen Apfel essen oder mit zuckerfreien Getränken nachspülen. Besonders eignet sich dafür schwarzer Tee, der Gerbsäuren enthält, die das Bakterienwachstum im Mund hemmen.
Eine wirksame Vorsorgemaßnahme gegen Karies ist neben der regelmäßigen Zahnsteinentfernung die Versiegelung von Fissuren, die bei Kindern nach dem Durchbruch der ersten bleibenden Backenzähne erfolgen kann. Fissuren sind kleine Rillen oder Furchen auf der Kaufläche der Backenzähne. Da sie oft nicht gründlich genug gesäubert werden, bleiben darin Nahrungsreste hängen, sodass in den Fissuren besonders schnell Karies entsteht. Der Zahnarzt säubert die Oberfläche der Rillen und versiegelt sie mit Kunststoff. Das Kariesrisiko ist dadurch deutlich vermindert.
Fluoride bieten die Möglichkeit, den Zahn zu härten. Er wird dadurch widerstandsfähiger

und ist gegen Säureangriffe besser geschützt. Fluoride können in Form von fluoridhaltiger Zahnpasta, als Fluoridgel, als Fluoridzusatz im Trinkwasser (nicht in Deutschland) oder im Speisesalz sowie als Fluoridtabletten an den Zahn gebracht werden. Die Fluoride werden in den Zahnschmelz eingebaut.
Fragen Sie Ihren Zahnarzt, ob Ihr Kind Fluoridtabletten zur Kariesprophylaxe anwenden soll. Es ist wichtig, dass das Kind die Fluoridtabletten langsam im Mund zergehen lässt.

Parodontose

AktivCheck

Wann muss ich zum Arzt?

- Gehen Sie zum Zahnarzt, wenn Ihr Zahnfleisch häufig blutet oder entzündlich ist.

Was wird mein Arzt mich fragen?

- Seit wann beobachten Sie die Veränderungen?

Was frage ich meinen Arzt?

- Wie kann ich vorbeugen?

AktivTipp

Was kann mein Arzt tun?

- Bei regelmäßigen Kontrollterminen erkennt der Zahnarzt frühzeitig die Plaque-Bildung.
- Er entfernt Plaque und Zahnstein.
- Er führt eine Säuberung der Zahnfleischtaschen durch.

Was kann ich selbst tun?

- Beugen Sie durch gute und regelmäßige Mundhygiene vor.
- Gehen Sie halbjährlich zu Ihrem Zahnarzt.

Die Parodontose ist eine chronische Infektionskrankheit des Zahnhalteapparates (Parodontium). Sie verläuft oft langsam und schmerzlos über Jahre hinweg und wird vom Patienten meist erst dann bemerkt, wenn ein Zahnverlust nicht mehr zu verhindern ist.
Die Parodontose beginnt als eine oberflächliche Entzündung des Zahnfleisches. Durch Schmutzbeläge (Plaque), die mit Bakterien besiedelt sind, entzündet sich das Zahnfleisch zunächst in den Bereichen, die direkt am Zahn liegen. Die Plaque – zähe, gelblichgraue Beläge – bildet sich an den Zähnen hauptsächlich dort, wo die Zahnbürste nicht hinkommt, vor allem also zwischen den Zähnen. Die Plaque lässt sich nicht wegspülen, sondern nur abbürsten, mit Zahnseide entfernen oder abkratzen. Nur auf solchen Zahnbelägen kann sich Zahnstein bilden.
Der Zahnbelag dehnt sich in der Folge zwischen Zahn und Zahnfleisch aus. Durch die Bakterien, die sich in der Plaque und im Zahnstein befinden, entzündet sich nun auch das angrenzende Zahnfleisch. Um den Zahn herum entsteht eine „Tasche", die durch Anlagerung immer neuer Beläge immer tiefer wird. Das Zahnfleisch um den Zahn herum wird im Laufe der chronischen Entzündung abgebaut. Plaque und Zahnstein dringen immer tiefer vor, schließlich bis zur Wurzelspitze, und zerstören nun auch das angrenzende Bindegewebe und den Knochen, die Strukturen also, die dem Zahn Halt geben. Die Zähne lockern sich und können zuletzt nur noch gezogen werden.

Untersuchung und Behandlung

Bei beginnender Parodontose sieht Ihr Zahnarzt geschwollenes, gerötetes bis bläulich verfärbtes Zahnfleisch zwischen den Zähnen. Schon bei leichten Berührungen blutet es. Wenn der Biss in einen Apfel Blutspuren hinterlässt, ist das bereits ein Alarmzeichen!

Bei fortgeschrittener Parodontose haben die Taschen zwischen Zahn und Zahnfleisch schon eine gewisse Tiefe erreicht. Wenn sie tiefer als 4 mm sind, hat die Zerstörung des Knochens bereits begonnen. Ihr Zahnarzt sieht hochgradig entzündetes Zahnfleisch mit tiefen Taschen und stellt eine beginnende Zahnlockerung fest. Zuletzt kippen die Zähne oft nach außen weg.

Die im Frühstadium entdeckte Zahnfleischentzündung kann ausheilen, wenn Sie Ihre Putz- und Ernährungsgewohnheiten ändern. Die Ernährung spielt bei der Entwicklung der Parodontose zwar keine so große Rolle wie bei der Kariesentstehung. Zu viel Zucker und Weißmehl begünstigen aber auch diese Zahnerkrankung.

Der Zahnarzt kann bei regelmäßigen Kontrolluntersuchungen den Erfolg des Zähneputzens und die Mundhygiene kontrollieren und Sie auf etwaige Schwachstellen hinweisen. Er entfernt dabei Zahnstein und Plaque. Bei fortgeschrittener Parodontose besteht die Behandlung in der Säuberung und eventuell in der Entfernung der Zahnfleischtaschen.

Neben den regelmäßigen Kontrollen bei Ihrem Zahnarzt, an denen Sie auch ohne Beschwerden teilnehmen sollten, kommt es sehr auf die richtige Pflege an. Nicht nur die Zähne müssen geputzt werden, sondern vor allem auch das Zahnfleisch!

Zahnfleischbluten, das beim Zähneputzen auftritt, sollte Sie nicht dazu veranlassen, diese Stelle des Zahnfleisches später nicht mehr zu bürsten. Das wäre genau die falsche Reaktion, da sie zu noch stärkeren Belägen und damit zu einem Fortschreiten der Entzündung führt.

Wenn das Zahnfleischbluten nach 2 bis 3 Tagen nicht aufhört, sollten Sie Ihren Zahnarzt aufsuchen. Er kann die Ursache des Blutens erkennen und richtig behandeln.

Zahnfehlstellungen

Ein Eng- oder Fehlstand von Zähnen tritt besonders häufig bei Kindern auf, die frühzeitig – meistens durch Karies – Milchzähne verloren haben. Dadurch entfällt die wichtige Platzhalterfunktion der ersten Zähne, sodass die bleibenden Zähne bei ihrem Durchbruch nicht genug Platz finden und schief im Kiefer stehen. Eine weitere Ursache für einen Engstand ist ein Missverhältnis zwischen der Zahl der Zähne und der Kiefergröße; in manchen Fällen ist der Kiefer einfach zu klein für alle Zähne.

Durch einen Eng- oder Fehlstand entstehen Winkel und Spalträume im Gebiss, die seine Reinigung enorm erschweren oder völlig verhindern können. Es kommt zu Schmutznischen, die Karies und Parodontose begünstigen und so zu einem frühen Zahnverlust führen können. Ein weiteres Risiko: Durch Fehlstellungen können ganze Zahngruppen falsch belastet sein. Auch dies führt zum vorzeitigen Zahnverlust. Für eine Regulierung des Gebisses durch kieferorthopädische Eingriffe und Zahnspangen gibt es demnach nicht nur kosmetische, sondern auch medizinische Gründe, denn sie beugen auch Zahnerkrankungen und Zahnverlust vor.

Da Fehlstellungen durch vorzeitigen Milchzahnverlust vorprogrammiert sind, ist die Pflege der Kinderzähne besonders wichtig. Auch das Daumenlutschen ist nicht ganz

harmlos, denn es kann zu Fehlstellungen der Zähne und zur Verformung des Kiefers führen.
Nehmen Sie Ihr Kind ruhig schon im Alter von 2 bis 3 Jahren mit in die Zahnarztpraxis. So hat es die Möglichkeit, sich frühzeitig an die Umgebung und die Geräte zu gewöhnen, ohne damit negative Erfahrungen zu machen, und der Zahnarzt hat seine Zahnentwicklung von Anfang an im Blick.

AktivCheck

Wann muss ich zum Arzt?

- Gehen Sie so früh wie möglich, wenn Sie Fehlstellungen bemerken. Dann kann der Zahnarzt zusammen mit Ihnen oder Ihrem Kind eine geeignete und sinnvolle Therapie einleiten.

Was wird mein Arzt mich fragen?

- Wenn die Fehlstellung durch ein Unfallgeschehen verursacht wurde: Gibt es Unterlagen über Ihren Zahnstatus vor dem Unfall?
- Existieren bereits Röntgenunterlagen?

Was frage ich meinen Arzt?

- Wie oft muss ich geröntgt werden?
- Wie lange wird die Behandlung dauern?
- Mit welchen Einschränkungen muss ich rechnen? (Sichtbare Verdrahtungen, zeitweilige völlige Verdrahtung und Sperrung der Zahnreihen.)
- Wie viel kostet die Behandlung, was wird die Kasse übernehmen?

AktivTipp

Was kann mein Arzt tun?

- Durch einen Zahnabdruck und Röntgenuntersuchungen wird der Zustand Ihres Gebisses dargestellt.
- Anhand dieses Modells kann der Zahnarzt eine Strategie zur Behandlung entwerfen.

Was kann ich selbst tun?

- Wenn Ihre Zahnreihen verdrahtet werden, sind eine gründliche Pflege und Reinigung weiterhin notwendig.

Zahnbehandlung, Zahnersatz

Wenn Ihr Zahnarzt bei Ihnen Karies entdeckt, entscheidet die Größe des kariösen Defektes und seine Lage am Zahn über die Art der Versorgung. Je größer das entstandene Loch ist, und je mehr die betroffene Zahnpartie in einem Bereich liegt, der beim Kauen stark beansprucht wird, umso stabiler muss eine Füllung sein, umso mehr muss sie aushalten.

Füllungen

Im Frontzahnbereich, also dort, wo die Zähne beim Sprechen und Lachen sichtbar sind, ist die optische Wirkung das Hauptkriterium für die Auswahl des Füllmaterials. Meist werden hier Kunststoffe verwendet, die der Farbe des Zahns angepasst sind.
Im Seitenzahnbereich, also dort, wo die größte Kauarbeit geleistet wird, ist Amalgam das Füllmaterial, mit dem die Zahnmedizin die längste Erfahrung hat. Amalgam ist sehr

stabil, leicht zu verarbeiten und preiswert, sodass die Krankenkassen jahrzehntelang im Seitenzahnbereich nur diese Füllungen erstattet haben.
Amalgam enthält jedoch Quecksilber, das auch im Speichel und Blut von Patienten mit Amalgamfüllungen nachgewiesen werden kann. Die zunehmende Zahl von Allergien, Unverträglichkeiten bis hin zu Vergiftungserscheinungen und die vielfältige und immer stärker werdende Ablehnung dieses Füllmaterials durch Patienten führte in den letzten Jahren dazu, die Anwendung von Amalgam immer stärker zu reduzieren.
Als Alternativen stehen Gussfüllungen aus Edelmetall oder Titan (so genannte Inlays) zur Verfügung, die zwar teuer sind und von den Kassen kaum bezuschusst werden, aber wegen ihrer Haltbarkeit ein günstiges Preis-Leistungs-Verhältnis haben.
Diese Füllungen werden von Zahntechnikern im Zahnlabor hergestellt und auf den vom Zahnarzt vorbereiteten Zahn zementiert. Je nach Zusammensetzung des verwendeten Metalls sind sie auch für Allergiker gut verträglich.
Ein fachmännisch gefertigtes Inlay ist die mit Abstand haltbarste Form der Zahnfüllung. Die Versorgung mit Keramik oder Kunststoff im Seitenzahnbereich hat zwar einen kosmetischen Vorteil, jedoch eine geringere Haltbarkeit.

Zahnersatz

Der Verlust von Zähnen wirkt sich je nach Ausmaß auf die verbleibenden Zähne, das Kauvermögen, die Arbeit der Kaumuskulatur, die Kiefergelenke, die Lautbildung und eventuell auch auf die Gesichtsform und Mimik aus. Bei der Versorgung entstandener Lücken geht es also um mehr, als nur darum, die Lücke zu schließen.
Man unterscheidet zwischen fest zementiertem Zahnersatz wie Kronen oder Brücken und herausnehmbaren Teil- oder Vollprothesen. Ein auf gesunden Zähnen befestigter Zahnersatz bereitet die geringsten Gewöhnungsschwierigkeiten. Meist empfindet der Träger ihn schon nach wenigen Wochen nicht mehr als Fremdkörper.
Wenn zu viele Zähne eines Kiefers verloren gegangen sind, würden die Restzähne durch einen nur auf ihnen abgestützten Ersatz überlastet. Es ist daher notwendig, einen Teil des entstehenden Kaudruckes auf den Kieferknochen abzuleiten. Dies geschieht durch eine sattelförmige Abstützung auf dem Kieferknochen. Solch ein Zahnersatz muss herausnehmbar sein. Da er größer ist als der festsitzende Zahnersatz, fällt die Gewöhnung in der Regel schwerer.
Lehnt ein Patient, der zu wenige Zähne für einen festzementierten Ersatz hat, einen herausnehmbaren ab, besteht noch die Möglichkeit, künstliche Ersatzzähne (Implantate) in den Kieferknochen einzupflanzen und so neue Pfeiler zu schaffen, auf denen dann ein Zahnersatz befestigt werden kann.
Welche Methode Ihr Zahnarzt wählt, ist von vielen Faktoren abhängig. Solange Sie noch eigene Zähne haben, gilt sicherlich: Selbst der beste Zahnersatz ist immer nur ein Ersatz!

Halsbereich, Rachen, Kehlkopf

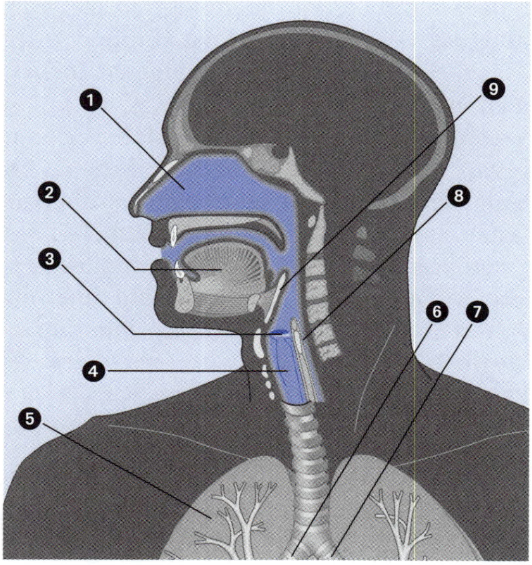

Längsschnitt von Hals-, Nasen- und Rachenraum

❶ Nasenhöhle ❷ Zunge ❸ Stimmbänder ❹ Luftröhre ❺ rechte Lunge ❻ + ❼ Stammbronchien ❽ Speiseröhre ❾ Kehldeckel

Aufbau und Funktion

Die oberen Atem- und Speisewege kreuzen sich im Bereich von Rachen und Schlund. Ein ausgefeilter, zum Glück unbewusst ablaufender Mechanismus stellt sicher, dass Essen und Atmen nicht durcheinander geraten. Da die meisten Schadstoffe und Krankheitserreger über den Mund in den Körper gelangen, bildet das lymphatische Gewebe im Rachen und Schlund einen wichtigen Vorposten bei der Abwehr von Krankheitserregern.
Zur Mundhöhle gehören die inneren Wangen, die Zähne, die Zunge, der vordere harte und der hintere weiche Gaumen mit dem Zäpfchen und der Mundboden. In die Mundhöhle münden die Ausführungsgänge der großen Speicheldrüsen (Unterkiefer-, Unterzungen- und Ohrspeicheldrüsen).
Der Rachen oder Schlund wird in drei Etagen eingeteilt: Oben liegt der Nasenrachen, in der Mitte der Mundrachen und unten zur Luftröhre hin der Kehlkopfrachen. Der Nasenrachen befindet sich hinter und über dem Zäpfchen. Der Mundrachen, der beim Blick in den weit geöffneten Mund teilweise sichtbar wird, enthält die Gaumenmandeln (meistens einfach als „Mandeln" bezeichnet). Der Kehlkopfrachen bildet die „Kreuzung" zwischen Luft- und Speisewegen. Der Luftweg zieht von der Nase über den Nasenrachen in die Luftröhre, die im Hals vor der Speiseröhre liegt. Der Speiseweg zieht vom Mund in die hinter der Luftröhre verlaufende Speiseröhre. Die „Verkehrsregelung" auf dieser Kreuzung, die das Verschlucken verhindert, wird im folgenden Abschnitt beschrieben. Die entscheidenden Weichen werden mithilfe des Kehldeckels gestellt.
Der Kehlkopf besteht aus dem Kehldeckel, den Taschenfalten, den Stimmlippen mit der Stimmritze und dem Raum unterhalb der Stimmritze bis zum Ringknorpel. Hier beginnt dann die Luftröhre. Die Stimmlippen, die von verschiedenen kleinen Muskeln fein abgestimmt bewegt werden, erzeugen die Stimme.
Die beiden wichtigsten Funktionen im Rachen-Schlund-Bereich: Schlucken der Nahrung und Abwehr von Krankheitserregern.

Schlucken der Nahrung

In der Mundhöhle wird die Nahrung zerkleinert und mit dem Speichel aufgeweicht und so für den Schluckvorgang vorbereitet. Für

den Transport der Nahrung aus der Mundhöhle in den Schlund ist die Zunge zuständig. Sobald der Nahrungsbrei an den Zungengrund gelangt, wird durch Nervenreize das Schlucken ausgelöst. Das geht folgendermaßen vor sich:
Der Zungengrund hebt sich, während der weiche Gaumen den Nasenrachen verschließt, sodass die Nahrung nicht von hinten in die Nase gedrückt werden kann. Zur gleichen Zeit wird der Kehldeckel von der Zunge heruntergedrückt und verschließt die Luftröhre, sodass der Nahrungsbrei nicht in die Lunge geraten kann. Die Speiseröhre öffnet sich, und die Nahrung wird vom Zungengrund hinein gedrückt. In der Speiseröhre wird die Nahrung durch unwillkürliche, wellenförmige Muskelbewegungen bis in den Magen befördert.

Schutz- und Abwehrfunktion der Gaumenmandeln

Die Gaumenmandeln erfüllen eine Schutz- und Abwehrfunktion, indem sie bei Kontakt mit Krankheitserregern Bestandteile der Immunabwehr, also Lymphozyten, Plasmazellen und Antikörper, bilden. Die Gaumenmandeln gehören zu den so genannten lymphatischen Organen (wie auch die Rachenmandeln, Lymphknoten, die Milz und das Knochenmark), die alle bei der Abwehr von körperfremden Eindringlingen zusammenwirken.
Während der ersten drei bis vier Lebensjahre ist diese Funktion der Gaumenmandeln besonders wichtig, im weiteren Verlauf des Lebens können die übrigen lymphatischen Organe die Funktion der Gaumenmandeln ersetzen, sodass sie dann grundsätzlich entbehrlich sind. Bei Kindern im Vorschulalter mit häufigen fiebrigen Mandelentzündungen stellen die Gaumenmandeln eher einen Krankheitsherd dar und sollten deshalb besser entfernt werden.

Untersuchung von Hals, Rachen, Kehlkopf

Bei der Untersuchung der Mundhöhle schaut der Arzt zunächst den Mundvorhof, den Raum zwischen den Lippen und der Zahnreihe an. Die eigentliche Mundhöhle untersucht er mithilfe eines Mundspatels. Dabei verdrängt er die Zunge nach oben und zur Seite, um den Mundboden und die Speichelleiste beurteilen zu können. Bei heruntergedrückter Zunge können die Mandeln und die Rachenhinterwand eingesehen werden. Auch den harten und den weichen Gaumen untersucht der Arzt.
Die Untersuchung des Nasenrachenraumes gelingt von der Mundhöhle aus mit einem kleinen Spiegel, den der Arzt hinter das Zäpfchen führt.
Zur Spiegelung des Kehlkopfes drängt der Arzt das Zäpfchen mit dem kleinen Spiegel nach hinten oben und schaut die Stimmritzen an, indem er den Spiegel schräg in einem Winkel von 45° hält. Gleichzeitig muss er die Zunge etwas herausziehen, um dadurch den Kehldeckel aufzurichten, wodurch der Blick in den Kehlkopf frei wird.
Die genaue Betrachtung des Rachens, Schlundes und Kehlkopfes ermöglichen spezielle Endoskope, wie z. B. das Rhinopharyngolaryngoskop oder das Lupenlaryngoskop.
Der biegsame Schlauch des Rhinopharyngolaryngoskops wird über die Nase und den Nasenrachen eingeführt, das starre Lupenlaryngoskop über den Mund. Mithilfe einer speziellen Optik kann der Arzt dann vergrößerte Bilder der Schleimhaut betrachten und unter Sicht Gewebeproben entnehmen.

Auch den äußeren Hals untersucht der Arzt und achtet dabei vor allem auf Schwellungen der Lymphknoten. Folgende Stellen tastet er dabei ab: unter dem Kinn, unter dem Unterkiefer, entlang der großen Halsgefäße, hinter dem Kopfnickermuskel, oberhalb der Schlüsselbeine.

Halsschmerzen

Halsschmerzen entstehen durch verschiedene Ursachen und begleiten zahlreiche Erkrankungen. Eine häufige Ursache ist die behinderte Nasenatmung. Wenn in diesem Fall überwiegend durch den Mund geatmet wird, trocknet die Schleimhaut aus, und der Rachen meldet sich mit Halsschmerzen. Sehr häufig entstehen Halsschmerzen im Laufe einer Erkältungskrankheit bzw. eines grippalen Infektes. Ursachen für Halsschmerzen nennt die folgende Übersicht.

Ursachen für Halsschmerzen

- Erkältung oder echte Virusgrippe
- chronische Rachenentzündung
- Mandelentzündung
- Pilzentzündung im Rachen
- Pfeiffersches Drüsenfieber
- Diphtherie
- verschiedene Kinderkrankheiten

Akute Rachen- oder Halsentzündung

Eine akute Rachen- oder Halsentzündung (Pharyngitis) kommt meistens im Rahmen einer Erkältung (grippaler Infekt) vor.
Wie der oft gleichzeitig auftretende Schnupfen wird die akute Pharyngitis durch Viren verursacht. Kalte und trockene Luft, die durch den Mund eingeatmet wird, begünstigt die Entstehung.

Beschwerden

Das anfängliche Kratzen und Brennen im Rachen führt zu Halsschmerzen mit Schluckbeschwerden. Das Trockenheitsgefühl im Rachen kann einen Hustenreiz auslösen.
Oft bestehen weitere Erkältungssymptome, wie z. B. Schnupfen oder Heiserkeit.

AktivCheck

Wann muss ich zum Arzt?

- Wenn sich innerhalb von einer Woche keine Besserung zeigt, sollten Sie einen Arzt aufsuchen.
- Wenn Sie öfter unter Halsbeschwerden und Fieber leiden.

Was wird mein Arzt mich fragen?

- Mit welchen Mitteln haben Sie versucht, die Entzündung zu behandeln?

Was frage ich meinen Arzt?

- Warum werden mir (keine) Antibiotika verschrieben?

AktivTipp

Was kann mein Arzt tun?

- Er wird Ihnen eine symptomatische Therapie empfehlen.
- Wenn andere Erkrankungen dahinter stecken, werden diese wie dort beschrieben behandelt (siehe Register im Anhang des Buches).

Was kann ich selbst tun?

- Wenden Sie Wickel, Gurgellösungen und Lutschtabletten (Salbei, Kamillenextrakt) an.
- Vermeiden Sie schädliche Einflüsse wie Rauchen, Alkohol, Zugluft und Klimaanlage.

Untersuchung und Behandlung

Die Schleimhaut des Rachens ist trocken und gerötet. Das lymphatische Gewebe an der Rachenhinterwand ist geschwollen. Die Halslymphknoten können vergrößert sein. Die akute Halsentzündung können Sie selbst mit warmen Halswickeln (Wollschal oder Kartoffelwickel), durch Gurgeln mit milden Lösungen (Salbei) sowie mit schmerzstillenden Lutschtabletten gegen die Schluckbeschwerden behandeln. Auch sollten Sie während der akuten Entzündung auf das Rauchen verzichten, da der Zigarettenrauch die Schleimhaut austrocknet und zusätzlich reizt. Schonung ist empfehlenswert.

Auf antibiotikahaltige Lutschtabletten sollten Sie verzichten, da diese bei viralen Entzündungen nicht wirken, zur Entstehung einer Pilzinfektion der Mundschleimhaut führen können und eine Resistenz der Bakterien herbeiführen können. Nach einer Woche ist die akute Halsentzündung im Allgemeinen überstanden.

Bei anhaltenden oder schlimmer werdenden Beschwerden und bei Fieber sollten Sie einen Arzt aufsuchen.

Wenn sich die Diagnose „akute Pharyngitis" bestätigt, wird er Ihnen raten, die oben genannte Behandlung weiterzuführen und schädliche Einflüsse (Rauchen, Passivrauchen, Alkohol, staubige Luft, falsch eingestellte Klimaanlagen) zu meiden.

Chronische Rachen- oder Halsentzündung

Eine dauerhafte bzw. immer wiederkehrende Rachen- oder Halsentzündung (Pharyngitis) entsteht nicht durch Viren, sondern durch schädliche chemische oder physikalische Einflüsse.

Trockene, staubige oder heiße Luft am Arbeitsplatz (Bäcker, Stahlkocher) sowie regelmäßiges Rauchen und Alkoholtrinken können eine chronische Rachenentzündung verursachen. Die genannten Einflüsse reizen die Schleimhäute des Mund- und Rachenraumes.

Auch die ständige Mundatmung bei verstopfter Nase kann zur chronischen Halsentzündung führen, indem die kalte und trockene, nicht von der Nase angewärmte und angefeuchtete Luft die Schleimhäute reizt.

Beschwerden

Bei chronischer Pharyngitis besteht ein Gefühl der Trockenheit im Hals. Es macht sich durch Hustenreiz und Räusperzwang oder durch ein Kloßgefühl im Schlund („Frosch im Hals") bemerkbar. Schluckbeschwerden treten meistens nur beim so genannten Leerschlucken auf, also beim Schlucken des Speichels, beim Essen gehen sie dann weg. Oft liegt eine Verschleimung mit hartnäckigem, zähem Schleim vor.

AktivCheck

Wann muss ich zum Arzt?

- Bei länger andauernden Beschwerden und bei einer fortschreitenden Verschlimmerung Ihrer Beschwerden.

Was wird mein Arzt mich fragen?

- Rauchen Sie regelmäßig? Wenn ja, wie viele Zigaretten seit wie vielen Jahren?
- Wie ist die Luft an Ihrem Arbeitsplatz?
- Gibt es eine Klimaanlage?
- Können Sie Fenster zum Lüften öffnen?
- Haben Kollegen ähnliche Beschwerden?
- Wann treten die Beschwerden am stärksten auf (morgens, mittags, abends)? Gibt es jahreszeitliche Schwankungen?

Was frage ich meinen Arzt?

- Kann sich die Entzündung dauerhaft auf meine Stimme auswirken?
- Nutzen Antibiotika etwas?
- Haben sich die Schleimhäute meines Rachens bereits dauerhaft verändert?

AktivTipp

Was kann mein Arzt tun?

- Die Behandlung erfolgt rein symptomatisch.

Was kann ich selbst tun?

- Erkennen Sie die Auslöser Ihrer Halsbeschwerden und minimieren Sie diese weitestgehend.

Untersuchung und Behandlung

Die Schleimhaut im Rachen ist trocken, blass und glänzend. Die Lymphfollikel in der Rachenhinterwand können vergrößert sein, dann sieht die Schleimhaut des Rachens wie ein Kopfsteinpflaster aus.

Stellen Sie die oben genannten schädlichen Einflüsse (Trockenheit, Staub, Hitze) auf die Rachenschleimhaut ab. Zudem sollten Sie alles vermeiden, was die Schleimhaut reizen könnte, also scharf gewürzte Speisen (Chili, Peperoni), Rauchen, konzentrierte Alkoholika, heiße und eiskalte Getränke.

Bei trockener Schleimhaut sind Spülungen und Inhalationen mit Salzlösungen (Emser Salz) sinnvoll. Auch können Sie ölige Nasentropfen anwenden, die bis in den Rachen herab laufen sollen. Bei Verschleimung mit zähem Schleim sind schleimlösende Mittel notwendig.

Daneben können Sie milde Lutschpastillen verwenden. Achten Sie aber darauf, nicht zu viele verschiedene Therapeutika zu benutzen, um nicht gerade dadurch die Schleimhäute zu reizen.

Bei Mundatmung wegen verbogener Nasenscheidewand ist eine operative Begradigung ratsam, um die Nasenatmung wiederherzustellen.

Durch die Vermeidung der verursachenden schädlichen Einflüsse (Trockenheit, Hitze, Staub, Rauchen, Alkohol) können Sie einer chronischen Rachenentzündung vorbeugen.

Akute Mandelentzündung

Die akute Entzündung der Gaumenmandeln (Tonsillitis) wird durch Bakterien verursacht. Gefährlich sind die so genannten beta-hämolysierenden Streptokokken.

Betroffen sind hauptsächlich Kinder und junge Erwachsene.

Meistens verläuft die Erkrankung zwar unkompliziert, wegen möglicher Komplikationen sind aber eine genaue Einhaltung der Behandlungsvorschriften und eine Nachkontrolle erforderlich.

Beschwerden

Es bestehen Schluckschmerzen, zum Ohr ausstrahlende Schmerzen, Fieber, Kopfschmerzen und ein ausgeprägtes Krankheitsgefühl. Die Halslymphknoten schwellen oft schmerzhaft an.
Die akute Mandelentzündung kann vor allem bei Jugendlichen auch zu einem Blutdruckabfall mit Kollaps führen.

AktivCheck

Wann muss ich zum Arzt?

- Wenn das Fieber richtig hoch ist (über 39 °C).
- Wenn die Mandeln so stark geschwollen sind, dass Sie nichts mehr schlucken können und das Atmen erschwert ist.
- Bei zunehmenden Beschwerden.

Was wird mein Arzt mich fragen?

- Wie oft pro Jahr leiden Sie unter einer Entzündung der Gaumenmandeln?
- Haben Sie schon mal rheumatisches Fieber gehabt?
- Wie denken Sie über eine Mandelentfernung?

Was frage ich meinen Arzt?

- Muss ich bei einer akuten Mandelentzündung unbedingt Antibiotika nehmen?
- Haben meine Gaumenmandeln eigentlich überhaupt noch eine Funktion?
- Kann sich aus einer Gaumenmandelentzündung noch etwas viel Schlimmeres entwickeln?
- Wird eine bestimmte Jahreszeit für eine Mandeloperation empfohlen?
- Mein Kind ist seit einer Mandelentzündung schwerhörig. Kann sich das wieder bessern, wenn die chronisch entzündeten Rachenmandeln entfernt werden?
- Wie lange muss ich nach einem Infekt warten, bis ich meine Mandeln operativ entfernen lassen kann?
- Sollte eine Operation verschoben werden, wenn ich mich gerade mit einer Infektionskrankheit angesteckt habe?
- Wie kann man einer erneuten Mandelentzündung am besten vorbeugen?
- Ist eine Nachblutung nach einer Mandeloperation gefährlich?

AktivTipp

Was kann mein Arzt tun?

- Zunächst wird das akute Stadium mit Medikamenten behandelt. Im entzündungsfreien Intervall sollte bei häufigen Mandelentzündungen die operative Entfernung stattfinden.

Was kann ich selbst tun?

- Gurgeln und Lutschtabletten lutschen.
- Bei Fieber wenden Sie Wadenwickel an, um die Temperatur effektiv zu senken.
- Wenn Sie zu oft an Mandelentzündungen leiden, sollten Sie eine Entfernung der Mandeln ernsthaft erwägen.

Untersuchung und Behandlung

Beim Blick in den Mund sieht der Arzt gerötete und vergrößerte Mandeln mit Eiterstippchen. Die Gaumenbögen und das Zäpfchen können anschwellen. Die Betroffenen berichten über einen eitrigen Geschmack im Mund. Die Lymphknoten im Kieferwinkel sind vergrößert und druckschmerzhaft.

Die eigenen Maßnahmen zur Linderung der Schluckbeschwerden (Gurgeln mit milden Lösungen, schmerzstillende Lutschtabletten) oder zur Fiebersenkung (Wadenwickel, fiebersenkende Medikamente) machen im Falle der akuten Tonsillitis die Antibiotikabehandlung nicht überflüssig. Die Lutschtabletten sollten Sie etwa eine Viertelstunde vor einer Mahlzeit lutschen, damit das Schlucken weniger schmerzt. Bettruhe ist ratsam.

Da es sich um eine bakterielle Entzündung handelt, ist die Einnahme eines Antibiotikums (Penizillin) erforderlich, das 7 bis 8 Tage lang eingenommen werden sollte. Wenn der Blutdruck abfällt, sind kreislaufstützende Maßnahmen (viel trinken, Medikamente) notwendig.

Mögliche Komplikationen

Aus einer akuten Mandelentzündung kann sich ein Abszess (Eiteransammlung) entwickeln, wenn die Bakterien sich in die Muskulatur des Schlundes hinter den Mandeln ausbreiten. Der Abszess drückt die Mandeln dann zur Mitte hin in die Mundhöhle. Es treten starke Schmerzen und Probleme beim Schlucken auf. Auch das Sprechen ist erschwert, der Betroffene hat eine „kloßige" Sprache. Der Abszess kann sich weiter in den Halsweichteilen ausbreiten und bis in den Brustraum gelangen, was eine lebensbedrohliche Komplikation darstellt.

Ein Mandelabszess muss entweder eröffnet und entleert oder zusammen mit den Mandeln entfernt werden. Die Patienten erhalten während des Eingriffs vorbeugend Antibiotika verabreicht.

Die beta-hämolysierenden Streptokokken, die Erreger einer akuten Mandelentzündung, können sich an Herzklappen, in Gelenken und in den Nieren ablagern und dort zu ernsten Erkrankungen führen. Daher muss die akute Mandelentzündung immer ausreichend lange mit Antibiotika behandelt werden.

Pfeiffersches Drüsenfieber (Infektiöse Mononukleose)

Die Erkrankung wird durch das Epstein-Barr-Virus aus der Gruppe der Herpes-Viren verursacht. Die Übertragung erfolgt häufig durch direkten Kontakt, vor allem über infektiösen Speichel. Daher heißt die Krankheit auch „Kissing disease", oder „Studentenkusskrankheit". 30 bis 50 Tage nach der Ansteckung kommt es unter Fieberanstieg zu einer Lymphknotenschwellung am ganzen Körper, besonders eindrucksvoll am Hals. Der Hals ist entzündet, die Rachenmandeln angeschwollen. Auch Milz und Leber können vergrößert sein. Eine Impfung ist nicht möglich; es besteht Rezidivneigung. Vorbeugend hilft nur, bei der Auswahl der Personen, die man küsst, wählerisch zu sein.

AktivCheck

Wann muss ich zum Arzt?

- Bei Fieber mit Lymphknotenschwellung sollten Sie zur Feststellung der Erkrankung einen Arzt aufsuchen. Dieser wird durch eine Blutentnahme die Diagnose sichern.

Was wird mein Arzt mich fragen?

- Seit wann haben Sie die Beschwerden?
- Schmerzt Ihre Milz?
- Hat Ihr Partner ebenfalls diese Symptome?

Was frage ich meinen Arzt?

- Muss ich unbedingt Antibiotika nehmen?
- Wie lange bin ich für meinen Partner infektiös?
- Welche Komplikationen können schlimmstenfalls auftreten?
- Bekannten ist aufgefallen, dass ich gelb im Gesicht bin. Hat das mit dieser Erkrankung zu tun? Wenn ja, was bedeutet dies?
- Darf ich meinen Partner nur nicht küssen, oder sollte ich mich völlig von ihm fern halten?
- Bin ich nach Ablauf der Erkrankung immun?

AktivTipp

Was kann mein Arzt tun?

- Bei schweren Komplikationen werden gelegentlich Kortisone eingesetzt.
- Ansonsten ist Bettruhe angesagt.
- Sehr selten werden Antibiotika eingesetzt.

Was kann ich selbst tun?

- Nichts. Meistens hat der Mensch, den Sie gerade küssen, noch kein Anzeichen dafür, dass er bereits krank machende Viren in sich trägt und diese verbreitet.
- Das Fieber kann mit Wadenwickeln gesenkt werden.
- Bei Halsentzündung helfen heiße oder kalte Wickel, Mundspülungen (z. B. Salbei und Kamillentee) und Lutschpastillen.

Heiserkeit

Heiserkeit tritt immer dann auf, wenn die im Kehlkopf befindlichen Stimmlippen, deren Schwingungen die Stimmlaute erzeugen, krankhaft verändert sind. Dabei kommen Entzündungen, gut- oder bösartige Tumoren, Nervenlähmungen und Funktionsstörungen bei überlasteter Stimme in Betracht.

Ursachen der Heiserkeit

- akute Kehlkopfentzündung bei Erkältung oder echter Virusgrippe
- chronische Kehlkopfentzündung
- Stimmlippenknötchen, Polypen oder Papillome an der Stimmlippe
- psychische Ursachen
- Kehlkopfkrebs
- Lähmung einer Stimmlippe

Akute Kehlkopfentzündung

Die akute Entzündung der Kehlkopfschleimhaut (Laryngitis) tritt im Rahmen von Virusinfekten der oberen Luftwege (Erkältung, Virusgrippe) auf.

Der Kehlkopf mit der Stimmritze liegt zwischen dem Rachen bzw. Schlund und der Luftröhre. Eine Erkältung oder eine Virusgrippe bezieht den Kehlkopf regelmäßig mit ein.

Beschwerden

Die Entwicklung einer anfänglich rauen Stimme über eine starke Heiserkeit bis hin zum völligen Versagen der Stimme kann sehr schnell eintreten. Oft liegt gleichzeitig eine akute Rachenentzündung mit Halsschmerzen vor.

AktivCheck

Wann muss ich zum Arzt?

- Bei jeder Heiserkeit, die länger als drei Wochen andauert.

Was wird mein Arzt mich fragen?

- Beanspruchen Sie im Beruf (Sänger, Nachrichtensprecher, Lehrer etc.) Ihre Stimme stark?
- Mit welchen Dämpfen oder Gasen ist die Luft an Ihrem Arbeitsplatz belastet?

Was frage ich meinen Arzt?

- Ist eine Kehlkopfentzündung eine bedenkliche Erkrankung?
- Ist eine Antibiotika-Therapie zwingend?
- Kann es im Notfall zu einem Luftröhrenschnitt kommen?
- Wann wird sich meine Heiserkeit wieder legen?
- Was kann ich dafür tun?

AktivTipp

Was kann mein Arzt tun?

- Er wird eine gründliche Untersuchung der Ursache durchführen.

Was kann ich selbst tun?

- Sie können mit Kamillentee oder Salbeitee gurgeln. Sorgen Sie für feuchte Atemluft (Dampfinhalation).
- Schonen Sie Ihre Stimmbänder und halten Sie die ärztliche Empfehlung für ein Sprechverbot ein!
- Meiden Sie alle belastenden Gifte (Rauch, Alkohol).

Untersuchung und Behandlung

Bei der Spiegelung des Kehlkopfes sieht der Arzt eine Rötung und Schwellung der Schleimhaut der Stimmlippen bzw. des ganzen Kehlkopfes.

Inhalationen mit Salzlösungen oder pflanzlichen Substanzen (Salbei) dienen dazu, die Schleimhäute des Kehlkopfes anzufeuchten. Auf das Rauchen sollten Sie bei einer akuten Laryngitis ganz verzichten. Die Schonung der Stimme ist notwendig, um die mechanische Beanspruchung der Stimmlippen zu verringern. Patienten mit einem so genannten Sprechberuf, wie Lehrer, Pfarrer oder Telefonistinnen, müssen für eine oder zwei Wochen pausieren.

Bei anhaltender Heiserkeit sollten Sie einen Arzt aufsuchen. Wenn sich die Diagnose „akute Laryngitis“ bestätigt, wird er Ihnen raten, die oben genannte Behandlung weiterzuführen und schädliche Einflüsse (Rauchen, Staub, viel Reden) konsequent zu meiden.

Chronische Kehlkopfentzündung

Die dauerhafte oder immer wiederkehrende Entzündung der Kehlkopfschleimhaut (Laryngitis) kann mehrere Ursachen haben. Ihr Hauptsymptom ist eine anhaltende Heiserkeit.

Eine chronische Laryngitis kann entstehen, wenn eine akute Kehlkopfentzündung nicht richtig ausheilt, weil die Behandlung zu kurz war und die Stimme nicht ausreichend geschont wurde. Die häufigste Ursache für eine chronische Kehlkopfentzündung ist jedoch das Rauchen, vor allem das Zigarettenrauchen. Der Rauch reizt die Schleimhaut ständig. Sie reagiert mit einer Rötung, Schwellung und bei mehrjährigem Einwirken mit Verdickungen der Hornschicht auf den Stimmlippen. Solche Verdickungen sehen weißlich aus (der Arzt spricht von „Leukoplakie“). Aus ihnen kann ein Kehlkopfkrebs entsteht, vor allem wenn weiter geraucht wird.

Gelegentlich wird eine chronische Kehlkopfentzündung durch physikalisch-chemische Einflüsse am Arbeitsplatz (Hitze, Staub, Dämpfe) verursacht. Auch chronische Entzündungen in der Nase, den Nasennebenhöhlen oder den Bronchien, wodurch regelmäßig entzündliches Sekret von oben (Nase) oder unten (Bronchien) in den Kehlkopf gelangt, begünstigen dessen chronische Entzündung.

Beschwerden

Die Heiserkeit ist oft nicht so stark wie bei einer akuten Kehlkopfentzündung. Der Betroffene und seine Umgebung haben sich an die raue Stimme oft schon gewöhnt und sagen daher manchmal, die Stimme sei „schon immer“ so heiser gewesen.

AktivCheck

Wann muss ich zum Arzt?

- Bei steigendem Fieber und Schwellung der Schleimhaut.
- Bei jeder Heiserkeit, die länger als drei Wochen andauert.

Was wird mein Arzt mich fragen?

- Beanspruchen Sie im Beruf (Sänger, Lehrer etc.) Ihre Stimme stark?
- Mit welchen Dämpfen oder Gasen ist die Luft an Ihrem Arbeitsplatz belastet?
- Ist bei Ihnen eine Stimmbandlähmung oder eine Stimmbandgeschwulst bekannt?
- Haben Sie einen Kropf, der von außen auf den Kehlkopf drücken könnte?
- Wurde bereits eine Geschwulst in der Kehlkopfwand diagnostiziert?

Was frage ich meinen Arzt?

- Ist eine Kehlkopfentzündung eine bedenkliche Erkrankung?
- Ist eine Antibiotika-Therapie zwingend?
- Kann es im Notfall zu einem Luftröhrenschnitt kommen?
- Wann legt sich meine Heiserkeit?

AktivTipp

Was kann mein Arzt tun?

- Nach der Untersuchung werden lindernde und antibiotische Medikamente verschrieben.

Was kann ich selbst tun?

- Sie können mit Kamillentee oder Salbeitee gurgeln. Sorgen Sie für feuchte Atemluft (Dampfinhalation)

Was kann ich selbst tun?

- Schonen Sie Ihre Stimmbänder und halten Sie die ärztliche Empfehlung für ein Sprechverbot ein!
- Meiden Sie alle belastenden Gifte (Rauch, Alkohol).

Untersuchung und Behandlung

Der Arzt sieht bei der Kehlkopfspiegelung unterschiedlich stark gerötete und trockene Stimmlippen, die auch umschrieben (polypös) oder insgesamt (ödematös) aufgequollen aussehen können.
Zur genaueren Spiegelung des Kehlkopfes benutzt der Hals-Nasen-Ohren-Arzt ein Lupenlaryngoskop. Dieses spezielle Endoskop, das in örtlicher Betäubung über den Rachen eingeführt wird, erlaubt die Betrachtung der Kehlkopfschleimhaut wie durch eine Lupe. Von allen krebsverdächtigen Schleimhautstellen (Leukoplakien) nimmt der Arzt Gewebeproben zur feingeweblichen Untersuchung.
Meiden Sie schädliche Einflüsse, neben dem Rauchen auch Alkohol und scharf gewürzte Speisen, und schonen Sie Ihre Stimme. Inhalationen mit Salzwasserlösungen lindern die Heiserkeit vor allem bei trockener Schleimhaut, indem sie die Schleimhäute anfeuchten. Hilfreich sind unter Umständen auch ölige Nasentropfen, die an der Rachenhinterwand bis in den Kehlkopf hinunter laufen. Ergänzend saniert der Arzt etwaige chronische Entzündungsherde in den Nasennebenhöhlen oder Bronchien.

Vorbeugung

Der Verzicht auf das Rauchen sowie der konsequente Atemschutz am Arbeitsplatz beugen der chronischen Kehlkopfentzündung vor.

Gutartige Veränderungen der Stimmlippen

Die folgenden gutartigen Veränderungen der Stimmlippen können zu Heiserkeit führen: Stimmlippenknötchen, Schleimhautpolypen und Papillome.
Stimmlippenknötchen werden auch als Schrei- oder Sängerknötchen bezeichnet. Sie kommen vor allem bei starker Beanspruchung der Stimme (z. B. bei Fußballtrainern) vor. Sie werden unter sehr sorgfältiger Schonung der Stimmlippen (Opernsänger!) mikrochirurgisch entfernt.
Polypen und Papillome sind Schleimhautwucherungen. Da Kehlkopfpapillome zu Kehlkopfkrebs entarten können, müssen sie auf jeden Fall entfernt und feingeweblich untersucht werden. Gehen Sie daher bei anhaltender Heiserkeit immer zum Arzt.

AktivCheck

Wann muss ich zum Arzt?

- Bei jeder Heiserkeit, die länger als drei Wochen andauert.
- Bei einem Gefühl von Einengung der Luftröhre.
- Bei Husten, Schluckbeschwerden und Schmerzen im Halsbereich.

Was wird mein Arzt mich fragen?

- Beanspruchen Sie Ihre Stimme aus Berufsgründen (Sänger, Schauspieler, Lehrer etc.) stark?

Was frage ich meinen Arzt?

- Ist eine Operation die einzige Therapie?
- Wie schnell nach einer Operation kann ich meine Stimme wieder ohne Einschränkung benutzen?

AktivTipp

Was kann mein Arzt tun?

- Sinnvollste Therapie ist das operative Ausschälen der „Sängerknötchen".

Was kann ich selbst tun?

- Meiden Sie Zigarettenrauch und Alkohol. Beide Gifte greifen die Stimmbänder auf Dauer stark an.

Kehlkopfkrebs

Der Kehlkopfkrebs ist die häufigste Krebserkrankung im Hals-Nasen-Ohren-Bereich. Starke Raucher und Menschen, die regelmäßig größere Mengen Alkohol trinken, sind besonders gefährdet, Kehlkopfkrebs zu bekommen.

Beschwerden

Der Kehlkopfkrebs macht zunächst lediglich durch Heiserkeit auf sich aufmerksam. Im Frühstadium treten keine Schmerzen und keine Schluckbeschwerden auf. Viele der betroffenen Patienten haben sich als langjährige Raucher mit chronischer Kehlkopfentzündung schon an ihre raue Stimme gewöhnt und schenken einer Zunahme ihrer Heiserkeit daher meistens keine Beachtung oder vermuten einen akuten Infekt. So wird das einzige Frühsymptom oft übergangen und der Krebs entwickelt sich ungehindert weiter. Er wächst in den Kehlkopf hinein und füllt ihn teilweise aus, sodass der Patient eines Tages Luftnot bekommt und zum Arzt geht. Dann ist der Krebs aber in der Regel schon so weit fortgeschritten, dass große Teile des Kehlkopfes oder sogar der gesamte Kehlkopf entfernt werden müssen.

AktivCheck

Wann muss ich zum Arzt?

- Bei länger andauernder Heiserkeit.
- Bei Verdacht auf Kehlkopfkrebs sofort!

Was wird mein Arzt mich fragen?

- Haben Sie in letzter Zeit an Gewicht verloren?
- Sind Sie weniger leistungsfähig?
- Trinken Sie regelmäßig größere Mengen Alkohol?
- Rauchen Sie regelmäßig? Wenn ja, wie viele Zigaretten täglich seit wie vielen Jahren?

Was frage ich meinen Arzt?

- Wie weit ist der Krebs bei mir bereits fortgeschritten?
- Kommt nur eine radikale Operation infrage?
- Kann ich nach einer Kehlkopfentfernung noch sprechen?
- Wie kann ich nach einer Kehlkopfentfernung atmen?

AktivTipp

Was kann mein Arzt tun?

- Für die Diagnose wird unter kurz dauernder Narkose eine Gewebeprobe entnommen. Fällt das Ergebnis für Sie schlecht aus, schließt sich einige Tage später die große Operation mit nachfolgender Bestrahlung und langwieriger Nachsorge an.

Was kann ich selbst tun?

- Leider nichts.

Untersuchung und Behandlung

Die Kehlkopfspiegelung durch den Facharzt ergibt den Krebsverdacht. Die Spiegelung mit dem Laryngoskop bestätigt den Verdacht und ermöglicht die Probeentnahme von krebsverdächtigem Gewebe.

Wird eine Leukoplakie als mögliche Krebsvorstufe entdeckt, entnimmt der Arzt ebenfalls eine Gewebeprobe. Kehlkopfpapillome, die ebenfalls zu Kehlkopfkrebs führen können, werden ganz entfernt.

Je nach Lage, Ausdehnung und Ausbreitung des Kehlkopfkrebses wird der Tumor operativ – mit Skalpell oder Laser – entfernt oder verkleinert oder mit Röntgenstrahlen bestrahlt (Strahlentherapie). Diese Verfahren können auch nacheinander eingesetzt werden. Solange der Tumor klein und auf die Stimmlippen beschränkt ist, sind die Heilungschancen sehr gut.

Bei einem kleinen Krebs des Kehldeckels kann, sofern keine Lymphknoten im Hals nachgewiesen werden, die Entfernung des Kehldeckels ausreichend sein. Diese Operation kann mit einem Laser durchgeführt werden.

Sitzt der Krebs auf einer Stimmlippe, kann – je nach Lage des Tumors – entweder die gesamte Stimmlippe vom Mund aus oder ein Teil des Kehlkopfes entfernt werden. Dabei bleibt die Stimme erhalten, hört sich hinterher aber meistens rauchig und schwächer an.

Bei großen Tumoren des Kehlkopfes, die eine gesamte Seite des Kehlkopfes erfassen oder auf beide Seiten vorgewachsen sind, bleibt häufig nur noch die totale Entfernung des Kehlkopfes.

Diese kehlkopflosen Menschen können eine Ersatzsprache, die so genannte Speiseröhrensprache, erlernen oder sich über ein Sprechventil aus Kunststoff verständigen, das während der Operation eingenäht wird.

Zusätzliche Maßnahmen

Die bei Krebserkrankungen möglichen und sinnvollen Zusatzmaßnahmen werden in Kapitel 6 ab Seite 584 ausführlich erläutert.

Vorsorge

Die beste Vorsorge ist der Verzicht auf das Rauchen. Heisere Raucher sollten regelmäßig, zumindest aber bei einer Verschlimmerung ihrer Heiserkeit eine Kehlkopfspiegelung durchführen lassen.

Lähmung einer Stimmlippe

Die Lähmung einer Stimmlippe entsteht durch den Ausfall eines Stimmlippennervs. Dadurch kann die Stimmritze zwischen den beiden Stimmlippen beim Sprechen nicht mehr vollständig verschlossen werden.

Als Ursache kommen Unfälle (Sturz oder Schlag auf den Hals), bösartige Tumoren in der Schilddrüse oder der Speiseröhre sowie Lymphknotenschwellungen im Brustraum in Frage. Alle diese Veränderungen können den Stimmlippennerv schädigen.

Beschwerden

Die Lähmung einer Stimmlippe führt zu einer heiser klingenden, relativ leisen Stimme. Die seltenere Lähmung beider Stimmlippen kann zu Atemnot führen.

AktivCheck

Wann muss ich zum Arzt?

- Wenn Ihre Stimme plötzlich heiser und leise klingt.
- Bei jeder Heiserkeit, die länger als drei Wochen andauert.
- Wenn Atemnot eintritt.

Was wird mein Arzt mich fragen?

- Hatten Sie irgendwann einmal einen schweren Unfall?
- Ist eine bösartige Erkrankung im Halsbereich bekannt?
- Hatten Sie vor kurzem eine Vollnarkose mit Beatmungsschlauch?
- Ist Ihre Schilddrüse vergrößert?

Was frage ich meinen Arzt?

- Ich habe gehört, dass bei Erschlaffung beider Stimmbänder Lebensgefahr besteht, weil keine Luft mehr durch die Stimmritze kommt. Stimmt das?

AktivTipp

Was kann mein Arzt tun?

- Vorrangig ist die Behandlung der Ursachen.
- Eventuell wird eine Entlastungsoperation durchgeführt.

Was kann ich selbst tun?

- Schonen Sie Ihre Stimmbänder.
- Suchen Sie zum Erlernen einer relativ normalen Sprache einen Logopäden auf.

Untersuchung und Behandlung

Der Arzt lässt den Patienten während der Kehlkopfspiegelung Laute bilden und erkennt so die Unbeweglichkeit der Stimmlippe. Mit gezielten weiteren Untersuchungen – Ultraschall des Halses und der Schilddrüse, Röntgenaufnahme der Speiseröhre und des Brustkorbs sowie gegebenenfalls Computertomogramm – ermittelt der Arzt die Ursache der Nervenlähmung.

Bei einseitiger Stimmbandlähmung ist die Ermittlung der Ursache und deren Behandlung vorrangig. Bei beidseitiger Stimmbandlähmung mit Atemnot kann ein notfallmäßiger Kehlkopfschnitt (Tracheotomie) erforderlich sein.

Nachdem der Arzt als Ursache Ihrer Heiserkeit eine Stimmbandlähmung festgestellt hat, können Sie unter Anleitung eines Logopäden eine Stimmübungsbehandlung beginnen. Behandlungsziel ist, Ihre Stimme ausdauernder zu machen.

Der Arzt wird in erster Linie die Ursache der Stimmbandlähmung behandeln. Eventuell kann er die Lähmung durch eine Entlastung des Stimmbandnerven (teilweise) beseitigen.

Pseudokrupp und Krupp

Der echte Krupp bzw. Diphtherie wird durch Diphtheriebakterien (Corynebacterium diphtheriae) hervorgerufen und ist heute selten. Typisch sind schmutzig-weißliche Beläge auf der Rachen- und Kehlkopfschleimhaut, die so dick werden können, dass der Patient Luftnot bekommt. Die Erkrankung war früher vor allem im Kindesalter häufig und lebensbedrohlich. Durch die Impfungen im Säuglingsalter und bessere hygienische Bedingungen hat die Diphtherie heute an Bedeutung verloren. In Ländern der früheren UdSSR sind in den letzten Jahren jedoch mehrere kleine Diphtherie-Epidemien mit Todesfällen aufgetreten. Da der Kontakt zu diesen Ländern intensiver geworden ist, sollten Sie unter keinen Umständen auf die Impfung Ihres Kindes verzichten!

Der Pseudokrupp betrifft meistens Kinder im Alter zwischen 2 und 5 Jahren und wird deshalb im Kapitel „Kinder“ ab Seite 649 genau vorgestellt. Es handelt sich dabei um eine Schwellung der Luftröhrenschleimhaut unterhalb des Kehlkopfes, die häufig während eines Virusinfektes entsteht. Typische Krankheitszeichen sind der bellende Husten und die anfallsartige Atemnot beim Einatmen.

AktivCheck

Wann muss ich zum Arzt?

- Wenn Sie oder Ihr Kind (besonders nachts) bellende Hustenanfälle mit Atemnot haben.
- Wenn sich das Gesicht unter den Hustenattacken blau verfärbt.
- Wenn zusätzlich hohes Fieber (über 40 °C) auftritt.

Was wird mein Arzt mich fragen?

- Seit wann bestehen die Symptome?
- Wie hoch war das Fieber?
- Hat Ihr Kind die normale Schutzimpfung gegen Pseudokrupp erhalten? (Bringen Sie den Impfausweis mit.)

Was frage ich meinen Arzt?

- Wie kann ich feststellen, ob ich oder mein Kind gegen Pseudokrupp immun sind?
- Kann die verschmutzte Umgebungsluft verantwortlich für die Schwere meiner Symptome sein?

AktivTipp

Was kann mein Arzt tun?

- Er wird Ihnen schnell wirksame kortisonhaltige Präparate verschreiben, für den Notfall in Zäpfchenform.
- Außerdem bekommen Sie ein hustendämpfendes und schleimhautabschwellendes Medikament verschrieben.

Was kann ich selbst tun?

- Gehen Sie oder das Kind ans offene Fenster und atmen Sie kühle, feuchte Luft ein.
- Ebenso nützlich ist es, Wasser in die Badewanne laufen zu lassen oder die Dusche aufzudrehen: Das Inhalieren des Wasserdampfes bringt große Linderung.
- Ganz wichtig: Beruhigen Sie sich oder Ihr Kind.
- Wenn Ihr Arzt Ihnen oder dem Kind bereits Notfallmedikamente (meist Kortisonzäpfchen) verordnet hat, verabreichen Sie diese, wenn die Hustenattacken nicht vorübergehen.
- Fahren Sie möglichst oft ins Grüne.

Lymphknotenschwellungen im Halsbereich

Lymphknoten kommen nicht nur im Halsbereich, sondern im ganzen Körper vor. Im Bereich des Halses – also hinter den Ohrmuscheln bis hinunter in die Schlüsselbeingrube – liegen relativ viele Lymphknotengruppen nah an der Körperoberfläche und können gut getastet werden, wenn sie vergrößert sind.

Lymphknoten sind knotige Ansammlungen von lymphatischem Gewebe. Alle im Körper verteilten Lymphknoten und Lymphgefäße stellen zusammen ein Organ dar. Die Aufgabe der Lymphknoten besteht darin, Lymphozyten (Lymphzellen) zu bilden und in die Blutbahn zu schicken. Andererseits fangen die Lymphknoten Krankheitserreger ab, die in die Lymphbahnen gelangen, und vernichten sie. Da die meisten Keime über den Mundraum in die Lymphbahnen kommen, befindet sich im Hals-Nasen-Ohren-Bereich etwa ein Drittel aller Lymphknoten des Körpers.

Ganze Lymphknotenketten verlaufen vom Warzenfortsatz (Teil des Schädelknochens hinter der Ohrmuschel) bis zum Schlüsselbein sowie unter dem Unterkiefer und dem Kinn entlang der großen Blutgefäße. Im Kieferwinkel treffen sich die horizontalen und die vertikalen Lymphbahnen, sodass bei Erkrankungen im Hals-Nasen-Ohren-Bereich oft die Lymphknoten im Kieferwinkel vergrößert tastbar sind.

Wenn Lymphknoten vergrößert sind, kommen als Ursache grundsätzlich entzündliche Lymphknotenerkrankungen, bösartige Lymphome (Lymphknotenkrebs) und auch Karzinommetastasen in den Lymphknoten infrage.

Entzündliche Mitreaktion der Lymphknoten

Entzündliche Lymphknotenschwellungen können auf einer Mitreaktion der Lymphknoten bei überwiegend harmlosen akuten oder chronischen Entzündung im Hals-Nasen-Ohren- und Mundbereich beruhen, sowie auf einer Zahnfleischentzündung, einer akuten Mandelentzündung oder einer Mittelohrentzündung. Betroffen sind jeweils die vom Entzündungsherd abhängigen Lymphknoten. Der Arzt spricht von einer unspezifisch reaktiven (entzündlichen) Lymphknotenschwellung. Sie kann, muss aber nicht schmerzhaft sein.

Wird die Grundentzündung behandelt, geht meistens auch die Entzündung in den abhängigen Lymphknoten zurück. Sie werden wieder kleiner und sind schließlich nicht mehr tastbar. Bei einigen Patienten kann sich die Mitentzündung der Lymphknoten jedoch verselbstständigen und die Vergrößerung der Knoten bestehen bleiben, auch wenn die Grundentzündung bereits verschwunden ist. Dies kommt vor allem bei Kindern vor, die häufig Infekte der oberen Luftwege haben. Die Lymphknoten schaffen es dann oft nicht, von einer Entzündung bis zur nächsten wieder abzuschwellen und sind dann ständig vergrößert tastbar. Dies ist aber kein Grund zur Besorgnis.

Bei bakteriellen Grundentzündungen ist die Lymphknotenschwellung in der Regel nach 2- bis 3-wöchiger Antibiotikabehandlung abgeklungen. Ist dies nicht der Fall, leitet der Arzt weitere diagnostische Schritte ein. Dazu gehören Blutuntersuchungen nach speziellen Krankheitserregern, die sonographische Betrachtung der betroffenen Lymphknotengruppen und die Probeentnahme eines Lymphknotens zur feingeweblichen Untersuchung.

Lymphknotentuberkulose

Die Lymphknotentuberkulose zeigt sich oft im Bereich der Halslymphknoten. Sie nimmt gegenwärtig in Europa wieder zu, weil immer mehr Menschen ihren Urlaub in fernen Ländern verbringen, wo die Tuberkulose noch recht häufig ist.

Bei der Ansteckung werden die Tuberkelbakterien über den Mund aufgenommen und verursachen dort bzw. im Rachen ein kleines Geschwür, das schnell und ohne Behandlung heilt. Erst nach Wochen, wenn der Betroffene schon wieder von der Reise zurück ist, schwellen die Halslymphknoten an.

Bei Tuberkuloseverdacht entnimmt der Arzt einen vergrößerten Lymphknoten und lässt ihn feingeweblich untersuchen. Die Lymphknotentuberkulose ist dabei eindeutig feststellbar. Sie wird mit wirksamen Medikamenten (Tuberkulostatika) behandelt und ist heilbar.

Toxoplasmose der Lymphknoten

Eine weitere spezifische Lymphknotenerkrankung ist die Toxoplasmose. Sie wird durch einzellige Krankheitserreger (Toxoplasma gondii) verursacht, die durch den Kontakt mit infizierten Tieren (Katzenkot) und durch rohes Fleisch (Tartar-Brötchen oder blutige Steaks) aufgenommen werden. Meistens zeigt sich die Erkrankung nur durch angeschwollene Lymphknoten am Hals und unter dem Unterkiefer.
Gefährlich ist die Toxoplasmose in der Schwangerschaft, da die Erreger auf das ungeborene Kind übergehen und bei ihm schwere Schäden verursachen können. Auch für Menschen, die eine HIV-Infektion haben, kann die Toxoplasmose sehr gefährlich werden, da ihr extrem geschwächtes Immunsystem die Ausbreitung der Erreger im Gehirn zulässt.
Schwangere und HIV-Infizierte sollten daher beim Umgang mit Haustieren (vor allem Katzen) vorsichtig sein und auf rohes Fleisch verzichten.

Bösartige Lymphknotenschwellungen

Dieser Abschnitt des Buches behandelt erstens Krebserkrankungen, die von den Lymphknoten selbst ausgehen (maligne Lymphome), und zweitens Absiedlungen (Metastasen) anderer Krebserkrankungen in den Lymphknoten.

Lymphknotenkrebs

Der Arzt teilt den Lymphknotenkrebs (maligne Lymphome) in zwei große Formen ein: Er tritt als Morbus Hodgkin meistens bei Jugendlichen und als Non-Hodgkin-Lymphom im Allgemeinen bei älteren Erwachsenen auf. Maligne Lymphome führen zu einer nicht schmerzhaften Schwellung mehrerer Lymphknotengruppen, die innerhalb weniger Wochen auftritt. Sie können von allgemeinen Beschwerden, etwa einem Leistungsabfall bzw. schneller Ermüdbarkeit, und von nächtlichem Schwitzen begleitet sein. Manche Patienten mit Morbus Hodgkin empfinden Schmerzen in den angeschwollenen Lymphknoten, nachdem sie Alkohol getrunken haben.
Schon bei der Untersuchung des Blutbildes, der Zellzusammensetzung des Blutes, erhält der Arzt oft Hinweise auf eine lymphatische Erkrankung. Außerdem entnimmt er einen vergrößerten Lymphknoten zur feingeweblichen Untersuchung. Beachten Sie, dass es (vor allem unter dem Sammelbegriff „Non-Hodgkin-Lymphome“) viele verschiedene Arten von bösartigen Lymphknotenerkrankungen gibt, die unterschiedlich aggressiv sind.
Maligne Lymphome werden oft zuerst im Halsgebiet festgestellt. Es handelt sich dabei aber häufig um eine allgemeine Erkrankung, an der alle Lymphknoten des Körpers beteiligt sein können, auch solche, die im Brust- und Bauchraum liegen und nicht tastbar sind. Die Diagnose stellt daher im Allgemeinen der HNO-Arzt, die weitere Behandlung erfolgt jedoch beim Internisten bzw. Onkologen (Spezialist für Krebserkrankungen). Er stellt zusammen mit dem Radiologen die Ausbreitung der Erkrankung fest. Dabei kommen im Allgemeinen die Sonographie und die Computertomographie zum Einsatz.

Je nach seiner Ausbreitung wird das Hodgkin-Lymphom mit Strahlentherapie, Chemotherapie oder mit einer Kombination beider Verfahren behandelt.
Im Falle eines Non-Hodgkin-Lymphoms behandelt Ihr Arzt im Allgemeinen nur mit einer Chemotherapie.

Lymphknotenmetastasen

In den Lymphknoten des Halsbereiches finden sich häufig Metastasen bösartiger Tumoren der Mundhöhle, des Schlundes, des Kehlkopfes, der Speiseröhre, der Schilddrüse oder der Kopfhaut. Solche Lymphknotenschwellungen entstehen innerhalb weniger Wochen. Sie sind nicht schmerzhaft und reagieren nicht auf Antibiotika. Viele Patienten bemerken solche Schwellungen schon frühzeitig etwa beim Rasieren oder Schminken, ignorieren sie jedoch mit der Begründung, dass sie nicht wehtun.
Lassen Sie die Ursache einer Lymphknotenschwellung, die nach dreiwöchiger Behandlung nicht zurückgeht, durch eine Gewebeentnahme und feingewebliche Untersuchung klären.
Liegt eine Metastase vor, muss nach dem Ursprungstumor gesucht werden. Die Behandlung richtet sich nach der Art, Größe und Ausbreitung des Tumors. Es kommen die Operation, die Strahlenbehandlung und die Chemotherapie sowie Kombinationen oder Abfolgen dieser Verfahren in Betracht.

Tumoren im Mund-, Rachen- und Schlundbereich

Tumoren des oberen Atem- und Speiseweges können gutartig, wie z. B. das Fibrom der Zunge, die Zyste in der Mandel und das Sängerknötchen auf den Stimmlippen, oder bösartig sein. Bösartige Tumoren der Mundhöhle und des Rachens bzw. Schlundes nehmen seit den Sechzigerjahren besonders in den hochentwickelten Industrieländern stetig zu. Der häufigste bösartige Tumor in diesem Bereich ist der Kehlkopfkrebs.

Früherkennung schwierig

Die meisten Krebserkrankungen der Mundhöhle, des Schlundes und des Kehlkopfes entstehen aus den Pflasterzellen der Schleimhaut und werden als Karzinome (Schleimhautkrebs) bezeichnet. Diese Tumorart wächst schnell, verursacht aber zunächst keine Schmerzen.
Im Anfangsstadium wird der Krebs oft für ein Geschwür oder eine geringfügige Verletzung der Schleimhaut gehalten. Die Patienten führen die Veränderung auf einen Biss auf die Zunge, auf eine Verbrühung beim Essen oder auf scharfe Zahnränder zurück. Erst wenn der Tumor weiter gewachsen ist und von Zeit zu Zeit ohne Anlass blutet, gehen die Patienten zum Arzt, der dann leider oft schon ein fortgeschrittenes Tumorstadium vorfindet.
Manchmal werden die bösartigen Tumoren auch erst durch Metastasen in den Lymphknoten entdeckt.

Häufige Entstehungsorte

In der Mundhöhle treten bösartige Tumoren vor allem an oder in der Zunge auf, sowohl am Zungenrand als auch im Zungenkörper. Der Tumor kann von normaler Schleimhaut bedeckt sein und ist dann kaum zu sehen und nur durch Betasten zu erkennen. Auch der Mundboden, die Wangenschleimhäute und der Gaumen können von einem Pflasterzellkrebs befallen sein.
Im Schlund können Karzinome an den Mandeln, am Zäpfchen und an der Zungenwurzel wachsen.

AktivCheck

Wann muss ich zum Arzt?

- Wenn Ihnen ein Geschwür an der Zunge oder Wangenschleimhaut auffällt, das nicht abheilt.
- Wenn dieses Geschwür grundlos blutet oder sich vergrößert.

Was wird mein Arzt mich fragen?

- Wann haben Sie die betroffene Stelle das erste Mal bemerkt?
- Haben Sie geraucht?

Was frage ich meinen Arzt?

- Wie ernst muss ich diese Erkrankung nehmen?
- Welche Behandlungsform kommt für mich infrage?
- Welche Konsequenzen hat eine „radikale Operation"?

AktivTipp

Was kann mein Arzt tun?

- Nach der Diagnosesicherung wird er über eine Operation und/oder eine Chemo- und Strahlentherapie entscheiden.

Was kann ich selbst tun?

- Alkohol meiden!
- Sofort das Rauchen einstellen!

Untersuchung und Behandlung

An den Mandeln ist die Krebsdiagnose manchmal schwierig, da die Mandeln durch häufige bakterielle und virale Entzündungen verändert sein können und in den Mandeln auch bösartige Lymphome wachsen können. Daher ist bei Krebsverdacht in den Mandeln immer eine Gewebeuntersuchung notwendig. Die Gewebeprobe kann meistens in örtlicher Betäubung ambulant entnommen werden.

Kleinere Tumoren im Mund- und Rachenbereich können mittels Skalpell oder Laser entfernt werden. Bei nachgewiesenen Metastasen in den Lymphknoten müssen gleichzeitig die entsprechenden Lymphbahnen und -knoten ausgeräumt werden. Der Arzt bezeichnet diese oft ausgedehnte Operation als „Neck dissection", das bedeutet Aufspaltung des Halses. Bei großen oder ausgedehnten Tumoren, deren Entfernung den Patienten sehr verunstalten würde, wird die Kombination aus Chemotherapie und Strahlenbehandlung bevorzugt.

Wichtig für die Vorbeugung ist es zu wissen, dass die meisten Tumoren der oberen Atem- und Speisewege durch übermäßigen Alkoholkonsum und bzw. oder durch Rauchen verursacht werden. Alkohol und Nikotin führen an den Schleimhäuten zu ungünstigen Veränderungen, welche die Krebsentstehung in der Mundhöhle und im Rachen fördern. Ständiger Alkoholkonsum bewirkt, dass die Speicheldrüsen Speichel bilden, der seine Schutzfunktion für die Schleimhaut verloren hat. Das Nikotin und der Teer im Zigarettenrauch können nun die Schleimhaut aggressiver schädigen. Zudem hat der Alkohol eine direkt schädliche (toxische) Wirkung auf die Schleimhautzellen. Leider führt chronischer Alkoholkonsum bei den Betroffenen oft auch zu einem Verlust der Kritikfähigkeit. Die möglichen schlimmen Folgen werden schließlich einfach hingenommen.

Schilddrüse

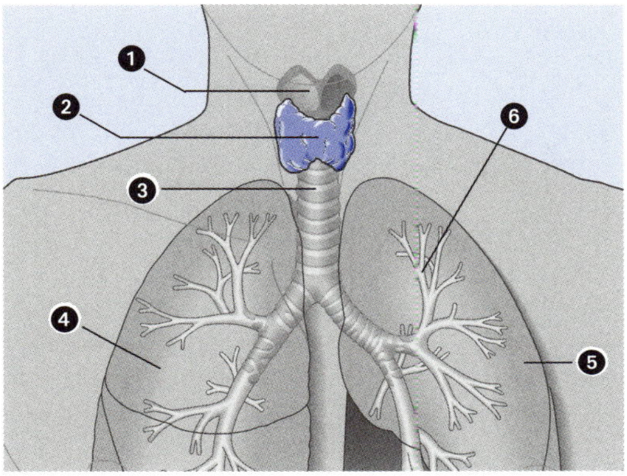

Frontalansicht der Schilddrüse und der oberen Atemwege

1 Schildknorpel des Kehldeckels 2 Schilddrüse 3 Luftröhre 4 rechter Lungenflügel 5 linker Lungenflügel 6 Bronchien

Aufbau und Funktion

Die Schilddrüse befindet sich vorne am Hals unterhalb des Kehlkopfes und bildet die Schilddrüsenhormone. Hormone sind Stoffe mit Spezialaufgaben. In einem feinen und empfindlichen Zusammenspiel regulieren sie als Boten, Anreger oder Bremser den Stoffwechsel des Organismus und tragen dazu bei, dass alle Körperfunktionen wohl geordnet ablaufen.

Die Schilddrüse hat, von vorne betrachtet, in etwa die Form eines Schmetterlings. Beim Embryo im Mutterleib entsteht sie zunächst in der Gegend des Zungengrundes und wandert bis zur Geburt in die Gegend unterhalb des Kehlkopfes. Manche Menschen haben noch als Erwachsene Schilddrüsengewebe am Zungengrund, das sich aber meistens nur bemerkbar macht, wenn es sich vergrößert hat.

Vergrößert sich die Schilddrüse an ihrem regulären Ort sehr stark, kann sie die Atmung behindern. Das liegt daran, dass die Hormondrüse mit ihrem mittleren Teil der Luftröhre direkt aufliegt. Dieser mittlere Teil wird Isthmus (Enge) genannt und verbindet die beiden seitlich von der Luftröhre gelegenen Schilddrüsenlappen oder -flügel. Eine normale Schilddrüse wiegt 25 bis 50 g.

Funktion: Hormonbildung

In der Schilddrüse werden jodhaltige Schilddrüsenhormone gebildet. Das zu ihrer Bildung notwendige Jod muss dem Körper größtenteils mit der Nahrung zugeführt werden. Die fertigen Hormone werden innerhalb der Schilddrüse an bestimmte Eiweiße (Thyreoglobulin) gebunden und gelagert. Nur ein Bruchteil davon gelangt ins Blut. Aber auch dort wird die Hauptmenge wieder an Bluteiweiße gebunden und hat in dieser Form noch keine Wirkung auf den Stoffwechsel. Diese gebundenen Schilddrüsenhormone zirkulieren in der Blutbahn und gewährleisten, dass im Bedarfsfall genügend Hormone vor Ort sind. Dann werden sie von den Eiweißen abgekoppelt und können als so genannte freie Schilddrüsenhormone ihre Aktivität entfalten.

Die Schilddrüsenhormone namens Thyroxin (T4) und Trijodthyronin (T3) steuern den Sauerstoff- und Energieverbrauch des Körpers. Da dies eine grundsätzliche Funktion des Lebens ist, wirken sich die Schilddrüsenhormone auf das Wachstum und die geistige Entwicklung im Kindesalter sowie auf die Erhaltung der körperlichen und geistigen Leistungsfähigkeit des Erwachsenen aus. Schilddrüsenhormone sind regelrechte „Multitalente“ und mischen bei fast allen körperlichen und psychischen Leistungen mit.

Das reicht von der Fruchtbarkeit über die Tätigkeit von Nerven und Muskeln und die Steuerung des Kreislaufes bis zur psychischen Ausgeglichenheit.

Es ist daher nicht verwunderlich, dass die Konzentration der Schilddrüsenhormone im Blut ganz präzise geregelt wird. Das Gehirn hat im Zwischenhirn (Hypothalamus) eine Messstation aufgebaut und registriert ganz genau, wie viel T3 und T4 im durchlaufenden Blut enthalten ist. Je nach Ergebnis wird der Schaltkreis in verschiedener Weise aktiv. Wird ein Mangel an Schilddrüsenhormonen registriert, werden im Zwischenhirn spezielle Hormone (das Thyreotropin-Releasing-Hormon = TRH) gebildet und zunächst zur Hirnanhangsdrüse (Hypophyse) geschickt. Dort regt TRH die Bildung des Thyreoidea-stimulierenden Hormons (TSH) an; dies gelangt zur Schilddrüse und veranlasst sie, mehr Schilddrüsenhormone zu bilden.

Bestimmte Zellen (C-Zellen) der Schilddrüse bilden ein weiteres Hormon, das Kalzitonin. Es spielt eine spezielle Rolle im Kalziumhaushalt bzw. Knochenstoffwechsel. Wenn also von „Schilddrüsenhormonen“ die Rede ist, sind nur T3 und T4 gemeint.

Untersuchungen

Bei vermuteten Funktionsstörungen der Schilddrüse greift der Arzt auf die folgenden diagnostischen Verfahren zurück:

- die Anamnese,
- die körperliche Untersuchung,
- die Messung der Konzentration der Schilddrüsenhormone T3 und T4 im Blut,
- die Messung von TSH und TRH,
- die Ultraschalluntersuchung,
- das Röntgenbild,
- die Szintigraphie,
- die Biopsie.

Anamnese und körperliche Untersuchung

Bei der Anamnese, dem diagnostischen Gespräch zwischen Arzt und Patient, geht es zunächst um die Beschwerden: Welche Beschwerden hat der Patient? Wie hat er sie zum ersten Mal bemerkt? Haben sie sich seitdem verschlimmert? Der Arzt fragt auch nach den angewandten Medikamenten. Jodhaltige Medikamente beispielsweise können Schilddrüsenstörungen verursachen. Hat der Patient beruflich mit Jod zu tun?

Zur körperlichen Untersuchung bei vermuteten Schilddrüsenerkrankungen gehört zunächst einmal die äußere Betrachtung des Halses. Manchmal fällt eine Schilddrüsenvergrößerung sofort ins Auge, weil der Halsumfang beträchtlich vergrößert ist. Nicht immer aber ist eine Vergrößerung so augenfällig, daher muss der Tastbefund helfen. Um die Schilddrüsen zu ertasten, stellt sich der Arzt hinter den Patienten, legt seine Daumen hinten auf dessen Hals und geht mit den Handflächen nach vorne in die vordere Halsgrube unter dem Adamsapfel. Der Patient muss dann schlucken, während der Arzt vorsichtig nach der Schilddrüse tastet, die sich beim Schlucken mit bewegt. Dabei kann der erfahrene Untersucher zwischen einer verhärteten und einer normal weichen Drüse unterscheiden sowie Einzelknoten und die allgemeine Vergrößerung feststellen

Bei der körperlichen Untersuchung ist aber nicht nur die Schilddrüse von Interesse, sondern der gesamte Organismus. So können etwa hervorquellende Augen, Herzrhythmusstörungen und viele andere Beschwerden mit einer Schilddrüsenstörung zusammenhängen.

Laboruntersuchungen

Um die Funktion der Schilddrüse zu überprüfen, wird die Konzentration der Schild-

drüsenhormone im Blut bestimmt. Dabei kann die Gesamtmenge an T3 bzw. T4 gemessen werden (der Laborarzt schreibt dann TT3 und TT4, wobei das zweite „T“ für „total“ steht) oder auch nur die freie Hormonmenge im Blut, die nicht an Eiweiße gebunden und stoffwechselwirksam ist (hier schreibt der Laborarzt FT3 und FT4, wobei „F“ für „frei“ steht).
Auch die Konzentration der übergeordneten Hormone aus dem Hypothalamus (TRH) und der Hypophyse (TSH) kann gemessen werden. Da diese beiden Botenhormone bei verschiedenen Schilddrüsenerkrankungen unterschiedlich verändert sind, kann ihre Bestimmung für die Diagnose wichtig sein.

Bildgebende Verfahren

In vielen Arztpraxen werden heute Ultraschallgeräte verwendet, um die Lage, Größe, Form und den Gewebeaufbau der Schilddrüse zu beurteilen. Mithilfe des Ultraschalls (Sonographie) kann der Arzt sich ein recht gutes Bild von der Schilddrüse machen. Um ihre Funktion zu beurteilen, benötigt er aber weiterhin Labortests (siehe oben) und die Szintigraphie (siehe unten).
Ein Röntgenbild der Halsregion kann nützlich sein, um zu sehen, ob die Schilddrüse die Speiseröhre oder Luftröhre einengt.
Die Szintigraphie der Schilddrüse ist eine nuklearmedizinische Methode. Sie zeigt sowohl die Funktion der gesamten Drüse an als auch Funktionsstörungen in bestimmten Bereichen. Der Patient erhält leicht radioaktives Jod, welches sich in der Schilddrüse anlagert. Die Verteilung des Radiojods wird auf einem Empfangsschirm sichtbar, der die Abstrahlung nach außen misst. Der Arzt kann aus der Verteilung wichtige diagnostische Schlüsse ziehen: Wenn er einen Knoten in der Schilddrüse getastet oder bei der Ultraschalluntersuchung gefunden hat, der bei der Szintigraphie kein Radiojod speichert, spricht er von einem „kalten Knoten“. Dabei handelt es sich oft um einen flüssigkeitsgefüllten Hohlraum (Zyste) und gelegentlich um einen Tumor. Speichert der Knoten das Radiojod stärker als das umliegende Schilddrüsengewebe, liegt ein „warmer“ oder „heißer Knoten“ vor. In diesem Teil der Schilddrüse ist die Hormonproduktion teilweise außer Kontrolle geraten. Es handelt sich dabei oft um die Ursache einer Schilddrüsenüberfunktion (Hyperthyreose).

Gewebeentnahme

Vor allem bei einem „kalten Knoten“ aber auch zur Diagnose anderer Schilddrüsenerkrankungen ist die Entnahme einer Gewebeprobe nützlich, die dann unter dem Mikroskop feingeweblich untersucht wird. Meistens wird das Gewebe unter Sicht (Ultraschall) aus einem verdächtigen Bezirk mit einer dünnen Kanüle entnommen (Feinnadelpunktion). Mit dieser Methode kann auch die Flüssigkeit aus einer Zyste abgesaugt werden.

Kropf und Jodmangel

AktivCheck

Wann muss ich zum Arzt?

- Bei unerklärten Gewichtsveränderungen.
- Bei Nervosität.
- Bei Kälte- oder Hitzemissempfindung.

Was wird mein Arzt mich fragen?

- Haben Sie beim Schlucken ein kloßiges Gefühl im Hals?

···➤ Was wird mein Arzt mich fragen?

- Sind Sie heiser und verspüren Sie gelegentlich Atemnot?
- Haben Bekannte Sie auf die Verdickung Ihres Halses aufmerksam gemacht?
- Ist eine Schilddrüsenerkrankung bereits bekannt?
- Sind schon mal Schilddrüsenwerte abgenommen worden? Wenn ja, wann war das und wie lauteten die Ergebnisse?

Was frage ich meinen Arzt?

- Wieweit weichen meine Schilddrüsenwerte von den Normalwerten ab?
- Reicht es aus, das fehlende Jod zu ersetzen?

AktivTipp

Was kann mein Arzt tun?

- Die nahe liegendste und auch eine bewährte Therapie ist der Ersatz der Schilddrüsenhormone.
- Bei einem Kropf wird auch die Operation erwogen.

Was kann ich selbst tun?

- Wenn Sie in einem Jodmangel-Gebiet leben, verwenden Sie ausschließlich Jodsalz und essen Sie hin und wieder Seefisch.

Ein Kropf ist eine Verdickung des Halses, die auf einer vergrößerten Schilddrüse beruht. Der medizinische Name für eine vergrößerte Schilddrüse lautet „Struma". Die häufigste Kropf- bzw. Strumaursache ist ein ernährungsbedingter Jodmangel.

Das Spurenelement Jod wird für die Hormonproduktion in der Schilddrüse benötigt. Um bei einem Jodmangel in der Nahrung die Hormonproduktion dennoch in Gang zu halten, versucht der Organismus alles irgendwie erreichbare Jod „an Land zu ziehen". Da die Schilddrüsenzellen das Jod aus dem vorbeifließenden Blut abfiltern wie der Goldsucher den Goldstaub im Gebirgsbach, verfällt der Körper auf eine scheinbar sinnvolle Taktik: Er vergrößert die Arbeitsfläche so weit wie möglich, indem er die Anzahl der abfilternden Zellen erhöht.

Dadurch kann zwar oft die erforderliche Hormonmenge produziert werden, der Hals wird dabei aber immer dicker. Da aber gerade im Halsbereich kaum Platz zur Ausdehnung ist, verursacht die vergrößerte Schilddrüse nach und nach Probleme.

Der Kropf ist im deutschsprachigen Bereich eine der häufigsten Erkrankungen überhaupt. Viele Menschen mit leichtem Kropf werden nicht behandelt, obwohl gerade die Behandlung in frühen Stadien zu einer Kropfrückbildung führt.

Jodmangel und Jodersatz

Der Mangel an Jod in der Nahrung und im Trinkwasser ist nach Meinung vieler Experten für das Auftreten von Kröpfen verantwortlich. Das Ausmaß des Jodmangels in bestimmten Gebieten entspricht der Häufigkeit des Kropfes.

In Küstenregionen mit verstärktem Verzehr jodhaltiger Nahrung aus Fisch und Meeresfrüchten kommen Kröpfe seltener vor als z. B. in Gebirgsregionen.

Wer häufig Fisch oder Meeresfrüchte isst, kann auf Jodsalz weitgehend verzichten. Ansonsten reicht der gelegentliche Gebrauch aus. Durch zu viel Jod kann eine Schilddrüsenüberfunktion entstehen.

Hormonproduktion meistens normal

Wenn eine Schilddrüse vergrößert ist, bedeutet dies nicht, dass auch eine Schilddrüsenüberfunktion vorliegen muss. In den meisten Fällen ist die Hormonmenge im Blut normal. Der Arzt spricht von einer euthyreoten Struma. Dieser Kropf bereitet also keine Stoffwechselprobleme, sondern nur Probleme am Hals durch die Verdrängung der Nachbarorgane.

Allerdings gibt es auch Kröpfe mit Überfunktion, Unterfunktion, bösartigen Tumoren und allen möglichen Schilddrüsenerkrankungen.

Beschwerden

Beim Schlucken kann ein Kloßgefühl entstehen. Heiserkeit und Atemnot können auftreten. Die Verdickung des Halses wird zunehmend nach außen sichtbar und kann in seltenen Fällen enorme Ausmaße annehmen.

Die zusätzlichen Beschwerden bei einem Kropf mit Schilddrüsenunter- oder -überfunktion enthalten die folgenden Krankheitsbeschreibungen.

Untersuchung und Behandlung

Die Tastuntersuchung und die Ultraschalluntersuchung zeigen das Ausmaß des Kropfes. Die Schilddrüsenfunktion wird mit Laborbestimmungen der Hormone sowie mit der Szintigraphie diagnostiziert. Knoten in der Schilddrüse können szintigraphisch beurteilt werden. Bei einem Kropf ohne Störung der Schilddrüsenfunktion (euthyreote Struma) besteht die Möglichkeit der Jodbehandlung, der Behandlung mit Schilddrüsenhormonen und der Operation.

Bei erkennbarer Kropfbildung sollten Sie genügend Jod mit der Nahrung aufnehmen. Der natürliche Weg mit mehr Fisch und Meeresfrüchten ist am ehesten zu empfehlen. Reden Sie bei der ärztlichen Behandlung mit. Ob ihr Kropf mit Medikamenten oder mit einer Operation am besten zu behandeln ist, ist oft Ansichtssache! Gehen Sie aber in jedem Fall mit vergrößerter Schilddrüse zum Arzt, denn eine genaue Diagnose sowie eine Kontrolle des Verlaufes müssen sein.

Wenn die vergrößerte und in ihrer Funktion nicht gestörte Schilddrüse keine Probleme „vor Ort“ verursacht, wird er Ihnen zu einer geregelten Jodzufuhr, unter Umständen auch mit Tabletten, raten. Der Erfolg dieser Maßnahme, der nach ungefähr einem halben Jahr kontrolliert wird, entscheidet darüber, ob stattdessen eine vorbeugende Behandlung mit Schilddrüsenhormonen begonnen wird. Bei Problemen am Hals, vor allem bei Einengung der Luftröhre, kommt die Operation ins Gespräch. Wenn ein hinzugezogener Schilddrüsenexperte für die Operation ist, sollten Sie sie nicht zu lange hinauszögern. Es gibt noch zwei weitere Gründe, die für eine Operation sprechen: Eine (vergrößerte) Schilddrüse mit insgesamt normaler Funktion kann dennoch Bereiche enthalten, die nicht mehr der Kontrolle des Regelkreises unterstehen. In diesem Fall könnte die Behandlung mit Jod oder Hormonen eine Überfunktion auslösen. Auch eine (vergrößerte) Schilddrüse mit krebsverdächtigen Bereichen muss operiert werden.

Hypothyreose

Immer wenn ein Krankheitsbegriff mit der Vorsilbe »hypo« beginnt, dann mangelt es an etwas. Das Wort »Hypothyreose« (Schilddrüsenunterfunktion) bezeichnet einen Mangel an Schilddrüsenhormonen.

Dieser kann mehrere Gründe haben. Eine häufige Ursache ist die Zerstörung oder der Verlust von Schilddrüsengewebe. Meistens

führen Schilddrüsenentzündungen dazu. Bei der recht häufigen Hashimoto-Thyreoiditis beruht die entzündliche Zerstörung auf der Bildung von Antikörpern gegen Bestandteile der eigenen Schilddrüse. Diese Schilddrüsenentzündung kommt bei Frauen wesentlich häufiger vor als bei Männern.
Auch ärztliche Eingriffe (z. B. eine Bestrahlung im Halsbereich) können zum Verlust von Schilddrüsengewebe führen.
Gegen Ende der Schwangerschaft entwickelt sich bei manchen Schwangeren eine Hypothyreose mit Kropf. Die Schilddrüse des Neugeborenen weist ebenfalls eine Unterfunktion und oft auch einen Kropf auf. Dies kann bei ihm zu Minderwuchs und geistiger Behinderung führen. Hier ist die Früherkennung extrem wichtig. Daher wird in Deutschland jedes Neugeborene routinemäßig auf Störungen der Schilddrüsenfunktion untersucht.

Beschwerden

Die Symptome der Hypothyreose stehen ganz und gar unter dem Zeichen des Mangels und der Trägheit. Die Betroffenen sind kälteempfindlich (Mangel an Wärme), verstopft (Darmträgheit) und nehmen zu, da sie wegen der Trägheit ihres Stoffwechsels weniger Kalorien verbrauchen.
Die Stimmung ist niedergeschlagen bis depressiv, es mangelt an Initiative. Die geistigen Fähigkeiten sind durch eine allgemeine Gedächtnis- und Konzentrationsschwäche eingeschränkt. Die Leistungsfähigkeit ist vermindert. Das Leben wird als belastend und furchtbar anstrengend empfunden. Das Schlafbedürfnis steigt. Die Sprache ist langsam und schleppend, die Stimme oft rau. Die Haut ist trocken und die Nägel brüchig. Frauen haben Regelstörungen mit verlängerter Regelblutung und sind in vielen Fällen unfruchtbar.

AktivCheck

Wann muss ich zum Arzt?

- Bei unerklärten Gewichtsveränderungen.
- Bei Nervosität.
- Bei Kälteempfindlichkeit.
- Bei Darmträgheit.
- Bei Interessenlosigkeit und depressiver Verstimmung.
- Bei enormem Schlafbedürfnis

Was wird mein Arzt mich fragen?

- Haben Sie beim Schlucken ein kloßiges Gefühl im Hals?
- Sind Sie heiser und verspüren Sie gelegentlich Atemnot?
- Haben Bekannte Sie auf die Verdickung Ihres Halses aufmerksam gemacht?
- Ist eine Schilddrüsenerkrankung bereits bekannt?
- Sind schon mal Schilddrüsenwerte bestimmt worden? Wenn ja, wann war das und welche Ergebnisse ergab die Untersuchung der Schilddrüse?

Was frage ich meinen Arzt?

- Wieweit weichen meine Schilddrüsenwerte von den Normalwerten ab?
- Liegt die Ursache für mein stumpfes Haar und meine trockene Haut möglicherweise in der Erkrankung meiner Schilddrüse?
- Reicht es aus, Schilddrüsenhormone zu ersetzen?
- Welche Rolle spielt meine Ernährung?

AktivTipp

Was kann mein Arzt tun?

- **Die Therapie besteht aus der Zufuhr der fehlenden Schilddrüsenhormone.**

Was kann ich selbst tun?

- **Leider nichts.**

Untersuchung und Behandlung

Die Konzentration der Schilddrüsenhormone FT3 und FT4 im Blut ist vermindert. Die Bestimmung von TSH und TRH können Aufschluss über mögliche Ursachen geben. Die Schilddrüsen-Antikörper werden bestimmt. Die Sonographie zeigt die Größe und die Gewebestruktur der Schilddrüse.

Der Arzt ersetzt die fehlenden Schilddrüsenhormone durch Hormone in Tablettenform. Dabei ist es besonders wichtig, die richtige Dosierung zu finden, denn der Körper darf auch nicht zu viele Hormone erhalten. Der Arzt erhöht die Dosis daher langsam, bis die Werte annähernd normal sind.

Vor allem in der Schwangerschaft ist es wichtig, auf eine ausreichende Jodversorgung zu achten. Eine Vorbeugung der Schilddrüsenentzündung ist nicht möglich.

Hyperthyreose

Die Vorsilbe „hyper“ steht vor Krankheitsbezeichnungen, die etwas mit einem Übermaß tun haben. Bei der Hyperthyreose (Schilddrüsenüberfunktion) geht es um ein Übermaß an Schilddrüsenhormonen.

Etwa 6 bis 7 % der deutschen Bevölkerung haben eine Schilddrüsenüberfunktion. Am häufigsten kommt die Überfunktion durch einen Irrtum im Abwehrsystem des Körpers zustande: Immunzellen bilden Antikörper gegen Schilddrüsenzellen. Fälschlicherweise halten die Schilddrüsenzellen diese Antikörper für das Botenhormon TSH aus der Hirnanhangsdrüse, welches sie zu vermehrter Bildung von Hormonen veranlasst. Der Körper wird von den Hormonen der Schilddrüse überflutet und der Stoffwechsel erbarmungslos angekurbelt.

Neben der geschilderten Autoimmunreaktion, die beim so genannten Morbus Basedow auftritt, können so genannte heiße Knoten (autonome Adenome) in der Schilddrüse, Schilddrüsenentzündungen, eine überhöhte Jodzufuhr sowie Tumoren in der Schilddrüse und in der Hirnanhangsdrüse (mit TSH-Bildung) zur Schilddrüsenüberfunktion führen. Bei den autonomen Adenomen handelt es sich um Schilddrüsengewebe, das sich der Kontrolle durch übergeordnete Zentren (Hypothalamus, Hypophyse) entzogen hat und außerhalb des Regelkreises ungebremst Hormone produziert. Die autonomen Bezirke können einzeln oder multipel auftreten oder diffus die ganze Schilddrüse betreffen (diffuse Autonomie).

Beschwerden

Die Symptome der Hyperthyreose stehen unter dem Zeichen des Übermaßes. Der Betroffene hat Hitzewallungen und schwitzt, ist unruhig, nervös und reizbar, sowohl voller Tatendrang als auch gleichzeitig erschöpft. Sein Herz schlägt schnell, rast und stolpert. Der Blutdruck ist erhöht. Durch den vermehrten Kalorienverbrauch nimmt er trotz ständigen Heißhungers an Gewicht ab.

Manchmal kommt es auch zu Augenbeschwerden: Die Augen sind gerötet und geschwollen und tränen beim Lesen und Fernsehen. Die Augäpfel treten nach vorn, wodurch ein Druckgefühl oder Schmerzen in den Augen entstehen können.

AktivCheck

Wann muss ich zum Arzt?

- Bei Hitzewallungen, Unruhe, Nervosität und Reizbarkeit.
- Bei rasendem Puls, Herzrhythmusstörungen, hohem Blutdruck.
- Wenn Sie schnell und anhaltend erschöpft sind.
- Wenn Sie trotz Heißhunger Gewicht verlieren.

Was wird mein Arzt mich fragen?

- Haben Sie Augenbeschwerden?
- Wenn ja, welcher Art?
- Ist Ihnen in letzter Zeit ein extremer Gewichtsverlust aufgefallen?

Was frage ich meinen Arzt?

- Muss ich radioaktiv angereichertes Jod zu mir nehmen? Kann ich dadurch nicht andere körperliche Schäden entwickeln?
- Welche Vor- oder Nachteile hat die Operation gegenüber der Radiojodtherapie?
- Bin ich für andere Menschen eine Gefahr, wenn ich radioaktives Jod in mir trage?

AktivTipp

Was kann mein Arzt tun?

- Die Therapie besteht aus Medikamenten (Thyreostatika), wenn dies nicht ausreicht, wird zwischen einer Operation oder einer Radiojodtherapie entschieden.

Was kann ich selbst tun?

- Achten Sie darauf, dass Sie keine jodhaltigen Medikamente zu sich nehmen (Kontrastmittel!).
- Sie können Entspannungsverfahren erlernen.
- Homöopathie, physikalische Therapie und Phytotherapie können die medizinische Behandlung unterstützen.

Untersuchung und Behandlung

Die Konzentration der Schilddrüsenhormone FT3 und FT4 im Blut ist erhöht. Die Bestimmung von TSH kann Aufschluss über mögliche Ursachen geben. Die Schilddrüsen-Antikörper werden bestimmt. Die Sonographie zeigt die Größe und die Gewebestruktur der Schilddrüse. Die Szintigraphie kann Bezirke mit erhöhter Aktivität („heiße Knoten" bzw. autonome Adenome) aufdecken. Der Arzt hat drei Möglichkeiten: Er kann dem Patienten mit Hyperthyreose radioaktives Jod in definierter Dosis geben, das sich in der Schilddrüse anreichert. Durch die dabei wirksam werdende Strahlendosis geht ein Teil des Schilddrüsengewebes zugrunde.

Eine ähnliche Wirkung wird auch durch die operative Entfernung eines Großteils der Schilddrüse erreicht. Danach eventuell fehlende Hormone werden durch Tabletten ersetzt. Die Hormonbildung in der Schilddrüse kann auch mit Medikamenten (Thyreostatika) gestoppt werden.

Wenn Sie an einer Schilddrüsenüberfunktion leiden, dürfen Sie keine jodhaltigen Arzneimittel anwenden. Besonders gefährlich können jodhaltige Kontrastmittel sein. Sie müssen daher einen Arzt, der eine Kontrastmitteluntersuchung durchführen will, über Ihre Schilddrüsenerkrankung informieren.

Bronchien und Lunge

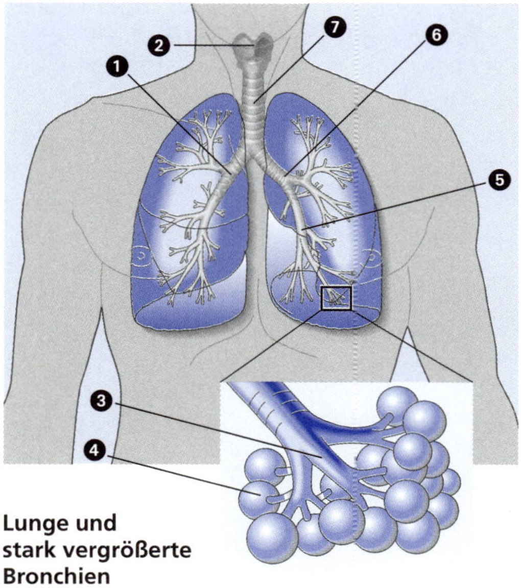

Lunge und stark vergrößerte Bronchien

❶ rechter Hauptbronchus ❷ Schildknorpel des Kehldeckels ❸ Bronchioli ❹ Lungenbläschen (Alveolen) ❺ Bronchien ❻ linker Hauptbronchus ❼ Luftröhre (Trachea)

Aufbau und Funktion

Die Atemwege reichen von den Nasenlöchern bis in die Lungenbläschen (Alveolen). Der Kehlkopf bildet die Grenze zwischen den oberen und den unteren Atemwegen. Die oberen Atemwege bestehen aus der Nasenhöhle mit den Nasennebenhöhlen und dem Rachen. Die unteren Atemwege führen über die Luftröhre (Trachea) und die beiden Hauptbronchien bis in die Lunge. Dort verzweigen sich die Bronchien in immer kleinere Äste, an deren Ende die zahllosen, nur millimetergroßen Lungenbläschen sitzen.
Die Lunge besteht aus zwei Flügeln, die jeweils im linken und im rechten Brustkorb liegen. Jeder Flügel hat mehrere Lappen. Sowohl die Lunge wie auch die Brusthöhle ist vom so genannten Brustfell (Pleura) überzogen. Diese Schleimhaut ermöglicht die gute Beweglichkeit der Lunge im Brustkorb, die bei jedem Atemzug durch das Ein- und Ausatmen benötigt wird.
Mit dem Herzen ist die Lunge über starke Gefäßstämme verbunden. Die Lungenarterie bringt das verbrauchte, sauerstoffarme und kohlendioxidreiche Blut aus der rechten Herzkammer zur Lunge, die Lungenvene das frische, sauerstoffreiche und kohlendioxidarme Blut zum Herzen zurück. Dazwischen liegt der Gasaustausch, die wichtigste Funktion der Lunge.

Wichtigste Funktionen: Atmung und Gasaustausch

Der Mensch gewinnt den Sauerstoff, den er zum Leben benötigt, durch die Atmung. Die eingeatmete Umgebungsluft besteht zu zirka 21 % aus Sauerstoff (O_2). Beim Einatmen strömt sie über den Rachen, den Kehlkopf, die Luftröhre und die Bronchien bis in die Lungenbläschen.
Hier findet der Austausch von Sauerstoff und Kohlendioxid (CO_2) statt. Beide Gase folgen einem einfachen Naturgesetz und strömen entsprechend ihrem Konzentrationsgefälle dorthin, wo ihre Konzentration am niedrigsten ist. Auf diese Weise nimmt das Blut einen Teil des Luftsauerstoffes auf und gibt dafür von seinem Kohlendioxid etwas an die „verbrauchte“ Luft ab, die nun wieder ausgeatmet wird.
Damit dieser Gasaustausch schnell und effizient vonstatten geht, ist eine große Austauschoberfläche notwendig. Die Gesamtoberfläche der Lungenbläschen in beiden Lungenflügeln beträgt daher zirka 70 bis 120 Quadratmeter.

Erwachsene nehmen bei jedem Atemzug 400 bis 600 Milliliter Luft auf. Davon gelangen aber nur 300 bis 500 Milliliter in die Lungen, die restliche Luft bleibt in Nase, Mund, Rachen und Bronchien und nimmt nicht am Gasaustausch teil.
Gesteuert wird die Atmung durch das Atemzentrum im verlängerten Rückenmark (Medulla oblongata). Dieser komplexe Vorgang läuft automatisch ab. Sie müssen also nicht daran denken, zu atmen, es geht von selbst. Sie können lediglich das Tempo und die Tiefe der Atemzüge sowie den Einsatz der Atemmuskulatur bewusst beeinflussen.
Beim Einatmen ziehen sich die Muskeln zwischen den Rippen, das Zwerchfell (Muskelplatte zwischen Brust- und Bauchraum) und die Atemhilfsmuskeln, die von der Hals- und Brustwirbelsäule zu den Rippen ziehen, zusammen und erhöhen so das Fassungsvermögen des Brustkorbes. Die Alveolen füllen sich mit Luft.
Das Ausatmen erfolgt passiv, indem die genannten Muskeln sich entspannen und das elastische Lungengewebe wieder seine ursprüngliche Form annimmt.
Ein gesunder Erwachsener atmet in Ruhe etwa 12- bis 15-mal pro Minute ein und aus. In dieser Zeit pumpt das Herz die gesamte Blutmenge des Körpers einmal durch den Lungenkreislauf und wieder in den Körper, sodass allen Organen jederzeit genügend lebenswichtiger Sauerstoff zur Verfügung steht.

Schutz- und Reinigungsmechanismen

Die Atemwege stehen mit der Außenwelt in direkter Verbindung und sind daher gegenüber Krankheitserregern und Schadstoffen besonders gefährdet. Sie begegnen dieser Gefahr mit ausgefeilten Schutz- und Reinigungsmechanismen. Die gut durchbluteten Schleimhäute der Nase erwärmen die Außenluft und feuchten sie an. Die Nasenhaare wirken dabei wie ein Filter und fangen größere Fremdkörper ab. Atmen Sie daher möglichst durch die Nase und nicht durch den Mund.
Fast die gesamte Schleimhaut der Atemwege besteht aus so genannten Flimmerzellen, die an ihrer Oberfläche viele Flimmerhärchen tragen. Dazwischen liegen Schleimdrüsen, die beim Gesunden einen dünnflüssigen Schleim produzieren, welcher die ganzen Atemwege mit einer Schutzschicht überzieht. Schmutzpartikel und Krankheitserreger, die mit der Atemluft eingeatmet werden, bleiben an der Schleimschicht haften. Der Schleim enthält gleichzeitig Abwehrstoffe, welche die eingedrungenen Erreger angreifen und unschädlich machen.
Die Flimmerhärchen der Flimmerzellen bewegen sich wellenförmig in Richtung Rachen. Auf diesem „Förderband“ aus Flimmerhärchen (Zilien) und Schleim (Mucus) werden die Schmutzpartikel und Krankheitserreger wieder aus den Atemwegen hinaus befördert. Der Schleim mit den „Fremdkörpern“ gelangt so in den Rachen und wird dort verschluckt oder ausgespuckt.
Der ungestörte Ablauf dieser Schutz- und Reinigungsfunktion der Schleimhaut ist für die Abwehr von Atemwegserkrankungen wesentlich.
Auch die Gaumen- und Rachenmandeln leisten zur Abwehr von Krankheitserregern einen wichtigen Beitrag.

Untersuchung von Bronchien und Lunge

Wenn der Verdacht auf eine Erkrankung oder Funktionsstörung an Bronchien oder Lunge besteht, gewinnt der Arzt bereits beim Beobachten und Hinhören wichtige Informationen. So sieht oder hört er beispielsweise,

- wie häufig der Patient atmet,
- wie oberflächlich oder wie tief seine Atmung ist,
- ob beim Atmen pfeifende oder rasselnde Geräusche auftreten,
- ob die Haut eine gesunde Farbe hat oder eher auffällig rosig oder bläulich gefärbt aussieht,
- ob die Form des Brustkorbes normal oder ob er besonders schmal oder fassförmig verbreitert ist,
- ob der Patient hustet oder abhusten muss und
- ob er fiebrig aussieht.

Anamnese und körperliche Untersuchung

Zusätzliche Informationen gewinnt der Arzt, indem er gezielte Fragen stellt (Anamnese), etwa nach der Art, dem Beginn, der Dauer und der Stärke von Beschwerden. Dann beginnt er mit der körperlichen Untersuchung, die sich zwar auf die Lunge konzentriert, aber auch das Herz und weitere Organe berücksichtigt.

Das Abhören und das Abklopfen der Lunge gehören zum Standardprogramm jeder Ganzkörperuntersuchung.

Beim Abhören (Auskultation) mit dem so genannten Stethoskop stellt der Arzt fest, ob in alle Partien der Lunge genug Luft einströmt, und ob die normalen Atemgeräusche oder zusätzliche Geräusche (Rasselgeräusche) hörbar sind, die auf eine Erkrankung der Bronchien oder der Lunge hinweisen.

Beim Abklopfen (Perkussion) erzeugt der Arzt einen Klopfschall. Je nach Schallqualität kann er entnehmen, ob der „abgeklopfte" Teil der Lunge mit Luft oder etwa mit Flüssigkeit gefüllt ist. Außerdem kann er so abschätzen, wie weit sich die Lunge beim Einatmen bewegt bzw. ob ihre Beweglichkeit eingeschränkt ist und wie weit.

Von dem bis hierhin erzielten Ergebnis hängt es ab, ob und welche speziellen Untersuchungsverfahren der Arzt für eine sichere Diagnose noch benötigt.

Bildgebende Verfahren

Die Anfertigung eines Röntgenbildes des Brustkorbs ist die wichtigste apparative Untersuchung. Es wird routinemäßig von hinten und von der Seite („in zwei Ebenen") gemacht. Die Strahlenbelastung durch diese Aufnahmen ist etwa so gering wie bei einem Transatlantikflug. Das Röntgenbild zeigt dem Arzt, wo die Störung lokalisiert ist und oft auch die Art der Erkrankung.

In bestimmten Fällen werden zusätzlich Schichtaufnahmen (Computertomographie oder Magnetresonanztomographie) der Lunge angefertigt. Mit ihrer Hilfe kann die Lage eines Krankheitsherdes (z. B. eines Tumors) exakt bestimmt werden.

Die Ultraschalluntersuchung des Brustkorbs ist geeignet zur Diagnose eines beginnenden Pleuraergusses (Flüssigkeitsansammlung im Brustkorb zwischen Rippen und Brustfell), denn sie weist schon sehr kleine Flüssigkeitsmengen in der Brusthöhle nach.

Die größeren Bronchien können bei der Lungenspiegelung (Bronchoskopie) direkt von innen betrachtet werden. Dabei wird meist in lokaler Betäubung ein biegsamer Schlauch (Bronchoskop) über den Rachen und die Luftröhre in die Bronchien eingeführt. Mit kleinen Zangen oder Bürsten können dabei auch Gewebeproben entnommen werden.

Weitere Untersuchungsverfahren

Mit verschiedenen Lungenfunktionstests (Spirometrie) überprüft der Arzt, wie viel Luft

die Lunge eines Patienten fasst (Totalkapazität), und wie schnell und wie kräftig er sie ausatmen kann (Sekundenkapazität, Peak flow).
Die Blutgasanalyse zeigt, ob durch die Atmung genügend Sauerstoff in den Körper gelangt und ob das im Körper entstandene Kohlendioxid ausreichend abgeatmet wird. Dabei wird meistens aus der Fingerkuppe oder dem Ohrläppchen Blut entnommen und die darin enthaltene Sauerstoff- und Kohlendioxidkonzentration bestimmt.
Weitere Blutuntersuchungen tragen in mehrerer Hinsicht zur Diagnose bei. Infektionserkrankungen beispielsweise können durch den Nachweis von speziellen Antikörpern diagnostiziert werden.
Die Sputumuntersuchung (Untersuchung des Auswurfs) bzw. die Untersuchung von Bronchialsekret, das bei der Lungenspiegelung gewonnen wird, ermöglicht es, Bakterien oder auch Krebszellen nachzuweisen.
Die Durchblutung und die Belüftung der Lunge können mithilfe der Lungenszintigraphie erfasst werden. Dabei werden radioaktiv markierte Stoffe in ganz geringer Menge entweder in eine Vene gespritzt (zur Untersuchung der Durchblutung) oder als Gas eingeatmet (zur Untersuchung der Belüftung). Ihre Verteilung in der Lunge wird als Bild aufgezeichnet.
Die Teststoffe werden sehr schnell wieder aus dem Körper ausgeschieden und belasten den Patienten nicht.
Manche Lungenerkrankungen haben auch Auswirkungen auf das Herz: Das EKG (Elektrokardiogramm) und die Ultraschalluntersuchung des Herzens (Echokardiographie) können entsprechende Hinweise ergeben. Größe und Lage des Herzens können bei der Röntgenaufnahme des Brustkorbes ebenfalls beurteilt werden.

Grippaler Infekt und Grippe

Die Virusinfektion der oberen Luftwege, die meistens als „Erkältung“ oder „Grippe“ oder „grippaler Infekt“ bezeichnet wird, ist die häufigste Infektionskrankheit und zugleich die häufigste Erkrankung überhaupt, zumindest in den hoch entwickelten Industrieländern.
Ärzte machen einen Unterschied zwischen dem oft als „banal“ oder „einfach“ qualifizierten grippalen Infekt und der echten Virusgrippe (Influenza), die einen weit ernsteren Verlauf nehmen kann. Beide Erkrankungen werden hier getrennt vorgestellt.

Erkältung – Virusinfekt der oberen Luftwege

AktivCheck

Wann muss ich zum Arzt?

- Wenn hohes Fieber dazu kommt und sich die Symptome verschlimmern oder mehr als 10 Tage andauern.
- Wenn Sie bereits an einer Erkrankung leiden, die Ihre Anwehr schwächt (z. B. HIV, Krebs, andere Infektionen).

Was wird mein Arzt mich fragen?

- Wie lange dauern die Beschwerden bereits an?
- Produziert Ihr Husten viel Sekret? Welche Farbe hat es?
- Wie ist der Fieberverlauf?
- Bei direktem Kontakt zu Patienten (z. B. in einem Krankenhaus) bleiben Sie besser zu Hause.

Was frage ich meinen Arzt?

- Muss ich mich von anderen fern halten?
- Kann ich arbeiten?
- Kann ich mich zum Herbst hin bereits mit Immunmodulatoren auf die kalte Saison vorbereiten?

AktivTipp

Was kann mein Arzt tun?

- Ihr Arzt kann Medikament zur Linderung der Symptomatik verordnen.

Was kann ich selbst tun?

- Stärken Sie Ihr Immunsystem bereits im Vorfeld. Unternehmen Sie täglich Spaziergänge von etwa 30 Minuten, atmen Sie dabei tief durch. Trinken Sie täglich ein Glas frisch gepressten Orangensaft. Essen Sie viel Obst und Gemüse der Saison.
- Wenn Symptome sich ankündigen, hilft oftmals eine Schwitzkur, z. B. ein Wannenbad (etwa 36 °C) mit speziellen Erkältungs-Badezusätzen. Danach halten Sie sich warm, trinken einen Erkältungstee und gehen dann ins Bett, wo Sie wahrscheinlich eine echte Schwitzkur durchmachen werden (und eventuell nachts das nasse Bettzeug wechseln müssen).

Die Virusinfektion der oberen Atemwege, die hier im Zusammenhang vorgestellt wird, äußert sich mit den allgemein bekannten Symptomen Schnupfen, Halsschmerzen, Heiserkeit und Husten. Kinder im Vorschulalter sind besonders empfänglich. Sie erkranken etwa 6- bis 12-mal pro Jahr an einem Virusinfekt der oberen Luftwege, Erwachsene im Durchschnitt dreimal, Eltern kleiner Kinder aber häufiger. Die Erkältung ist für etwa die Hälfte aller ausgefallenen Arbeitstage verantwortlich. Jeder dritte Patient eines Hausarztes hat eine Erkältung. Im Winter bzw. in der so genannten Grippesaison hat durchschnittlich jeder zehnte Mitteleuropäer mehr oder minder starke Erkältungssymptome.

Ansteckung und Krankheitsbeginn Verursacher der Erkältung sind verschiedene Viren, die beim Niesen, Husten, Sprechen oder Atmen durch Tröpfcheninfektion von Mensch zu Mensch übertragen werden. Wenn Sie sich in der Erkältungssaison in Situationen begeben, wo viele Menschen auf engem Raum zusammen sind (Bus, Straßenbahn, Schule), ist es sehr wahrscheinlich, dass Sie sich anstecken. Nicht immer entstehen jedoch aus dem Viruskontakt ausgeprägte Erkältungsbeschwerden.
Die Infektion läuft so ab: Die Viren gelangen auf die Schleimhäute der oberen Luftwege (Nase, Rachen), dringen in die Zellen der Nasenschleimhaut ein und zwingen sie, neue Viren zu bilden. Diese Viren werden dann wieder durch Tröpfcheninfektion auf den nächsten Menschen übertragen.
Etwa zwei Tage nach dem Eindringen der Viren beginnt der Körper mit den Gegenmaßnahmen, indem er Antikörper bildet. Die Immunabwehr braucht also rund 48 Stunden Anlaufzeit. Erst dann, während des Abwehrkampfes gegen die Viren, treten die Symptome der Erkältung auf: Schnupfen, Husten, Kratzen im Hals usw.
Wer sich in einem frühen Stadium der Infektion befindet, selbst noch nichts von seiner Erkältung spürt und auch noch nicht sichtbar erkrankt ist, gehört zu den „besten“ Verbrei-

tern des Virusinfektes. Wenn die Erkältung für jedermann sichtbar wird, hat die Infektiosität (Fähigkeit, andere zu infizieren) bereits deutlich abgenommen.

Erhöhtes Erkältungsrisiko Wer in der Grippezeit viel mit anderen Menschen (auch den eigenen Kleinkindern) zusammenkommt oder wer infolge anderer chronischer Erkrankungen eine geschwächte Immunabwehr hat, wird schneller und häufiger an einem Virusinfekt der oberen Atemwege erkranken.

Was hat die „Erkältung" mit der Kälte zu tun? Die meisten Erkältungen fallen in die kalte und feuchte Jahreszeit. Das liegt daran, dass die Schleimhäute der oberen Atemwege und die darinliegenden Blutgefäße sich bei Einwirkung von Kälte zusammenziehen und die Durchblutung sich verschlechtert. Dadurch können Krankheitserreger leichter in die Schleimhaut eindringen. Auch trockene (Heizungs-)Luft, die die Schleimhäute austrocknet und dadurch ihren natürlichen Schutz zerstört, macht sie anfälliger für Keime. Am besten schützt man sich in der kalten Jahreszeit also vor Erkältungen, indem man darauf achtet, dass die Schleimhäute gut durchblutet sind und ausreichend Sekret produzieren (Wärme, Gurgeln mit Salzwasser, das den Speichelfluß anregt). Kälte wirkt sich außerdem auf die „Vitalität" der Atemwegsviren aus: Sie können bei kaltem, nassem Wetter in der Luft besser überleben als bei trockenem, heißen Wetter.

Beschwerden Schnupfen mit verstopfter Nase, ein Kratzen im Hals bis hin zu regelrechten Schluckschmerzen, Husten, Heiserkeit sowie erhöhte Temperatur bzw. leichtes Fieber mit Kopf- und Gliederschmerzen und eine allgemeine Abgeschlagenheit sind die Erkältungsbeschwerden, die jeder kennt. Oft stehen bestimmte Beschwerden, wie Schnupfen oder Halsschmerzen, ganz im Vordergrund – und die anderen fehlen. Nicht selten kommen weitere Symptome hinzu; Ohrenschmerzen oder gereizte Augen.
Das Beschwerdebild kann sich im Verlauf der Erkältung komplett wandeln: Was mit einem Schnupfen begann, kann durchaus mit einem Husten enden.
Das allgemeine Krankheitsgefühl ist bei der „banalen" oder „leichten" Erkältung oft nicht stark ausgeprägt. Das hat zur Folge, dass der Betroffene seiner gewohnten Beschäftigung außer Haus nachgehen und viele Mitmenschen anstecken kann.

Untersuchung und Behandlung Wenn der Arzt den Patienten schon kennt, der mit Erkältungsbeschwerden zu ihm kommt, nimmt er keine großen diagnostischen Maßnahmen vor. Er schaut seinem Patienten in den Rachen und eventuell noch in die Nase und die Ohren, lässt die Körpertemperatur messen, die Anzahl der weißen Blutkörperchen (Leukozyten) feststellen, führt eine Blutsenkung durch oder bestimmt das so genannte C-reaktive Protein (CRP). Auf diese Weise stellt er fest, ob sein Patient nur eine Virusinfektion oder zusätzlich eine bakterielle Infektion hat, die er mit Antibiotika behandeln würde.
Bisher gibt es noch keine wirksamen Arzneimittel gegen die Verursacher der Erkältung, die Viren. Es bleibt also nichts anderes übrig, als den natürlichen Verlauf der Erkrankung abzuwarten. Trotzdem kommt es aber darauf an, diese Zeit so erträglich wie möglich zu überstehen. Es gibt gute Möglichkeiten, die unangenehmen Erkältungsbeschwerden zu lindern. Die meisten Behandlungsmaß-

nahmen können Sie auch ohne Arzt durchführen, gehen Sie aber in jedem Fall zum Arzt, wenn die Erkältung länger als eine Woche anhält, wenn sich die Beschwerden verschlimmern, und wenn neue, bisher ungewohnte Beschwerden auftreten. Behandeln Sie Babys und Kleinkinder nie ohne Arzt. Menschen mit chronischen Erkrankungen (Diabetes oder Bluthochdruck) sowie alte und abwehrgeschwächte Menschen müssen sich bei Erkältungsbeschwerden ebenfalls an ihren Arzt wenden.

Mit rezeptfrei erhältlichen Wirkstoffe wie Acetylsalicylsäure (z. B. Aspirin®), Paracetamol oder Novalgin können Sie das Fieber senken und die mit dem Fieber verbundenen Symptome wie Gliederschmerzen und Kopfschmerzen lindern. Geben Sie Kindern kein Aspirin, sondern Paracetamol (als altersentsprechend dosiertes Zäpfchen), da es für sie weniger Risiken birgt.

Mit Inhalationen von ätherischen Ölen oder Salzlösungen gelingt es, zähen Schleim in den oberen Atemwegen zu lösen und die Entzündung einzudämmen. Auch Hustensäfte lösen den „verhockten" Schleim und erleichtern das Abhusten. Abschwellende Nasensprays und -tropfen, die aber immer nur einige Tage lang angewendet werden sollen, können die verstopfte Nase wieder öffnen. Sie sorgen auch dafür, dass die Ausführungsgänge der Nasennebenhöhlen und die Verbindung zwischen Rachen und Mittelohr (die so genannte Ohrtrompete) offen bleiben und der Schleim abfließen kann. Lutschtabletten helfen gegen den Schluckschmerz. Hustenstillende Mittel können den quälenden Hustenreiz dämpfen.

Es ist zwar kaum zu befürchten, dass eine „übergangene Erkältung" schwer wiegende Komplikationen auslöst, dennoch ist es nicht ratsam, mit einer Erkältung schwer zu arbeiten. Wer erkältet in den Dienst geht, steckt seine Mitfahrer, Mitarbeiter oder Kunden an. Wenn der Erkältete das Gefühl hat, dass es ihm im Bett am besten geht, soll er diesem Gefühl nachgeben.

Im Prinzip wird der Arzt Ihnen dieselbe Behandlung empfehlen, die Sie auch in eigener Regie vornehmen können. Wenn Ihre eigene Behandlung aber keine Wirkung zeigt, Ihre Erkältung sich verschlimmert, und ungewöhnliche Beschwerden auftreten, müssen Sie zum Arzt gehen.

Die unangenehmen Folgen einer Erkältung sind auch mit vielen naturheilkundlichen und alternativen Heilverfahren gut zu bekämpfen.

Echte Virusgrippe

AktivCheck

Wann muss ich zum Arzt?

- Wenn das Fieber länger als 24 Stunden erhöht bleibt, müssen Sie den Arzt rufen.
- Gleich bei Auftreten der ersten Anzeichen sollten ältere Patienten, Kinder und Abwehrgeschwächte ihren Arzt aufsuchen.
- Wenn das Fieber trotz senkender Maßnahmen länger als 5 bis 8 Tage andauert, hat sich wahrscheinlich eine bakterielle Infektion auf die Viruserkrankung gelegt.

Was wird mein Arzt mich fragen?

- Seit wann fühlen Sie sich schon krank?
- Wie ist der Verlauf des Fiebers, seit Sie Fieber messen?

Was frage ich meinen Arzt?

- Kann ich eine Lungenentzündung oder Bronchitis entwickeln?
- Ist eine Schutzimpfung sinnvoll?
- Warum verschreiben Sie mir Antibiotika (gegen Bakterien wirksam), wenn die Grippe eine Viruserkrankung ist?
- Bin ich für meine Familie ansteckend?
- Wie lange muss ich von der Arbeit fern bleiben?
- Wie lange muss ich das Bett hüten?

AktivTipp

Was kann mein Arzt tun?

- Bei einer Influenza Typ A und B steht dem Arzt seit August 1999 das Medikament Relenza® (Wirkstoffname: Zanamir) zur Verfügung. Der Wirkstoff greift direkt das Influenza-Virus an, indem es die Wirkung eines speziellen Enzyms (Neuramidase) auf der Virus-Oberfläche hemmt. Das Pulver sollte innerhalb der ersten 48 Stunden nach Beginn der Symptome gegeben werden.

Was kann ich selbst tun?

- Wenn Sie zu den Risikogruppen gehören, sollten Sie die angebotenen Schutzimpfungen wahrnehmen: Abwehrgeschwächte, alte Menschen, in Absprache mit dem Kinderarzt auch Babys.
- Stärken Sie Ihr Immunsystem bereits im Vorfeld. Das heißt, unternehmen Sie täglich Spaziergänge von etwa 30 Minuten, atmen Sie dabei tief durch. Trinken Sie täglich ein Glas frisch gepressten Orangensaft. Essen Sie ohnehin viel Obst und Gemüse der Saison.
- Wenn Symptome sich ankündigen, hilft oftmals eine Schwitzkur: ein Wannenbad (etwa 36 °C) mit speziellen Erkältungs-Badezusätzen. Danach halten Sie sich schön warm, trinken einen Erkältungstee und gehen dann ins Bett, wo Sie wahrscheinlich eine echte Schwitzkur durchmachen werden (und eventuell nachts das nasse Bettzeug wechseln müssen).

Bei der echten Virusgrippe (Influenza) handelt es sich um eine ernste Virusinfektion, die vor allem für Babys, alte Menschen und Abwehrgeschwächte bedrohlich werden kann. Sie wird durch bestimmte Influenzaviren hervorgerufen, die ganze Epidemien auslösen können. Im Laufe einer großen Grippeepidemie kann ein Teil der Bevölkerung mehrerer Staaten erkranken.
Die echte Virusgrippe beschränkt sich nicht wie die Erkältung auf die oberen Luftwege. Sie befällt also nicht nur die Nase, den Rachen, den Kehlkopf und die Luftröhre. Sie ergreift auch die unteren Luftwege, also die Bronchien und ihre feinen Verästelungen in der Lunge. Es kommt zu einer starken Flüssigkeitsabsonderung in den Luftwegen mit schwerem Husten.

Beschwerden Die üblichen Erkältungsbeschwerden wie Schnupfen, Halsschmerzen, Heiserkeit, Husten können auch bei der echten Virusgrippe auftreten. Die meisten Betroffenen fühlen sich daneben aber abgeschlagen und schwer krank. Ausgeprägte Kopf- und Muskelschmerzen, die bei der Erkältung meistens fehlen, sind bei der Grippe eher die Regel. Fast alle Grippepatienten haben Fieber. Menschen mit geschwächter Immunabwehr können an einer echten Virusgrippe sterben.

Untersuchung und Behandlung Um die echte Virusgrippe von der Erkältung zu unterscheiden, kann er spezielle, gegen das Grippevirus gerichtete Antikörper im Blut und das Influenzavirus selbst im Rachenabstrich nachweisen.

Die Behandlung einer Virusgrippe hat zunächst dasselbe Ziel wie die Behandlung einer Erkältung: Die Beschwerden erträglicher zu gestalten. Das Medikament Relenza (siehe AktivTipp links) muss so früh wie möglich angewendet werden Es ist als fertig abgepacktes Inhalationspulver auf Rezept erhältlich. Außerdem ist es aber zudem notwendig, Komplikationen wie Atemnot, Lungenentzündungen und einen drohenden Kreislaufkollaps rechtzeitig zu erkennen. Besonders gefährdete Patienten (Babys, alte Menschen, chronisch Kranke und Abwehrgeschwächte) gehören daher immer von Anfang an in ärztliche Behandlung.

Wenn eine zusätzliche bakterielle Infektion auftritt, verordnet der Arzt Antibiotika. Bei einer Lungenentzündung oder einer Kreislaufschwäche ist in der Regel eine Klinikeinweisung erforderlich.

Es ist heute möglich, sich gegen die Virusgrippe impfen zu lassen. Diese Impfung sollten zumindest alle älteren oder abwehrgeschwächten Patienten wahrnehmen. Wer beruflich viel mit Menschen zusammenkommt, sollte mit seinem Arzt einmal über diesen Grippeschutz sprechen. Leider muss die Grippeimpfung jährlich wiederholt werden. Nur so können auch die neuen Virenstämme berücksichtigt werden. Die Grippeimpfung schützt zwar vor der banalen Erkältung nicht, dennoch kommen Erkältungskrankheiten bei Geimpften seltener vor als bei Nichtgeimpften.

Zusätzliche Maßnahmen Die im vorangehenden Abschnitt „Erkältung“ genannten Maßnahmen können auch bei der echten Virusgrippe zur Beschwerdelinderung und Abwehrstärkung nützlich sein. Es ist hier aber immer ratsam, zusätzliche Maßnahmen mit dem behandelnden Arzt abzustimmen.

Ungeeignet bei akuten Beschwerden sind alle Wasseranwendungen, zu deren Durchführung Sie das Bett verlassen müssen, wie Wannenbäder, Wechselduschen, Sauna oder Dampfbad. Auch Maßnahmen wie die Bewegungs- und Klimatherapie können erst nach überstandener Virusgrippe begonnen werden, um weiteren Erkrankungen vorzubeugen.

Akute Bronchitis

AktivCheck

Wann muss ich zum Arzt?

- Wenn die üblichen Erkältungsbeschwerden nach 1 bis 2 Wochen nicht abgeklungen sind, sich verschlimmern oder hohes Fieber hinzukommt.

Was wird mein Arzt mich fragen?

- Sind Ihre Bronchien im Allgemeinen sehr empfindlich?
- Schmerzen die Bronchien oder auch die Lunge?

···► Was wird mein Arzt mich fragen?

- Welche Farbe und Zähigkeit hat der Hustenauswurf?
- Haben Sie jedes Jahr eine Bronchitis, die über viele Wochen geht?

Was frage ich meinen Arzt?

- Welche Hustenmittel sind tagsüber angebracht und welche soll ich in der Nacht nehmen?

AktivTipp

Was kann mein Arzt tun?

- Zum Einsatz kommen Schleim lösende und bronchienerweiternde Arzneien. Bei Fieber wird der Arzt Antibiotika verschreiben.

Was kann ich selbst tun?

- Stärken Sie Ihr Immunsystem bereits im Vorfeld, indem Sie täglich Spaziergänge von etwa 30 Minuten machen; atmen Sie dabei tief durch. Trinken Sie täglich ein Glas frisch gepressten Orangensaft. Essen Sie viel Obst und Gemüse der Saison.
- Wenn Symptome sich ankündigen, hilft oftmals eine Schwitzkur: ein Wannenbad (etwa 36 °C) mit speziellen Erkältungs-Badezusätzen. Danach halten Sie sich warm, trinken einen Erkältungstee und gehen dann ins Bett, wo Sie wahrscheinlich eine echte Schwitzkur durchmachen werden (und eventuell nachts das nasse Bettzeug wechseln müssen).
- Trinken Sie viel, um die Krankheitserreger auszuspülen.

Die akute Bronchitis ist eine Entzündung der Bronchien, die oft im Zusammenhang mit einer Erkältung entsteht. Die ursprünglichen Auslöser sind meist Atemwegsviren. Sie können den Weg für eine bakterielle Infektion ebnen.
Die akute Bronchitis tritt besonders häufig in den Wintermonaten auf und betrifft vor allem Kinder und ältere Menschen. Die Atemwegsviren, welche die akute Bronchitis verursachen, werden durch Tröpfcheninfektion (beim Husten, Niesen, Schneuzen oder Sprechen) weitergegeben. Die Virusinfektion macht die Schleimhaut der Bronchien anfällig für eine Infektion mit Bakterien.

Beschwerden

Typisch ist ein zunächst trockener Husten, der später „produktiv“ wird und Schleim nach außen befördert. Viele Betroffene spüren ein Brennen hinter dem Brustbein.
Da die Bronchitis meist von einer Erkältung der oberen Luftwege ausgeht, bestehen oft zusätzlich die üblichen Erkältungsbeschwerden, also Schnupfen, Halsschmerzen und Heiserkeit. Viele Menschen mit akuter Bronchitis fühlen sich elend und schlapp, haben Gliederschmerzen und leichtes Fieber mit Temperaturen von 38 bis 39 °C.
Wenn beim Husten gelblich oder grünlich gefärbter eitriger Auswurf auftritt, liegt bereits eine bakterielle Infektion vor. Bei älteren Menschen, chronisch Erkrankten und Menschen mit Abwehrschwäche ist die Gefahr erhöht, dass sich aus der einfachen Bronchitis eine Lungenentzündung entwickelt.

Untersuchung und Behandlung

Die typischen Beschwerden und das Abhören der Lunge ergeben in den meisten Fällen bereits die Diagnose. Bei besonders gefährdeten Patienten lässt der Arzt ein Rönt-

genbild anfertigen, um eine beginnende Lungenentzündung frühzeitig zu erkennen.
Wenn ein ständiger Hustenreiz Sie quält, können Sie ihn vielleicht schon mit einem Glas warmer Milch mit Honig besänftigen. Hilft dies nicht, können Sie Arzneimittel einnehmen, die den Hustenreiz dämpfen. Diese Mittel, die Ihnen der Arzt verschreibt, sind aber immer nur dann sinnvoll, wenn der Husten keinen Auswurf fördert oder fördern könnte.
Wenn der zähe Schleim in den Bronchien festsitzt, sollten Sie etwas unternehmen, um ihn zu lösen. Trinken Sie viel und inhalieren Sie mit Kamille oder Meersalz. Pflanzliche Schleimlöser, wie Thymian, Efeu oder Schlüsselblume, oder rezeptfrei erhältliche Wirkstoffe wie Acetylcystein und Ambroxol führen auch zu diesem Ziel. Kombinieren Sie diese Mittel aber nie mit „Hustenblockern", weil der gelöste Schleim ja schließlich abgehustet werden muss.
Gegen Fieber sowie Kopf- und Gliederschmerzen helfen Fieber senkende Schmerzmittel wie Acetylsalicylsäure (nicht bei Kindern!) oder Paracetamol (auch für Kinder geeignet, dabei ist es besonders wichtig, die im Beipackzettel angegebene Dosierung genau zu beachten). Wenn das Fieber unter 38,5 °C bleibt, sollten Sie es als natürliche Abwehrreaktion des Körpers gewähren lassen und möglichst nicht senken. Wenn die Temperatur etwas weiter ansteigt, können feucht-kalte Wadenwickel Linderung verschaffen und das Fieber senken. Bleiben Sie, wenn Sie es irgendwie einrichten können, mit Fieber im Bett.
Wenn eine bakterielle Infektion besteht, kann der Arzt Antibiotika einsetzen. Er tut dies aber nicht in jedem Fall, denn bei jungen, ansonsten gesunden Menschen heilt die bakterielle Infektion der Bronchien in der Regel auch ohne Antibiotika innerhalb von 1 bis 2 Wochen wieder aus.
Zögern Sie den Arztbesuch aber nicht lange hinaus, wenn Sie schon älter sind, an weiteren Krankheiten oder an einer Abwehrschwäche leiden.

Chronische Bronchitis

AktivCheck

Wann muss ich zum Arzt?

- Bei Atmenot und hohem Fieber sofort.
- Wenn Sie bereits länger an den Hustenbeschwerden leiden, ohne dass sich Besserungstendenzen zeigen.

Was wird mein Arzt mich fragen?

- Hatten Sie im vergangenen Jahr ebenfalls eine Bronchitis, die sich über Monate hinzog?
- Wurde bei Ihnen eine der folgenden Erkrankungen bereits diagnostiziert:
  - Lungenentzündung,
  - Tuberkulose,
  - Nebenhöhlenentzündung,
  - Bronchiektasen (Erweiterung der kleinen Bronchien),
  - Asthma, Raucherhusten, Lungentumor?
- Ist vor kurzem eine Röntgenuntersuchung der Lunge durchgeführt worden? (Wenn ja, nehmen Sie diese mit zum Arztbesuch).
- Wie sieht der Auswurf aus (glasig, trüb, eitrig, blutig, zäh...)?

Was frage ich meinen Arzt?

- Kann ich trotzdem meine Entspannungszigarette rauchen?

Was frage ich meinen Arzt?

- Wie lange wird die Behandlung dauern?
- Bin ich für andere ansteckend?
- Was kann ich gegen den schlechten Mundgeschmack und schlechten Mundgeruch tun?

AktivTipp

Was kann mein Arzt tun?

- Zur Schleimlösung und zur Erweiterung der Bronchien stellt er entsprechende Medikamente zusammen. Bei hohem Fieber müssen Antibiotika eingesetzt werden.

Was kann ich selbst tun?

- Erkennen und meiden Sie den Risikofaktor Nikotin.
- Feuchten Sie die Raumluft Ihrer Wohnung an und lüften Sie mehrmals täglich gut durch.
- Stärken Sie Ihre allgemeine Abwehrkraft.

Wer in zwei aufeinander folgenden Jahren mindestens drei Monate lang Husten und Auswurf hat, leidet an einer chronischen Entzündung der Bronchien.

Die chronische Bronchitis ist eine typische Erkrankung des Rauchers. Jeder zweite Raucher über 40 Jahre hat sie. Je länger und je mehr jemand raucht, desto größer ist die Wahrscheinlichkeit, an einer chronischen Bronchitis zu erkranken. Gegenüber dem Risiko Zigarettenrauch treten alle übrigen schädlichen Einflüsse, wie die berufliche Staubexposition bei Steinbrucharbeitern, der Umgang mit Reizgasen bei Lackierern oder die massive Staub- und Schadstoffbelastung in industriellen Ballungsgebieten in den Hintergrund. In Ballungsräumen mit hoher Luftbelastung haben allerdings oft schon Kinder eine chronische Bronchitis.

Die beim Rauchen inhalierten Reizstoffe setzen einen Teufelskreis in Gang: Sie reizen die Zellen, welche die Bronchien von innen auskleiden. Diese reagieren mit einer Entzündung. Die entzündete Bronchialschleimhaut kann sich gegen Infektionen nicht so gut wehren wie die gesunde. Wenn nun der Raucher an einer Virusinfektion der oberen Luftwege erkrankt, sind die Folgen schwerer und nachhaltiger als bei Nichtrauchern. Die Viren „gedeihen“ auf der vorgeschädigten Schleimhaut besser und können das oberflächliche Flimmerepithel, dessen Aufgabe es ist, die Bronchien zu säubern, vollständig zerstören. Die Folge: Der eingedickte Schleim und die Trümmer verendeter Zellen bleiben in den Bronchien liegen und bilden einen idealen Nährboden für Bakterien. Bakterien der Arten Haemophilus influenzae, Streptococcus pneumoniae, Staphylococcus aureus usw. siedeln sich an, vermehren sich kräftig und verstärken dadurch die Entzündung.

Wenn die Bronchitis chronisch geworden ist, gehen im Laufe der Zeit immer mehr Lungenbläschen (die Ausstülpungen am Ende der feinsten Verzweigungen der Bronchien) zugrunde, wodurch die atmende Oberfläche der Lunge immer kleiner wird.

Da die Lunge im Brustkorb fest eingespannt ist und sich nicht verkleinern kann, führt der Verlust von Alveolen nicht zu einer Lungenschrumpfung. Das zugrunde gegangene Gewebe wird in der Lunge durch Hohlräume ersetzt. Die Lunge ist dann stärker luftgefüllt und wie „aufgeblasen“. Der Arzt spricht daher von einem Lungenemphysem.

Die Atemwege sind verengt

Bei der chronischen Bronchitis sind die Bronchien und ihre Verzweigungen durch den übermäßig produzierten Schleim und die entzündete Schleimhaut mehr oder weniger verengt. Daher wird die Erkrankung auch als chronisch obstruktive Lungenerkrankung (COPD) bezeichnet. „Obstruktiv" bedeutet „verlegt" oder „versperrt". Das Hindernis in den Bronchien erschwert das Ein- und noch mehr das Ausatmen.

Wer etwa 40 Jahre lang 20 Zigaretten täglich geraucht hat, erkrankt mit nahezu 100-prozentiger Sicherheit an einer chronisch obstruktiven Lungenerkrankung. Auch wer „nur" 20 Jahre lang nur 5 bis 10 Zigaretten täglich geraucht hat, der muss zumindest mit einer leichteren Form dieser Erkrankung rechnen.

Die schwere chronisch obstruktive Lungenerkrankung ist die Todesursache vieler starker Raucher.

Beschwerden

Husten und Auswurf gehören immer dazu. Die chronische Bronchitis kann aber auch zu einer unterschiedlich schweren, dem Asthma ähnlichen Atemnot führen.

Die Leistungsfähigkeit nimmt ab. Wenn die chronische Bronchitis jahrelang bestand, kann schon in körperlicher Ruhe Sauerstoffmangel herrschen. Dann ist die Haut des Patienten bläulich verfärbt, was besonders gut an den Lippen sichtbar wird.

Untersuchung und Behandlung

Beim Abhören der Lunge hört der Arzt so genannte Rasselgeräusche. Die Röntgenaufnahme der Lunge zeigt bei unkomplizierter chronischer Bronchitis keinen auffälligen Befund, ist aber zur Diagnose von Komplikationen oder Spätfolgen wichtig.

Die Lungenfunktionstests können normal, aber auch wie bei asthmaähnlichen Atembeschwerden verändert sein. Um einen Bronchialtumor sicher auszuschließen, kann eine Bronchoskopie notwendig werden. Dabei wird Bronchialsekret zur Untersuchung entnommen.

Damit Ihre chronische Bronchitis oder chronisch obstruktive Lungenerkrankung wirksam behandelt werden kann, müssen Sie natürlich zunächst einmal das Rauchen aufgeben. Wenn Sie das schaffen, kann sich eine chronische Bronchitis im Frühstadium wieder zurückbilden.

Wer beruflich oder örtlich schädlichen Einflüssen ausgesetzt ist, müsste eigentlich seinen Beruf/Arbeitsplatz oder seinen Wohnort wechseln. Denken Sie jedenfalls ernsthaft über Ihre Möglichkeiten nach. Befragen Sie Ihren Arzt nach der Regelung für „Berufskrankheiten".

Der Arzt verschreibt Medikamente, die den Schleim lösen, die Bronchien erweitern und die Entzündung hemmen. Jede akute Verschlimmerung mit verstärkten Beschwerden und eventuell mit Fieber sollte Sie zum Arzt führen, denn jeder bakterielle Infekt muss mit Antibiotika behandelt werden. Darüber hinaus sind Mittel zur Schleimlösung erforderlich.

Bei Atemnot helfen Medikamente, die inhaliert werden und die entzündete Bronchialschleimhaut zum Abschwellen bringen. Diese Medikamente enthalten Kortisonderivate. Außerdem können Mittel inhaliert werden, die eine Verkrampfung der Bronchien lösen. Sie heißen Bronchospasmolytika.

Nehmen Sie Ihr bronchialerweiterndes Mittel immer etwa 20 Minuten vor dem entzündungshemmenden, weil Sie auf diese Weise das entzündungshemmende Kortison leichter und in größerer Menge zum Wirkort bringen. Ganz wichtig ist es, nicht sofort nach einer Besserung mit der Anwendung der Medikamente aufzuhören. Sie müssen die inhalative Behandlung auch dann fortsetzen, wenn es Ihnen gut geht, um den Zustand zu stabilisieren.

Legionärskrankheit

AktivCheck

Wann muss ich zum Arzt?

- Bei schweren Atem- und Befindlichkeitsstörungen, wenn Sie ein älterer Mensch, Diabetiker oder eine Person mit geschwächter Abwehr sind.
- Wenn Sie hohes Fieber haben.

Was wird mein Arzt mich fragen?

- Seit wann bestehen die Symptome?
- Sind außer Ihnen auch Kollegen oder Mitglieder einer Gruppe an den Beschwerden erkrankt?

Was frage ich meinen Arzt?

- Wie lange muss ich die Antibiotika nehmen?
- Wie sehen die Heilungschancen für einen älteren, abwehrgeschwächten Patienten aus?

AktivTipp

Was kann mein Arzt tun?

- Diese schwere Erkrankung muss im Krankenhaus mit Antibiotika und eventuell dem Einsatz einer Beatmungstherapie durchgeführt werden.

Was kann ich selbst tun?

- Symptomatisch können Sie sich Linderung verschaffen, indem Sie auf die Apotheke der Natur bauen. Wichtig ist aber vordringlich die medizinische Therapie.
- Trinken Sie viel!

Die Legionärskrankheit, die Infektion mit dem Bakterium Legionella pneumophila (Legionellen), erhielt ihren Namen nach einer kleinen Epidemie, die 1976 während eines Veteranentreffens in Philadelphia (USA) ausbrach. Dort erkrankten 149 ehemalige „Legionäre“ an einer Lungenentzündung.
Es erkranken weit mehr Männer als Frauen. Ältere Menschen, Diabetiker und Personen mit geschwächter Abwehr sind besonders gefährdet. Die Erreger leben im Süßwasser und können durch infizierte Wasserdämpfe aus Klimaanlagen, Duschen oder Warmwasserbehältern übertragen werden. Man rechnet, dass in Deutschland etwa 5 % aller zu Hause und 10 % der im Krankenhaus erworbenen Lungenentzündungen Legionärspneumonien sind.

Lungenemphysem

AktivCheck

Wann muss ich zum Arzt?

- Bei zunehmender Atemnot, Husten, Infektionen und hohem Fieber.
- Bei Blauverfärbung von Haut, Lippen und von Nägeln durch Sauerstoffmangel.
- Bei keuchender Atmung.
- Bei eintretender Herzschwäche.

Was wird mein Arzt mich fragen?

- Wann hat sich die Situation verschlimmert?
- Sind Sie Asthmatiker?
- Haben Sie schon öfter eine Bronchitis oder einen Nebenhöhlenentzündung gehabt?
- Rauchen Sie?

Was frage ich meinen Arzt?

- Kann die überdehnte Lunge reißen?
- Kann ich am Emphysem sterben?

AktivTipp

Was kann mein Arzt tun?

- Vorrangig ist die Klinikeinweisung.
- Über eine Nasensonde wird Ihnen ausreichend Sauerstoff verabreicht, und Antibiotika sowie weitere Medikamente werden eingesetzt.

Was kann ich selbst tun?

- Erkennen Sie die Ursache eines Lungenemphysems und Ihnen wird bewusst, wie Sie vorbeugen können: Meiden Sie die Risikofaktoren Rauchen oder andere chemische Dämpfe oder industrielle Stäube.
- Sorgen Sie dafür, dass eine chronische Bronchitis oder Ihr Asthma behandelt werden.

Durch die Zerstörung von Lungenbläschen entstehen in der Lunge größere, luftgefüllte Hohlräume. Wenn viele Lungenbläschen verloren gehen, nimmt die atmende Oberfläche der Lunge ab. Der Gasaustausch erfolgt nur eingeschränkt, das Blut kann dem Körper nicht mehr genügend Sauerstoff zuführen, das entstandene Kohlendioxid wird ungenügend abgeatmet.

Da die Lunge im Brustkorb fest eingespannt ist und sich nicht verkleinern kann, führt der Verlust von Alveolen nicht zu einer Lungenschrumpfung, wie eine Leberentzündung zu einer Leberschrumpfung führt. In der Lunge wird das zugrunde gegangene Gewebe durch Hohlräume ersetzt.

Hauptursache des Lungenemphysems ist eine schon lange bestehende Bronchitis. Auch ein bestimmter Enzymmangel (Antitrypsin-Mangel) kommt als seltene Ursache infrage. Das Rauchen verursacht die chronische Bronchitis und hemmt die Produktion des Enzyms, das die Lunge vor schädigenden Angriffen von außen schützt. Es ist damit auch beim Lungenemphysem das Hauptrisiko.

Beschwerden

Die Beschwerden sind ähnlich wie bei der chronischen Bronchitis, die meistens gleichzeitig besteht. Die Atemnot nimmt im Laufe der Jahre ständig zu und schränkt den Kranken immer mehr ein. Bei Sauerstoffmangel ist die Haut des Patienten bläulich verfärbt. Dies zeigt sich besonders deutlich an den Lippen, der Zungen, den Ohren sowie an den Fingern.

Der Brustkorb kann durch die überblähte Lunge eine fassförmige Gestalt annehmen. Der unwiederbringliche Verlust an funktionstüchtigem Lungengewebe schädigt das Herz, das ständig versucht, genügend Blut durch die kleiner gewordene Lunge zu pumpen. Dabei muss das Herz gegen einen größeren Widerstand (kleinerer Gefäßquerschnitt) mit größerem Druck ankämpfen. Bei ständigem Sauerstoffmangel verändern sich auch die Fingernägel und schauen dann aus wie kleine „Trommelschlägel“.

Untersuchung und Behandlung

Der erfahrene Arzt kann ein Lungenemphysem bereits aus der Vorgeschichte und der körperlichen Untersuchung diagnostizieren. Beim Abklopfen hat die überblähte, stärker luftgefüllte Lunge einen helleren Klopfschall. Die Ergebnisse der Lungenfunktionstests, der Röntgenaufnahme des Brustkorbs und des EKG bestätigen die Diagnose. Die Blutgasanalyse zeigt die verminderte Sauerstoffversorgung des Körpers.

Die Untersuchung des Blutes zeigt, ob der Sauerstoffmangel zu einer vermehrten Bildung roter Blutkörperchen geführt hat. Das auf diese Weise „verdickte" Blut kann zu Durchblutungsstörungen führen.

Um das Fortschreiten des Lungenemphysems zu verlangsamen, sollten Sie das Rauchen aufgeben. Trinken Sie viel, damit der Schleim in den Bronchien sich leichter löst. Gehen Sie häufig an die frische Luft.

Nehmen Sie keine Medikamente ein, die die Atemfunktion verschlechtern (Beruhigungsmittel, Schlafmittel).

Suchen Sie bei jeder Erkältung Ihren Arzt auf.

Auch wenn Sie Mühe mit dem Atmen haben oder Sie bemerken, dass Ihre Beine dick werden, sollten Sie baldmöglichst einen Arzt rufen.

Jede Verschlimmerung der Beschwerden, die auf einem Infekt beruht, muss vom Arzt mit Antibiotika behandelt werden. Oft ist in solchen Situationen eine Klinikbehandlung notwendig. Dort erhalten die Patienten, wenn erforderlich, bis zu 18 Stunden täglich Sauerstoff über eine Nasensonde. Wer ein Lungenemphysem hat, sollte sich jedes Jahr gegen Grippe impfen lassen.

Asthma bronchiale

AktivCheck

Wann muss ich zum Arzt?

- Bei akuter Atemnot sofort den Notarzt rufen!
- Bei neu aufgetretenem Asthmaleiden.
- Wenn Ihr Kind an Asthma leidet.

Was wird mein Arzt mich fragen?

- Zu welcher Tageszeit treten die Asthmaanfälle verstärkt auf?
- Kennen Sie die Ursachen Ihres Asthmaleidens (allergisch, nicht-allergisch, Anstrengungsasthma, Medikamentenasthma)?
- Ist schon mal eine Allergietestung durchgeführt worden?
- Stehen Sie bereits unter Medikation?
- Wann nehmen Sie die Medikamente ein?
- Haben Sie gerade einen Infekt der Atemwege?

Was frage ich meinen Arzt?

- Mein Kind hat Asthma. „Verwächst" sich das mit der Zeit?
- Wann muss ich wegen meines Asthmas ins Krankenhaus?
- Kann ich durch mein Asthma Lungenkrebs bekommen?
- Ist jeder auch noch so schwere Asthmaanfall im Grunde beherrschbar?
- Stimmt es, dass chronisches Asthma das Herz krank machen kann?
- Ich möchte gern verreisen. Welche Gebiete der Welt sind günstig für mich?

AktivTipp

Was kann mein Arzt tun?

- Beim so genannte Status asthmaticus besteht Lebensgefahr, und der Arzt muss dem Erkrankten Kortison und andere bronchialerweiternde Medikamente spritzen.
- Die beste Vorbeugung eines solchen Zustandes erreichen Sie aber, indem Sie mit den zur Wahl stehenden Medikamenten von Ihrem Arzt so eingestellt werden, dass es erst gar nicht zu einem dramatischen Asthmaanfall kommen muss.
- Bei manchen Erkrankten bietet sich auch eine begleitende Psychotherapie an.

Was kann ich selbst tun?

- Vermeiden Sie möglichst konsequent alle das Asthma auslösende Substanzen!
- Tragen Sie Ihren Allergiepass immer bei sich.
- Erlernen Sie spezielle Atemtechniken zum Entspannen.
- Stellen Sie sich alles Wichtige für den Notfall zusammen.
- Unterweisen Sie Partner, Bekannte und Arbeitskollegen im Umgang mit Ihrem Asthma. Zeigen Sie Ihnen, wo Ihre Notfallmedizin zu finden und wie sie anzuwenden ist.

Asthma bzw. Bronchialasthma (Asthma bronchiale) ist eine anfallsartig auftretende Atemnot mit Verengung der Bronchien. Ausgelöst werden die Atemnotanfälle durch Entzündungsprozesse und eine Übererregbarkeit der Bronchien. In den letzten Jahren wurden zwar zahlreiche Erbfaktoren gefunden, die zum Asthma beitragen, ihr Stellenwert bei der Entstehung ist jedoch noch nicht ganz klar. Warum immer mehr Menschen asthmatische Beschwerden haben, weiß man noch nicht. Auch psychische Auslöser werden diskutiert. Unter Umständen spielt die zunehmende Umweltbelastung eine Rolle.

Bronchiale Überempfindlichkeit

Bei Menschen mit Asthma (Asthmatikern) reagiert das Bronchialsystem übermäßig stark auf äußere Reize oder innere Einflüsse. Sie führen dazu, dass die Bronchialschleimhaut entzündlich anschwillt. Die Absonderung von zähem Schleim, welcher die Bronchien verstopft, ist erhöht. Die ringförmig verlaufende Muskelschicht unter der Schleimhaut wird dicker und verkrampft sich zunehmend. Diese drei Veränderungen, die bronchiale Entzündung, die verstärkte Schleimabsonderung und die Verkrampfung der Bronchialmuskulatur, führen schließlich zur Verengung der Bronchien und den typischen Asthmabeschwerden.

Formen des Asthma bronchiale

Nach den auslösenden Bedingungen werden zwei Hauptformen unterschieden, das allergische und das nichtallergische Asthma.
Das allergische Asthma wird vor allem durch eingeatmete Allergieauslöser (Allergene) ausgelöst, aber auch durch Nahrungsmittel und Medikamente. Diese Asthmaform ist bei Kindern am häufigsten. Nicht selten hatten die betroffenen Kinder bereits Milchschorf, eine Neurodermitis oder einen Heuschnupfen. Alle diese Erkrankungen haben eine gemeinsame Wurzel, die Veranlagung zu einer überempfindlichen Reaktion auf bestimmte Allergene.

Wichtige Allergene

- Pollen von Gräsern, Kräutern und Bäumen (Beschwerden nur in der Pollenflugsaison).
- Hausstaubmilben und Schimmelpilze (das ganze Jahr über Beschwerden).
- Haare, Federn, Hautschuppen und daran haftende Stoffe von Tieren (Beschwerden bei Kontakt mit Tieren, auch mit Daunendecken oder Tierfellen).
- Allergene, die bei der Arbeit vorhanden sind (z. B. Mehlstaubasthma von Bäckern).
- Nahrungsmittel.
- Medikamente.
- Allergieähnliche (pseudoallergische) Reaktionen auf Nahrungsmittel, darin enthaltene Konservierungsstoffe oder bestimmte Medikamente bilden – streng genommen – eine eigene Form des Asthmas.

Das nichtallergische Asthma kommt häufiger bei Erwachsenen vor und wird durch Atemwegsinfekte, eingeatmete Schadstoffe (Rauch, Staub), durch Kälte- oder Wärmereize und durch körperliche Anstrengung ausgelöst.
Häufig handelt es sich beim Asthma um eine Mischform aus allergischem und nichtallergischem Asthma. Die bei vielen Asthmatikern auftretenden psychischen Einflüsse gewinnen erst im Verlauf der Erkrankung an Bedeutung.

Beschwerden

Nach Einwirken der genannten Auslöser, oft aber auch nachts und in den frühen Morgenstunden – wenn keine unmittelbaren Allergene wirken, treten die anfallsartigen Beschwerden auf. Der Hustenreiz kann sich im Anfall zu einem starken Husten mit glasigem (zähem, durchsichtigem) Auswurf steigern. Am bedrückendsten ist die Atemnot. Die Atmung geht schwer und keuchend. Vor allem das Ausatmen ist behindert. Ein pfeifendes oder brummendes Atemgeräusch ist manchmal schon aus einigen Metern Entfernung zu hören.
Viele Asthmatiker bekommen während eines Anfalls nur im Sitzen genügend Luft. Wenn die Atemnot zu Sauerstoffmangel führt, beschleunigt sich der Puls, und die Lippen färben sich blau. Der Patient wird unruhig und hat Angst.
Wenn ein schwerer Asthmaanfall mit der üblichen Behandlung nicht gestoppt werden kann, muss der Patient unbedingt so bald wie möglich im Krankenhaus behandelt werden.

Beschwerden bei Asthma bronchiale / Asthmaanfall

- Enge- oder Druckgefühl im Brustkorb.
- Hustenreiz, im Anfall starker Husten.
- schweres, keuchendes (asthmatisches) Atmen mit Atemnot.
- Hörbares Pfeifen und Brummen, vor allem beim Ausatmen.
- Pulsbeschleunigung und Blutdruckanstieg.
- Angstgefühl.

Untersuchung und Behandlung

Einen schweren Asthmaanfall kann der Arzt oft schon am typischen pfeifenden Atemgeräusch erkennen, das durch die verengten Bronchien verursacht wird.
Wenn der Asthmatiker zum Arzt kommt und gerade keinen Anfall hat, kann sich seine Lunge beim Abhören vollkommen gesund

anhören. Der Arzt führt dann Lungenfunktionstests durch. Gemessen werden die „forcierte Vitalkapazität“, die „Ein-Sekunden-Kapazität“ und der „Peak-flow“.
Wenn der Arzt die Auslöser des Asthmaanfalles kennt oder entsprechende Vermutungen hat, kann er sie bei so genannten Provokationstests anwenden und die Reaktion des Patienten sowie die Veränderung der Lungenfunktion registrieren. Da die Provokationstests Symptome (asthmatische Beschwerden) auslösen sollen, dürfen diese Tests immer nur im Beisein des Arztes stattfinden.
Um festzustellen, ob es sich um ein allergisch (mit)verursachtes Asthma handelt, führt der Arzt Hauttests durch. Dabei werden verschiedene Allergene in die Haut eingebracht (Prick-Test, Scratch-Test, Intrakutan-Test). Wenn die Haut auf ein Allergen mit einer juckenden Rötung und Schwellung reagiert, ist eine Allergie gegen diesen Stoff wahrscheinlich.

Richtiges Verhalten bei Atemnot

- Keine Panik! Bleiben Sie ruhig und gelassen.
- Versuchen Sie, bewusst und kontrolliert zu atmen.
- Sorgen Sie für frische Luft.
- Vermeiden Sie Anstrengungen und unnötiges Reden.
- Wenden Sie Ihr schnell wirksames, bronchialerweiterndes Medikament an.
- Rufen Sie den Arzt oder Notarzt.
- Setzen Sie sich auf einen Stuhl oder eine Bank, wo Sie sich mit den Händen abstützen können.
- Unterstützen Sie einen Arzt, der Sie noch nicht kennt, mit allen notwendigen Informationen. Sagen Sie ihm, welches Medikament Ihnen erfahrungsgemäß hilft.
- Wehren Sie sich nicht gegen eine Klinikbehandlung, wenn Ihr Arzt sie empfiehlt.

Die Asthmabehandlung hat immer zwei Seiten: die Behandlung bei akuter Atemnot und die Vorbeugung der Anfälle. Rufen Sie bei einem Asthmaanfall immer einen Arzt! Scheuen Sie sich auch nicht, den Arzt ein zweites Mal zu bestellen, wenn sich nach kurzer Besserung ein neuer Anfall einstellt!
Ein Unsicherheitsfaktor für viele Betroffene ist es, dass die Asthmaanfälle im Allgemeinen keine spürbaren Vorzeichen haben. Sie können diese Unsicherheit aber ein Stück weit verringern, indem Sie zu Hause und auch unterwegs ein Peak-flow-Meter benutzen. Mit diesem handlichen Gerät, in das Sie einfach nur hinein pusten müssen, können Sie ihre maximale Atemstromstärke (Peak-flow) bestimmen.
Dieser Wert zeigt Ihnen den aktuellen Zustand Ihrer Bronchien verlässlich an. Wenn er sich bei wiederholten Messungen verschlechtert, sind Ihre Bronchien enger gestellt. Sie können in diesem Fall die Dosis Ihrer Medikamente erhöhen, und zwar so, wie Sie es zuvor mit Ihrem Arzt abgesprochen haben. Damit gelingt es oft, einem drohenden Anfall vorzubeugen.
Wenn Sie an einem allergischen Asthma leiden, müssen Sie vor allem das oder die auslösende(n) Allergen(e) meiden. Zu diesem Zweck müssen Sie Ihre Allergieauslöser und

deren Verbreitung natürlich kennen. Asthmatiker sollten in jedem Fall ernsthaft versuchen, das Rauchen aufzugeben.
Wenden Sie die Medikamente, die Ihr Arzt Ihnen verordnet hat, gewissenhaft an. Berücksichtigen Sie, dass Sie einen Teil der Medikamente ständig anwenden müssen, um den Anfällen vorzubeugen, und einen anderen Teil im Anfall als Notfallmedikament. Lassen Sie sich dies von Ihrem Arzt genau erläutern.
Asthma ist eine der Erkrankungen, bei der die gute Schulung und Aufklärung des Patienten sich direkt auf das Befinden auswirkt. Je besser das Asthma behandelt wird, desto seltener treten spätere Komplikationen, wie ein Lungenemphysem oder eine Herzschädigung, auf.
Auch bei Asthma gilt: Trinken Sie viel, damit sich der zähe Schleim besser verflüssigen kann. Inhalationen mit feuchter Luft (mit 1- bis 2-prozentiger Kochsalzzugabe), die auch schleimlösende Medikamente enthalten können, sind günstig.
Bei allergischem Asthma kann unter gewissen Voraussetzungen die Hyposensibilisierung nützlich sein. Bei diesem Verfahren wird das ermittelte Allergen in steigenden Dosen unter die Haut gespritzt. Der Körper soll sich auf diese Weise daran gewöhnen, um schließlich immer weniger allergisch darauf zu reagieren.
Aussichtsreich ist diese Therapie vor allem bei jüngeren Allergikern, die nur auf wenige Allergene reagieren. Bewährt hat sich die Hyposensibilisierung vor allem bei Pollen- und Insektengiftallergie. Sie ist ungeeignet bei Patienten mit sehr starken asthmatischen Beschwerden, mit Erkrankungen des Immunsystems, bei Patienten, die Kortison anwenden, und bei Schwangeren. Durch die Allergeninjektionen können in seltenen Fällen schwere allergische Reaktionen ausgelöst werden. Bleiben Sie daher nach einer solchen Injektion immer noch eine halbe Stunde in der Arztpraxis und führen Sie die Hyposensibilisierung nie zu Hause durch.
Wenn das Asthma (überwiegend) allergisch verursacht ist, können gegen eine Allergie wirksame Medikamente (Antiallergika) in Form von Tabletten oder Sprays auch vorbeugend wirken.
Unabhängig von der Asthmaform beruht die vorbeugende Dauerbehandlung auf Medikamenten, welche die Bronchien erweitern (so genannte Betasympathomimetika), und auf Medikamenten, welche die Entzündung in den Bronchien hemmen (Kortisonderivate). Beide Substanzgruppen werden zur Dauerbehandlung meistens in Form von Sprays bzw. Dosieraerosolen eingesetzt. Auf diese Weise gelangen die Wirkstoffe direkt an ihren Wirkort, die Bronchien.
Bei einem Asthmaanfall setzt der Arzt die Betasympathomimetika und Kortisonderivate oft in Form von Spritzen ein. Zusätzlich kann Theophyllin angewendet werden, das eine bronchienerweiternde Wirkung hat und die Atmung anregt.
Bei allergischem Asthma ist die konsequente Vermeidung der Allergene die beste Vorbeugung. Ansonsten gelten die allgemeinen Vorbeugemaßnahmen: Meiden Sie Stress und Übermüdung, psychische Belastungen und Dauerkonflikte. Nutzen Sie Ihre Freizeit und Ihren Urlaub zum Entspannen. Bewegen Sie sich ausreichend. Ernähren Sie sich gesund. Meiden Sie Umweltgifte und Chemikalien und hören Sie mit dem Rauchen auf. Erwägen Sie bei dauerhaften psychischen Problemen eine Psychotherapie. Setzen Sie alles daran und scheuen Sie keine Mühen, dass aus einem leichten Asthma kein schweres wird.

Lungenentzündung

AktivCheck

Wann muss ich zum Arzt?

- Bei Verdacht auf Lungenentzündung sofort! Noch heute sterben in Deutschland 40 000 Menschen jährlich daran!

Was wird mein Arzt mich fragen?

- Seit wann bestehen die Beschwerden?
- Haben Sie vor kurzer Zeit ähnliche Symptome vielleicht nicht ausbehandelt?
- Ist eine andere, abwehrschwächende Erkrankung bekannt?

Was frage ich meinen Arzt?

- Muss ich die ganze Zeit im Bett bleiben?
- Wann kann ich wieder zur Arbeit gehen?
- Bin ich für meine Familie ansteckend?
- Wie kann sich mein Partner schützen?

AktivTipp

Was kann mein Arzt tun?

- Er wird ein Röntgenbild von der Lunge anfertigen.
- Mit entsprechend der Ursache ausgewählten Medikamenten und Atemtherapie wird die Lungenentzündung im Krankenhaus behandelt.

Was kann ich selbst tun?

- Der beste Schutz ist der vor Nässe und Kälte.
- Bei bettlägrigen Risikopatienten muss auf einen häufigen Lagewechsel geachtet werden. Auch hilft Abklatschen mit Kampferspiritus oder Franzbranntwein (aber Vorsicht bei schwachem Herz!).
- Machen Sie zur Belüftung und Dehnung der unteren Lungenbezirke Atemgymnastik.
- Feuchten Sie die Raumluft immer gut an.
- Thymian wirkt schleimlösend und antiseptisch: Trinken Sie Thymiantee oder nehmen Sie Thymian als Badezusatz.

Die Entzündung des Lungengewebes (Pneumonie) geht oft von einer Entzündung der Bronchien aus. Eine Lungenentzündung ist eine ernsthafte Erkrankung.

Meistens wird die Lungenentzündung durch Bakterien, seltener durch Viren oder Pilze verursacht. Gelegentlich sind auch chemische Einflüsse, wie Magensaft oder verschlucktes Öl, sowie physikalische Faktoren, beispielsweise hohe Strahlendosen, die Auslöser.

Je nachdem, welche Krankheitserreger die Lungenentzündung verursachen, werden die bakteriell bedingten typischen Pneumonien und die atypischen Pneumonien unterschieden.

Die bakteriellen Pneumonien, die außerhalb eines Krankenhauses entstehen, werden meist durch eine bestimmte Art von Bakterien, die so genannten Pneumokokken, verursacht. Für Lungenentzündungen, die im Krankenhaus auftreten, sind eher andere Bakterien verantwortlich.

Die Erreger der atypischen Pneumonien sind Viren, Chlamydien, Mykoplasmen und Legionellen. Grippeviren beispielsweise können schwere Lungenentzündungen hervorrufen.

Risikofaktoren der Lungenentzündung

- höheres Lebensalter
- Bettlägerigkeit
- künstliche Beatmung
- akute und chronische Bronchitis
- chronische Lungenerkrankungen
- Herzschwäche
- Alkoholismus
- Leberzirrhose
- Zuckerkrankheit (Diabetes mellitus)
- bösartige Tumoren
- Chemotherapie

Beschwerden

Die bakterielle Lungenentzündung tritt außerhalb des Krankenhauses häufig in der kalten Jahreszeit auf. In vielen Fällen geht ein Atemwegsinfekt mit Schnupfen und Halsschmerzen voraus. Die Lungenentzündung macht sich durch Schüttelfrost und hohes Fieber mit Temperaturen bis über 40 °C bemerkbar. Der Kranke hat Husten mit zunächst nur wenig rostig-braunem Auswurf, der später eitrig-gelblich wird. An den Lippen bilden sich oft Herpesbläschen. Der Patient fühlt sich richtig schwer krank. Die Atmung ist oberflächlich, und der Puls schlägt schnell.

Bei Atembeschwerden und Sauerstoffmangel, also besonders bei schon vorhandener Herz- oder Lungenerkrankung, können die Lippen, die Finger oder die Zehen bläulich verfärbt sein.

Schmerzen beim Atmen und Husten treten auf, wenn sich die Entzündung des Lungengewebes auf angrenzende Teile des Rippenfells ausdehnt.

Die atypische Pneumonie beginnt eher allmählich und ohne Schüttelfrost. Die Körpertemperatur steigt meist nicht über 38,5 °C. Kopf- und Muskelschmerzen treten auf, das allgemeine Krankheitsgefühl ist aber weniger stark als bei der „typischen“ bakteriellen Pneumonie. Der Husten ist trocken und quälend.

Untersuchung und Behandlung

Im Bereich der Entzündung stellt der Arzt beim Abhören so genannte Rasselgeräusche und beim Abklopfen einen schwächeren Klopfschall fest.

Im Röntgenbild der Lunge wird die Lungenentzündung als so genannte Verschattung sichtbar. Das entzündete Lungengewebe ist für Röntgenstrahlen weniger durchlässig als die gesunde, luftgefüllte Lunge. Die Krankheitserreger kann der Arzt aus dem Auswurf und manchmal auch im Blut nachweisen.

Eine Lungenentzündung sollte möglichst frühzeitig vom Arzt behandelt werden. Leider aber kommen die Patienten oft erst recht spät zum Arzt, da sie Ihre Beschwerden, den Husten und das Fieber, zunächst für eine Grippe oder eine Verschlimmerung ihrer chronischen Bronchitis halten. Zögern Sie daher nicht, den Arzt zu rufen, wenn Ihre Erkältung oder Ihre Bronchitis sich weiter verschlimmert. Sie können die ärztliche Behandlung durch Ihr richtiges Verhalten recht wirksam unterstützen:

- Bleiben Sie im Bett.
- Lüften Sie Ihr Schlafzimmer tagsüber regelmäßig ein paar Minuten lang.
- Trinken Sie reichlich, auch wenn Sie nur wenig Durst haben.

Nehmen Sie das vom Arzt verordnete Antibiotikum gewissenhaft ein und informieren Sie Ihren Arzt unverzüglich, wenn Sie das Mittel nicht vertragen. Er verschreibt Ihnen dann sofort ein anderes Präparat.
Bei hohem Fieber können Sie zusätzlich zu den Antibiotika Wadenwickel oder fiebersenkende Mittel, wie Paracetamol, anwenden, das gleichzeitig auch die Kopf- und Gliederschmerzen lindert.
Der Arzt wird eine Lungenentzündung fast immer mit einem Antibiotikum behandeln, denn selbst eine durch Viren ausgelöste Pneumonie birgt immer die Gefahr, dass eine bakterielle Zweitinfektion dazukommt.
So genannte Hustenblocker (Antitussiva), die Sie abends einnehmen, können Ihnen bei Reizhusten einen ruhigen Schlaf ermöglichen. Am Tage aber sollten Sie keine Hustenblocker, sondern Schleim lösende Mittel anwenden, damit der Schleim abgehustet werden kann.
Jede schwere Lungenentzündung bzw. jede Pneumonie von chronisch erkrankten oder abwehrgeschwächten Patienten wird im Krankenhaus behandelt.

Vorbeugung

Risikopatienten, also ältere Menschen oder Patienten mit einer chronischen Bronchitis oder einer Herzkrankheit, sollten sich jedes Jahr gegen Grippe impfen lassen, das Rauchen aufgeben und sich in der Grippe- und Schnupfensaison keinen unnötigen Ansteckungsgefahren (öffentliche Verkehrsmittel, Veranstaltungen) aussetzen.
Unterstützen Sie bei einem Klinikaufenthalt die Bemühungen der Schwestern, Pfleger und Krankengymnasten, Sie zu „mobilisieren", lange Bettlägerigkeit ist ein wesentlicher Risikofaktor für eine Lungenentzündung – und der sollten Sie vorbeugen.

Lungentuberkulose

AktivCheck

Wann muss ich zum Arzt?

- So früh wie möglich! Je früher die Erkrankung entdeckt wird, desto besser sind die Heilungschancen.
- Hier einige Frühsymptome, die Sie warnen sollten:
  1. Schwere Ermüdungszeichen, Erschöpfung,
  2. Nachtschweiß und grundlose Gewichtsabnahme,
  3. Appetitlosigkeit, Verdauungsprobleme,
  4. Husten, besonders wenn Blut beigemengt ist oder das Husten starke Schmerzen verursacht.

Was wird mein Arzt mich fragen?

- Ist bei Ihnen eine Abwehrschwäche bekannt?
- Arbeiten Sie im medizinischen Bereich mit engem Kontakt zu Risikogruppen?
- Ist Ihr Arbeitsplatz durch feinen Quarzstaub belastet, z. B. am Sandstrahlgebläse?
- Gehören Sie zu einer Risikogruppe (HIV-Positive, Alkoholkranke, Obdachlose)?
- Ist bei Ihnen bereits eine Tuberkulinprobe durchgeführt worden? Danach wird für 3 bis 5 Jahre jede weitere positiv.

Was frage ich meinen Arzt?

- Ist es möglich, dass die Tuberkulose sich auch in anderen Organen befindet? Wie können Sie das feststellen?

Was frage ich meinen Arzt?

- Mein Bekannter hat in seiner Lunge einen sogenannten Primäraffekt. Er sagt, das sei aber nicht ansteckend. Stimmt das?
- Ist die Behandlung einer Tuberkulose eigentlich jemals zu Ende?
- Wie schütze ich meinen Partner und meine Familie?
- Ich möchte gern die kranke Tante besuchen. Sind meine kleinen Kinder besonders gefährdet?
- Ich habe Tuberkulose und wünsche mir ein Kind. Ist eine Schwangerschaft zu diesem Zeitpunkt möglich?
- Sollte ich meine Kinder mit einer BCG-Impfung schützen?
- Wie hoch ist die Gefahr eines Rückfalls?
- Kann Lungentuberkulose durch eine Operation geheilt werden?

AktivTipp

Was kann mein Arzt tun?

- Die gebräuchlichsten Tuberkulose-Medikamente sind: Myambutol, PAS (Paraaminosalizylsäure), INH (Isonikotinsäurehydrazid) und PZA (Pyrazinamid), die einzeln oder kombiniert verordnet werden. Dabei richtet der Arzt sich nach dem so genannten Resistenzspektrum der Erreger.
- Ein Krankenhausaufenthalt ist nur in schweren Fällen nötig.

Was kann ich selbst tun?

- Führen Sie die Therapie des Arztes genauestens durch.

Weltweit ist die Tuberkulose nach wie vor eine weit verbreitete Infektionskrankheit, an der jährlich Millionen von Menschen (vor allem in den ärmeren Ländern) sterben. Erreger der Tuberkulose sind Tuberkelbakterien (Mycobacterium tuberculosis).

Immungeschwächte Patienten erkranken häufig an Tuberkulose. Daher nimmt die Tuberkulose-Häufigkeit vor allem in Afrika im Rahmen der Aids-Epidemie, die dort besonders heftig grassiert, zu.

Bei uns ist die Tuberkulose relativ selten, nimmt derzeit aber in den erwähnten Risikogruppen ebenfalls wieder zu, und betrifft vor allem Zuwanderer, ältere Menschen, Abwehrgeschwächte (durch chronische Erkrankungen oder durch eine schon länger andauernde Kortisonbehandlung), alkoholkranke oder obdachlose Menschen.

Übertragen wird die Tuberkulose beim Husten, Niesen oder Sprechen durch Tröpfcheninfektion. Die Tuberkel verursachen zunächst in der Lunge eine örtliche Entzündung, den so genannten Primärherd. Von dort aus können sie über die Lymphknoten in die Blutbahn gelangen und sich auf diesem Wege ausbreiten.

Auf diese Weise können von der Lunge aus alle anderen Organe befallen werden: Es kann so eine Nierentuberkulose, eine Hauttuberkulose oder eine tuberkulöse Entzündung der Gehirnhaut entstehen.

Wenn die Tuberkulose früh genug erkannt wird und die Abwehrkraft des Patienten noch mithelfen kann, ist mit den heutigen Tuberkulosemitteln eine wirksame Hilfe möglich.

Die Impfung gegen Tuberkulose (BCG-Impfung) bietet allerdings nur einen relativen Schutz für einige Jahre.

Rippenfellentzündung und Pleuraerguss

AktivCheck

Wann muss ich zum Arzt?

- Bei zunehmender Atemnot und atmungsabhängigen Schmerzen.
- Bei mäßigem Fieber.

Was wird mein Arzt mich fragen?

- Hatten Sie vor nicht allzu langer Zeit eine Lungenentzündung?
- Ist Ihnen eine Abwehrschwäche bekannt?
- Leiden Sie an rheumatoider Arthritis?
- Wurden Sie wegen einer Lungenembolie behandelt?

Was frage ich meinen Arzt?

- Woher stammt der Erguss?
- Kann sich der Erguss wieder bilden?
- Was bedeutet es, wenn ich eine Pleuraschwarte bekomme?

AktivTipp

Was kann mein Arzt tun?

- Diese Erkrankung erfordert eine Krankenhauseinweisung.
- Die Grunderkrankung bedingt die Behandlung,
- Der Erguss wird abgesaugt durch ein Drainagesystem, über eine Nasensonde oder Maske erfolgt die kontinuierliche Sauerstoffgabe.

Was kann ich selbst tun?

- Leider nichts.

Die Entzündung des Rippenfells (Pleuritis) kann, muss aber nicht zu einem Pleuraerguss führen. Als Pleuraerguss wird eine Ansammlung von Flüssigkeit im Spalt zwischen Lunge und Brustwand bezeichnet.
Bakterien, Viren und andere Krankheitserreger können eine Entzündung des Rippenfells auslösen. Oft entsteht sie zusammen mit einer Lungenentzündung. Aber auch andere Ursachen (wie eine rheumatoide Arthritis, eine Lungenembolie) können dazu führen.
Bei der trockenen Pleuritis entsteht kein Pleuraerguss. Die Ursachen für einen Pleuraerguss sind vielfältig. Neben der Pleuritis sind u. a. Herz-, Nieren-, Lebererkrankungen und Tumoren zu nennen.

Beschwerden

Die Schmerzen beim Atmen sind vor allem bei der trockenen Pleuritis ausgeprägt. Je nach Grunderkrankung kommen Husten mit Auswurf und Fieber dazu. Ein großer Pleuraerguss mit über einem halben Liter Flüssigkeit kann zur Atemnot führen.

Untersuchung und Behandlung

Mit Hilfe einer Ultraschalluntersuchung der Lunge kann der Arzt bereits einen kleinen Pleuraerguss erkennen. Um die Ursache eines Pleuraergusses zu ermitteln, entnimmt er bei einer so genannten Pleurapunktion mit einer Spritze Ergussflüssigkeit zur Untersuchung. Ihre Zusammensetzung sowie der Nachweis von Krankheitserregern, Blut oder Krebszellen gibt entscheidende diagnostische Hinweise.
Die Behandlung richtet sich gegen die Grunderkrankung. Ein großer Pleuraerguss wird abgesaugt, was im Verlauf einer Erkrankung mehrmals notwendig sein kann. Der Arzt gibt unter Umständen Sauerstoff oder veranlasst die Einweisung in ein Krankenhaus.

Mukoviszidose – zystische Fibrose

AktivCheck

Wann muss ich zum Arzt?

- Viele Kranke werden bereits im Säuglingsalter durch Screening-Tests (Guthrie-Test) entdeckt. Sie werden ohnehin bereits in ständiger medizinischer Betreuung sein. Bei akuter Verschlechterung suchen Sie sofort den Arzt auf, der mit einer antibiotischen Behandlung beginnen wird.

Was wird mein Arzt mich fragen?

- Hat noch ein Mitglied Ihrer Familie die Beschwerden?

Was frage ich meinen Arzt?

- Unser erstes Kind hat Mukoviszidose. Jetzt erwarten wir das zweite Kind. Ist es stark gefährdet?

AktivTipp

Was kann mein Arzt tun?

- Ab Diagnose werden alle Behandlungserfordernisse genau auf die Erkrankung abgestimmt.

Was kann ich selbst tun?

- Die Erkrankung ist leider immer noch nicht zu heilen. Aber Sie können viel selbst tun:
- Physiotherapeutische Maßnahmen wie Klopfmassagen in Kopftieflage, Inhalationen, Atemtherapie helfen.
- Suchen Sie sich eine Spezialambulanz, die Sie/Ihr Kind betreut.

Die Mukoviszidose ist eine Erbkrankheit, die zu einer gestörten Sekretion der Drüsen führt. Es wird zäher Schleim gebildet, der die Endverzweigungen der Bronchien, die Lungenbläschen und die Drüsengänge der Bauchspeicheldrüse verstopft und so zur schweren Erkrankung dieser Organe führt. Häufige bakterielle Infektionen sind die Folge.

Die Mukoviszidose ist im deutschsprachigen Raum die häufigste angeborene Stoffwechselkrankheit. Von 2000 bis 3000 Neugeborenen ist eines erkrankt.

Beschwerden

Einige Kinder erkranken gleich nach der Geburt an einem Darmverschluss. Bei den anderen äußert sich die Krankheit in wiederholten schweren Atemwegsinfektionen (Bronchitis, Lungenentzündung) mit den entsprechenden Beschwerden (Husten, Auswurf, Fieber, Atemnot). Durch die gleichzeitige Erkrankung der Bauchspeicheldrüse leiden die Kinder unter chronischem Durchfall, Verdauungsstörungen und Bauchschmerzen. Die körperliche Entwicklung der oft abgemagerten Kinder ist stark beeinträchtigt.

Untersuchung und Behandlung

Da auch die Funktion der Schweißdrüsen gestört ist, lässt sich die Mukoviszidose einfach und schmerzlos durch die Untersuchung des Salzgehaltes im Schweiß nachweisen.

Die Mukoviszidose ist nach wie vor eine unheilbare Krankheit. Allerdings haben moderne Therapiemaßnahmen dazu geführt, dass viele Menschen mit Mukoviszidose heute

ein viel höheres Alter erreichen als früher. Die Kinder müssen viel trinken und schleimlösende Medikamente einnehmen, die den zähen Schleim flüssiger machen und zum Abhusten vorbereiten. Mit Lagerungs- und Klopfdrainagen, die mehrmals täglich wiederholt werden, kann man der Schleimlösung aus den Bronchien nachhelfen. Lassen Sie sich diese wichtige Maßnahme von betroffenen Eltern oder erfahrenen Krankengymnasten genau zeigen.
Die Ernährung der Kinder sollte kalorien- und eiweißreich sein. Holen Sie sich dazu bitte bei Ihrem Arzt oder einer erfahrenen Ernährungsberaterin genaue Instruktionen. Jeder Infekt muss möglichst rasch mit Antibiotika behandelt werden. Die Verdauungsstörungen können durch die Einnahme von Enzymen gelindert werden. In sehr schweren Fällen kann das Leben der Betroffenen nur durch eine Lungentransplantation verlängert werden.
Die hier genannten Verfahren sind ein wesentlicher Bestandteil der Behandlung. Große Vorteile hat auch die Teilnahme an einer Selbsthilfegruppe. Ansprechpartner finden Sie im Anhang dieses Buches.

Hilfen bei Mukoviszidose

- Atemtherapie: Das Erlernen und Üben einer tiefen, ruhigen Atmung und regelmäßige Inhalationen sind ein wesentlicher Bestandteil der Behandlung.
- Bewegungstherapie: Die Bewegungsbehandlung soll Entwicklungsstörungen vorbeugen.
- Ernährungstherapie: Die Ernährung der Kinder sollte kalorien- und eiweißreich sein.
- Entspannungsverfahren: Können dabei helfen, eine gelassenere Haltung gegenüber der Krankheit zu gewinnen, und sind auch für die betreuenden Eltern empfehlenswert.
- Physikalische Therapie: Neben Inhalationen sind alle Techniken, die das Abhusten erleichtern und zur besseren Belüftung der Lunge führen (Lagerungs- und Klopfdrainagen), unerlässlich.

Lungenembolie

AktivCheck

Wann muss ich zum Arzt?

- Rufen Sie bei plötzlicher Atemnot, schnellem Pulsschlag, starken Schmerzen beim Atmen sofort den Notarzt!

Was wird mein Arzt mich fragen?

- Besteht eine Schwangerschaft, ein Tumorleiden, eine Gerinnungsstörung?
- Nehmen Sie die Pille oder andere Hormonpräparate?
- Ist bei Ihnen schon einmal eine Magenblutung aufgetreten?
- Leiden Sie an einem Bluthochdruck?
- Ist bei Ihnen im letzten halben Jahr bereits eine Lysetherapie durchgeführt worden?

Was frage ich meinen Arzt?

- In der Akutsituation:
  Was geschieht mit mir?
  In welches Krankenhaus komme ich?
  Wollen Sie meinen Medikamenten-Plan sehen?

Was frage ich meinen Arzt?

- Wenn die Akutbehandlung vorüber ist: Wie lange muss ich eine Blutverdünnungstherapie durchführen? Wie hoch ist das Rezidiv-Risiko?

AktivTipp

Was kann mein Arzt tun?

- Es erfolgt die sofortige Einweisung in ein Krankenhaus und dort auf die Intensivstation. Bereits während des Transports wird eine Lyse-Therapie begonnen.
- Anschließend wird die Akuttherapie kontrolliert und eine weiterführende Blutverdünnung eingeleitet.

Was kann ich selbst tun?

- Sofort den Notarzt rufen.
- Nach einer austherapierten Lungenembolie bleiben Sie in regelmäßiger ärztlicher Kontrolle. Vermeiden Sie alle gesundheitsschädigenden Gifte (Rauchen, Alkohol).
- Unternehmen Sie täglich Spaziergänge.
- Empfohlen wird mittlerweile die tägliche Einnahme von Acetylsalicylsäure (ASS, Aspirin) zur Prophylaxe. Sprechen Sie mit Ihrem Arzt darüber.

Bei einer Embolie wird eine Arterie durch ein Blutgerinnsel verstopft. Im Falle der Lungenembolie ist eine Lungenarterie betroffen. Je nach Größe der verstopften Lungenarterie bleibt der Vorgang unbemerkt oder führt zu mehr oder weniger starken Beschwerden oder sogar innerhalb weniger Minuten zum Tode.

Das Blutgerinnsel, das die Lungenarterie verstopft, stammt meistens aus einer Vene im Becken- oder Oberschenkelbereich. Dort löst sich ein Thrombus (Blutgerinnsel) und wird mit dem Blutstrom über die rechte Herzkammer bis in die Lunge verschleppt. Je nach Größe des Thrombus bleibt er in einem größeren oder kleineren Lungengefäß stecken und verstopft es.
Die Venenthrombose, die in der Folge dann zur Lungenembolie führt, wird oft vorher nicht bemerkt.
Eine Reihe von Risikofaktoren erhöht die Gefahr, eine Lungenembolie zu erleiden, zum Teil sehr deutlich.

Risikofaktoren der Lungenembolie

- Operationen (Ursache für 30 % aller Lungenembolien)
- Herzschwäche (30 % aller Lungenembolien)
- Tumorleiden
- Krampfadern
- frühere Venenthrombosen
- Blutgerinnungsstörungen
- langes Sitzen während Flug-, Bus-, Bahn- oder Autoreisen
- Übergewicht
- hohes Alter
- Einnahme bestimmter Medikamente, Antibabypille
- Schwangerschaft

Beschwerden

Symptome oder Beschwerden treten erst dann auf, wenn eine große oder mehrere kleine Lungenarterien verschlossen sind. Die Embolie nach einer Operation wird oft beim Aufstehen aus dem Bett, beim Gang zur Toilette oder durch sonstige körperliche Aktivitäten ausgelöst.

Eine schwere Lungenembolie verursacht eine plötzliche Atemnot mit schneller Atmung und schnellem Pulsschlag. Lippen, Zunge, Hände und Füße können sich aufgrund des akuten Sauerstoffmangels bläulich verfärben. Schmerzen beim Atmen, Husten und blutiger Auswurf können auftreten. Der Blutdruck kann stark abfallen.

Bei einer sehr schweren Embolie, wenn nur noch ein Teil des Blutes durch die Lunge zum Herzen zurückfließt, kann der Patient bewusstlos werden und innerhalb von Minuten an einem Herz-Kreislauf-Versagen sterben.

Der weitere Verlauf einer weniger schweren Lungenembolie ist davon abhängig, ob sich das Gerinnsel wieder auflöst. Sofern dies von selbst geschieht oder durch die Behandlung erreicht wird, ist eine komplette Heilung möglich.

Untersuchung und Behandlung

Der Nachweis einer Lungenembolie gelingt am besten mit einer Lungenszintigraphie oder einer Röntgendarstellung der Lungengefäße. Mithilfe der Blutgasanalyse kann der Arzt feststellen, ob die Lungenembolie zu einem Sauerstoffmangel geführt hat, und wie groß dieser ist.

Eine Lungenembolie ist ein Notfall, der schnell in der Klinik behandelt werden muss. Rufen Sie bei Verdacht auf eine Lungenembolie sofort einen Notarzt. Bis zu seinem Eintreffen können Sie Folgendes tun:

Legen Sie sich – oder den Betroffenen – halb sitzend hin. Bleiben Sie ruhig liegen, damit sich nicht noch ein weiteres Blutgerinnsel löst und zu einer weiteren Embolie führt.

Öffnen Sie das Fenster oder lassen Sie es öffnen. Lockern Sie beengende Kleidung.

Die Behandlung erfolgt meist in einem Krankenhaus, wo der Patient strikte Bettruhe einhalten muss und bei Bedarf Sauerstoff erhält.

Der Versuch, das Blutgerinnsel mit speziellen Medikamenten (Fibrinolytika) aufzulösen (Lysetherapie), wird vor allem in der Frühphase nach einer schweren Lungenembolie unternommen.

Die meisten Patienten erhalten Heparin in einer Infusion. Heparin vermindert die Gerinnbarkeit des Blutes (Antikoagulation), erleichtert die Auflösung des Gerinnsels und hilft verhindern, dass sich weitere Gerinnsel bilden. Nach etwa einer Woche wird die Antikoagulation in der Regel mit Tabletten fortgesetzt, die mindestens ein halbes Jahr lang eingenommen werden.

Nach einer schweren Lungenembolie sehen sich die Ärzte manchmal gezwungen, das Gerinnsel operativ aus der Lungenarterie zu entfernen. Dieser Eingriff ist sehr riskant und wird daher nur zur Lebensrettung unternommen.

Vorbeugung

Vermeiden Sie langes Sitzen mit abgeknickten Beinen. Wenn Sie sich lange im Zug oder im Flugzeug aufhalten müssen, sollten Sie immer wieder aufstehen und ein paar Schritte laufen, damit das Blut aus den Beinen zirkulieren kann. Bei längeren Autofahrten sollten Sie etwa alle zwei Stunden anhalten, um sich die Beine zu vertreten. Trinken Sie viel, denn damit verhindern Sie, dass sich Blutgerinnsel bilden. Das gilt für unterwegs und für zu Hause.

Vor Operationen wird heute routinemäßig eine Thrombosevorbeugung mit Heparin vorgenommen. Das Heparin wird dabei in geringer Dosis unter die Haut (subkutan) gespritzt. Auch elastische Stützstrümpfe oder Wickelverbände der Beine mit elastischen Binden leisten bei besonders thrombosegefährdeten Patienten einen wichtigen Beitrag zur Vorbeugung.

Lungenkrebs

AktivCheck

Wann muss ich zum Arzt?

- Wenn folgende Symptome auftreten, sollten Sie sofort einen Arzt aufsuchen, der Sie an einen Lungenfacharzt weiterleiten wird:
  1. Hartnäckiger Husten.
  2. Schmerzen in der Brust (nicht nur) beim Husten.
  3. Wenn Sie Blut ausspucken.
  4. Wenn im Röntgenbild ein Schatten auf der Lunge entdeckt wird.
  5. Bei chronischer auch schon leichter Leistungsminderung.

Was wird mein Arzt mich fragen?

- Sind Sie Raucher? Wenn ja, wie viele Zigaretten täglich rauchen Sie seit wie vielen Jahren?
- Wenn Sie Nichtraucher sind:
  Haben Sie sich als Passivraucher viel in verrauchten Räumen aufgehalten oder halten Sie sich noch häufig darin auf?
- Haben Sie beruflich mit Reizgasen oder chemischen Dämpfen zu tun gehabt?

Was frage ich meinen Arzt?

- Wenn ein Teil der Lunge entfernt wird, kann ich dann überhaupt noch genug Luft bekommen?
- Wie kann das sein: Mein Großvater hat bis ins hohe Alter hinein sehr stark geraucht und nie Krebs gehabt.
  Warum ausgerechnet ich?

AktivTipp

Was kann mein Arzt tun?

- Die drei üblichen Verfahren der Krebstherapie werden eingesetzt:
  die Operation,
  die Bestrahlung und
  die Chemotherapie.

Was kann ich selbst tun?

- Minimieren Sie Ihren Kontakt mit dem Hauptverursacher für Lungenkrebs: Rauchen.
- Wenn Sie Nichtraucher sind, sollten Sie Ihre rauchenden Kollegen oder Angehörigen immer wieder auf den schädlichen Einfluss des Rauchens hinweisen.
- Wenden Sie sich an die Personalabteilung, den Chef oder die Berufsgenossenschaft, wenn Sie keinen rauchfreien Arbeitsplatz bekommen.
- Wenn Ihnen die Diagnose Lungenkrebs mitgeteilt wurde, fragen Sie gezielt nach, wie Sie Ihr Leben ändern können.
- Durch die tägliche Einnahme von Vitaminpräparaten können Sie das Risiko der Metastasenbildung senken, da Vitamine die aggressive Aktivität von Tumorzellen verringern können.
  Gehen Sie viel an die frische Luft und bewegen Sie sich viel.
- Sprechen Sie mit Ihrem Arzt über psychische Probleme und fragen Sie nach einer psychotherapeutischen Behandlung.
- Nehmen Sie Kontakt zu einer Selbsthilfegruppe auf.

Eigentlich geht der Lungenkrebs von der Schleimhaut der Bronchien aus. Die Bezeichnung „Bronchialkarzinom" ist daher korrekter.

Das Bronchialkarzinom ist die häufigste, zum Tode führende Krebserkrankung beim Mann. Seine dominierende Ursache ist das Zigarettenrauchen: Weniger als 1 % der Patienten mit Bronchialkarzinom sind Nichtraucher. Da immer mehr Frauen rauchen, nimmt der Lungenkrebs bei ihnen rapide zu. Heute ist jeder vierte Patient weiblich.

Weit seltener sind andere Umweltfaktoren für die Entstehung eines Bronchialkarzinoms verantwortlich. Krebsauslösend wirken Asbest, Arsen, Chrom, Nickel, Teer- und Rußprodukte, Mineralöle, Dioxin sowie radioaktive Substanzen.

Als möglicherweise krebserregend werden auch Eisen, Blei, Beryllium, Nitrosamine, Nitro- und Aminoverbindungen, Formaldehyd und chlorierte Kohlenwasserstoffe eingestuft.

Beschwerden

Zu Beginn seines Wachstums verursacht ein Bronchialkarzinom kaum Beschwerden. Es macht sich in der Regel erst bemerkbar, wenn es schon ziemlich groß ist und einen Bronchialast verschließt oder in das Lungengewebe einwächst. Deshalb wird ein Bronchialkarzinom meist erst in einem fortgeschrittenen Stadium festgestellt.

Die folgenden Symptome können – besonders wenn sie längere Zeit anhalten – auf einen Lungenkrebs hinweisen:

- Husten, insbesondere mit blutigem Auswurf
- Schmerzen im Brustkorb
- Luftnot
- Gewichtsverlust
- Leistungsabfall

Untersuchung und Behandlung

Das Röntgenbild der Lunge erlaubt meistens schon eine Verdachtsdiagnose. Ein Computertomogramm des Brustkorbs zeigt das Ausmaß des Tumors. Die endgültige Diagnose ist nur durch eine Lungenspiegelung (Bronchoskopie) möglich.

Die Untersuchung anderer Körperpartien (Kopf, Oberbauch mit Leber, Knochen) mit bildgebenden Verfahren (Sonographie, Computertomographie, Szintigraphie) ist erforderlich, um die Ausbreitung des Krebses bzw. von Metastasen zu erkennen.

Wenn der Lungenkrebs sicher feststeht, sollten Sie mit einem Arzt Ihres Vertrauens über die notwendigen Konsequenzen sprechen. Je nach Gewebetyp (kleinzellig oder nichtkleinzellig) und Ausdehnung kann das Bronchialkarzinom durch eine Operation entfernt, bestrahlt oder mit einer Chemotherapie behandelt werden.

Beim kleinzelligem Bronchialkarzinom wird immer eine Chemotherapie durchgeführt, sei es als alleinige Behandlung oder zusammen mit einer Operation oder Bestrahlung. Diese Form des Lungenkrebses wächst besonders schnell und führt frühzeitig zu Metastasen. Daher muss der Arzt eine Behandlungsmethode wie die Chemotherapie wählen, die im ganzen Körper wirkt und nicht nur am Ort ihrer Anwendung wie die Operation oder Strahlentherapie.

Der kleinzellige Lungenkrebs reagiert in der Regel relativ empfindlich auf die Chemotherapie, sodass eine Heilung prinzipiell möglich ist.

Das nichtkleinzellige Bronchialkarzinom wird, wenn dies möglich ist, operativ entfernt und gegebenenfalls nachbestrahlt. Eine Chemotherapie wird hier nur dann erwogen, wenn die Operation oder Bestrahlung wegen der Tumorausbreitung nicht sinnvoll erschei-

nen. Das nichtkleinzellige Bronchialkarzinom reagiert weniger empfindlich auf die Chemotherapie.
Bei fortgeschrittenem Lungenkrebs ist die Prognose sehr schlecht.

Zusätzliche Maßnahmen

Bitte lesen Sie die ausführlichen und differenzierten Ausführungen zur Krebstherapie im Kapitel 6 ab Seite 584 nach.

Staublungenerkrankungen

AktivCheck

Wann muss ich zum Arzt?

- Bei trockenem Reizhusten, der später nicht mehr nur unter Belastung auftritt.
- Bei Atemnot.
- Beachten Sie, dass auch Jahre nach der Exposition eine Staublungenerkrankung auftreten kann.
- Sofort bei Verdacht, Berufskrankheiten sind meldepflichtig.

Was wird mein Arzt mich fragen?

- Seit wie vielen Jahren arbeiten Sie schon an einer staubexponierten Stelle?
- Haben Sie früher an einer staubexponierten Arbeitsstelle gearbeitet?
- Ist bei Ihnen zusätzlich eine Tuberkulose festgestellt worden?

Was frage ich meinen Arzt?

- Kommt es denn immer zu einer Staublunge, wenn man beruflich längere Zeit einer Staubeinwirkung ausgesetzt ist?
- Welche Möglichkeiten gibt es überhaupt, den Prozess rückgängig zu machen oder ihn doch wenigstens aufzuhalten?
- Wer zahlt für diesen berufsbedingten Schaden?
- Kann ich meinen Arbeitgeber haftbar machen?

AktivTipp

Was kann mein Arzt tun?

- Er verordnet Ihnen Medikamente gegen Entzündungen und außerdemnoch zur Weitstellung der Bronchien.
- Er führt die Kontrolluntersuchungen durch.
- Ihr behandelnder Arzt erstellt ein Gutachten über die durch Arbeitsbelastung erfolgten Gesundheitsschäden und leitet dies an die entsprechenden Stellen weiter.

Was kann ich selbst tun?

- Wenn Sie der Meinung sind, Ihr Arbeitgeber gehe seiner Sorgfaltpflicht für einen gesunden Arbeitsplatz nicht oder nicht genügend nach, melden Sie das dem Personalrat oder der Berufsaufsichtsbehörde.
- Besorgen Sie sich selbst eine Atemschutzmaske.
- Folgende Vorsichtsmaßnahmen müssen für einen exponierten Arbeitsplatz zur Verfügung gestellt werden:
  1. Gesichtsmaske mit gutem Atemschutzfilter.

2. Andere Schutzausrüstung, damit die feinen Stäube nicht durch feine Öffnungen doch in die Lunge gelangen.
3. Vakuumgebläse.

Als Staublungenerkrankungen (Pneumokoniosen) werden alle Lungenerkrankungen bezeichnet, die durch Stäube, also durch feste Teilchen ohne Krankheitserreger, hervorgerufen werden. Sie sind neben Lärmschäden die häufigsten Berufskrankheiten in Deutschland.

Nur sehr kleine Staubteilchen können die Lunge schädigen. Größere werden durch die Nasenhaare gefiltert oder vom Flimmerepithel der Atemwege wieder in Richtung Rachen abtransportiert.

Die winzigen Staubpartikel werden von Fresszellen (Makrophagen) aufgenommen. Allerdings gehen die Fresszellen oftmals beim Versuch, den Staub zu „verdauen", selbst zugrunde.

Der Zerfall vieler Fresszellen lockt schließlich Bindegewebszellen an, was zur vermehrten Bildung von Bindegewebe in der Lunge (Lungenfibrose) führt. Dadurch verliert die Lunge an Elastizität. Aus dem schwammigen Lungengewebe entsteht nach und nach eine zähe, starre Masse. Ihre Anfälligkeit für Infektionen nimmt zu.

Durch die dickeren Bindegewebsschichten wird jetzt außerdem noch der Gasaustausch erschwert, sodass weniger Sauerstoff ins Blut gelangt.

Da die Vermehrung des Bindegewebes nicht mehr rückgängig gemacht werden kann, ist die Vorbeugung durch entsprechende Arbeitsschutzmaßnahmen der einzig entscheidende Faktor.

Formen der Staublungenerkrankungen

Quarzstaublunge (Silikose) bzw. Kohlestaublunge: Quarzstaub, der im Kohlebergbau und bei der Steingewinnung und -verarbeitung auftritt, führt zu dieser Form der Staublungenerkrankung.

Asbestlungenerkrankung (Asbestose): Als Asbest wird eine Gruppe von Magnesiumsilikaten bezeichnet, die lange, biegsame Fasern bilden. Asbest wurde früher häufig als Isoliermittel verwendet, heute nimmt man zu diesem Zweck andere Dämmstoffe. Die Beschwerden treten oft erst nach langjährigem Umgang mit Asbest (Gewinnung, Verarbeitung am Bau) auf. Neben den Lungenveränderungen können sich auch Asbestwarzen an Händen und Füßen ausbilden. Die größte Gefahr, die vom chronischen Kontakt mit Asbeststaub ausgeht, sind bösartige Tumoren der Lunge und des Rippenfells.

Seltene Pneumokoniosen sind die:

Berylliose beim Kontakt mit Beryllium (Aufarbeiten von Erzen, Herstellen von Legierungen, Aluminiumschweißpulver, Farben und Porzellan sowie in der Reaktor- und Raketentechnik).

Hartmetall-Lungenfibrose beim Kontakt mit Wolfram, Titan oder Kobalt (Herstellung von Spezialwerkzeugen) und Siderose beim Kontakt mit Eisenoxid (Schneiden, Schweißen und Arbeiten in Walzwerken).

Auch Stäube mit organischen Partikeln pflanzlicher Herkunft können ähnliche Erkrankungen wie z. B. die Hartmetall-Lungenfibrose verursachen. Dabei handelt es sich jedoch um allergische Reaktionen. Als Beispiele werden hier die durch den häufigen Kontakt mit schimmeligem Heu verursachte Farmer-Lunge und die durch die Baumwoll-, Flachs- und Hanfverarbeitung verursachte Baumwollstaublunge genannt.

Die dabei auftretende allergische Entzündung der Lungenbläschen (exogen allergische Alveolitis) führt akut zu Fieber, Schüttelfrost und Husten und auf die Dauer zu Atemnot, Sauerstoffmangel und Herzschwäche.
Die wichtigste Maßnahme für die Betroffenen ist die Vermeidung des Allergens. Dies ist bzw. wäre jedoch meistens nur durch einen Berufswechsel möglich – und das ist leider für viele Betroffene problematisch.

Beschwerden

Bei den Staublungenerkrankungen tritt in der Regel trockener, unproduktiver Husten als Zeichen der chronischen Reizung auf. Die mit der Zeit entstehende Luftnot ist zunächst nur bei Belastung und später auch in Ruhe spürbar. Sie wird verursacht durch den Verlust der Lungenelastizität und dem Untergang der atmungsaktiven Oberfläche, wenn das Lungengewebe allmählich in festes Bindegewebe umgewandelt wird.

Untersuchung und Behandlung

Der berufliche Hintergrund, das Röntgenbild der Lunge und die Ergebnisse der Lungenfunktionstests ergeben die Diagnose. Die Untersuchung der Blutgase zeigt das Ausmaß des Sauerstoffmangels an.
Ziel der Behandlung ist es, das Fortschreiten der Erkrankung zu stoppen oder zu verzögern.
Sie sollten dafür sorgen, dass die Erkrankung sich nicht durch zusätzliche Infektionen verschlechtert. Gehen Sie daher auch bei leichten Erkältungen immer sofort zum Arzt und lassen Sie sich jedes Jahr gegen Grippe impfen. Sie sollten auch, sofern nicht schon geschehen, das Rauchen aufgeben.
Bei Infektionen verschreibt der Arzt Ihnen Antibiotika. Zur Erleichterung des Abhustens erhalten Sie schleimlösende Medikamente und bei Luftnot in bestimmten Fällen Medikamente zur Erweiterung der Bronchien.
Außerdem können Sie dieselben Maßnahmen wie bei Bronchitis anwenden.

Vorbeugung

Einmal begonnen verselbstständigt sich der Prozess. Einzig entscheidend ist die Vorbeugung durch entsprechende Arbeitsschutzmaßnahmen. Tragen Sie Ihren Atemschutz unter Tage, beim Schleifen und bei der Altbausanierung auch wenn er Ihnen lästig ist. Sorgen Sie dafür, dass in Ihrem Betrieb ein Arbeitsschutz-Verantwortlicher die Einhaltung der Maßnahmen kontrolliert.

Herz, Blutdruck

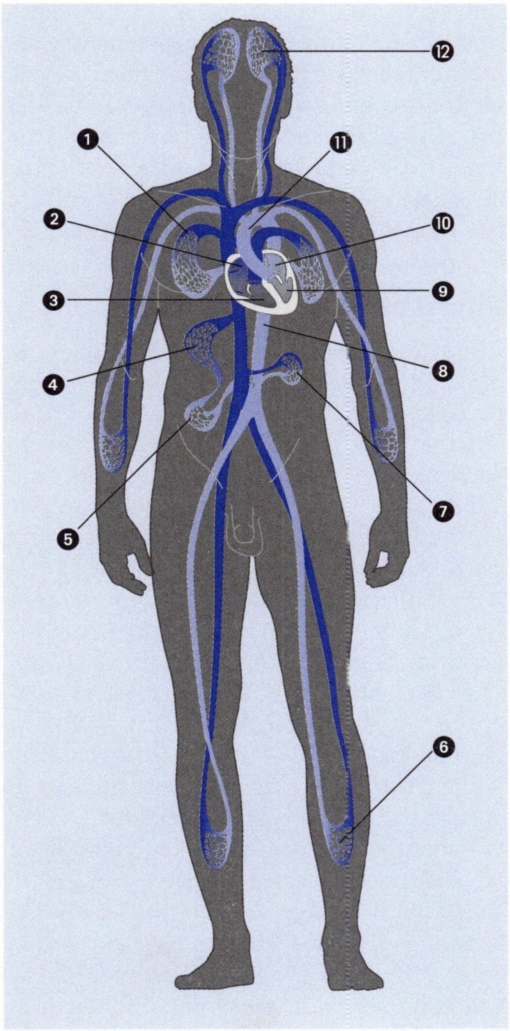

Herz-Kreislauf-System

❶ Lungenkreislauf ❷ rechter Vorhof ❸ rechte Kammer ❹ Magenkreislauf ❺ Leberkreislauf ❻ Kapillaren ❼ Nierenkreislauf ❽ Bauchaorta ❾ linke Kammer ❿ linker Vorhof ⓫ Aorta ⓬ Gehirnkreislauf

Aufbau und Funktion des Herzens

Das Herz ist nicht nur ein Hohlorgan, das aus zwei parallel laufenden Muskelpumpen besteht. Für viele Kulturen ist es der Sitz des Mutes, der Großzügigkeit, des Mitleids – und natürlich der Liebe. Anatomisch gesehen besteht das Herz jedoch aus vier Kammern – jeweils zwei Vorhöfen und zwei Hauptkammern –, durch die der Blutstrom gepumpt wird.

Herz und Kreislauf

In den Adern eines Erwachsenen fließen etwa 5 Liter Blut, das sind immerhin 6 bis 8 % des Körpergewichtes. Das Blut hat die Aufgabe, alle Organe und Gewebe des Körpers ein Leben lang mit Sauerstoff zu versorgen. Damit es jeden „Winkel" des Körpers erreicht, wird es vom „Motor" Herz in einem kontinuierlichen Kreislauf gehalten.

Die linke Herzkammer pumpt das sauerstoffreiche Blut über die große Körperschlagader (Aorta) in die Arterien, die sich immer feiner aufzweigen und den Sauerstoff und die Nährstoffe über die Haargefäße (Kapillaren) zu allen Zellen des Körpers transportieren. Nach den Kapillaren sammelt sich das Blut in kleinen Venolen, die sich zu immer größeren Venen vereinen und das „verbrauchte" Blut zurück zum Herzen bringen. Dort gelangt es über den rechten Vorhof in die rechte Herzkammer. Diese pumpt pro Herzschlag etwa 60 bis 100 ml (Milliliter) Blut in den Lungenkreislauf.

Über die Lungenarterien gelangt das sauerstoffarme und kohlendioxidreiche Blut zu den Lungenbläschen (Alveolen), wo es mit Sauerstoff angereichert wird. Gleichzeitig gibt es dort Kohlendioxid an die Atemluft ab.

Über die Lungenvenen strömt das sauerstoffreiche Blut in den linken Vorhof und von dort in die linke Herzkammer, wo der beschriebene Kreislauf von Neuem beginnt. Die beiden Vorgänge, die hier nacheinander geschildert wurden, laufen in Wirklichkeit gleichzeitig ab: In dem Moment, wo sich die rechte Herzkammer zusammenzieht und Blut in den Lungenkreislauf pumpt, tut dies auch die linke Herzkammer und befördert Blut in den Körperkreislauf. Vier Herzklappen – jeweils eine zwischen den Vorhöfen und Kammern sowie am Abgang der großen Gefäße aus den Herzkammern – sorgen dafür, dass das Blut immer nur in eine Richtung strömt.

Puls und Blutdruck

Das Herz zieht sich in Ruhe pro Minute zirka 60- bis 80-mal zusammen und pumpt dabei die gesamte Blutmenge des Körpers einmal durch den Kreislauf. Die einzelnen Herzschläge spürt man auch noch an weit vom Herzen entfernten Stellen, wie am Handgelenk oder in der Leistenbeuge, wo sie sich als Puls zählen lassen. Bei körperlicher Anstrengung mit erhöhtem Sauerstoffbedarf des Körpers kann das Herz seine Leistung enorm steigern. Zum einen steigert es die Zahl der Herzschläge pro Minute (Herzfrequenz), zum anderen die Blutmenge, die es mit jedem Herzschlag in den Körper pumpt (Schlagvolumen). So kann es dem Körper bei Höchstleistungen bis zu 20 Liter Blut pro Minute zur Verfügung stellen.
Wenn das Blut in die Hauptschlagader gepumpt wird, entsteht dort ein Druck, der Blutdruck, den die elastische Wand der Schlagader zu einem gewissen Teil abfängt. Unmittelbar nach dem Zusammenziehen des Herzens, der so genannten Systole, ist dieser Druck am höchsten. In der Erschlaffungsphase des Herzens, der Diastole, fällt der Blutdruck dann langsam ab, bis der Herzmuskel sich erneut zusammenzieht. Dadurch ergeben sich zwei Druckhöhen, die bei der Blutdruckmessung bestimmt werden: der obere systolische und der untere diastolische Blutdruck. In Ruhe beträgt der ideale Blutdruck eines gesunden Erwachsenen 115/75 mmHg (Millimeter Quecksilbersäule).

Untersuchung des Herzens

Schon die Befragung des Patienten (Anamnese) gibt dem Arzt eine Menge Hinweise über die Herz- und Kreislaufbeschwerden seines Patienten und deren mögliche Ursachen. Nach der allgemeinen körperlichen Untersuchung kann der Arzt – je nach den Beschwerden des Patienten – das Herz mit speziellen Methoden näher untersuchen.
Beim Abhören (Auskultieren) des Herzens durch das Stethoskop beurteilt der Arzt die Herztöne und achtet auf zusätzliche Geräusche. Das Abklopfen der Herzgegend vermittelt ihm grob die Herzgröße. Schlecht möglich ist dies bei Übergewichtigen oder Lungenerkrankten. Eine Röntgenuntersuchung des Brustkorbs ist da genauer.
Die wichtigste apparative Untersuchung ist das Elektrokardiogramm (EKG). Über Elektroden am Brustkorb – sowie an Armen und Beinen zur Erdung – werden die elektrischen Ströme der Herzerregung abgeleitet. Diese Ableitung wird aufgezeichnet, und der Arzt kann Herzrhythmusstörungen erkennen. Typische Veränderungen im EKG finden sich z. B. bei der koronaren Herzkrankheit und beim Herzinfarkt
Ein so genanntes Belastungs-EKG (Fahrrad-Ergometrie) wird vor allem durchgeführt, um eine koronare Herzkrankheit zu diagnosti-

zieren. Dabei muss der Patient auf einem Standfahrrad gegen einen immer größer werdenden Widerstand antreten. Im gleichzeitig abgeleiteten EKG kann der Arzt erkennen, ob das Herz unter der Belastung in eine Sauerstoffnot gerät, was auf verengte Herzkranzgefäße hinweist. Bei Erschöpfung des Patienten, einem starken Blutdruckanstieg, bestimmten EKG-Veränderungen, Rhythmusstörungen oder Angina-Pectoris-Beschwerden bricht der Arzt die Belastung sofort ab. Wenn nach dem Belastungs-EGK noch Zweifel bestehen, ob die Beschwerden des Patienten auf einer koronaren Herzkrankheit beruhen oder nicht, kann eine Myokardszintigraphie oder Herzkatheter-Untersuchung aufschlussreich sein.

Bei der Myokardszintigraphie wird die Verteilung eines zuvor gespritzten leicht radioaktiven Stoffes im Herzen gemessen. Bereiche, in denen sich der Stoff nur mäßig „anreichert", weisen auf eine Verengung des Herzkranzgefäßes hin, das diesen Herzabschnitt mit Blut versorgt.

Die Linksherzkatheter-Untersuchung (Koronarangiographie) ermöglicht eine genaue Darstellung der Herzkranzgefäße und das Ausmaß von Gefäßverengungen. Auch Veränderungen der Herzklappen und der Pumpfunktion des Herzens macht diese Methode sichtbar. Hierfür eröffnet der Arzt in lokaler Betäubung eine Arterie in der Leiste oder Ellenbeuge und schiebt in dieser einen dünnen Katheter bis zum Herzen vor. Über diesen wird ein Kontrastmittel in die Herzkranzgefäße gespritzt und die Verteilung auf einem Röntgenfilm aufgezeichnet.

Mit dem so genannten Rechtsherzkatheter, der über eine Vene in der Ellenbeuge oder in der Leiste bis zur rechten Herzkammer vorgeschoben wird, kann die Herzleistung beurteilt werden, indem der Arzt verschiedene Druckwerte an unterschiedlichen Stellen des Herzens und der abgehenden Gefäße messen kann.

Im Rahmen einer so genannten Echokardiographie („Herzecho", -ultraschall) werden die Herzklappen, die Dicke der Herzwände und die Herzleistung beurteilt, ohne dass der Patient durch Kontrastmittel oder radioaktive Stoffe belastet wird.

Herzrhythmusstörungen erfasst am besten das so genannte Langzeit-Elektrokardiogramm. Dabei wird über Elektroden an der Brust über 24 Stunden ein EKG abgeleitet und auf Band gespeichert.

Natürlich gehört zur Herzuntersuchung auch das Messen des Blutdrucks. Neben der Einzelmessung im Liegen, Sitzen und Stehen, gibt es auch hier die Möglichkeit der Langzeit-Blutdruckmessung – die ähnlich wie das Langzeit-EKG funktioniert.

Koronare Herzkrankheit

Die Erkrankung der Herzkranzgefäße (Koronararterien) ist heute eines der wichtigsten Gesundheitsthemen überhaupt. Die koronare Herzkrankheit mit ihren Folgekrankheiten ist nämlich die häufigste Todesursache in Deutschland und anderen westlichen Industrieländern.

Der unermüdlich arbeitende Herzmuskel wird über die Herzkranzgefäße mit Sauerstoff und Nährstoffen versorgt. Die rechte und die linke Herzkranzarterie entspringen aus der Hauptschlagader, kurz nachdem diese das Herz verlassen hat. Sie verlaufen zunächst auf der Herzoberfläche und verästeln sich dann im Herzmuskel immer feiner, um alle Teile des Herzens zu erreichen.

Wie alle anderen Arterien des Menschen können auch die Herzkranzgefäße durch die Arteriosklerose – ganz selten auch durch

Entzündungen oder Fehlbildungen – eingeengt werden. Dadurch werden Teile des Herzmuskels nur unzureichend durchblutet und erhalten nicht mehr genügend Sauerstoff und Nährstoffe.
Die Verengung der Herzkranzgefäße verursacht die koronare Herzkrankheit, deren Komplikationen (Herzinfarkt, Herzrhythmusstörungen, Herzschwäche und plötzlicher Herztod) gefürchtet sind. Die meisten Ärzte, Praxishelferinnen und Krankenschwestern benutzen übrigens die sehr gebräuchliche Abkürzung „KHK“ für diese ernste Erkrankung

Risikofaktoren für die koronare Herzkrankheit

Arteriosklerotische Veränderungen treten mit steigendem Alter an allen Blutgefäßen im Körper auf, ohne unbedingt zu einer ernsten Erkrankung führen zu müssen. Zahlreiche Risikofaktoren beschleunigen diese Gefäßveränderungen und können schon bei jüngeren Menschen schwere Durchblutungsstörungen hervorrufen. Es gibt schicksalhafte Risikofaktoren und solche, die man selbst beeinflussen oder behandeln (lassen) kann. Zu den wichtigsten beeinflussbaren bzw. behandelbaren Risikofaktoren der koronaren Herzerkrankung zählen: das Rauchen, erhöhte Blutfette, ein hoher Blutdruck, eine Zuckerkrankheit, Bewegungsmangel und Übergewicht.

Das individuelle Risiko

Nicht zu beeinflussen dagegen sind das männliche Geschlecht, hohes Alter oder eine erbliche Veranlagung. Gerade wenn Sie einen oder mehrere dieser unbeeinflussbaren Risikofaktoren haben, sollten Sie alles tun, die beeinflussbaren aus Ihrem Leben zu verbannen. Wirkt *ein* Risikofaktor auf die Blutgefäße ein, so steigt die Gefahr für einen Herzinfarkt oder Schlaganfall deutlich an. Bei *mehreren* Risikofaktoren gleichzeitig erhöht sich das Risiko um ein Vielfaches. Entscheidend ist, das individuelle, also persönliche Risiko richtig zu beurteilen und die notwendigen Konsequenzen zu ziehen. Ihr Arzt steht Ihnen als Ansprechpartner beratend zur Seite. Vergessen Sie nicht: Es gibt immer Menschen, die trotz einer ungesunden Lebensführung alt werden, aber dieses sind wunderbare Ausnahmen und nicht die Regel!

AktivSpezial: Gesundheit aus dem Meer

In unseren Breiten ist der Verzehr von Fisch sehr gering. Der Mangel an Omega-3-Fettsäuren, die aus Kaltwasserfischen wie Lachs und Hering gewonnen werden, wird von namhaften Wissenschaftlern mit unseren typischen „Zivilisationskrankheiten“ in Zusammenhang gebracht: Arteriosklerose, Herzinfarkt, Schlaganfall, aber auch Entzündungen, Rheuma und Allergien. Dies alles sind Erkrankungen, die es bei den Eskimos im hohen Norden so gut wie nicht gibt!

Was Omega-3-Fettsäuren bewirken:

- Bessere Blutfettwerte
- Unterstützung von Herz und Kreislauf.
- Verbesserung der Fließeigenschaften durch Hemmung der Blutverklumpung mit insgesamt besserer Durchblutung. Die empfohlene Tagesdosis beträgt 1 g Omega-3-Fettsäuren.

Beschwerden

Die koronare Herzerkrankung äußert sich in heftigen Brustschmerzen (Angina-pectoris = Brustenge), vor allem hinter dem Brustbein, die in die linke Schulter, den linken Arm, den Unterkiefer, aber auch in den Rücken, die Magengrube und sogar bis in den rechten Arm ausstrahlen können. Typischerweise wird ein solcher Schmerzanfall durch eine starke körperliche Anstrengung ausgelöst und verschwindet in Ruhe wieder. Auch seelischer Stress kann einen Angina-Pectoris-Anfall verursachen.

Manche Menschen empfinden diesen Schmerz wie einen Ring, der um die Brust gelegt und immer enger zugezogen wird. Andere Betroffene verspüren nur ein Ziehen oder Brennen. Nicht selten werden die Schmerzen von Unruhe, Angst und Atemnot begleitet.

Nicht immer macht sich die koronare Herzkrankheit (nur) durch die klassische Angina Pectoris bemerkbar. Bei manchen Menschen ruft sie Rhythmusstörungen hervor, bei anderen führt sie aufgrund einer immer schlechteren Durchblutung des Herzmuskels mit der Zeit zu einer Herzschwäche.

Verschließt sich ein Herzkranzgefäß oder einer seiner Hauptäste völlig, sodass kein Blut mehr hindurchfließen kann, stirbt der von ihm versorgte Bereich des Herzmuskels ab, und es entsteht ein Herzinfarkt. Bei jedem vierten Patienten mit koronarer Herzkrankheit ist der Herzinfarkt das erste Symptom. Zuckerkranke Patienten mit einer Nervenstörung (diabetische Neuropathie) verspüren oft nur wenig oder nichts von ihrer koronaren Herzerkrankung. Besonders gefährdet sind auch Herztransplantierte, die keinerlei Schmerzempfindung am Herzen haben, aber relativ häufig eine koronare Herzerkrankung entwickeln.

AktivCheck

Wann muss ich zum Arzt?

- Bei Verdacht auf einen Herzinfarkt sofort den Notarzt rufen bzw. rufen lassen!
- Beim erstmaligen Auftreten von Angina-Pectoris-Beschwerden (Brustschmerz und Luftnot).
- Wenn Sie bereits an einer koronaren Herzerkrankung leiden und die Symptome sich in kurzer Zeit verstärken.

Was wird mein Arzt mich fragen?

- Seit wann haben Sie diese Beschwerden schon?
- Bei welchen Situationen treten sie normalerweise auf (in Ruhe, während des Schlafes, unter Belastung, bei Negativ-Stress)?
- Wie lange dauern im Regelfall die Beschwerden an?
- Was tun Sie, damit die Schmerzen aufhören (Ruhe, Nitrospray?)
- Er wird alle bekannten Risikofaktoren abfragen.

Was frage ich meinen Arzt?

- Muss ich die Erkrankung sofort abklären lassen?
- Darf ich mich voll belasten?
- Kann ich meinen Sport weiter betreiben?
- Kann ich reisen?
- Was kann mir schlimmstenfalls passieren?
- Wie verhalte ich mich in einer Notsituation?

AktivTipp

Was kann mein Arzt tun?

- Zur Diagnosesicherung wird er folgende Untersuchungen durchführen: EKG, Belastungs-EKG, Langzeit-EKG, eine Ultraschalluntersuchung des Herzens, eventuell eine Myokardszintigraphie und ein Linksherzkatheter zur Beurteilung der Herzkranzgefäße (Koronarangiographie).
- Die Therapie richtet sich nach der Schwere des Befundes: entweder Medikamente (u.a. Nitroglycerin als Spray oder Pflaster) oder aber eine Aufdehnung des Herzkranzgefäßes in der gleichen Sitzung wie bei der Herzkatheteruntersuchung (PTCA).
- Eine Bypass-Operation vornehmen.

Was kann ich selbst tun?

- Weihen Sie Ihre Begleitperson in die Erkrankung ein und unterweisen Sie sie für den Notfall, wo Ihr Medikament aufbewahrt ist.
- Minimieren Sie Ihre Risikofaktoren!
- Suchen Sie in Ihrer Nähe eine so genannte Koronarsportgruppe.
- Führen Sie Ihrem Ernährungsplan Omega-3-Fettsäuren (aus der Apotheke) zu.
- Im Notfall:
  1) Bewahren Sie Ruhe!
  2) Unterbrechen Sie sofort jegliche Anstrengung.
  3) Nehmen Sie 2 Hub Nitro-Spray oder zerbeißen Sie eine Nitro-Kapsel.
  4) Wiederholen Sie dies nach 10 Minuten.
  5) Bei Weiterbestehen der Symptome rufen Sie den Notarzt.

Untersuchung und Behandlung

Wenn ein Patient von einem Angina-Pectoris-Anfall berichtet, wird der Arzt ihn gründlich untersuchen und ein EKG anfertigen. Wenn die Befunde normal sind, führt er als Nächstes ein Belastungs-EKG durch. Auch eine Echokardiographie (Ultraschalluntersuchung des Herzens), ein Langzeit-EKG und eine Myokardszintigraphie können zur Diagnose beitragen. Verengungen an den Herzkranzgefäßen kann der Arzt mithilfe der Koronarangiographie (Linksherzkatheter) sichtbar machen.

Die Behandlung besteht in medikamentöser Therapie, der Aufdehnung der Gefäße mit einem Ballon (Ballondilatation, PTCA) und der so genannten Bypass-Operation.

Da die koronare Herzkrankheit lebensgefährliche Folgen haben kann, muss sie so bald wie möglich wirksam behandelt werden. Vorrangig ist es, die Risikofaktoren zu bekämpfen, um das Fortschreiten der Gefäßverengungen zu verhindern oder zu verzögern.

Hier geht es zunächst darum, wie Sie die Risikofaktoren der koronaren Herzerkrankung in den Griff bekommen:

Lassen Sie ab dem mittleren Lebensalter alle ein bis zwei Jahre die messbaren Risikofaktoren Blutdruck, Blutzucker und Blutfette vom Arzt bestimmen. Dies gilt ganz besonders für Menschen, deren Eltern an Diabetes oder einer Fettstoffwechselstörung erkrankt sind bzw. waren oder einen Herzinfarkt oder Schlaganfall erlitten haben.

Geben Sie, wenn Sie an einer koronaren Herzkrankheit leiden, unbedingt das Rauchen auf, denn als Raucher haben Sie ein stark erhöhtes Risiko für Gefäßerkrankungen.

Normalisieren Sie Ihr Gewicht, wenn Sie zu viel wiegen.

Ernähren Sie sich gesund, essen Sie weniger Fett und eher Obst, Gemüse, Vollkornbrot, Nudeln, Kartoffeln und Reis. Ziehen Sie magere Fleisch- und Wurstsorten vor.
Achten Sie auf ausreichend Bewegung und halten Sie eine gesunde Balance zwischen Belastung und Entspannung. Gönnen Sie sich gelegentlich Zeiten der Ruhe und Erholung.
Falls der Arzt bei Ihnen einen Bluthochdruck, eine Zuckerkrankheit oder erhöhte Blutfette festgestellt hat und mit Medikamenten behandelt, nehmen Sie diese regelmäßig ein.
Zur Behandlung der Verengungen an den Herzkranzgefäßen hat der Arzt grundsätzlich drei verschiedene Möglichkeiten:
Um Schmerzanfällen vorzubeugen und die körperliche Belastbarkeit zu verbessern, verordnet der Arzt Medikamente wie Nitrate, Betablocker oder ACE-Hemmer. Sie erweitern die Herzkranzgefäße oder senken den Sauerstoffverbrauch des Herzens. Zur Vorbeugung eines Herzinfarktes wird der Arzt eventuell auch eine geringe Tagesdosis Azetylsalizylsäure verordnen.
Bei der Ballondilatation wird – wie bei der Herzkatheter-Untersuchung – ein dünner Schlauch über die Schlagader in der Leiste bis zu dem verengten Herzkranzgefäß vorgeschoben. Direkt an der Engstelle des Gefäßes wird ein winziger Ballon aufgeblasen, der die Verengung aufweitet. Dies gelingt zunächst in fast allen Fällen. Im Laufe der Zeit treten aber oft erneut Engstellen auf, die der Arzt dann wieder aufdehnen kann. Um neuen Verengungen vorzubeugen, setzt man heute dünne, geflochtene Röhrchen (Stents) in die aufgedehnten Engstellen ein.
Bei der Bypass-Operation werden die Engstellen an den Herzkranzgefäßen durch eingepflanzte Venenabschnitte überbrückt. Manchmal ist nur ein Bypass, oft sind mehrere notwendig. Die Venenabschnitte werden meist aus dem Unterschenkel des Patienten entnommen. In manchen Fällen gelingt es auch, eine zum Brustmuskel verlaufende Arterie (Arteria mammaria interna) zu den Herzkranzgefäßen umzuleiten.
Die ärztlichen Behandlungsmaßnahmen sind aber nur dann auf Dauer Erfolg versprechend, wenn Sie gesund leben und Risikofaktoren vermeiden.

Was tun bei Brustschmerzen?

Wenn Sie starke Schmerzen in der Brust verspüren, die einem Angina-Pectoris-Anfall ähneln, sollten Sie Ruhe bewahren, denn Aufregung verschlimmert die Situation. Öffnen Sie das Fenster und atmen Sie ruhig und langsam durch.
Unterbrechen Sie eine schwere körperliche Anstrengung sofort. Meist lassen die Schmerzen dann innerhalb von Minuten nach.
Reicht dies nicht aus, sprühen Sie zwei Sprühstöße Ihres Nitro-Sprays, das der Arzt Ihnen für diesen Fall verschrieben hat, in den Mund oder zerbeißen Sie eine Nitro-Kapsel. Die Schmerzen lassen daraufhin normalerweise innerhalb von Sekunden bis wenigen Minuten nach. Ist dies nicht der Fall, können Sie nach 10 Minuten nochmals sprühen oder eine weitere Kapsel zerbeißen. Wenn Sie häufiger unter Angina pectoris leiden, sollten Sie solche Nitro-Präparate immer bei sich haben. Zögern Sie bei einer Schmerzattacke nicht, diese Medikamente anzuwenden.
Wenn auch die zweite Anwendung noch nicht hilft, beruhen die Beschwerden möglicherweise auf einem Herzinfarkt. Rufen Sie in diesem Fall sofort einen Notarzt. Fahren Sie keinesfalls selbst in die Praxis oder ins nächste Krankenhaus! Sie könnten sich und andere Verkehrsteilnehmer damit in Gefahr bringen.

Rufen Sie den Notarzt bei ungewöhnlich starken Brustschmerzen sofort! Warten Sie keinesfalls ab, ob die Beschwerden von allein abklingen. Das Zögern hat schon viele Menschen das Leben gekostet.

Herzinfarkt

Ein Herzinfarkt (Myokardinfarkt) tritt dann ein, wenn ein Herzkranzgefäß oder einer seiner Hauptäste ganz oder weitgehend verschlossen ist.

Der Herzinfarkt ist die häufigste Todesursache in den westlichen Industriestaaten.

Der Herzmuskel wird über die Herzkranzgefäße mit Sauerstoff und Nährstoffen versorgt. Die häufigste Ursache eines Herzinfarktes ist ein Blutgerinnsel, das sich an einer bereits verengten Stelle eines Herzkranzgefäßes bildet und dieses Gefäß völlig verstopft. Der Bereich des Herzmuskels, der nun kein Blut mehr bekommt, geht innerhalb von wenigen Stunden zugrunde.

Beschwerden

Die Krankheitszeichen entsprechen im Wesentlichen einem schweren Angina-Pectoris-Anfall. Allerdings sind die Brustschmerzen und das Engegefühl in der Brust oftmals noch stärker und können von Schweißausbruch, Übelkeit mit Erbrechen und von Todesangst begleitet sein. Die typischerweise dumpfen Schmerzen, die in die Arme, den Rücken, Bauch oder Hals ausstrahlen können, lassen weder bei körperlicher Ruhe noch bei Anwendung von Nitro-Spray oder -Kapseln nach und halten in der Regel länger als 30 Minuten an.

Doch nicht immer ist die Situation typisch: 10 bis 20 % der Herzinfarkte verlaufen „stumm“, d.h. nur mit geringen, uncharakteristischen oder keinen Beschwerden. Besonders Zuckerkranke haben oft einen stummen Herzinfarkt; bei einer Routineuntersuchung fällt später im EKG lediglich die „Infarktnarbe“ auf. Auch bei sehr alten Menschen kann ein Herzinfarkt untypisch verlaufen und sich etwa nur durch Verwirrtheit, Atemnot, Bewusstlosigkeit oder eine plötzliche Verschlechterung des Allgemeinzustandes äußern.

Gefährlich ist der Herzinfarkt vor allem durch seine möglichen Komplikationen. Der Infarktpatient ist in erster Linie bedroht durch Herzrhythmusstörungen, Herzkammerflimmern, das Versagen der Pumpkraft des Herzens und den plötzlichen Herztod („Herzschlag“).

AktivCheck

Wann muss ich zum Arzt?

- Sofort – Dies ist ein lebensbedrohlicher Notfall!

Was wird mein Arzt mich fragen?

- Seit wann halten die Beschwerden an? (Wichtig für die Entscheidung zur Lyse oder akuter Herzkatheteruntersuchung.)
- Ist bei Ihnen eine Herzerkrankung vorher bekannt gewesen?
- Hatten Sie schon einmal einen Herzinfarkt?
- Ist bei Ihnen schon einmal eine Magenblutung aufgetreten? (Wichtig für eine Lysetherapie.)
- Leiden Sie an einem Bluthochdruck?
- Seit wann?
- Ist bei Ihnen im letzten halben Jahr bereits eine Lysetherapie durchgeführt worden?

Was frage ich meinen Arzt?

- Ist die Durchführung einer Herzkatheteruntersuchung in meinem Fall sinnvoll?
- Muss ich nach Ende der Akutbehandlung meine Tabletten weiternehmen?
- Zum Beispiel ASS 100 – wie lange und warum?
- Betablocker: Wie lange und warum muss ich sie nehmen?
- Werde ich meine volle Leistungsfähigkeit wiedererlangen – oder muss ich mich einschränken?
- Wie groß ist die Gefahr für einen weiteren Herzinfarkt?
- Kann ich nach Abschluss der akuten Behandlung meine sexuelle Aktivität wieder aufnehmen?
- Was kann ich tun, um meine Risikofaktoren zu minimieren?

AktivTipp

Was kann mein Arzt tun?

- Klinik, EKG und die Bestimmung der Herz-Enzyme bestätigen den Verdacht auf einen Herzinfarkt.
- Unabhängig von den Enzymen wird aber bereits im Notfall-Wagen eine Lysetherapie begonnen, denn jede Minute kann hier entscheidend sein.
- Der Arzt wird Ihnen Sauerstoff über eine Nasensonde oder eine Maske zufächeln und Ihnen ein starkes Schmerz- und/oder Beruhigungsmittel geben.
- Die ersten Tage verbringen Sie unter strenger Überwachung von Herz und Kreislauf auf einer Intensivstation. Bereits dort beginnt die Ursachensuche und die Behandlung: Aufdehnung des Herzkranzgefäßes bei der Herzkatheteruntersuchung (PTCA); oder Bypass-Operation, bei der das verstopfte Gefäß durch ein körpereigenes oder -fremdes Gefäßmaterial umgangen wird.

Was kann ich selbst tun?

- Weihen Sie Ihre Begleitperson in die Erkrankung ein und unterweisen Sie sie für den Notfall, wo Ihr Medikament aufbewahrt ist.
- Minimieren Sie Ihre Risikofaktoren!
- Suchen Sie in Ihrer Nähe eine Koronarsportgruppe.
- Zur Vorbeugung eines erneuten Infarktes: Omega-3-Fettsäuren.

Untersuchung und Behandlung

Der Arzt stellt die Diagnose aus dem klinischen Bild, dem EKG und der Bestimmung von speziellen Enzymen, deren Blutspiegel bei Schädigung des Herzmuskels ansteigt.
Im EKG kann der Arzt auch erkennen, wo der Infarkt im Herzen abgelaufen ist (Vorderwand-, Hinterwandinfarkt). In einigen Fällen gelingt die Diagnose mit diesen Untersuchungen nicht zweifelsfrei. Ohnehin wird der Patient in der Regel im Krankenhaus aufgenommen, und die Untersuchungen werden am folgenden Tag wiederholt.
Zwei Drittel der Todesfälle durch Herzinfarkte ereignen sich vor der Klinikaufnahme. Daher ist es lebenswichtig, dass Sie schnell

reagieren. Jede neu aufgetretene Angina pectoris, besonders aber von Tag zu Tag zunehmende Herzschmerzen und solche, die bereits in Ruhe oder bei geringer Belastung auftreten (instabile Angina-pectoris), warnen vor einem drohenden Herzinfarkt. Außergewöhnlich heftige und lang andauernde (über 15 Minuten) Angina-Pectoris-Schmerzen könnten auf einem Herzinfarkt beruhen. Der Notarzt bringt den Patienten unter Überwachung von Puls und Blutdruck sowie unter EKG-Kontrolle schnellstmöglich ins Krankenhaus. Bei Schmerzen erhält der Patient ein wirksames Schmerzmittel, bei starker Aufregung ein Beruhigungsmittel. Alle Patienten benötigen Sauerstoff und manche eine Infusion. Meist wird bereits auf dem Notarztwagen mit einer so genannten Lysetherapie begonnen, die im Krankenhaus fortgesetzt wird. Hier ist jede Sekunde entscheidend.

Durch diese so genannte Fibrinolyse, die allerdings nur in den ersten sechs Stunden nach einem Infarkt Erfolg verspricht, gelingt es, die Größe des Infarktgebietes zu verringern und das Sterberisiko beträchtlich zu senken. Die Fibrinolyse ist umso aussichtsreicher, je früher sie begonnen wird.

Wenn der Infarktpatient im Krankenhaus angekommen ist, liegt sein Sterberisiko nur noch bei 5 bis 10 %, bei über 65-Jährigen etwas höher. Aufgrund dieser Gefährdung wird er während der ersten Tage auf einer Intensivstation betreut und genau überwacht.

Nach der Akutphase führt der Kardiologe (auf Herzkrankheiten spezialisierter Arzt) Untersuchungen durch, um zu entscheiden, welche Therapie der Herzkranzgefäß-Verengung infrage kommt, eine Aufdehnung von Engstellen mittels Ballondilatation oder eine Bypass-Operation.

Was tun bei Verdacht auf einen Herzinfarkt?

- Notarzt rufen (lassen)!
- Bleiben Sie ruhig sitzen oder liegen, bis der Notarzt eintrifft.
- Sprühen Sie 2 Hübe Nitro-Spray in den Mund oder zerbeißen Sie 1 bis 2 Nitro-Kapseln.
- Lösen Sie beengende Kleidung, öffnen Sie das Fenster und atmen Sie ruhig und langsam durch.

Nachbehandlung

Nach seiner Entlassung aus dem Krankenhaus wird der Patient in den meisten Fällen zu einer Anschlussheilbehandlung (AHB), einer Art Kur speziell für Infarktpatienten, geschickt. Dort erholt er sich und lernt langsam, welche körperlichen Belastungen er sich in Zukunft zumuten kann. Eine angemessene körperliche Aktivität nach einem Herzinfarkt verbessert die Leistungsfähigkeit und die weitere Prognose der koronaren Herzkrankheit. In größeren Städten gibt es deshalb so genannte Koronarsportgruppen, in denen Patienten nach einem Infarkt unter ärztlicher Kontrolle Sport treiben. Hier lernt der Infarktpatient auch, welche Sportarten für ihn geeignet (Wandern, schnelles Gehen, Joggen, Radfahren, Schwimmen) und welche ungeeignet (Bodybuilding, Gewichtheben) sind.

Flugreisen können Sie drei Monate nach dem Infarkt wieder unternehmen, wenn Ihr Arzt nicht davon abrät und keine Herzschmerzen mehr auftreten. Auch gegen sexuelle Aktivitäten ist nach einem Infarkt grundsätzlich nichts einzuwenden. Sprechen Sie im Zweifelsfall mit Ihrem Arzt darüber.

Ihre Berufstätigkeit können die meisten Betroffenen nach der körperlichen Erholung wieder aufnehmen, allerdings sollten sie unbedingt darauf achten, belastenden Stress abzubauen. In jedem Fall empfiehlt es sich, im „Leben danach" verstärkt auf seine Gesundheit zu achten.

Herzschwäche (Herzinsuffizienz)

Wenn das Herz infolge einer verminderten Pumpleistung nicht mehr in der Lage ist, den Körper ausreichend mit Sauerstoff und Nährstoffen zu versorgen, spricht man von Herzschwäche. Die Erkrankung tritt nicht nur, aber überwiegend bei alten Menschen auf. Mit Abstand die häufigsten Ursachen einer Herzschwäche sind der Bluthochdruck und die koronare Herzkrankheit. Viel seltener wird die Herzinsuffizienz durch eine Herzmuskelerkrankung, Herzrhythmusstörungen oder Herz(klappen)fehler verursacht. Selten sind auch Störungen der Schilddrüsenfunktion und bestimmte Medikamente für eine Verminderung der Herzleistung verantwortlich. Auch Störungen des Blutflusses (eine Lungenembolie) können die Herzleistung beeinträchtigen.

Beschwerden

Leitsymptom der Herzschwäche ist die Atemnot. Bei leicht ausgeprägter Herzschwäche macht sie sich nur bei Belastung bemerkbar, später tritt sie auch in Ruhe auf. Menschen mit ausgeprägter Herzschwäche bekommen im Sitzen besser Luft als im Liegen. Die meisten schlafen deshalb auf mehreren Kopfkissen oder verbringen die Nacht sogar im Sessel.
Die Herzinsuffiziens wird üblicherweise in die folgenden vier Schweregrade eingeteilt:

- Beschwerdefreiheit und normale Belastbarkeit, obwohl sich mit verschiedenen Untersuchungsmethoden eine leicht eingeschränkte Herzleistung feststellen lässt.
- Beschwerden nur bei starker körperlicher Belastung.
- Beschwerden schon bei geringer Belastung.
- Beschwerden in Ruhe.

Wenn das Herz so geschwächt ist, dass es nur noch einen Teil des Blutes, das sich in der linken Herzkammer befindet, in den Körper pumpen kann, staut sich das Blut vor dem linken Herzen in den Lungengefäßen. Nicht selten tritt dann Flüssigkeit aus den Lungengefäßen in die Lungenbläschen über, und es entwickelt sich ein Lungenödem („Wasser in der Lunge"). Die betroffenen Patienten empfinden eine starke Luftnot. Das Atmen verursacht Rasselgeräusche, die man schon aus einigen Metern Entfernung hören kann.
Patienten mit geschwächtem Herzen leiden an einer verminderten körperlichen Leistungsfähigkeit und ermüden schnell. Schwindel, Schlaflosigkeit und Bewusstseinsstörungen (Verwirrtheit, Desorientiertheit bis zu kurzzeitigem Bewusstseinsverlust) sind häufige Begleiterscheinungen der Erkrankung, die auf einer verminderten Gehirndurchblutung beruhen.
Das Blut staut sich bei den meisten Patienten mit Herzinsuffizienz nicht nur im Lungen-, sondern auch im Körperkreislauf: Am Hals treten die gestauten Venen hervor. An Knöcheln und Unterschenkeln (bei bettlägerigen Patienten am Rücken) tritt Wasser in das Gewebe über (Ödeme), sodass dies anschwillt. Auch im Bauchraum (Aszites) und zwischen den beiden Blättern des Rippenfells kann sich Wasser ansammeln (Pleuraerguss). Der Blutstau im Bereich der Bauchorgane führt zu Appetitlosigkeit, Völlegefühl und

Verstopfung. Die Leber ist aufgrund der Stauung vergrößert und druckschmerzhaft. Häufig müssen die Patienten nachts Wasser lassen, da die tagsüber in die Beine „versackte“ Flüssigkeit im Liegen zum Herzen zurückfließt und dann über die Nieren ausgeschieden wird.

AktivCheck

Wann muss ich zum Arzt?

- Bei neu aufgetretener Herzschwäche.
- Bei bekannter Herzschwäche, die sich plötzlich verschlechtert (zunehmende Luftnot, zunehmende Beinödeme, übermäßige, nicht zu erklärende Gewichtszunahme durch Wassereinlagerung).
- Bei zunehmender Leistungsminderung, leichter Ermüdbarkeit.
- Bei einer Halsvenenstauung.

Was wird mein Arzt mich fragen?

- Über welchen Zeitraum haben sich die Beschwerden entwickelt oder verschlimmert?
- Gibt es ein Akutereignis, z. B. Brustschmerz, nachdem die Beschwerden begonnen haben?
- Können Sie nachts ohne Probleme flach im Bett liegen?
- Sind Ihnen bläuliche Verfärbung von Finger, Lippen und Haut aufgefallen?
- Klagen Sie über nächtliches Wasserlassen mit großer Urinmenge?
- Wie regelmäßig nehmen Sie Ihre Tabletten ein?
- Wie viel Kilo haben Sie an Gewicht zugenommen in den letzten Tagen?
- Leiden Sie an Appetitlosigkeit?

Was frage ich meinen Arzt?

- Kann ich an einem versagenden Herzen sterben?
- Wie kommt es, dass ich Beschwerden an der Lunge und an den Beinen habe, wenn Sie sagen, das Herz sei schuld?
- Wie lange wird es dauern, bis mein gesundheitlicher Zustand wiederhergestellt ist?
- Kann ich meine sexuelle Aktivität wieder voll aufnehmen?
- Wann kann ich voraussichtlich wieder arbeiten gehen?
- Muss ich mir eventuell eine andere Arbeit suchen?
- Steht mir ein Schwerbehinderten-Ausweis zu?

AktivTipp

Was kann mein Arzt tun?

- Die ersten Untersuchungen werden EKG, die Ultraschalluntersuchung des Herzens (Echokardiographie) und ein Rechtsherzkatheter sein.
- In der Therapie ist vor allem die Behebung der Ursache vorrangig: Bluthochdruck, koronare Herzkrankheit, Schilddrüsendysfunktion, Muskelentzündung usw.
- Nach der Ursache richtet sich auch die Behandlung.

Was kann ich selbst tun?

- Bei akuter Herzschwäche keine übermäßige Belastung. Lassen Sie sich sofort zum Arzt bringen.

- Reduzieren Sie vor allem Ihre Trinkmenge (in Zusammenarbeit mit Ihrem Arzt).
- Verringern Sie Ihre tägliche Kochsalzzufuhr auf weniger als 6 Gramm.

Komplikationen

Bei länger bestehender, chronischer Herzschwäche versucht der Körper, die herabgesetzte Herzleistung durch Aktivierung des so genannten sympathischen Nervensystems auszugleichen. Dieser anregende Teil des vegetativen Nervensystems versucht, das Herz anzutreiben, z. B. durch eine Erhöhung der Herzfrequenz (Pulsschläge pro Minute). Das geschwächte Herz wird dadurch aber überfordert und reagiert mit einer weiteren Einschränkung seiner Leistung.

Auch gefährliche Nebeneffekte, wie Herzrhythmusstörungen, Kammerflimmern und plötzlicher Kreislaufstillstand können auftreten.

Die dauerhafte Minderdurchblutung infolge der Herzschwäche verursacht Funktionsstörungen verschiedener Organe. Durchblutungsstörungen des Gehirns können sich als Schwindel, Verwirrtheit und kurze, Bewusstseinsstörungen äußern und die Betroffenen in große Gefahr bringen. Durchblutungsstörungen der Nieren können zu einer chronischen Niereninsuffizienz führen. Patienten mit Herzschwäche erleiden wegen des verlangsamten Blutflusses gehäuft Thrombosen, die zu Lungenembolien führen können. Insgesamt gesehen, ist eine ausgeprägte Herzinsuffizienz eine sehr ernste Erkrankung, die angemessen behandelt werden muss.

Untersuchung und Behandlung

Der Puls ist bei Herzschwäche oft schnell und flach, bei schwerer Herzschwäche oft unregelmäßig und von unterschiedlicher Stärke. Beim Abhören des Herzens stellt der Arzt nicht selten zusätzliche Töne oder Geräusche fest. Über der Lunge kann er – je nach Schwere der Herzschwäche – mehr oder weniger deutliche „Rasselgeräusche“ hören. Im Röntgenbild des Brustkorbes sind Wasseransammlungen in der Lunge und ist die Herzgröße zu erkennen. Oft ist das geschwächte Herz vergrößert.

Das EKG liefert vor allem Hinweise auf die Ursache der Herzschwäche. Bei der Ultraschalluntersuchung des Herzens (Echokardiographie) sieht der Arzt, wie kräftig sich die Herzhöhlen zusammenziehen, ob nur einzelne oder alle Herzhöhlen vergrößert sind und ob Veränderungen an den Herzklappen bestehen. Die Echokardiographie und die Rechtsherzkatheteruntersuchung ermöglichen auch eine Beurteilung der Druckverhältnisse im Herzen.

Da der hohe Blutdruck und die koronare Herzkrankheit die bei weitem häufigsten Ursachen der Herzschwäche sind, gilt es, diese Krankheiten immer konsequent zu behandeln.

Wenn Sie an einer Herzinsuffizienz leiden, müssen Sie Ihren Tagesablauf Ihrer Leistungsfähigkeit anpassen. Schalten Sie einen Gang zurück und gehen Sie alles mit mehr Ruhe an.

Versuchen Sie bei Herzschwäche nicht, Ihren Zustand durch körperliches Training zu verbessern. Allerdings wäre es ebenso falsch, gar nichts mehr zu tun und den ganzen Tag im Lehnstuhl zu verbringen. Leichte Gymnastik- oder Atemübungen unter Anleitung einer Therapeutin können Ihr Wohlbefinden verbessern.

Nehmen Sie – in Abstimmung mit Ihrem Arzt – nicht mehr als 6 Gramm Kochsalz pro Tag zu sich. Damit verhindern Sie, dass noch mehr Wasser im Gewebe gespeichert wird und beispielsweise Ihr Knöchel noch dicker anschwillt.

Verringern Sie – in Absprache mit Ihrem Arzt – auch Ihre tägliche Flüssigkeitszufuhr auf etwa einen Liter.

Verzichten Sie in jedem Fall auf Substanzen, die das Herz schädigen, insbesondere auf Alkohol und Nikotin.

Bauen Sie Übergewicht ab, um dem Herzen seine Arbeit zu erleichtern.

Halten Sie sich an die Ratschläge Ihres Arztes und nehmen Sie die verordneten Medikamente gewissenhaft ein. Nehmen Sie nicht einfach von sich aus irgendwelche Medikamente ein, nur weil diese z. B. Ihrem Nachbarn geholfen haben. Erhöhen Sie nie die Dosis Ihrer Medikamente von sich aus, auch wenn Ihre Beschwerden zunehmen. Verschiedene Substanzen (z. B. Digitoxin) können in diesem Fall zu Vergiftungserscheinungen führen.

Wenn Ihre Beine dicker werden oder die Luftnot sich verschlimmert, suchen Sie sofort Ihren Arzt auf.

Nur in wenigen Fällen kann eine Herzschwäche ursächlich behandelt werden, so wenn Herzrhythmusstörungen beseitigt werden, ein Herzfehler operiert oder die Sauerstoffversorgung des Herzens bei einer koronaren Herzerkrankung verbessert wird. Durch die Behandlung einer Schilddrüsenunterfunktion mit Schilddrüsenhormonen kann sich die Herzleistung wieder völlig normalisieren.

Den übrigen Patienten steht eine Reihe von Medikamenten zur Verfügung, welche die Herzleistung verbessern und die Beschwerden der Herzschwäche lindern. Beachten Sie dabei: Nicht jedes dieser Medikamente ist für jeden Patienten mit Herzschwäche geeignet. Eine schon seit Jahrhunderten eingesetzte Medikamentengruppe sind die Herzglykoside, die allgemein unter dem Namen „Digitalis“ bekannt sind. Sie kommen in verschiedenen Pflanzen vor, z. B. in Fingerhut (Digitalis), Maiglöckchen, Adoniskraut und Meerzwiebel. In der Regel werden heute nicht die Pflanzenauszüge, sondern daraus gewonnene und zum Teil chemisch veränderte Einzelstoffe angewendet. Ein Nachteil dieser Substanzgruppe ist, dass der (therapeutische) Dosisbereich, in dem eine Herzschwäche gebessert wird, und der (toxische) Dosisbereich, in dem bereits Vergiftungserscheinungen auftreten, sehr eng beieinander liegen.

Nehmen Sie deshalb die Herzglykoside (Digitalis) immer in der vom Arzt verordneten Dosis und nie in höherer Dosis ein. Sie können schnell zu einer Überdosierung mit fatalen Folgen führen.

Bei Gewebeschwellungen (Ödemen) werden häufig wassertreibende Substanzen (Diuretika) zum Ausschwemmen der Flüssigkeit angewendet. Zur Herzentlastung sind die so genannten ACE-Hemmer besonders geeignet, die dauerhaft angewendet werden müssen. Fragen Sie Ihren Arzt nach diesen Medikamenten, falls er Sie Ihnen bisher nicht verordnet hat. Wichtig ist auch eine gute Blutdruckeinstellung, da ein hoher Blutdruck das Herz zusätzlich belastet.

Wenn die Medikamente nicht den gewünschten Erfolg zeigen oder wenn die Herzinsuffizienz sich schnell verschlechtert, prüfen Herzspezialisten, ob eine Herzverpflanzung angezeigt ist. Am häufigsten kommen Patienten mit einer Herzmuskelschädigung unbekannter Ursache und solche mit einer schweren koronaren Herzerkrankung zur Transplantation. Inzwischen sind weltweit an die 35 000 Herzverpflanzungen durchgeführt worden. Die Überlebensrate des Eingriffes liegt heute in vielen Zentren über 90 %. Das Hauptprobleme der Herztransplantation ist nicht mehr die operative Technik, sondern die Vermeidung von Infektionen und Abstoßungsreaktionen. Zur Vorbeugung der Abstoßungsreaktion werden Medikamente eingesetzt, welche die körpereigene Immunabwehr unterdrücken (Immunsuppressiva). Werden Infektion und Abstoßung vermieden, ist der vorher hochgradig herzinsuffiziente Patient geheilt.

Entzündungen am Herzen

Als Entzündungen am Herzen kommen – von innen nach außen – die Entzündung

- der Herzinnenwand (Endokarditis)
- der Herzmuskulatur (Myokarditis) und
- des Herzbeutels (Perikarditis) vor.

Eine Endokarditis tritt entweder als bakterielle Entzündung oder als allergische Reaktion nach einem Streptokokkeninfekt im Rahmen des rheumatischen Fiebers oder nach einer Mandelentzündung auf. Die akute bakterielle Entzündung ist eine sehr schwere Erkrankung mit Abgeschlagenheit, Fieber und Gelenkschmerzen. Gefürchtet ist die Gerinnselbildung, die in vielen Organen zu kleineren und auch größeren Embolien (Gefäßverschlüssen) führen kann. Sie muss mit Antibiotika behandelt werden. Das Hauptrisiko der allergisch bedingten Endokarditis ist die Vernarbung der entzündeten Herzklappen, was zu Herzfehlern führen kann. Ihre Vorbeugung durch eine ausreichend lange Antibiotikabehandlung des Streptokokkeninfektes ist daher enorm wichtig.

Eine Myokarditis tritt meistens im Rahmen von Virusinfekten auf. Sie kann zu einer Herzschwäche führen, die dann entsprechend behandelt werden muss.
Die Entzündung des Herzbeutels (Perikarditis), der das ganze Herz und die Abgänge der großen Gefäße umgibt, beruht immer auf einer Grunderkrankung. Dazu gehören virale oder bakterielle Infektionen, Tumoren oder Durchblutungsstörungen. Sie führt zu Brustschmerzen, die sich auch nach einer Nitratanwendung nicht bessern. Wenn sich aufgrund der Entzündung ein Herzbeutelerguss bildet, kann die Herztätigkeit stark behindert sein. Der Arzt behandelt die Grunderkrankung und entlastet das Herz durch Absaugen des Herzbeutelergusses.

AktivCheck

Wann muss ich zum Arzt?

- Rufen Sie bei starken Brustschmerzen sofort den Notarzt!

Was wird mein Arzt mich fragen?

- Hatten Sie in letzter Zeit einen Infekt?
- Haben Sie Fieber?
- Ist Ihnen eine Vorschädigung des Herzens bekannt?
- Haben Sie das Gefühl von Herzrhythmusstörungen, Luftnot und Leistungsminderung, Brustschmerz bei körperlicher Belastung?
- Leiden oder litten Sie an chronischer Mandelentzündung oder rheumatischem Fieber?

Was frage ich meinen Arzt?

- Kann die Entzündung vollständig ausheilen?

Was frage ich meinen Arzt?

- Kann man medikamentös helfen?
- Muss ich eine Herzmuskelbiopsie machen lassen (bei Myokarditis)?
- Wie lange muss ich mich körperlich schonen?
- Brauche ich eine neue Herzklappe (bei Endokarditis)?
- Wenn neue Herzklappe: Wann und warum eine biologische und wann eine mechanische Herzklappe?
- Wann kann ich wieder Sport treiben?
- Kann ich meine bisherige Arbeit wieder aufnehmen?

AktivTipp

Was kann mein Arzt tun?

- Er wird mit Medikamenten das schwache Herz kräftigen.
- Auf jeden Fall werden Sie intensiv überwacht.
- Eventuell wird der Herd operativ saniert, z.B. bei Endokarditis durch Ersatz der befallenen Herzklappe.

Was kann ich selbst tun?

- Sofort den Arzt kommen lassen, so wenig wie möglich belasten.
- Nach Abheilung suchen Sie sich in Absprache mit Ihrem behandelnden Arzt eine Sportart aus.
- Bei nachgewiesener Schädigung der Herzklappen tragen Sie immer Ihren Endokarditis-Ausweis bei sich. Informieren Sie Ihre Ärzte bei jeder Behandlung (auch den Zahnarzt).

Kardiomyopathie

Die Kardiomyopathie ist eine Erkrankung des Herzmuskels, die oft im mittleren Alter auftritt und deren Ursachen noch unbekannt sind. Sie kann zu einer Verdickung der Herzmuskulatur und zu einer Erweiterung des Herzens führen. Daraus entsteht eine Herzschwäche, die zunächst mit Medikamenten behandelt wird.
In manchen Fällen kann dem Patienten nur mit einer Herztransplantation geholfen werden.

Herzklappenfehler

Herzklappenfehler bzw. Herzfehler können angeboren oder erworben sein. Die angeborenen Herzfehler betreffen oft nicht nur die Herzklappen, sondern auch die Trennwände (Septen) zwischen den beiden Herzvorhöfen oder -kammern, die nicht ganz geschlossen sind oder fehlen können. In manchen Fällen ist auch der Abgang der großen Gefäße aus dem Herzen verändert, oder es bestehen noch nach der Geburt offene Verbindungen, die sich normalerweise schon während der Fetalentwicklung schließen. Schwere angeborene Herzfehler werden in der Regel frühzeitig entdeckt und – wenn es möglich ist – operativ behandelt. Leichte angeborene Herzfehler werden manchmal erst später entdeckt und deshalb auch später behandelt.
Die häufigste Ursache für erworbene Herzklappenfehler ist das rheumatische Fieber, das meistens die Aorten- (Übergang der linken Kammer in die Aorta) und die Mitralisklappe (zwischen linkem Vorhof und Kammer) betrifft. Die betroffenen Klappen sind „insuffizient“ und können sich nicht mehr komplett schließen. Der Arzt hört in den meisten Fällen ein typisches Herzgeräusch.

Je nach Ausprägung der Klappeninsuffizienz entsteht eine mehr oder weniger schwere Herzschwäche. Oft ist eine operative Behandlung möglich, bei der entweder die Klappe korrigiert oder auch eine künstliche Herzklappe eingesetzt wird.

Herzrhythmusstörungen

Als Herzrhythmusstörungen gelten ein zu schneller (über 100 Schläge/Minute in Ruhe), ein zu langsamer (unter 60 Schlägen/Minute in Ruhe) und außerdem ein unregelmäßiger Herzschlag.

Damit das Herz gleichmäßig und regelmäßig schlagen kann, haben sich einige Zellen des Herzmuskels darauf spezialisiert, rhythmische elektrische Impulse abzugeben, die von den Zellen des Reizleitungssystems übernommen und auf beide Herzkammern weitergeleitet werden.

Der Sinusknoten im linken Herzvorhof gibt bei der elektrischen Erregung des Herzens das Kommando an. Von hier startet der Erregungsimpuls und erreicht rasch den AV-Knoten, der zwischen linkem Vorhof und linker Herzkammer liegt. Hier werden die Impulse geprüft, wobei zu rasche oder überzählige Impulse herausgefiltert werden. Danach nimmt die Erregung über spezielle Leitungsbahnen ihren Weg zu allen Zellen des Herzens.

Der Arzt unterscheidet zwischen den auch bei gesunden Menschen gelegentlich auftretenden leichten Rhythmusstörungen, die in aller Regel harmlos sind, und den bedrohlichen komplexen Rhythmusstörungen. Diese beruhen meist auf Krankheiten oder Störungen, die im Herzen selbst, aber auch an anderer Stelle ihren Ursprung haben können. Die folgende Übersicht nennt die wichtigsten Ursachen.

Ursachen für Herzrhythmusstörungen (Auswahl)

am Herzen selbst:
- koronare Herzkrankheit und Herzinfarkt
- Herzmuskelentzündung (Myokarditis)
- Herzmuskelerkrankungen (Kardiomyopathien)
- Herzklappenfehler

Medikamente:
- Medikamente gegen Herzrhythmusstörungen
- Digitalis
- Psychopharmaka und Schlafmittel
- Asthmamittel (Theophyllin)
- Schilddrüsenhormone
- Atropin, von Atropin abgeleitete Wirkstoffe
- Migränemedikamente

sonstige Ursachen:
- Sauerstoffmangel
- Veränderung der Kaliumkonzentration im Blut
- Schilddrüsenüberfunktion
- Lungenembolie
- Fieber
- Blutarmut
- Alkohol und Drogen

Formen und Beschwerden

Viele Menschen bemerken ihre Herzrhythmusstörungen überhaupt nicht. Andere wiederum nehmen kurze Folgen schneller Herzschläge als Herzklopfen oder Herzrasen wahr. Einzelne Extraschläge oder Blockierungen werden als Herzstolpern oder Aussetzer empfunden.

Von komplexen Herzrhythmusstörungen spricht der Arzt, wenn viele Extraschläge auftreten, wenn es zu mehreren Extraschlägen

hintereinander kommt oder wenn auf einen normalen Herzschlag ständig ein Extraschlag folgt.
Häufige und komplexe Rhythmusstörungen sowie ein zu schneller Herzschlag können das Herz dazu zwingen, sich dann zusammenzuziehen, wenn es noch nicht genügend mit Blut gefüllt ist. Es pumpt dann nur wenig Blut in den Körperkreislauf sowie in die Herzkranzgefäße, wodurch eine Herzschwäche oder eine koronare Herzkrankheit entstehen oder sich verschlechtern kann.
Am meisten gefürchtet ist das Kammerflimmern, bei dem die Herzkammern sich nicht mehr geordnet zusammenziehen und kaum noch Blut in den Körper pumpen. Nur wenn dieser Zustand innerhalb kürzester Zeit (Minuten!) unterbrochen wird, hat der Patient eine Chance, diese schwere Rhythmusstörung zu überleben.
Ein anfallsartiges Herzrasen (paroxysmale Tachykardie) tritt meist plötzlich aus voller Gesundheit auf und schlägt nach Minuten bis Stunden meist von allein wieder in einen normalen Rhythmus um. Gesunde Menschen bemerken auch diese Rhythmusstörung nicht immer, sie kann aber – besonders bei Herzkranken und älteren Menschen – zu Brustschmerzen, Schwindel oder Bewusstseinsverlust führen.
Rhythmusstörungen, die den Puls stark verlangsamen (Bradykardien), führen zu einer verminderten Hirndurchblutung, was sich z.B. in Schwindel, Bewusstseinsstörungen, Krampfanfällen oder auch in einem Schlaganfall äußern kann. Ähnliche Beschwerden können auch die Folge eines so genannten Vorhofflimmerns sein. Wegen des dabei verlangsamten Blutstromes bilden sich im linken Vorhof häufig Blutgerinnsel, die mit dem Blutstrom ins Gehirn gelangen und dort ein Blutgefäß verstopfen können.

AktivCheck

Wann muss ich zum Arzt?

- Wenn die Rhythmusstörungen Ihnen Angst bereiten.
- Sofort: Wenn es zu Rhythmusstörungen kommt, die folgende Beschwerden verursachen:
  Schwindel, Luftnot,
  Brustschmerz, Ohnmacht (Synkope).

Was wird mein Arzt mich fragen?

- Seit wann bemerken Sie schon die Beschwerden?
- Traten die Beschwerden schon öfter auf?
- Wie häufig? Wie lange halten sie in der Regel an?
- Spüren Sie die Rhythmusstörungen eher in Ruhe, bei leichter oder erst bei stärkerer Belastung?
- Ist bei Ihnen eine Schilddrüsen-Erkrankung bekannt?
- Ist bei Ihnen eine Herzerkrankung bekannt?
- Wie sieht es in Ihrer Familie aus?
- Welche Medikamente nehmen Sie und wie lange schon?

Was frage ich meinen Arzt?

- Gefährden die Herzrhythmusstörungen mich?
- Was ist die Ursache?
- Brauche ich einen Schrittmacher oder einen Defibrillator? Wenn ja, wie wirkt der?
- Kann ich mit einem Schrittmacher oder einem Defibrillator Flugreisen unternehmen?

- Kann ich mit einem Schrittmacher oder einem Defibrillator mein Handy benutzen?
- Wie häufig muss ich zur Kontrolle kommen?
- Lässt sich bei Vorhofflimmern eine Kardioversion durchführen? Wenn ja, medikamentös oder elektrisch?
- Wie gefährlich ist nicht zu regulierendes Vorhofflimmern?
- Muss ich eine Blutverdünnung (Marcumar/Falithrom) durchführen? Was muss ich dabei beachten?

AktivTipp

Was kann mein Arzt tun?

- Folgende Untersuchungen werden durchgeführt: EKG, Langzeit-EKG, Blutuntersuchungen (Kalium, Magnesium, Natrium, Schilddrüsen-Hormone).
- Wenn Behandlungsbedarf besteht, dann werden Antiarrhythmika eingesetzt oder ein Herzschrittmacher, wenn das Herz zu langsam arbeitet, bzw. ein Defibrillator, wenn der Rhythmus zu schnell ist. Es besteht in gewissen Fällen die Möglichkeit, durch elektrische Reize (in Kurznarkose durchgeführt), den Rhythmus zu normalisieren.

Was kann ich selbst tun?

- Wenn Sie einen Herzschrittmacher oder Defibrillator tragen, müssen Sie immer den Ausweis bei sich tragen!
- Tragen Sie immer den Pass bei sich, wenn Sie eine Blutverdünnung durchführen müssen, und unterrichten Sie jeden Arzt vor einer Behandlung (auch den Zahnarzt).

Untersuchung und Behandlung

Bereits beim Abhören des Herzens und beim Pulszählen kann der Arzt Rhythmusstörungen feststellen und eventuell auch Hinweise auf deren Ursache erhalten. Zur ersten Orientierung leitet er dann ein (Kurzzeit-) EKG ab. Die wichtigste Untersuchung bei Rhythmusstörungen ist jedoch das Langzeit-EKG über 24 Stunden. Es zeigt dem Arzt, wie viele Rhythmusstörungen auftreten, welcher Art sie sind, und ob sie bei Belastungen häufiger auftreten.

Auch die Bestimmung der Blutkonzentration von Kalium, Magnesium, Natrium sowie der Schilddrüsenhormone gehört zur Untersuchung von Rhythmusstörungen.

Möglicherweise müssen noch ein so genanntes Funktions-EKG (EKG mit Einatmungstest, Carotis-Druckversuch, Steh-EKG), ein Belastungs-EKG und weitere Spezialuntersuchungen durchgeführt werden, um genügend Informationen über die Ursache der Rhythmusstörungen zu bekommen.

Wenn Ihr Arzt Ihre Rhythmusstörungen als harmlos eingestuft hat, brauchen Sie sich darüber keine weiteren Sorgen zu machen.

Wenn er Ihnen Medikamente gegen Ihre Rhythmusstörungen verordnet hat, müssen Sie diese genau nach Anweisung einnehmen und dürfen die Dosis keinesfalls eigenmächtig ändern. Bei auftretenden Probleme wenden Sie sich bitte unverzüglich an Ihren Arzt.

Bei komplexen Rhythmusstörungen wird der Arzt zunächst nach einer Ursache suchen und diese – soweit möglich – beseitigen, etwa durch die Behandlung einer Schilddrüsenüberfunktion oder die Operation eines Herzklappenfehlers.
Lässt sich die Ursache nicht ausschalten, werden Herzrhythmusstörungen erst dann mit Medikamenten (Antiarrhythmika) behandelt, wenn sie schon einmal zu ernsthaften Symptomen, wie Schwindel und Bewusstseinsverlust, oder aber zu Kammerflimmern bzw. Herzstillstand geführt haben. Das Zögern beim Einsatz der Antiarrhythmika beruht darauf, dass diese Präparate zum Teil selbst Rhythmusstörungen verursachen und die Leistungsfähigkeit des Herzens herabsetzen können.
Eine andere Form der Behandlung ist die Elektrotherapie, mit deren Hilfe ein Vorhofflimmern wieder in einen normalen Rhythmus umgewandelt werden kann. Dabei werden durch die Anwendung eines kurzzeitigen Gleichstromimpulses alle Herzzellen gleichzeitig erregt, sodass die Erregung in allen Zellen zur selben Zeit wieder abklingt. Anschließend können die Schrittmacherzellen im Sinusknoten ihre Funktion wieder aufnehmen und einen normalen Rhythmus herstellen. Die Defibrillation in der Akutbehandlung des lebensbedrohlichen Kammerflimmerns folgt ebenfalls diesem Prinzip.

Wann hilft ein Schrittmacher?

Wenn Rhythmusstörungen mit einem sehr langsamen Puls zu Schwindel oder Bewusstseinsverlust führen, kommt eine Schrittmachertherapie in Betracht. Herzschrittmacher werden mit einem kleinen Eingriff in eine Muskeltasche unterhalb des (rechten) Schlüsselbeines eingepflanzt. Von dort aus wird ein feiner Draht über die Hohlvene im rechten Herzen verankert und gibt dem Herzen immer dann einen Impuls, wenn es von allein zu langsam schlägt. Die meisten dieser modernen Schrittmacher können die Herzfrequenz bei Anstrengung steigern, um die Herzleistung an den erhöhten Sauerstoffbedarf anzupassen.
Andere Schrittmacher (Defibrillator) sind darauf spezialisiert, einen sehr schnellen Pulsschlag abzubremsen und Herzrasen zu beenden. Die Funktion des Schrittmachers muss regelmäßig – im Allgemeinen jährlich – kontrolliert werden. Die Batterien der Schrittmacher müssen nach durchschnittlich zehn Jahren erneuert werden.
Lassen Sie sich den möglichen Einfluss äußerer Impulsgeber (Starkstrom, Detektoren) auf den eingepflanzten Schrittmacher genau erklären.

Funktionelle Herzbeschwerden

Bei funktionellen Herzbeschwerden treten Missempfindungen im Bereich des Herzens auf, ohne dass am Herzen krankhafte Veränderungen vorliegen. Die betroffenen Patienten erleben ein Druckgefühl oder Stechen im Brustbereich, teilweise auch Schmerzen und Herzstolpern.
Die so genannte Herzneurose gehört in den Umkreis der funktionellen Herzbeschwerden. Die übertriebene Krankheitsfurcht der Herzneurotiker konzentriert sich auf das Herz, dessen Regungen genau beobachtet und bereitwillig als mögliche Krankheit fehlgedeutet werden.
Bevor der Arzt von funktionellen Herzbeschwerden spricht, hat er das Herz und seine Funktion genau untersucht und einen krankhaften Organbefund sicher ausgeschlossen. Sodann wird er dem Betroffenen

mitteilen, dass sein Herz völlig gesund ist und ihm erläutern, wie die Beschwerden entstehen. Wenn die Beschwerden davon noch nicht besser werden, kann – je nach Hintergrund – eine psychotherapeutische Behandlung weiterhelfen. Vor allem verhaltenstherapeutische Ansätze haben sich als wirksam erwiesen.

Bluthochdruck (arterielle Hypertonie)

In den Industriestaaten ist Bluthochdruck eine wahre Volkskrankheit: Jeder fünfte Bundesbürger hat einen Bluthochdruck, die meisten von ihnen, ohne es zu wissen.
Als Bluthochdruck (arterielle Hypertonie) bei Erwachsenen wird die dauerhafte Erhöhung des Blutdrucks über 140/90 mmHg (Millimeter Quecksilbersäule) bezeichnet. Neben diesem zentralen Richtwert gelten besondere Kennzahlen etwa für alte Menschen und Diabetiker. Kinder haben niedrigere Blutdruckwerte.
Der erste Messwert der Blutdruckmesssung nach Riva und Rocci nennt den Blutdruck, wenn das Herz sich zusammenzieht (Systole = systolischer Wert), der zweite, wenn es erschlafft (Diastole = diastolischer Wert). Der Blutdruckwert eines Erwachsenen in Ruhe sollte um 115/75 mmHg liegen. Bei körperlicher und seelischer Belastung steigt der Blutdruck auch bei Gesunden auf höhere Werte an.
Ein isolierter systolischer Bluthochdruck mit systolischen Blutdruckwerten über 160 mmHg und normalen diastolischen Werten kommt vor allem bei älteren Menschen vor. Er beruht in erster Linie auf einer geringeren Elastizität der Gefäße, wodurch die Druckwerte, die das Herz bei der Systole erzeugt, weniger abgefedert werden.
Dem diastolischen Blutdruckwert widmen die Ärzte eine erhöhte Aufmerksamkeit, da er etwa zwei Drittel der Zeit auf die Blutgefäße einwirkt und für die Organschäden, die durch erhöhten Blutdruck entstehen, maßgeblich verantwortlich ist.
Die Folgeschäden des hohen Blutdrucks an den Blutgefäßen, am Herzen, an den Nieren und am Gehirn sind das Gefährliche am dauerhaft erhöhten Blutdruck. Der Bluthochdruck ist einer der wichtigsten Risikofaktoren für schwere, lebensbedrohliche Herz-Kreislauf-Erkrankungen.

Ursachen des Bluthochdrucks

In etwa neun von zehn Fällen kann der Arzt keine Ursache für dauerhaft erhöhte Blutdruckwerte finden. Er bezeichnet den Hochdruck dann als „essenzielle Hypertonie". Allerdings sind auch bei dieser häufigsten Form des Bluthochdrucks oft mehrere Faktoren vorhanden, die zu seiner Entstehung beitragen.
Von Bedeutung sind

- erbliche Faktoren (schon der Vater oder die Mutter haben einen hohen Blutdruck),
- psychische und soziale Faktoren (Stress oder „Entwurzelung"),
- Übergewicht,
- eine hohe tägliche Kochsalzzufuhr,
- Alkohol, Nikotin und Koffein sowie
- eine gesteigerte Aktivität des sympathischen Nervensystems.

Den Bluthochdruck mit erkennbarer Ursache oder als Folge einer Grunderkrankung bezeichnet der Arzt als „sekundäre Hypertonie". Diese Form des Hochdrucks macht nur etwa 10 % aller Fälle aus. Die Hälfte davon beruht auf Nierenkrankheiten. Auch verschiedene Medikamente (die „Pille", Kortison, Asthmamittel, Psychopharmaka,

Schmerzmittel) und seltene endokrine Erkrankungen können zu Bluthochdruck führen. Auch in der Schwangerschaft kommt höherer Blutdruck gehäuft vor und muss immer angemessen behandelt werden.

Folgeschäden und Komplikationen

Jeder fünfte Patient mit unbehandeltem Bluthochdruck erleidet einen Schlaganfall und mehr als die Hälfte stirbt an Herz-Kreislauf-Erkrankungen. Wenn ein Hochdruck über längere Zeit besteht, treten an verschiedenen Organen Schäden auf.

Herz:
- Herzvergrößerung
- Herzschwäche
- koronare Herzkrankheit bis zum Herzinfarkt

Gefäße:
- Arteriosklerose und ihre Folgen
- Aussackung der Schlagader (Aneurysma)

Gehirn:
- Verlust von Hirngewebe (Enzephalopathie)
- Schlaganfall
- Hirnblutung

Niere:
- Arteriosklerose der Nierengefäße
- Nierenschwäche
- Schrumpfnieren

Auge:
- Netzhautveränderungen

Beschwerden

Viele Menschen mit erhöhtem Blutdruck haben anfangs überhaupt keine Beschwerden. Da Bluthochdruck oft nicht wehtut, gibt es viele Menschen, die von ihrem hohen Blutdruck gar nichts wissen und natürlich auch nicht behandelt werden. Mögliche Beschwerden bei Bluthochdruck sind Atemnot bei Belastung, Herzklopfen, Engegefühl oder Schmerzen in der Brust (Angina pectoris), Schwindel, Ohrensausen, Kopfschmerzen und Nasenbluten.

Menschen mit hohem Blutdruck sind häufig nervös, gereizt oder depressiv. Außerdem können kurzzeitige Bewusstseins- oder Sehstörungen sowie Potenzprobleme auftreten. Eine Sonderform des Bluthochdrucks ist der so genannte hypertensive Notfall. Dabei steigen die Blutdruckwerte plötzlich stark an und verursachen akute Beschwerden, wie Verwirrtheit, Bewusstseinstrübungen, Brustschmerzen und Atemnot. In diesem Fall muss möglichst rasch ein Arzt gerufen werden.

AktivCheck

Wann muss ich zum Arzt?

- Blutdruckwerte über 240/140 mmHg stellen einen dringenden Notfall dar und müssen sofort vom Notarzt behandelt werden.
- Bei Verdacht auf Bluthochdruck zur Überprüfung der Diagnose und der medikamentösen Einstellung.
- Bei Beschwerden wie: (pochender) Kopfschmerz, Brustschmerz, halbseitig auftretende Empfindungs- und Lähmungserscheinungen.
- Halbjährlich zur Kontrolle der Blutdruck-Einstellung.

Was wird mein Arzt mich fragen?

- Messen Sie den Blutdruck selbst?
- Welches Gerät haben Sie?

- Wie sind die Werte? (Bringen Sie Ihr Blutdruckmessgerät mit in die Praxis zum Vergleich der Werte.)
- Um wie viel Uhr nehmen Sie Ihre Tabletten ein?
- Kennen Sie die Normalwerte für die Blutdruck-Einstellung?
- Sind Ihnen Auslöser für den erhöhten Blutdruckwert aufgefallen?
- Leiden Sie an weiteren Erkrankungen, die einen Bluthochdruck auslösen könnten?
- Stehen Sie unter starkem Negativ-Stress?
- Wie viel Kaffee trinken Sie?

Was frage ich meinen Arzt?

- Warum habe ich hohen Blutdruck?
- Wie streng muss ich die Blutdruck-Einstellung durchführen?
- Wie sind die Normalwerte für den Blutdruck?
- Wie sehen meine Zielwerte aus?
- Ich habe gehört, dass eine Blutdruck-Neueinstellung zunächst leistungsmindernd und ermüdend ist. Wie lange dauert diese Phase an?
- Welche Nebenwirkungen muss ich erwarten?
- Kann ich die Medikamente absetzen, wenn sich mein Blutdruck normalisiert hat?
- Was sind meine Risikofaktoren?
- Welche Spätschäden bei einem schlecht eingestellten Blutdruck sind möglich?
- Wie oft muss ich meine Augen, meine Nieren und mein Herz kontrollieren lassen?

AktivTipp

Was kann mein Arzt tun?

- Zur Diagnosesicherung werden Blutdruckmessungen zu verschiedenen Zeitpunkten im Intervall und als Langzeitmessung durchgeführt.
- Die eingesetzte medikamentöse Therapie richtet sich nach der Einstufung Ihres Blutdrucks laut dem Schema der New York Heart Association (NYHA).
- Zur regelmäßigen Kontrolle des Blutdrucks und seiner möglichen Folgeerkrankungen werden Sie in ständiger Arztbetreuung bleiben.

Was kann ich selbst tun?

- Erkennen und akzeptieren Sie Ihre Erkrankung.
- Erkennen und minimieren Sie die Risikofaktoren.
- Führen Sie ein Blutdruck-Tagebuch zur Selbstkontrolle. Da tragen Sie alle Blutdruck-Selbstmessungen ein sowie besondere Situationen, die Sie als möglichen Auslöser für Blutdruck-Anstiege vermuten.
- Beachten Sie: Blutdruck-Patienten müssen zur Gewährleistung einer bestmöglichen Blutdruckeinstellung Ihre Tabletten mit dem morgendlichen Aufstehen nehmen!

Untersuchung und Behandlung

Der Bluthochdruck lässt sich leicht durch Blutdruckmessung am Arm feststellen. Ein einzelner erhöhter Blutdruckwert sichert die Diagnose noch nicht. Dazu sind mehrere Messungen mit erhöhten Werten bei verschiedenen Untersuchungen notwendig. Den besten Aufschluss gibt die Langzeitmessung über 24 Stunden.

Der Arzt fragt, ob Bluthochdruck in der Familie vorkommt, nach den angewandten Medikamenten, nach dem Alkohol- und Nikotinkonsum sowie nach Nierenerkrankungen, Gicht oder Zuckerkrankheit. Beim Abhören und Abklopfen versucht der Arzt festzustellen, ob das Herz vergrößert ist und ob zusätzliche Herztöne oder -geräusche vorhanden sind. Außerdem wird er an verschiedenen Stellen den Puls tasten und die Blutgefäße in den Leisten sowie den Bauchraum abhören, wo bestimmte Gefäßgeräusche auf Veränderungen an den Nierenarterien oder eine Aussackung der Bauchschlagader hindeuten.

Blut- und Urinuntersuchungen, ein EKG, eine Ultraschalluntersuchung des Bauchraumes und ein Röntgenbild des Brustkorbes dienen dazu, Ursachen einer sekundären Hypertonie zu finden oder – in den meisten Fällen – auszuschließen.

Die Messung des Blutdrucks an beiden Armen, manchmal auch an den Beinen, sowie im Sitzen, Stehen und Liegen kann weiteren Aufschluss über die Blutdruckerhöhung geben.

Vordergründiges Ziel der Behandlung ist ein diastolischer Wert unter 90 mmHg und ein systolischer Wert unter 140 mmHg. Letztlich geht es jedoch immer um die Vermeidung von Folgeschäden und Komplikationen.

- Vermeiden Sie Übergewicht und bauen Sie überflüssige Pfunde ab.
- Salzen Sie Ihr Essen nicht mehr so stark.
- Verzichten Sie möglichst auf Alkohol und Nikotin.
- Kaffee ist nur in Maßen erlaubt.
- Meiden Sie Stress, Schichtarbeit und Kraftsport.
- Erlernen Sie das autogene Training.
- Bewegen Sie sich ausreichend, treiben Sie Ausgleichssport.
- Achten Sie darauf, weitere Risikofaktoren von Herz-Kreislauf-Erkrankungen zu vermeiden bzw. konsequent zu behandeln.

Denken Sie daran, dass ein unbehandelter hoher Blutdruck sehr gefährlich werden kann. Nehmen Sie daher die vom Arzt verordneten Tabletten gewissenhaft ein, lassen Sie Ihren Blutdruck regelmäßig kontrollieren und besprechen Sie Probleme mit Ihrem Arzt!

Wenn der diastolische Blutdruck trotz der genannten Maßnahmen nach 1 bis 3 Monaten immer noch über 90 mmHg liegt, muss der Bluthochdruck zusätzlich mit Medikamenten behandelt werden. Die Medikamente müssen in der Regel über lange Zeit, meistens lebenslang, eingenommen werden. Dem Arzt steht eine Reihe verschiedener blutdrucksenkender Mittel (Antihypertensiva) zur Verfügung. Er kann daher bei der Auswahl des geeigneten Mittels auch individuelle Besonderheiten, wie Begleiterkrankungen, berücksichtigen.

Am häufigsten werden so genannte Betablocker, Diuretika (wassertreibende Mittel), Kalziumantagonisten, ACE-Hemmer und Alpha-1-Blocker eingesetzt. Sie senken den Blutdruck, indem sie die Blutgefäße erweitern, das Blutvolumen vermindern oder die Regulierung des Blutdrucks durch das zentrale Nervensystem beeinflussen.

In der ersten Zeit der medikamentösen Blutdrucksenkung treten relativ häufig Beschwerden wie Müdigkeit und Antriebsarmut auf. Lassen Sie sich dadurch nicht entmutigen, denn diese Beschwerden verschwinden nach einiger Zeit wieder von allein.

Niedriger Blutdruck – gesundheitliche Folgen

Über den niedrigen Blutdruck und seine Bedeutung als Krankheit sind die Meinungen geteilt. Während die einen ihn als Garant eines langen Lebens betrachten, sehen die anderen in ihm ein Krankheitsrisiko, das sich in verschiedenen Lebensabschnitten unterschiedlich auswirkt.

Erwachsene Personen können sich mit systolischen Blutdruckwerten zwischen 105 und 85 mmHg (Millimeter Quecksilbersäule) und diastolischen bis hinunter auf 50 mmHg vollkommen wohl fühlen.

Bei Blutdruckwerten unter 70 mmHg systolisch beginnt allerdings die Hirndurchblutung zu leiden. Solche Werte machen sich daher im Allgemeinen durch Schwindel, Schwarzwerden vor den Augen sowie durch Krämpfe und Atemstillstand bemerkbar. Diese extrem niedrigen Blutdruckwerte werden bei der Schockreaktion erreicht. In diesem Fall besteht akute Lebensgefahr.

Beim dauerhaft niedrigen Blutdruck innerhalb der genannten Bandbreite (105 bis 85 mmHg systolisch, 65 bis 50 mmHg diastolisch) kann man hinsichtlich seines Krankheitswertes drei verschiedene Fälle unterscheiden:

Es handelt sich um eine reine „Normvariante“ ohne Krankheitswert. Der Betroffene ist weniger anfällig für manche Herz-Kreislauf-Erkrankungen als Menschen mit „normalem“ oder erhöhtem Blutdruck.

Der niedrige Blutdruck führt selbst zu Beschwerden und Krankheitsrisiken. Relativ häufig treten orthostatische Regulationsstörungen (starker Blutdruckabfall beim Übergang vom Liegen oder Sitzen zum Stehen) auf, die sich vor allem durch „Schwarzwerden“ vor den Augen zeigen.

Der niedrige Blutdruck tritt als Folgeerscheinung oder Symptom von bestimmten Erkrankungen auf, etwa bei Blutarmut, Herzschwäche, Infektionskrankheiten und Nervenerkrankungen.

Beschwerden

Unter den Beschwerden des niedrigen Blutdrucks steht die orthostatische Regulationsstörung bzw. Orthostase im Vordergrund: Beim plötzlichen Übergang vom Liegen oder Sitzen ins Stehen treten kalter Schweiß, Blässe, ein beschleunigter Pulsschlag und Symptome der mangelnden Hirndurchblutung wie Schwindel, Ohrensausen und Schwarzwerden vor den Augen bis zum Ohnmächtigwerden auf.

Besonders Jugendliche, Schwangere und alte Menschen erleben solche orthostatischen Regulationsstörungen häufig. Viele unkontrollierte Stürze alter Menschen beruhen auf diesem plötzlichen Blutdruckabfall beim Aufstehen.

Eine Orthostase kann übrigens auch bei normalen Blutdruckwerten auftreten, Menschen mit niedrigem Ausgangsblutdruck sind aber stärker gefährdet.

Verschiedene Störungen des Wohlbefindens kommen bei niedrigem Blutdruck gehäuft vor: Der niedrige Blutdruck beeinträchtigt die Arbeitsleistung und die schulische Leistung. Die Hälfte aller Kinder mit Lernschwierigkeiten hat nachgewiesenermaßen einen niedrigen Blutdruck.

Eine besondere Bedeutung hat der niedrige Blutdruck in der Schwangerschaft, denn sowohl die Zahl der Fehl- als auch der Frühgeburten ist bei Schwangeren mit niedrigem Blutdruck erhöht! Wenn Sie also eine Schwangerschaft planen, sollten Sie das Problem des niedrigen Blutdrucks mit Ihrem Arzt besprechen.

AktivCheck

Wann muss ich zum Arzt?

- Wenn Sie Probleme mit Schwindel, Ohnmacht, Fallneigung in der Schwangerschaft haben.

Was wird mein Arzt mich fragen?

- Nehmen Sie blutdruckwirksame Medikamente?
- Sind Sie Dialyse-Patient?
- Sind Sie schwanger?
- Wie oft treten die Symptome auf?
- Machen Sie gerade eine Diät?
- Leiden Sie an einem Infekt?
- Wie versuchen Sie, den niedrigen Blutdruck anzuheben?

Was frage ich meinen Arzt?

- Hat niedriger Blutdruck einen Krankheitswert bei Beschwerdefreiheit?
- Muss ich Medikamente nehmen?

AktivTipp

Was kann mein Arzt tun?

- Er wird Blutdruck-Kontrollen zu verschiedenen Zeitpunkten durchführen.
- Die Suche nach der Grunderkrankung beinhaltet z. B. EKG, Herzultraschall (Echokardiographie) zum Ausschluss einer Verengung nach der Mitralklappe des Herzens oder einer Herzschwäche, eine Schilddrüsen-Hormonbestimmung, die Suche nach Hirntumoren oder einer Gehirnerschütterung.
- Wenn allgemeine Ratschläge zur Änderung der Lebensführung nicht erfolgreich sind, werden u. a. Präparate zur Hebung des Blutdruckes und zur Steigerung der Herzkraft verschrieben.

Was kann ich selbst tun?

- Folgende Maßnahmen wirken sich positiv aus:
  – Kneippsche Anwendungen
  – regelmäßig Sport treiben
  – festen Schlafrhythmus einhalten
  – Frühgymnastik
  – Nehmen Sie sich Zeit beim Aufstehen/Aufsetzen: Lassen Sie das Blut erst langsam in die Beine fließen.

Untersuchung und Behandlung

Neben der Blutdruckmessung untersucht der Arzt die Blutdruckveränderungen beim Lagewechsel. Mithilfe weiterer Untersuchungen (Blutbild, EKG) werden mögliche Grunderkrankungen entdeckt.

Wer einen niedrigen Blutdruck, aber keine Beschwerden hat, benötigt keine Behandlung, sollte jedoch mit Medikamenten, die als Nebenwirkung den Blutdruck senken, vorsichtig umgehen. Wer unter orthostatischen Beschwerden oder unter seiner geringen Belastbarkeit leidet, hat verschiedene Möglichkeiten, seinen Kreislauf „anzukurbeln“.

Nehmen Sie sich, wenn Sie an orthostatischen Beschwerden leiden, ausreichend Zeit, um aus dem Bett oder vom Sessel aufstehen. Halten Sie sich gut fest und sichern Sie den „Rückzug“, falls Ihnen schwarz vor Augen wird. Sprechen Sie auch mit Ihrem Arzt über dieses Thema.

Achten Sie auf eine ausreichende Trinkmenge von mindestens 2 Litern pro Tag. Alkoholika wie Rotwein, Sekt oder Eierlikör sind zur Blutdrucksteigerung aber nicht empfehlenswert.
Wenn Sie sich vermehrt körperlich betätigen, steigt Ihr Wohlbefinden und mit Ihrer Muskelkraft vermutlich auch Ihr Blutdruck etwas. Extremes Ausdauertraining kann allerdings den gegenteiligen Effekt haben.
Mit Kneippschen Anwendungen wie Wassertreten, Kniegüssen, Armgüssen, Wechselduschen, können Sie Ihren Blutdruck in Fahrt bringen.
Nur in seltenen Fällen wird Ihr Arzt zusätzlich zu den genannten Maßnahmen Medikamente zur Steigerung des Blutdrucks (Antihypotonika) verschreiben.

Akuter Blutdruckabfall – Kreislaufschock

Ein akuter Blutdruckabfall kann verschiedene Ursachen haben. Eine starke Blutung kann ebenso dazu führen wie ein allergischer Schock oder eine starke psychische Reaktion etwa nach einem Verkehrsunfall. Die Symptome sind ganz ähnlich wie bei der orthostatischen Dysregulation. Sobald der Blutdruck unter 80 mmHg systolisch und 50 mmHg diastolisch fällt und der Pulsschlag gleichzeitig über 100 Schläge pro Minute steigt, ist der Betroffene in einer lebensbedrohlichen Situation. Denn nun ist die Durchblutung lebenswichtiger Organe (Gehirn, Nieren, Lunge) gefährdet.
Bis zum Eintreffen des Notarztes sollten Sie den bei Bewusstsein befindlichen Betroffenen warm eingepackt auf den Rücken legen und seine beiden Beine lang gestreckt etwa in einem Winkel von 45° anheben und einige Minuten hochhalten.

AktivCheck

Wann muss ich zum Arzt?

- Sofort den Notarzt rufen!

Was wird der Arzt fragen?

- Wenn Sie Helfer bei einem Bewusstlosen sind:
  – Wie lange dauert dieser Zustand schon an?
  – Wie haben Sie den Patienten vorgefunden?
  – Kennen Sie den Patienten?
  – Sind Sie mit dem Patienten verwandt?
  – Wissen Sie, welche Medikamente er zu sich nimmt?
  – Gibt es eine auslösende Ursache?
- Wenn Sie wieder zu sich kommen:
  – Gab es einen Auslöser?
  – Haben Sie Medikamente oder Drogen zu sich genommen?
  – Haben Sie Vorerkrankungen?
  – Wenn ja, welche?

Was frage ich den Arzt?

- Wohin bringen Sie den Patienten? Soll ich jemanden informieren?

AktivTipp

Was kann mein Arzt tun?

- Wenn der Betroffene atmet und einen stabilen Kreislauf hat, wird er unverzüglich in eine Klinik transportiert. Dabei erfolgt schon im Notarztwagen die Sicherstellung des notwendigen Blutdruckes.

Was kann mein Arzt tun?

- Wenn Atemstillstand und Herz-Kreislauf-Versagen vorliegen, wird sofort mit den lebensrettenden Maßnahmen begonnen. Erst danach wird der Betroffene in die Klinik transportiert.
- Wenn Sie wach und ansprechbar sind, werden Sie ebenfalls in eine Klinik transportiert, wo die weitere Diagnostik eingeleitet wird. Vermutlich wird Ihnen ein Venenzugang gelegt, über den eine Infusion läuft.

Was kann ich selbst tun?

- Je nach Situation und eigenem Befinden:
  1. Einen Notarzt rufen lassen.
  2. Wenn möglich den Betroffenen nicht allein lassen.
  3. Abschätzen, ob Beinhochlagerung oder stabile Seitenlagerung oder lebensrettende Atemspende und Herzdruckmassage notwendig sind.
- Wenn der Patient nicht ansprechbar ist, verfahren Sie nach dem ABC-Schema:
  A = **A**tmet der Bewusstlose? Liegt ein Atemhindernis vor, das Sie beseitigen können?
  B = Beginnen Sie mit der **B**eatmung. Beobachten Sie, ob sich der Brustkorb hebt und senkt.
  C = Bringen Sie die **C**irkulation des Blutes mit der Herzdruckmassage wieder in Gang.

Behandlung

Der Notarzt wird einen bewusstlosen Patienten auf seine neurologische Situation hin untersuchen. Damit kann er die Tiefe des Komas sowie bereits aufgetretene Hirnstörungen feststellen. Die Beatmung und Herzdruckmassage werden, falls sie nötig wird, fortgesetzt. Eine Infusion wird über einen Venenkatheter gegeben, um den Blutdruck auch durch zusätzliches Flüssigkeitsvolumen zu stützen. Über diesen Zugang werden auch entsprechende Medikamente (Adrenalin, Noradrenalin usw.) gegeben.

Wenn der Bewusstlose „stabilisiert" ist, wird er mit dem Notarztwagen in eine Klinik transportiert.

Bei einem ansprechbaren Schockpatienten versucht der Arzt zunächst durch umsichtige Fragen und körperliche Untersuchungen die Bedrohlichkeit der Situation (verliert der Betroffene möglicherweise erneut das Bewusstsein?) festzustellen. Ein kooperativer Patient kann seinen Flüssigkeitsverlust durch Trinken ausgleichen.

Blutgefäße

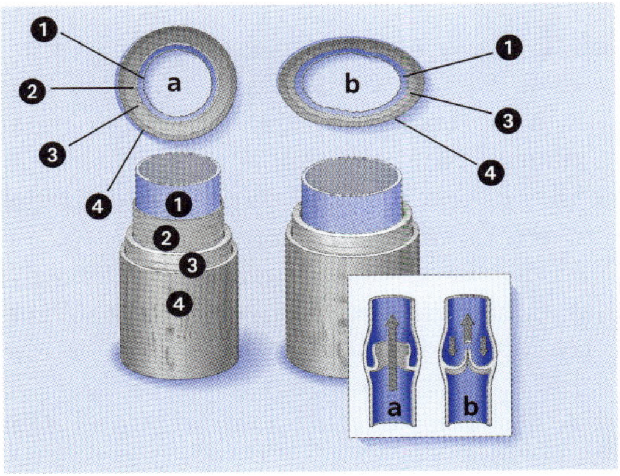

Schichten der Gefäße

a = Arterie, b = Vene; ❶ Intima ❷ Elastica interna ❸ Media ❹ Elastica externa; a) Venenklappen offen, b) Venenklappen verschlossen

Aufbau und Funktion

Blutgefäße durchziehen den Körper wie ein dichtes Netz, das sich immer feiner verästelt. Sie befinden sich (fast) überall, selbst in den Knochen. Nur ganz wenige Bereiche des Körpers, wie etwa Teile des Gelenkknorpels oder die Hornhaut und der Glaskörper am Auge, die durchsichtig sein müssen, besitzen keine Blutgefäße. Wie wichtig die Blutgefäße für den Körper sind, lässt sich schon daran ermessen, dass so gefürchtete Erkrankungen wie der Herzinfarkt und der Schlaganfall auf Verengungen oder Verschlüssen von Blutgefäßen beruhen.

Blutgefäße, die vom Herzen zu den Organen und Geweben des Körpers führen und sie mit Sauerstoff und Nährstoffen versorgen, werden Arterien (Schlagadern) genannt. Jene, die zum Herzen zurückführen, heißen Venen. Dazwischen liegen haarfeine Gefäße, die Kapillaren. Hier findet der Austausch zwischen Blut und Gewebe statt. Hier nimmt das Gewebe Sauerstoff und Nährstoffe auf und gibt an das Blut Kohlendioxid und andere Abfallprodukte des Stoffwechsels ab.

Arterien

Die Arterien sind aus drei Schichten aufgebaut, einer glatten Innenschicht (Intima), mit verstärkender Muskelschicht (Media) und einer umgebenden Bindegewebsschicht (Adventitia). Die Arterien müssen dem hohen Druck standhalten, mit dem das Herz das Blut in den Körper pumpt. Deshalb ist ihre Muskelschicht stärker ausgeprägt als die der Venen.

Venen

Die Venen transportieren sauerstoffarmes Blut aus den Geweben und Organen des Körpers zum Herzen zurück.

Auch die Venen bestehen aus drei Schichten. Da sie jedoch nur einem geringen Blutdruck standhalten müssen, ist ihre Muskelschicht dünner als die der Arterien. Das Blut in den Venen wird nicht nur vom Herzschlag, sondern auch durch die Betätigung der Muskeln, besonders an den Beinen, vorangetrieben. Langes Sitzen oder Stehen kann deshalb zu venöser Stauung und dicken Beine führen. In regelmäßigen Abständen haben die Venen Klappen, die bewirken, dass das Blut in Richtung Herzen und nicht zurück fließt.

Untersuchung der Blutgefäße

Der Arzt kann den Pulsschlag größerer Arterien an mehreren Stellen des Körpers tasten, so am Handgelenk, in der Leistenbeuge, der Kniekehle, am Sprunggelenk, am Fußrücken sowie am Hals und an der Schläfe.

Wird der Blutfluss in größeren Arterien durch Engstellen behindert, kann ein Geräusch entstehen, das der Arzt mit dem Stethoskop abhören kann. Verengungen in den Arterien und Veränderungen des Blutflusses können durch eine Ultraschalluntersuchung sichtbar gemacht werden.
Noch genaueren Aufschluss über den Verlauf von Arterien und ihre krankhaften Veränderungen gibt die Angiographie. Dabei wird ein so genanntes Kontrastmittel in das Gefäß eingespritzt und auf einem Röntgenbild sichtbar gemacht.
Auch die (tiefer liegenden) Venen untersucht der Arzt durch eine Ultraschalluntersuchung oder eine Röntgendarstellung nach Kontrastmittelgabe.
Oberflächliche Krampfadern kann er bereits bei der Betrachtung des stehenden Patienten erkennen.

Arteriosklerose

Durchblutungsstörungen entstehen in 9 von 10 Fällen durch Arteriosklerose, nur selten durch Entzündungen, Verletzungen oder angeborene Fehlbildungen.
Die Arteriosklerose, die oft auch als „Arterienverkalkung" bezeichnet wird, betrifft nur die Arterien, nicht aber die Venen. Sie entsteht, wenn bestimmte Risikofaktoren längere Zeit auf die Gefäße einwirken und sie schädigen. Ein wichtiger Risikofaktor ist eine erhöhte Fettkonzentration im Blut. Das Fett lagert sich in die Gefäßwand ein und bewirkt dort eine entzündliche Reaktion. Dabei geht Gewebe zugrunde und wird durch Narbengewebe mit mehr oder weniger starken Kalkeinlagerungen ersetzt (daher „Arterienverkalkung"). Die Muskelschicht der Arterie beginnt stellenweise zu wuchern und verdickt sich. Dadurch verengt sich der innere Durchmesser der Arterie im Laufe der Zeit immer mehr. Wenn die Risikofaktoren lange und intensiv genug einwirken, ist das Gefäß nach Jahren so weit verschlossen, dass das Gewebe, das von ihm versorgt werden soll, nicht mehr genügend Blut bekommt.
Je älter der Mensch wird, desto länger können diese schädlichen Einflüsse auf die Gefäßwand einwirken, sodass letztlich auch das hohe Alter ein Risikofaktor ist. Wenn man ihre Risikofaktoren betrachtet, ist die Arteriosklerose zu einem beträchtlichen Teil die Folge eines falschen Umganges mit dem Wohlstand.

Beschwerden

Die Arteriosklerose entwickelt sich über Jahrzehnte hinweg und verursacht dabei so gut wie keine Beschwerden und Symptome, die den Betroffenen frühzeitig warnen könnten.
Deshalb gehen auch viele Menschen mit den genannten Risikofaktoren nachlässig um, nach dem Motto „Warum sollte ich aufhören zu rauchen? Ich fühle mich doch ganz gesund."
Erst wenn Arterien mehr als 75 % verengt sind, kommt es zu Beschwerden und Erkrankungen.
Die häufigsten und gefährlichsten Folgen der Arteriosklerose sind

- der Schlaganfall,
- die koronare Herzkrankheit und der Herzinfarkt sowie
- Durchblutungsstörungen der Beine.

Viele weitere Beschwerden wie Schwindel, Sehstörungen oder auch Verdauungsbeschwerden können durch eine verminderte Durchblutung in bestimmten Organen entstehen.

AktivCheck

Wann muss ich zum Arzt?

- Wenn Sie eine oder mehrere der folgenden Beschwerden haben: Schmerzen beim Gehen, plötzliches Engegefühl in der Brust, zunehmende Luftnot, allgemeine Leistungsminderung, Schwindelanfälle, Ohnmachtsanfälle.

Was wird mein Arzt mich fragen?

- Seit wann bestehen Ihre Beschwerden?
- Wie weit können Sie gehen, bis Sie stehenbleiben müssen?
- Rauchen Sie? Wenn ja: Wie viele Zigaretten täglich, seit wie vielen Jahren?
- Wie sehen Ihre Ernährungsgewohnheiten aus?
- Haben Sie hohen Blutzucker?
- Ist Ihnen eine Erhöhung der Blutfette bekannt?
- Leiden Sie unter Bluthochdruck?
- Sind Sie bereit, Ihr Gewicht zu reduzieren?
- Sind noch andere Familienmitglieder von Arteriosklerose betroffen?

Was frage ich meinen Arzt?

- Kann ich mit Sicherheit einem weiteren Voranschreiten meiner Arterienverkalkung entgegenwirken?
- Muss ich im Bett bleiben oder muss ich mich viel bewegen?
- Können Sie feststellen, wie schnell die Verkalkung bei mir weitergeht?
- Kommt eine Gefäßoperation für mich infrage?
- Muss ich meine Essgewohnheiten ändern?
- Wie gehe ich mit den Blutwerten für Cholesterin und Blutfette um?
- Wie lauten die Normalwerte für Blutdruck, Blutzucker, Fette?
- Kann ich meinen Blutdruck zu Hause selbst kontrollieren?
- Welche Sportarten sind für mich sinnvoll?
- Besteht die Möglichkeit einer Kur oder eines Anschlussheilverfahrens, um eine entsprechende Diät und andere Lebensgewohnheiten zu erlernen?

AktivTipp

Was kann mein Arzt tun?

- Ihr Arzt untersucht die Folgen der Arteriosklerose und nicht die Gefäßverkalkung selbst. Entnehmen Sie diesen Punkt dem AktivTipp der jeweiligen Folgeerkrankung.

Was kann ich selbst tun?

- Sie können viel für sich tun, wenn Sie die bei Ihnen vorliegenden Risikofaktoren kennen und damit umgehen. Dazu gehören: unbehandelter Bluthochdruck, zu hohe Cholesterinwerte im Blut (Ernährung, Stress), Übergewicht, unbefriedigend eingestellter Blutzucker und Rauchen.
- Gehen Sie wenn möglich täglich, mindestens aber 3-mal wöchentlich eine halbe Stunde spazieren.

Untersuchung und Behandlung

Da der Arzt in der Regel nicht die Arteriosklerose, sondern ihre Folgen untersucht, führt er die dort genannten Untersuchungen durch. Er stellt Risikofaktoren fest und entscheidet über eine entsprechende unterstützende Behandlung und/oder Behandlung der Folgeerkrankungen

Die Behandlung von arteriosklerotischen Gefäßerkrankungen hat zwei Hauptziele: die Beschwerden zu lindern und gleichzeitig das Fortschreiten der Gefäßveränderungen aufzuhalten.

Das Wichtigste ist, die Risikofaktoren zu vermeiden oder gewissenhaft behandeln zu lassen.

- Warten Sie nicht, bis Sie an einer Gefäßerkrankung leiden, sondern beugen Sie ihr bereits in der Jugend vor.
- Fangen Sie nicht mit dem Rauchen an oder geben Sie diese gesundheitsschädliche Angewohnheit auf.
- Bewegen Sie sich regelmäßig.
- Essen Sie weniger Fett, Fleisch und Wurst, dafür möglichst viel frisches Obst und Gemüse.
- Bauen Sie Omega-3-Fettsäuren in Ihren Ernährungsplan mit ein (siehe Seite 322).
- Versuchen Sie, negativen Stress und Überlastungen zu vermeiden, und bauen Sie unvermeidlichen Stress durch ausreichende Ruhepausen, gezielte Entspannungsübungen und Sport ab. Werden Sie insgesamt gelassener.
- Lassen Sie regelmäßig Ihren Blutdruck, Blutzucker und Ihre Blutfette messen. Falls Sie einen Bluthochdruck, eine Zuckerkrankheit oder eine Fettstoffwechselstörung haben, müssen Sie diese Erkrankungen behandeln lassen.

Durchblutungsstörungen der Beine (periphere arterielle Verschlusskrankheit)

Wenn die Beinarterien infolge einer Arteriosklerose eingeengt oder verschlossen sind, kommt es zu schmerzhaften Durchblutungsstörungen. Ähnliche Probleme können auch, aber viel seltener, an den Armen auftreten. Der wichtigste Risikofaktor für die arteriosklerotischen Durchblutungsstörungen der Beine ist das Rauchen. Auch die übrigen Risikofaktoren (vor allem falsch eingestellter Diabetes) spielen eine Rolle.

Beschwerden

Es gibt 4 Beschwerden:

Im ersten Stadium ist nur die Beinarterie nachweisbar eingeengt, der Patient hat aber noch keine Beschwerden.

Im zweiten Stadium reicht die Durchblutung bei Anstrengung nicht mehr aus, um die Muskulatur mit Sauerstoff zu versorgen. Bei Belastung treten krampfartige Muskelschmerzen auf. Der Kranke muss, wenn er eine bestimmte Strecke gelaufen ist, immer wieder stehen bleiben. Die Schmerzen können in den Waden oder an den Fußsohlen spürbar sein. Die Haut des betroffenen Beines ist blass oder bläulich verfärbt und fühlt sich kalt an.

Im dritten Stadium bestehen die Schmerzen bereits ohne Belastung, vor allem, wenn das Bein, wie nachts, hochgelegt wird (Ruheschmerz). Die Schmerzen lassen nach, wenn der Patient sich auf die Bettkante setzt und die Beine baumeln lässt.

Im vierten Stadium ist die Durchblutung derart vermindert, dass Gewebe abstirbt und eine oder mehrere Zehen schwarz werden. Die Schmerzen sind nur mit starken Schmerzmitteln zu ertragen.

AktivCheck

Wann muss ich zum Arzt?

- Rufen Sie sofort den Notarzt bei blasser Haut am Bein, starken Schmerzen und fehlendem Puls am Fuß.
- Wenn Sie beim Gehen solche Schmerzen in den Beinen haben, dass Sie immer wieder stehen bleiben müssen.
- Wenn Zehenglieder sich blau verfärben.
- Wenn die Haut dünn und glänzend wird.

Was wird mein Arzt mich fragen?

- Wie weit können Sie laufen?
- Wie lange haben Sie wie viele Zigaretten geraucht?
- Leiden Sie unter hohem Blutdruck?
- Besteht eine Zuckerkrankheit?

Was frage ich meinen Arzt?

- Gibt es eine Methode, die meine Adern wieder völlig „reinigt"?
- Muss ich meine Lebensgewohnheiten ändern?
- Gibt es die Möglichkeit einer Kur oder Anschlussheilbehandlung, bei der ich alles Wichtige zu Diät und Lebensumstellung erfahren kann?

AktivTipp

Was kann mein Arzt tun?

- Ballondilatation (Aufweitung des Gefäßes)
- Stent (Einlage einer inneren Gefäßprothese)
- Operation: Gefäßersatz, Bypass-Operation (Umgehung des verschlossenen Bereiches).
- Durchblutungsfördernde Medikamente
- Amputation.

Was kann ich selbst tun?

- Sie können viel für sich tun, wenn Sie die Risikofaktoren kennen und völlig meiden: Rauchen, unbehandelter Bluthochdruck, zu hohe Cholesterinwerte im Blut (Ernährung, Stress), Übergewicht, unbefriedigend eingestellter Blutzucker.
- Nehmen Sie an einem speziellen Gehtraining für Gefäßerkrankte teil.
- Ein persönlicher Tipp: Legen Sie sich einen Hund zu.

Untersuchung und Behandlung

Bei Verdacht auf eine Durchblutungsstörung der Beine wird der Arzt nach Schmerzen fragen und die Pulse in der Leistenbeuge, Kniekehle, auf dem Fußrücken und hinter dem Knöchel tasten. Außerdem wird er sich nach Risikofaktoren erkundigen und den Blutdruck an den Beinen messen (Doppler-Sonographie).

Bei Patienten mit nur kurzer schmerzfreier Gehstrecke, Ruheschmerzen oder gar abgestorbenem Gewebe wird der Arzt empfehlen, die Beinarterien mit Kontrastmittel zu röntgen (Angiographie). Das Kontrastmittel wird unter örtlicher Betäubung in die Leistenarterie gespritzt.

Bei der Angiographie kann der Arzt am besten erkennen, ob und wo die Beinarterien eingeengt sind und welche Behandlung aussichtsreich ist.

Da Verengungen der Arterien meistens nicht nur an einer Stelle des Körpers auftreten, sucht der Arzt bei Durchblutungsstörungen der Beine auch nach verengten Arterien am Herzen oder am Gehirn. So wird er die Durchblutung der Halsarterien, die zum Gehirn führen, mit einer Ultraschall-Untersuchung messen. Eine erste Orientierung über die Durchblutung des Herzens ermöglicht ein EKG.

Je früher die Behandlung beginnt und je konsequenter sie durchgeführt wird, desto langsamer schreitet die Krankheit fort. In seltenen Fällen kann sie auch gestoppt werden. Die wichtigste Maßnahme ist die Bekämpfung der Risikofaktoren, das bedeutet vor allem, mit dem Rauchen aufzuhören. Weitere wesentliche Maßnahmen sind die Fußpflege und das Gehtraining.

Bei schweren Durchblutungsstörungen heilen selbst kleine Wunden an den Füßen nur langsam ab. Entzündungen und Infektionen können sich wesentlich schneller ausbreiten.

Beachten Sie daher unbedingt die folgenden Hinweise zur Fußpflege:

- Schauen Sie sich Ihre Füße regelmäßig an oder lassen Sie sie von einem Angehörigen anschauen.
- Seien Sie besonders vorsichtig, wenn Sie rote Stellen, Blasen, Verletzungen, Zeichen von Fußpilz, Schrunden oder Risse an den Füßen sehen.
- Waschen Sie Ihre Füße am besten jeden Tag.
- Weichen Sie sie dabei aber nicht zu lange im Wasser ein.
- Tupfen Sie die Füße nach dem Waschen gut trocken, rubbeln Sie sie aber nicht zu fest mit dem Frottiertuch ab.
- Reiben Sie Ihre Füße bei trockener oder rissiger Haut mit Fettcreme ein.
- Nehmen Sie keine zu heißen Fußbäder und vermeiden Sie das Auskühlen der Füße im Winter.
- Halten Sie Ihre Füße und vor allem die Zehenzwischenräume trocken. Tragen Sie keine Socken aus Kunststoff und keine Schuhe, in denen Sie stark schwitzen.
- Tragen Sie keine drückenden Schuhe und achten Sie insbesondere bei ganz neuen Schuhen darauf, dass Sie keine Druckstellen oder Blasen bekommen.
- Vermeiden Sie auch zu enge oder einschneidende Strümpfe.
- Beugen Sie Verletzungen vor, indem Sie nicht barfuß laufen.
- Schneiden Sie Ihre Fußnägel ganz vorsichtig oder feilen Sie sie kurz.
- Zeigen Sie alle Auffälligkeiten, Verletzungen oder schwarzen Hautstellen an den Füßen sofort Ihrem Arzt!

Wenn Sie nach einer bestimmten Gehstrecke Schmerzen bekommen, die Sie am Weitergehen hindern, bietet ein Gehtraining die Chance, die schmerzfreie Gehstrecke um die Hälfte zu verlängern oder gar zu verdoppeln. Wenn Sie bereits unter Ruheschmerzen leiden, ist das Gehtraining nicht mehr sinnvoll. Beachten Sie die folgenden Tipps zum Gehtraining bei Durchblutungsstörungen der Beine:

- Trainieren Sie jeden Tag 1 Stunde lang.
- Gehen Sie täglich mit der gleichen Geschwindigkeit („zügig“) den gleichen Weg, so können Sie einen Erfolg rasch bemerken.
- Bleiben Sie stehen, sobald sich erste Beschwerden einstellen, wie z. B. ein Spannungsgefühl in der Wade.
- Pausieren Sie etwa 3 Minuten lang und gehen Sie danach weiter. Ist die nächste Gehstrecke deutlich kürzer als die vorausgegangene, verlängern Sie ihre Pause um 1 bis 2 Minuten.

Der Arzt kann die Durchblutung in den Beinen durch die folgenden Maßnahmen verbessern:

Aufdehnung der Engstelle mit einem Ballon: Kürzere, von außen gut erreichbare Engstellen lassen sich gut mit einem Ballon aufdehnen. Dazu führt der Arzt nach lokaler Betäubung über die Leistenarterie einen dünnen Schlauch ein und schiebt ihn bis zur Engstelle vor. Dort wird dann ein kleiner Ballon aufgeblasen, der das verengte Gefäß erweitert (Dilatation).

Statt mit einem Ballon kann die Verengung auch mit Laser oder kleinen Fräsen erweitert werden. Nach der Dehnung wird auch der Ballon als Platzhalter wieder entfernt.

Einsetzen einer inneren Gefäßprothese: Unter Umständen wird auf gleichem Weg eine elastische Röhre in die Beinarterie eingeführt, die sich an der Engstelle ausdehnt und so die Arterie offen hält. Diese Gefäßprothese bleibt im Körper.

Gefäßoperation mit Gefäßersatz: Wenn eine Erweiterung mit Ballon oder Prothese nicht möglich ist, rät der Arzt eventuell zu einer so genannten Bypass-Operation. Dabei wird die verschlossene Beinarterie durch ein anderes Blutgefäß oder eine künstliche Gefäßprothese überbrückt.

Durchblutungsfördernde Mittel: Der Erfolg von Behandlungen mit durchblutungsfördernden Mitteln steht hinter der einer gelungenen Aufdehnung oder Operation zurück. Auch nach längerer Einnahme kann man allenfalls eine Zunahme der Gehstrecke um die Hälfte erwarten.

Wenn alle genannten Maßnahmen keinen Erfolg zeigen, bleibt bei starken Dauerschmerzen, bei abgestorbenen Zehen oder bei einer Entzündung am Fuß, die sich ausbreitet, als letzter Ausweg nur noch die Amputation.

Arterienentzündung (Arteriitis)

In seltenen Fällen kann auch eine Entzündung der Arterieninnenwand (Endangitis) zu Gefäßverengungen und schweren Durchblutungsstörungen führen. Die Endangitis obliterans (Winiwarter-Bürgersche Erkrankung) tritt vor allem bei jungen Männern im Alter von 30 bis 40 Jahren auf, die sehr stark rauchen.

Andere, ebenfalls recht seltene Arterienentzündungen (Periarteriitis nodosa, Arteriitis temporalis) treten im Rahmen von rheumatischen Erkrankungen und Autoimmunerkrankungen auf.

Raynaudsche Erkrankung

Bei der Raynaudschen Erkrankung lösen Kälte, Nässe oder starke psychische Erregungen anfallsweise Gefäßverengungen in den Fingern und seltener in den Zehen aus. Betroffen sind vorwiegend junge Frauen. Als Ursachen nimmt man eine zu hohe Anspannung der Gefäßmuskeln und eine überschießende Aktivität des sympathischen Nervensystems an.

Im Anfall werden einzelne Finger erst blass und dann bläulich. Ein Kältegefühl, Gefühllosigkeit und bisweilen starke Schmerzen können hinzukommen. Nach dem Anfall rötet sich der Finger wieder.

Der Schutz vor Kälte ist die wichtigste Therapie. Tragen Sie deshalb im Winter warme Handschuhe und waschen Sie die Hände nicht mit kaltem Wasser. Rauchen Sie nicht und fragen Sie Ihren Arzt, ob Medikamente, die Sie aus anderen Gründen einnehmen, zu der Gefäßverengung beitragen. In schweren Fällen können im Anfall Gefäß erweiternde Medikamente als Salbe oder Tablette angewandt werden.

Arterielle Embolien

Bei einer Embolie werden feste Bestandteile, in der Regel Blutgerinnsel, durch Venen (venöse Embolien) oder Arterien (arterielle Embolien) an einen anderen Ort des Gefäßsystems geschwemmt und verstopfen dort ein Gefäß.
Etwa 90 % der arteriellen Embolien stammen aus dem Herzen. Die Blutgerinnsel bilden sich dort, wenn der normale Blutstrom, etwa bei Herzrhythmusstörungen, behindert oder verlangsamt ist. Das Gerinnsel wird mit dem Blut so weit fortgeschwemmt, bis es sich in einem Blutgefäß passender Größe verfängt und die Blutzufuhr zu dem dahinter gelegenen Gewebe unterbricht. Arterielle Blutgerinnsel aus dem Herzen werden in Bein- oder Beckenarterien sowie in Gehirn- oder Armarterien gespült. Betroffen sind vorwiegend ältere Menschen.

Beschwerden

Wird eine Schlagader am Bein oder Arm durch ein Blutgerinnsel verschlossen, so beginnt das Bein bzw. der Arm plötzlich furchtbar zu schmerzen. Das betroffene Glied wird blass und kalt, es treten Gefühlsstörungen und eine Schwäche der Muskulatur bis hin zur Lähmung auf.

AktivCheck

Wann muss ich zum Arzt?

- Rufen Sie in jedem Fall sofort den Notarzt, wenn Sie plötzlich starke Schmerzen im Arm oder Bein haben, wenn die Extremität weiß und kalt wird oder sogar schon Lähmungen auftreten.

Was wird mein Arzt mich fragen?

- Seit wie vielen Stunden oder Minuten bestehen die Symptome?

Was frage ich meinen Arzt?

- Verliere ich mein Bein oder meinen Arm?
- Was wird mit mir unternommen, damit ich mein Bein nicht verliere?

AktivTipp

Was kann mein Arzt tun?

- Ultraschalluntersuchung (Doppler)
- a) lokale Lysetherapie (Auflösung durch Einspritzen eines entsprechenden Medikaments),
  b) Absaugen des Gerinnsels durch einen Katheter,
- anschließend dauerhafte Verdünnungstherapie (Marcumar/Falithrom).

Was kann ich selbst tun?

- Lassen Sie den Notarzt kommen (nicht ins Krankenhaus fahren lassen)!
- Wahrscheinlich lässt der Schmerz etwas nach, wenn Sie das Bein nach unten hängen lassen (hoch legen ist schmerzhaft und gefährlich, da dann überhaupt kein Blut mehr ins Bein fließt).

Untersuchung und Behandlung

Nach der sofortigen Klinikeinweisung werden die betroffenen Blutgefäße mit Ultraschall untersucht bzw. nach Einspritzen eines Kontrastmittels geröntgt.
Wenn das Gerinnsel gefunden ist, wird der Arzt versuchen, es durch gerinnselauflösende

Medikamente, durch einen Absaugkatheter oder aber bei einer Operation zu entfernen. Zur Vorbeugung von Blutgerinnseln erhalten besonders gefährdete Patienten (nach einer arteriellen Embolie, nach einem Herzinfarkt, bei Herzrhythmusstörungen) Medikamente, welche die Gerinnbarkeit des Blutes herabsetzen.

Diese vorbeugende Behandlung, die mittelfristig bis lebenslang durchgeführt wird, muss regelmäßig vom behandelnden Arzt kontrolliert werden.

Gefäßerweiterung (Aneurysma)

Die Erweiterung oder Aussackung einer Arterie an einer eng umschriebenen Stelle oder über ein Stück von einigen Zentimetern Länge nennt der Arzt „Aneurysma".

Beim echten Aneurysma sind alle 3 Wandschichten der Arterie erweitert. Beim so genannten dissezierenden Aneurysma dringt Blut zwischen die Innenschicht des Gefäßes und die darunter liegende Muskelschicht. Dabei können abzweigende Arterien verschlossen werden, wodurch akute Durchblutungsstörungen entstehen. Ein Aneurysma kann platzen und eine massive, lebensgefährliche Blutung hervorrufen.

Ein Aneurysma bleibt in der Regel unbemerkt, bis die Gefäßwand einreißt. Dann tritt plötzlich – wie aus heiterem Himmel – ein sehr starker, stechender Schmerz auf. In diesem Fall muss sofort der Notarzt verständigt werden. Bei einem Aneurysma der Bauchschlagader (Aortenaneurysma) treten heftige Bauchschmerzen auf.

Ein kleines Aneurysma, das zufällig festgestellt wird, kann der Arzt zunächst mithilfe von regelmäßigen Ultraschall-Untersuchungen beobachten. Ist das Aneurysma groß oder vergrößert es sich rasch, rät der Arzt zur baldigen Operation. Dies gilt auch dann, wenn in einem Aneurysma Blutgerinnsel entstanden sind.

Ein besonderer Fall ist das Aneurysma der Hirnarterien, das zunächst ebenfalls unbemerkt bleibt. Platzt es jedoch, kommt es zur Blutung im Gehirn mit plötzlichen starken Kopfschmerzen und folgendem Bewusstseinsverlust oder Tod.

Krampfadern (Varizen, Varikosis)

Als Krampfadern (Varizen) bezeichnet man erweiterte und gewunden verlaufende Venen. Grundsätzlich können Krampfadern auch an anderen Teilen des Körpers vorkommen, der weitaus häufigste Ort der Krampfadererkrankung (Varikosis) sind aber die Beine.

Es gibt viele Gründe für das Entstehen von Krampfadern: Bei einigen Menschen schließen die Venenklappen nicht mehr dicht (Klappeninsuffizienz), bei anderen steht eine Schwäche der venösen Muskelschicht („Bindegewebsschwäche") im Vordergrund. Auch ein hoher Druck im Venensystem der Beine, wie er bei Menschen mit „stehenden" (und auch „sitzenden") Berufen (Verkäuferin, Chirurg) häufig auftritt, begünstigt ihre Entwicklung. Auch Schwangerschaften, Übergewicht und hohes Lebensalter tragen zur Ausbildung von Krampfadern bei. In bis zu 70 % der Fälle liegt eine erbliche Veranlagung vor.

Risikofaktoren für Krampfadern

- erbliche Veranlagung
- langes Stehen oder Sitzen
- Übergewicht
- Schwangerschaft
- hohes Lebensalter

Nach ihrem Aussehen und ihrer Lage werden verschiedene Arten von Krampfadern unterschieden: Besenreiservarizen und retikuläre (netzartige) Varizen sind oberflächliche Erweiterungen von kleinen Venen des Unterhautgewebes. Sie verursachen nur selten Beschwerden, können aber optisch sehr störend sein. Perforansvarizen sind Erweiterungen der Verbindungsvenen (Venae perforantes) zwischen dem oberflächlichen und tieferen Venensystem. Sie sind im Stehen als knotige Vorwölbungen an der Innenseite des Unterschenkels zu erkennen.
Als Stammvarikosis bezeichnet man die Erweiterung der großen Beinvenen, die an der Rückseite des Unterschenkels bzw. an der Innenseite von Unter- und Oberschenkel verlaufen.

Beschwerden

Auch Krampfadern, die keine körperlichen Beschwerden verursachen, können für die betroffenen Frauen und Männer ein kosmetisches Problem darstellen. Ein echtes Krampfadernleiden hat nur jeder fünfte Betroffene.
Vor allem die Stammvarikosis verursacht in den Beinen – üblicherweise nach längerem Stehen oder Sitzen – ein Schwere- und Spannungsgefühl mit ziehenden Schmerzen. Die Knöchel können dabei – oft gegen Abend – anschwellen. Nachts können Wadenkrämpfe auftreten.
Im Laufe der Jahre kann ein Krampfaderleiden eine Reihe von Komplikationen nach sich ziehen, etwa Entzündungen oberflächlicher Venen, die dann auch auf tiefe Venen (tiefe Venenthrombose) übergreifen kann. In seltenen Fällen kann eine oberflächlich gelegene Krampfader auch einmal bluten (Varizenblutung). Eine solche Blutung kann man durch Hochlagern bzw. -halten des Beines sowie mit einem Druckverband zum Stillstand bringen. Der dauerhaft gestörte Blutabfluss bei ausgeprägten Krampfadern führt zu Hautveränderungen (Stauungsdermatose) oder gar zu einem „offenen Bein“ (Unterschenkelgeschwür = Ulcus cruris varicosum).

AktivCheck

Wann muss ich zum Arzt?

- Spätestens, wenn Sie schon Geschwüre an den Beinen haben oder eine Thrombose.

Was wird mein Arzt mich fragen?

- Seit wann sind die Krampfadern zu sehen?
- Müssen Sie in Ihrem Beruf lange stehen oder lange still sitzen?
- Verreisen Sie oft über lange Strecken, ohne aufzustehen und sich „die Beine zu vertreten"?
- Hatten Sie schon mal eine Thrombose?
- Welche Beschwerden führen Sie zu mir?
- Gibt es eine familiäre Häufung?

Was frage ich meinen Arzt?

- Können Krampfadern sich nach einer Injektionsbehandlung wieder neu bilden?
- Können sich Krampfadern auch von allein zurückbilden?
- Werden sich meine Kreislaufprobleme nach Behandlung der Krampfadern auch bessern?
- Heilen meine Beingeschwüre und Ekzeme nach der Krampfader-Behandlung wieder völlig ab?
- Wie lange dauert eine solche Behandlung?

AktivTipp

Was kann mein Arzt tun?

- Ultraschalluntersuchung (Doppler)
- Anpassen von Kompressionsstrümpfen
- Veröden der Venen
- Venenstripping
- C.H.I.V.A.-Methode

Was kann ich selbst tun?

- Vorbeugen! Beachten Sie Folgendes:
  – Vermeiden Sie langes Stehen in einer Stellung. Wenn das nicht geht, tragen Sie elastische Stützstrümpfe (bis in die Leiste), die Sie sich individuell anfertigen lassen sollten.
  – Tragen Sie keine einschnürende Beinbekleidung.
  – Regelmäßige körperliche Betätigung.
  – Wenn eine familiäre Veranlagung vorliegt, sollten Sie während einer Schwangerschaft Stützstrümpfe tragen.
- Medikamente gegen Venenbeschwerden: Rosskastanienextrakte oder Rutoside.

Untersuchung und Behandlung

Schon die körperliche Untersuchung und die Befragung des Patienten nach seinem Tagesablauf (stehender/sitzender Beruf?) sowie nach erblichen Belastungen erlaubt es dem Arzt, das Ausmaß der Erkrankung einzuschätzen. Mithilfe einer Doppler-Untersuchung (Ultraschall) kann er die Miterkrankung der tiefen Venen beurteilen.

Die Behandlung hat das Ziel, die Beschwerden zu lindern und die Ausbreitung der Varikosis auf die tiefen Venen möglichst zu verhindern.

Stehen oder sitzen Sie nicht zu lange an einem Stück, sondern gehen Sie immer wieder ein wenig umher. Bereits ein paar Schritte helfen dabei, das beim Stehen oder Sitzen in den Venen wiederholt kreisende („versackte“) Blut wieder in Umlauf zu bringen. Dies gilt auch auf langen Auto- und Bahnfahrten sowie Flugreisen.

Vermeiden Sie Übergewicht und bauen Sie es gegebenenfalls ab.

Entlasten Sie Ihre Venen durch zeitweiliges Hochlagern der Beine (Fußschemel) oder auch durch Hochstellen des Bettendes (Lattenrost).

Wenn Sie die Wadenmuskulatur durch Venengymnastik, Fußwippen, Gehen oder Schwimmen kräftigen, können Sie den venösen Rückfluss weiter verbessern.

Auch physikalische Maßnahmen wie Wassertreten usw. (siehe ab Seite 85) kräftigen die Venen. Beim Abtrocknen sollten Sie Ihre Beine nur sanft abtupfen und sie nicht frottieren, um Hautverletzungen vorzubeugen.

Tragen Sie, wenn Sie unter Krampfadern leiden, möglichst immer Kompressionsstrümpfe. Der Druck, den die Strümpfe auf die Venen ausüben, sollte im Knöchelbereich am höchsten sein und bis zur Leiste leicht abnehmen. Ziehen Sie diese Strümpfe immer an, wenn Sie länger stehen oder sitzen müssen, auch auf Reisen, und wenn Sie schwanger sind. Bei entsprechenden Beschwerden können Kompressionsstrümpfe vom Arzt verordnet werden.

Medikamente gegen Venenbeschwerden, die Rosskastanienextrakte oder Rutoside enthalten, ersetzen die oben genannten Maßnahmen zur Entlastung der Venen und die Kompressionsstrümpfe nicht, können aber die Beschwerden lindern. Vorsicht ist jedoch mit wassertreibenden Mitteln (Diuretika)

geboten, die eher den Kreislauf belasten als lokal entstauen.
Eine Verödung von Krampfadern durch ein eingespritztes Medikament hilft am besten bei Seitenast- und retikulärer Varikosis sowie bei leichter Stammvarikosis, ist bei ausgedehnten Krampfadern aber deutlich weniger wirksam.
Eine Operation kommt bei ausgeprägten Krampfadern, starken Beschwerden und vor allem bei jüngeren Patienten infrage. Bei der Operation werden Venenstränge herausgezogen (Venenstripping) oder durchtrennt bzw. abgebunden. Da die Operation nur die Krampfadern, nicht aber die Ursachen für ihre Entstehung (Veranlagung, stehende Tätigkeit) beseitigt, bleibt ein gewisses Risiko bestehen, dass sie wieder auftreten. Eine wieder entdeckte Behandlung ist die C.H.I.V.A.-Methode (französischer Name für: ambulante, blutflusskorrigierende Behandlung der Krampfadern). Der Gedanke dahinter ist, dass die Venen offensichtlich die Fähigkeit haben, ihren normalen Durchmesser wieder zu erlangen, wenn sie nicht überfüllt sind.
Nach einer sehr ausführlichen Ultraschalluntersuchung werden die entsprechenden Gefäßabschnitte zugeknotet. Diese Technik nennt man „Unterbindung" – der Wiederholungskreislauf ist unterbrochen. Gleichzeitig bleibt die Vene aber als Blutweg vollkommen erhalten.

Oberflächliche Venenentzündung (Thrombophlebitis)

Bei der oberflächlichen Venenentzündung ist ein Venenstrang bzw. Krampfaderknoten dicht unter der Haut entzündet. Meistens hat sich darin ein Blutgerinnsel gebildet, das die Entzündung verursacht.
Typisch ist ein geröteter, überwärmter und beim Betasten schmerzhafter Venenstrang oder Krampfaderknoten. Meist tritt eine rasche Besserung ein, wenn das Bein hochgelagert wird.
Die Behandlung besteht aus viel Bewegung im Wechsel mit Entlastung (Hochlagerung). Das betroffene Bein wird durch Strümpfe oder Bandagen komprimiert. Bei frischer Thrombose eines Krampfaderknotens kann der Arzt zur sofortigen Linderung der Schmerzen den Knoten eröffnen und das Gerinnsel entfernen.
Wenn in kurzen Abständen immer wieder Venenentzündungen auftreten, muss der Arzt nach der genauen Ursache suchen. In Frage kommen vor allem allergische Reaktionen, Infektionskrankheiten und selten auch Krebserkrankungen.

AktivCheck

Wann muss ich zum Arzt?

- Wenn Sie am Bein einen geröteten, schmerzhaften Venenstrang oder Knoten spüren.
- Wenn sich der Befund über Tage nicht bessert.

Was wird mein Arzt mich fragen?

- Seit wann haben Sie die Beschwerden?
- Haben Sie so etwas häufiger?

Was frage ich meinen Arzt?

- Wie entsteht eine Thrombophlebitis eigentlich?
- Was kann ich vorbeugend gegen die oberflächliche Venenentzündung tun?

AktivTipp

Was kann mein Arzt tun?

- Er kann eine Selbsttherapie und Kühlung empfehlen.
- Eventuell wird er Heparin-Salbe und ein Schmerzmittel verschreiben.
- Ausnahme: Aufschneiden und Entnahme des Entzündungsherdes.

Was kann ich selbst tun?

- Die betroffene Extremität häufig bewegen, viel laufen oder den Arm bewegen. Nicht viel liegen!
- Bei starker Rötung und Überwärmung helfen kühlende Verbände, bei starken Beschwerden sind Schmerzmittel angebracht.
- Hilfreich sind Heparin-Salben-Verbände.

Tiefe Venenthrombose

Bei der tiefen Venenthrombose entsteht in tiefen Venen ein Blutgerinnsel. Betroffen sind vor allem die Venen der Beine und des Beckens, seltener die des Armes oder anderer Körperpartien.

Die Gefahr der tiefen Venenthrombosen liegt zum einen darin, dass ein Teil des Gerinnsels mit dem Blutstrom in die Lunge gespült werden und dort eine Lungenembolie hervorrufen kann. Zum anderen können die betroffenen Venen durch eine tiefe Venenthrombose dauerhaften Schaden nehmen, da fast immer die Venenklappen geschädigt werden und die Venen verengt bleiben (postthrombotisches Syndrom).

Das Risiko für eine Venenthrombose steigt mit zunehmendem Alter. Bei Operationen, vor allem bei Hüft-, Knie- und Beckenoperationen, sind aber auch schon junge Patienten stark thrombosegefährdet. Eine Herzschwäche, langes Sitzen während einer Bus- oder Flugreise, längere Bettlägerigkeit sowie die Ruhigstellung eine Beines oder Armes im Gips fördern ebenfalls die Bildung tiefer Thrombosen.

Besonders gefährdet sind auch generell Schwangere und Wöchnerinnen sowie speziell Frauen, welche die Pille nehmen und gleichzeitig rauchen.

Ein thrombotischer Verschluss der Armvenen kann nach einer starken körperlichen Anstrengung auftreten, häufiger sind hierfür jedoch Venenkatheter verantwortlich, welche die Venenwand reizen und zur Gerinnselbildung führen.

Risikofaktoren der tiefen Venenthrombose

- Operationen
- Herzschwäche
- langes Sitzen
- Bettlägerigkeit
- Ruhigstellung durch Gipsverband
- Schwangerschaft, Wochenbett
- „Pille“ plus Rauchen
- Venenkatheter (Arm)

Beschwerden

Das Beschwerdebild einer tiefen Beinvenenthrombose ist sehr unterschiedlich. Nahezu die Hälfte der Patienten bemerkt überhaupt nichts davon. Nur ein Teil zeigt das „typische“ Bild mit Schwellung, Überwärmung, bläulicher Verfärbung eines Beines, Spannungsgefühl, Druckschmerz im Verlauf der Vene und ziehenden Schmerzen.

AktivCheck

Wann muss ich zum Arzt?

- Sofort, dies ist ein Notfall!

Was wird mein Arzt mich fragen?

- Seit wann besteht die Thrombose?
- Haben Sie eine Kontrastmittelallergie?
- Haben Sie vor kurzem eine immobile Phase gehabt (Krankheit, lange Reise, Operation, Gipsverband)?
- Hatten Sie bereits eine Thrombose oder Lungenarterienembolie?
- Ist Ihnen bekannt, ob Sie schon mal ein Magengeschwür hatten (wichtig für die Lyse-Therapie)?
- Ist bei Ihnen ein schlecht einstellbarer Bluthochdruck bekannt (wichtig für die Lyse-Therapie)?
- Ist bei Ihnen im letzten halben Jahr schon einmal eine Lyse-Therapie durchgeführt worden?
- Ist ein Tumorleiden bekannt?
- Ist eine Blutgerinnungsstörung oder eine Bluterkrankung bei Ihnen oder Ihren Familienmitgliedern bekannt?

Was frage ich meinen Arzt?

- Ich habe eine Kontrastmittelallergie. Ist das für Sie wichtig?
- Muss ich wirklich strenge Bettruhe einhalten?
- Darf ich nicht wenigstens zur Toilette aufstehen?
- Warum darf man bei Unterschenkel-Thrombose nach Hause gehen und muss bei Oberschenkelthrombose strenge Bettruhe einhalten?
- Wie lange wird eine Blutverdünnung durchgeführt? – Muss ich auch nach Entlassung die Medikamente weiter nehmen?
- Gibt es eine Möglichkeit, selbst die Verdünnungskontrolle durchzuführen?

AktivTipp

Was kann mein Arzt tun?

- Ultraschall- und Röntgendiagnostik.
- Verhindern einer Lungenembolie (Gabe von Heparin), eventuell Versuch einer Auflösung des Gerinnsels mit Fibrinolysetherapie.
- Bettruhe und Hochlagerung der Extremität.
- Das Wickeln der Extremität unterstützt die Therapie.

Was kann ich selbst tun?

- Halten Sie sich streng an die Anweisungen des Arztes.
- Halten Sie die strenge Bettruhe ein, da sich der Thrombus bereits bei einer kurzen Gehstrecke lösen kann, was lebensgefährliche Komplikationen nach sich zieht.

Untersuchung und Behandlung

Die Diagnose wird durch eine Ultraschall- oder Röntgenuntersuchung mit Kontrastmitteldarstellung der tiefen Venen (Phlebographie) gestellt. Bei Thrombosen junger Patienten oder häufig wiederkehrenden Thrombosen werden spezielle Laboruntersuchungen der Blutgerinnung durchgeführt. Das wichtigste Ziel der Behandlung ist die

Verhinderung der Lungenembolie. Auch die dauerhafte Schädigung der Beinvenen sollte möglichst vermieden werden.
Wenden Sie sich bei Verdacht auf eine Venenthrombose immer an einen Arzt. Bei frischen Thrombosen, die bis in den Oberschenkel bzw. bis ins Becken reichen, müssen Sie etwa eine Woche lang Bettruhe einhalten. Bei Unterschenkel- oder bereits älteren Thrombosen kann der Arzt im individuellen Fall auch Bewegung erlauben.
Wichtig ist eine gute Kompression des betroffenen Beines mit Wickeln oder festen Kompressionsstrümpfen. Das Hochlagern um etwa 10 cm erleichtert den venösen Abstrom und lässt die Schwellung schneller zurückgehen. Die Gerinnbarkeit des Blutes wird durch Heparin verringert. Der Wirkstoff wird zunächst in relativ hoher Dosis als Infusion, dann in Form von kleinen Spritzen gegeben. Heparin beugt dem Wachstum des vorhandenen Blutgerinnsels und der Bildung weiterer Gerinnsel vor und reduziert das Risiko einer Lungenembolie um 90 %!
Um eine dauerhafte Schädigung der Venen zu verhindern und die Funktion der Venenklappen zu erhalten, versucht der Arzt in einigen Fällen, das Blutgerinnsel durch Medikamente aufzulösen (Fibrinolysetherapie). Das Risiko diese Behandlung liegt darin, dass durch die Hemmung der Blutgerinnung Blutungen auftreten können. Dieses Risiko wägt der Arzt gegen den Nutzen der Behandlung sorgfältig ab. Erfolg versprechend ist die Fibrinolyse vor allem bei frischen Thrombosen sowie bei Thrombosen im Oberschenkel- und Beckenbereich.

Vorbeugung

Aufgrund der schwer wiegenden Risiken tiefer Venenthrombosen muss die Vorbeugung sehr ernst genommen werden. Bei erhöhtem Thromboserisiko während und nach Operationen erhält der Patient so lange Heparin zur Vorbeugung, bis er wieder selbstständig laufen kann.
Bei längeren Reisen sollten Sie immer wieder aufstehen und einige Schritte gehen, um die Zirkulation in den Venen in Gang zu halten. In heißen Ländern oder nach einem Saunabesuch sollten Sie ausreichend trinken, um eine Bluteindickung zu vermeiden.

Chronische Venenschwäche (venöse Insuffizienz) und postthrombotisches Syndrom

Der dauerhaft gestörte venöse Blutabfluss (chronisch-venöse Insuffizienz) nach einer Thrombose (postthrombotisches Syndrom) oder bei starken Krampfadern führt zu Stauungsbeschwerden, Hautveränderungen (Stauungsdermatose) oder gar zu einem „offenen Bein“ (Unterschenkelgeschwür = Ulcus cruris varicosum).
Der Arzt teilt die chronisch-venöse Insuffizienz in 3 Schweregrade ein:
Grad I: Neigung zur Anschwellung des Unterschenkels und Schweregefühl (morgens besser, tagsüber zunehmend), ziehende Schmerzen, im Stehen bläuliche Verfärbung der Haut, Krampfadern.
Grad II: zusätzlich Hautverfärbungen (bräunliche und weiße Flecken), rissige, trockene, verdickte Haut.
Grad III: akutes oder abgeheiltes Geschwür am Unterschenkel, meist innen über dem Knöchel (offenes Bein).
Die Behandlung umfasst, genau wie die Therapie bei Krampfadern, die Entlastung der Venen, die konsequente Kompression und eventuell eine Operation.

Lymphgefäße

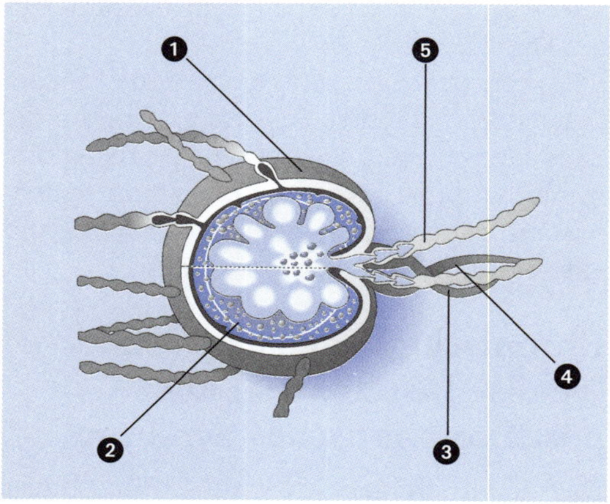

Längsschnitt durch einen Lymphknoten

1 Kapsel 2 Rinde 3 Vene 4 Arterie
5 Lymphgefäß

Aufbau und Funktion

Neben Arterien und Venen verfügt der Körper über ein weiteres Gefäßsystem: Haarfeine Lymphgefäße, die den gesamten Organismus durchziehen, transportieren diejenige Flüssigkeit zurück in den Blutkreislauf, die sich im Gewebe ansammelt und nicht mehr in die Blutgefäße zurückkehrt: die Lymphe. Ähnlich wie die Venen besitzen die Lymphgefäße Klappen, die den Rückstrom der Lymphe in das Gewebe verhindern. Der Flüssigkeitstransport in den Lymphgefäßen wird auch durch die Bewegung der umgebenden Muskeln unterstützt (Pumpwirkung).
Auf dem Weg zum Herzen vereinigen sich die kleinen Lymphgefäße zu immer größeren Bahnen und bilden schließlich den so genannten Hauptmilchgang (Ductus lymphaticus), der hinter dem linken Schlüsselbein kurz vor dem Herzen in eine große Hohlvene mündet.

Damit durch die Lymphflüssigkeit keine Bakterien oder Krebszellen ins Blut gelangen, werden die Lymphbahnen immer wieder durch Lymphknoten unterbrochen. Müssen dort Bakterien oder Tumorzellen herausgefiltert werden, vergrößert sich der Lymphknoten schmerzlos (bei Tumorzellen) oder schmerzhaft (bei Bakterien).

Lymphangitis („Blutvergiftung“)

Wenn bei einer Verletzung Bakterien in die Lymphgänge eindringen, droht eine „Blutvergiftung“. Die entzündeten Lymphgänge werden sichtbar als gerötete Streifen, die sich meistens an Armen oder Beinen zum Rumpf hin ausbreiten. Bevor es Antibiotika gab, war die Blutvergiftung eine lebensgefährliche Erkrankung. Heute können die Bakterien wirksam mit Antibiotika bekämpft werden.

Lymphödem

Wenn die Lymphgefäße ihrer Funktion, Flüssigkeit aus dem Gewebe abzutransportieren, nicht mehr ausreichend nachkommen, staut sich die Lymphe und es entsteht ein Lymphödem. Meistens ist ein Arm oder ein Bein betroffen.
Eine solche Transportschwäche kann durch eine anlagebedingte mangelhafte Ausbildung der Lymphgefäße oder durch ein Hindernis im Verlauf der Lymphwege auftreten. Ein Hindernis entsteht, wenn durch eine Verletzung oder eine Operation die Lymphbahnen durchtrennt oder Lymphknoten entfernt wurden. Relativ häufig geschieht dies bei Brustkrebsoperationen, wenn die Lymphknoten in der Achselhöhle mit entfernt werden. Lymphödeme entstehen auch, wenn Entzündungen die Lymphbahnen verschlossen haben, was bei der Wundrose geschieht.

Beschwerden

Beim Lymphödem schwillt der betroffene Arm oder das Bein an, ohne dass Schmerzen auftreten.

AktivCheck

Wann muss ich zum Arzt?

- Wenn Sie ein Anschwellen einer Extremität bemerken.

Was wird mein Arzt mich fragen?

- Wie lange bestehen die Beschwerden?
- Sind sie angeboren oder aufgrund eines Tumorleiden entstanden (z. B. Brustkrebs)?

Was frage ich meinen Arzt?

- Welche Auswirkungen hat die Wasseransammlung im Gewebe auf meinen Kreislauf?
- Was kann eine Lymphdrainage bei meinen Beschwerden bewirken?
- Können Sie mir eine Lymphdrainage verordnen?

AktivTipp

Was kann mein Arzt tun?

- Computertomographie, nur noch selten Lymphographie.
- Entstauende Lymphdrainage.
- Kompressionsbehandlung.

Was kann ich selbst tun?

- Selbstmassage nach Anleitung.
- Kompressionsstrümpfe tragen.

Untersuchung und Behandlung

Die Lymphographie (Röntgendarstellung der Lymphgefäße nach Kontrastmittelgabe) erlaubt es zwar, Lymphgefäße und Lymphknoten zu beurteilen, kann aber in besonderen Fällen eine deutliche Verschlimmerung des Lymphödems auslösen. Da man heute Lymphknoten auch mithilfe der Computertomographie beurteilt, werden Lymphographien nur noch selten durchgeführt.

Die Behandlung eines Lymphödems erfordert viel Geduld und die Bereitschaft des Patienten zur Mitwirkung.

Das Hochlagern des Armes oder Beines erleichtert den Abfluss der Lymphflüssigkeit. Da bei Wärme mehr Lymphflüssigkeit produziert und das Lymphödem verstärkt wird, sollte ein Aufenthalt in heißem Klima besser unterbleiben. Der betroffene Arm oder das Bein sollte besonders sorgfältig vor Infektionen geschützt werden, da bei Lymphödemen infektiöse Entzündungen recht leicht entstehen und die Lymphgefäße weiter schädigen.

Da ein Lymphödem sich nur schwer behandeln lässt, müssen meist verschiedene Maßnahmen kombiniert werden. Dazu gehört in erster Linie die entstauende manuelle Lymphdrainage. Mit streichenden Bewegungen steigert der Therapeut den Transport der Lymphflüssigkeit zuerst im Bereich von Achselhöhle bzw. Leiste und geht dann am Arm bzw. Bein weiter in Richtung Hand bzw. Fuß vor. Die Behandlung ist sehr hilfreich, der Erfolg hält aber oft nur kurz an. Die Kompressionsbehandlung mit Bandagen, Kompressionsstrümpfen, -handschuhen oder -ärmeln sowie mit der pneumatischen Kompression, ist ebenfalls gut wirksam.

Medikamente zur Entwässerung haben nur einen begrenzten Effekt und werden vom Arzt nur kurzzeitig eingesetzt.

Magen und Darm

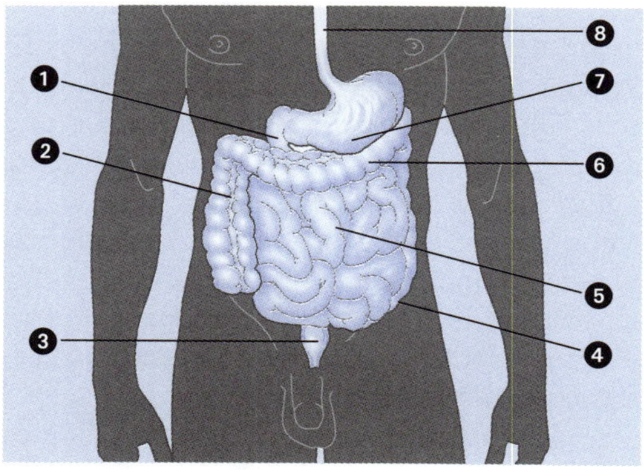

Verdauungsorgane

❶ Zwölffingerdarm ❷ absteigender Dickdarm
❸ Mastdarm ❹ aufsteigender Dickdarm
❺ Dünndarm ❻ querverlaufender Dickdarm
❼ Magen ❽ Speiseröhre

Aufbau und Funktion

Der Magen-Darm-Trakt ist das anatomisch und funktionell zusammengehörende Körpersystem, das der Aufnahme und Verarbeitung der Nahrung dient, der „Verdauung". Das Verdauungssystem beginnt in der Mundhöhle, umfasst den Schlund, die Speiseröhre, den Magen, den Dünn- und schließlich den Dickdarm mit dem Mastdarm. An der Verdauung nehmen auch die großen Verdauungsdrüsen teil, in erster Linie die Leber und die Bauchspeicheldrüse (Pankreas).

Der obere Verdauungstrakt – Mund, Zähne, Speicheldrüsen

Der obere Verdauungstrakt beginnt mit dem Mund, der die Nahrung aufnimmt, mit Hilfe der Zähne zerkleinert und mit Speichel durchmischt. Schon im Mund beginnt die Verdauung: Der Mundspeichel, den die Speicheldrüsen produzieren, enthält bereits Enzyme. Das sind spezielle Eiweißstoffe, welche die Nahrung aufschlüsseln und ihre Bestandteile biochemisch so weit zerkleinern, dass sie schließlich aus dem Darm heraus in das Blut und damit in den Körper aufgenommen werden können.

Speiseröhre

Vom Mund aus gelangt der Speisebrei in den Rachen und von dort durch Schlucken in die Speiseröhre. Sie ist etwa 25 bis 30 cm lang und verläuft vor der Wirbelsäule und hinter der Luftröhre geradewegs nach unten in den Magen. Die Speiseröhre ist eine Art Muskelschlauch, der innen von einer Schleimhaut ausgekleidet ist. Sie transportiert die Nahrung aktiv durch wellenartige Muskelanspannungen.

Ein Speisebrocken benötigt für seinen Weg vom Mund bis in den Magen ungefähr 15 bis 20 Sekunden. Der Schluckakt, der zwar bewusst eingeleitet werden kann, läuft im Allgemeinen unbewusst ab. Zum geordneten Ablauf des Schluckaktes tragen zwei ringförmige Muskeln am Anfang und am Ende der Speiseröhre bei, die sich im richtigen Moment öffnen und schließen und so den Transport der Nahrung in die richtige Richtung lenken. Die abgestimmte Betätigung dieser Ringmuskeln erfolgt unwillkürlich und wird vom so genannten vegetativen Nervensystem gesteuert. Eine gestörte Funktion des unteren Ringmuskels spielt beim Sodbrennen eine Rolle.

Magen

Nach der Passage der Speiseröhre gelangt die Nahrung in den Magen. Auch der Magen ist ein mit Schleimhaut ausgekleideter Muskelschlauch, aber ein viel geräumigerer als die Speiseröhre. Sowohl am Eingang als auch am

Ausgang des Magens befinden sich wiederum Schließmuskeln, die den Nahrungstransport regulieren.
Der Magen ist ein Reservoir und eine Mischkammer, in der die Nahrung tüchtig durchmengt und mechanisch zerkleinert wird. Außerdem bildet der Magen wichtige Verdauungssäfte wie Magensäure und auch hormonähnliche Substanzen. Die Magensäure – es handelt sich dabei um verdünnte Salzsäure – wird in den so genannten Belegzellen der Magenschleimhaut gebildet. Daneben gibt es im Magen Zellen, die so genannte regulatorische Peptide produzieren. Diese hormonähnlichen Substanzen haben eine wichtige Funktion bei der Regulation der Verdauung.
Damit die Magensäure die Schleimhaut des Magens nicht angreift und sich selbst verdaut, bildet diese den Magenschleim und andere Stoffe, die den Magen mit einer inneren Schutzschicht versehen.

Zwölffingerdarm

An den Magen schließt sich – sozusagen nahtlos – der Zwölffingerdarm an und an diesen wiederum der Dünndarm. Der Zwölffingerdarm trägt seinen etwas kuriosen Namen, weil er ungefähr so lang ist, wie zwölf Finger breit sind. In den Zwölffingerdarm geben wichtige Verdauungsdrüsen ihre Säfte ab, zum einen die Leber, welche die Gallenflüssigkeit bildet, und zum anderen die Bauchspeicheldrüse. Häufiger noch als im Magen entstehen in diesem ersten Abschnitt des Darmes Schleimhautgeschwüre.

Galle und Verdauung

Die in der Leber produzierte Gallenflüssigkeit wird in der Gallenblase gespeichert und bei Bedarf über den Gallengang in den Zwölffingerdarm abgegeben. Sie enthält vorwiegend die Gallensäuren, die bei der Fettverdauung benötigt werden. Nach Aufnahme fetthaltiger Nahrung zieht sich die Gallenblase zusammen und befördert so die Gallenflüssigkeit über den dünnen Gallengang in den Zwölffingerdarm. Im Darm bewirken die Gallensäuren, dass die im Nahrungsbrei enthaltenen Fette in so feine Tröpfchen aufgelöst werden, dass sie vom Körper aufgenommen (resorbiert) werden können.

Bauchspeicheldrüse und Verdauung

Auch die Bauchspeicheldrüse (Pankreas) gibt ihren Verdauungssaft in den Zwölffingerdarm ab. Er enthält verschiedene Enzyme, die der Verdauung der Eiweiße, Fette und Kohlenhydrate dienen. Die Bauchspeicheldrüse produziert aber nicht nur den „Bauchspeichel“, sondern auch das Hormon Insulin, das im Stoffwechsel der Kohlenhydrate eine entscheidende Rolle spielt. Bei zu geringer Produktion von Insulin entsteht die Zuckerkrankheit (Diabetes mellitus) mit erhöhten Blutzuckerwerten. Im Gegensatz zum Verdauungssaft gibt die Bauchspeicheldrüse das Insulin direkt in den Blutkreislauf ab.

Dünndarm

Nach dem Zwölffingerdarm folgt der eigentliche Dünndarm, der sich im mittleren Bauchraum hin und her schlängelt und insgesamt 4 bis 5 Meter lang ist. Auf dieser relativ langen Strecke findet die Verdauung im engeren Sinne statt; hier werden die Nahrungsbestandteile in kleinste Bruchstücke, die Moleküle, aufgespalten und über die Dünndarmschleimhaut in das Blut und damit in den Organismus aufgenommen. Hier geschieht also die eigentliche „Nahrungsaufnahme“ oder Resorption.

Der Blinddarm, den der Arzt als „Wurmfortsatz“ (Appendix vermiformis oder kurz „Appendix“) bezeichnet, ist ein im Grunde völlig unbedeutender, „blind“ endender Fortsatz des allerersten Dickdarmabschnittes nach dem Übergang vom Dünn- zum Dickdarm.
Die operative Entfernung des Blinddarms, die bei akuter Entzündung (Appendizitis) notwendig ist, gehört zu den häufigsten operativen Eingriffen überhaupt.

Dickdarm

Diejenigen Bestandteile der Nahrung, mit denen der Stoffwechsel des Körpers nichts anfangen kann, und die infolgedessen nicht resorbiert werden, setzen ihre Reise in Richtung Dickdarm fort. Dieser Darmabschnitt von etwa 1 bis 1,50 m Länge speichert die unverdauten Nahrungsbestandteile und entzieht ihnen Wasser. Was danach übrig bleibt, ist der so genannte Stuhl.
Im Dickdarm ansässige Darmbakterien, die auch als „Darmflora“ bezeichnet werden, produzieren wichtige Stoffe, wie Vitamine, die für die Gesundheit erforderlich sind. Ihre Ausrottung, etwa durch eine Antibiotikabehandlung, kann daher nachteilige Folgen haben. Im Dickdarm siedeln auch Pilze, die erst dann eine Krankheitsbedeutung erlangen, wenn sie sich gegenüber der übrigen Darmflora zu stark ausbreiten.

Enddarm und Stuhlgang

Am Ende gelangt der Stuhl in den Enddarm, wo sein Füllungsdruck den Drang zum Stuhlgang auslöst. Der Stuhlgang erfolgt im Durchschnitt einmal täglich. Manche Menschen haben nur zweimal pro Woche Stuhlgang, andere dagegen zwei- bis dreimal täglich. Beides ist normal, solange keine Beschwerden vorliegen.

Untersuchungen von Magen- und Darmerkrankungen

Am Anfang der Diagnostik stehen die Fragen des Arztes (Anamnese) und die körperliche Untersuchung. Je nach Erkrankung folgen Labortest, endoskopische Untersuchungen, wie Magen- oder Darmspiegelung, sowie bildgebende Verfahren, vor allem die Ultraschall-Untersuchung (Sonographie) und gegebenenfalls die Computer- und die Kernspintomographie.

Anamnese und körperliche Untersuchung

Zunächst fragt der Arzt den Patienten nach seinen Beschwerden und Problemen, wie lange sie bestehen, wann sie zum ersten Mal aufgetreten sind, ob sie beim Essen stärker oder schwächer werden usw. Aufgrund seiner Kenntnis der Krankheitsbilder kann der Arzt aus den Antworten oft schon wesentliche Hinweise auf die Art der Erkrankung des Patienten gewinnen und die notwendigen weiteren diagnostischen Schritte einleiten.
Eine optimale Anamnese kann dem Patienten unnötige Untersuchungen ersparen. Patient und Arzt sollten sich daher Zeit zur Verständigung nehmen und sich mit der notwendigen Offenheit und Aufmerksamkeit begegnen.
Bei der folgenden körperlichen Untersuchung tastet der Arzt den Bauch des Patienten systematisch ab, um zu erfahren, wo eventuell Schmerzen „sitzen“. Er kann dabei auch feststellen, ob zum Beispiel die Leber oder die Milz vergrößert ist, und manchmal auch, ob eine Geschwulst vorhanden ist.

Laboruntersuchungen

An die körperliche Untersuchung schließen sich im Allgemeinen gezielte Labortests an, bei denen vor allem das Blut und der Urin untersucht werden. Bei manchen Erkrankungen (z. B. Hepatitis) reichen Laborbestimmungen allein schon zur Diagnose aus. Bei anderen Erkrankungen sind die Laborwerte nur Wegweiser für weitere diagnostische Schritte, etwa bei Erkrankungen der Galle oder der Bauchspeicheldrüse. Normale Laborwerte trotz bestehender Beschwerden können auf die im Magen-Darm-Bereich recht häufigen funktionellen Störungen hinweisen.

Röntgenkontrastaufnahme

Da der Magen-Darm-Trakt – anders als beispielsweise die Knochen – strahlendurchlässig ist, ist er normalerweise beim Röntgen gar nicht darstellbar und muss erst mit einem „Trick“ sichtbar gemacht werden. Als „Trick“, um die Schleimhäute der Speiseröhre, des Magens und des Darmes sichtbar zu machen, verwendet der Arzt ein Kontrastmittel.

Der Nachteil dieser Methode besteht zum einen in der Anwendung von Röntgenstrahlen und zum anderen darin, dass der Arzt manchen Veränderungen auf dem Röntgenbild nicht ansieht, ob sie gut- oder bösartig sind. Auch können bei der Röntgenuntersuchung die speziellen Magenbakterien (Helicobacter pylori), die heute als Hauptursache eines Magen- oder Zwölffingerdarmgeschwürs gelten, nicht nachgewiesen werden. Ein weiterer Nachteil ist, dass relativ frühe Krankheitsstadien des Magenkrebses beim Röntgen nicht ausreichend sichtbar sind. Daher wird die Röntgenuntersuchung des Magens nur noch selten durchgeführt. Diagnostischer Standard heute ist die endoskopische Magenuntersuchung oder Gastroskopie.

Magenspiegelung (Gastroskopie)

Geräte, die durch natürliche (in bestimmten Fällen auch durch künstlich geschaffene) Körperöffnungen eingeführt werden, um einen Innenraum des Körpers zu betrachten, heißen Endoskope. Das Endoskop, das in den Magen eingeführt wird, heißt Gastroskop (lat. gaster = Magen).

Die modernen Gastroskope haben einen Durchmesser von etwa 9 bis 10 mm, sind voll flexibel und können in der Regel ohne Probleme über Mund, Rachen und Speiseröhre in den Magen eingeführt werden. Eine Gastroskopie durch einen darin geübten Arzt dauert meistens nicht länger als 5 Minuten und ist nahezu jedem Patienten zuzumuten. Die wichtigste Voraussetzung ist der gute Wille des Patienten mitzumachen.

Die Gastroskopie kann grundsätzlich mit oder ohne vorherige Beruhigungsspritze (Prämedikation) erfolgen. Wer eine Beruhigungsspritze erhalten hat, darf anschließend nicht sofort Auto fahren. Denken Sie daran, sich nach einer Gastroskopie abholen zu lassen.

Bei der Magenspiegelung kann der Arzt die Schleimhaut der Speiseröhre, des Magens und des Zwölffingerdarms direkt betrachten. Zudem kann er während der Gastroskopie mit speziellen Zangen kleine Gewebeproben aus den untersuchten Organen entnehmen. In diesen Proben kann der Arzt zum einen den Magenkeim Helicobacter pylori mittels Schnelltest nachweisen, zum anderen kann er die Proben von einem Pathologen feingeweblich untersuchen lassen. Auf diese Weise kann er auch bei den Magengeschwüren, denen er auf den ersten Blick nicht ansieht, ob sie gut- oder bösartig sind, auf Nummer sicher gehen, denn die Gewebeuntersuchung des Pathologen ergibt fast immer zweifelsfrei, ob es sich um ein gutartiges Magengeschwür oder um Magenkrebs handelt. Da eine Magenspiegelung keinerlei Strahlenbelastung mit sich bringt, ist sie auch bei Schwangeren und Kindern durchführbar.

Darmspiegelung (Koloskopie)

Wie der obere kann auch der untere Gastrointestinaltrakt – also der Dickdarm – endoskopisch untersucht werden. Das Gerät zur Dickdarmspiegelung heißt Koloskop, die Untersuchung Koloskopie (lat. colon = Dickdarm). Da der Dickdarm normalerweise Stuhlgang enthält, nimmt der Patient einige Stunden vor der Untersuchung ein Abführmittel ein, das den Darm säubert.
Bei der Koloskopie empfiehlt sich fast immer die Vorbehandlung mit einem Beruhigungs- und Schmerzmittel, um die für den Patienten doch recht unangenehme Untersuchung einfacher und erträglicher zu gestalten. Eine normale Koloskopie dauert ungefähr 10 bis 20 Minuten. Meistens schaut sich der Untersucher dabei den gesamten Dickdarm an. In seltenen Fällen wird die Koloskopie in Narkose durchgeführt.

Ultraschall-Untersuchung (Sonographie)

Neben den endoskopischen Untersuchungen ist die Ultraschall-Untersuchung (Sonographie) heute die zweite Säule des Arztes bei der Diagnostik von Magen-Darm-Erkrankungen. Mit diesem völlig unschädlichen und schmerzlosen Verfahren kann der Untersucher viele Organe im Bauchraum (und auch in anderen Körperregionen) sichtbar machen. Bei der Beurteilung des Magen-Darm-Traktes im engeren Sinne spielt die Sonographie zwar keine große Rolle, sie ist aber eine vortreffliche Methode, um die Leber anzuschauen und zu beurteilen. Auch die Gallenblase und eventuell darin befindliche Gallensteine werden bei einer Ultraschall-Untersuchung sichtbar. Ebenso ist die Bauchspeicheldrüse bei den meisten Menschen mit Ultraschall gut zu erkennen und zu beurteilen. Bei Bauchbeschwerden gehört eine orientierende Ultraschall-Untersuchung heute mit zur Routine.

Sodbrennen und Refluxkrankheit der Speiseröhre

AktivCheck

Wann muss ich zum Arzt?

- Wenn Sie nach den Mahlzeiten oder in Liegeposition oft sauer aufstoßen müssen und ein unangenehmes brennendes Gefühl in der Speiseröhre haben.
- Bei ständigem Brennen hinter dem Brustbein.
- Wenn Magensaft bis in den Mund hochschießt.

Was wird mein Arzt mich fragen?

- Seit wann bestehen diese Beschwerden?
- In welchen Situationen verschlimmern sie sich?
- Gibt es bestimmte Nahrungsmittel oder Getränke, die Sie meiden müssen?

Was frage ich meinen Arzt?

- Ist die Refluxkrankheit eine ernsthafte Erkrankung?
- Kann sich durch die ständige Säurebelastung der Speiseröhrenschleimhaut dort ein Krebsgeschwür entwickeln?

AktivTipp

Was kann mein Arzt tun?

- Mit einem Endoskop (Gerät zur Vergrößerung der Schleimhaut in Hohlorganen) wird untersucht und der Befund kontrolliert. Dabei kann der Mageneingang gedehnt werden.
- Eher selten erfolgt eine Operation mit Verengung der Speiseröhren-Durchtrittsstelle im Zwerchfell.

Was kann ich selbst tun?

- Zunächst können Sie die auslösenden Nahrungsmittel meiden.
- Bei Übergewicht erreichen Sie durch eine Diät mit entsprechendem Gewichtsverlust auch schon Linderung.
- Nehmen Sie die letzte Mahlzeit nicht zu spät am Abend zu sich, damit die Nahrung den Magen größtenteils wieder verlassen hat, wenn Sie sich zur Nachtruhe begeben.
- Beim Schlafen stellen Sie das Kopfende etwas höher, damit der Magensaft besser abfließen kann.

Kurz vor Erreichen des Magens tritt die Speiseröhre durch eine natürliche Lücke des Zwerchfells hindurch (das Zwerchfell ist die kuppelförmig ausgespannte Muskelplatte, welche den Brustraum vom Bauchraum trennt). Am unteren Ende der Speiseröhre liegt ein ringförmiger Schließmuskel, der den Übertritt der Speise in den Magen reguliert und die Speiseröhre im Normalfall gegenüber dem Magen abschließt.
Wenn dieser untere Schließmuskel der Speiseröhre nicht richtig schließt, sodass Magensaft in die Speiseröhre zurückfließen kann (lat. reflux = Rückfluss), entsteht Sodbrennen. Fast jeder kennt dieses heftige und brennende Gefühl in der Speiseröhre, das auch beim gesunden Menschen – vor allem nach zu reichlicher Nahrungsaufnahme – ab und zu vorkommt.
Schwer verdauliche und scharf gewürzte Speisen sowie Alkohol und Nikotin tragen zur Erschlaffung des Schließmuskels am Mageneingang bei und erleichtern so das Zurückfließen von Magensaft und Magensäure. Gegen diesen Säurereflux ist die Speiseröhre nicht geschützt, sodass auf Dauer eine Entzündung der Speiseröhre, die so genannte Refluxerkrankung, entsteht. Durch die dauerhafte Entzündung kommt es später auch zu Geschwüren und zur Schrumpfung der Speiseröhrenschleimhaut. Die Abheilung der Geschwüre hinterlässt Narben, die dann zur Verengung des Mageneingangs führen. Begünstigt wird die Entstehung des Sodbrennens und der Refluxkrankheit auch durch Übergewicht, durch den erhöhten Druck im Bauchraum bei Schwangerschaft und durch bestimmte Medikamente.

Beschwerden

Fließt die Magensäure bzw. der magensäurehaltige Speisebrei in die Speiseröhre zurück oder schießt bis in den Hals hoch, entsteht Sodbrennen. Dieses unangenehme, brennende Gefühl wird in ausgeprägten Fällen von Schmerzen unter dem Brustbein begleitet.
Bei bestehender Refluxkrankheit spürt der Patient ein ständiges Brennen hinter dem Brustbein, das bis hoch in den Hals ausstrahlen kann. Schmerzen beim Schlucken treten auf. Der Magensaft kann bis in den Mund hochschießen und sogar in die Luftwege gelangen. Neben akutem Husten kann er asthmaähnliche Beschwerden verursachen oder zu chronischer Heiserkeit führen.

Wenn die ständige Entzündung der unteren Speiseröhre bereits zur Verengung des Mageneingangs geführt hat, kommen Schluckbeschwerden, vor allem beim Schlucken von festen Speisen, dazu.

Untersuchung und Behandlung

Die Anamnese gibt wichtige Hinweise auf die Erkrankung. Zum Nachweis der Refluxerkrankung ist die endoskopische Untersuchung der Speiseröhre (Ösophago-Gastroskopie) geeignet. Dabei kann der Untersucher die Veränderungen an der unteren Speiseröhre sehen. Weitere Untersuchungen, wie die Messung des Säuregehaltes in der Speiseröhre oder die Druckmessung am unteren Schließmuskel der Speiseröhre, spielen nur in speziellen Fällen eine Rolle.

Sie können selbst viel gegen Sodbrennen tun und der Refluxkrankheit vorbeugen.

Die folgenden zehn Ratschläge helfen Ihnen dabei, bestehende Beschwerden zu lindern und ihrer Verschlimmerung vorzubeugen:

- Normalisieren Sie Ihr Gewicht, um den erhöhten Druck im Bauchinnenraum zu vermindern.
- Meiden Sie voluminöse Mahlzeiten und essen Sie lieber mehrere kleine Mahlzeiten über den Tag verteilt.
- Meiden Sie schwer verdauliche Speisen, da diese zu einer vermehrten Produktion von Magensäure führen.
- Meiden Sie hochprozentigen Alkohol, da er den Druck des Speiseröhren-Schließmuskels vermindert. Trinken Sie vor allem spät abends keinen Alkohol, da es sonst nachts zu vermehrtem Reflux kommen kann.
- Meiden Sie Süßigkeiten, denn sie vermindern ebenso wie Alkohol den Schließdruck, fördern die Magensäureproduktion und führen zur Gewichtszunahme.
- Stellen Sie das Rauchen ein, denn auch Nikotin vermindert die Spannung des Schließmuskels und führt möglicherweise zu einer vermehrten Produktion von Magensäure.
- Essen Sie nicht zu spät abends und legen Sie sich nach dem Essen nicht sofort hin. Im Liegen fließt der Speisebrei nämlich leichter in die Speiseröhre zurück als im Sitzen oder Stehen.
- Erhöhen Sie das Kopfende Ihres Bettes. Bei absoluter Flachlage entsteht in der Speiseröhre nämlich ein Gefälle vom Magen zum Mund, welches den nächtlichen Reflux fördert.
- Arbeiten Sie, wenn Sie es vermeiden können, nicht in gebückter Haltung. Beim gebückten Arbeiten ist der Druck im Bauchraum erhöht, und der Magensaft weicht vor diesem erhöhten Druck in Richtung Speiseröhre aus.
- Enge Kleidung, vor allem zu eng geschnallte Gürtel und Korsettagen, können den Druck im Bauchraum deutlich erhöhen und fördern deshalb den Rückfluss von Mageninhalt in die Speiseröhre.

Wenn Sie die genannten Ratschläge befolgen, fällt es Ihrem Arzt leichter, Ihr Sodbrennen erfolgreich zu behandeln. Er setzt bei Bedarf Medikamente ein, welche die Säurebildung im Magen hemmen (so genannte H_2-Rezeptorenblocker oder Protonenpumpenhemmer) oder die gebildete Säure neutralisieren (Antazida).

Der Stärkung des Schließmuskels dienen Medikamente, welche die Bewegung der Magen-Darm-Muskulatur fördern und unterstützen (Prokinetika).

Wenn die Refluxerkrankung bereits so weit fortgeschritten ist, dass der Mageneingang durch die chronische Entzündung verengt ist,

kann der Arzt ihn aufdehnen. Die notwendige Dehnvorrichtung führt er über das Endoskop ein.
Nur in seltenen Fällen ist eine Operation erforderlich. Bei diesem Eingriff wird die natürliche Lücke im Zwerchfell, durch welche die Speiseröhre zum Magen hinführt, künstlich verengt. Aber auch dieser operative Eingriff zur Hemmung des Rückflusses ist auf Dauer nur dann erfolgreich, wenn der Patient die oben genannten Ratschläge befolgt.

Pilzerkrankung der Speiseröhre (Soor)

AktivCheck

Wann muss ich zum Arzt?

- Wenn das Schlucken schwerfällt.
- Wenn Ihnen nicht abstreifbare weiße Beläge auf der Zunge und an der Wangenschleimhaut auffallen.

Was wird mein Arzt mich fragen?

- Nehmen Sie Kortison oder Antibiotika?
- Haben Sie an Gewicht verloren?
- Leiden Sie an einer bekannten Abwehrschwäche (z.B. HIV)?
- Ist eine andere Erkrankung bekannt (z.B. Diabetes oder ein Tumorleiden)?
- Können Sie überhaupt noch Nahrung zu sich nehmen?
- Ist Ihnen an anderen Körperpartien ein ähnlicher weißer Belag aufgefallen?
- Haben Sie Stuhlunregelmäßigkeiten?

Was frage ich meinen Arzt?

- Kann ich jemanden anstecken?
- Ist der Pilzbefall nur Symptom einer ganz anderen Krankheit?
- Wie kann ich mich schützen?

AktivTipp

Was kann mein Arzt tun?

- Zuerst inspiziert er die Mundhöhle und die Speiseröhre (Endoskop).
- Ihr Arzt verordnet Ihnen Pilzmittel, die Sie regelmäßig nach seinen Anweisungen nehmen müssen.

Was kann ich selbst tun?

- Beugen Sie durch Mundhygiene vor.

Der Hefepilz Candida albicans kann an verschiedenen Stellen des Körpers – auf der Haut oder auf Schleimhäuten – gedeihen. Die Pilzerkrankung wird als „Candidiasis" oder „Soor" bezeichnet. Sie führt im Mund wie auch in der Speiseröhre zu weißen Pilzbelägen. Ein ausgeprägter Soor der Speiseröhre mit Schmerzen beim Schlucken kommt vor allem bei Diabetikern oder stark immungeschwächten Patienten vor; Tumorpatienten oder Patienten mit Aids sind besonders gefährdet. Behandelt wird die Candida-Infektion mit speziellen Pilzmitteln (Antimykotika), die entweder gelutscht oder als Flüssigkeit geschluckt werden.
Wichtiger Hinweis zum Thema Schluckbeschwerden: Immer wenn das Schlucken schwer fällt oder Schmerzen bereitet, sollten Sie möglichst bald zum Arzt gehen. Hinter einer Schluckstörung können sich sowohl harmlose als auch ernste Erkrankungen

verbergen. Bei schweren Erkrankungen mit Schluckstörung kann der Zeitpunkt der Diagnose entscheidend sein!

Magen- und Zwölffingerdarmgeschwüre, Schleimhautentzündung

AktivCheck

Wann muss ich zum Arzt?

- Bei starken bis unerträglichen Bauchschmerzen.
- Bei Schmerzen, die länger als ein paar Stunden anhalten, besonders am Abend.
- Wenn Sie diffuse Schmerzen im Oberbauch haben, die entweder direkt nach Nahrungsaufnahme (Magengeschwür) oder unabhängig davon (Zwölffingerdarmgeschwür) auftreten.
- Wenn Sie ein ständiges Völlegefühl und/oder schmerzhaftes Hungergefühl verspüren.
- Bei Übelkeit und Erbrechen.
- Wenn Sie wegen der Beschwerden an Gewicht verlieren.

Was wird mein Arzt mich fragen?

- Welche Medikamente nehmen Sie regelmäßig ein? Sind dabei ASS/Aspirin®, andere Schmerz- und Rheumamittel oder Marcumar®/ Falitrom®?

Was frage ich meinen Arzt?

- Gibt es eine familiäre Anlage für Magen-Darm-Geschwüre?
- Können falsche Ernährung und ein stressiges Leben zu einem Magen-Darm-Geschwür führen?
- Ist bei einem Magengeschwür der gesamte Verdauungsgang gestört?
- Wie sicher ist der Atemtest auf Helicobacter?
- Gibt es bei chronischem Verlauf die Möglichkeit einer Operation? Wenn ja, kann ich dann noch ein „normales" Leben führen?

AktivTipp

Was kann mein Arzt tun?

- Mit einer Gastroskopie wird der Befund untersucht und kontrolliert.
- Bei kleineren Defekten wird eine medikamentöse Dreifachtherapie begonnen mit dem Ziel, das pH-Milieu im Magen zu stabilisieren.
- Bei blutenden Defekten wird bereits bei der Gastroskopie lokal behandelt.
- Operationen sind nur noch bei auftretenden Komplikationen, bei Ulkusblutung oder Ulkusperforation (Durchbrechen der Magen- oder Zwöffingerdarmwand) notwendig.

Was kann ich selbst tun?

- Vermeiden Sie aggressive Nahrungsmittel (z.B. Kaffee, der viele Gerbsäuren enthält), Zigarettenrauch (ein Teil gelangt immer in den Magen) und Alkohol.

- Verteilen Sie die Mahlzeiten auf viele kleine Portionen am Tag – das ist vorteilhafter als 3 Hauptmahlzeiten einzunehmen.
- Sorgen Sie dafür, dass Ihr Magen nicht zu sauer wird, da sonst die Schleimhaut angegriffen wird. Dies erreichen Sie z. B., indem Sie zwischen den Hauptmahlzeiten Joghurt zu sich nehmen.
- Vermeiden Sie beruflichen und privaten Stress!

Eine Magenschleimhautentzündung ist eine chronische Reizung der Magenschleimhaut, die mit Entzündung den Boden für ein Geschwür bilden kann.
Als Geschwür (Ulkus) bezeichnet der Arzt einen umschriebenen Substanzdefekt (ein „Loch“) in der Haut oder Schleimhaut. Liegt der Defekt im Magen, spricht man von einem Magengeschwür (Ulcus ventriculi), liegt er im Zwölffingerdarm, von einem Zwölffingerdarmgeschwür (Ulcus duodeni). Beide Geschwürsarten haben so viel gemeinsam, dass sie zusammen beschrieben werden können.
Unser Wissen über die Entstehung der Magen- und Zwölffingerdarmgeschwüre ist in den letzten Jahren revolutioniert worden. 1983 wurde in Australien ein spiralförmiges Magenbakterium entdeckt, das heute den Namen Helicobacter pylori trägt. Es lebt in der Schleimhaut von Magen und Zwölffingerdarm und produziert dort schädliche Enzyme, welche die Schleimhaut angreifen. Dadurch entstehen örtliche Entzündungen (Gastritis), die sich unter Einwirkung der Magensäure zu Geschwüren entwickeln können.
Man weiß heute, dass fast alle Zwölffingerdarmgeschwüre und die Mehrzahl der Magengeschwüre auf diese Weise entstehen. An der Entstehung der übrigen sind zumeist schleimhautschädigende Medikamente, wie Azetylsalizylsäure oder andere Schmerz- und Rheumamittel, beteiligt.

Beschwerden

Meistens treten die Beschwerden beim Magengeschwür bei der Nahrungsaufnahme auf. Entweder entstehen sie (oder verschlimmern sich) direkt beim Essen und Trinken oder einige Zeit danach. Die meisten Patienten spüren diffuse Schmerzen im Oberbauch und haben zusätzlich ein Druck- oder Völlegefühl, Krämpfe oder ein schmerzhaftes Hungergefühl. In vielen Fällen treten diese Beschwerden einige Wochen lang mehrmals täglich auf.
Da sie beim Essen Schmerzen bekommen, nehmen Patienten mit Magengeschwür eher an Gewicht ab.
Typisch für das Zwölffingerdarmgeschwür sind dagegen Schmerzen, die spät nach dem Essen, nachts oder nüchtern auftreten. Sie können nach dem Essen nachlassen oder verschwinden. Daher essen die Betroffenen relativ häufig und nehmen trotz ihrer Erkrankung zu.
Manche Ulkusschmerzen strahlen auch in den Rücken aus, sodass Arzt und Patient zunächst an Wirbelsäulenbeschwerden denken. Manche strahlen in die Herzgegend aus, sodass oft eine Angina pectoris oder ein Herzinfarkt vermutet wird.

Untersuchung und Behandlung

Allein aus den Beschwerden und Symptomen kann der Arzt nicht sicher erkennen, ob der Patient ein Magen- oder Zwölffingerdarmgeschwür hat oder vielleicht nur eine

Magenschleimhautentzündung (Gastritis) bzw. einen Reizmagen. Daher führt er bei Ulkusverdacht in der Regel eine Magenspiegelung (Gastroskopie) durch.
Zum Nachweis von Helicobacter pylori entnimmt er bei der Gastroskopie Gewebeproben und taucht sie in ein spezielles Nährmedium ein. Verfärbt sich das Nährmedium, ist Helicobacter vorhanden.
Der Helicobacter kann auch indirekt durch Atemgase nachgewiesen werden. Dieser so genannte Atemtest ist von großem Vorteil, wenn keine gastroskopische Untersuchung erforderlich ist, und wird zur Kontrolle der Wirksamkeit der antibiotischen Behandlung zur Ausrottung des Bakteriums durchgeführt.
Bei einem nachgewiesenen Magen-Darm-Geschwür ist immer die ärztliche Behandlung mit Medikamenten zu empfehlen. Ihr eigener Beitrag besteht darin, die Heilung zu beschleunigen und der Entstehung weiterer Geschwüre vorzubeugen. Beherzigen Sie dazu die folgenden Ratschläge:
„Harten" Alkohol ebenso wie Rauchen und Kaffee im Übermaß sollten Sie meiden. All dies verzögert die Ulkusheilung.
Eine bestimmte Diät zur Vorbeugung oder Behandlung von Geschwüren gibt es nicht. Allgemein gilt heute der Grundsatz, dass Sie alle Speisen essen dürfen, die Sie gut vertragen. Bei akuten Ulkusbeschwerden empfiehlt es sich jedoch, den Magen für einige Tage zu entlasten. Geeignet dazu sind Tee, Zwieback und leichte Suppen.
Nach Besserung der Beschwerden sollten Sie auf eine normale, leichte, ballaststoffreiche Mischkost übergehen. Sprechen Sie mit einem Ernährungsberater. Meiden Sie heiße oder sehr kalte Speisen und Getränke ebenso wie scharf gewürzte und fette, schwer verdauliche Speisen.
Schalten Sie übermäßigen Stress aus, da Stress zur vermehrten Bildung von Magensäure führen kann. Arbeiten Sie nicht 14 bis 16 Stunden täglich und gönnen Sie sich genügend Zeit zur Erholung und zum Schlafen. Versuchen Sie, Dauerkonflikte, unter denen Sie leiden, zu einer für Sie erträglichen Lösung zu bringen.
Patienten, deren Magen- oder Zwölffingerdarmgeschwür zweifelsfrei nachgewiesen ist, erhalten – wenn ein Befall mit Helicobacter festgestellt wurde – eine Kombination aus säurehemmenden Medikamenten und verschiedenen Antibiotika. Diese Therapie hat das Ziel, den Helicobacter pylori im Magen und Zwölffingerdarm auszurotten und damit das Geschwür(leiden) zum Abheilen zu bringen.
Am häufigsten wird zurzeit die so genannte Dreifachtherapie angewendet, eine Kombination aus zwei verschiedenen Antibiotika und einem säurehemmenden Medikament (einem so genannten Protonenpumpenblocker). Sie dauert in der Regel sieben bis zehn Tage und führt bei den allermeisten Patienten zur Ausrottung (Eradikation) des Krankheitserregers.
Die Ulkuspatienten, die diese Behandlung erhalten haben, können damit rechnen, dass ihr Geschwür ausheilt und nicht wiederkommt.
Durch die moderne medikamentöse Ulkusbehandlung haben operative Verfahren an Bedeutung verloren. Operationen sind im Grunde in der heutigen Zeit nur noch bei auftretenden Komplikationen, bei Ulkusblutung oder Ulkusperforation (Durchbrechen der Magen- oder Zwöffingerdarmwand), erforderlich.
Auch eine Geschwürblutung kann heute in den meisten Fällen ohne Operation gestillt werden.

Reizmagensyndrom

AktivCheck

Wann muss ich zum Arzt?

- Bei ständigem Sodbrennen und Aufstoßen, Blähungen, Übelkeit, Erbrechen und Völlegefühl.
- Bei unerträglichen Schmerzen.
- Bei Schmerzen, die länger als ein paar Stunden anhalten, besonders am Abend.

Was wird mein Arzt mich fragen?

- Nehmen Sie sich Zeit zum Essen?
- Wie groß sind Ihre Mahlzeiten gewöhnlich?
- Bevorzugen Sie scharfe oder fettige Speisen?
- Gibt es Favoriten (z.B. Kohl, trockener Rot- oder Weißwein, Schokolade, Kaffee usw.)?
- Sind Sie starker Raucher?
- Trinken Sie oft größere Mengen Alkohol?
- Führen Sie ein stressiges Leben?

Was frage ich meinen Arzt?

- Kann das Auslösen von Erbrechen helfen, wenn ich mir den Magen „verdorben" habe.
- Soll ich zu den Mahlzeiten etwas trinken oder lieber nicht?
- Wie lassen sich diese krampfartigen Beschwerden beheben?
- Welche Folgen könnte ein unbehandeltes Geschwür haben?
- Kann ich nach Ausheilen meines Geschwürs weiter magenempfindlich bleiben?

AktivTipp

Was kann mein Arzt tun?

- Mit Ihrer Hilfe wird er eine sorgfältige Diagnostik durchführen.
- Wenn bei der Gastroskopie eine Keimbesiedlung mit Helicobakter pylori gefunden wird, verschreibt Ihr Arzt Antibiotika.
- Zur Linderung akuter Beschwerden empfiehlt er entkrampfende Mittel (Spasmolytika), Mittel gegen Übelkeit (Antiemetika) oder Mittel zur Verstärkung der Magen-Darm-Bewegung (Prokinetika).

Was kann ich selbst tun?

- Vermeiden Sie aggressive, scharfe Nahrungsmittel (z.B. Kaffee, der viele Gerbsäuren enthält), Zigarettenrauch (ein Teil gelangt immer in den Magen) und Alkohol.
- Verteilen Sie die Mahlzeiten auf viele kleine Portionen am Tag.
- Sorgen Sie dafür, dass Ihr Magen nicht zu sauer wird, da sonst die Schleimhaut angegriffen wird. Dies erreichen Sie z.B., indem Sie zwischen den Hauptmahlzeiten Joghurt zu sich nehmen.
- Vermeiden Sie beruflichen und privaten Stress!

Bei der Gastritis und beim Magen-Darm-Geschwür bestehen sichtbare Veränderungen am Magen oder Zwölffingerdarm. Patienten mit Reizmagen(syndrom) dagegen haben teilweise starke Oberbauchbeschwerden, ohne dass der Arzt einen krankhaften Befund an den Organen feststellen kann („funktionelle Beschwerden").

Als Reizmagen(syndrom) gelten alle Oberbauchbeschwerden ohne Organbefund, die sich durch Nahrungsaufnahme bessern oder verschlechtern. Etwa drei Viertel aller Patienten, die mit Magen-Darm-Beschwerden den Allgemeinarzt aufsuchen, haben solche funktionellen Beschwerden, entweder in Form des Reizmagens oder Reizdarms. Man geht heute davon aus, dass eine Fehlsteuerung des vegetativen Nervensystems für diese Beschwerden mitverantwortlich ist.
Auslöser von akuten und chronischen Reizmagenbeschwerden sind bestimmte Nahrungs- und Genussmittel wie mehrfach erhitzte, minderwertige Fette, blähende Gemüsesorten, scharfe Gewürze, starker Kaffee, Alkohol, eisgekühlte Getränke und Zigaretten.
Eine große Rolle als Auslöser spielen auch psychische Belastungen. Vor allem Belastungssituationen am Arbeitsplatz gewinnen eine zunehmende Bedeutung. Wer unter Erfolgszwang und Zeitdruck Normen erfüllen muss, die nur unter starker Anspannung zu erreichen sind, reagiert nicht selten mit funktionellen Oberbauchbeschwerden.

Untersuchung und Behandlung

Zunächst muss der Arzt eine organische Magen- oder Oberbaucherkrankung ausschließen, bevor er von einem Reizmagensyndrom sprechen kann. Er wird also dasselbe tun wie beim Verdacht auf eine organische Erkrankung, etwa ein Ulkusleiden: Er erhebt die Anamnese und den körperlichen Befund, macht Laboruntersuchungen, eine Magenspiegelung und eine Ultraschall-Untersuchung des Oberbauches.
Wenn alle diese Untersuchungen keine krankhaften Befunde erbracht haben, wird der Arzt seinem Patienten die Diagnose „Reizmagensyndrom“ mitteilen.
Wenn die Oberbauchbeschwerden andauern, heftiger werden oder wenn sich ihr Charakter ändert, sollten Sie Ihrem Arzt die Gelegenheit geben, die Diagnose Reizmagen erneut zu überprüfen. Es ist ja durchaus möglich, dass sich neben den funktionellen Beschwerden eine organische Magen-Darm-Erkrankung entwickelt.
Beim Reizmagen kann der Arzt ohne die Mithilfe des Patienten nur wenig tun. Um wirklich helfen zu können, muss er zunächst versuchen, die individuellen Ursachen der Beschwerden zu erkennen. Um sie dann beeinflussen zu können, müsste er oft die Lebensumstände des Patienten verändern. Dazu aber kann der Arzt nur Anstöße geben.
Eine häufige Ursache von funktionellen Oberbauchbeschwerden sind bestimmte Speisen, die nicht gut vertragen werden. Lassen Sie die Speisen weg, die zu Beschwerden geführt haben. Berücksichtigen Sie dabei aber, dass die schlecht verträglichen Speisen wechseln können. Eine Speise muss nicht für immer unverträglich bleiben, eine andere, die bisher gut vertragen wurde, kann plötzlich Probleme bereiten. Probieren Sie daher nach einiger Zeit aus, ob eine festgestellte Unverträglichkeit noch besteht.
Halten Sie keine unnötig strenge Diät ein, die eher zu einseitiger Ernährung führt als zur Heilung des Reizmagens. Beachten Sie vielmehr die folgenden allgemeinen Empfehlungen zur Ernährung bei Reizmagen.

Allgemeine Empfehlungen zur Ernährung bei Reizmagen

- keine fetten oder gebratenen Speisen
- keine fetten Soßen
- keine scharf gewürzten Speisen

- kein blähendes Gemüse
- keinen hochprozentigen Alkohol
- keinen starken Kaffee
- keine eiskalten oder kochend heißen Speisen
- nicht rauchen
- keine zu voluminösen Mahlzeiten
- keine zu späten Abendmahlzeiten
- keine Mahlzeiten unter Zeitdruck

Wenn der Arzt bei der Gastroskopie kein Geschwür, aber eine Besiedlung mit Helicobacter pylori festgestellt hat, wird er Ihnen eine medikamentöse Behandlung zur Ausrottung dieser Magenbakterien vorschlagen. Des Weiteren stehen dem Arzt eine Reihe von Medikamenten zur Verfügung, um akute Beschwerden zu lindern: entkrampfende Mittel (Spasmolytika), Mittel gegen Übelkeit (Antiemetika) oder Mittel zur Verstärkung der Magen-Darm-Bewegung (Prokinetika).

Magenkrebs

AktivCheck

Wann muss ich zum Arzt?

- Wenn Sie chronische Magenbeschwerden haben, unter Appetitverlust leiden, geringe Gewichtsabnahme oder Blässe auffällt, sollten Sie unbedingt zum Arzt.

Was wird mein Arzt mich fragen?

- Leiden Sie an einer chronischen Gastritis oder an einem chronischen Magengeschwür?
- Essen Sie viel geräuchertes Fleisch oder geräucherten Fisch?
- Ist in Ihrer Familie schon mal jemand an Magenkrebs erkrankt?

Was frage ich meinen Arzt?

- Gibt es eine familiäre Veranlagung für Magenkrebs?
- Wie kann ich dem Magenkrebs effektiv vorbeugen?
- Soll ich nach einer Magenkrebs-Operation eine Chemotherapie durchführen lassen? Welche Nebenwirkungen hat die für mich?

AktivTipp

Was kann mein Arzt tun?

- Nach Befunderhebung wird sofort operiert. Dabei wird bis auf einen kleinen Rest der gesamte Magen entfernt (Gastrektomie). Bereits während der Operation wird begonnen, das Gewebe feingeweblich zu untersuchen.
- Anschließend erfolgt oft eine Chemotherapie.

Was kann ich selbst tun?

- Leider nichts.

Der Magenkrebs (Magenkarzinom) ist eine der häufigen Krebserkrankungen, wenn auch seine Häufigkeit in den letzten Jahren erfreulicherweise abgenommen hat.
Verschiedene Chemikalien, die mit der Magenschleimhaut in Berührung kommen, können unter bestimmten Voraussetzungen

zur Entstehung von Magenkrebs beitragen: Alkohol und Stoffe, die beim Grillen oder Anbrennen sowie Pökeln oder Räuchern von Speisen entstehen. Die Prognose eines Patienten mit fortgeschrittenem Magenkarzinom ist auch heute noch ziemlich schlecht: Eine Heilung ist nur durch eine Operation möglich, die unverzüglich erfolgen muss. Allerdings sind 5 Jahre nach der Operation nur noch etwa 30% der Patienten mit fortgeschrittenem Magenkrebs am Leben. Sehr viel günstiger ist die Prognose, wenn der Magenkrebs in einem so frühen Stadium entdeckt wird, dass die Krebsgeschwulst noch auf die Magenschleimhaut begrenzt ist. Diese Form des Magenkrebses wird als Magen-Frühkarzinom bezeichnet. Die Lebenserwartung dieser Patienten ist so gut wie nicht verringert.
Ziel der modernen Medizin ist es daher, möglichst viele Patienten mit Magenkrebs im Stadium des Frühkarzinoms zu diagnostizieren. Dies ist jedoch nur dann möglich, wenn die Patienten schon mit relativ schwachen Symptomen zum Arzt gehen und endoskopisch untersucht werden.

Beschwerden

Die Symptome des Magenkrebses unterscheiden sich oft nicht von denen einer Geschwürserkrankung. Daher sollte bei diesen Symptomen und Beschwerden (Schmerzen im Oberbauch in Abhängigkeit von der Nahrungsaufnahme, Druck- oder Völlegefühl, Magenkrämpfe, Appetitlosigkeit, Erbrechen) immer eine Magenspiegelung erfolgen.

Untersuchung und Behandlung

Nur die frühzeitige Gastroskopie mit Entnahme von Gewebsproben, die feingeweblich untersucht werden, kann zur Frühdiagnose führen.

In den meisten Fällen wird das Magenkarzinom nach seiner Entdeckung operativ entfernt. Je nach Lage und Größe der Geschwulst ist der Eingriff mehr oder weniger groß. Der Chirurg wird versuchen, die Lymphknoten im Bereich des Magens mit zu entfernen, denn dorthin breitet sich der Krebs in der Regel zuerst aus. Die entnommenen Lymphknoten werden feingeweblich untersucht, um die Ausbreitung des Magenkrebses genau zu diagnostizieren. Relativ selten kommen andere Therapieverfahren, wie die Chemotherapie, zum Einsatz.
Lesen Sie die ausführlichen und die differenzierten Ausführungen zur zusätzlichen Krebstherapie ab Seite 584.

Erbrechen

Erbrechen ist keine Erkrankung, sondern ein Krankheitssymptom, das zahlreiche Ursachen haben kann.

Ursachen von Erbrechen (Auswahl)

- schockierende Erlebnisse
- Magen-Darm-Grippe
- akute Gastritis
- akute Blinddarmentzündung
- akute Entzündung der Bauchspeicheldrüse
- Gallenkolik durch Gallensteine
- Frühschwangerschaft
- Hirnerkrankungen
- Vergiftungen
- Medikamente (Zytostatika)
- See- oder Reisekrankheit

Richtig gefährlich ist das Erbrechen eigentlich nur, wenn es mehrere Tage lang immer wieder auftritt oder wenn ein Bewusstloser erbricht. Patienten, die dauerhaft erbrechen, müssen die verlorene Flüssigkeit und die verlorenen Blutsalze ersetzen. Dies gilt in verstärktem Maße für Kinder und alte Menschen. Gehen Sie bei anhaltendem Erbrechen immer zum Arzt!

Bewusstlose müssen so gelagert werden, dass sie nicht an Erbrochenem ersticken können (stabile Seitenlage). Wenn Sie einen Bewusstlosen auffinden, der schon erbrochen hat, müssen Sie seine Luftwege wieder frei machen und ihm den Mund frei räumen. Bewusstlose beißen zwar nicht, können den Mund aber bei Auslösung eines entsprechenden Reflexes zuklappen. Stecken Sie daher am besten ein Verbandpäckchen zwischen die Zahnreihen, bevor sie mit dem Ausräumen beginnen. Ziehen Sie dazu die Gummihandschuhe aus Ihrem Verbandkasten an.

Die Behandlung des Erbrechens richtet sich nach der jeweiligen Grunderkrankung. Medikamente, die den Brechreiz unterdrücken (Antiemetika) sind nur in speziellen Fällen geeignet.

Blinddarmentzündung (Appendizitis)

AktivCheck

Wann muss ich zum Arzt?

- Bei plötzlich auftretenden schweren Bauchkrämpfen, Übelkeit und Erbrechen. Im rechten Unterbauch gibt es eine deutlich örtliche Schmerzbegrenzung.
- Wenn Sie Fieber haben. (Unter der Achsel gemessen ist die Temperatur 1 °C niedriger als die rektale Temperatur.)
- Nicht immer verläuft eine Blinddarmentzündung akut. Bei der chronischen Form können vielmehr leichtere Entzündungen oft über mehrere Jahre hinweg auftreten.
- Der Verdacht auf Blinddarmentzündung wird oft erst durch ein auffälliges Blutbild (erhöhte Leukozyten) erhoben.

Was wird mein Arzt mich fragen?

- Haben Sie Fieber gemessen? Wenn ja, unter der Achsel und rektal? Wie hoch ist die Temperatur?
- Sind Sie schwanger?
- Haben Sie öfter Probleme mit dem Magen-Darm-Trakt?

Was frage ich meinen Arzt?

- Könnte die Ursache meiner Blinddarmentzündung ein verschluckter Obstkern, ein Kaugummi oder etwas anderes sein?
- Gibt es eine andere Behandlungsform als die Operation?
- Welche Operationsform ist die bessere: Die konventionelle (mit Bauchschnitt) oder die Laparoskopie („Schlüsselloch-Chirurgie")?
- Wann kann ich nach einer Blinddarm-Operation wieder:
  - baden oder duschen?
  - normal Treppen steigen?
  - zur Arbeit gehen?
  - Geschlechtsverkehr haben?
  - Auto fahren?
  - problemlos alles tun und lassen was ich will?

AktivTipp

Was kann mein Arzt tun?

- Die Untersuchung stützt sich auf das Schmerzereignis beim Berühren des rechten Unterbauchs und den charakteristischen „Loslassschmerz", die Ultraschalldiagnostik, eine gynäkologische Untersuchung, den Laborbefund.
- Einzige Therapie ist die Operation.

Was kann ich selbst tun?

- Leider nichts.

Der Blinddarm bzw. „Wurmfortsatz" (Appendix), ein nur wenige Zentimeter langer, „blind" endender Fortsatz des ersten Dickdarmabschnittes nach dem Übergang vom Dünn- zum Dickdarm, hat keine lebensnotwendige Funktion für den Organismus und kann daher bei Entzündung (Appendizitis) entfernt werden. Diese Operation ist notwendig, da die Blinddarmentzündung zu einer lebensbedrohlichen Bauchfellentzündung (Peritonitis) führen kann.
Wie eine akute Blinddarmentzündung entstanden ist, kann im Einzelfall oft nicht ermittelt werden. Man nimmt an, dass im Blinddarm aufgestauter Darminhalt und Infektionen an anderen Körperteilen eine Rolle spielen. Die meisten Patienten sind unter 30 Jahre alt.

Beschwerden

Zunächst sind es eher Oberbauchschmerzen, die mit Unterbrechungen bzw. kolikartig verspürt werden. Mit der Zeit sind es dann eher Dauerschmerzen im Ober- und rechten Unterbauch. Dann ist der Bauch oft auch druckempfindlich. Viele Patienten müssen erbrechen und haben Fieber, meistens aber nur bis etwa 39 °C. Das Allgemeinbefinden ist in den meisten Fällen stark beeinträchtigt. Ältere Menschen haben oft einen weniger heftigen Verlauf mit geringeren Schmerzen.

Untersuchung und Behandlung

Bei Verdacht auf eine Blinddarmentzündung tastet der Arzt den Bauch ab, um den Schwerpunkt des Schmerzempfindens und bestimmte Schmerzqualitäten („Schmerz beim Loslassen") zu ermitteln. Er lässt das Fieber messen, die Zahl der weißen Blutkörperchen (Leukozyten) und weitere Entzündungszeichen bestimmen. Auch kann eine Röntgenaufnahme des Bauches und eine Ultraschall-Untersuchung Hinweise auf die Dringlichkeit der Behandlung geben.
Sofern der Verdacht auf eine akute Blinddarmentzündung besteht, wird der Arzt zur dringenden operativen Entfernung des Blinddarms raten. Der erforderliche Klinikaufenthalt dauert nur wenige Tage.

Chronisch-entzündliche Darmerkrankungen – Morbus Crohn und Colitis ulcerosa

AktivCheck

Wann muss ich zum Arzt?

- Bei starken Durchfällen und Blut im Stuhl.
- Bei wiederholten Schüben mit Fieber, Bauchkrämpfen und dünnen Stühlen.

Was wird mein Arzt mich fragen?

- Sind Ihnen auslösende Faktoren aufgefallen?

- Wie ist Ihr Appetit? Treten auch Übelkeit und Erbrechen auf?

Was frage ich meinen Arzt?

- Wie kann diese Erkrankung im schlimmsten Fall bei mir verlaufen?
- Besteht nach Therapie-Ende die Gefahr einer erneuten Erkrankung?
- Was bedeutet es für mein Leben, wenn ein Teil des Dünndarmes (bei Morbus Crohn) entfernt werden muss?
- Stimmt es, dass bei der Colitis ulcerosa die Psyche eine große Rolle spielt?
- Wie groß sind meine Heilungschancen, wenn ich bereits eine weit fortgeschrittene Colitis habe?
- Wird Psychotherapie bei der Colitis ulcerosa erfolgreich eingesetzt?
- Kann ich an einer unbehandelten schweren Colitis ulcerosa sterben?
- Kann ich durch eine Colitis ulcerosa Krebs bekommen?

AktivTipp

Was kann mein Arzt tun?

- In leichteren Fällen werden Bettruhe, reizlose Diät und entsprechende Medikamente verordnet; oft werden auch Kortison-Präparate hinzugenommen.
- Bei fortgeschrittener Erkrankung oder Komplikationen wird operiert und der betroffene Darmabschnitt entfernt.

Was kann ich selbst tun?

- Bei der Colitis ulcerosa leider nicht viel. Wenn Sie aber früh zum Arzt gehen und die Therapie prompt einsetzt, kann eine starke Verschlimmerung der Krankheit vermieden werden.
- Es gibt keine spezielle Diät.
- Versuchen Sie, seelische Belastungen und Überarbeitungen zu vermeiden bzw. in den Griff zu bekommen.
- Meiden Sie Lebensmittel, die Ihnen Beschwerden verursachen.
- Bevorzugen Sie ballaststoffreiche Lebensmittel wie Mischbrot, Vollkornbrot, frisches Obst und Gemüse und hochwertige Fette wie Sonnenblumenöl oder Maiskeimöl. Geeignete Eiweißquellen sind Geflügel, mageres Fleisch und Fisch.
- Nehmen Sie lieber mehrere kleine Mahlzeiten über den ganzen Tag verteilt zu sich.
- Achten Sie auf ausreichende Vitamin- und Flüssigkeitszufuhr: mindestens 1,5 bis 2 Liter pro Tag.
- Falls Sie Milch schlecht vertragen, sollten Sie Milch und Milchprodukte meiden.
- Daneben können die Bewegungstherapie, Entspannungstechniken, Psychotherapie und eventuell physikalische Maßnahmen helfen.

Entzündungen des Darmes verlaufen entweder akut oder chronisch. Die akuten Entzündungen, die durch Bakterien oder Viren verursacht werden, klingen in der Regel innerhalb weniger Tage spontan wieder ab. Ihr Hauptsymptom ist Durchfall, weshalb die akuten Darmentzündungen bzw. Darminfektionen im Abschnitt „Durchfall“ und im

Kapitel „Reisemedizin“ behandelt werden. Bei den chronisch-entzündlichen Darmerkrankungen unterscheidet der Arzt zwei Formen:

- Morbus Crohn (diese Erkrankung ist nach ihrem Entdecker, dem amerikanischen Arzt Dr. Crohn, benannt)
- Colitis ulcerosa (der lateinische Name sagt, dass es sich um eine Dickdarmentzündung mit Geschwüren handelt).

Zwischen den beiden Formen gibt es wichtige Unterschiede: Während bei der Colitis ulcerosa die Schleimhaut des gesamten Dickdarms entzündlich verändert sein kann, können beim Morbus Crohn im gesamten Magen-Darm-Trakt Abschnitte mit entzündlich veränderter Schleimhaut auftreten, die von gesunden Abschnitten umgeben sind. Während die Colitis ulcerosa nur zu einer oberflächlichen Entzündung führt, befällt der Morbus Crohn oft auch tiefere Wandschichten des Darmes, sodass die gesamte Darmwand durchbrochen werden kann, wodurch künstliche Verbindungen (Fisteln) zu anderen Organen entstehen können.
Die Ursachen der chronisch-entzündlichen Darmerkrankungen sind noch nicht bekannt, allerdings scheinen Stress und Belastung einen wesentlichen Einfluss auszuüben.

Beschwerden

Die Erkrankungen machen sich durch Bauchschmerzen und teilweise blutige Durchfälle bemerkbar. Das Allgemeinbefinden der Betroffenen ist schlecht, sie haben keinen richtigen Appetit, erbrechen oft und nehmen an Gewicht ab. Auch Fieber kann auftreten. Bei der Colitis ulcerosa ist der Stuhlgang häufiger blutig als beim Morbus Crohn.
Sowohl Patienten mit Colitis ulcerosa als auch mit Morbus Crohn haben in etwa einem Viertel der Fälle zusätzliche Symptome außerhalb des Magen-Darm-Traktes, vor allem Gelenkbeschwerden, Augenentzündungen und Hauterkrankungen. Manchmal beginnen die chronisch-entzündlichen Darmerkrankungen mit solchen Symptomen.
Beide Erkrankungen können entweder langsam fortschreitend oder in Schüben verlaufen.

Untersuchung und Behandlung

Der Arzt stellt die Diagnose durch eine Röntgenuntersuchung des Darmes oder mit Hilfe der Endoskopie. Bei Verdacht auf Colitis ulcerosa schaut er den gesamten Dickdarm an, bei Verdacht auf Morbus Crohn eventuell den gesamten Magen-Darm-Trakt vom Magen bis zum Enddarm, den Dünndarm mittels Röntgenpassage (Röntgenuntersuchung nach Kontrastmittelgabe) und den übrigen Magen-Darm-Trakt endoskopisch.
Bei akuten Beschwerden ist immer eine ärztliche Behandlung erforderlich, die über die hier erläuterten Ernährungsempfehlungen hinausgeht.
Wenn die Beschwerden in einem akuten Schub der Erkrankungen besonders ausgeprägt sind, werden die Patienten meist durch Infusionen oder über Sonden ernährt und erhalten gleichzeitig hochdosierte Medikamente: Eingesetzt werden kortisonhaltige Arzneimittel zusammen mit anderen entzündungshemmenden Mitteln, die speziell zur Behandlung der chronisch-entzündlichen Darmerkrankungen enwickelt wurden.
Nach Abklingen der akuten Phase ist meistens eine Dauertherapie mit Medikamenten erforderlich, die oft über ein Jahr oder länger fortgesetzt werden muss. Die Medikamente bewirken eine Linderung der Beschwerden bzw. eine Dämpfung der Krankheitsaktivität, aber keine Heilung.

Die Colitis ulcerosa kann grundsätzlich operativ geheilt werden, indem der gesamte Dickdarm entfernt wird. Bei den neueren Operationsverfahren wird der Dünndarm direkt mit dem After verbunden, sodass der natürliche Darmausgang erhalten bleibt. Eine solche Operation kommt in Betracht, wenn die Erkrankung mit Medikamenten nicht ausreichend beeinflusst werden kann, bei Komplikationen (Infektion, drohender Darmdurchbruch, größere Blutung) oder bei Gefahr der bösartigen Entartung.

Bei Morbus Crohn kann es erforderlich sein, erkrankte Dickdarm- oder Dünndarmabschnitte zu entfernen oder entstandene Fisteln operativ zu verschließen. Die bei Morbus Crohn gelegentlich entstehenden ringförmigen Einengungen des Darmes (Stenosen) müssen entweder komplett entfernt oder bei kurzen Stenosen wieder operativ geöffnet werden. Bei günstiger Lage können kurzstreckige Stenosen eventuell auch bei der Darmspiegelung ohne Operation aufgedehnt werden.

In einigen Fällen trägt die psychotherapeutische Behandlung des Patienten zur Linderung der Beschwerden und zum besseren Umgang mit der Erkrankung bei.

Durchfall

AktivCheck

Wann muss ich zum Arzt?

- Bei gehäuften (mehr als 5 Entleerungen täglich), dünnen, ungeformten Stühlen, die länger als 1 Tag anhalten.
- Bei gleichzeitigem hohem Fieber, Gliederschmerzen und allgemeinem Krankheitsgefühl.
- Wenn Blut im Stuhl ist.
- Wenn der Durchfall kurz nach einem Tropenurlaub auftritt.

Was wird mein Arzt mich fragen?

- Sind Sie gerade von einer Reise zurückgekehrt?
- Nehmen Sie Abführmittel?
- Sind Sie nervös oder stehen Sie unter negativem Stress?
- Führen Sie gerade eine Antibiotika-Therapie durch?
- Haben Sie eine Nahrungsmittelallergie?

Was frage ich meinen Arzt?

- Kann ich nicht einfach ein Mittel mit stopfender Wirkung nehmen?

AktivTipp

Was kann mein Arzt tun?

- Er kann durch Austasten mit dem behandschuhten Finger oder mit einem Endoskop eine Untersuchung des Mastdarmes vornehmen.
- Er gibt eine Stuhlprobe zur Untersuchung ab.
- Er verschreibt Ihnen Medikamente.

Was kann ich selbst tun?

- Halten Sie für einige Tage Bettruhe ein.
- Eine Wärmflasche oder ein warmer Wickel beruhigen den Darm.
- Verzicht auf Essen in den ersten Tagen (Nahrungskarenz).

Ebenso wie das Erbrechen ist auch der Durchfall (Diarrhöe) ein Symptom, das bei zahlreichen Erkrankungen vorkommt. Bei Durchfall ist die Stuhlfrequenz gesteigert, der Stuhlgang ist weicher und enthält eine größere Menge Flüssigkeit. Kein Durchfall besteht, wenn täglich mehrere normal geformte Stühle abgesetzt werden.

Ursachen

Beim so genannten einfachen Durchfall enthält der ungeformte Stuhl kein Blut und keinen Eiter. Dieser Durchfall tritt vorwiegend bei bakteriellen Darminfekten auf und wird entweder durch die Bakterien selbst oder durch die Giftstoffe (Toxine) ausgelöst, welche die Bakterien absondern. Einfacher Durchfall kann aber auch durch Viren („Magen-Darm-Grippe"), durch die Ernährung (Überessen, zu viele Ballaststoffe, verdorbene Speisen) oder durch Medikamente entstehen. Auch „natürliche" Medikamente, wie „Blutreinigungstees", sind im Prinzip nichts anderes als Abführmittel und können zu Durchfall führen. Ebenfalls können Milchzucker, Fruktose und Sorbit Durchfall verursachen. Durchfall ist außerdem ein Hauptsymptom bei Nahrungsmittelallergien. Auch Stress, Angst und psychische Belastungen können akut Durchfall auslösen.

Untersuchung und Behandlung

Da ein akuter Durchfall im Rahmen der bisher genannten Ursachen meist innerhalb von wenigen Tagen heilt, ist es nicht notwendig, die genauen Ursachen zu ermitteln. Der Arzt wird den Stuhlgang daher nur in seltenen Fällen auf Bakterien untersuchen lassen.

Der Flüssigkeitsbedarf, der durch den manchmal enormen Flüssigkeitsverlust beim Durchfall erhöht ist (ganz besonders bei gleichzeitigem Erbrechen!), wird durch Tee, Cola oder eine nicht zu fettige Bouillon gedeckt. Diese Getränke sollen in kleinen Portionen, aber häufig geschluckt werden. Cola, die je nach Lage auch mit Salzgebäck kombiniert werden kann, sollte nicht zu kalt und etwas abgestanden sein. Günstig ist oft auch eine Rohapfeldiät, wobei der Apfel mit Schale frisch gerieben, mit Zitronensaft beträufelt und mehrmals täglich in kleinen Portionen gelöffelt wird.

Überprüfen Sie, ob diese erfahrungsgemäß erfolgreichen Maßnahmen bei Ihnen persönlich anschlagen, bevor Sie die Behandlung einfach „schematisch" fortsetzen.

Sofern diese allgemeinen Maßnahmen den Durchfall noch nicht stoppen, kommen verschiedene Medikamente zum Einsatz, darunter Stopf- oder Quellmittel (Flohsamenschalen), die Darmschleimhaut abdichtende Mittel (Eichenrinde, Heidelbeerfrüchte) oder Mittel, die Giftstoffe aufsaugen (Aktivkohle).

Vor einer Reise in den Süden, in die Subtropen oder Tropen, sollten Sie Ihre Reiseapotheke entsprechend ausstatten. Tipps dazu gibt Ihr Arzt oder Apotheker. Einen ausführlichen Abschnitt zum Thema „Durchfall auf Reisen" und entsprechende Vorbeugemaßnahmen finden Sie ab Seite 719.

Infektionen mit EHEC

So genannte enterohämorrhagische Escherichia coli (EHEC) enthalten einen Giftstoff, der rote Blutkörperchen auflösen kann. Sogar wenn diese Erreger durch Antibiotika zerstört werden, sind sie noch gefährlich, indem sie einen weiteren Giftstoff freisetzen, der sich in die Eiweißproduktion der Körperzellen einmischt. Infektionen mit EHEC, die meistens Kinder im Vorschulalter und ältere

Menschen betreffen, können sich auf wässrige Durchfälle beschränken, aber auch bis zum völligen Nierenversagen mit schwerer Blutarmut reichen. EHEC werden durch infiziertes Rindfleisch oder infizierte Kuhmilch auf den Menschen übertragen. Schutz vor einer Infektion bieten das vollständige Garen von Rindfleisch und der Verzicht auf ungekochte Milch.

Lebensmittelvergiftung mit Staphylococcus aureus

Bestimmte Stämme der Bakterie Staphylococcus aureus können sich in manchen Speisen (Mayonnaise, Kartoffelsalat, Blutwurst, Pudding) gut vermehren und dabei einen Giftstoff bilden. Wer ein solches infiziertes und vergiftetes Lebensmittel isst, erlebt meist 3 bis 5 (bis zu 72) Stunden später ein heftiges Erbrechen mit Durchfall. Dies kann den Betroffenen so sehr mitnehmen, dass er auf der Toilette bewusstlos zusammenbricht. Sobald aber durch den Brechdurchfall alles Gift aus dem Körper entfernt ist, ist die Krankheit überwunden. Auch die Keime bleiben nicht im Körper, und der Betroffene ist schon etwa 12 Stunden später wieder gesund. Vor allem ist es wichtig, nach der Gesundung den Flüssigkeits- und Salzverlust zu ersetzen.

Salmonellosen

AktivCheck

Wann muss ich zum Arzt?

- Bei kolikartigen Leibschmerzen, Fieber und wässrigen Durchfällen. Vorsicht: Flüssigkeitsverlust!

Was wird mein Arzt mich fragen?

- Was haben Sie gegessen (z. B. rohe Eier)?
- Haben andere Personen das gleiche wie Sie gegessen?
- Ist jemand von diesen Personen gleichfalls erkrankt?

Was frage ich meinen Arzt?

- Wie lange muss ich mit Durchfall rechnen?
- Muss ich meinem Arbeitgeber eine Meldung machen?

AktivTipp

Was kann mein Arzt tun?

- Er wird sofort eine Antibiotika-Therapie beginnen.
- Begleitend findet eine Infusionstherapie statt.
- Ihr Arzt muss die Erkrankung melden und Sie weiter untersuchen, nachdem die Symptome verschwunden sind, um zu verhindern, dass Sie zu einem Dauerausscheider von Salmonellen werden.

Was kann ich selbst tun?

- Salzstangen und Cola helfen den Verlust an Energie und Mineralstoffen (Salzen) auszugleichen.
- Achten Sie streng auf Hygiene während der aktiven Erkrankungszeit, da Sie sonst sehr leicht Mitmenschen infizieren können.
- Vermeiden Sie den Kontakt mit den Nahrungsmitteln anderer Personen.

Die Salmonellen wie Salmonella enteritidis sind Erreger von bakteriellen Durchfallerkrankungen in der Art des Reisedurchfalls. Auch hier erfolgt die Infektion durch Kotspuren, die beim Trinken, Essen oder auf andere Art über den Mund in den Darm geraten.

Mit Ausnahme des Typhus-Erregers (Salmonella typhi), dessen einziges natürliches Reservoir der Darmtrakt des Menschen ist, werden alle anderen Salmonellen auch von vielen Tieren ausgeschieden. Häufige Ausscheider sind Hühner, Enten, Schweine, Kühe, Katzen, Hunde, Ratten, Sittiche, Tauben, sogar Eidechsen und Insekten. Insbesondere Hühner in Legebatterien sind häufig mit Salmonella enteritidis infiziert und können den Keim mit ihren Eiern weitergeben. Da Salmonellen spätestens bei 70 °C absterben, ist es ratsam, Eier grundsätzlich nur in (hart) gekochtem Zustand zu essen. Sämtliche Speisen mit ungekochten Eiern (Tiramisu) mögen zwar vorzüglich schmecken, sind aber gefährlich!

Beschwerden

8 bis 48 Stunden nach der Infektion kommt es zu kolikartigen Leibschmerzen, wässrigen Durchfällen, die teilweise mit Blut und Schleim vermengt sind, und Fieber bis 39 °C. Der Bauch kann so sehr schmerzen, dass der Arzt zunächst den Verdacht auf eine akute Entzündung des Blinddarms oder der Gallenblase hat. Diese im Vergleich zum Typhus harmloseren Salmonellosen sind – auch ohne Behandlung – oft schon nach 2 bis 5 Tagen überstanden, die Durchfälle können jedoch auch 10 bis 14 Tage andauern.

Die Salmonellen werden nach einer Infektion meistens etwa 1 bis 4 Wochen lang mit dem Stuhl ausgeschieden, von einigen Betroffenen aber dauerhaft.

Untersuchung und Behandlung

Der Arzt kann die Diagnose sichern, indem er die Salmonellen aus einer Stuhlprobe anzüchtet. Dies dauert aber meist länger als die Erkrankung und wird deshalb nur bei begründetem Verdacht getestet.

Solange die Salmonellenerkrankung unkompliziert ist, also nicht zu schweren Symptomen mit blutigem Durchfall und hohem Fieber führt, kann sie ohne Antibiotika behandelt werden. Die Therapie beschränkt sich dann auf den Ausgleich des Wasser- und Salzverlustes.

Wenn der Arzt den Eindruck gewinnt, dass sich ein schweres Krankheitsbild oder sogar eine Sepsis entwickelt, müssen Antibiotika eingesetzt werden. (Bei einer Sepsis dringen die Bakterien über die Schleimhaut in das Blut und in den ganzen Körper ein.)

Zur Vorbeugung sind allgemeine Hygienemaßnahmen mit Händewaschen nach der Toilette und vor dem Essen grundlegend wichtig.

Die Gesundheitsämter unternehmen große Anstrengungen, um der Verbreitung von Salmonellosen vorzubeugen: Der Stuhl von Beschäftigten in Lebensmittelbetrieben wird regelmäßig auf Salmonellen untersucht. Wer dauerhaft Salmonellen ausscheidet, darf in diesen Betrieben nicht arbeiten.

Wichtig für die Prophylaxe ist auch die Desinfektion und die ordnungsgemäße Beseitigung salmonellenhaltiger Tierkadaver und eine einwandfreie Trinkwasseraufbereitung. Noch ungelöst ist das Problem der Salmonellenverbreitung durch Hühnereier. Hier hilft nur die eigene Initiative: Keine rohen Eier essen, alle Eier hart kochen oder von beiden Seiten braten. Übrigens kann auch der Kot von Stadttauben mit Salmonellen infiziert sein – hier sollte man bei kleinen Kindern achtsam sein.

Chronische Verstopfung

AktivCheck

Wann muss ich zum Arzt?

- Wenn Sie bei nur seltenen Stuhlentleerungen einen sehr harten Stuhl haben.
- Wenn Sie Blut im oder auf dem Stuhl feststellen.

Was wird mein Arzt mich fragen?

- Stimmen folgende Lebensgewohnheiten mit den Ihren überein: Bewegungsmangel, sitzende Lebensweise, mangelnde Gewöhnung an geregelten Stuhlgang (bereits von Kindheit an), Beckenbodensenkung, falsche Ernährungsgewohnheiten, ein reizbarer Dickdarm, seelische Störungen?
- Treiben Sie Sport? Welchen?
- Besteht eine Darmlähmung oder eine mechanische Behinderung der Darmpassage (Verwachsungen, Vernarbungen nach Operationen, Tumor, entzündliche Prozesse)?
- Nehmen Sie regelmäßig Abführmittel? Wenn ja, seit wann und wie viele?

Was frage ich meinen Arzt?

- Wie oft sollte ich denn normalerweise Stuhlgang haben? Nehmen Sie sich Zeit für Ihren Stuhlgang.
- Kommen meine Misslaunigkeit und meine Kopfschmerzen von der Verstopfung?
- Muss ich zum Arzt, wenn ich Blut auf dem Stuhl entdecke?
- Können Abführmittel dauerhaft helfen?
- Sollte ich lieber Gleitmittel (Paraffin-Öl) nehmen als Abführmittel?
- Schadet es, wenn ich öfter einen Einlauf brauche?

AktivTipp

Was kann mein Arzt tun?

- Anfangs erfolgt die rektale Untersuchung.
- Der Arzt wird eine Beendigung Ihrer Selbsttherapie mit Abführmitteln, Darmspülungen und Einläufen durchsetzen. Der Darm muss durch richtige Ernährung und richtige Darmfüllzeiten wieder daran gewöhnt werden, sich regelmäßig zu entleeren.
- Oft wird eine psychotherapeutische Zusatzbehandlung in Erwägung gezogen, um mögliche Zusammenhänge zwischen der Verstopfung und anderen körperlichen Beschwerden (Migräne usw.) zu klären.
- Bei einem Passagehindernis muss nach der Ursache gesucht und diese beseitigt werden (Operation?).

Was kann ich selbst tun?

- Achten Sie unbedingt auf eine ballaststoffreiche und abwechslungsreiche Ernährung.
- Vermeiden Sie psychischen Stress.
- Haben Sie Geduld mit der Umstellung und fangen Sie auf keinen Fall wieder heimlich mit der Selbstmedikation an.

Die seit längerer Zeit bestehende, „gewohnheitsmäßige“ Verstopfung oder Darmträgheit (habituelle Obstipation), um die es hier geht, ist von der neu aufgetretenen, akuten Verstopfung zu unterscheiden.
Suchen Sie bei jeder neu aufgetretenen Verstopfung Ihren Arzt auf, vor allem wenn Sie älter als 40 Jahre sind. Es besteht dann nämlich die Gefahr, dass sich hinter der Verstopfung ein Tumorleiden des Dickdarms verbirgt. Der Arzt muss diese Möglichkeit mit geeigneten Untersuchungen ausschließen oder bestätigen. Wird die Verstopfung bei einem Tumorleiden nur mit Abführmitteln behandelt, verliert man wertvolle Zeit bis zur Diagnose und angemessenen Therapie.

Wann liegt eine Verstopfung vor?

Bevor man über Verstopfung redet, muss man zuerst definieren, was ein normaler Stuhlgang ist. Dies ist von Mensch zu Mensch verschieden. Der eine hat zwei- oder dreimal Stuhlgang pro Tag, der andere nur zweimal pro Woche. Beides – und alle Abstufungen dazwischen – ist normal, wenn man sich dabei wohl fühlt und keine Beschwerden hat – und wenn es immer so war. Manche Menschen glauben, man müsse mindestens einmal täglich Stuhlgang haben, um den Körper zu „entschlacken“ und nehmen Abführmittel ein, um dies zu erzwingen. Das ist aber nicht notwendig und unter Umständen sogar schädlich.
Eine echte Verstopfung liegt dann vor, wenn der Stuhlgang nur sehr selten sowie unter Mühen und Beschwerden kommt. Oft gelingt es aber auch in diesem Fall, die Anwendung von Abführmitteln weitgehend zu vermeiden. Man kann sich nämlich bei chronischer Verstopfung durch eine zweckdienliche Lebensweise recht gut helfen.

Ursachen

Die Verstopfung beruht in erster Linie auf einer falschen Ernährung und einer ungesunden Lebensweise. Viele Menschen sind heute nicht mehr gezwungen, körperlich schwer zu arbeiten oder sich in anderer Weise viel zu bewegen. Die Bewegungsarmut begünstigt die „Darmträgheit“. Auch der Mangel an Schlacken- oder Ballaststoffen in der Nahrung bremst die Darmtätigkeit. Der Darm braucht eine gewisse Menge an unverdaulichen Faserstoffen als Füllungs- und Bewegungsanreiz. Wer statt ballaststoffreicher Kost in Form von Obst, Salat, Gemüse und Vollkornbrot hauptsächlich Weißbrot, Brötchen, Toastbrot, weiße Nudeln, Süßigkeiten, Joghurt und Schokolade isst, riskiert eine Verstopfung. Ohne genügend Ballaststoffe fehlt dieser Anreiz. Die Folge ist Verstopfung.
Auch wer sich nicht genügend Zeit dafür nimmt, auf die Toilette zu gehen, und den Stuhldrang einfach „überspringt“, riskiert eine Verstopfung. Der Stuhl bleibt in diesem Fall notgedrungen länger im Darm, der ihm weitere Flüssigkeit entzieht. Dadurch wird der Stuhl härter und die nächste Entleerung schwieriger.
Wer in diesem Moment Abführmittel anwendet, kann zwar eine Stuhlentleerung erzwingen, beseitigt aber die Ursache des Problems nicht. Die dauerhafte Einnahme von Abführmitteln kann den Darm gehörig durcheinander bringen, sodass er nach dem Absetzen des Abführmittels unter Umständen noch Monate brauchen wird, bis er sich auf die allgemeinen Maßnahmen „einlässt“ und wieder normal funktioniert.

Untersuchung und Behandlung

Sorgen Sie für reichliche Flüssigkeitszufuhr – mindestens eineinhalb bis zwei Liter täglich trinken! – zur Vorbeugung der Verstopfung und nehmen Sie ausreichend Ballaststoffe auf. Ballaststoffe sind Nahrungsbestandteile aus Pflanzen, die für den Körper unverdaulich sind. „Unverdaulich" heißt aber nicht „unbekömmlich" – im Gegenteil: Die Pflanzenfasern und Pflanzengerüststoffe sorgen für einen geregelten Stuhlgang, indem sie Wasser im Darm halten. Das erhöht die Stuhlmenge und auch die Gleitfähigkeit des Stuhls. Der Dehnungsreiz des erhöhten Stuhlvolumens regt den Darm zur Bewegung (Peristaltik) und letztlich zum Stuhlgang an. Ballaststoffreiche Kost und Flüssigkeit führen zu reichlichem, weichen und leichten Stuhlgang, ballaststoffarme Kost und Flüssigkeitsmangel dagegen zu wenig, hartem und beschwerlichen Stuhlgang.

Reizdarmsyndrom

AktivCheck

Wann muss ich zum Arzt?

- Bei allen unklaren Beschwerden im Bauch sollten Sie den Arzt aufsuchen.
- Bei Blähungen und unbestimmten krampfartigen Schmerzen, bei unregelmäßigem Stuhlgang mit Wechsel zwischen Durchfall und Verstopfung und bei Schleimabgang mit dem Stuhl.

Was wird mein Arzt mich fragen?

- Sind Sie psychisch belastbar?
- Bestehen die Beschwerden schon seit längerem?
- Gibt es eine Häufung der Symptome zur Nachtzeit oder beim Aufwachen?
- Welche Medikamente nehmen Sie?

Was frage ich meinen Arzt?

- Könnte mein Reizdarm die Vorstufe eines Krebsgeschwüres sein?
- Kann ich wieder völlig gesund werden?

AktivTipp

Was kann mein Arzt tun?

- Ihr Arzt wird Ihren Medikamentenzettel durchsehen und alle Arzneien herausstreichen, die eine Wirkung auf den Darm haben.
- Sie werden ein Medikament erhalten, das die Darmkrämpfe beseitigt sowie die Darmbeweglichkeit verlangsamt.
- In schweren Fällen wird eine psychotherapeutische Behandlung begonnen.

Was kann ich selbst tun?

- Meiden Sie alle auslösenden Faktoren.
- Ernähren Sie sich gesund.
- Verringern Sie täglichen Stress.

Das Reizdarmsyndrom bzw. der Reizdarm (Colon irritabile) ist die Entsprechung des Reizmagensyndroms im unteren Magen-Darm-Trakt. Patienten mit Reizdarm haben teilweise starke Beschwerden zusammen mit Durchfall oder Verstopfung, ohne dass der Arzt krankhafte Veränderungen am Darm feststellen kann. Der Arzt spricht in diesem Fall von „funktionellen Beschwerden".

Das Reizdarmsyndrom besteht aus chronischen oder immer wiederkehrenden Bauchschmerzen und Blähungen, die im Zusammenhang mit geänderten Stuhlgewohnheiten (Durchfall, Verstopfung) oder mit der Stuhlentleerung auftreten. Da der Arzt auch mit modernen Untersuchungsmethoden kei-

nen krankhaften Organbefund erheben kann, handelt es sich beim Reizdarm um eine Störung der Organsteuerung durch das vegetative Nervensystem.
Patienten mit Reizdarmsyndrom scheinen auf Stresseinflüsse in besonderer Weise zu reagieren: Belastende Situationen, die bei anderen Menschen nicht zu gesundheitlichen Problemen oder vielleicht eher zu Schlafstörungen oder zu Muskelverspannungen führen, lösen bei ihnen die Reizdarmsymptomatik aus. Im Übrigen kann das Reizdarmsyndrom die Betroffenen zwar ziemlich belasten, aber es verursacht nie weiter gehende Komplikationen oder gar Darmkrebs.

Beschwerden

Im Vordergrund stehen das Völle- und Spannungsgefühl sowie Blähungen. Durchfall und Verstopfung können einander abwechseln. Darmkrämpfe können auftreten, auch während der Stuhlentleerung. Andererseits kann der Stuhlgang zur Besserung der Beschwerden führen.

Untersuchung und Behandlung

Um sich davon zu überzeugen, dass ein Patient keine organische Darmerkrankung hat, führt der Arzt eine körperliche Untersuchung, geeignete Laborbestimmungen, eine Ultraschall-Untersuchung und eventuell eine Darmspiegelung (Koloskopie) durch. Wenn er bei alledem nichts findet, kann er seinem Patienten die Diagnose „Reizdarm“ mitteilen. Es ist wichtig, dass Sie Ihren Arzt in diesem Moment richtig verstehen: Er will Ihnen keineswegs sagen, dass er Sie für einen Simulanten hält! Er weiß, dass die Beschwerden, die Sie haben, sowohl mit als auch ohne Organveränderung bestehen können. Ihre Beschwerden beruhen auf der gestörten Funktion des Darms und nicht auf der gestörten Struktur, wie bei der Divertikulitis. Wenn die Beschwerden andauern, heftiger werden oder wenn sich ihr Charakter ändert, sollten Sie Ihrem Arzt die Gelegenheit geben, die Diagnose Reizdarm erneut zu überprüfen. Es ist ja durchaus möglich, dass sich neben den funktionellen Beschwerden eine organische Darmerkrankung entwickelt hat.
Die im Zusammenhang mit der Verstopfung empfohlene Ernährung mit reichlich Ballaststoffen und Flüssigkeit trägt zur Normalisierung von Blähungen und Stuhlunregelmäßigkeiten bei. Ballaststoffe können durch ihre Wasserbindung auch bei Durchfall regulierend wirken.
Streichen Sie alle Nahrungsmittel, die Sie schlecht vertragen, und auch blähende Gerichte wie Sauerkraut oder Bohneneintopf vom Speiseplan. Bewährte Hausmittel wie Kamillen- oder Fencheltee sowie feuchtwarme Umschläge lindern krampfartige Bauchschmerzen oft recht gut.
Vermeiden Sie Stresssituationen, die Ihre Beschwerden auslösen.
Bei hartnäckigen Beschwerden kann der Arzt weitere krampflösende und die Darmtätigkeit regulierende Medikamente verordnen.

Divertikulose und Divertikulitis

AktivCheck

Wann muss ich zum Arzt?

- Bei starken Schmerzen im linken Unterbauch und leichtem Fieber.
- Oft ist die Diagnose eher ein Zufallsbefund bei Routineuntersuchungen.

Was wird mein Arzt mich fragen?

- Hatten Sie bereits mehrere Rezidive (Rückfälle)?

Was frage ich meinen Arzt?

- Wie entsteht die Divertikulose eigentlich?
- Muss unbedingt operiert werden, wenn ein Divertikel durchgebrochen ist?
- Oder gibt es andere Möglichkeiten der Behandlung?
- Können die Divertikel bösartig werden?
- Kann ich jemals wieder ein normales Leben führen?

AktivTipp

Was kann mein Arzt tun?

- Bettruhe verordnen.
- Nahrungskarenz und intravenöse Flüssigkeitszufuhr sichern die Ruhigstellung des Darmes.
- Falls eine Entzündung vorliegt, wird eine antibiotische Therapie eingeleitet.
- Bei etwa 10 % der Fälle wird eine Operation notwendig.

Was kann ich selbst tun?

- Nehmen Sie viel ballaststoffreiche Kost zur Anregung der Darmtätigkeit und Produktion eines nicht zu festen Stuhles zu sich. Besonders Weizenkleie sollten Sie auf Ihren Speiseplan setzen.
- Gewöhnen Sie sich an einen regelmäßigen Stuhlgang.

Dickdarmdivertikel sind Ausstülpungen der Schleimhaut des Dickdarms. Diese Schleimhauttaschen drängen sich durch Muskellücken an der Durchtrittstelle von Gefäßen hindurch. So entstehen kugelige, traubenartige Gebilde mit einem Durchmesser bis zu 1 cm. Als Divertikulose wird das gehäufte Auftreten solcher Ausstülpungen bezeichnet, ihre Entzündung als Divertikulitis, der chronische Krankheitszustand als Divertikelerkrankung.

Die Divertikulose kommt fast nur bei der Bevölkerung hoch entwickelter Industrieländer vor. Die Divertikel entstehen folgendermaßen:

Die ballaststoffarme Kost führt zu Darmträgheit und Transportstörungen des Stuhles im Dickdarm. Der Stuhl staut sich im Dickdarm, und die Spannung der Darmwand steigt. Dadurch wird die Entstehung von Divertikeln gefördert.

In Europa hat mehr als die Hälfte der über Sechzigjährigen Dickdarmdivertikel, die sich vorwiegend im unteren Abschnitt des Darmes, dem Colon sigmoideum, befinden.

Da die Divertikel selbst oft gar keine Beschwerden auslösen, bleiben etwa 80 % der Divertikelträger zeitlebens beschwerdefrei. Werden die Schleimhauttaschen jedoch von Bakterien besiedelt und entzünden sich die Taschen, entsteht die so genannte Divertikulitis, die zu ausgeprägten Beschwerden führen kann.

Beschwerden

Patienten mit Divertikulose können eine chronische Verstopfung und funktionelle Beschwerden wie beim Reizdarm haben. Bei Divertikulitis bestehen heftige Schmerzen im linken Unterbauch mit leichtem Fieber. Der Unterbauch ist sehr druckschmerzhaft. Divertikel können durchbrechen und eine generalisierte Bauchfellentzündung verursachen.

Untersuchung und Behandlung

Zur Diagnose der Divertikelerkrankung eignen sich die Röntgenuntersuchung, da die Divertikel im Röntgenbild gut sichtbar sind, und auch die Koloskopie, die im beschwerdefreien Intervall durchgeführt werden soll. Die Koloskopie hat den Vorteil, dass sie andere, eventuell gleichzeitig bestehende Befunde wie Darmpolypen und -tumoren besser darstellt als das Röntgen. Bei Verdacht auf Divertikulitis lässt der Arzt das Fieber messen, die Zahl der weißen Blutkörperchen (Leukozyten) und weitere Entzündungszeichen bestimmen. Eine Divertikulitis muss immer vom Arzt behandelt werden. Bei akuten Beschwerden sollte eine ballaststoffarme Kost erfolgen oder der Darm durch künstliche Ernährung über Infusionen ruhig gestellt werden. Im akuten Schub erhält der Patient krampflösende Medikamente (Spasmolytika) und Antibiotika.

Wenn Komplikationen entstehen, müssen sie operativ behandelt werden. Mögliche Komplikationen der Divertikulose oder Divertikulitis sind die Divertikelblutung und das Platzen eines Divertikels (Divertikelperforation). Durch die Perforation kann eine gefährliche Bauchfellentzündung entstehen. Manchmal bilden sich auch künstliche Verbindungen (Fisteln), etwa zwischen dem Darm und der Harnblase, aus. Auch Eiteransammlungen (Abszesse) können entstehen. Wenn eine akute Divertikulitis wiederholt aufgetreten ist, wenn die medikamentöse Behandlung nicht anschlägt oder wenn Komplikationen auftreten, ist in der Regel die operative Entfernung des divertikeltragenden Darmabschnittes erforderlich.

Dickdarmpolypen

AktivCheck

Wann muss ich zum Arzt?

- Bei unklaren Beschwerden und bei Blutabgang mit dem Stuhl sowie der Beobachtung, dass Ihr Stuhl „anders ist als sonst".
- Oft wird der Polyp bei der routinemäßigen Vorsorgeuntersuchung ab dem 50. Lebensjahr gefunden.

Was wird mein Arzt mich fragen?

- Hat ein anderes Familienmitglied ebenfalls Polypen?
- Wie sind Ihre Ernährungs- und Stuhlgewohnheiten?
- Haben Sie schon einmal Blut auf oder im Stuhl entdeckt?
- Wie sind Beschaffenheit und Farbe Ihres Stuhlganges?

Was frage ich meinen Arzt?

- Kann sich aus einem Polypen auch mal Krebs entwickeln?
- Muss immer operiert werden?
- Ist generell nach einer Polypen-Operation eine Bestrahlung oder Chemotherapie erforderlich?

AktivTipp

Was kann mein Arzt tun?

- Polypen, die nahe am After sitzen, können während einer Darmspiegelung abgetragen und anschließend mikroskopisch untersucht werden.

- Höher sitzende Polypen erfordern eine Operation.

Was kann ich selbst tun?

- Leider nichts.

Polypen sind kugelige, entweder auf breiter Basis aufsitzende oder mit einem Stiel versehene tumoröse Ausbuchtungen des Dickdarms. Sie sind von glatter Schleimhaut überzogen und ragen in das Innere des Darmes hinein.
Dickdarmpolypen (Kolonpolypen) können sich mit der Zeit zu Darmkrebs entwickeln. Man weiß heute, dass die meisten Dickdarmkarzinome aus entarteten Kolonpolypen entstehen. Daher ist es erforderlich, allen Hinweisen auf Polypen nachzugehen und die vorhandenen zu entfernen.

Beschwerden

Die meisten Polypen werden entdeckt, weil sie bluten. Entweder sieht der Patient das Blut oder es wird mit Hilfe des Hämoccult-Testes nachgewiesen. Dieser Test weist unsichtbares bzw. nur in geringer Menge vorhandenes Blut im Stuhl nach.

Untersuchung und Behandlung

Die Polypen werden bei einer Dickdarmspiegelung nachgewiesen.
Da feststeht, dass Patienten, bei denen die Dickdarmpolypen entfernt wurden, seltener an Darmkrebs erkranken, als Patienten, die ihre Polypen behalten haben, ist die Polypenentfernung eine wichtige Maßnahme zur Verhinderung von Darmkrebs. Die Entfernung der Dickdarmpolypen (Polypektomie) geschieht heute meistens ambulant in der Praxis des Gastroenterologen während der Darmspiegelung. Der Arzt schiebt durch das Koloskop (Gerät zur Darmspiegelung) eine Schlinge vor, legt sie um den Polypen und trägt ihn mit Hilfe von elektrischem Strom ab.

Dickdarmkrebs

AktivCheck

Wann muss ich zum Arzt?

- Bei unklaren Bauchbeschwerden und Blutbeimengungen im oder auf dem Stuhl.

Was wird mein Arzt mich fragen?

- Sind Ihnen in letzter Zeit Darmunregelmäßigkeiten aufgefallen?
- Hatten Sie schon mal Blut im/auf dem Stuhl?

Was frage ich meinen Arzt?

- Gibt es eine erbliche Disposition für Darmkrebs? Müssen meine Kinder deshalb in Vorsorgeuntersuchungen einbezogen werden?
- Wenn ich nach der Operation einen künstlichen Darmausgang bekomme, kann ich mich dann überhaupt noch unter Leute wagen?
- Könnte ich mit einem künstlichen Darmausgang auch ins Schwimmbad gehen?
- Wie werden Ernährung und Stuhlgang mit einem künstlichen Darmausgang sein?
- Bin ich nach dieser Operation geheilt?
- Wie oft muss ich nun zu Kontrolluntersuchungen?

AktivTipp

Was kann mein Arzt tun?

- Zuerst gilt es, die Diagnose zu sichern.
- Dann folgt zügig die Entscheidung zur Operation. Dabei wird, wenn möglich, das tumortragende Darmstück samt angrenzendem Darm entfernt. Wenn die Darmpassage nicht wieder hergestellt werden kann, muss ein künstlicher Darmausgang (Anus praeter) aus der Bauchdecke herausgeleitet werden.

Was kann ich selbst tun?

- Leider nichts.

Während Krebs im Dünndarm fast überhaupt nicht vorkommt, ist der Dickdarmkrebs (Kolonkarzinom, Rektumkarzinom) bei uns eine der häufigsten Krebsformen. In Deutschland erkranken jährlich etwa 40 000 bis 50 000 Menschen neu an einem Kolon- oder Rektumkarzinom.

Die Ursachen des Dickdarmkrebses sind nicht klar. Ernährungsgewohnheiten (fettreiche und ballaststoffarme Kost) und Chemikalien könnten eine Rolle spielen. In manchen Familien tritt der Dickdarmkrebs gehäuft und auch schon bei jüngeren Menschen auf. Wenn ein Darmkrebs im Alter unter 40 Jahren auftritt, sollten daher die direkten Verwandten vorsichtshalber untersucht werden.

Die meisten Dickdarmkarzinome entstehen aus entarteten Polypen, wobei es mehrere Jahre dauert, bis aus einem kleinen, gutartigen Polypen ein großer Polyp mit bösartigem Wachstum und zuletzt ein fortgeschrittener Dickdarmkrebs wird. Bei regelmäßigen Untersuchungen können daher Blutungsquellen und damit Polypen als potenzielle Vorläufer von Kolonkarzinomen frühzeitig entdeckt werden.

Die Prognose des Dickdarmkrebses hängt ganz wesentlich davon ab, in welchem Tumorstadium der Krebs festgestellt wird. Ist es ein frühes Stadium, kann man eine Heilungsquote von 90 bis 100 % erwarten. Wird der Darmkrebs hingegen erst in einem späten Stadium entdeckt, wenn schon Metastasen vorliegen, ist eine Heilung fast nicht mehr möglich. Ungefähr die Hälfte der Patienten, bei denen die Diagnose Darmkrebs gestellt wird, kann durch eine sofortige Krebsoperation geheilt werden.

Beschwerden

Patienten mit einem Kolonkarzinom können über lange Zeit beschwerdefrei bleiben. Unklare Beschwerden im Bauchbereich und ein Gewichtsverlust ohne ersichtliche Ursache können auf Darmkrebs beruhen. Sichtbares Blut im Stuhl oder der Nachweis von unsichtbarem Blut beim Hämoccult-Test ist ein weiteres Hinweiszeichen. Der Blutverlust kann bis zur Blutarmut (Blässe) führen.

Eine neu entstandene Verstopfung, aber auch Durchfall können auftreten. Krampfartige Schmerzen beim Stuhlgang kommen vor allem beim Karzinom des Enddarms (Rektumkarzinom) vor.

Nicht selten wird der Darmkrebs erst erkannt, wenn er zum Darmverschluss mit starken, relativ kurzfristig entstandenen Bauchschmerzen, Erbrechen und Verstopfung geführt hat.

Untersuchung und Behandlung

Hinweise auf ein Dickdarmkarzinom gibt die Untersuchung des Stuhles mit dem Hämoccult-Test. Ein Karzinom des Enddarms kann

oft bei der Austastung des Enddarms festgestellt werden. Die sicherste diagnostische Maßnahme zum Nachweis von Polypen und Dickdarmkarzinomen ist die Koloskopie. Der Arzt kann bei dieser Untersuchung Dickdarmpolypen mit der Schlinge abtragen.
Bei vorliegendem Dickdarmkrebs muss nach Metastasen gefahndet werden. Dabei kommen verschiedene bildgebende Verfahren zum Einsatz, Ultraschall-Untersuchungen, Röntgenuntersuchungen inklusive Computertomographie und die szintigraphische Darstellung der Knochen (Skelettszintigraphie). Außerdem kann im Blut die Konzentration bestimmter Stoffe gemessen werden, die als so genannte Tumormarker Auskunft über die Aktivität des Krebses geben.
In den meisten Fällen ist die Operation die aussichtsreichste Maßnahme. Bei der Operation wird der ganze Tumor mit den örtlichen Lymphknoten entfernt, da der Tumor sich in der Regel dorthin zuerst ausbreitet. Die entnommenen Lymphknoten werden feingeweblich untersucht, um die Tumorausbreitung festzustellen. Je nach Sitz des Tumors gelingt es, die beiden Darmenden wieder zu verbinden. In einigen Fällen muss vorübergehend, in anderen Fällen dauerhaft ein so genannter künstlicher Ausgang angelegt werden.
Die Chemotherapie mit Zytostatika (Zellhemmstoffen) wird nur bei fortgeschrittenem Darmkrebs durchgeführt.
Da Darmkrebs, wenn er früh genug erkannt wird, gut zu behandeln ist, wird ausdrücklich auf die Vorsorgeuntersuchung hingewiesen.

Zusätzliche Maßnahmen

Bitte lesen Sie die ausführlichen und differenzierten Ausführungen zur zusätzlichen Krebstherapie ab Seite 584.

Darmverschluss

Wenn starke Bauchschmerzen relativ schnell (innerhalb von Stunden) aufgetreten sind und eine akute Verstopfung mit Erbrechen dazukommen, hegt der Arzt immer den Verdacht auf einen Darmverschluss (Ileus).
In diesem Fall ist der freie Darmdurchgang durch ein inneres oder äußeres Hindernis versperrt. Die häufigsten Ursachen sind Brüche (Leisten-, Nabel-, Zwerchfellbrüche), Verwachsungen, vor allem nach Operationen, Einstülpungen und Tumoren.
Die Verdachtsdiagnose sollte schnell bestätigt werden, da die Ursache eines Darmverschlusses innerhalb weniger Stunden operativ beseitigt werden muss. Bei längerem Verlauf des Darmverschlusses besteht die Gefahr, dass die Durchblutung des Darmes so stark reduziert wird, dass der Darm abstirbt und platzt.

Hämorrhoiden

AktivCheck

Wann muss ich zum Arzt?

- Hämorrhoiden, die Beschwerden verursachen, müssen behandelt werden.
- Beschwerden können sein: Schmerzen beim Stuhlgang, Juckreiz, Nässen, Wundsein am After, dumpfer Druck am Enddarm, gehäufter oder seltener Stuhlgang, kleinere Blutungen nach dem Stuhlgang.
- Wenn Sie deutliche Knötchen um den After herum ertasten.

Was wird mein Arzt mich fragen?

- Kommen folgende Faktoren bei Ihnen als Auslöser in Betracht: sitzende Lebensweise, Übergewicht, Schwangerschaften und vor allem starkes Pressen beim Stuhlgang?
- Ist Ihr Stuhl öfter sehr hart?
- Nehmen Sie deswegen Abführmittel?
- Haben Sie nach dem Stuhlgang oft frisches Blut am Papier oder auf dem Stuhl bemerkt?
- Haben Sie Knötchen am After ertastet?

Was frage ich meinen Arzt?

- Sind Hämorrhoiden erblich?
- Welche Farbe hat Blut, das aus den Hämorrhoiden kommt?
- Habe ich innere oder äußere Hämorrhoiden?
- Wie kann sich die Erkrankung weiter entwickeln, wenn ich sie nicht behandeln lasse?
- Zeigen Hämorrhoiden manchmal eine ganz andere Erkrankung an?
- Kann sich Krebs entwickeln?
- Können Hämorrhoiden wiederkommen?
- Treten nach der Hämorrhoidektomie (Entfernung der Hämorrhoiden) starke Schmerzen auf?
- Wie lange dauert es nach der Hämorrhoidektomie, bis die Darmfunktion wieder normal ist und bis ich alles wieder tun kann?
- Wie schnell nach der Hämorrhoidektomie kann ich wieder Geschlechtsverkehr haben?

AktivTipp

Was kann mein Arzt tun?

- Am Anfang steht die Untersuchung mit Rektoskopie (Vergrößerung der inneren Schleimhaut mit einem Sichtgerät).
- Als Medikamente kommen Gleitmittel infrage, die als Zäpfchen vor dem Stuhlentleeren eingeführt werden.
- Durch Einspritzen einer gewebsirritierenden Substanz werden die Knötchen „verödet".
- Dasselbe kann durch Abschnüren der blutversorgenden Gefäße oder die Infrarotkoagulation (dabei wird das zuführende Gefäß zum Knoten verkocht) erreicht werden.
- Es gibt auch die Möglichkeit der chirurgischen Entfernung.

Was kann ich selbst tun?

- Gewöhnen Sie sich eine regelmäßige Darmentleerung an. Hierzu „trainieren" Sie mit festen Toilettenzeiten. Sie brauchen Geduld, denn es dauert eine Weile bis sich der Erfolg einstellt.
- Sie sollten 1,5 bis 2 l am Tag trinken.
- Bevorzugen Sie eine verdauungsfördernde, ballaststoffreiche Kost.
- Vermeiden Sie es, beim Stuhlgang zu stark pressen.

Im Afterkanal liegen unter der Schleimhaut stark durchblutete Polster aus Blutgefäßen. Sie unterstützen die Abdichtung des Afters. Beim Stuhlgang, wenn die Schließmuskulatur erschlafft, schwellen diese Hämorrhoidalpolster an, die sich zu krankhaften Hämorrhoiden vergrößern und Beschwerden verursachen.

In den meisten Fällen entwickeln sich die Hämorrhoiden durch ständiges starkes Pressen beim Stuhlgang. Eine chronische Verstopfung ist daher ein wesentlicher Risikofaktor. Gelegentlich können Hämorrhoiden auch während einer Schwangerschaft entstehen.

Beschwerden

Hämorrhoiden können Juckreiz, Schmerzen und Blutungen verursachen und so groß werden, dass sie bis aus dem After herausragen und den Stuhlgang behindern. Sie können auch beim Sitzen und Gehen hinderlich sein und darüber hinaus zu unwillkürlichem Stuhlabgang führen.

Untersuchung und Behandlung

Hämorrhoiden sind oft schon von außen sichtbar und können beim Austasten des Enddarms und bei seiner endoskopischen Untersuchung (Proktoskopie) genau charakterisiert werden.

Die zur Vorbeugung von Hämorrhoiden günstige ballaststoffreiche Kost hilft auch bei ihrer Rückbildung. Bei einfachen Hämorrhoiden, die nicht sehr ausgeprägt sind, können Zäpfchen und Salben, die Sie in der Apotheke auch rezeptfrei erhalten, nützlich sein.

Bei größeren oder sehr lästigen Hämorrhoiden helfen Salben und Zäpfchen nicht mehr viel. Diese Hämorrhoiden müssen entweder verödet (sklerosiert) oder abgeschnürt (ligiert) werden. Bei der Sklerosierungsbehandlung spritzt der Arzt die Verödungslösung direkt in die Hämorrhoiden, die dann in den folgenden Wochen schrumpfen. Bei der Gummiband-Ligatur wird ein Hämorrhoidalknoten mit einem kleinen Gummiring elastisch abgeschnürt und so wieder auf normales Maß verkleinert.

Die wichtigste Maßnahme zur Vorbeugung von Hämorrhoiden besteht in der Stuhlregulierung mit ballaststoffreicher Kost und viel Flüssigkeit. Dadurch wird der Stuhlgang weich, sodass starkes Pressen entfällt.

Schenken Sie Ihrem Stuhlgang mehr Aufmerksamkeit, indem Sie feste „Rituale“ in Ihren Tagesablauf einplanen. Dazu gehört die feste Tageszeit und die Vorbereitung auf den Toilettengang, z. B. mit einem entspannendem Kräutertee. Hektik ist hier ganz sicher fehl am Platz.

Leber, Gallenblase, Gallenwege

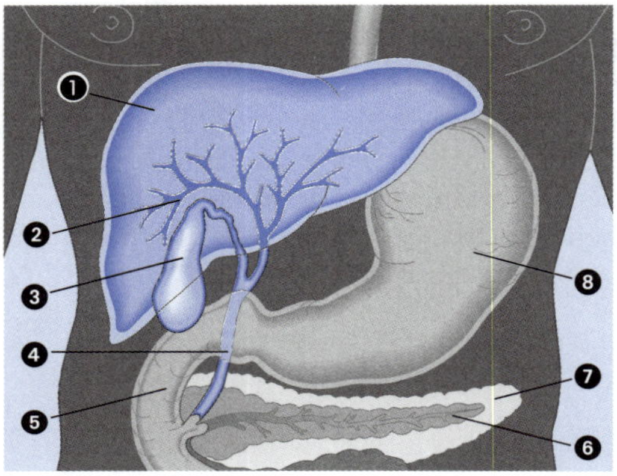

Stoffwechselorgane

1 Leber 2 Gallenwege 3 Gallenblase 4 Ductus choleclahus 5 Zwölffingerdarm 6 Pankreasgang 7 Bauchspeicheldrüse 8 Magen

Aufbau und Funktion der Leber

Die Leber ist das wichtigste Stoffwechselorgan und die größte Drüse des Körpers. Sie liegt überwiegend im rechten Oberbauch unterhalb des Zwerchfells und hat beim Erwachsenen ein Gewicht von etwa 1,5 Kilogramm. Sie besteht aus zwei Lappen, wobei der rechte ungefähr dreimal so groß ist wie der linke.

Kleine Gallengänge in der Leber sammeln sich zu einem Hauptgang (Ductus choledochus), der die Gallenflüssigkeit aus der Leber hinaus in den Zwölffingerdarm leitet.

Die Aufgaben der Leber sind vielfältig. Ihre ungestörte Funktion ist für die körperliche und geistige Gesundheit von größter Bedeutung: Die Leber bildet täglich bis zu einem Liter Galle, die über die Gallenwege in den Darm ausgeschieden wird. Die darin enthaltenen Gallensäuren werden bei der Verdauung der Nahrungsfette benötigt. Sie baut körpereigene Stoffe ab und entgiftet Fremdstoffe (Medikamente). Durch die Speicherung von Zucker (Glukose) und bedarfsgerechte Abgabe an das Blut hat sie einen wesentlichen Einfluss auf den Blutzuckerspiegel.

Die Leber nimmt teil an der Speicherung und Verwertung von Fetten.

Die Leber ist das wichtigste Wärme bildende Organ („Kraftwerk" des Körpers).

Sie nimmt aktiv an der Blutgerinnung teil. Bei schweren Lebererkrankungen kann es daher zur Störung der Blutgerinnung mit schweren Blutungen kommen.

Die Regenerationsfähigkeit der Leber ist sehr groß, aber nicht unbegrenzt. Zugrunde gegangene Leberzellen können in hohem Ausmaß ersetzt werden, sodass die genannten Leistungen erhalten bleiben.

Aufbau und Funktion von Gallenblase und Gallenwegen

Kurz nach dem Verlassen der Leber zweigt vom Gallengang ein kleiner Gang (Ductus cysticus) zur Gallenblase ab, einem zumeist birnenförmigen Säckchen, das an der Unterseite der Leber liegt.

Die Gallenblase speichert die in der Leber gebildete Galle. Nach Aufnahme fetthaltiger Nahrung zieht sie sich zusammen und befördert so die gespeicherte Gallenflüssigkeit über den dünnen Gallengang in den Zwölffingerdarm.

Die in der Galle enthaltenen Gallensäuren werden bei der Fettverdauung benötigt. Sie bewirken, dass die Fette im Nahrungsbrei in so feine Tröpfchen aufgelöst werden, dass sie von Lymphgefäßen der Darmwand aufgenommen werden können.

Untersuchung der Leber und der Gallenblase

Am Anfang der Diagnostik stehen die Fragen des Arztes (Anamnese) und die körperliche Untersuchung. Zur Untersuchung von Leber und Galle werden spezielle Laborwerte bestimmt. Unter den bildgebenden Verfahren hat die Ultraschall-Untersuchung (Sonographie) die größte Bedeutung. Die Röntgendarstellung der Gallenblase und der Gallenwege ist manchmal vor einer Gallensteinoperation notwendig. Die Computertomographie wird vor allem bei Lebertumoren oder -abszessen benötigt.
In ganz speziellen Fällen kann auch eine Gewebeentnahme (Biopsie) aus der Leber erforderlich sein.

Anamnese und körperliche Untersuchung Zunächst fragt der Arzt den Patienten nach seinen Beschwerden und Problemen und wie lange sie bestehen, welche Risikofaktoren vorhanden sind und nach seinen Ess- und Trinkgewohnheiten usw.
Bei der körperlichen Untersuchung kann der Arzt feststellen, ob die Leber oder die Milz vergrößert ist. Der Arzt achtet bei der Untersuchung auch auf die Zeichen einer Leberschädigung, die an der Haut sichtbar sind (Gelbfärbung der Bindehaut in den Augen und der Haut, Gefäßsternchen, Enthaarung, blaue Flecken).

Laboruntersuchungen Bei manchen Erkrankungen reichen Laborbestimmungen allein schon zur Diagnose aus. Ein Beispiel hierfür ist die Leberentzündung (Hepatitis). Hier werden so genannte serologische Werte bestimmt. Das sind überwiegend Antikörper gegen Hepatitisviren bzw. ihre einzelnen Bestandteile. Inzwischen kann das Virus auch zum Teil direkt nachgewiesen werden.
Eine große Rolle in der Diagnostik von Lebererkrankungen spielt die Messung der Konzentration bestimmter Leberenzyme.
Auch die Konzentration des Gallenfarbstoffes Bilirubin, die Menge an bestimmten Eiweißstoffen im Blut und die Gerinnungswerte (Quickwert) sind bei Lebererkrankungen aufschlussreich.

Bildgebende Verfahren Mithilfe des Ultraschalls gelingt es heute, die Leber indirekt darzustellen. Dieses wesentliche, für den Patienten völlig ungefährliche Hilfsmittel kann unter Praxisbedingungen optimal genutzt werden. Einzige Voraussetzung: Der untersuchende Arzt muss über entsprechende Erfahrung verfügen.
Die Ultraschalldiagnostik beruht darauf, dass Ultraschallwellen, die in den Körper gesendet werden, an den einzelnen Grenzflächen der Organe reflektiert werden. Diese Echos der Schallwellen werden aufgefangen und auf einem Bildschirm wiedergegeben und auf Papier ausgedruckt. Diese Aufnahmen sind normalerweise schwarz-grau-weiß.
Für spezielle Fragestellungen, z. B. bei Tumoren, ist es heute mit weiterentwickelten Geräten möglich, die Blutgefäße sogar farbig abzubilden.
Im Ultraschallbild werden Veränderungen der normalen Dichte des Organgewebes sowie auffällige Strukturen (Knoten, Tumoren oder Gallensteine) sichtbar.
Bei der Computertomographie können krankhafte Strukturen, wie Lebertumoren, Leberabszesse, Leberzysten oder auch Lymphknoten im Umfeld der Leber, in ihrem Ausmaß und ihrer Begrenzung genau bestimmt werden.
Gallenblase und Gallengänge lassen sich nach Einnahme oder Einspritzung eines Kontrastmittels mithilfe einer Röntgenunter-

suchung recht gut darstellen. Ein Stein in den Gallengängen kann auch folgendermaßen nachgewiesen werden:
Der Arzt sucht mit dem Gastroskop (Instrument zur Magenspiegelung) die Öffnung auf, wo der Gallengang in den Zwölffingerdarm mündet, und spritzt dort Kontrastmittel ein. Wenn ein Stein den Gallengang verschließt, fließt das Kontrastmittel nicht mehr weiter. Die Leberspiegelung (Laparoskopie) ist das Beispiel einer endoskopischen Untersuchung, bei der das Instrument (Laparoskop) durch die Bauchdecke eingeführt wird. Sie ermöglicht die direkte Betrachtung der Leberoberfläche und die Entnahme von Gewebe (Biopsie) unter Sicht.
Bei einer Leberzirrhose ist die Spiegelung von Speiseröhre und Magen (Ösophago-Gastroskopie) notwendig, um dort erweiterte Venen (Varizen) nachzuweisen. Sie können zu sehr starken und gefährlichen Blutungen führen.

Gelbsucht (Ikterus)

Die Gelbfärbung der Haut (Gelbsucht, Ikterus) deutet entweder auf eine Erkrankung der Leber oder auf einen gestörten Abfluss des gebildeten Gallensaftes aus der Leber (infolge eines Gallensteines oder Tumors) hin. Sie kommt dadurch zustande, dass das Bilirubin, ein gelber Farbstoff aus der Gallenflüssigkeit, vermehrt ins Blut übertritt und dadurch die Haut und vor allem das Weiße des Auges gelb verfärbt.
Die Gelbsucht ist ein Alarmzeichen und sollte den Betroffenen – auch ohne wesentliche weitere Beschwerden – sofort zum Arzt führen.

Akute Virushepatitis

AktivCheck

Wann muss ich zum Arzt?

- Wenn sich Ihre Haut und das Augenweiß gelb verfärben, sollten Sie sofort zum Arzt gehen.
- Bei allgemeinen Befindensstörungen mit Appetitlosigkeit und Übelkeit sowie manchmal auch Gelenkschmerzen und Hautausschlägen.

Was wird mein Arzt mich fragen?

- Haben Sie schon mal Blutübertragungen bekommen?
- Wo arbeiten Sie?
- Haben Sie Kontakt zu Erkrankten gehabt?
- Waren Sie kürzlich im außereuropäischen Ausland?
- Sind Sie drogenabhängig?

Was frage ich meinen Arzt?

- Verfärbt sich die Haut immer gelb?
- Wie lange dauert die Krankheit?
- Wann werde ich wieder mein normales Leben führen können?
- Wie lange bin ich ansteckend für andere?
- Wann kann ich wieder sexuellen Kontakt mit meinem Partner haben?
- Darf ich meinen Partner wenigstens küssen?
- Muss ich meine Toilette täglich desinfizieren?
- Muss ich eigentlich die meiste Zeit im Bett bleiben?

- Muss ich jetzt verstärkt auf meine Ernährung achten, um einen Rückfall zu vermeiden?
- Führt meine Gelbsucht zu einem bleibenden Leberschaden?
- Muss ich in Behandlung bleiben?

AktivTipp

Was kann mein Arzt tun?

- Sie werden stationär behandelt. Manchmal werden Patienten in der Phase der akuten Ansteckungsgefahr isoliert.
- Medikamente werden zum Schutz der Leber und zur Abtötung der Viren gegeben. Die Haupttherapie besteht aber meistens nur aus Ruhe und richtiger Diät.
- Bei ausgeprägter Leberzirrhose durch Hepatitis C kann eine Organtransplantation die letzte Rettung sein.

Was kann ich selbst tun?

- Wenn Sie zu den Risikogruppen zählen (z. B. Krankenhauspersonal), beugen Sie einer Ansteckung durch Impfung (möglich bei Hepatitis A und B) und durch die Benutzung von Kondomen vor.
- Achten Sie besonders in Gegenden mit niedrigem Hygienestandard auf abgekochtes Wasser, gewaschene Früchte, saubere Sanitäranlagen usw.
- Kochen und schälen Sie bei Tropenreisen Ihre Früchte am besten wann immer möglich selbst.

Wir unterscheiden heute sechs Hepatitisviren (Hepatitisvirus A, B, C, D, E und das erst 1995 entdeckte G), die eine Leberentzündung (Hepatitis, Mehrzahl: Hepatitiden) hervorrufen können. In unseren Breiten sind vor allem die drei ersten Hepatitisformen A, B und C von Bedeutung. Da sie unterschiedliche Infektionsrisiken und Krankheitsverläufe haben, werden sie im Folgenden zunächst getrennt vorgestellt.

Hepatitis A

Die Hepatitis A ist die am wenigsten gefährliche Form der Leberentzündung. Das Hepatitis-A-Virus wird meistens durch verunreinigte Lebensmittel (Muscheln, Salat), verunreinigtes Trinkwasser oder Schmierinfektion übertragen. Das Opfer der Ansteckung nimmt mit der Nahrung oder aus Versehen winzige Kotpartikelchen (Fäzes) eines bereits infizierten Menschen über den Mund (oral) auf. Dieser Übertragungsweg wird daher auch als „fäkal-oral" bezeichnet. Das Hepatitis-A-Virus wird nur in seltenen Fällen durch Geschlechtsverkehr oder Blutkontakt übertragen.

In Gegenden mit niedrigem Hygienestandard sind große Teile der Bevölkerung mit dem Hepatitis-A-Virus infiziert. Die Erkrankung bricht besonders häufig in Kriegs- und Notzeiten aus, wenn die einfachsten hygienischen Maßnahmen nicht mehr eingehalten werden. Allgemeine hygienische Maßnahmen wie saubere Toiletten, Seifenspender, Einmalhandtücher, Küchenhygiene usw. haben dazu geführt, dass die Hepatitis A heute bei uns seltener ist. Gefährdet ist der Reisende, der in bestimmten Teilen Südeuropas, Süd- oder Mittelamerikas, Afrikas oder in den unterentwickelten Ländern Asiens rohen Salat oder halb gare Meerestiere isst oder Wasser dubioser Herkunft trinkt.

Es ist daher zu empfehlen, sich gegen Hepatitis A impfen zu lassen, wenn man in gefährdete Länder reisen will.
Die Hepatitis A hinterlässt eine lebenslange Immunität. Sie heilt in der Regel folgenlos aus und führt im Gegensatz zu den beiden anderen Hepatitiden B und C nicht zu einer chronischen Leberentzündung. Bei älteren Menschen sind jedoch schwere akute Verläufe möglich.

Hepatitis B

In Europa gehört die Hepatitis B zu den wichtigsten Viruserkrankungen des Menschen. Man rechnet in Deutschland mit etwa 20 000 Neuinfektionen jährlich. Die Hepatitis B wird durch Blut und Blutprodukte übertragen. „Fixer", welche bereits gebrauchte Nadeln benutzen, können eine Hepatitis B bekommen. Als die Methoden zur Kontrolle von Blutkonserven auf Hepatitisviren noch nicht so ausgereift waren wie heute, kam es leider nicht selten durch Blutkonserven zu Infektionen. Da das Hepatitis-B-Virus nicht nur im Blut, sondern auch in allen möglichen Körpersekreten (Speichel, Sperma, Muttermilch) enthalten ist, wird es auch beim Geschlechtsverkehr übertragen. Infektionen durch Fixerinnen und Fixer, die Prostitution betreiben, sind daher keine Seltenheit. Man kann sich heute gegen Hepatitis B impfen lassen. Dies ist allen Personen zu empfehlen, die ziemlich häufig mit dem Blut anderer Menschen umgehen, also in erster Linie Arzthelferinnen, Krankenschwestern und Ärzten.
Die Hepatitis B heilt in 80 bis 90 % der Fälle aus, die übrigen 10 bis 20 % verlaufen chronisch, wobei etwa ein Drittel der Kranken mit chronischem Verlauf eine Leberzirrhose entwickelt. Patienten mit Hepatitis B können sehr lange ansteckend sein.

Hepatitis C

Das Hepatitis-C-Virus ist erst seit 1991/92 bekannt. Bis zu seiner Identifizierung ist es häufig bei Transfusionen durch Blut und Blutprodukte übertragen worden. Heute kann es in Blutkonserven sicher nachgewiesen werden. Enges Zusammenleben und Geschlechtsverkehr mit Patienten, die an Hepatitis C erkrankt sind, führen offenbar nicht ohne weiteres zur Ansteckung: So konnte gezeigt werden, dass Ehepartner von Infizierten kaum häufiger als andere Menschen erkranken.
Die Hepatitis C führt in etwa 30 % der Fälle zu einer Leberzirrhose. Es können allerdings zwischen dem Zeitpunkt der Infektion und der schweren Leberschädigung Jahrzehnte vergehen. Für viele Patienten im fortgeschrittenen Stadium der Leberzirrhose kommt als Rettung nur noch eine Lebertransplantation infrage. Diese technisch sehr aufwendige Organübertragung ist aber nicht immer erfolgreich, da die Infektion mit dem Hepatitis-C-Virus auch nach dem Leberaustausch weiter besteht und in etwa einem Drittel der Fälle erneut zur chronischen Hepatitis C führt. Eine Impfung gegen Hepatitis C gibt es momentan noch nicht.

Beschwerden

Beschwerden und Symptome müssen nicht sehr ausgeprägt sein und können sogar ganz fehlen. Im typischen Fall kommt es zunächst zu einer allgemeinen Befindensstörung mit Appetitlosigkeit und Übelkeit sowie manchmal auch Gelenkschmerzen und Hautausschlägen. Durch die vergrößerte Leber können Schmerzen im rechten Oberbauch auftreten, der auch druckschmerzhaft sein kann.
Tritt die typische Gelbsucht auf, was jedoch nur bei einem Drittel der Patienten geschieht,

ist die Hepatitis damit schon bewiesen. Währenddessen ist der Urin dunkel (bräunlich) verfärbt und der Stuhl ist relativ hell entfärbt.

Die drei Hepatitisformen können anhand der Beschwerden nicht voneinander unterschieden werden. Im Allgemeinen ist die akute Phase der Erkrankung nach wenigen Monaten überstanden.

Untersuchung und Behandlung

Die Diagnose beruht auf dem Nachweis der verschiedenen Hepatitisviren im Blut. Dabei können Virusantigene, Antikörper gegen die Viren und neuerdings auch die Viren selbst nachgewiesen werden.

Hinweise auf das Ausmaß der Leberschädigung erhält der Arzt durch die Bestimmung der „Leberwerte".

Bettruhe ist nicht in jedem Fall erforderlich, meiden Sie aber größere Anstrengungen. Eine strenge Diät ist ebenfalls nicht zweckmäßig, aber eine gemischte und leichte Kost. Meiden Sie Alkohol und in Absprache mit Ihrem Arzt alle Medikamente, die Sie nicht dringend benötigen

Für die infektiösen Hepatitiden gibt es bis heute keine ursächliche Behandlung. Bei der Hepatitis C kann die Gabe von Interferon den Übergang in einen chronischen Verlauf bei manchen Patienten verhindern. Dennoch muss der Hepatitiskranke von einem Arzt betreut werden, damit ein ungünstiger Verlauf frühzeitig erkannt und die Ansteckung weiterer Menschen möglichst verhindert wird.

Vorbeugend sind Schutzimpfungen zu empfehlen. Beachten Sie auch die folgenden Maßnahmen, um vor einer Ansteckung mit Hepatitis-Viren sicher zu sein, vor allem auch im Hinblick darauf, dass es bisher keine Impfungen gegen Hepatitis C und E gibt:

- Tragen Sie bei jeder Ersten-Hilfe-Maßnahme und in allen anderen Situationen, wo Sie mit Blut in Kontakt kommen könnten, Einmalhandschuhe.
- Schützen Sie sich vor der sexuellen Übertragung der Hepatitis B und C durch Kondome.
- Trinken Sie auf Reisen nur abgekochtes Wasser und keine offenen Getränke, verzichten Sie auf rohe Speisen und schälen Sie alle Früchte.

Fettleber

AktivCheck

Wann muss ich zum Arzt?

- Hierbei handelt es sich in der Regel um einen Zufallsbefund, da die Fettleber jahrelang keine Symptome zeigt.

Was wird mein Arzt mich fragen?

- Wie sehen Ihre Ernährungsgewohnheiten aus?
- Sind Sie Diabetiker?
- Wie viel Alkohol trinken Sie am Tag? Und welche Sorten?
- Welche Medikamente nehmen Sie regelmäßig ein?
- Haben Sie Kontakt zu einer giftigen chemischen Verbindung gehabt?

Was frage ich meinen Arzt?

- Was ist der Unterschied zwischen Leberverfettung und Fettleber?
- Ist eine Fettleber denn schlimm, ich habe doch gar keine Beschwerden?
- Kann sich die Fettleber wieder zurückbilden, wenn ich eine gesündere Ernährung einhalte?

AktivTipp

Was kann mein Arzt tun?

- Er behandelt vorrangig die auslösende Grunderkrankung.

Was kann ich selbst tun?

- Beseitigen Sie konsequent die Auslöser für die Fettleber. Die Leber ist das einzige Organ, das sich zu großen Anteilen regenerieren kann.
- Reduzieren Sie Ihr Gewicht.
- Lassen Sie sich einen ausgewogenen Ernährungsplan vom Arzt oder Ernährungsberater zusammenstellen und achten Sie auf eine ausreichende Vitamin- und Mineralienzufuhr.

Bei einer Fettleber bestehen mehr als 50 % des Lebergewichtes aus Fett. Die Fettleber entsteht als Reaktion des Organismus auf verschiedenartige Stoffwechselstörungen.
Die Fetttröpfchen werden in die Leber eingelagert, verdrängen dort die Leberzellen und beeinträchtigen sie in ihrer Funktion. Die Leber kann durch die Fetteinlagerung vergrößert sein. Eine der Hauptursachen der Leberverfettung ist Alkoholkonsum. Die alkoholische Fettleber wird daher im folgenden Abschnitt „Leber und Alkohol" vorgestellt.
Eine Fettleber kann außerdem auch auftreten bei:

- Fettsucht (Adipositas, Überernährung)
- Zuckerkrankheit, speziell Typ II
- Fettstoffwechselstörungen (Hyperlipoproteinämien)
- Unterernährung (Kleinkinder in den tropischen Zonen von Afrika, Südamerika, Asien)
- der Einnahme einiger Toxine und Medikamente

Beschwerden

Die Fettleber verursacht oft keine und in manchen Fällen unspezifische Beschwerden wie Appetitlosigkeit und Müdigkeit, eine Neigung zu Blähungen oder ein Druckgefühl im rechten Oberbauch wegen der vergrößerten Leber.

Untersuchung und Behandlung

Bei der Ultraschall-Untersuchung wird die vergrößerte und in ihrer Gewebedichte veränderte Leber sichtbar. Die „Leberwerte" können zwar, müssen aber nicht verändert sein.
Verzichten Sie ganz konsequent auf Alkohol und reduzieren Sie eine überhöhte Kalorienzufuhr. Nehmen Sie in Absprache mit Ihrem Arzt nur die absolut notwendigen Medikamente ein.
Der Arzt behandelt die Grunderkrankungen: Bei Zuckerkranken ist eine strenge Einstellung der Blutzuckerwerte, bei Patienten mit Fettstoffwechselstörungen eine Senkung der überhöhten Blutfettwerte notwendig.
Vorbeugend können Sie Alkohol, unnötige Medikamente und Überernährung vermeiden und die genannten Stoffwechselerkrankungen optimal behandeln lassen.

Leber und Alkohol

AktivCheck

Wann muss ich zum Arzt?

- Meist werden aufgrund einer Zufallsdiagnose erhöhte Leberwerte, eine verfettete und vergrößerte Leber festgestellt.
- Selten treten im mittleren Stadium Symptome auf.

Was wird mein Arzt mich fragen?

- Seit wann trinken Sie regelmäßig Alkohol?
- Wie viel Alkohol trinken Sie pro Tag? Welche Sorten?
- Halten Sie sich selbst für einen Alkoholiker?
- Wie geht es Ihnen, wenn Sie für eine Zeit auf Alkohol verzichten?
- Hatten Sie eine Gelbsucht?
- Sind bei Ihnen Krampfadern in der Speiseröhre bekannt? Wenn ja, haben diese Ösophagusvarizen schon mal geblutet?

Was frage ich meinen Arzt?

- Kann sich die Erkrankung wieder zurückbilden, wenn ich keinen Alkohol mehr trinke?
- Sollte ich stationär eine Entziehungskur durchführen?
- Wie gefährlich ist eine Leberzirrhose?

AktivTipp

Was kann mein Arzt tun?

- Er verordnet zunächst Alkoholverzicht.
- Durch regelmäßige Blut- und Ultraschallkontrollen wird er den Verlauf der Behandlung dokumentieren.
- Regelmäßig wird eine Gastroskopie durchgeführt, um Ösophagusvarizen (Krampfadern) zu suchen.
- Mit der Gabe von Vitamin B_1 werden Mangelerscheinungen therapiert.
- Ihr Arzt veranlasst eine Entziehungskur.

Was kann ich selbst tun?

- Verzichten Sie auf Alkohol.
- Schließen Sie sich einer Selbsthilfegruppe an (z. B. Anonyme Alkoholiker).

Unter den ernährungs- und giftstoffbedingten Leberschäden nimmt die Schädigung durch Alkohol die mit Abstand führende Rolle ein. Die negativen Auswirkungen des Alkohols auf die Leber werden ab einer Schwellendosis erkennbar. Die Alkoholmenge, die bei Männern zu sichtbaren Leberschäden führt, liegt bei etwa 60 bis 80 g Alkohol täglich, während die Schwellendosis bei Frauen mit etwa 30 g pro Tag wesentlich niedriger liegt. Sie kann individuell durchaus verschieden sein

30 g Alkohol entsprechen etwa

800 ml Bier (2 große Pils)	(5 % Alkohol)
250 ml Wein (1 „Viertel")	(12 % Alkohol)
60 ml Schnaps (3 Gläser)	(50 % Alkohol)

60 bis 80 g Alkohol entsprechen etwa

1200 bis 1500 ml Bier (3 bis 4 große Pils)	(5 % Alkohol)
500 bis 750 ml Wein (2 bis 3 „Viertel")	(12 % Alkohol)
120 ml Schnaps (6 Gläser)	(50 % Alkohol)

Je weiter der Schwellenwert mittel- oder langfristig überschritten wird, desto höher ist das Risiko einer Leberschädigung. Die schädigende Wirkung des Alkohols in der Leber verläuft in drei Stadien: Zunächst entsteht die alkoholische Fettleber, dann eine alkoholische Leberentzündung (Hepatitis), schließlich eine alkoholische Leberzirrhose.

Alkoholstoffwechsel

Alkohol wird etwa zu 25 % im Magen und zu 75 % im oberen Dünndarm aufgenommen und über die Pfortader der Leber zugeführt. Ein Teil des Alkohols wird bereits durch Enzyme des Magen-Darm-Traktes (Alkoholdehydrogenase) umgewandelt, der größte Anteil wird jedoch über die Leber abgebaut. Ein gesunder Mann kann pro Stunde 100 mg Alkohol pro Kilogramm Körpergewicht abbauen, dies entspricht einer Verringerung der Blutalkoholkonzentration um 0,1 Promille pro Stunde. Der Alkoholabbau durch die Leber wird jedoch von vielerlei Faktoren beeinflusst und ist daher sowohl individuell als auch beim selben Menschen in verschiedenen Situationen unterschiedlich.

Alkoholische Fettleber

Die alkoholische Fettleber ist die früheste und leichteste Schädigung der Leber durch chronischen Alkoholmissbrauch. Bereits nach drei bis vier Wochen mit einem täglichen Alkoholkonsum oberhalb des Schwellenwertes kann eine Verfettung der Leber nachweisbar sein. Da sie gewöhnlich zu keinen oder nur unspezifischen Beschwerden führt, wird sie oft bei Routineuntersuchungen festgestellt.

Bei nicht zu fettleibigen Patienten ist die vergrößerte Leber deutlich zu tasten. Die Ultraschall-Untersuchung trägt maßgeblich zur Diagnose bei. Bei Blutuntersuchungen werden meist erhöhte „Leberwerte“ festgestellt. Unter absolutem Verzicht auf Alkohol können sich die Leberverfettung und die erhöhten Laborwerte vollständig zurückbilden. Bei fortgesetztem Alkoholmissbrauch ist der Übergang in die alkoholische Hepatitis und schließlich die Leberzirrhose zu erwarten.

Alkoholische Hepatitis

Die ersten Anzeichen einer Alkoholhepatitis zeigen sich meistens erst nach etwa fünfjährigem Alkoholmissbrauch. Eine Alkoholhepatitis, unter der insgesamt etwa 10 bis 30 % der Alkoholabhängigen leiden, kann sich aber auch noch nach jahrzehntelangem Alkoholmissbrauch entwickeln. Sie geht bei fortlaufendem Alkoholkonsum in etwa 40 % der Fälle in eine Leberzirrhose über, die aber auch bei vollständigem Verzicht auf Alkohol in etwa 20 % der Fälle entsteht.

Die akute Alkoholhepatitis kann als schwere Erkrankung mit Gelbsucht, Fieber, Erbrechen und Oberbauchschmerzen, aber auch eher schleichend mit weniger ausgeprägten Symptomen verlaufen.

Bei ausgeprägten Beschwerden ist eine Behandlung im Krankenhaus erforderlich. Die wichtigste Behandlungsmaßnahme besteht im Verzicht auf weiteren Alkoholkonsum. Dazu ist in vielen Fällen ein Alkoholentzug notwendig, der unter intensivmedizinischer Betreuung begonnen wird.

Alkoholische Leberzirrhose

Durch einen zumeist jahrelangen Alkoholmissbrauch kommt es zur Zerstörung der normalen Leberstruktur mit Ausbildung von Bindegewebssträngen und Knoten in der Leber. In Europa ist Alkohol für mindestens jede zweite Leberzirrhose verantwortlich und damit die häufigste Ursache dieser schweren und unumkehrbaren Schädigung der Leber. Das Krankheitsbild wird im folgenden Abschnitt vorgestellt.

Leberzirrhose

AktivCheck

Wann muss ich zum Arzt?

- Wenn sich bei einer bekannten Vorschädigung der Leber folgende Symptome zeigen, müssen Sie einen Arzt aufsuchen: Appetitlosigkeit, Blutarmut, Wassereinlagerungen in Bauch und Unterschenkel, Grau-Gelbverfärbung der Haut, Blutarmut, Übelkeit, Leistungsschwäche.
- Begleitend kann eine Wesensveränderung auftreten, da sich nun Stoffwechselabfallprodukte im ganzen Körper und Gehirn ablagern.
- Durch eine Störung der Gerinnungsbildung in der Leber kommt es zu einer verstärkten Blutungsneigung und schlecht abheilenden Hauteinblutungen.

Was wird mein Arzt mich fragen?

- Trinken Sie regelmäßig Alkohol?
- Haben Sie schon mal eine Gelbsucht durchgemacht?
- Gab es längere Auslandsaufenthalte in der letzten Zeit?
- Welche Medikamente nehmen Sie regelmäßig ein?

Was frage ich meinen Arzt?

- Kann langfristiger Alkoholgenuss zu einer Leberzirrhose führen?
- Kann auch eine Hepatitis A oder B oder C eine Leberzirrhose auslösen?
- Kann die Leber wieder völlig gesund werden?
- Wie wird sich die Krankheit weiterentwickeln? Kann ich möglicherweise sogar daran sterben?
- Besteht die Möglichkeit einer Organtransplantation?
- Wenn ja, wie lange muss ich auf ein Spenderorgan warten?

AktivTipp

Was kann mein Arzt tun?

- Er wird zunächst die Ursache der Zirrhose herausfinden und eventuell eine entsprechende Therapie einleiten.
- Mangelerscheinungen werden z. B. durch Vitamine (besonders B_1 und Folsäure) behandelt.
- Standard sind regelmäßige Blut- und Ultraschallkontrollen.

Was kann ich selbst tun?

- Ihre Ernährung sollte kalorien- und eiweißreich sowie fettarm sein.
- Bei alkoholisch bedingter Leberzirrhose hilft nur die völlige Einstellung des Alkoholkonsums.
- Suchen Sie sich eine Selbsthilfegruppe, z. B. die Anonymen Alkoholiker.

Eine Leberzirrhose ist eine über Jahre entstandene, das ganze Organ betreffende Zerstörung von Lebergewebe mit narbiger Umwandlung, die zu einer oft ausgeprägten Schädigung der Leberfunktion führt.
Bedingt durch den narbigen Umbau und den Verlust an normalem Lebergewebe kommt

es zu einer Behinderung des Blutdurchflusses durch die Leber. Das Blut, welches aus dem Magen-Darm-Trakt über die Pfortader in die Leber einströmt, staut sich zurück. Dadurch werden die davor liegenden Venen erweitert. Dieser Effekt kann zum einen zur Ansammlung von Flüssigkeit im Bauchraum (Aszites) und zum anderen zu heftigen Blutungen aus erweiterten Venen (Varizen) der Speiseröhre und des Magens führen.
Eine Leberzirrhose kann verschiedene Ursachen haben. Die Hauptursache in Europa ist der Alkohol, der für mehr als die Hälfte der Fälle verantwortlich ist. Als weitere Ursachen kommen Virusentzündungen der Leber (Hepatitis B, C und D), Autoimmunerkrankungen, Erkrankungen der Gallengänge in der Leber, Abflussstörungen des Blutes aus der Leber oder Stoffwechselerkrankungen in Frage. Bei einem kleinen Teil der Leberzirrhosen kann keine Ursache gefunden werden.

Beschwerden

Das Allgemeinbefinden kann beeinträchtigt sein, Müdigkeit, Appetitlosigkeit und Völlegefühl im Oberbauch können vorkommen. Die Leberzirrhose kann aber auch lange unbemerkt bleiben.
An der Haut werden kleine Blutgefäße sichtbar, die spinnenförmig auseinander laufen (Gefäßspinnen, Spider naevi). Die Innenfläche der Hände kann gerötet sein. Durch die gestörte Blutgerinnung werden viele blaue Flecken sichtbar. Wegen hormoneller Störungen verlieren Männer ihre Haare am Bauch (Bauchglatze) und entwickeln eine weiblich geformte Brust (Gynäkomastie). Bei Frauen kann die Regelblutung aussetzen (Amenorrhoe).
Spätsymptome der Leberzirrhose sind die Bauchwassersucht (Aszites), die Gelbsucht (Ikterus), Verwirrtheitszustände infolge der gestörten Entgiftungsfunktion der Leber und Blutungen aus Speiseröhre und Magen infolge erweiterter Venen (Magen- und Ösophagusvarizen) und verminderter Gerinnbarkeit des Blutes. Die Blutung aus Ösophagusvarizen ist eine der schwersten akuten Komplikationen der Leberzirrhose und endet in bis zu 30 % der Fälle tödlich.
Anhaltender Durchfall kann zum Verlust von wichtigen Blutsalzen führen. Außerdem sind Störungen des Nervensystems und negative Veränderungen am Bewegungsapparat durch den Schwund der Muskelmasse zu erwarten.

Untersuchung und Behandlung

Neben der ausführlichen Anamnese, der körperlichen Untersuchung und den Laborbefunden spielt die Ultraschall-Untersuchung eine wichtige Rolle. Eine Leberspiegelung (Laparoskopie) ermöglicht die direkte Betrachtung der Leberoberfläche und die Probeentnahme (Biopsie) von Lebergewebe. Außerdem ist die Spiegelung von Speiseröhre und Magen notwendig, um erweiterte Venen frühzeitig zu entdecken.
Zur Abklärung der Ursache einer Leberzirrhose sind neben der Laparoskopie mit Biopsie serologische Untersuchungen geeignet, bei denen eine Hepatitis-Virus-Infektion oder Autoantikörper nachgewiesen werden.
Bei einer Leberzirrhose, die durch Alkohol entstanden ist, müssen Sie ganz und gar auf Alkohol verzichten, damit der Krankheitsprozess aufgehalten werden kann. In Abstimmung mit Ihrem Arzt sollten Sie auch alle für die Leber eventuell schädlichen Medikamente weglassen. Vermeiden Sie größere Anstrengungen, wie starkes Pressen beim Stuhlgang oder das Heben schwerer Lasten, und ernähren Sie sich (nach Absprache mit Ihrem Arzt) kohlehydrat- und eiweißreich

sowie fettarm. Die medikamentöse Behandlung hängt von der Ursache der Leberzirrhose und vom individuellen Zustand des Patienten ab. Bei der alkoholischen Leberzirrhose kann die Gabe von Vitamin B_1 und Folsäure hilfreich sein. Die Gabe von fettlöslichen Vitaminen (A, D, E und K) kann bei gestörter Gallenbildung günstig sein und im Falle von Vitamin K die Blutgerinnung verbessern.

Wenn eine Autoimmunerkrankung, wie die chronisch aktive Hepatitis zur Zirrhose geführt hat, werden die Patienten mit Kortison und anderen Mitteln behandelt, welche die Immunabwehr unterdrücken (Immunsuppressiva).

Die Behandlung der Komplikationen (Aszites, Varizen, Verwirrtheit, Durchfall) macht spezielle Maßnahmen erforderlich. Bei der Blutung aus Ösophagusvarizen beispielsweise wird die Blutungsquelle bei einer endoskopischen Untersuchung ermittelt und dann durch eine Verödung (Sklerosierung) oder Abschnürung (Ligatur) der Varizen behandelt.

Eine Lebertransplantation ist ein sehr aufwendiger chirurgischer Eingriff, der in manchen Fällen zur Behandlung einer Leberzirrhose geeignet ist. Da die Virushepatitis B und C in eine Leberzirrhose übergehen kann, ist an die Vorbeugemaßnahmen zu erinnern (siehe ab Seite 400).

Gutartige Lebertumoren

Zu den gutartigen Lebertumoren gehören das so genannte Leberzelladenom, das aus Blutgefäßen bestehende Hämangiom (der häufigste gutartige Tumor der Leber) und entzündliche Pseudotumoren. All diese Veränderungen sind scharf begrenzt, sonographisch und computertomographisch gut darstellbar und in der Regel unbedeutend.

Leberkrebs

AktivCheck

Wann muss ich zum Arzt?

- Da die Krankheitserscheinungen nach Art und Größe des Krebsbefalls sehr unterschiedlich sind, gibt es nur sehr allgemeine Beschwerden: Gewichtsverlust, Schwäche, Appetitlosigkeit, grobknotige Vergrößerung der Leber, im späteren Stadium Gelbsucht, Blutungen, Schwellungen der Beine.

Was wird mein Arzt mich fragen?

- Haben Sie bereits ein Krebsleiden in einem anderen Organ?

Was frage ich meinen Arzt?

- Ist eine chirurgische Behandlung bei meinem Leberkrebsleiden möglich?
- Wie sind die Heilungschancen?
- Kann man nicht eine Lebertransplantation durchführen, wenn der Krebs nur auf die Leber begrenzt ist?

AktivTipp

Was kann mein Arzt tun?

- Durch Ultraschall und andere bildgebende Verfahren sichert er die Diagnose. Dabei ist ein ganz wichtiger Punkt, ob es sich um einen primären Leberkrebs handelt oder um eine Lebermetastase eines anderen Krebsgeschwüres.

Was kann mein Arzt tun?

- Er entscheidet, ob eine Operation sinnvoll ist und leitet die weitere Therapie ein.

Was kann ich selbst tun?

- Wenn Ihnen die Diagnose Leberkrebs mitgeteilt wurde, fragen Sie gezielt nach, wie Sie Ihr Leben ändern können. Durch die tägliche Einnahme von Vitaminpräparaten können Sie das Risiko von Metastasen vermindern, da Vitamine die aggressive Aktivität von Tumorzellen verringern können. Gehen Sie viel an die frische Luft und bewegen Sie sich viel.
- Wenn Sie unter Depressionen leiden, wenden Sie sich an Ihren Vertrauensarzt, der Ihnen weitere Empfehlungen geben kann.

Leberkrebs kann als so genannter primärer Leberkrebs von den Leberzellen selbst ausgehen. Weitaus häufiger aber siedeln sich Metastasen (Tochtergeschwülste) anderer bösartiger Tumoren in der Leber ab.

Die Leber ist das am häufigsten von Krebsmetastasen befallene Organ. Vor allem Primärtumoren des Magens, der Bauchspeicheldrüse, der Gallenblase, des Darmes, der Brust und der Nieren metastasieren in die Leber. Daher gehört die regelmäßige Ultraschall-Untersuchung der Leber zur Nachsorge dieser Krebsarten.

In der westlichen Welt gehört der primäre Leberkrebs nicht zu den häufigen Krebsarten. In anderen Teilen der Welt, vor allem im Fernen Osten und in Afrika südlich der Sahara, ist Leberkrebs weit (bis zu hundertfach) häufiger als in der westlichen Welt. Die Ursache dafür liegt vor allem im häufigeren Vorkommen der Hepatitis B, die als chronische Leberentzündung im Laufe von Jahren zur Entstehung von Leberkrebs führen kann. Auch die Leberzirrhose geht – vor allem bei weiter anhaltendem Alkoholkonsum – nicht selten in einen Leberkrebs über. Bestimmte Schimmelpilzgifte, vor allem das Aflatoxin, das in verschimmeltem Brot oder verschimmelten Nüssen vorkommt, können die Entstehung von Leberkrebs begünstigen. Auch bei erblicher Eisenspeichererkrankung (Hämosiderose) ist das Leberkrebsrisiko erhöht. Seltene Ursachen sind Gifte wie Arsen und Chemikalien wie Vinylchlorid, das bei der Herstellung von PVC benötigt wird.

Beschwerden

Die Beschwerden sind oft sehr uncharakteristisch und auch nicht immer vorhanden. Sie bestehen aus zunehmender Schwäche und Müdigkeit, Appetitlosigkeit, Völlegefühl mit Leibschmerzen oder allgemeinen Missempfindungen im Bauch. Ein aufgetriebener Leib oder gar eine Gelbsucht ist meist schon ein spätes Zeichen der Krankheit.

Untersuchung und Behandlung

Ein Tumor in der Leber kann durch Ultraschall und durch eine Computertomographie festgestellt werden. Die genaue Artdiagnose erfordert jedoch die Entnahme einer Gewebeprobe. Die dazu notwendige Punktion kann unter Ultraschallkontrolle durchgeführt werden oder auch bei einer Bauchspiegelung (Laparoskopie). Die Bauchspiegelung wird vor allem vor einer geplanten Operation durchgeführt. Von den Laborwerten ist das Alpha-Fetoprotein von Bedeutung, dessen Konzentration bei den meisten Krebserkrankungen der Leber deutlich erhöht ist.

Bei einer kleinen Krebsgeschwulst muss nur ein Teil der Leber entfernt werden. Bei größe-

ren Tumoren reicht eine Teilentfernung der Leber oft nicht aus. Die dann notwendige Entfernung der ganzen Leber ist aber nur möglich, wenn gleichzeitig eine Lebertransplantation durchgeführt wird, also die Leber eines Spenders eingesetzt wird. Dies geschieht jedoch nur selten und ist nur beim primären Leberkarzinom angezeigt.
Andere Behandlungen können das Fortschreiten der Krebserkrankung zumindest eine Zeit lang aufhalten, so die regionale Chemotherapie oder die Chemoembolisation. Dabei wird ein krebshemmendes Medikament in dasjenige Blutgefäß eingespritzt, das den Lebertumor versorgt. Bei der Chemoembolisation werden neben dem Medikament noch Stoffe eingespritzt, welche die Blutzufuhr zu der Geschwulst durch Verstopfung kleiner Blutgefäße ganz unterbinden sollen, sodass der Tumor sein Wachstum einstellt oder gar abstirbt.
Bei kleineren Geschwulsten wird auch versucht, unter Ultraschallkontrolle konzentrierten Alkohol direkt in den Tumor einzuspritzen, um ihn so zum Absterben zu bringen. Insgesamt sind diese Maßnahmen im Allgemeinen aber nur für eine gewisse Zeit erfolgreich.

Gallenblasenentzündung

AktivCheck

Wann muss ich zum Arzt?

- Bei kolikartigen Schmerzen im rechten Oberbauch und Fieber müssen Sie sofort einen Arzt benachrichtigen, denn ein Gallenblasendurchbruch zieht ernsthafte Komplikationen nach sich.

Was wird mein Arzt mich fragen?

- Haben Sie Schmerzen und Fieber?
- Wo schmerzt es und wie hoch ist das Fieber?
- Seit wann haben Sie die Beschwerden schon?
- Ist bei Ihnen eine Medikamenten-Allergie bekannt?
- Haben Sie einen Allergie-Ausweis?

Was frage ich meinen Arzt?

- Welche Speisen sollte ich weitestgehend meiden?
- Reicht eine antibiotische Therapie aus? Oder muss ich in jedem Fall operiert werden?
- Muss ich nüchtern bleiben oder darf ich etwas essen?
- Handelt es sich um eine Erkrankung, die einen stationären Aufenthalt notwendig macht, und wenn ja, wie lange?

AktivTipp

Was kann mein Arzt tun?

- Er wird die Diagnosesicherung mit Ultraschalldiagnostik und Blutentnahme vornehmen.
- Frühzeitig wird Ihr Arzt Ihnen lindernde Schmerzmittel geben und auch eine antibiotische Therapie einleiten.
- Er wird meist einen zeitweiligen Nahrungsverzicht verordnen.

Was kann ich selbst tun?

- Leider nichts.

Die Entzündung der Gallenblase und ihres Ausführungsganges (Cholezystitis) kann akut oder chronisch ablaufen. In 95 % der Fälle lassen sich bei der akuten wie bei der chronischen Gallenblasenentzündung Steine in der Gallenblase nachweisen. Bei der akuten Entzündung befinden sich in 15 % der Fälle zusätzlich Steine im Gallengang.

Beschwerden

Bei etwa 70 % der Patienten beginnt die akute Gallenblasenentzündung mit einer Gallenkolik. Sie haben Dauerschmerzen über mehr als 15 Minuten im mittleren und rechten Oberbauch. Diese Schmerzen können in den Rücken ausstrahlen und treten meist in der Nacht oder in den frühen Morgenstunden auf. Übelkeit, Brechreiz, Erbrechen und Schweißausbrüche können sie begleiten.
Die Beschwerden der chronischen Gallenblasenentzündung können ähnlich, aber auch viel milder sein. Durch Gähnen, Husten oder leichten Druck auf den Oberbauch können sie sich verstärken.

Untersuchung und Behandlung

Der Arzt stellt die Diagnose nach den Beschwerden und dem Ergebnis der Ultraschall-Untersuchung (Steinnachweis). Im Labor werden „Leberwerte" und die Entzündungszeichen bestimmt.
Patienten mit akuter Gallenblasenentzündung werden im Krankenhaus behandelt. Je nach Fall wird entschieden, ob eine sofortige Operation erfolgen muss oder ob mit Medikamenten behandelt werden kann, was in etwa 60 bis 80 % der Fälle möglich ist.
Patienten mit chronischer Gallenblasenentzündung können unter Umständen ambulant behandelt werden. Eine eventuell notwendige Operation kann dann in Ruhe geplant werden.

Gallensteine und Gallenkolik

AktivCheck

Wann muss ich zum Arzt?

- Bei kolikartigen Schmerzen im rechten Oberbauch benachrichtigen Sie sofort Ihren Arzt. Der Durchbruch einer Gallenblase kann ernsthafte Komplikationen bereiten.
- Wenn Ihnen bräunlicher Urin und heller, lehmfarbener Stuhlgang auffällt, besteht ein Verschluss des Gallenganges.
- Wenn Sie Fieber haben.

Was wird mein Arzt mich fragen?

- Sind bei Ihnen Gallensteine bekannt?
- Hatten Sie bereits ähnliche Beschwerden?
- Wann war das?
- Haben Sie eine Kontrastmittelallergie?
- Leiden Sie an zu hohen Cholesterinwerten?
- Besteht eine Zuckerkrankheit?
- Ist schon mal eine Ultraschalluntersuchung der Gallenblase durchgeführt worden?

Was frage ich meinen Arzt?

- Muss bei Stein-Nachweis die Gallenblase operiert werden? Oder gibt es eine andere Therapie?
- Kann bei mir die so genannte „Schlüsselloch-Chirurgie" (Laparoskopie) durchgeführt werden?
- Kann ich auch ohne Gallenblase leben?

- Gibt es auch die Möglichkeit einer Zertrümmerung der Steine ohne Operation?

AktivTipp

Was kann mein Arzt tun?

- Mit einer Ultraschalluntersuchung, einer Blutentnahme und gegebenenfalls einer Darstellung der Gallengänge werden die Gallensteine nachgewiesen.
- Meistens folgt darauf die Operations-Indikation.

Was kann ich selbst tun?

- Wenn Sie eine Veranlagung zur Steinbildung haben, fragen Sie den Arzt, wie Sie mit Ihrer Ernährung einen günstigen Einfluss auf diese Veranlagung nehmen können.

Gallensteine entstehen infolge einer veränderten Zusammensetzung der Gallenflüssigkeit in der Gallenblase. Je nachdem, ob sich die Steine in der Gallenblase oder im Gallengang befinden, sind die Krankheitszeichen und die Behandlung verschieden.
Die beiden häufigsten Typen von Gallensteinen sind Cholesterinsteine und Pigmentsteine. Die erste Art entsteht, wenn der Cholesteringehalt der Gallenflüssigkeit so hoch ist, dass Cholesterin auskristallisiert. Diese Gefahr besteht vor allem bei Überernährung, Hypercholesterinämie (zu hohe Cholesterinkonzentration im Blut), Zuckerkrankheit und in der Schwangerschaft.

Pigmentsteine enthalten vor allem den Gallenfarbstoff Bilirubin, außerdem Kalzium und Cholesterin. Sie entstehen bei verstärktem Blutabbau (Hämolyse), bei Infektionen der Gallenblase und bei Lebererkrankungen. Gallensteine sind sehr häufig: Etwa jede 4. Frau und jeder 8. Mann hat irgendwann vor dem 60. Lebensjahr Gallensteine.

Beschwerden

Nur ein Teil der Gallensteinträger (10 bis 35 %) hat Beschwerden. Die Art der Beschwerden hängt vom Sitz der Gallensteine ab. Steine in der Gallenblase können zu Oberbauchschmerzen nach dem Essen führen, wenn sich die krankhaft veränderte Gallenblase zusammenzieht, um die Gallenflüssigkeit zu entleeren. Dabei kann ein Stein im Hals der Gallenblase stecken bleiben.
Haben sich Steine im Gallengang gebildet oder festgesetzt, verstopfen sie den Abfluss der Gallenflüssigkeit in den Darm. Es kommt zu wellenartigen, stärksten Schmerzen im Oberbauch und zu Fieberanstieg. Die gestaute Gallenflüssigkeit tritt ins Blut über, wodurch eine Gelbsucht entstehen kann. Der Urin wird bräunlich, der Stuhlgang dagegen, der nicht mehr durch die Abbauprodukte des Gallenfarbstoffs gefärbt wird, sieht lehmhell aus.
Wenn ein Gallenstein im Hals der Gallenblase oder in den Gallenwegen eingeklemmt ist, kann eine heftige Oberbauchkolik entstehen. Die im Verlauf von Minuten oder wenigen Stunden zunehmenden Schmerzen unter dem rechten Rippenbogen strahlen in die rechte Schulter und in den Rücken aus und werden gelegentlich als Muskel- und Gelenkschmerzen fehlinterpretiert. Sie werden häufig von Erbrechen begleitet und können innerhalb kurzer Zeit (30 Minuten) wieder verschwinden.

Untersuchung und Behandlung

Der Arzt stellt die Diagnose aufgrund der typischen kolikartigen Beschwerden und weist die Steine in der Gallenblase bei der Ultraschall-Untersuchung nach.

Bei einer Gallenkolik gibt der Arzt in der Regel schnell wirksame Mittel zur Linderung der Oberbauchkrämpfe (Spasmolytika) und starke Schmerzmittel.

Die operative Entfernung der Gallensteine mitsamt der Gallenblase ist bei regelmäßig auftretenden Koliken und immer bei Auftreten einer Gelbsucht erforderlich.

Das alleinige Entfernen der Steine genügt nicht, da sich in der Gallenblase bald wieder neue Steine bilden würden.

Das Fehlen der erkrankten Gallenblase hat im Grunde keine nachteiligen Folgen, im Gegenteil, Speisen, die vor der Operation wegen Unverträglichkeit gemieden wurden, werden danach oft wieder vertragen.

Es gibt zwei Varianten der Gallensteinoperation, die offene und die laparoskopische Entfernung der Gallenblase. Ihr Arzt wird die für Sie in Frage kommende Methode auswählen.

Es gibt eine Situation, in der es möglich ist, nur den Gallenstein zu entfernen. Ein weit unten im Gallengang, kurz vor der Einmündung in den Zwölffingerdarm eingeklemmter Gallenstein kann über das Endoskop entfernt werden.

Der Arzt sondiert die Mündung des Gallenganges in den Zwölffingerdarm, erweitert sie etwas und zieht den eingeklemmten Gallenstein anschließend mit einem kleinen Körbchen in den Darm.

Die Behandlung der Gallensteine ohne Operation mit Medikamenten, welche die Steine auflösen sollen (orale Litholyse), oder mit Hilfe von Geräten, welche die Gallensteine durch Stoßwellen, die von außen auf den Körper einwirken (extrakorporale Stoßwellenlithotripsie) zertrümmern sollen, kann nur bei einem kleinen Teil der Gallensteinträger erfolgreich durchgeführt werden. Da bei diesen Verfahren in der Regel ein längerer Behandlungszeitraum erforderlich ist, kommen sie bei Patienten mit häufigen Koliken nicht in Betracht.

Ferner besteht bei diesen Vorgängen immer die Möglichkeit einer erneuten Gallensteinbildung.

Bauchspeicheldrüse

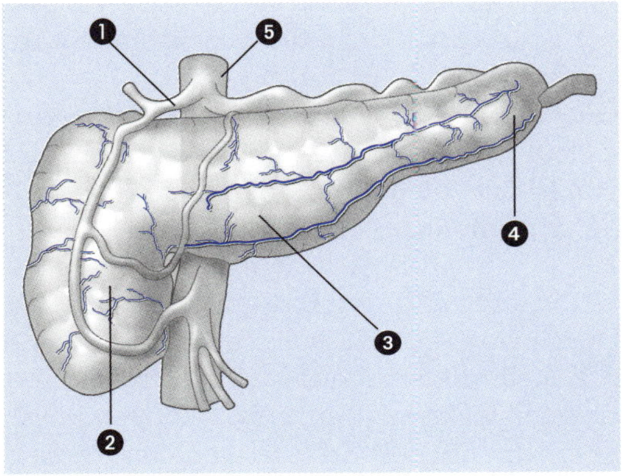

Bauchspeicheldrüse

❶ Leberarterien ❷ Pankreaskopf ❸ Pankreaskörper ❹ Pankreasschwanz ❺ Aorta

Aufbau und Funktion

Die Bauchspeicheldrüse (Pankreas) ist ein länglich geformtes Organ, das quer im Oberbauch liegt. Es ist beim Erwachsenen 10 bis 15 cm lang und wiegt zwischen 50 und 120 g. Die Bauchspeicheldrüse wird in 4 Regionen eingeteilt, in Kopf, Hals, Körper und Schwanz. Durch die gesamte Drüse hindurch zieht der Bauchspeicheldrüsengang. Bei den meisten Menschen vereinigt er sich im Pankreaskopf mit dem Gallengang und mündet mit diesem zusammen in den Zwölffingerdarm.

Die Bauchspeicheldrüse hat zwei Funktionen:

Sie produziert den „Bauchspeichel“, der verschiedene Verdauungsenzyme zur Verdauung von Kohlehydraten, Eiweißen und Fetten enthält (exokrine Funktion).

Sie bildet in speziellen Zellen (Inselzellen) das Hormon Insulin, welches die Blutzuckerkonzentration regelt (endokrine Funktion). Das Insulin wird von den Inselzellen direkt in die Blutbahn abgegeben. Der Bauchspeichel wird über den Bauchspeicheldrüsengang in den Zwölffingerdarm entleert. Pro Tag produziert die Bauchspeicheldrüse etwa 1,5 l Verdauungssaft.

Akute Entzündung der Bauchspeicheldrüse

AktivCheck

Wann muss ich zum Arzt?

- Sofort: Notfall! Eventuell befinden Sie sich im Schockzustand mit Kreislauf-Zusammenbruch.
- Bei heftigen gürtelförmigen Schmerzen im Oberbauch, die auch in alle Richtungen ausstrahlen können.
  Bei Fieber, Übelkeit, Erbrechen, Darmblähungen, Darmlähmung, Wassereinlagerung im Bauch.
- Wenn zuvor bauchchirurgische Eingriffe durchgeführt wurden.
- Nach einer stumpfen Bauchverletzung kann es zu einer akuten Bauchspeicheldrüsenentzündung kommen.

Was wird mein Arzt mich fragen?

- Trinken Sie übermäßig viel Alkohol?
- Sind bei Ihnen Gallensteine bekannt?
- Hatten Sie so etwas schon häufiger?

Was frage ich meinen Arzt?

- Was kann die Ursache sein?
- Kann die Erkrankung wieder vollständig abheilen oder bleiben Beschwerden zurück?

···➤ Was frage ich meinen Arzt?

- Wozu brauche ich die Bauchspeicheldrüse überhaupt?

Was frage ich meinen Arzt?

- Muss ich in Zukunft fettiges Essen meiden?
- Wann darf ich wieder Alkohol trinken?

AktivTipp

Was kann mein Arzt tun?

- Zur Diagnose führt er einen Ultraschall durch, und veranlasst Blutentnahmen.
- Im Akutstadium erhalten Sie eine Infusionstherapie bei absoluter Nulldiät und Dauerabsaugung des Magens durch einen Magenschlauch.
- Ihnen wird Bettruhe verordnet, eine Schmerzbekämpfung verabreicht, bei schwerem Verlauf werden Sie auf der Intensivstation überwacht.
- Auf jeden Fall folgt eine Ursachensuche.

Was kann ich selbst tun?

- Nach überstandener akuter Bauchspeicheldrüsenentzündung sollten Sie die Auslöser meiden, wozu meistens Alkohol gehört.

Die akute Entzündung der Bauchspeicheldrüse (Pankreatitis) kann einen eher leichten oder einen schweren, manchmal tödlichen Verlauf nehmen. Bei der schweren Form der Pankreatitis, die hier vorgestellt wird, geht ein Teil des Bauchspeicheldrüsengewebes zugrunde. Die beiden Hauptursachen der schweren akuten Pankreatitis sind chronischer Alkoholmissbrauch und ein eingeklemmter Gallenstein, der den Abfluss des Pankreassaftes in den Zwölffingerdarm behindert.
Die Zerstörung (Nekrotisierung) des Gewebes bei der akuten Pankreatitis erfolgt durch Selbstverdauung der Bauchspeicheldrüse mithilfe der eigenen Enzyme.

Untersuchung der Bauchspeicheldrüse

Die genaue Anamnese und eine ganze Reihe von Laboruntersuchungen (Nachweis von Pankreasenyzmen im Blut oder Stuhl, Bestimmung des Stuhlfettgehaltes) geben wichtige Hinweise auf Erkrankungen. Die Darstellung des Organs und seiner Veränderungen (veränderte Gewebedichte, Kalkeinlagerungen, Zysten, Formveränderungen) gelingt mithilfe der Ultraschall-Untersuchung und der Computertomographie. Die Röntgenuntersuchung des Bauchspeicheldrüsenganges nach Einspritzung von Kontrastmittel in den Gang zeigt Erweiterungen, Verengungen oder Abbrüche des Pankreasganges als Hinweis auf Steine oder Tumoren.

Beschwerden

Es können sehr starke Oberbauchschmerzen auftreten, die in den Rücken ausstrahlen und meistens von Übelkeit und Erbrechen begleitet sind. Viele Patienten befinden sich im (medizinischen) Schockzustand mit Blutdruckabfall und Pulsanstieg. Nach einiger Zeit kann sich Fieber entwickeln. Da die Beschwerden häufig in den Brustbereich ausstrahlen, wird oft zunächst die Diagnose Herzinfarkt gestellt.

Untersuchung und Behandlung

Die Konzentration der Pankreasenzyme im Blut ist oft stark erhöht. Der Blutzucker steigt in manchen Fällen an. Die Zahl der weißen Blutkörperchen (Leukozyten) kann erhöht sein. Die Ultraschall-Untersuchung und die Computertomographie zeigen das Ausmaß der Entzündung. Bei Verdacht auf einen eingeklemmten Gallengangstein werden die Gallenwege röntgenologisch dargestellt. In der Regel lässt der Arzt auch eine Röntgenübersichtsaufnahme des Bauchraumes anfertigen.

Die akute Entzündung der Bauchspeicheldrüse ist eine sehr ernste Erkrankung, die unbedingt im Krankenhaus behandelt werden muss. Die intensivmedizinische Behandlung hat das Ziel, die Selbstverdauung der Bauchspeicheldrüse zu unterbrechen, die Folgen der begonnenen Organschädigung aufzufangen und eine Ausheilung zu ermöglichen.

Der Patient wird engmaschig überwacht und künstlich ernährt und erhält große Mengen Flüssigkeit über Infusionen. Stark wirksame Schmerzmittel lindern die heftigen Bauchschmerzen. Am Anfang steht die Schockbehandlung im Vordergrund. Außerdem achten die Ärzte auf die Entstehung von Komplikationen, wie die bakterielle Infektion des infizierten toten Gewebes (Nekrosen), das Auftreten von Abszessen und das Platzen von Zysten.

Eine chirurgische Behandlung ist nur dann erforderlich, wenn Abszesse, Zysten oder infiziertes totes Gewebe (Nekrosen) entfernt werden müssen. Sofern Gallensteine eine Rolle spielen, werden sie nach der akuten Krankheitsphase operativ beseitigt. Im unteren Gallengang eingeklemmte Steine können unter Umständen während einer endoskopischen Untersuchung entfernt werden.

Sofern Alkohol eine Rolle spielt, muss mit ärztlicher Unterstützung ein konsequenter Alkoholentzug erfolgen.

Chronische Entzündung der Bauchspeicheldrüse

AktivCheck

Wann muss ich zum Arzt?

- Leitsymptom der chronischen Bauchspeicheldrüsenentzündung ist ein ständig wiederkehrender Schmerz in der Tiefe (mittig) des Oberbauches, der nicht kolikartig ist.
- Bei auffälliger Unverträglichkeit gegenüber Fett.
- Bei Gewichtsabnahme, Fettstühlen, Blähbauch, Durchfällen und bei Zeichen, die auf eine Zuckerkrankheit hindeuten.
- Wenn Haut und Augenweiß gelb werden.

Was wird mein Arzt mich fragen?

- Seit wann ist Ihnen eine Bauchspeicheldrüsenerkrankung schon bekannt?
- Kennen Sie die Ursache dafür?
- Wann wurde das letzte Mal bei Ihnen eine Ultraschall-Kontrolle durchgeführt?
  Haben Sie die Befunde dabei?
- Haben Sie Gallensteine?
- Besteht eine Zuckerkrankheit?
- Haben Sie Durchfälle?
  Wenn ja, wie oft?

Was frage ich meinen Arzt?

- Welche Komplikationen kann es geben?
- Welche Therapiemöglichkeiten gibt es noch?

AktivTipp

Was kann mein Arzt tun?

- Einstellen eines Diabetes.
- Er kontrolliert Ihre Blutwerte auf das Pankreasenzym.
- Er sucht nach neu entstandenen Pankreaszysten und entfernt sie eventuell chirurgisch.
- Er überprüft die Pankreasfunktion; die endoskopische retrograde Pankreatikographie (ERCP) führt er durch, um die Drüsengänge zu beurteilen und eventuell vorhandene Gallensteine zu entfernen.
- Er ersetzt gegebenenfalls unzureichend gebildete Enzyme medikamentös.
- Er leitet einen stationären Alkoholentzug ein.

Was kann ich selbst tun?

- Erlernen Sie die Zubereitung einer Pankreasschonkost.
- Verteilen Sie Ihre Nahrung auf kleine Mahlzeiten, seien Sie sehr zurückhaltend bei fettigen Speisen.
- Meiden Sie die auslösenden Gifte (Alkohol).

Bei der chronischen Entzündung der Bauchspeicheldrüse geht nach und nach Drüsengewebe zugrunde, wodurch die Organfunktionen beeinträchtigt werden.
Die chronische Pankreatitis beruht in den meisten Fällen entweder auf Alkoholmissbrauch (70 %) oder einem behinderten Abfluss des Pankreassaftes in den Zwölffingerdarm. Fettstoffwechselstörungen erhöhen das Erkrankungsrisiko.
Bei der chronischen Pankreatitis entstehen durch wiederholte Entzündungen Vernarbungen, Kalkeinlagerungen und Hohlräume (Zysten), die normales, funktionsfähiges Pankreasgewebe ersetzen oder verdrängen. In der Folge nehmen die Leistungen der Bauchspeicheldrüse ab. Es werden nicht mehr genügend Verdauungsenzyme gebildet, was zu schweren Verdauungsstörungen führen kann. Bei fast vollständigem Ausfall des Organs entsteht durch einen Mangel an Insulin eine Zuckerkrankheit.

Beschwerden

Die Oberbauchschmerzen bei der chronischen Pankreatitis können Tage bis Stunden andauern und von Zeiten völliger Beschwerdefreiheit unterbrochen werden. Die Schmerzen strahlen nach beiden Seiten und in den Rücken aus. Übelkeit und Erbrechen können dazukommen.
Da die Beschwerden oft nach Mahlzeiten einsetzen, essen viele Betroffene aus Angst vor Beschwerden weniger und nehmen an Gewicht ab. Die gestörte Verdauung trägt zur Gewichtsabnahme zusätzlich bei. Sie führt auch zu Blähungen und Durchfall. Patienten mit eingeklemmtem Gallengangstein können eine Gelbsucht bekommen. Der Blutzucker kann steigen.

Untersuchung und Behandlung

Eine wichtige Laboruntersuchung ist die Bestimmung der Konzentration der Pankreasenzyme im Blut. Pankreasfunktionstests (Enzymbestimmungen im Stuhl) zeigen das Ausmaß der gestörten Verdauungsleistung des Organs. Der Blutzucker (Tagesprofil, Glukosebelastungstest) kann erhöht sein. Die Ultraschall-Untersuchung und vor allem die Computertomographie zeigen die Organveränderungen (Verkalkungen, Gangerweiterung, Zysten). Bei Verdacht auf einen eingeklemmten Gallengangstein werden die

Gallenwege röntgenologisch dargestellt. Die Röntgendarstellung des Hauptpankreasganges und seiner Nebenäste (endoskopische retrograde Pankreatikographie) ist bei chronischer Pankreatitis besonders aufschlussreich. Ganz wichtig ist der konsequente Alkoholverzicht. Die Ernährung sollte zwar nicht zu viel Fett, aber dennoch ausreichend Kalorien enthalten. Immer ist eine ärztliche Behandlung erforderlich. Zunächst behandelt er die Schmerzen mit wirksamen Schmerzmitteln. Bei Verdauungsstörungen kann er die fehlenden Pankreasenzyme durch Enzympräparate ersetzen. Bei erhöhten Blutzuckerwerten wird er vorsichtig mit Insulin behandeln.

Ein chirurgischer Eingriff an der Bauchspeicheldrüse ist nur selten erforderlich. Sofern Gallensteine eine Rolle spielen, werden sie operativ entfernt. Im unteren Gallengang eingeklemmte Steine können unter Umständen während einer endoskopischen Untersuchung beseitigt werden.

Sofern Alkohol eine Rolle spielt, muss mit ärztlicher Unterstützung ein konsequenter Alkoholentzug erfolgen.

Bauchspeicheldrüsenkrebs

AktivCheck

Wann muss ich zum Arzt?

- Wenn sich der Verdacht stellt, sofort.
- Eventuell bestehen Verstopfung und Unwohlsein.
- Bei auffälliger Unverträglichkeit gegenüber Fett.
- Bei Gewichtsabnahme, Fettstühlen, Blähbauch, Durchfällen und bei Zeichen, die auf eine Zuckerkrankheit hindeuten.
- Wenn Haut und Augenweiß gelb werden.

Was wird mein Arzt mich fragen?

- Haben Sie an Gewicht verloren?
- Seit wann und wie viel?
- Ist Ihnen eine vorübergehende Gelbfärbung von Haut und Augenweiß aufgefallen?
- Ist eine chronische Bauchspeicheldrüsenentzündung bekannt?
- Trinken Sie übermäßig viel Alkohol? Wie lange schon?

Was frage ich meinen Arzt?

- Kann eine Operation heilen?
- Handelt es sich um einen gutartigen oder einen bösartigen Tumor?
- Bin ich danach Diabetiker?
- Wie hoch ist meine Lebenserwartung?

AktivTipp

Was kann mein Arzt tun?

- Zur Diagnosefindung lässt er einen Ultraschall, eine Röntgendarstellung des Pankreasganges, eine Computertomographie, die endoskopische retrograde Pankreatikographie (ERCP) und Blutentnahmen durchführen.
- Er stellt sehr rasch die Operationsindikation.
- Er verordnet Ihnen eine anschließende Strahlen- oder Chemotherapie.

···➤ Was kann mein Arzt tun?

- Lebenswichtig ist eine medikamentöse Ersatztherapie für die verlorene Enzymbildung.
- Er leitet eine gute Schmerztherapie ein, diese trägt entscheidend zur Lebensqualität bei.

Was kann ich selbst tun?

- Leider nichts.

In der Bauchspeicheldrüse können verschiedene bösartige Tumoren entstehen. Der häufigste ist das Pankreaskarzinom, das in der Folge vorgestellt wird. Der Bauchspeicheldrüsenkrebs (hier: Pankreaskarzinom) ist in den letzten Jahren häufiger geworden. Männer haben ein deutlich höheres Risiko für diese Krebserkrankung als Frauen. Starker, täglicher Alkoholkonsum erhöht das Risiko für Pankreaskarzinome. Patienten mit chronischer Entzündung der Bauchspeicheldrüse haben weit häufiger ein Pankreaskarzinom als die Normalbevölkerung.

Beschwerden

Die Beschwerden bei Bauchspeicheldrüsenkrebs sind eher uncharakteristisch. Im Frühstadium verursacht diese Krebserkrankung oft überhaupt keine Beschwerden. Das Zusammentreffen der Symptome Oberbauchschmerzen, Gelbsucht und Gewichtsabnahme, oft zusammen mit Übelkeit und Erbrechen, deutet auf ein Pankreaskarzinom in fortgeschrittenem Stadium hin.

Untersuchung und Behandlung

Bei der Ultraschall-Untersuchung und deutlicher noch bei der Computertomographie kann der Krebs erkannt und seine örtliche Ausbreitung beurteilt werden. Die Röntgendarstellung des Pankreasganges gibt weitere wichtige Hinweise. Das Umfeld der Bauchspeicheldrüse kann bei einer endoskopischen Untersuchung des Zwölffingerdarms und bei einer Röntgendarstellung der Gallengänge beurteilt werden. Im Blut können verschiedene Stoffe (Tumormarker) bestimmt werden, deren Konzentration bei einem Pankreaskarzinom erhöht ist.

Weitere Verfahren zur Diagnose eines Bauchspeicheldrüsenkrebses sind die Angiographie (Röntgendarstellung der Bauchspeicheldrüsengefäße), die Magnetresonanztomographie und die Bauchspiegelung (Laparoskopie).

Nur wenige Pankreaskarzinome können durch eine Operation geheilt werden. Bei den übrigen kommen die Tumorbestrahlung, die Chemotherapie und die beschwerdelindernde (palliative) Behandlung zum Einsatz.

Operationen können auch bei Pankreaskarzinomen erforderlich sein, die nicht durch eine Operation geheilt werden können. Es kann beispielsweise darum gehen, die Gallengänge durchgängig zu halten oder den Druck des Tumors auf den Darm zu vermindern.

Bei fortgeschrittenen Pankreaskarzinomen werden die Tumorbestrahlung und die Chemotherapie eingesetzt, auch kombiniert und nacheinander. Ganz wichtig bei unheilbaren Pankreaskarzinomen ist die konsequente Schmerzlinderung mit stark wirksamen Schmerzmitteln.

Bauchwand

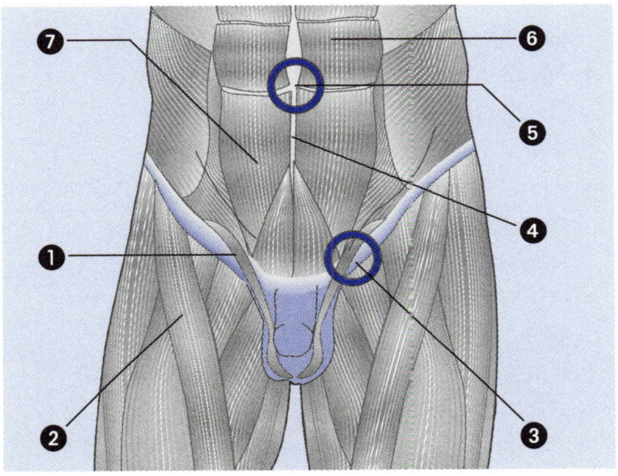

Die wichtigsten Bruchpforten der Bauchwand

❶ Cremastermuskel (= Hodenhebermuskel) ❷ Schneidermuskel ❸ Leistenbruchpforte ❹ Linea alba ❺ Nabelbruchpforte ❻ + ❼ so genannte Rectus-Scheide

Aufbau und Funktion

Die Bauchwand ist mehr als nur der Behälter für die Bauchorgane. Sie ist ein mehrschichtiges System aus kräftigen Muskeln, deren Bindegewebshüllen und straffen, flachen Sehnen. Der äußere Schutz besteht aus Haut mitsamt einem oft sehr fettreichen Unterhautfettgewebe.

In der Bauchmitte liegt der Nabel als vernarbter und geschrumpfter Rest der Nabelschnurgefäße, die das Baby vor der Geburt mit Sauerstoff und allen Nährstoffen versorgten.

Nach innen, zur Bauchhöhle hin, ist die Bauchwand vom Bauchfell ausgekleidet, einer glatten Haut, die einen feinen Flüssigkeitsfilm als Gleitschicht absondert. Auch die Eingeweide sind mit Bauchfell überzogen, sodass sie gegeneinander und zur Bauchwand in einem gewissen Maße verschieblich sind. Die einzige knöcherne Stütze in Höhe der Bauchwand ist die Lendenwirbelsäule. Längs-, schräg- und querverlaufende Muskeln verspannen den knöchernen Rumpf.

Die dehnbare Bauchwand passt sich der Bauchfüllung jeweils an und kann selbst Druck auf den Bauchraum ausüben, so beim starken Ausatmen, bei einem kräftigen Hustenstoß oder beim Entleeren von Darm und Harnblase. Auch bei der Geburt eines Kindes helfen die Bauchmuskeln mit.

Alle Bewegungen des Rumpfes, mit Ausnahme der Aufrichtung des Rückens, werden von den Bauchmuskeln durchgeführt. Sie sind in drei kreuzweisen Lagen übereinander geschichtet und verspannen die unteren Rippen mit der Wirbelsäule und den Beckenknochen. Sie können den Rumpf seitwärts neigen oder drehen. Neben der Lendenwirbelsäule, zwischen Rippen und Becken, ist ein hinterer quadratischer Bauchmuskel ausgespannt. Eine gut trainierte Bauchmuskulatur entlastet die Wirbelsäule.

Schwache Stellen der Bauchwand

Einige Stellen der Bauchwand sind nicht von festen Muskeln bedeckt und können auf Druck leichter nachgeben. Eine dieser Stellen ist der Nabel, die ehemalige Durchtrittstelle der Nabelschnurgefäße. Er besteht nur aus Bindegewebe und Haut. Auch die Mittellinie oberhalb des Nabels ist eine relativ schwache, muskelfreie Stelle in der Bauchwand.

Oberhalb der Leiste durchzieht beim Mann der Samenstrang auf seinem Weg vom Hoden ins Bauchinnere die Bauchwand. Für den Durchtritt des Samenstranges lässt die Bauchwand eine Muskellücke.

Auch Narben nach Operationen oder Unfällen können zu schwachen Stellen der Bauchwand werden.

Brüche der Bauchwand

AktivCheck

Wann muss ich zum Arzt?

- Wenn sich ein Teil des Darmes verklemmt hat und von Ihnen nicht zurückgeschoben werden kann, rufen Sie sofort den Notarzt.
- Wenn Sie heftige Schmerzen in der Leiste oder in der Nabelregion verspüren und möglicherweise eine weiche Vorwölbung unter der Haut ertasten.

Was wird mein Arzt mich fragen?

- Heben Sie oft schwere Lasten?
- Haben Sie sich vielleicht plötzlich verdreht oder schnell und heftig die Bauchmuskeln angespannt (z. B. als Abwehrspannung bei einem Schlag in den Bauch, bei einer sportlichen Betätigung)?
- Haben Sie in kurzer Zeit viel an Gewicht zugenommen?
- Ist ein Bauchtumor bekannt?
- Wie viele Schwangerschaften hatten Sie?
- Müssen Sie beim Stuhlgang immer stark pressen, weil Sie an Verstopfung leiden?

Was frage ich meinen Arzt?

- Ist ein Bruch gefährlich? Ich habe einen, kann ihn aber selbst immer wieder zurückdrücken.
- Reicht ein Bruchband aus?
- Kann ein Bruch von selbst verschwinden?
- Kann sich nach einer Bruch-Operation ein neuer Bruch ausbilden?
- Muss ich vor der Operation mein Gewicht reduzieren?
- Wie lange dauert es nach einer Bruch-Operation, bis ich wieder ein normales Leben führen kann und keine Rücksicht mehr nehmen muss?
- Ab wann kann ich wieder Geschlechtsverkehr haben?
- Kann ich nach der Bruch-Operation schwanger werden?
- Welche Sportarten sollte ich nicht betreiben?

AktivTipp

Was kann mein Arzt tun?

- Durch Abtasten der betroffenen Körperregion stellt Ihr Arzt fest, ob ein Leisten- oder Nabelbruch oder eine andere Erkrankung (z. B. ein vergrößerter Lymphknoten) vorliegt.
- Er macht eine Diagnosesicherung mit Ultraschall.
- Anschließend wird die Indikation zur Operation gestellt, der genaue Zeitpunkt wird in Absprache mit Ihnen bestimmt.

Was kann ich selbst tun?

- Vermeiden Sie eine (zu schnelle) Gewichtszunahme.
- Lasten ab 15 kg sind für Sie tabu. Sie dürfen diese Gewichte nicht heben, schieben oder ziehen.

- Erst etwa 4 bis 6 Monate nach einer Bruch-Operation können Sie auch anstrengende Sportarten wieder voll ausüben.

Durch die genannten Schwachstellen der Bauchwand kann sich das Bauchfell von innen nach außen vorstülpen. Dadurch bildet sich ein Bruchsack, in den die Eingeweide hineinschlüpfen können. Ein solcher Bruch entsteht besonders leicht, wenn der Druck im Bauchraum erhöht ist, bei andauerndem Husten, chronischer Verstopfung, schwerem Heben, aber auch bei großen Geschwülsten im Bauchraum.
Auch die Dehnung der Bauchdecke während der Schwangerschaft kann das Entstehen eines Bruches fördern.
Die Lücke in der Bauchwand, durch die der Bruch hindurch tritt, die so genannte Bruchpforte, ist oft relativ eng im Vergleich zum Bruchsack. So kann es passieren, dass ein Stück des Darms so durch die enge Bruchpforte gezwängt wird, dass seine Gefäßversorgung abgedrosselt wird. Dies führt zu heftigen Schmerzen. In einem solchen Fall ist eine sofortige Operation notwendig, sonst entsteht aus dem absterbenden Darmstück eine lebensgefährliche Bauchhöhlenentzündung.
Das Auftreten eines Bruches macht sich bemerkbar durch eine Vorwölbung der Bauchoberfläche. Am Anfang ist sie meist nur einige Zentimeter groß, kann im Laufe von Monaten oder Jahren aber Kindskopfgröße erreichen und bei jedem Schritt zur Last werden. Die Bruchschwellung tritt meist beim Husten deutlicher vor und kann sich im Liegen selbstständig zurückbilden. Viele Brüche lassen sich durch einen geschickten Fingerdruck in den Bauch zurück verlagern. Schon Neugeborene können Brüche haben, die auf einer Störung der vorgeburtlichen Entwicklung beruhen. Im hohen Lebensalter wiederum treten Bauchwandbrüche aufgrund der nachlassenden Gewebefestigkeit häufiger auf. Je nach ihrer Durchtrittstelle durch die Bauchwand werden die Brüche als Nabelbruch, Leistenbruch oder Narbenbruch bezeichnet. Nabelbrüche und Narbenbrüche sollten möglichst bald operativ behandelt werden, da auch bei gering ausgeprägten Beschwerden immer die Gefahr einer Einklemmung droht.

Leistenbruch

Die Bruchpforte des Leistenbruchs ist die Muskellücke in der Leiste, durch die der Samenstrang vom Hoden ins Bauchinnere verläuft. Etwa 5 Prozent der Männer haben im Laufe ihres Lebens einen Leistenbruch.

Beschwerden

Es tritt eine Schwellung in der Leiste auf, die keine Beschwerden verursachen muss. Starke Schmerzen sind ein Alarmzeichen, denn sie weisen auf eine mögliche Einklemmung oder einen Darmverschluss hin.

Untersuchung und Behandlung

Der Arzt stellt durch Abtasten der Leistengegend fest, ob ein Leistenbruch vorliegt oder eine andere Erkrankung, wie ein vergrößerter Lymphknoten.
Bei unkompliziertem Leistenbruch muss oft nicht sofort operiert werden. Der Zeitpunkt der Operation kann geplant werden. Es besteht bei Brüchen immer die Gefahr einer Einklemmung von Darmschlingen, was dann ernste Folgen bis hin zum Absterben von Darmgewebe haben kann.

Stoffwechsel

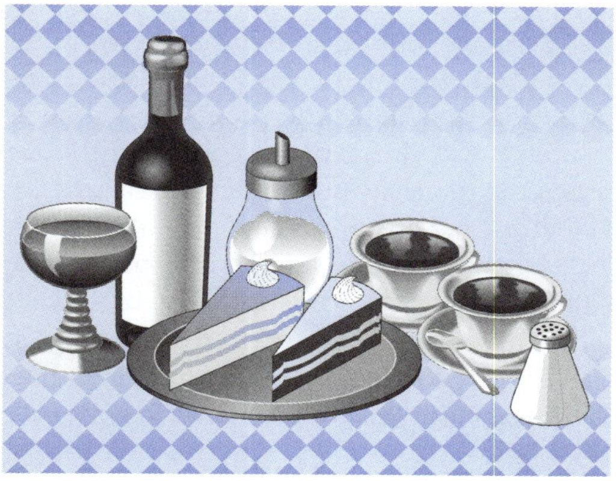

Im Übermaß wirken sich Genussmittel schädigend auf den Stoffwechsel aus

Verwertung und Abbau der Nahrung

Der menschliche Körper benötigt für seine Lebensvorgänge Energie und Baustoffe, die er aus dem Stoffwechsel gewinnt.
Aus Nährstoffen der Nahrung und mithilfe des eingeatmeten Sauerstoffes stellen die Zellen des Körpers energiereiche Moleküle her, die entweder sofort als Energielieferanten verwertet oder aber für den späteren Bedarf gespeichert werden. Die bei der Energiegewinnung anfallenden Abfallprodukte scheidet der Körper über Darm und Niere aus, das im Zellstoffwechsel entstehende Kohlendioxid geben wir mit jedem Ausatmen wieder an die Umgebung ab. Diesen gesamten Vorgang – von der Verwertung der Nahrung bis hin zur Gewinnung und zum Abbau energiereicher Moleküle in der Zelle – nennt man Stoffwechsel. Einzelne Zwischen- und Endprodukte des Stoffwechsels verwendet der Körper als Baustoffe.

Bau- und Betriebsstoffwechsel

Man unterscheidet zwischen „Baustoffwechsel" und „Betriebsstoffwechsel". Der Baustoffwechsel sorgt für das Wachstum und die Erhaltung des Körpers, indem er die dazu notwendigen Stoffe bereitstellt. Der Betriebsstoffwechsel stellt für alle wichtigen Körperfunktionen die Energie zur Verfügung. Er gewährleistet die Erhaltung der Körpertemperatur, ermöglicht alle Sinnesfunktionen, sorgt für den normalen Ablauf der Verdauung und gibt uns die Kraft für alle möglichen Formen von Arbeit, wie etwa für die Muskelanspannung beim Anheben einer Schubkarre, einer Aktentasche oder eines Kochtopfes.

Energiegehalt und Energiebedarf

Der Energiegehalt der Nahrung wird in Kilokalorien (kcal) und seit mehreren Jahren auch in der international gebräuchlichen Einheit Joule (J) bzw. Kilojoule (kJ) gemessen.
Am niedrigsten ist der Energiebedarf in Ruhe, wenn man sich bei angenehmer Umgebungstemperatur auf der Gartenliege ausruht oder wenn man schläft. Die hierfür benötigte Energie bezeichnet man als „Grundumsatz". Je mehr Arbeit der menschliche Körper leistet, desto mehr Energie benötigt er.

Energiebedarf (Empfehlung der Deutschen Gesellschaft für Ernährung)

Alter (Jahre)	männlich (kcal/Tag)	weiblich (kcal/Tag)
1 bis 3	1300	1300
4 bis 6	1800	1800
7 bis 9	2000	2000

Alter (Jahre)	männlich (kcal/Tag)	weiblich (kcal/Tag)
10 bis 12	2250	2150
13 bis 14	2500	2300
15 bis 18	3000	2400
19 bis 24	2600	2200
25 bis 50	2400	2000
51 bis 64	2200	1800
über 64	1900	1700
Schwangere		300 zusätzlich

Nahrung und Nährstoffe

Mit der täglichen Nahrung nimmt der Mensch idealerweise alle für die Stoffwechselfunktionen notwendigen Bestandteile zu sich.
In den Nahrungsmitteln sind drei energieliefernde Stoffe enthalten, die wir als Nährstoffe bezeichnen: die Kohlenhydrate, Eiweiße und Fette.

Verdauung

Um die Nährstoffe für den Körper nutzbar zu machen, müssen sie aus der Nahrung isoliert und in kleinere Bestandteile zerlegt werden. Dies geschieht durch das Zerkleinern der Speisen beim Kauen (bitte möglichst gründlich!) und durch die chemische Aufbereitung der Nahrung mithilfe der Enzyme in Magen und Darm.
Die Kohlenhydrate werden dabei zu kleinen Zuckerbausteinen zerlegt, den so genannten „Einfachzuckern“. Die Eiweiße werden in Aminosäuren und die Fette in Fettsäuren und Glyzerin aufgespalten.
Erst diese Bausteine können aus dem Magen-Darm-Trakt ins Blut aufgenommen werden. Mit dem Blut werden sie zur Leber transportiert, wo sie je nach Bedarf wieder zu größeren, weiter verwertbaren Einheiten zusammengesetzt oder gespeichert werden. Von der Leber aus gelangen sie mit dem Blut zu allen Geweben und Zellen des Körpers.

Weitere Nahrungsbestandteile

Neben den Nährstoffen enthält die täglich aufgenommene Nahrung noch Mineralstoffe, Vitamine, Spurenelemente und Wasser. Auch diese Nahrungsbestandteile sind auf verschiedene Weise am Stoffwechsel beteiligt und damit für die Funktion des menschlichen Körpers unentbehrlich.
Ballaststoffe, also Nahrungsbestandteile, die nicht vom Blut aufgenommen werden, dienen dazu, die Bewegung des Darmes anzuregen und den Transport der Nahrung zu fördern.

Steuerung der Verdauung

Enzyme und Hormone regulieren die Verwertung der Nahrungsbestandteile. Sie sorgen für die Verdauung der Nahrung und regeln die Aufnahme der Nährstoffe aus dem Speisebrei ins Blut (Resorption). Außerdem steuern sie den Transport der Nährstoffe vom Blut in die Zellen und sorgen dafür, dass die Nährstoffe entweder gespeichert oder zur Bereitstellung von Energie verwendet werden. Schließlich regulieren sie die Ausscheidung der Abfallstoffe.
Nur wenn alle diese Funktionen ungestört ablaufen, ist der Stoffwechsel gesund. Störungen auch nur in einem Teilschritt dieses Zusammenspiels, die in vielen Fällen angeboren sind, führen zu Krankheiten.

Untersuchungen

Oftmals lässt sich eine Stoffwechselerkrankung schon durch eine einfache Blutuntersuchung erkennen, wie z. B. die Zuckerkrankheit durch eine Blutzuckerbestimmung oder die Gicht durch eine Bestimmung des Harnsäurespiegels. In anderen Fällen sind aufwendige Spezialuntersuchungen notwendig, um der Stoffwechselerkrankung auf die Spur zu kommen.
Die einzelnen Untersuchungen sind bei den entsprechenden Erkrankungen ausführlich dargestellt.

Diabetes mellitus (Zuckerkrankheit)

In Deutschland leiden mindestens 5 % der Bevölkerung an einer Zuckerkrankheit, die oftmals mit schweren Folgestörungen im Körper einhergeht. Zu dem erhöhten Zuckergehalt im Blut und meist auch im Harn, welcher der Krankheit den Namen (Diabetes mellitus = honigsüßer Durchfluss) gab, führen zwei verschiedene Krankheitsformen:
Beim jugendlichen Typ-I-Diabetes kommt es bereits in jungen Jahren zum vollständigen oder teilweisen Versagen der Insulinproduktion, das vermutlich durch einen fehlgeleiteten Angriff der körpereigenen Abwehrkräfte auf die insulinproduzierenden Zellen ausgelöst wird.
Beim Typ-II-Diabetes der Erwachsenen sind Überernährung und Übergewicht dafür verantwortlich, dass das Insulin seine Wirkung auf die Zellen verliert. Hier kommt es erst in zweiter Linie zum Versagen der Insulinproduktion.
Bei beiden Formen der Zuckerkrankheit spielen auch Erbanlagen eine gewisse Rolle.

Wirkung von Insulin

Insulin ist ein von den so genannten Inselzellen der Bauchspeicheldrüse gebildetes Hormon, das die Aufnahme von Zucker in die Zellen steuert und den Fettabbau hemmt. Werden mit der Nahrung Zucker oder andere Kohlenhydrate aufgenommen, gibt die Bauchspeicheldrüse Insulin ins Blut ab. Mithilfe dieses Hormons gelangt der Zucker in alle Zellen des Körpers, wo er zur Energiegewinnung verarbeitet wird. In der Leber, Muskulatur und den Fettzellen kann der Zucker, wenn er nicht sofort benötigt wird, als Energiereserve gespeichert werden. Die Speicherung in Muskeln und Leber erfolgt in Form von größeren Zuckerbausteinen (Glykogen), in den Fettzellen durch Umwandlung des Zuckers in Fett.
Bei Diabetikern sind diese Funktionen teilweise gestört. Dadurch kommt es zu einem Anstieg der Zuckerkonzentration im Blut (Hyperglykämie) und durch einen verstärkten Fettabbau auch zu einer Erhöhung des Fettgehaltes im Blut (Hyperlipidämie).

Typ-I-Diabetes: der juvenile Diabetes

AktivCheck

Wann muss ich zum Arzt?

- Zur Diagnose, danach lebenslang.
- Wenn Sie sich fühlen, als würden Sie ohnmächtig werden.
- Wenn Sie auffallend große Harnmengen ausscheiden und enormen Durst verspüren.
- Bei Sehstörungen und anhaltender Müdigkeit.
- Wenn Sie oft oder immer öfter Heißhunger haben.

- Wenn in letzter Zeit Entzündungen der Haut nicht richtig abheilen und/oder ein chronischer Juckreiz besteht.
- Wenn Ihnen ohne Diät ein fortschreitender Gewichtsverlust auffällt.

Was wird mein Arzt mich fragen?

- Hatten Sie vor kurzem (im letzten halben Jahr) einen Virusinfekt?
- Seit wann fallen die Beschwerden auf?
- Gibt es in Ihrer Familie bereits einen Diabetiker?
- Haben Sie Geschwister? Zeigen sie ähnliche Symptome?

Was frage ich meinen Arzt?

- Warum ist die sorgfältige Einstellung meines Blutzuckers so wichtig, wenn es mir doch auch bei Werten außerhalb der Toleranz gut geht?
- Mit welchen Folgen muss ich im Verlauf der Erkrankung rechnen?
- Kann ich den Spätkomplikationen sinnvoll vorbeugen?
- Kann ich ein weitgehend normales Leben führen?
- Darf ich als Diabetikerin schwanger werden?
- Kann ich ein „normales" Kind bekommen?
- Was muss ich beachten, um Infektionen zu vermeiden?
- Eine Operation steht an, welche Risiken muss ich erwarten?
- Wie sind die Blutzuckernormalwerte?
- In welchem Organ wird Insulin hergestellt?
- Darf ich Alkohol trinken?

AktivTipp

Was kann mein Arzt tun?

- Ihr Arzt wird zusammen mit Ihnen die Einstellung des Blutzuckers vornehmen und Sie in die Selbstverabreichung des Insulins und die Kontrolle des Blutzuckers einweisen.
- Er wird die bereits in Mitleidenschaft gezogenen Organe behandeln und weiter beobachten und dafür sorgen, dass nicht noch weitere Organsysteme stark geschädigt werden.

Was kann ich selbst tun?

- Besuch einer Diabetikerschulung.
- Einhalten einer Diabetiker-Diät: Der normalgewichtige Diabetiker kann etwa 2500 kcal/Tag zu sich nehmen. 50 bis 55 % sollten aus Kohlenhydraten bestehen, 20 bis 25 % aus Eiweiß, 20 bis 25 % aus Fett.
- Sie sollten die Insulin-Verabreichung und die Blutzucker-Selbstkontrolle erlernen und selbständig durchführen.
- Sorgfältige Fußpflege und Infektionsverhütung sind von großer Wichtigkeit.
- Tragen Sie immer Ihren Diabetiker-Ausweis in der Brieftasche bei sich.
- Sorgen Sie für einen ausreichenden Vorrat aller benötigten Medikamente und Utensilien, wenn Sie auf Reisen gehen. Führen Sie immer Traubenzucker mit sich!
- Weisen Sie Partner oder Begleiter in die Problematik Ihrer Erkrankung ein.
- Gehen Sie zu den empfohlenen Arztterminen.

Diese Form der Zuckerkrankheit tritt vornehmlich bei jungen Menschen zwischen dem 14. und 24. Lebensjahr zum ersten Mal in Erscheinung. Sie macht nur knapp 10 % aller Zuckerkrankheiten aus. Heute geht man davon aus, dass beim Typ-I-Diabetes die insulinproduzierenden Zellen der Bauchspeicheldrüse durch eine Autoimmunerkrankung zerstört werden. Man nimmt an, dass die Abwehrzellen durch eine Infektion mit Viren, deren äußere Struktur derjenigen der Inselzellen ähnelt, zu dieser selbstzerstörerischen Fehlfunktion angeregt werden.

Beschwerden

Der Diabetiker vom Typ I neigt zu stark schwankenden Blutzuckerwerten. Dabei treten Beschwerden wie Müdigkeit, Schwäche, Durst, vermehrter Harndrang, Heißhunger, Sehstörungen und Kopfschmerzen auf. Da mit dem absoluten Insulinmangel auch die Hemmung des Fettabbaus wegfällt, ist der Typ-I-Diabetiker meist schlank bis untergewichtig.

Untersuchung und Behandlung

Der Arzt stellt den erhöhten Blutzucker des jugendlichen Zuckerkranken durch eine einfache Blutuntersuchung fest. Die Bestimmung eines zu niedrigen Insulinspiegels bestätigt die Diagnose.

Wenn Sie an einem Typ-I-Diabetes erkrankt sind, müssen Sie sich damit abfinden, dass Ihre Erkrankung zwar nicht heilbar, aber behandelbar ist. Die Insulinbehandlung wird Sie Ihr ganzes Leben lang begleiten. Versuchen Sie aber trotz Ihrer Zuckerkrankheit ein normales Leben zu führen, an sportlichen und sozialen Aktivitäten teilzunehmen, die Ihnen Freude bereiten, und einen Beruf zu wählen, der mit Ihrer Krankheit vereinbar ist. Ganz wichtig ist, dass Sie zu Ihrem Hausarzt oder Diabetesspezialisten ein vertrauensvolles Verhältnis aufbauen und ihm stets offen über Ihre Probleme mit der Krankheit berichten. Halten Sie auch die Termine für Kontrolluntersuchungen gewissenhaft ein! Zu Beginn Ihrer Diabetesbehandlung sollten Sie unbedingt an einer umfassenden Schulung teilnehmen. Hier lernen Sie, den Blutzuckerwert selbst zu bestimmen und Ihr Insulin richtig anzuwenden. Sie werden über mögliche Risiken der Therapie (Unterzuckerung!), über die drohenden Folgekrankheiten des Diabetes sowie ihre Vorbeugung und Behandlung aufgeklärt und erhalten wertvolle Ratschläge für den Alltag. Nicht zuletzt lernen Sie dort die Grundzüge und die tägliche Umsetzung Ihrer Diabetesdiät kennen.

Mit Hilfe der so genannten intensivierten Insulintherapie gelingt es, die natürliche Freisetzung des Insulins aus der Bauchspeicheldrüse weitgehend nachzuahmen. Dabei wird abends und in einigen Fällen zusätzlich morgens ein lang wirksames so genanntes Basalinsulin gespritzt, während mehrere weitere Tagesdosen eines kurz wirksamen Insulins an die körperliche Aktivität und die Nahrungs angepasst werden.

Eine andere Möglichkeit, die Insulinbehandlung so einfach und natürlich wie möglich zu gestalten, bietet die Insulinpumpentherapie. Dabei gibt eine unter die Haut eingepflanzte Pumpe ständig eine kleine Menge Insulin an den Körper ab. Auch hier muss der Patient vor jeder Mahlzeit den aktuellen Blutzuckerwert bestimmen und zusätzlich eine Dosis Insulin spritzen, die er auf den aktuellen Zuckerwert und die geplante Mahlzeit abstimmt.

Zusätzlich wird der Arzt mit jedem Patienten einen speziellen Diätplan ausarbeiten, der dessen individuellen Energiebedarf und Vorlieben berücksichtigt.

Die Diät eines Diabetikers wird immer noch häufig in so genannten Broteinheiten (BE) berechnet. Eine BE entspricht grob gesagt 12 Gramm Kohlenhydraten.

Typ-II-Diabetes

AktivCheck

Wann muss ich zum Arzt?

- Bei Übergewicht sollten Sie sich regelmäßig untersuchen lassen.
- Meist ist der Diabetes vom Typ II ein Zufallsbefund im Rahmen einer anderen Erkrankung oder einer Operationsvorbereitung.
- Bei folgenden Auffälligkeiten suchen Sie ebenfalls Ihren Arzt auf: bei Infektionen, schlecht heilenden Wunden, Ausscheidung großer Harnmengen, bei Durst, bei zunehmender Leistungsminderung.

Was wird mein Arzt mich fragen?

- Ist eine Blutzuckererkrankung bereits bekannt?
- Verspüren Sie Missempfindungen in den Beinen?
- Haben Sie eine Einschränkung der Gehstrecke?
- Hatten Sie schon mal einen Schlaganfall?
- Ist eine koronare Herzerkrankung und / oder ein Bluthochdruck bekannt?
- Sind Sie regelmäßig in augenärztlicher Behandlung?

Was frage ich meinen Arzt?

- Warum ist Zuckerkrankheit schlimm, obwohl mir nichts weh tut?
- Wie kommt es, dass meine Blutzuckerwerte sich normalisieren, wenn ich mein Gewicht reduziere?
- Welche Möglichkeiten gibt es vor dem Einsatz von Insulin?
- Was kann ich sonst noch tun?

AktivTipp

Was kann mein Arzt tun?

- Ihr Arzt wird zusammen mit Ihnen die Einstellung des Blutzuckers vornehmen: Am Anfang steht die Gewichtsnormalisierung durch Diät. Wenn hiermit noch keine Normalisierung erreicht wird, steht an zweiter Stelle der Einsatz von so genannten oralen Antidiabetika.
- Wenn die Blutzucker-Einstellung nur noch mit Insulin durchführbar ist, wird er sie mehr und mehr in die Selbstverabreichung des Insulins und die Kontrolle des Blutzuckers einweisen.
- Er wird die bereits in Mitleidenschaft gezogenen Organe behandeln und weiter beobachten und dafür sorgen, dass nicht noch weitere Organsysteme stark geschädigt werden.

Was kann ich selbst tun?

- Tun Sie alles erdenkliche, um Ihr Gewicht zu reduzieren!
- Eine Diabetikerschulung ist in jedem Fall zu empfehlen.
- Bewegen Sie sich ausreichend.

Was kann ich selbst tun?

- Einhalten einer Diabetiker-Diät: Der normalgewichtige Diabetiker kann etwa 2500 kcal/Tag zu sich nehmen. 50 bis 55 % sollten aus Kohlehydraten bestehen, 20 bis 25 % aus Eiweiß, 20 bis 25 % aus Fett.
- Wichtig ist die sorgfältige Fußpflege und Infektionverhütung.
- Tragen Sie immer Ihren Diabetiker-Ausweis in der Brieftasche bei sich.
- Wenn Sie auf Reisen gehen, sorgen Sie für einen ausreichenden Vorrat aller benötigten Medikamente und Utensilien (Traubenzucker).
- Weisen Sie Partner oder Begleiter in die Problematik Ihrer Erkrankung ein.
- Gehen Sie zu den empfohlenen Arztterminen.

Diese Form der Zuckerkrankheit, die 90 % aller Diabetiker betrifft, tritt erst im höheren Lebensalter und meistens bei Übergewichtigen auf. Anders als jugendliche Typ-I-Diabetiker leiden Typ-II-Diabetiker nicht unter einem Insulinmangel. Sie haben jahrelang sogar erhöhte Insulinwerte im Blut. Allerdings ist bei ihnen die Fähigkeit des Insulins, Blutzucker in die Zellen zu transportieren, stark vermindert. Deshalb haben Typ-II-Diabetiker neben hohen Insulin- auch erhöhte Zuckerwerte im Blut. Diesen Zustand bezeichnet man als Insulinresistenz.

Ausgelöst wird die Insulinresistenz durch langjährige Überernährung und Übergewicht, oft in Verbindung mit Bewegungsarmut. Da die Zellen die vielen Kohlehydrate nicht für ihre Energieversorgung benötigen, schalten sie einige der Bindungsstellen (Rezeptoren) für Insulin aus, sodass die Zuckermoleküle im Blut bleiben.

Infolge der Insulinresistenz produziert die Bauchspeicheldrüse noch mehr Insulin, um die steigenden Blutzuckermengen doch noch in die Zellen einzuschleusen. Dabei überlastet sie sich, wodurch im Laufe mehrerer Jahre die Fähigkeit der Inselzellen, Insulin zu produzieren, nachlässt. Auf diese Weise entsteht schließlich auch bei Typ-II-Diabetikern ein Insulinmangel.

Der Typ-II-Diabetes ist einer der wichtigsten Risikofaktoren für Herz-Kreislauf- und Gefäßerkrankungen. Viele Betroffene haben gleichzeitig einen hohen Blutdruck und/oder eine koronare Herzerkrankung.

Beschwerden

Der Typ-II-Diabetes entwickelt sich sehr langsam und ruft kaum typische oder auffällige Symptome und Beschwerden hervor. Deshalb entdeckt der Arzt diese durchaus ernste Erkrankung oft zufällig bei einer Blutuntersuchung. Bei manchen Betroffenen weisen eine allgemeine Leistungsminderung, vermehrter Durst, Harndrang, Heißhunger, Sehstörungen, Kopfschmerzen, die Neigung zu Infekten, insbesondere zu Hautpilzerkrankungen, auf einen Typ-II-Diabetes hin.

Untersuchung und Behandlung

Auch einen Typ-II-Diabetes erkennt man durch einfache Bestimmung des Blutzuckers. Bestehen bei normalgewichtigen Personen Zweifel ob ein Insulinmangel oder ein Insulinüberschuss vorliegt, lässt der Arzt zusätzlich dieses Hormon im Blut bestimmen. Daneben kontrolliert der Arzt mithilfe des HbA1-Wertes, des so genannten „Langzeitgedächtnisses" des Blutzuckers, die Zuckereinstellung der letzten Wochen. Wenn die Zuckerwerte im Blut „grenzwertig" erhöht sind und der Verdacht auf einen Typ-II-Diabetes besteht, führt der Arzt eine „orale

Glukosebelastung“ durch: Dabei nimmt der Patient 75 Gramm eines Zuckergemisches zu sich. Nachdem zunächst ein Nüchternwert bestimmt wurde, wird nach zwei Stunden der Anstieg des Blutzuckers gemessen.
Liegt der Zwei-Stunden-Zuckerwert unter 120 mg/dl (Milligramm pro Deziliter), besteht keine Zuckerkrankheit, wird ein Wert zwischen 120 und 160 mg/dl gemessen, spricht der Arzt von einer „gestörten Glukosetoleranz“, liegt der Blutzucker dann allerdings über 160 mg/dl, ist die Zuckerkrankheit weitgehend bewiesen.
Da der Typ-II-Diabetes häufig zusammen mit anderen Risikofaktoren für Herz- und Gefäßerkrankungen vorkommt, untersucht der Arzt den Diabetiker auch auf Fettstoffwechselstörungen, Bluthochdruck und Gefäßerkrankungen.
Ziele der Behandlung sind zum einen die Verhinderung von Stoffwechselentgleisungen (diabetisches Koma oder Hypoglykämie) und zum anderen die Vorbeugung von Folgeerkrankungen. Beim übergewichtigen Typ-II-Diabetiker wird der Arzt zunächst einen individuellen Diät- und Bewegungsplan aufstellen. Reicht dies nicht aus, muss der erhöhte Blutzucker mithilfe von Medikamenten (orale Antidiabetika) gesenkt werden. Dabei werden an erster Stelle Mittel wie Acarbose verabreicht, welche die Aufnahme von Zucker im Darm verzögern. Als zweites Medikament wird Metformin eingesetzt, das über verschiedene Mechanismen – unter anderem auch über einen appetitmindernden Effekt – den Blutzucker senkt. Erst an dritter Stelle kommen heute Medikamente zum Einsatz, welche die Insulinproduktion in der Bauchspeicheldrüse steigern. Diese Mittel, zu denen Glibenclamid gehört, bleiben bei regelmäßiger Anwendung durchschnittlich 10 Jahre lang ausreichend wirksam. Danach müssen auch die meisten Typ-II-Diabetiker zusätzlich ein lang wirksames Insulinpräparat spritzen. Die Einnahme der oralen Antidiabetika wird beibehalten.
Sie selbst können erheblich zu Ihrer Gesundheit mit beitragen.
Reduzieren Sie Ihr Gewicht. Dies ist die wichtigste Maßnahme, wenn Sie an Übergewicht leiden. Dabei müssen Sie nicht unbedingt Ihr Normal- oder gar Idealgewicht erreichen. Bereits eine Gewichtsabnahme von 3 bis 5 kg kann dabei helfen, den Blutzucker in Richtung des Normbereiches zu senken. Bei manchen Typ-II-Diabetikern führt eine spürbare Gewichtsabnahme zusammen mit einer entsprechenden Diät zur Normalisierung der Blutzuckerwerte.
Achten Sie auf regelmäßige körperliche Aktivität. Sie fördert die Einschleusung des Blutzuckers in die Zellen und hilft nach einer Gewichtsabnahme dabei, das Gewicht zu halten. Auch wenn Sie bereits älter oder aufgrund von anderen Erkrankungen nicht sehr beweglich sind, sollten Sie dennoch regelmäßig geeignete Bewegungsübungen durchführen. Sprechen Sie Ihren Arzt darauf an.
Ernähren Sie sich ausgewogen, verzichten Sie auf Zucker in jeglicher Form und ersetzen Sie ihn durch Süßstoffe. Decken Sie Ihren Kalorienbedarf zu 50 bis 60 % aus Kohlehydraten, wie in Vollkornbrot, Getreide und Gemüse. Der Eiweißanteil an den Kalorien sollte 15 bis 20 % betragen und der Anteil der Fette 30 % nicht überschreiten. Ernähren Sie sich ballaststoffreich, denn dann werden die Kohlenhydrate langsamer vom Darm ins Blut aufgenommen.
Halten Sie sich unbedingt an die ärztlichen Ratschläge und Verordnungen und nehmen Sie Ihre Medikamente gewissenhaft ein. Rufen Sie sofort einen Arzt, wenn Sie plötzlich weitere Beschwerden wie Fieber, starke

Bauchschmerzen, Schmerzen in der Brust oder in den Beinen bekommen.
Schließen Sie sich einer Selbsthilfegruppe an. Dort bekommen Sie wertvolle Tipps zur alltäglichen Bewältigung Ihrer Erkrankung.

Akute Risiken des Diabetes mellitus

Die akuten Risiken, die vom Diabetes mellitus Typ I und Typ II ausgehen, sind Stoffwechselentgleisungen wie das diabetische Koma (starker Überzucker) und der hypoglykämische Schock (schwerer Unterzucker).

Diabetisches Koma

Das diabetische Koma, die tiefe Bewusstlosigkeit bei stark erhöhten Blutzuckerwerten, ist eine sehr schwere und lebensbedrohliche Form der Stoffwechselentgleisung beim Zuckerkranken. Dabei kann der Blutzucker allmählich auf Schwindel erregende Höhen ansteigen. Häufiger aber kommt es in bestimmten Situationen, wie bei Infektionen, außergewöhnlichem Stress oder in der Schwangerschaft, zu einem zusätzlichen starken Anstieg der zuvor schon erhöhten Zuckerwerte.
In seltenen Fällen macht sich die Zuckererkrankung erstmalig auf diese bedrohliche Weise bemerkbar. Beim bereits behandelten Diabetiker wird diese schwere Entgleisung meist durch eine versehentliche Verringerung der Insulin- oder Medikamentendosis ausgelöst.
Die Atmung des Patienten im diabetischen Koma und auch schon kurz davor ist vertieft und beschleunigt. Mit seiner Ausatemluft verströmt der Patient einen obstähnlichen Geruch (Aceton). Wenn sich das diabetische Koma anbahnt, fühlt sich der Betroffene schwach und appetitlos, muss eventuell erbrechen, häufig Wasser lassen und empfindet starken Durst. Manche Patienten haben Bauchschmerzen. Nach und nach schwindet das Bewusstsein. Bei Kindern kann sich das Koma auch sehr rasch entwickeln.
Bereits beim geringsten Verdacht auf ein diabetisches Koma muss der Patient umgehend notärztliche Hilfe erhalten.

Hypoglykämischer Schock

Beim Typ-I-Diabetiker führt meist eine zu hohe Insulindosis zum raschen Absinken des Blutzuckerspiegels unter den Normwert und damit zu einem „hypoglykämischen" Schock. Wenn beispielsweise ein Patient trotz großer körperlicher Belastung, welche den Insulinbedarf deutlich senkt, die gleiche Menge spritzt, kann dadurch bereits eine Unterzuckerung (Hypoglykämie) entstehen. Wenn ein Patient mit Typ-II-Diabetes trotz Appetitmangels die gleiche Dosis seiner Medikamente einnimmt, sinkt der Zucker ebenfalls zu tief ab. Bei Typ-II-Diabetikern kann auch dies passieren: Die unbemerkte Verschlimmerung einer schon bestehenden Nierenschädigung führt dazu, dass die Medikamente langsamer ausgeschieden werden, sich im Körper ansammeln und eine stärkere Blutzuckersenkung bewirken.
Der hypoglykämische Schockzustand tritt plötzlich auf. Solange der Patient noch bei Bewusstsein ist, quält ihn ein starkes Hungergefühl. Er schwitzt, ist unruhig bis verwirrt und benimmt sich meist auffällig. Wenn der Betroffene noch ansprechbar ist, lässt sich sein Zustand durch ein Stückchen Traubenzucker oder gezuckerten Fruchtsaft rasch bessern.
Da sich der Zustand aber wieder verschlimmern kann, benötigt jeder Patient mit Unterzuckerung umgehend den Notarzt!

Folgeerkrankungen des Diabetes mellitus

Die häufigsten Folgeschäden des Diabetes betreffen die Blutgefäße, die Nieren, die Augen, die Nerven und die Füße. Die wichtigste Maßnahme zur Verhinderung bzw. Verlangsamung aller Folgekrankheiten des Diabetes mellitus ist die optimale Einstellung des Blutzuckers.

Schädigung der Blutgefäße

Die häufigsten und gefährlichsten Folgeerkrankungen des Diabetes betreffen die Blutgefäße.

Die Makroangiopathie, eine Durchblutungsstörung größerer Schlagadern, entspricht im Wesentlichen der Arteriosklerose. Sie tritt bei Diabetikern häufiger und im Durchschnitt früher auf und führt zur koronaren Herzerkrankung, zum Herzinfarkt, zur Durchblutungsstörung der Beine und zum Schlaganfall.

Der Herzinfarkt von Zuckerkranken verläuft oft ohne die typischen Brustschmerzen, weshalb er in vielen Fällen nicht oder zu spät erkannt und behandelt wird.

Die Mikroangiopathie, eine Durchblutungsstörung kleiner Blutgefäße, kann an den Nieren, der Netzhaut des Auges, an den Füßen und am Nervensystem zu schweren Schäden führen.

Nierenschäden durch die Zuckerkrankheit (Diabetische Nephropathie)

Das früheste Symptom eines diabetischen Nierenleidens ist eine leicht vermehrte Eiweißausscheidung mit dem Urin. Deshalb muss der Urin eines Diabetikers mindestens einmal pro Jahr untersucht werden. Die Weiterentwicklung einer leichten Nierenschädigung soll durch die Gabe eines so genannten ACE-Hemmers verzögert werden. Dieses Medikament ist insbesondere dann angezeigt, wenn gleichzeitig ein Bluthochdruck besteht (siehe Seite 447).

Augenschäden durch die Zuckerkrankheit (Diabetische Retinopathie)

Durchblutungsstörungen an der Netzhaut bewirken eine Neubildung von Gefäßen, die jedoch in ihrer Funktion weitgehend wertlos sind. Diese Gefäße neigen zu Blutungen und führen zur Netzhautablösung. Die Zuckerkrankheit kann auch einen erhöhten Augeninnendruck und eine direkte Schädigung der Sehzellen bewirken.

Um diese Schäden schon im Frühstadium erkennen und behandeln zu können, muss ein Diabetiker sich mindestens einmal im Jahr vom Augenarzt gründlich untersuchen lassen (siehe Seite 216).

Nervenschäden durch die Zuckerkrankheit (Diabetische Neuropathie)

Eine Zuckerkrankheit kann in den verschiedensten Bereichen des Nervensystems zu Schäden führen. Am häufigsten sind die sensiblen Nerven an den Füßen und Unterschenkeln betroffen, was sich besonders nachts durch Brennen und Kribbeln bemerkbar macht. Auch das Schmerzempfinden kann herabgesetzt sein, weshalb der Patient kleine Verletzungen kaum wahrnimmt.

Recht oft ist auch das vegetative Nervensystem des Kranken betroffen, die Folgen sind u. a. Verdauungsprobleme wie Völlegefühl, Durchfall oder Verstopfung, ein übermäßiger Blutdruckabfall beim raschen Aufstehen, ein andauernd beschleunigter Puls, Schwierigkeiten beim Entleeren der Harnblase und Impotenz.

Diabetisches Fußsyndrom

Diabetiker tun gut daran, ihre Füße im Auge zu behalten und sorgfältig zu pflegen. Ihre Füße sind nämlich besonders anfällig. Vor allem im Bereich von Zehen und Ferse können kleine Verletzungen zu schlecht heilenden und langsam wachsenden Wunden führen. Schon Druckstellen durch schlecht sitzende Schuhe oder Bagatellverletzungen bei der Nagelpflege können diese unangenehmen Folgen haben. Fußpilzerkrankungen sind ein weiterer Faktor. Problematisch ist, dass Diabetiker Erkrankungen und Verletzungen an den Füßen, selbst ausgedehnte, tiefe und infizierte Wunden, aufgrund der Empfindungsstörung in den sensiblen Fußnerven oft nur dann bemerken, wenn sie ganz bewusst darauf achten. Jeder Diabetiker sollte sich daher eine sorgfältige Nagel- und Fußpflege zur Gewohnheit machen. Insbesondere nach dem Baden oder Duschen ist es empfehlenswert, eine neutrale Feuchtigkeitscreme einzumassieren, um der Austrocknung und Hautrissen an den Füßen vorzubeugen. Tragen Sie keine engen Strümpfe oder schlecht sitzende Schuhe und laufen Sie besonders im Schwimmbad und in Hotels nie barfuß.

Störungen des Fettstoffwechsels

AktivCheck

Wann muss ich zum Arzt?

- Wenn in Ihrer Familie bereits eine bekannte (erbliche) Fettstoffwechselstörung vorliegt.
- Wenn Sie Diabetiker sind.
- Bei chronischem Alkoholgenuss.
- Bei Übergewicht.
- Wenn Sie an einer Nieren-, Leber- oder Schilddrüsen-Krankheit leiden.
- Bei Arteriosklerose.

Was wird mein Arzt mich fragen?

- Wie ernähren Sie sich?
- Können Sie meine Empfehlungen umsetzen?

Was frage ich meinen Arzt?

- Wie erhalte ich Tipps für meine Diät? Gibt es die Möglichkeit, in einer Kur mehr über meine Erkrankung und über Möglichkeiten der Selbsthilfe zu erfahren?
- Welche Risiken haben zu hohe Blutfette tatsächlich für mich (es tut ja nicht weh)?
- Muss ich lebenslang Medikamente einnehmen?
- Welches der Cholesterine ist eigentlich das „schlechte"? Und warum?

AktivTipp

Was kann mein Arzt tun?

- Am Anfang steht die genaue körperliche Untersuchung. Dazu gehört ein EKG, Blutdruckmessung, Blutuntersuchungen mit den Werten der einzelnen Stoffwechselprodukte, Gewichtskontrolle usw.
- Er wird mit Ihnen eine genaue Diät absprechen und als Medikamente Lipidsenker verschreiben.

Was kann ich selbst tun?

- Bei allen Fettstoffwechselstörungen gelten die folgenden Empfehlungen:
  – Ernähren Sie sich insgesamt fettärmer. Die Gesamtfettmenge sollte höchstens ein Drittel der Tageskalorienzufuhr ausmachen! Vermeiden Sie „sichtbare" Fette (Butter, Schmalz, andere tierische Fette, Öl, Sahne, Fettränder an Fleisch und Wurst); achten Sie aber auch auf „versteckte" Fette! Darunter versteht man den mit bloßem Auge nicht erkennbaren Fettgehalt von Wurst, Käse, Eiern, Fischen, Nüssen, Süßspeisen usw.
  – Ernähren Sie sich ballaststoffreich und treiben Sie regelmäßig Sport.
  – Geben Sie das Rauchen auf.
  – Falls Sie außerdem zuckerkrank sind oder unter Bluthochdruck leiden, müssen Sie auf eine optimale Behandlung dieser Krankheiten achten.
  – Normalisieren Sie Ihr Gewicht.
- Ergänzen Sie Ihren Speiseplan mit Omega-3-Fettsäuren (siehe auch Seite 322).
- Bei Hypertriglyzeridämie gelten zusätzlich die folgenden Empfehlungen:
  – Bei erhöhten Triglyzeridwerten gehört die Gewichtsabnahme zu den wichtigsten Maßnahmen.
  – Essen Sie am Tag lieber 5-mal mäßig als 3-mal viel.
  – Schränken Sie Ihren Alkoholkonsum ein oder verzichten Sie am besten ganz auf Alkohol.
- Bei Hypercholesterinämie gelten zusätzlich die folgenden Empfehlungen:
  – Nehmen Sie weniger tierische Fette und stattdessen pflanzliche Öle und Fette zu sich.
  – Beschränken Sie Ihre tägliche Cholesterinzufuhr auf weniger als 300 mg (ein Hühnerei enthält bereits 270 mg Cholesterin!)

Die Störungen des Fettstoffwechsels betreffen das Cholesterin und die Triglyzeride. Beide Fettarten können einzeln und auch zusammen erhöht sein. Etwa jeder fünfte Deutsche hat erhöhte Blutfettwerte, und mehr als die Hälfte der über 40-Jährigen hat zu hohe Cholesterinwerte. Von einer solchen Hypercholesterinämie spricht man, wenn das Gesamt-Cholesterin auf Werte über 200 mg/dl (Milligramm pro Deziliter) erhöht ist, von einer Hypertriglyzeridämie (zu hohe Triglyzeridwerte) bei Triglyzeridspiegeln über 180 mg/dl.
Die Hauptgefahr der Fettstoffwechselstörungen besteht darin, dass sie ein wesentlicher Risikofaktor der Entstehung einer Arteriosklerose sind. Diese wiederum bedingt u. a. die lebensbedrohlichen Herz-Kreislauf-Erkrankungen Herzinfarkt und Schlaganfall. Nahrungsfette werden im Magen-Darm-Trakt zu Fettsäuren zerlegt, in dieser Form vom Blut aufgenommen und zu den Organen und Geweben transportiert. Dort dienen sie als Energielieferanten und werden entweder verbrannt oder für den zukünftigen Bedarf gespeichert.

Stoffwechsel der Triglyzeride und des Cholesterins

Nach einer fettreichen Mahlzeit steigt die Konzentration der Triglyzeride im Blut rasch an. Auch Alkoholgenuss und eine kohlenhydratreiche Nahrung führen zum Triglyzeridanstieg. Bei Zuckerkranken sind die Triglyzeride häufig erhöht, da die im Übermaß vorhandenen Kohlenhydrate zu Fetten umgewandelt werden.

Mit der Nahrung aufgenommenes Cholesterin wird im Blut an verschiedene Eiweiße (Lipoproteine) gebunden und zunächst zur Leber transportiert. Auf den Leberzellen befinden sich Bindungsstellen (Rezeptoren) für die Cholesterin tragenden Lipoproteine. Mit diesen übernehmen es die Leberzellen und stellen daraus Gallensäuren und verschiedene Hormone her. Von der Rezeptorenanzahl hängt es ab, wie viel Cholesterin die Leber aus dem Blut entfernt. Diese Zahl ist genetisch bedingt und bei verschiedenen erblichen Formen der Cholesterinerhöhung vermindert. Viel häufiger aber werden die Rezeptoren von der Leber selbst abgebaut, wenn ihr ständig mehr Cholesterin aus der Nahrung angeboten wird, als sie zur Verarbeitung benötigt. So verbleibt es oft in großen Mengen im Blut und kann sich in den Blutgefäßen ablagern und zur Arteriosklerose führen. Im übrigen produziert die Leber bereits 80 % des vom Körper benötigten Cholesterins selbst, sodass nur 20 % mit der Nahrung geliefert werden müssen. Cholesterin ist ausschließlich in tierischen Produkten enthalten.

Die alleinige Bestimmung des Gesamt-Cholesteringehaltes im Blut ist nur wenig aussagekräftig. Weitaus interessanter ist das Verhältnis des gefährlichen LDL- zum günstigen HDL-Cholesterin. Je niedriger der Gehalt an LDL- und je höher der Gehalt an HDL-Cholesterin ist, desto weniger sind schädliche Folgen der Blutfetterhöhung zu befürchten – und umgekehrt. Fragen Sie Ihren Arzt daher immer, was der gemessene Cholesterinwert tatsächlich bedeutet.

Ursachen der Fettstoffwechselstörungen

Bei den Fettstoffwechselstörungen mit erhöhten Blutfettwerten (Hyperlipidämien) unterscheidet man, je nach ihrer Ursache, die primären und die sekundären Hyperlipidämien.

Die primären Hyperlipidämien sind erblich bedingt und treten in bestimmten Familien gehäuft auf. In den meisten Fällen handelt es sich um eine so genannte polygene Hypercholesterinämie, bei der verschiedene Erbanlagen die Entwicklung der Fettstoffwechselstörung fördern, die aber nur dann auftritt, wenn mit der Nahrung zu viel Cholesterin aufgenommen wird. Seltener sind verschiedene monogene Hypercholesterinämien, bei denen ein einzelner Erbfehler dazu führt, dass die Leberzellen zu wenige Cholesterin-Rezeptoren tragen.

Bei den sekundären Hyperlipidämien sind die Störungen des Fettstoffwechsels die Folge von anderen Erkrankungen. Den sekundären Hypertriglyzeridämien liegt meistens eine (schlecht eingestellte) Zuckerkrankheit, ein hoher Alkoholkonsum oder starkes Übergewicht zugrunde. Sekundäre Hypercholesterinämien treten häufig bei Nieren-, Leber- oder Schilddrüsenerkrankungen auf.

Beschwerden

Eine dauerhafte Erhöhung der Triglyzeride kann neben der Arteriosklerose auch zu einer Fettleber führen. Triglyzeridwerte über 500 mg/dl sind ein Risikofaktor für die Entwicklung einer Bauchspeicheldrüsenentzündung.

Untersuchung und Behandlung

Fettstoffwechselstörungen können durch eine einfache Blutuntersuchung diagnostiziert werden, indem der Arzt die Höhe der Triglyzeride sowie des Gesamt-, LDL- und HDL-Cholesterins bestimmt. Achten Sie darauf, dass Sie bei der Blutabnahme absolut nüchtern sind, also 12 Stunden vorher nichts gegessen und außer Wasser nichts getrunken haben. Stellt der Arzt bei dieser Untersuchung hohe Blutfettwerte fest, wird er sie nach einigen Wochen wiederholen, um sicherzugehen, dass es sich beim ersten Mal nicht um einen Zufallsbefund handelte. Steht die Diagnose der Fettstoffwechselstörung fest, sucht der Arzt nach möglichen Grunderkrankungen für sekundäre Hyperlipidämien. Außerdem fahndet er nach weiteren Risikofaktoren der Arteriosklerose, wie Rauchen, Zuckerkrankheit, Bluthochdruck, um das individuelle Gesamtrisiko seines Patienten einschätzen und ihn entsprechend beraten und behandeln zu können.

Die Behandlung der Fettstoffwechselstörungen ist in den meisten Fällen einfach, wird aber leider oft nicht konsequent durchgeführt. Das Behandlungsziel richtet sich vor allem danach, welche weiteren Risikofaktoren bestehen, und ob bereits Folgeerscheinungen einer Arteriosklerose, wie eine koronare Herzkrankheit, aufgetreten sind.

Wenn Sie mit einer gesunden Lebensführung allein noch keine Normalisierung Ihrer Blutfettwerte erreichen, behandelt der Arzt die Fettstoffwechselstörung zusätzlich mit Medikamenten (Lipidsenker). Dennoch sollten Sie die oben genannten Prinzipien in jedem Fall weiter beibehalten, da die Medikamente bei fettarmer Ernährung besser wirksam sind.

Die medikamentöse Behandlung richtet sich nach der Form der Hyperlipidämie. Sind vor allem die Triglyzeride erhöht, setzt der Arzt ein so genanntes Fibrat ein. Erhöhte Cholesterinwerte lassen sich am stärksten durch die so genannten Cholesterinsynthesehemmer senken. Bei sehr hohen Cholesterinwerten kann eine besonders starke lipidsenkende Wirkung durch die Kombination von zwei verschiedenen Lipidsenkern erreicht werden. Bei sehr hohem Risiko für Herz und Gefäße, wenn der Patient die Lipidsenker nicht verträgt oder wenn die Cholesterinwerte extrem stark erhöht sind, muss das Cholesterin jede Woche (oder alle 14 Tage) durch eine Art Blutwäsche aus dem Blut entfernt werden.

Gicht und Hyperurikämie

AktivCheck

Wann muss ich zum Arzt?

- Bei Auftreten der ersten Symptome, die typischerweise nachts oder in den frühen Morgenstunden nach einem guten Essen oder übermäßigem Alkoholgenuss auftreten.
- Hauptsächlich betroffen sind die Großzehe, aber auch Knie- sowie Sprung-, Finger- und die Handgelenke.

Was wird mein Arzt mich fragen?

- Ist in Ihrer Familie bereits ein Gicht-Leiden bekannt?
- Sind Ihnen Auslösesituationen aufgefallen?

Was frage ich meinen Arzt?

- Werden die betroffenen Organe dauerhaft geschädigt?
- Wie schnell kann sich meine Krankheit verschlimmern?
- Wie kann ich die Anfälle sicher vermeiden?
- Muss ich eine Diät einhalten?

AktivTipp

Was kann mein Arzt tun?

- Zunächst wird der akute Anfall mit Colchicin behandelt. Das betroffene Glied wird ruhig gestellt und vor Berührung geschützt.
- Die langfristige Behandlung erfolgt begleitend zur Diät mit Allopurinol oder, wenn dies nicht vertragen wird, mit Benzbromaron.

Was kann ich selbst tun?

- Vorbeugende Ernährung: Schränken Sie Ihren Fleisch- und Alkoholkonsum ein. Das Ziel Ihrer Maßnahmen sollte ein Harnsäure-Blutwert unter 4,5 mg/dl sein.
- Geben Sie die medikamentöse Behandlung nicht ohne Rücksprache mit Ihrem Arzt auf. Die Anlage zur Gicht bleibt lebenslang bestehen, deshalb müssen Sie sich auch ein Leben lang vor den Folgen dieser Krankheit schützen.

Die Erhöhung der Harnsäurekonzentration im Blut über 6,5 mg/dl (Milligramm pro Deziliter) bezeichnet der Arzt als Hyperurikämie bzw. Gicht, auch wenn bisher keine Gichtanfälle aufgetreten sind und sonstige Anzeichen einer Gicht fehlen.
Die Neigung zur Gicht wird vererbt. Die Harnsäure im Blut steigt aber in der Regel erst dann über den Normalwert an, wenn eine überhöhte Menge an Purinen mit der Nahrung zugeführt wird. Denn die Harnsäure ist ein Abbauprodukt der Purine, die wiederum Bestandteil verschiedener pflanzlicher und tierischer Eiweiße sind. Doch auch durch Zellzerstörung im Körper können größere Harnsäuremengen freigesetzt werden. Wenn durch eine Chemotherapie oder Bestrahlung große Tumoren zerstört werden, kann der Harnsäurespiegel im Blut stark ansteigen.
Auch wenn die Fähigkeit der Niere nachlässt, Stoffwechselabbauprodukte wie die Harnsäure aus dem Körper zu entfernen, steigt deren Konzentration im Blut an.

Beschwerden

Infolge hoher Harnsäurekonzentrationen im Blut und im Gewebe können sich bei der Gicht Harnsäurekristalle bilden, die sich im Gewebe, an den Gelenken, in der Niere und in den Harnwegen ablagern und dort zu Beschwerden führen.

Akuter Gichtanfall

In der Mehrzahl der Fälle ist das erste Anzeichen der Erkrankung die plötzliche Entzündung eines Gelenkes. Meist ist nur ein einzelnes Gelenk befallen, häufig das Grundgelenk der Großzehe (Podagra). Bei einem Gichtanfall schmerzt das Gelenk so stark, dass der Betroffenen nicht einmal die Bettdecke darüber erträgt. Das betroffene Gelenk ist stark geschwollen und blau-rot verfärbt. Der Anfall geht häufig mit Fieber einher und klingt innerhalb weniger Tage von allein wieder ab. Neben dem Großzehengelenk können auch Sprunggelenke, Knie- sowie Finger- und Handgelenke betroffen sein. Auf die erste Gichtattacke kann ein längerer beschwerdefreier Zeitraum folgen. Die Intervalle verkürzen sich jedoch mit der Zeit, wenn die Gicht nicht behandelt wird.

Chronische Gicht

Nach mehrjähriger, nicht oder nicht ausreichend behandelter Krankheit lagern sich Harnsäurekristalle auch in Knochen, meist in der Nähe von Gelenken, ab. Manchmal bilden sich auch Harnsäuredepots in Weichteilen, vor allem in der Ohrmuschel. Bei chronischem Verlauf sind oft auch die Nieren in Mitleidenschaft gezogen. Dabei können sich Harnsäurekristalle im Nierengewebe ablagern (Gichtniere). Durch das Ausfällen von Harnsäurekristallen im Urin können auch Nieren- und Harnleitersteine entstehen. Der Befall der Nieren kann auch bereits vor einer Gelenkerkrankung auftreten.

Die Gicht tritt oft zusammen mit Übergewicht, Fettstoffwechselstörungen, Zuckerkrankheit und Bluthochdruck auf. Diese Verknüpfung und die Nierenschäden können gefährliche Folgeerkrankungen an Herz und Blutgefäßen begünstigen und die Lebenserwartung erheblich vermindern.

Deshalb ist es auch so wichtig, die erhöhte Harnsäure, auch wenn sie nicht ständig Beschwerden verursacht, konsequent zu behandeln.

Untersuchung und Behandlung

Durch eine einfache Blutuntersuchung kann der Arzt eine Erhöhung der Harnsäure erkennen.

Der akute Gichtanfall verläuft meist so typisch, dass der Arzt die Verdachtsdiagnose meist unmittelbar stellen und durch die Blutuntersuchung sichern kann.

Die Diagnose der chronischen Gicht stellt der Arzt durch die Harnsäurebestimmung im Blut, die genaue Untersuchung des Patienten auf Harnsäureablagerungen, Röntgenaufnahmen von schmerzhaften Gelenken, die Untersuchung des Urins auf Harnsäurekristalle und die Untersuchung der Nierenfunktion.

Da erhöhte Harnsäurewerte sehr häufig zusammen mit anderen Risikofaktoren für Herz- und Gefäßerkrankungen (Diabetes, Bluthochdruck, Fettstoffwechselstörungen) auftreten, wird der Arzt jeden Patienten auch dahingehend untersuchen.

Beim akuten Gichtanfall sollten Sie das betroffene Gelenk ruhig stellen, kühlen und vor Berührung schützen. Außerdem sollten Sie viel (aber auf keinen Fall Alkohol) trinken und umgehend den Arzt aufsuchen.

Bevorzugen Sie pflanzliche Nahrungsmittel und geben Sie sich mit einer kleinen Wurst- oder Fleischration (nicht mehr als 100 bis 150 g pro Tag) zufrieden. Verzichten Sie auch an Feiertagen auf opulente Mahlzeiten und „Trinkgelage“.

Trinken Sie viel, am besten Mineralwasser und Früchtetees.

Essen Sie am Tag lieber fünfmal mäßig als dreimal viel.

Bauen Sie starkes Übergewicht ab und sorgen Sie durch ausreichende körperliche Betätigung dafür, dass Sie Ihr reduziertes Gewicht halten.

Halten Sie diese Regeln auch dann ein, wenn Ihr Arzt Ihnen ein Medikament zur Senkung der Harnsäure verschrieben hat.

Im akuten Anfall wird seit Jahrtausenden schon Colchicin, ein Wirkstoff aus der Herbstzeitlosen, erfolgreich eingesetzt. Colchicin hemmt die Entzündungsreaktion der Gelenkinnenhaut auf die Harnsäurekristalle und lindert rasch und effektiv die Beschwerden. Wenden Sie Colchicin immer nur nach ärztlicher Anweisung an.

Das Ziel der Dauerbehandlung ist es, den Harnsäurespiegel im Blut zu normalisieren, um weiteren Anfällen vorzubeugen, bereits entstandene Harnsäuredepots in den Geweben abzubauen und die Gefahr von Folgeschäden zu minimieren.

Patienten mit Harnsäurewerten unter 9 mg/dl und die noch nie einen Gichtanfall hatten, werden ausschließlich mit einer purinarmen

Diät behandelt. Bei höheren Harnsäurewerten oder typischen Beschwerden wird der Arzt den Wirkstoff Allupurinol einsetzen, der den Abbau der Purine zur Harnsäure hemmt und damit den Harnsäurespiegel senkt. Zu Beginn dieser Behandlung können Harnsäureablagerungen aus den Geweben gelöst werden, wodurch die Harnsäure im Blut zunächst stark ansteigen kann. Durch niedrig dosiertes Colchicin in den ersten Tagen dieser Therapie kann man jedoch dem drohenden Gichtanfall vorbeugen. Patienten, die Allopurinol nicht vertragen, können den Wirkstoff Benzbromaron erhalten, der die Harnsäureausscheidung durch die Niere steigert. Hier besteht am Anfang der Behandlung die Gefahr, dass die vermehrt ausgeschiedene Harnsäure im Urin Kristalle und Steine bildet. Deshalb müssen Sie sehr viel trinken und für wenige Tage ein weiteres Mittel zur Neutralisierung des Harns einnehmen, das dieser Nebenwirkung vorbeugt.

Seltene Stoffwechselstörungen

Es gibt eine Vielzahl angeborener Stoffwechselstörungen, von denen die meisten jedoch nur sehr selten vorkommen. Einige dieser Krankheiten können heute erfolgreich behandelt werden, bei anderen gibt es noch keine wirksame Therapie. Je früher eine behandelbare Stoffwechselerkrankung erkannt wird, umso eher kann der Betroffene vor dem Auftreten bleibender Schäden geschützt werden. Daher werden bereits beim Neugeborenen bestimmte Labortests (Screening-Tests) durchgeführt, die eine Früherkennung häufiger Stoffwechselkrankheiten ermöglichen.
Bei begründetem Verdacht auf eine erbliche Stoffwechselstörung, etwa bei Krankheitsfällen in der Familie, können auch schon in der Schwangerschaft Fruchtwasser-Untersuchungen durchgeführt werden. Finden sich dabei sichere Hinweise auf das Vorliegen einer schweren Stoffwechselerkrankung, für die es keine wirksame Behandlung gibt, darf die Schwangerschaft abgebrochen werden.
Die seltenen, angeborenen Stoffwechselerkrankungen beruhen in der Regel auf dem Fehlen oder der Funktionsminderung eines Enzyms, welches am Auf- oder Abbau eines bestimmten Stoffes beteiligt ist. Dadurch kommt der Stoffwechsel an einem bestimmten Punkt zum Stocken, und es sammeln sich Substanzen im Körper an.
Symptome und Beschwerden entstehen meist dadurch, dass diese Substanzen durch die vermehrte Ablagerung und ihre stoffwechselaktive „Präsenz“ verschiedene Organe schädigen können.
Seltener kommt der Fall vor, dass Beschwerden entstehen, weil ein Stoff aufgrund eines vererbten Enzymdefektes im Körper fehlt.

Fruktose-Intoleranz

Bei dieser Erkrankung besteht ein Mangel des Enzyms, das den in Obst und Fruchtsäften enthaltenen Fruchtzucker (Fruktose) abbaut. Die Beschwerden setzen bereits beim Kind ein, wenn es erstmalig Obst und Fruchtsäfte erhält. Es reagiert darauf mit Erbrechen und Durchfällen, eventuell auch mit Fieber und den Symptomen einer Unterzuckerung. Zusätzlich können schwere Funktionsstörungen der Leber auftreten. Unbehandelt führt die erblich bedingte Fruktose-Intoleranz zu Unterzuckerung bis hin zum Schock mit weiteren Auswirkungen auf die Leber, die Nieren und auf das Gehirn (Intelligenzdefekt). Der Arzt kann den ursächlichen Enzymmangel bei einer Urinuntersuchung nachweisen.

Die Behandlung besteht darin, dass der Betroffene sein Leben lang auf Obst und Fruchtsäfte verzichten muss. Damit der Kranke keinen Vitaminmangel erleidet, muss er seinen Vitaminbedarf durch Gemüse decken.

Phenylketonurie

Aufgrund eines erblich bedingten Enzymdefektes wird hier die Aminosäure Phenylalanin nicht zu der Aminosäure Tyrosin abgebaut, die ebenso wie Phenylalanin als Eiweißbaustein für den Zellstoffwechsel benötigt wird. Stattdessen entsteht der giftige Stoff Brenztraubensäure, der für die Mehrzahl der Beschwerden bei Phenylketonurie verantwortlich ist. Einige Symptome dagegen beruhen auf dem Mangel an Tyrosin.
Das Hauptmerkmal der Kinder mit unbehandelter Phenylketonurie ist die geistige Minderbegabung und die verzögerte körperliche Entwicklung. Dazu kommen Krampfanfälle und Hautausschläge.
Heute wird jedes Neugeborene mit dem so genannten Guthrie-Test auf eine Phenylketonurie untersucht. Wird die Erkrankung dabei nachgewiesen, erhält das Kind eine Diät, die nur so viel Phenylalanin enthält, wie der Körper unbedingt benötigt. Mithilfe dieser Diät kann es sich normal entwickeln.
Kinder von Müttern mit Phenylketonurie werden häufig mit zahlreichen schweren Schäden (Gehirnentwicklung, Gesichtsfehlbildung und Herzfehler) geboren. Hier ist eine ausführliche und wegweisende Familien- und Schwangerschaftsberatung gefordert.

Ehlers-Danlos- und Marfan-Syndrom

Beim Ehlers-Danlos-Syndrom besteht eine Überelastizität und extreme Verletzlichkeit der Haut, eine allgemein schlaffe Muskulatur und Überstreckbarkeit der Gelenke, was diesen Patienten auch den Beinamen „Kautschukmensch“ gegeben hat. Oft liegt ein Zwergwuchs vor.
Das Marfan-Syndrom ist vor allem gekennzeichnet durch eine große Gestalt, eine ausgeprägte Lang-, Schmal- oder Spinnengliedrigkeit, Überstreckbarkeit der Gelenke und einem so genannten Vogelgesicht. Das Unterhautfettgewebe und die Muskulatur sind fehlgebildet. Besonders schwerwiegende Störungen verursacht dies am Herzen, wenn die Herzklappen überdehnt sind und damit die Funktion der „Pumpe“ nicht mehr gewährleisten.
Die Ursache dieser Erkrankungen liegen im Aufbau einer minderwertigen Bindegewebssubstanz, bei der die Vernetzung des bindegewebigen Gerüstes (Kollagen) gestört ist. Die Patienten erlangen ein mittleres Lebensalter trotz schwerwiegender körperlicher Probleme (Schmerzen, Sportverbot, Organschäden usw.).
Bei Kinderwunsch sollten Betroffene unbedingt eine Familien- und Schwangerschaftsberatung aufsuchen, da es sich jeweils um Erkrankungen handelt, die mit hoher Wahrscheinlichkeit vererbt werden.

Nieren

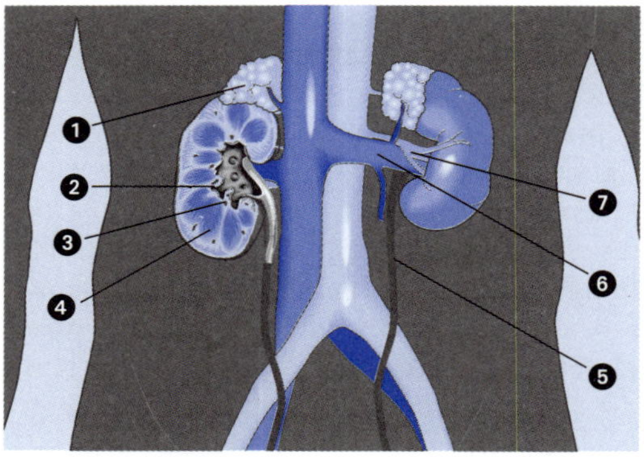

Ansicht von vorne auf die Nieren

1 Nebenniere 2 + 3 Nierenbecken mit Nierenkelchen 4 Nierenmark 5 Harnleiter 6 Nierenvene 7 Nierenarterie

Aufbau und Funktion

Der Mensch hat zwei Nieren. Sie liegen unterhalb des Zwerchfells, hinter dem Bauchfell – also mehr zum Rücken hin –, etwa in Höhe der oberen Lendenwirbel. Dieses Nierenlager ist zum Schutz der Niere mit Fettgewebe gepolstert.

Die Niere eines Erwachsenen ist im Durchschnitt etwa 11 cm lang. Die gesunde Niere hat eine charakteristische Form: Ihr äußerer Rand beschreibt einen Rundbogen, ihr innerer Rand hat in der Mitte eine Einziehung. Hier münden der Harnleiter und die Blutgefäße der Niere.

Jede Niere besteht aus einem Arbeitsgewebe (Parenchym) und einem Abflusssystem (Kelchsystem). Im Arbeitsgewebe jeder Niere befinden sich etwa eine Million „Nierenkörperchen" (Nephrone). Das Abflusssystem mündet in Nierenkelche, die in das Nierenbecken übergehen, das sich in den Harnleiter fortsetzt.

Wichtigste Funktion: Harnbildung

Jedes Nierenkörperchen besteht aus einem kleinen Gefäßknäuel (Glomerulus), wo dem durchfließenden Blut das Plasmawasser abgepresst wird, einer Kapsel (Bowmannsche Kapsel), wo das Plasmawasser zunächst aufgefangen wird, und einem Abflussröhrchen (Tubulus). Dieses Röhrchen verläuft schleifenförmig und enthält Zellen, die dem abgepressten Plasmawasser aktiv die Blutsalze entziehen. Das Wasser, das zur Lösung dieser Blutsalze erforderlich ist, strömt mit diesen mit und gelangt so wieder in den Blutkreislauf. Dieser Vorgang der Wiedergewinnung (Rückresorption) des Plasmawassers ist lebenswichtig. Dadurch verhindert der Körper, dass er in kurzer Zeit zu viel Flüssigkeit verliert und austrocknet. Denn obwohl die Nierenkörperchen täglich etwa 180 l (!) Plasmawasser abpressen, wird je nach Trinkmenge pro Tag nur 1 bis 2 l Flüssigkeit mit dem Urin ausgeschieden. Die Tubuli gewinnen also mehr als 99 % des Wassers und einen großen Teil der Blutsalze wieder zurück. Mit der schließlich ausgeschiedenen Flüssigkeit, dem Harn oder Urin, entsorgt der Körper die so genannten harnpflichtigen Stoffe, die er nicht mehr gebrauchen kann, vor allem Harnstoff und Harnsäure, aber auch viele andere Abbauprodukte von Nährstoffen, Medikamenten und Chemikalien. Die Nieren regulieren also den Flüssigkeitshaushalt und tragen wesentlich zur Entgiftung des Körpers bei.

Der Urin aus den Tubuli gelangt über die Nierenkelche in das Nierenbecken und von dort über den Harnleiter in die Harnblase. Grundsätzlich reicht eine Niere aus, um gesund zu bleiben. Die zweite Niere ist eine Art Sicherheitsvorkehrung des Körpers.

Weitere Funktionen der Niere

Die Niere reguliert den Wasserhaushalt des Körpers und die Konzentration der Blutsalze (Elektrolyte).
Sie bildet ein Hormon, das Erythropoietin, das die Blutbildung anregt. Eine Störung der Nierenfunktion führt daher zur Blutarmut (Anämie). Sie trägt wesentlich zur Regulierung des Blutdrucks bei.
Die Niere hat einen wichtigen Anteil an der Gesunderhaltung der Knochen, indem sie das zum Knochenaufbau benötigte Vitamin D in seine wirksame Form umwandelt und die Kalziumausscheidung reguliert.

Untersuchungen

Besteht der Verdacht auf ein Nierenleiden führt der Arzt Urinuntersuchungen durch und bestimmt die Konzentration des harnpflichtigen Stoffes Kreatinin im Blut. Das Organ selbst kann er bei einer Ultraschall-Untersuchung (Nierensonographie) recht gut betrachten.
In speziellen Fällen sind Röntgenuntersuchungen angezeigt.

Urinuntersuchungen

Der Urin kann heute mit Teststäbchen untersucht werden. So kann der Arzt innerhalb von einer halben Minute feststellen, ob sein Patient Eiweiß oder Blutzellen (weiße oder rote Blutkörperchen) mit dem Urin ausscheidet. Während Blutzellen auch bei einer Entzündung der Blase oder auch der Harnröhre ausgeschieden werden, weist eine größere Eiweißausscheidung deutlich auf ein Nierenleiden hin.
Findet der Arzt dagegen kein Eiweiß im Harn, kann er ein Nierenleiden schon weitgehend ausschließen.

Blutuntersuchung: Kreatininwert

Kreatinin ist einer der harnpflichtigen Stoffe. Wenn seine Konzentration im Blut erhöht ist, muss die Nierenfunktion beeinträchtigt sein. Mithilfe des Kreatininwertes, der normalerweise unter 1,2 mg / dl (Milligramm pro Deziliter) liegt, kann der Arzt den Anteil an funktionsfähigem Nierengewebe abschätzen. Der Kreatininwert gibt Auskunft darüber, wie viele der etwa zwei Millionen Nierenkörperchen funktionstüchtig und wie viele zerstört sind.

Nierensonographie

Die Ultraschall-Untersuchung der Nieren oder Nierensonographie ist einfach, schmerzlos und ungefährlich, gibt dem Untersucher aber wichtige Aufschlüsse: Er kann dabei sehen, ob die Nieren normal groß, vergrößert oder verkleinert sind, ob der Abfluss des Harns aus den Nierenkelchen und dem Nierenbecken normal oder behindert ist, ob größere Steine in den Nieren vorliegen und manches mehr.

Röntgenuntersuchung der Niere

Ein so genanntes intravenöses Urogramm ist nur in Ausnahmefällen erforderlich und – wie jede Röntgenuntersuchung – mit einer gewissen Strahlenbelastung verbunden. Der Patient erhält bei dieser Untersuchung ein Röntgenkontrastmittel gespritzt, das über die Nieren ausgeschieden wird und dabei das Nierenbecken und die ableitenden Harnwege sichtbar macht. Wenn Ihr Arzt Ihnen eine Röntgenuntersuchung vorschlägt, lassen Sie sich von ihm erklären, weshalb eine Sonographie nicht ausreicht.
In speziellen Fällen wird eine Röntgenschichtaufnahme (Computertomographie) der Nieren angefertigt, um die Ausdehnung eines Tumors genau zu bestimmen.

Glomerulonephritis

AktivCheck

Wann muss ich zum Arzt?

- Wenn Sie drückende Schmerzen in der Nierengegend (untere Rückenhälfte rechts oder links) verspüren.
- Bei auffälliger Verfärbung und schlechtem Geruch des Urins sollten Sie immer möglichst bald einen Arzt aufsuchen.

Was wird mein Arzt mich fragen?

- Haben Sie Fieber?
- Seit wann bestehen die Beschwerden schon?
- Haben Sie vor kurzem einen Infekt oder eine Erkältung durchgemacht?
- Haben Sie bereits öfter solche Beschwerden gehabt?
- Ist nur eine Seite betroffen oder beide?
- Haben Sie Wassereinlagerungen im Gewebe bemerkt?
- Haben Sie schon zu Hause einen Selbst-Test auf Eiweiß im Urin durchgeführt?

Was frage ich meinen Arzt?

- Wie sieht meine Niere jetzt aus?
- Warum schmerzt es so stark?
- Ist es gefährlich?
- Welche Behandlung hilft wie schnell?
- Heilt meine Nierenerkrankung wieder völlig aus oder muss ich in Zukunft sehr vorsichtig mit meiner Nierenschädigung umgehen?

AktivTipp

Was kann mein Arzt tun?

- Er wird eine Ultraschalluntersuchung machen, um das Erscheinungsbild der Glomerulonephritis zu beurteilen.
- Je nach Befund werden zunächst Medikamente verabreicht, bei schwerem Verlauf erfolgt die Krankenhauseinweisung und die vorübergehende Gabe von Immunsuppressiva und Kortison.
- Bei schwerstem Verlauf kommt das Dialyse-Verfahren zum Einsatz.

Was kann ich selbst tun?

- Wenn Ihnen eine Nieren-Anfälligkeit bekannt ist, dann müssen Sie immer darauf achten, dass Sie ausreichend Flüssigkeit zu sich nehmen, um die Niere gut zu spülen.

Unter diesem Begriff wird eine Gruppe von Nierenerkrankungen zusammengefasst, bei denen die Gefäßknäuel der Nierenkörperchen (Glomeruli) eine entzündliche Reaktion zeigen. „Nephritis“ heißt Nierenentzündung. Nach dem heutigen Verständnis spielt sich die Erkrankung so ab: Der Betroffene bildet gegen eindringende Bakterien oder andere fremde Eiweißstoffe Antikörper. Diese verbinden sich mit dem Fremdeiweiß zu einem Antigen-Antikörper-Komplex, der sich in den Gefäßen – vor allem der Niere – ablagert und dort eine Entzündung auslöst. Heute kann erst in Ausnahmefällen gesagt werden, welche Fremdeiweiße (Antigene) die Erkrankung verursacht haben.

Eine Glomerulonephritis kann ganz unterschiedlich verlaufen: Sie kann ausheilen, im-

mer wieder aufflackern oder mehr oder weniger schnell zu einer chronischen Niereninsuffizienz führen.
Sie kann auch im Rahmen verschiedener anderer Erkrankungen auftreten.

Beschwerden

Die Glomerulonephritis kann ein bis vier Wochen nach einer Halsentzündung oder anderen infektiösen Erkrankungen (Mittelohrentzündung, Scharlach oder Hautentzündungen) auftreten. Beschwerden sind in manchen Fällen kaum feststellbar, in anderen Fällen kann die Erkrankung zu Blut im Urin (Hämaturie), Gewebeschwellungen (Ödeme) und Bluthochdruck führen. Die Urinproduktion kann stark zurückgehen.

Untersuchung und Behandlung

Der Arzt untersucht den Urin und kann dort Blut und Eiweiß nachweisen. Das Blut enthält oft Antikörper gegen bestimmte Bakterien (beispielsweise gegen Streptokokken). Nur selten ist die Entnahme einer Gewebeprobe aus der Niere erforderlich.
Eine Glomerulonephritis muss immer vom Arzt behandelt werden. Vermeiden Sie schwere körperliche Anstrengungen und befolgen Sie die Diätvorschriften Ihres Arztes. Bei zu geringer Urinproduktion und schwerer Nierenfunktionsstörung werden die Flüssigkeits- und die Eiweißzufuhr streng begrenzt, bei zu hohen Kaliumwerten auch die Kaliumzufuhr. Ein überhöhter Blutdruck wird mit Medikamenten eingestellt. Ödeme werden mit Medikamenten, die den Harnfluss steigern, ausgeschwemmt.
Bei besonders schwerem Verlauf der Glomerulonephritis werden auch Immunsuppressiva (Medikamente zur Unterdrückung der körpereigenen Immunabwehr) und Kortison eingesetzt.
Daneben bleibt leider oft nichts anderes übrig, als die Entwicklung des Leidens ständig zu kontrollieren, um bei beginnendem Nierenversagen rechtzeitig mit der Nierenersatzbehandlung durch Dialyse beginnen zu können.

Pyelonephritis

AktivCheck

Wann muss ich zum Arzt?

- Bei Schmerzen, hohem Fieber, unter Umständen schubweise auftretendem Schüttelfrost, Klopfempfindlichkeit in der Nierengegend, häufigem Harndrang mit schmerzhafter Blasenentleerung, Blut im Urin.

Was wird mein Arzt mich fragen?

- Seit wann haben Sie diese Beschwerden?
- Treten die Symptome öfter auf?
- Wenn ja, wie oft im Jahr?
- Ist bei Ihnen eine Stoffwechselerkrankung (Diabetes) bekannt?
- Schmerzt nur eine Niere oder auch die andere?

Was frage ich meinen Arzt?

- Wie lange wird die Behandlung dauern?
- Wann kann ich wieder arbeiten gehen?
- Reicht die antibiotische Behandlung aus?
- Kann ich zu Hause bleiben oder muss ich ins Krankenhaus?
- Kann ich Rückfälle bekommen?
- Was kann passieren, wenn ich oft Rückfälle habe?

AktivTipp

Was kann mein Arzt tun?

- Die Ultraschalluntersuchung zeigt, wie ausgeprägt der Befund ist. Eine Urinprobe wird ins Labor zur Erregerdiagnostik geschickt.
- Zur Bekämpfung der Bakterien werden Antibiotika eingesetzt.
- Schmerzlindernde Medikamente und Bettruhe sind ebenfalls wichtige Bausteine der Therapie.

Was kann ich selbst tun?

- Achten Sie auf Ihre Nieren. Dazu gehört auch, dass Sie immer daran denken, ausreichend viel zu trinken, um prinzipiell eine gute Durchspülung der Nieren und Nierenbecken zu gewährleisten.

Eine Pyelonephritis ist eine akut oder chronisch verlaufende, durch Bakterien ausgelöste Entzündung, die in der Regel vom Nierenbecken (Pyelon) ausgeht und auf die Niere übergreift.
Von der äußeren Öffnung der Harnröhre bis zum Nierenbecken und seinem Kelchsystem besteht eine offene Verbindung. So können Bakterien bei einem Harnwegsinfekt bis zum Nierenbecken hochwandern und dort eine Entzündung verursachen. Sie kann auf die Niere übergreifen und auf Dauer zum Verlust an Nierengewebe und zur Vereiterung einer Niere führen. Seit es Antibiotika gibt, ist diese Erkrankung erfreulicherweise sehr selten geworden.

Beschwerden

Neben den Symptomen des gleichzeitigen Harnwegsinfektes führt die Pyelonephritis zu Fieber und Schmerzen in der Flanke über dem Nierenlager, das druck- und klopfempfindlich ist.
Die chronische Erkrankung kann ohne ausgeprägte Beschwerden verlaufen.

Untersuchung und Behandlung

Der Arzt weist die Bakterien im Urin nach und schaut sich die Niere bei einer Ultraschall-Untersuchung genau an. Eventuell stellt er das Nierenbecken auch noch röntgenologisch dar.
Die Pyelonephritis muss vom Arzt behandelt werden. Wenn Sie Fieber haben, sollten Sie Bettruhe einhalten. Bei Schmerzen im Nierenlager kann eine nicht zu heiße Wärmflasche für Linderung sorgen. Trinken Sie viel und entleeren Sie die Blase sofort, wenn Sie einen Harndrang spüren.
Die Behandlung der Pyelonephritis wird mit erfahrungsgemäß wirksamen Antibiotika begonnen und je nach Behandlungsergebnis mit den Antibiotika weitergeführt, die sich bei Tests mit den angezüchteten Keimen (Resistenzprüfung) als besonders wirksam erwiesen haben.
Wichtig zur Ausheilung ist die ausreichend lange Behandlung nach genauer Anweisung des Arztes.

Durch Schmerzmittel verursachte Nierenerkrankung (Analgetika-Nephropathie)

Der Missbrauch von Schmerzmitteln kann zu Durchblutungsstörungen an den Nierengefäßen führen und die Niere auf Dauer stark schädigen. Dabei entwickelt sich langsam und über lange Zeit unbemerkt ein chronisches Nierenversagen.
Die wichtigste Behandlung besteht darin, die Schmerzmittel, welche die Nierenschä-

digung verursacht haben, konsequent wegzulassen, und die Schmerzen, die zum dauerhaften Schmerzmittelgebrauch geführt haben, auf andere Weise in den Griff zu bekommen.
Da Schmerzmittel nicht nur die Niere, sondern auch weitere lebenswichtige Organe (Leber, Magen) schädigen können, sollten Sie sie immer nur über kurze Zeit in der empfohlenen Dosis einnehmen und Ihren Arzt konsultieren, wenn die Schmerzen weiter anhalten.

Diabetisches Nierenleiden (Diabetische Nephropathie)

Bei etwa 60 % der Patienten mit langjähriger Zuckerkrankheit (Diabetes mellitus) kommt es zu einer Verengung und Verhärtung der Nierengefäße. Diese Gefäßveränderung führt auf Dauer zum fortschreitenden Verlust von Nierenkörperchen und dadurch zur mangelnden Ausscheidung harnpflichtiger Stoffe.
Das diabetische Nierenleiden (diabetische Nephropathie) ist heute die häufigste Ursache der Dialyse.
Das Frühzeichen eines diabetischen Nierenleidens ist eine zunächst nur geringfügige Eiweißausscheidung – vor allem des Bluteiweißes Albumin – im Harn. Diese so genannte Mikroalbuminurie ist mittels Teststäbchen leicht feststellbar.
Eine schlechte Einstellung des Blutzuckers beschleunigt die Weiterentwicklung der Erkrankung. Daher haben die genaue medikamentöse Zuckereinstellung unter sorgfältiger Zuckerkontrolle und die Einhaltung der Diät den wichtigsten aller vorbeugenden Effekte. Die Behandlung eines zu hohen Blutdrucks, der oft mit der Zuckerkrankheit zusammen auftritt, wirkt ebenfalls vorbeugend.

Nephangiosklerose

Die Arteriosklerose (Schlagaderverhärtung und -verengung) der Nierengefäße wird als Nephangiosklerose (Nierengefäßverhärtung) bezeichnet. Da es sich dabei um einen Alters- und Verschleißprozess handelt, wird diese Erkrankung heute bei zunehmender Lebenserwartung häufiger beobachtet. Die Nephangiosklerose führt zu einem Verlust von funktionsfähigem Nierengewebe, sodass der Kreatininwert als Zeichen für die Konzentration der harnpflichtigen Stoffe im Blut langsam ansteigt.
Mit der Zeit kann ein chronisches Nierenversagen entstehen, das durch Dialyse behandelt werden muss.

Nieren und hoher Blutdruck

Wenn die zur Niere führende Schlagader verengt ist, entsteht ein hoher Blutdruck, sogar wenn die Verengung nur eine Niere betrifft. Die Verengung der Nierenschlagader wird als Nierenarterienstenose bezeichnet.
Umgekehrt belastet Bluthochdruck die Nierengefäße. Bei erhöhtem Druck verengen sich die Nierengefäße, die Blutversorgung der Niere verschlechtert sich, und Nierengewebe geht zugrunde. Dadurch wiederum steigt der Blutdruck. So wird ein Teufelskreis in Gang gesetzt, der nur durch eine wirksame Blutdrucksenkung mit Medikamenten unterbrochen werden kann.
Da es heute viele gut wirksame und verträgliche blutdrucksenkende Medikamente (Antihypertensiva) gibt, kann fast jeder hohe Blutdruck normalisiert werden, wenn der Patient die verschriebenen Tabletten gewissenhaft einnimmt.

Nierensteine und Nierenkolik

AktivCheck

Wann muss ich zum Arzt?

- Wenn Sie starke kolikartige Schmerzen in der Nierengegend verspüren, rufen Sie den Notarzt.

Was wird mein Arzt mich fragen?

- Seit wann treten diese massiven Beschwerden auf?
- Ist Ihnen Blut im Urin aufgefallen?
- Hatten Sie schon mal einen Nierenstein?

Was frage ich meinen Arzt?

- Kann sich ein neuer Stein bilden?
- Können noch weitere vorhanden sein?
- Kann ich etwas zur Vorbeugung tun?
- Besteht die Gefahr einer Verletzung des Harnleiters?
- Welche Möglichkeiten stehen zur Verfügung, um Nierensteine zu entfernen?

AktivTipp

Was kann mein Arzt tun?

- Er wird zunächst Schmerzmittel verordnen und dann eine Ultraschalluntersuchung und eventuell weitere Untersuchungen durchführen.
- Folgende Therapiemöglichkeiten gibt es: selbstständiger Abgang des Steines, medikamentöser Auflösungsversuch, Stoßwellenzertrümmerung, Katheterentfernung, Operation.

Was kann ich selbst tun?

- Wenn bei Ihnen eine Veranlagung vorliegt, sollten Sie eine spezielle Diät einhalten, viel trinken und Entzündungen der Harnwege oder Nieren vermeiden bzw. schnell behandeln lassen.

Durch Kristallbildung verschiedener Salze im Harn; Kalziumoxalat oder Kalziumphosphat können Nierensteine entstehen. Sie sitzen an den einzelnen Nierenkelchen oder füllen das Nierenbecken aus. Neben den kalziumhaltigen Steinen, die zwei Drittel aller Nierensteine ausmachen, kommen auch Harnsäuresteine, Zystinsteine und so genannte Infektsteine vor, die bei chronischen Nierenbeckeninfektionen entstehen. Das Risiko der Steinbildung steigt, wenn die steinbildenden Stoffe im Urin in erhöhter Konzentration vorliegen, im Urin kleine Fremdkörper sind, die als Kern einer Steinbildung dienen, der Säure- oder Basengehalt des Urins die Steinbildung erleichtert und wenn der Urin gestaut ist und nicht frei abfließen kann.
Ungefähr 5 % der Erwachsenen haben während ihres Lebens einmal oder mehrmals Nierensteine. Wer einmal Nierensteine hatte, kann immer wieder welche bekommen. Es gibt aber auch Menschen, die nur ein einziges Mal in ihrem Leben eine Steinkolik durchmachen.

Beschwerden

Nierensteine, die ruhig in den Nierenkelchen oder im Nierenbecken liegen, verursachen normalerweise keine Beschwerden. Gerät ein Nierenstein in Bewegung und gelangt aus dem Nierenbecken in den Harnleiter, so versucht dieser mit krampfhaften, wellenförmigen Anspannungen den Stein abzutransportieren. Dabei treten kolikartige Schmerzen (kolikartig = rythmisch an- und abschwellender Schmerz) in der Nierengegend auf, die zu den schlimmsten Schmerzen überhaupt gehören. Der im engen Harnleiter „gefangene“ Nierenstein gerät im günstigsten Fall in die Blase und von dort mit dem Urin nach außen. Die weibliche Harnröhre, die viel kürzer und weniger eng ist als die männliche, passiert der Stein im Allgemeinen komplikationsfrei und schmerzarm. Beim Mann kann auch der Durchgang des Steines durch die Harnröhre noch ziemliche Beschwerden verursachen. Oft ist der Urin bei Steinabgängen blutig verfärbt, weil spitze Kanten des Steines die Schleimhaut ritzen.

Untersuchung und Behandlung

Bei einer Nierenkolik zeigt die Ultraschall-Untersuchung rasch, ob ein Stein den Harnleiter verschließt und den Harn in die Niere zurückstaut. Der Arzt untersucht außerdem den Urin nach Kristallen, Blutspuren, dem Säuregehalt sowie der Kalzium- und Harnsäureausscheidung im Sammelurin, und lässt die chemische Zusammensetzung eines gewonnenen Nierensteins bestimmen. Blutuntersuchungen (Kalzium-, Harnsäure-, Kreatininwert) ergänzen die Diagnostik.

Eine Nierenkolik muss vom Arzt behandelt werden. Er spritzt ein krampflösendes Schmerzmittel (Spasmoanalgetikum) in die Vene ein.

Den Abgang des Steines sollten Sie durch reichliches Trinken und körperliche Bewegung fördern.

Bei Harnsäuresteinen mit übermäßiger Harnsäureausscheidung ist eine so genannte purinarme Kost erforderlich. Wenn der Stein nicht spontan abgeht, kann eine endoskopische Steinentfernung „mit der Schlinge“ (Schlingenextraktion) oder sogar ein operativer Eingriff erforderlich sein. Wenn die Ultraschall-Untersuchung zeigt, dass der Stein den Harnleiter verschließt und den Harn in die Niere zurückstaut, ist ein unverzügliches Eingreifen notwendig.

In geeigneten Fällen können Nierensteine auch durch Stoßwellen zertrümmert werden (Lithotripsie), die von außen angewandt werden.

Harnsäuresteine können unter Umständen medikamentös aufgelöst werden, indem der Säure-Basen-Gehalt des Urins in den alkalischen Bereich verschoben wird. Bei anderen Nierensteinen dienen – je nach Steinart verschiedene – medikamentöse Maßnahmen dazu, der Steinbildung entgegenzuwirken. Wer schon einmal Nierensteine hatte, sollte reichlich trinken (bis zu 4 l täglich), sich aber nicht mit übergroßen Trinkmengen abquälen. Wenn Sie zu diesem Zweck Mineralwasser trinken, schauen Sie sich dessen Salzgehalte an und sprechen Sie im Zweifel mit Ihrem Arzt darüber. Gegen bestimmte Sorten von Nierensteinen können Sie auch mit Medikamenten vorbeugen, welche den Säuregehalt des Harns verändern und so die Bedingungen der Steinbildung verschlechtern.

Zystennierenkrankheit

Bei dieser erblichen Erkrankung bilden sich in der Niere große, mit Flüssigkeit gefüllte Zysten, die schließlich das gesunde Nierengewebe weitgehend verdrängen können. Der Betroffene kann dann mit dem verbliebenen funktionstüchtigen Nierengewebe nicht mehr genügend harnpflichtige Stoffe ausscheiden und muss dialysiert werden.

Ein Zystennierenkranker vererbt seine Erkrankung statistisch an 50 % seiner Nachfahren, unabhängig von deren Geschlecht. Es gibt heute noch kein Mittel, um die Zysten-

bildung in der Niere aufzuhalten. Zystennierenkranke, die ihrem Nachwuchs das eigene Schicksal ersparen wollen, werden freiwillig auf Kinder verzichten oder eine genetische Beratung aufsuchen. Die nicht betroffenen Geschwister von Zystennierenkranken vererben die Erkrankung nicht weiter.
Der Arzt stellt die Zystennierenkrankheit mit einer Ultraschall-Untersuchung fest.

Nierenversagen (Niereninsuffizienz)

Wenn zu wenig funktionsfähiges Nierengewebe vorhanden ist, um die notwendige Entgiftungsleistung der Niere zu gewährleisten, kommt es zum Nierenversagen (Niereninsuffizienz). Sie kann akut (durch Mangeldurchblutung oder Vergiftung) oder chronisch über einen längeren Zeitraum entstanden sein.

Ursachen der Nierenschwäche

Die meisten der in diesem Kapitel erläuterten Nierenerkrankungen können bis zum Nierenversagen führen. Dazu zählen die Entzündungen der Niere, die Glomerulonephritis, die durch Immunreaktionen entsteht, welche gegen die eigene Niere gerichtet sind, und auch die anhaltende Pyelonephritis, die auf einem Harnwegsinfekt beruht. Schwere Nierenschäden bis hin zum Nierenversagen können auch durch die Einnahme großer Mengen von Schmerzmitteln verursacht werden.
Zystennieren sowie Schrumpfnieren infolge eines Bluthochdrucks oder einer Arteriosklerose der Nierengefäße (Nephangiosklerose können ebenfalls zum Nierenversagen führen. Patienten mit langjähriger Zuckerkrankheit erleiden relativ häufig ein Nierenversagen.

Folgen der Nierenschwäche

Die wichtigsten „Giftstoffe“, welche die Niere entsorgt, sind Wasser, Kalium und Harnstoff. So lebensnotwendig Wasser für den Menschen ist, so schädlich kann es sein, wenn es sich im Körper ansammelt und nicht mehr ausreichend über die Niere ausgeschieden wird: Die Wasseransammlung in der Lunge (Lungenödem) führt zu schwerer Atemnot und – bei fehlender ärztlicher Hilfe – schließlich zum Tod durch Ersticken. Auch Kalium, ein Mineralstoff und Bestandteil aller tierischen und pflanzlichen Zellen, ist in überschüssiger Menge ein gefährliches Gift. Das mit der Nahrung ständig in großer Menge aufgenommene Kalium ist so lange völlig ungefährlich, wie der vom Körper nicht benötigte Anteil über die Nieren ausgeschieden werden kann. Wenn aber die Nierenleistung unter den Grenzwert sinkt, kann das Kalium sich im Blut anhäufen und zur Kaliumvergiftung führen. Sie verursacht Lähmungen, zuerst an den Beinen, dann auch an den Armen und schließlich am Herzmuskel. Die Lähmung des Herzmuskels führt zum Herzversagen und damit schließlich zum Tod.
Weitere „harnpflichtige Substanzen“ (Stoffe, deren „Pflicht“ es ist, im Harn zu erscheinen) sind der Harnstoff, das Phosphat und andere mehr. Die verminderte Ausscheidung der harnpflichtigen Substanzen führt auf die Dauer zu einer Vergiftung, die sich in Gleichgültigkeit (Apathie), Müdigkeit mit gleichzeitiger Schlaflosigkeit, Übelkeit, Appetitlosigkeit, fahler Haut und Juckreiz äußert. Der Arzt nennt diese Symptomatik „Urämie“ und bezeichnet damit den vermehrten Übertritt der harnpflichtigen Substanzen ins Blut.
Da bei Nierenversagen auch das zur Blutbildung erforderliche Hormon Erythropoietin und das den Knochenaufbau fördernde Vita-

min D in geringerer Menge produziert werden, sind Blutarmut und Knochenbrüchigkeit (Osteoporose) die Folgen.

Untersuchungen

Zum Nachweis des Nierenversagens bestimmt der Arzt die so genannte glomeruläre Filtrationsrate und den Kreatininwert im Blutserum. Die glomeruläre Filtrationsrate gibt die Menge Blutserum an, welche die Niere in einer Minute von harnpflichtigen Stoffen reinigen kann.

Nierenersatzbehandlung

Wenn der Grenzwert an funktionstüchtigem Nierengewebe unterschritten ist und die Urämie droht, kann der Beginn der „Nierenersatztherapie“ nicht mehr aufgeschoben werden. Infrage kommen nun die Dialyse („Blutwäsche“) oder die Nierentransplantation. Bei der Dialyse wird die in Deutschland allgemein übliche Hämodialyse von der Peritonealdialyse unterschieden. Beide Verfahren werden im Folgenden erläutert.

Hämodialyse

Bei dieser am weitesten verbreiteten Dialysemethode werden die Patienten in der Regel dreimal wöchentlich jeweils 4 Stunden zur Blutwäsche an die so genannte „Künstliche Niere“ angeschlossen. Dabei wird Blut vom Patienten in das Hämodialyse-Gerät hinein geleitet. Dort wird es von den harnpflichtigen Stoffen, hauptsächlich von Harnstoff und Kalium, gereinigt. Gleichzeitig wird dem Blut Wasser entzogen. Danach erhält der Patient das Blut wieder zurück.

Das Hämodialyse-Gerät kann nicht alle Funktionen der Niere bei der Blut- und Knochenbildung ersetzen.

Während der Hämodialyse strömen pro Minute etwa 300 ml Blut (immerhin ein großes Wasserglas voll) aus dem Organismus in die Maschine und von dort wieder in den Körper zurück. Würde der Arzt immer wieder dieselben Schlagadern zur Ableitung des Blutes und dieselben Venen zur Rückleitung punktieren, würden diese Blutgefäße nach einigen Hämodialysen durch Gerinnungsvorgänge veröden. Diesen ständig wiederkehrenden Blutkreislauf zwischen Patient und Maschine hat erst der so genannte Dialyse-Shunt ermöglicht: Das ist eine operativ gebildete Verbindung zwischen der zur Hand führenden Schlagader (Arteria radialis) und einer von der Hand kommenden Vene des Unterarms (Vena cephalica). Ist dieser Anschluss aus verschiedenen Gründen (schlechte Gefäße, Amputation etc.) nicht möglich, werden andere Gefäße gewählt. Durch diesen „Kurzschluss“ (englisch: Shunt) kann Blut mit hohem Druck von der Arterie in die Vene schießen. Da eine Blutgerinnung vor allem in langsam durchströmten Gefäßen stattfindet, können die durch den Shunt stark durchströmten Venen wiederholt punktiert werden.

Der Hämodialysepatient muss seine Flüssigkeits- und Kaliumzufuhr genau kontrollieren. Insbesondere Obst, Gemüse und die entsprechenden Säfte enthalten viel Kalium und dürfen von niereninsuffizienten Patienten nur in geringen Mengen verzehrt werden. Nimmt der Patient zwischen zwei Dialysen zu viel Wasser und Kalium zu sich, droht ihm eine unter Umständen lebensgefährliche Wasser- oder Kaliumvergiftung.

Peritonealdialyse

Bei dieser Form der Dialyse wird der Austausch der harnpflichtigen Stoffe am Bauchfell (Peritoneum) vorgenommen. Dazu wird ein Schlauch (Katheter) in den mit Bauchfell ausgekleideten Bauchraum gelegt und durch diesen Schlauch eine spezielle Dialyseflüs-

sigkeit in die Bauchhöhle eingelassen. Das Bauchfell ist reich an kleinsten Blutgefäßen (Kapillaren), durch deren Wände hindurch die harnpflichtigen Substanzen in die eingeleitete Flüssigkeit gelangen. Die mit Harnstoff und Kalium angereicherte Dialyseflüssigkeit wird nach einigen Stunden abgelassen und wieder gegen frische ausgetauscht.
Dieses relativ einfache Dialyseverfahren ist leider nicht komplikationsfrei, da es über den Katheter zu einer gefährlichen Infektion kommen kann. In Deutschland steht man diesem Verfahren, das mehr Bewegungsfreiheit als die „Künstliche Niere" bietet, daher eher skeptisch gegenüber. In Ländern, wie Kanada, wo die großen Entfernungen das häufige Aufsuchen von Dialysezentren erschweren, wird diese Methode eher angewandt.

Nierentransplantation

Die Transplantation wird im Kapitel „Immunsystem" ab Seite 593 besprochen.

Nierenkrebs

AktivCheck

Wann muss ich zum Arzt?

- Bei Blut im Harn, Schmerzen in der Lendengegend über der Nierenregion oder bei Rückenschmerzen, Vorwölbung in der Nierengegend, Fieber müssen Sie sofort zum Arzt.

Was wird mein Arzt mich fragen?

- Seit wann bemerken Sie die Symptome?
- Hat in Ihrer Familie bereits jemand Nierenkrebs?

Was frage ich meinen Arzt?

- Ist die Entfernung einer Niere gefährlich? Kann ich überhaupt mit einer Niere normal leben?
- Habe ich danach starke Einschränkungen? Muss ich auf die Trinkmenge achten?
- Muss ich danach mein Leben umstellen?
- Wie ist die Prognose?
- Wann kann ich nach einer Nierenoperation wieder voll leistungsfähig sein?

AktivTipp

Was kann mein Arzt tun?

- Am Anfang steht die genaue Untersuchung, der Tastbefund, die Ultraschalluntersuchung, eventuell Ausscheidungsurographie (Röntgenuntersuchung der Niere mit einem Kontrastmittel), Computertomographie.
- Schnell folgt die Entscheidung zur Operation mit völliger Entfernung der befallenen Niere.
- Anschließend wird oft eine Strahlentherapie oder eine Therapie mit sogenannten Immunmodulatoren wie Interferon oder Interleukin 2 durchgeführt.

Was kann ich selbst tun?

- Vor der Operation nichts; danach können Sie sich über allgemeine Maßnahmen zur Ernährung bei Krebs informieren.

Bösartige Tumoren der Nieren machen nur 1 bis 2 % aller Krebserkrankungen aus und gehören damit zu den seltenen Krebsarten. Männer erkranken etwa doppelt so häufig wie Frauen.
Die Ursachen von Nierenkrebs sind weitgehend ungeklärt. Wegen der Zunahme der Nierenkrebshäufigkeit in Industrieländern und dem selteneren Vorkommen in Entwicklungsländern kann man vermuten, dass Umwelt- oder Ernährungsfaktoren bei der Entstehung von Nierentumoren eine Rolle spielen. Auch erbliche Faktoren können bei der Entstehung bösartiger Tumoren beteiligt sein, wie das gehäufte Vorkommen von Nierenkrebs in bestimmten Familien zeigt.

Beschwerden

Das Hauptsymptom bei Nierenkrebs ist das schmerzlose Auftreten von Blut im Urin, das bei über der Hälfte der Erkrankten das erste Krankheitszeichen ist. Weitere – oft erst in fortgeschrittenem Stadium auftretende – Symptome sind Flankenschmerzen, Gewichtsverlust, Fieber, Blutarmut und gelegentlich eine tastbare Geschwulst.
In einigen Fällen kann der fortgeschrittene Nierenkrebs zu einem bedrohlichen Anstieg der Kaliumkonzentration im Blut führen und entsprechende Entgleisungen (Herzrhythmusstörungen bis zum lebensbedrohlichen Kammerflimmern) verursachen.

Untersuchung und Behandlung

Nicht wenige Nierentumoren werden als Zufallsbefund bei einer Untersuchung aus anderem Anlass, etwa bei einer Ultraschall-Untersuchung wegen Gallenbeschwerden, entdeckt. Neben dem Ultraschall sind die Computertomographie und spezielle Röntgenuntersuchungen zur Diagnose eines Nierentumors geeignet.

Der Nierenkrebs wird, wenn immer möglich, durch die Entfernung der gesamten tumortragenden Niere behandelt. Da man mit nur einer Niere ohne Einschränkungen leben kann, ist dies in den meisten Fällen problemlos möglich. Probleme entstehen, wenn die krebsfreie Niere anderweitig erkrankt ist. In diesem Fall werden kleinere Krebsgeschwülste manchmal aus der Niere herausgeschält. Eine Bestrahlung des Nierentumors wird nur in den Ausnahmefällen durchgeführt, wenn eine Operation nicht möglich ist. Knochenmetastasen des Nierenkrebses allerdings werden vor allem durch eine Strahlentherapie behandelt.
Die Chemotherapie mit krebshemmenden Medikamenten (Zytostatika) ist bei fortgeschrittenem Nierenkrebs nur sehr selten erfolgreich.
Etwas häufiger kann die Krebserkrankung durch eine Behandlung mit so genannten Immunmodulatoren wie Interferon oder Interleukin 2 zurückgedrängt werden. Eine Heilung mit diesen Stoffen wurde nur in wenigen Fällen beobachtet.
Lesen Sie zu diesem Thema auch die allgemeinen Anmerkungen und Empfehlungen zur Krebstherapie im Kapitel „Immunsystem“ auf Seite 584.

Harnwege

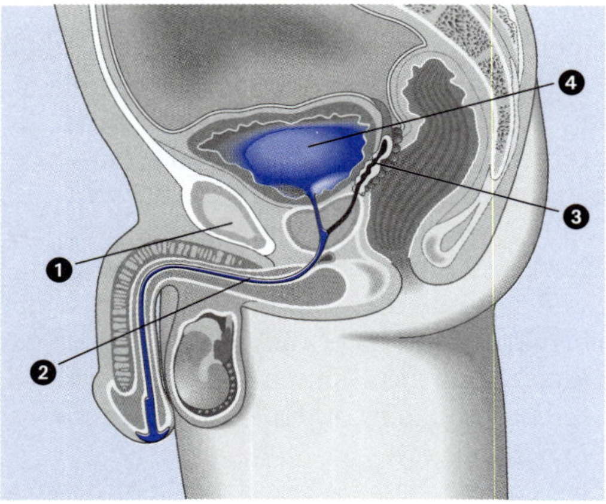

Harnwege beim Mann

❶ Schambein ❷ Harnröhre ❸ Samenblase ❹ Blase

Aufbau und Funktion

Die Harnwege reichen vom Nierenbecken bis zur äußeren Öffnung der Harnröhre. Über die im Nierenbecken entspringenden Harnleiter fließt der Urin zunächst in die Harnblase. Dort wird er gesammelt, bis der „Harndruck" die Entleerung der Blase veranlasst.

Die Harnentleerung (Miktion) wird willkürlich begonnen und kann grundsätzlich auch willkürlich unterbrochen werden. Die Muskulatur der Blasenwand zieht sich zusammen, während der sich öffnende Schließmuskel den Weg in die Harnröhre freigibt. So kann der Urin aus der Harnblase durch die Harnröhre nach außen fließen. Die weibliche Harnröhre ist viel kürzer als die männliche. Die Harnwege sind wie die Atemwege nach außen offen. Daher können Krankheitserreger durch die Harnröhre bis in die Blase aufsteigen und von dort aus über die Harnleiter sogar die Nieren erreichen. Dennoch sind die Harnwege beim Gesunden keimfrei. Die wichtigste Voraussetzung für die Keimfreiheit ist der stetige, ungehinderte Harnfluss, der die aufsteigenden Keime einfach wegspült. Von großer Bedeutung ist auch die keimvernichtende Fähigkeit der körpereigenen Abwehr, die sich in den oberen Zellschichten der Harnwegsschleimhäute entfaltet.

Untersuchungen

Bei Erkrankungen der Harnwege spielen die Anamnese, die körperliche Untersuchung, die Urinuntersuchung und die Ultraschall-Untersuchung die wichtigste Rolle. Je nach Bedarf sind spezielle Röntgenuntersuchungen, die endoskopische Betrachtung der Harnwege und Spezialuntersuchungen zum Vorgang der Harnentleerung möglich.

Anamnese und körperlicher Befund

Neben der genauen Schilderung der Beschwerden interessiert sich der Arzt für die Häufigkeit der Harnentleerung (Miktion) sowie für die genauen Begleitumstände. Zu diesem Zweck lässt er seine Patientin oder seinen Patienten eine Art Miktionstagebuch schreiben.

Die körperliche Untersuchung bei Harnwegsbeschwerden umfasst oft nicht nur eine urologische, sondern auch eine gynäkologische und neurologische Untersuchung, denn Frauenkrankheiten und Nervenkrankheiten haben häufig Auswirkungen auf die Funktion der Harnwege.

Urinuntersuchungen

Urinuntersuchungen sind bei Harnwegserkrankungen grundlegend. Dabei geht es in erster Linie um die Suche nach Bakterien, Ablagerungen (Sedimenten, Kristalle), Eiweißen Blutspuren und Zellen, die sich bei Kranken im Urin befinden, bei Gesunden jedoch nicht nachgewiesen werden können.

Ultraschall-Untersuchung

Bei der Ultraschall-Untersuchung können die Niere und die ableitenden Harnwege betrachtet werden. Von besonderem Interesse neben den Organveränderungen sind Harnsteine und der so genannte Restharn. Der Restharn gibt die Menge Harn an, die nach dem Wasserlassen noch in der Blase zurückgeblieben ist.

Röntgenuntersuchungen

Bei verschiedenen speziellen Röntgenuntersuchungen können die Harnwege vom Nierenbecken bis zur Harnröhre mittels Kontrastmittel sichtbar gemacht werden. Dabei kann auch der Vorgang der Blasen- und Harnentleerung am Röntgenbildschirm verfolgt und beurteilt werden. Auch Röntgenschichtaufnahmen (Computertomographie) werden im Bereich der Harnwege eingesetzt.

Endoskopische Untersuchungen

Die endoskopische Untersuchung im Bereich der Harnwege wird als Blasenspiegelung (Zystoskopie) bzw. Spiegelung von Harnröhre und Blase (Urethrozystoskopie) durchgeführt.
Das Zystoskop wird durch die Harnröhre eingeführt und erlaubt die Beurteilung der Schleimhautoberfläche sowie die Entnahme von Gewebeproben. Während der Zystoskopie sind auch therapeutische Eingriffe, wie die Entfernung eines Blasenpapilloms (Schleimhauttumor der Blase) oder die Anwendung von Arzneimittellösungen direkt in der Blase, möglich.

Miktionsuntersuchungen

Zur genauen Beurteilung des Vorganges der Blasenentleerung sind verschiedene Spezialuntersuchungen geeignet. Dabei kann der Urologe (Facharzt für Harnwegserkrankungen) den Blasendruck, den Druck in der Harnröhre, die Dauer und den Verlauf der Harnentleerung messen.

Harnwegsinfektion

AktivCheck

Wann muss ich zum Arzt?

- Wenn Sie Schmerzen beim Wasserlassen, Jucken und Brennen sowie Ausfluss haben.

Was wird mein Arzt mich fragen?

- Seit wann leiden Sie an den Symptomen?
- Ist Ihnen Blutbeimengung im Urin aufgefallen?
- Haben Sie so etwas öfter?
- Ist bei Ihnen eine Zuckerkrankheit bekannt?
- Haben Sie eine Senkung der Gebärmutter?
- Haben Sie eine vergrößerte Prostata?

Was frage ich meinen Arzt?

- Wie lange dauert die Behandlung?
- Was kann man gegen die unerträglichen Schmerzen tun?
- Muss ich jedesmal Antibiotika nehmen?
- Kann eine häufige Harnblasenentzündung dauerhafte Schäden nach sich ziehen?

AktivTipp

Was kann mein Arzt tun?

- Er wird Ihren Urin auf Erreger untersuchen. In der Regel ist keine Spiegelung der Blase notwendig.
- Die Therapie besteht aus Antibiotika und schmerzstillenden, krampflösenden Medikamenten.
- Ihr Arzt wird Sie dazu anhalten, sehr viel Flüssigkeit zu trinken, um die Niere konstant zu spülen.

Was kann ich selbst tun?

- Neben reichlicher Flüssigkeitszufuhr können Sie auf reizarme Kost achten, dabei meiden Sie besonders stark gewürzte Speisen und Alkohol.
- Führen Sie ein Miktionstagebuch.

Harnwegsinfektionen werden durch Bakterien verursacht, die über die Harnröhre bis in die Blase und gelegentlich auch bis in die Nieren aufsteigen. Dies führt dann zu einer „Pyelonephritis". Da die männliche Harnröhre mehrfach länger ist als die weibliche erkranken Frauen viel häufiger als Männer daran. Wenn Bakterien, die normalerweise den Darm besiedeln, in die Nähe der Harnröhrenöffnung der Frau geraten, besteht Infektionsrisiko. Besonders häufig beteiligt sind Bakterien namens Escherichia coli (E. coli). Zwar erkranken Frauen mit schlechter Hygiene häufiger als andere, aber keine noch so gute Genitalhygiene kann ganz verhindern, dass diese Keime in die Nähe der Harnröhrenöffnung geraten. Dennoch tragen die tägliche Dusche und der täglich frische Slip nicht nur zum Wohlbefinden, sondern auch zur Erhaltung der Gesundheit bei. Da die im Bereich der Harnröhrenöffnung immer vorhandenen Keime beim Geschlechtsverkehr einmassiert werden, erkranken Frauen mit aktivem Geschlechtsleben öfter an Harnwegsinfektionen als sexuell weniger aktive. Eine ganze Reihe von medizinischen Faktoren (Zuckerkrankheit, Senkung der Gebärmutter, Verengung der Harnröhre) begünstigt die Entstehung von Harnwegsinfektionen. Viele Frauen befürchten, sich auf einer fremden Toilette eine Harnwegsinfektion zu holen, und machen daher auf der Toilette einer Autobahnraststätte große Anstrengungen, die Klobrille nicht zu berühren. Dies ist aus hygienischer Sicht unsinnig: Eine Harnwegsinfektion holt man sich nicht auf der Toilette! Auch die Vorstellung, der Geschlechtspartner habe den Harnwegsinfekt „angeschleppt", ist falsch. Natürlich trägt die männliche Eichel auch bei bester Hygiene Keime. Die Harnwegsinfektion erfolgt aber in aller Regel durch Keime, die aus dem Keimreservoir der Frau selbst stammen.

Die Harnwegsinfektion von Männern beruht meistens auf einer Grundkrankheit, wie der Prostatavergrößerung, die zu einem Harnrückstau führt. Auch Träger von Urinkathetern bekommen häufig eine Harnwegsinfektion.

Spezielle Formen der Harnwegsinfektion entstehen im Rahmen von Geschlechtskrankheiten. Die bekannteste davon ist die Gonorrhö. Auch Chlamydien, Mykoplasmen und weitere Erreger können Harnwegsinfekte verursachen.

Beschwerden

Die Harnwegsinfektion macht sich durch häufiges Wasserlassen und Brennen beim Wasserlassen bemerkbar. Der Urin ist mehr oder weniger trübe. Die Körpertemperatur kann erhöht sein. Die Beschwerden müssen nicht immer ausgeprägt sein.

Untersuchung und Behandlung

Wenn gerade keine ärztliche Hilfe zur Hand ist, kann Ihnen die „einfache Harnschau" weiterhelfen: Urinieren Sie in ein sauberes, gut durchsichtiges Glas und halten Sie es gegen das Licht. Wenn der Urin trüb aussieht, spricht dies für eine Harnwegsinfektion. Ein glasklarer Urin dagegen ist fast der Beweis dafür, dass Sie gesund sind.

Für die Frau gilt: Bei erstmaliger Harnwegsinfektion ohne Anzeichen für eine Grunderkrankung, oder wenn der Harnwegsinfekt nur gelegentlich auftritt, also etwa einmal pro Jahr oder noch seltener, beschränkt sich der Arzt auf den Nachweis der Krankheitserreger im Urin und auf die Untersuchung der Entzündungszeichen im Blut.

Bei wiederholten Harnwegsinfektionen erfolgt eine gründliche internistische, urologische und gynäkologische Untersuchung mit Ultraschall und eventuell mit einer endoskopischen Untersuchung der Harnröhre und Harnblase (Urethrozystoskopie). Der Arzt kann dabei Faktoren ermitteln, die Harnwegsinfektionen begünstigen.

Beim Mann gilt: Da Harnwegsinfektionen beim Mann nur selten auftreten, müssen die Ursachen in jedem Fall untersucht werden. Behinderungen des Harnabflusses können mit einer Ultraschall-Untersuchung, durch eine Röntgendarstellung der Harnwege oder eine endoskopische Untersuchung festgestellt werden.

Der unkomplizierte Harnwegsinfekt der Frau kann heute mit Medikamenten, den Antibiotoka Trimethoprim, Amoxicillin oder Ofloxacin, schnell überwunden werden. Im Allgemeinen reichen zwei bis höchstens drei Einnahmen im Abstand von etwa zwölf Stunden. Wenn die Medikamente länger eingenommen werden, kann sich die körpereigene Bakterienbesiedlung nachteilig verändern, was Pilzinfektionen nach sich ziehen kann. Eine Scheidenentzündung durch Pilze kann sehr schmerzhaft und unangenehm sein. Der dadurch ausgelöste Ausfluss kann wieder zur Harnwegsinfektion führen.

Es gilt also die Regel, dass der Harnwegsinfekt nur kurz mit Antibiotika oder Sulfonamiden behandelt werden soll. Um den Erfolg der Behandlung zu beurteilen, muss der Urin etwa 5 Tage nach Beendigung der Antibiotikatherapie kontrolliert werden.

Sofern Grunderkrankungen vorliegen, was beim Mann meistens der Fall ist, müssen sie zur Vermeidung weiterer Harnwegsinfektionen behandelt werden.

Die Förderung des Harnflusses mithilfe von pflanzlichen Aquaretika in Form von Harntees oder Fertigpräparaten, ist als begleitende Maßnahme günstig.

Das wichtigste ist die ausreichende Spülung der Harnwege. Achten Sie also darauf, genügend zu trinken. Und entleeren Sie Ihre Harnblase regelmäßig. Wenn der Urin zu lange in der Blase steht, kann er sich leichter infizieren, als wenn die Blase häufig entleert wird. Denken Sie auch daran, nach dem Geschlechtsverkehr Wasser zu lassen, damit einmassierte Keime gleich wieder weggespült werden.

Der kräftige Strahl einer lauwarmen Dusche ist die beste Genitalhygiene. Intimsprays und Seifen sind nicht zu empfehlen, da sie die Schleimhaut reizen.

Vorbeugend wirkt auch die Behandlung aller Faktoren, die das Entstehen eines Harnwegsinfektes begünstigen. Bei der Frau kann es beispielsweise um die operative Beseitigung einer Gebärmuttersenkung oder um den Ausgleich eines Östrogenmangels gehen, beim Mann um eine operative Verkleinerung der Prostata oder um die Zertrümmerung eines Harnsteines.

Reizblase

AktivCheck

Wann muss ich zum Arzt?

- Sobald die Beschwerden, häufiger Harndrang ohne große Urinmengen, Sie stören.

Was wird mein Arzt mich fragen?

- Haben Sie ein brennendes Gefühl beim Wasserlassen?
- Kommt es Ihnen jedesmal so vor, als wäre wieder nicht der gesamte Urin entleert?
- Hatten Sie in letzter Zeit häufigen Geschlechtsverkehr („Honeymoon-Blase")?
- Ist Ihnen eine Beckenbodensenkung bekannt?
- Wann waren Sie zuletzt zur gynäkologischen Untersuchung?
- Ist Ihnen bekannt, dass Ihre Prostata vergrößert ist?
- Stehen Sie unter Stress?

Was frage ich meinen Arzt?

- Auch wenn keine Bakterien nachgewiesen werden, kann daraus eine ernsthafte organische Störung folgen?

AktivTipp

Was kann mein Arzt tun?

- Er kann im akuten Stadium vor allem schmerzstillende Medikamente verabreichen.
- Die Diagnostik ist ausführlich, besonders die Befragung und das Auswerten des so genannten Miktionstagebuches sind zentrale Punkte.
- Er wird Ihnen alternative Behandlungsmethoden und ein Blasentraining empfehlen.

Was kann ich selbst tun?

- Führen Sie ein Miktionstagebuch, in dem Sie Trinkmengen und Getränke sowie die Harn-Entleerungen mit Menge notieren. Dieses Tagebuch führen Sie über einige Wochen und begleitend zur Therapie, um einen Erfolg sichtbar zu machen.
- Erkundigen Sie sich bei Ihrem Arzt über begleitende Therapien wie Entspannungsmethoden, pflanzliche Medikamente (Kürbiskernöl, Brennnesselwurzel oder Sägepalmenfrüchte), Naturheilkunde, alternative Medizin.

Relativ viele Frauen im Alter zwischen 20 und 30 Jahren und dann wieder in den Wechseljahren leiden unter häufigem, starkem Harndrang und Beschwerden beim Wasserlassen, ohne einen Harnwegsinfekt zu haben. Dieses Beschwerdebild wird als „Reizblase" bezeichnet.

Der Arzt unterscheidet zwei Arten von Reizblase: Bei der so genannten primären Reizblase kann er keine Organveränderungen oder ursächlichen Erkrankungen feststellen. Diese Form der Reizblase beruht auf einer Fehlfunktion des vegetativen Nervensystems, das auch die Blasenfunktion maßgeblich steuert. Die primäre Reizblase ist eine funktionelle Erkrankung.

Bei der so genannten sekundären Reizblase löst eine Grunderkrankung die Reizblasenbeschwerden aus. Da Erkrankungen der Harnwege (Steine, Tumoren), der Geschlechtsorgane (Entzündungen, Hormonmangel, Gebärmuttersenkung), des Stoffwechsels (Diabetes) und der Nerven (Rückenmarkserkrankungen) zu dieser Reizblase führen können, sind umfassende Untersuchungen notwendig.
Erst wenn er alle organischen Ursachen ausschließen konnte, wird der Arzt Ihre Reizblase als „primär“ (funktionell, vegetativ bedingt oder idiopathisch) bezeichnen.

Beschwerden

Die Beschwerden der Reizblase, der häufige starke Harndrang und die Schmerzen beim Wasserlassen, sind bei Tag besonders intensiv, stören die Nachtruhe aber meistens nicht. Der Harndrang kann zu unwillkürlichem Harnabgang führen; der Übergang zwischen der Reizblase und der Dranginkontinenz ist manchmal fließend.
Die Beschwerden treten oft mit anderen vegetativen Beschwerden (Herzklopfen, kaltem Schweiß) zusammen auf. Bei sekundärer Reizblase sind zusätzlich die Symptome der Grundkrankheit vorhanden.

Untersuchung und Behandlung

Vorrangig ist zunächst die Urinuntersuchung, um einen Harnwegsinfekt auszuschließen. Ein Miktionstagebuch, eine Ultraschall-Untersuchung der Harnwege und eine gynäkologische Untersuchung gehören in sehr vielen Fällen zum Untersuchungsprogramm.
Zur Linderung der Beschwerden sind krampflösende Medikamente und pflanzliche Arzneimittel aus Kürbiskernöl, Brennnesselwurzel oder Sägepalmenfrüchten geeignet. Da die Reizblase oft zusammen mit anderen vegetativen Beschwerden auftritt, kann sie ein regelrechtes Lebensproblem darstellen. Das ausführliche therapeutische Gespräch mit dem Arzt und das Erlernen einer Entspannungsmethode ist dann in vielen Fällen nützlich. Auch naturheilkundliche Methoden zur allgemeinen Kräftigung des Organismus (z. B. Hydrotherapie) können das vegetative Nervensystem deutlich verträglicher stimmen.
Bei der sekundären Reizblase wird vor allem die Grunderkrankung behandelt. Die genannten Medikamente sind auch hier zur Beschwerdelinderung geeignet. Bei vielen Frauen in den Wechseljahren, die unter einer Reizblase leiden, bewirkt eine Hormonersatzbehandlung innerhalb von Wochen eine Besserung.

Harninkontinenz (Blasenschwäche)

AktivCheck

Wann muss ich zum Arzt?

- Wenn Sie Schwierigkeiten haben, den Urin zu halten, sollten Sie nicht zögern.

Was wird mein Arzt mich fragen?

- Wie lange bestehen die Beschwerden?
- Wie äußern sie sich?
- Hatten Sie Unterleibsoperationen oder schwere Geburten?
- Haben Sie über längere Zeit hinweg schwere Lasten gehoben?
- Fühlen Sie sich durch Ihre Harninkontinenz sozial und allgemein eingeschränkt?

Was frage ich meinen Arzt?

- Wie kann eine Operation die Ursache beheben?
- Ist nach diesem Eingriff normaler Geschlechtsverkehr möglich?
- Wie groß ist das Risiko eines Rückfalles?
- Wirkt sich die Scheidenplastik auf die Entleerung des Darmes aus?

AktivTipp

Was kann mein Arzt tun?

- Zunächst erfolgt die ausführliche Befunderhebung. Dazu gehört bei der Frau eine gynäkologische, beim Mann eine urologische Untersuchung.
- Krampflösende Medikamente können teilweise helfen.
- Vielfach wird die Entscheidung zur Operation getroffen.

Was kann ich selbst tun?

- Machen Sie regelmäßig Beckenbodengymnastik.
- Bauen Sie Übergewicht ab.

Als Harninkontinenz bzw. „Blasenschwäche" wird das unbeabsichtigte Wasserlassen bezeichnet. Dabei kann es sich um ein paar Tröpfchen oder um beträchtliche Mengen handeln. Bis vor einigen Jahren war die Harninkontinenz noch ein hartnäckiges Tabuthema. Die betroffenen Menschen – überwiegend ältere Frauen und Männer – schwiegen darüber, auch gegenüber ihren Ärzten, und hofften nur, dass niemand ihr Malheur bemerkte. Das ist heute zwar immer noch ein wenig so, doch mehr und mehr Betroffene fassen sich ein Herz und eröffnen ihrem Hausarzt ihr Problem. Da vielen von ihnen geholfen werden kann, ist es umso bedauerlicher, dass manche immer noch im Stillen leiden. Der Arzt unterscheidet zwei Hauptformen der Harninkontinenz. Bei der so genannten Stressinkontinenz führt der erhöhte Druck im Bauchraum, etwa beim schweren Heben, Husten, Lachen oder Niesen, zum unwillkürlichen Harnabgang. Die Ursache der Stressinkontinenz ist oft eine Gebärmuttersenkung oder eine Schwäche der Beckenbodenmuskulatur. Der Verschlussmechanismus der Harnblase, zu dem die Muskelplatte des Beckenbodens einen wichtigen Beitrag leistet, hält einem erhöhten Druck nicht stand. Oft ist auch Übergewicht im Spiel.

Bei der so genannten Dranginkontinenz entsteht relativ plötzlich ein starker, unabweisbarer Harndrang. Die zum Wasserlassen führende Muskeltätigkeit der Harnblase, die sonst willkürlich kontrollierbar ist, arbeitet unkontrolliert. Der Weg bis zur nächsten Toilette ist dann oft zu lang. Ursachen der Dranginkontinenz sind Nervenstörungen infolge einer Arteriosklerose des Gehirns (Zerebralsklerose), bei Frauen ein Östrogenmangel und bei Männern eine Prostatavergrößerung. Die meisten älteren Menschen mit Harninkontinenz leiden unter einer Mischform aus Stress- und Dranginkontinenz.

Beschwerden

Der unwillkürliche Abgang von Urin beim schweren Heben, Husten, Lachen oder Niesen bzw. infolge eines plötzlichen, starken Harndranges führt oft zur Unsicherheit und zum sozialen Rückzug. Durch das häufige Einnässen können auch Entzündungen an den äußeren Geschlechtsorganen mit Schmerzen und Juckreiz entstehen.

Untersuchung und Behandlung

Wichtig ist, dass der Arzt die Einzelheiten der Erkrankung erfährt. In der Regel ist bei Frauen eine gynäkologische Untersuchung und bei Männern eine Untersuchung der Prostata erforderlich. Je nach Begleiterscheinungen kommen weitere Untersuchungen infrage, z. B. die Ultraschall-Untersuchung der Harnwege mit Restharnbestimmung oder die Druckmessung an der Blase und der Harnröhre. Um die unwillkürlich abgehende Urinmenge zu messen, kann der Arzt das Gewicht der Vorlage vorher und nachher messen.

Viele Frauen können durch gezieltes Beckenbodentraining eine Verschlimmerung der Harninkontinenz oder eine Operation der Gebärmuttersenkung vermeiden.

Vor allem bei der Stressinkontinenz ist es günstig, Übergewicht abzubauen.

Krampflösende Medikamente, die den übermäßigen Harndrang dämpfen, sind vor allem gegen die Dranginkontinenz wirksam. Der Östrogenmangel nach den Wechseljahren kann durch eine rechtzeitige Hormonersatzbehandlung vermieden werden.

Blasenkrebs

AktivCheck

Wann muss ich zum Arzt?

- Bei Blut im Urin sofort!

Was wird mein Arzt mich fragen?

- Seit wann beobachten Sie Blut im Urin?
- Hatten Sie in letzter Zeit öfter Harnblasenentzündungen?
- Welchen Beruf üben Sie aus?

Was frage ich meinen Arzt?

- Welche Aussicht bedeutet dieser Befund für mich?
- Kann die Blase operiert werden?
- Wie wird operiert, wenn die gesamte Blase betroffen ist?
- Welche anderen Behandlungsmöglichkeiten gibt es?

AktivTipp

Was kann mein Arzt tun?

- Der Befund wird gesichert durch eine Ultraschalluntersuchung der vollen Blase, eventuell Röntgendarstellung mit Kontrastmittel und Besichtigung der Blase mit dem Zystoskop.
- Wichtig ist die schnelle Entscheidung zur Operation mit anschließender Strahlentherapie und Schmerzbehandlung.

Was kann ich selbst tun?

- Leider nichts.

Blasenkrebs gehört zwar nicht zu den häufigen Krebsarten, ist aber auch keine ganz seltene Erkrankung. In Deutschland erkranken derzeit pro Jahr etwa 20 von 100 000 Einwohnern an Blasenkrebs. Männer sind etwa dreimal so häufig betroffen wie Frauen. Eine Krebserkrankung der Harnblase kann unterschiedliche Ursachen haben. Man schätzt, dass ungefähr 10 % der männlichen und 5 % der weiblichen Harnblasentumoren durch berufliche Schadstoffeinwirkungen entsteht. Gefährdet sind insbesondere Beschäftigte der chemischen, pharmazeutischen und Gummiindustrie, die mit Stoffen umgehen, denen

eine krebserzeugende Wirkung zugeschrieben wird. Bei über 20 Chemikalien ist ein Zusammenhang mit Blasenkrebs sicher oder sehr wahrscheinlich, bei etwa 30 weiteren erscheint ein Zusammenhang möglich. Es sind allerdings zur Krebsentstehung relativ lange Einwirkungszeiten von 10 Jahren und mehr notwendig.
Wenn Sie in den genannten Industriezweigen tätig sind, fragen Sie bitte bei der nächsten arbeitsmedizinischen Untersuchung nach Ihrem Risiko und den möglichen Vorbeugemaßnahmen.
Ein weiterer bedeutender Faktor bei der Entstehung von Blasenkrebs ist das Zigarettenrauchen. Zahlreiche chemische Verbindungen, die mit dem Rauch einer Zigarette in den Körper gelangen, werden über Niere und Blase ausgeschieden und können auf die Schleimhaut der Harnblase einwirken. Wenn zum Rauchen ein berufliches Risiko hinzukommt, steigt das Blasenkrebsrisiko stark an.
In der Dritten Welt sind chronische Infektionen der Blase, speziell die so genannte Bilharziose, eine der Hauptursachen für Blasenkrebs. Häufige Harnwegsinfekte scheinen das Risiko für diese Krebserkrankung aber nicht zu erhöhen. Blasensteine dagegen vergrößern das Risiko, an Blasenkrebs zu erkranken.

Beschwerden

Das erste Symptom eines Blasenkrebses ist oft ein schmerzloser Abgang von Blut im Urin. Weitere Symptome sind krampfartige Schmerzen beim Wasserlassen, die sich allerdings vorübergehend wieder zurückbilden können, sowie ein dauernder Harndrang, ohne dass man wirklich Wasser lassen muss. Nicht selten verursacht Harnblasenkrebs im Frühstadium überhaupt keine Beschwerden.

Untersuchung und Behandlung

Bei entsprechendem Verdacht wird zunächst der Urin auf Blut und krankhaft veränderte Zellen untersucht. Daran schließt sich eine Blasenspiegelung (Zystoskopie) mit Gewebsentnahme an. Um die Ausdehnung eines festgestellten Tumors genau zu erfassen, ist eine Ultraschall-Untersuchung oder eine Computertomographie geeignet.
Der Blasenkrebs wird operativ behandelt. Bei Frühformen, die auf die Blasenschleimhaut beschränkt sind, kann unter Umständen eine kleine Operation während der Blasenspiegelung zur Behandlung ausreichen. Bei fortgeschrittenen Stadien sind größere Operationen bis hin zur Entfernung der Blase und Anlage einer Ersatzblase erforderlich. Da das Rückfallrisiko auch bei kleinen Blasentumoren ziemlich groß ist, werden nach der Tumorabtragung Medikamente in die Blase eingebracht, die das Rückfallrisiko verringern. Nach größeren Operationen kann eine zusätzliche Bestrahlung der Blase erforderlich sein. In letzter Zeit wird bei fortgeschrittenem Blasenkrebs manchmal schon vor der Operation eine Chemotherapie durchgeführt, um den Tumor zu verkleinern und so die Operation zu erleichtern.
Ansonsten wird die Chemotherapie dann eingesetzt, wenn der Blasenkrebs sich bereits im Körper verbreitet und Metastasen gesetzt hat. In diesem Stadium kann oft noch eine Rückbildung der Krankheit erreicht werden, eine Heilung ist dann aber nur selten möglich.
Nicht zu rauchen bzw. mit dem Rauchen aufzuhören, wirkt vorbeugend. Wer bei der Arbeit mit Chemikalien umgeht, die Blasenkrebs auslösen können, muss die Arbeitsschutzvorschriften genau kennen und beachten.
Weitere Informationen ab Seite 584.

Blut und Lymphe

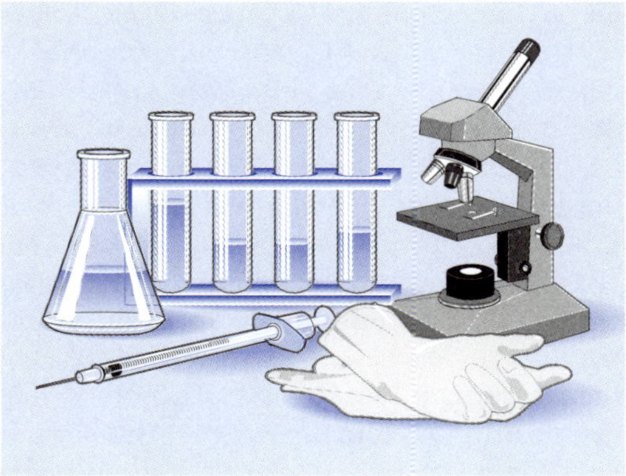

Zum Handwerkszeug des Laborarztes gehören unter anderen: Reagenzgläser, Mikroskop, Pipette, Gummihandschuhe

Aufbau und Funktion

Erwachsene haben 5 bis 6 Liter Blut. Kinder haben – prozentual betrachtet und bezogen auf ihr Gewicht – etwas mehr, ältere Menschen etwas weniger Blut. Verliert ein Mensch mehr als die Hälfte seines Blutes, besteht akute Lebensgefahr, da die Organe dann zu wenig Sauerstoff erhalten und ihre Funktion einstellen.
Das für den Menschen lebensnotwendige Blut besteht aus festen und flüssigen Bestandteilen. Seine rote Farbe erhält es durch den roten Blutfarbstoff in den roten Blutkörperchen, das Hämoglobin. An dieses bindet sich, wenn das Blut die Lunge passiert, Sauerstoff, der mit dem Blut zu jeder Zelle des Körpers gelangt.
Das Blut transportiert aber nicht nur den Sauerstoff zu den Organen und Geweben, es bringt auch das bei der Zellatmung entstehende Kohlendioxid zurück zur Lunge und die übrigen Abfallprodukte des Stoffwechsels zu den Ausscheidungsorganen.
Zusammen mit dem Sauerstoff verteilt das Blut auch Nährstoffe im ganzen Organismus und trägt Hormone und Arzneimittel zu den Organen, die sie benötigen.
Eine weitere, ganz wesentliche Aufgabe des Blutes ist es, störende oder schädliche Einflüsse, die auf den Organismus einwirken, mithilfe der Immunabwehr zu neutralisieren. Das Immunsystem besteht aus spezialisierten Blutzellen, Antikörpern und Botenstoffen.
Bei Verletzungen sorgt das Gerinnungssystem des Blutes dafür, dass eine blutende Wunde sich schnell wieder schließt.

Feste Bestandteile des Blutes

Zu den festen Bestandteilen des Blutes gehören die roten und weißen Blutkörperchen sowie die Blutplättchen. Alle Blutzellen werden im Knochenmark gebildet. Dort entstehen sie aus den so genannten Stammzellen und reifen zu den unterschiedlichen Zellen des Blutes aus. Beim gesunden Menschen gelangen erst die reifen Zellen aus dem Knochenmark ins Blut, unreife Zellen im Blut weisen auf bestimmte Erkrankungen hin.
Den größten Anteil der festen Blutbestandteile bilden die roten Blutkörperchen (Erythrozyten). Ihre wichtigste Aufgabe ist der Sauerstofftransport aus der Lunge in alle Zellen des Körpers und der Rücktransport von Kohlendioxid in die Lunge.
Die weißen Blutkörperchen (Leukozyten) wehren schädliche Eindringlinge, vor allem Krankheitserreger, ab. Dabei unterscheiden sie im Normalfall sehr genau zwischen körpereigenen und fremden Stoffen. Nur selten wenden sie sich auch gegen Bestandteile des

eigenen Körpers, was dann zu den so genannten Autoimmunkrankheiten (siehe dazu auch Seite 77) führt.
Die weißen Blutkörperchen unterteilt man – entsprechend ihrer Form und Funktion – in Granulozyten, Monozyten und Lymphozyten. Granulozyten und Monozyten sind die so genannten Fresszellen (Phagozyten) des Körpers. Sie „schleichen" sich, angelockt durch bestimmte Botenstoffe, an schädliche Stoffe oder Zellen heran, umfließen sie mit ihrem weichen Körper und lösen sie anschließend auf.
Lymphozyten bilden, wenn sie mit einem körperfremden Stoff in Kontakt gekommen sind, Antikörper und geben sie an die Blutflüssigkeit ab. Diese Antikörper verbinden sich mit der körperfremden Substanz und machen sie dadurch unschädlich. Die Lymphozyten können für jede fremde Substanz einen maßgeschneiderten Antikörper bilden. Wenn ein solcher Stoff nach Jahren wieder im Körper auftaucht, „erinnern" sich die Lymphozyten an ihn und bilden wieder die gleichen Antikörper. Im Laufe des Menschenlebens lernen die Lymphozyten viele Tausende solcher Stoffe zu erkennen.
Zusammen mit zahlreichen Bestandteilen der Blutflüssigkeit bewirken die Blutplättchen (Thrombozyten), dass das Blut im Falle einer Verletzung in der Nähe der Wunde gerinnt und aufhört zu fließen.

Flüssige Bestandteile des Blutes

Die Blutflüssigkeit enthält neben Wasser die Blutsalze (Elektrolyte), die Bluteiweiße und die Faktoren der Blutgerinnung. Stoffe, die das Blut transportiert (Nährstoffe, Hormone, Medikamente), werden entweder an die Bluteiweiße gebunden oder sind im Blut frei gelöst.

Lymphe

Neben den Blutgefäßen, in denen das Blut fließt, durchzieht den Organismus ein weiteres Gefäßnetz, die so genannten Lymphbahnen. Sie sammeln die Flüssigkeit auf, die aus den Blutgefäßen ausgetreten und im Gewebe „liegen geblieben" ist. Diese Flüssigkeit, die Lymphe, ist gelblich-weiß und enthält Eiweiße, Fette und weiße Blutkörperchen, vor allem Lymphozyten. In den Lymphknoten wird die Lymphflüssigkeit gefiltert und geprüft. Finden sich dabei Hinweise auf eine Entzündung, bildet der Lymphknoten viele neue Lymphozyten, um bei der Abwehr der Entzündung zu helfen. Eine weitere Aufgabe der Lymphe ist der Transport von Eiweißen und Fetten.

Blutuntersuchungen

Die im Blut enthaltenen Stoffe spiegeln viele Stoffwechselvorgänge wider. Deshalb kann der Arzt durch gezielte Blutuntersuchungen zahlreiche Krankheiten erkennen. Hier wird nun vor allem die Untersuchung der Blutkörperchen selbst erläutert.

Kleines Blutbild

Im kleinen Blutbild werden die roten und weißen Blutkörperchen sowie die Blutplättchen gezählt, die Konzentration des roten Blutfarbstoffs (Hämoglobin) gemessen und das Verhältnis von festen zu flüssigen Blutbestandteilen (Hämatokrit) bestimmt. Alle diese Messungen werden heute durch Laborautomaten ausgeführt.

Großes oder Differenzialblutbild

Das Differenzialblutbild zeigt die Verteilung der verschiedenen weißen Blutkörperchen im Blut. Dazu wird eine dünne Schicht Blut auf einem Glasplättchen ausgestrichen, gefärbt und getrocknet. Danach werden die unterschiedlichen weißen Blutkörperchen unter einem Mikroskop ausgezählt. Bei dieser Untersuchung können auch krankhaft veränderte weiße Blutkörperchen, z. B. bei einer Leukämie erkannt werden. Die zuverlässigsten Ergebnisse erzielt man auch heute noch durch das Auszählen „von Hand" durch einen erfahrenen Untersucher.

Blutsenkung

Mit dieser Untersuchung beobachtet man, wie weit sich die festen Bestandteile des Blutes innerhalb einer Stunde von der Blutflüssigkeit absetzen (Blutkörperchensenkungsgeschwindigkeit). Dieses Absenken der Blutzellen, das in einem aufrecht stehenden Röhrchen als „Senkung" messbar ist, hängt u. a. von der Eiweißzusammensetzung der Blutflüssigkeit ab. Schneller als normal sinken die Zellen bei einer Entzündung infolge einer Infektion oder Allergie ab, langsamer bei Lebererkrankungen und krankhafter Vermehrung der roten Blutkörperchen. Gesunde Frauen haben in der ersten Stunde eine Blutsenkung bis 20, Männer bis 15 mm.

Knochenmarksuntersuchung

Da die Blutzellen im Knochenmark der flachen Knochen gebildet werden, kann dessen Untersuchung wichtige Informationen liefern. Um Knochenmark zu gewinnen, sticht der Arzt nach örtlicher Betäubung mit einer Spezialnadel in den Beckenknochen, saugt ganz wenig Knochenmark ab und entnimmt zugleich eine kleine Gewebeprobe des Knochens. Beide Proben werden dann – ähnlich wie das Differenzialblutbild – gefärbt und unter dem Mikroskop untersucht. Diese Untersuchung wird durchgeführt, wenn der Arzt eine Störung der Blutbildung vermutet.

Anämie (Blutarmut)

AktivCheck

Wann muss ich zum Arzt?

- Bei chronischer Müdigkeit und verminderter geistiger und körperlicher Leistungsfähigkeit, Nervosität, leichter Erregbarkeit, starken Regelblutungen, Herzrasen und Atemnot, blassen Schleimhäuten.

Was wird mein Arzt mich fragen?

- Leiden Sie unter verstärkter Periodenblutung?
- Haben Sie Hämorrhoiden?
- Ist eine Entzündung oder ein Magengeschwür bekannt?
- Ist ein Tumor im Magen-Darm-Bereich bekannt?
- Wie sieht Ihre Ernährung aus?
- Besteht eine Knochenmarkserkrankung?
- Ist eine Erbkrankheit bekannt?
- Waren Sie schon einmal schädlichen Strahlungen ausgesetzt (z. B. Radioaktivität)?

Was frage ich meinen Arzt?

- Helfen bei meiner Form der Blutarmut auch Tabletten?
- Ich habe einen empfindlichen Magen und kann daher die meisten Eisenpräparate nicht vertragen. Gibt es eine gut verträgliche Alternative dazu?
- Wie oft muss ich zur Blutbild-Kontrolle kommen?
- Bin ich durch meine Blutarmut anfälliger für Infekte?

···➤ Was frage ich meinen Arzt?

- Ich bin Vegetarier und möchte meine Ernährung nicht durch Fleisch ergänzen. Welche Möglichkeiten gibt es für mich?
- Könnte auch ein Vitaminmangel diese Symptome verursachen? Wie ergänze ich sinnvoll meinen Ernährungsplan mit Vitaminen?
- Muss ich bei perniziöser Anämie mein Leben lang Vitamin B_{12} einnehmen?
- Mein Partner und ich haben Sichelzellenanämie und wünschen uns ein Kind. Ist das bedenklich?
- Kann man an einer Anämie sterben?

AktivTipp

Was kann mein Arzt tun?

- Der Arzt wird Ihr Blut genauestens untersuchen. Dazu werden eventuell einige Blutentnahmen notwendig sein. Möglicherweise wird auch eine Knochenmarksentnahme vorgenommen, die leider schmerzhaft, aber unumgänglich ist.
- Infrage kommt oft eine Eisenersatz-Therapie und/oder die Behandlung der Grunderkrankung.

Was kann ich selbst tun?

- Sie können so genannte Blut bildende Nahrungsmittel zu sich nehmen. Fragen Sie Ihren Arzt danach.

Bei einer Anämie bzw. Blutarmut ist die Zahl der roten Blutkörperchen (Erythrozyten) und dementsprechend die Konzentration des roten Blutfarbstoffs (Hämoglobin) vermindert. Dem Körper stehen weniger „Transportmittel“ für Sauerstoff zur Verfügung. Dadurch leiden die Organe unter einem Sauerstoffmangel und ihre Leistung nimmt ab.
Eine Anämie kann viele verschiedene Ursachen haben: Sie kann durch einen Blutverlust, durch die gestörte Bildung der roten Blutkörperchen im Knochenmark oder durch eine vermehrte oder beschleunigte Zerstörung der roten Blutzellen bedingt sein. Die Blutarmut ist in der Regel keine eigene Erkrankung, sondern das Symptom unterschiedlicher Grundkrankheiten.
Eine der häufigsten Ursachen der Blutarmut ist der Eisenmangel. Zur Bildung roter Blutkörperchen benötigt der Körper Eisen, das mit der Nahrung aufgenommen und im Knochenmark in die roten Blutzellen eingebaut wird. Bei Eisenmangel erhält der Körper entweder zu wenig Eisen mit der Nahrung oder verliert zu viel Eisen durch andauernden Blutverlust. Die häufigste Ursache für chronischen Blutverlust und Eisenmangel bei jungen Frauen ist eine verstärkte Periodenblutung. Auch Blutungen bei Entzündungen sowie aus Geschwüren im Magen-Darm-Bereich führen zu Eisenverlust. Eine ungenügende Eisenaufnahme mit der Nahrung kann bei streng vegetarischer Diät vorkommen, da Pflanzen weniger Eisen enthalten als Fleisch.
Eine Anämie kann aber auch entstehen, weil das Knochenmark nicht genügend rote Blutkörperchen bildet, obwohl genügend Eisen vorhanden ist. Dies geschieht bei einer Reihe seltener Erbkrankheiten oder wenn das Knochenmark durch giftige Stoffe, bestimmte Medikamente oder ionisierende Strahlen geschädigt wurde. Auch bei vielen chronisch entzündlichen Erkrankungen wie der chronischen Polyarthritis ist die Verwertung des Eisens gestört.

Eine weitere Gruppe von Anämien entsteht durch die beschleunigte Zerstörung der roten Blutkörperchen. Diese so genannten hämolytischen Anämien beruhen oft auf Antigen-Antikörper-Reaktionen und sind relativ selten.
Auch chronische Nierenerkrankungen können zu einer Blutarmut führen.

Beschwerden

Die ersten Anzeichen von Blutarmut bestehen in Müdigkeit und einer verminderten körperlichen und geistigen Leistungsfähigkeit. Kopfschmerzen, Konzentrationsstörungen, Nervosität und leichte Erregbarkeit können ebenfalls die Folge einer Blutarmut sein. Wird die Anämie stärker, können ein sehr schneller Herzschlag (Herzrasen) und Atemnot auftreten. Häufig sind die Haut und Schleimhäute blass.

Untersuchung und Behandlung

Durch die Befragung des Patienten, die körperliche Untersuchung und die Untersuchung des Blutes (Zahl der roten Blutkörperchen, Hämoglobin) kann der Arzt die Blutarmut und meist auch ihre schon Ursache erkennen.
Wenn ein chronischer Eisenmangel zu einer Blutarmut geführt hat, reicht die Ernährung mit eisenhaltigen Speisen allein nicht mehr aus, um die leeren „Eisenspeicher" des Körpers in kurzer Zeit aufzufüllen. Dies gelingt nur mit Eisenpräparaten, die meist über einen längeren Zeitraum eingenommen werden müssen.
Der Arzt wird zudem die Ursachen eines Blutverlustes (Magen-Darm-Geschwür, starke Monatsblutung) behandeln. Medikamente zur Anregung der Blutbildung und Bluttransfusionen kommen nur bei sehr schwerer Blutarmut zum Einsatz.

Leukämie

AktivCheck

Wann muss ich zum Arzt?

- Wenn Sie an einer Infektion mit Fieber leiden.
- Bei erhöhter Blutungsneigung bzw. schlecht heilenden, verschorfenden Wunden.
- Bei ungeklärter Abgeschlagenheit.

Was wird mein Arzt mich fragen?

- Waren Sie in letzter Zeit Strahlung oder bestimmten chemischen Substanzen ausgesetzt?
- Hatten Sie in letzter Zeit öfter als sonst Infektionen und Fieber?
- Ist Ihnen eine ungewöhnliche Wucherung Ihres Zahnfleisches aufgefallen?
- Schmerzen Ihre Knochen?
- Gab es in Ihrer Familie Leukämie?

Was frage ich meinen Arzt?

- Mein Kind ist mongoloide. Ist eine Häufung von Leukämie bei dieser Krankheit bekannt? Gibt es auch andere vererbbare Formen?
- Gibt es verschiedene Arten von Leukämie?
- Habe ich eine akute oder eine chronische Form? Welche Bedeutung hat das für meine Prognose?
- Wie gut wirkt eine Chemotherapie oder Bestrahlung auf meinen Blutkrebs?
- Hilft im schlimmsten Fall eine Knochenmarktransplantation?
- Kann ich völlig geheilt werden?

AktivTipp

Was kann mein Arzt tun?

- Er wird außer Ihrem Blut auch die Milz, Leber und die Lymphknoten auf Größenzunahme untersuchen.
- Meist werden so genannte Zytostatika (Zellgifte) eingesetzt, die den Stoffwechsel der erkrankten Blutzellen stark beeinträchtigen, sodass die Zellvermehrung gehemmt wird.
- Der Arzt stellt die Indikation zu einer Knochenmarktransplantation als letzte Heilungsaussicht.

Was kann ich selbst tun?

- Leider nichts.

Leukämie bedeutet „Weißblütigkeit". Die Erkrankung tritt in mehreren Formen auf, deren gemeinsames Merkmal eine bösartige Wucherung von weißen Blutzellen („Blutkrebs") und eine gleichzeitige Verringerung der roten Blutkörperchen (Erythrozyten) sowie der für die Blutgerinnung wichtigen Blutplättchen (Thrombozyten) ist.

Da es verschiedene Arten von weißen Blutkörperchen gibt, gibt es auch verschiedene Formen von Leukämien. Ihre Einteilung erfolgt nach Zelltyp und nach Zellreife. Außerdem werden die Leukämien nach ihrem Verlauf in akute oder chronische Leukämien unterteilt.

Akute Leukämien Die häufigsten der heute sieben bekannten akuten Leukämien sind die akute myeloische Leukämie (AML) und die akute lymphatische Leukämie (ALL). Die ALL ist bei Kindern häufiger, die AML kommt bei Erwachsenen öfter vor. Bei den akuten Formen können Zahnfleischwucherungen und Symptome einer Meningitis mit Nackensteifigkeit auftreten, bei Kindern auch Knochenschmerzen.

Akute Leukämien entwickeln sich in recht kurzer Zeit, führen dadurch schnell zu Beschwerden und müssen umgehend behandelt werden, da sie sonst das Leben des Betroffenen rasch beenden können.

Chronische Leukämien Unter den vier bekannten chronischen Leukämien ist die chronische lymphatische Leukämie (CLL) die häufigste und die chronisch myeloische Leukämie (CML) die zweithäufigste Form. Chronische Leukämien verursachen oft lange keine Beschwerden und werden nicht selten zufällig bei der Blutuntersuchung aus anderen Gründen entdeckt.

Im Gegensatz zu den akuten Formen stehen hier häufig Organ bezogene Symptome im Vordergrund: Typisch sind eine Milz- und Leberschwellung, bei einigen Formen auch die allgemeine Lymphknotenschwellung über den ganzen Körper verteilt.

Eine Besonderheit der CML ist das so genannte Philadelphia-Chromosom, das bei etwa 90 % der Erkrankten nachweisbar ist. Patienten ohne diese genetische Besonderheit scheinen eine schlechtere Prognose zu haben. Chronische Leukämien müssen nicht immer sofort behandelt werden, da sie oft jahrelang keine größeren Beschwerden bereiten.

Beschwerden

Die Beschwerden wie Abgeschlagenheit, Fieber, Nachtschweiß, Müdigkeit, Lymphknotenschwellungen und Anfälligkeit für Infektionen sind nicht besonders typisch für die Leukämie und können auch bei anderen Krankheiten auftreten. Wenn derartige Symptome längere Zeit bestehen, sollten Sie immer einen Arzt aufsuchen.

Untersuchung und Behandlung

Die Diagnose einer Leukämie stellt der Arzt durch das Differenzialblutbild und eine Knochenmarksuntersuchung.

Alle Leukämien werden medikamentös mit Zytostatika behandelt, welche die bösartig wuchernden weißen Blutzellen abtöten sollen. Meistens lässt sich die Blutbildung dadurch – zumindest für eine gewisse Zeit – normalisieren.

Kinder mit einer akuten lymphatischen Leukämie, die rechtzeitig eine solche Behandlung erhalten, können in der Mehrzahl der Fälle geheilt werden. Gerade aus diesem Grund muss man hier vor allen „alternativen Heilversuchen“ eindringlich warnen. Bei ausschließlicher „alternativer Behandlung“ würde das Leben des Kindes leichtfertig aufs Spiel gesetzt.

Allerdings besteht nach einer Zytostatika-Therapie die Gefahr eines Rückfalls, besonders bei den akuten Leukämien. Dem Rückfall kann man in einigen Fällen mit einer Knochenmarksverpflanzung vorbeugen. Dazu braucht man jedoch einen geeigneten Spender, möglichst aus dem Kreis der nächsten Angehörigen. Allerdings kann man auch eine Transplantation mit Knochenmark von einem nicht verwandten Spender durchführen, der mit dem Empfänger in wesentlichen Gewebsmerkmalen übereinstimmt. Solche freiwilligen Spender sind mit den entsprechenden Angaben in Datenbanken erfasst.

Maligne Lymphome

Bei diesen bösartigen Erkrankungen sind hauptsächlich die Lymphknoten und die Milz betroffen. Diese präsentieren auch das hervorstechende Beschwerdebild: vor allem die zu Beginn auftretende Lymphknotenschwellung im Halsbereich, die die Betroffenen oft zum Arzt führt. Die Erkrankung kann aber auch auf die Leber, das Skelett und das Knochenmark übergreifen.

Eine definitive Ursache ist bislang noch nicht bekannt.

Am häufigsten kommt der nach seinem Entdecker benannte Morbus Hodgkin vor. Hier unterscheiden sich 4 Typen.

Klar vom Morbus Hodgkin abzugrenzen sind die so genannten Non-Hodgkin-Lymphome mit bis zu neun bekannten Typen.

Die Stadien-Einteilung erfolgt rein nach feingeweblichen (mikroskopischen) Kriterien. Hierzu ist es notwendig, eine Probeentnahme (Biopsie) aus einem betroffenen Lymphknoten vorzunehmen. Die Einteilung dient auch der Wahl der Behandlung. Ganz wichtig sind dabei die Größe der erkrankten Lymphgewebe und das Ausmaß des Befalls der Lymphknotenregion mit oder ohne Einbeziehung weiterer Organe.

Durch die Beeinflussung eines Teils der Immunabwehr sind die Patienten vermehrt anfällig für Pilz- und Viruserkrankungen sowie Tuberkulose.

Die Behandlung besteht in Strahlen- und Chemotherapie sowie einer eventuellen Entfernung größerer Herde. Lesen Sie hierzu auch die Ausführungen auf Seite 274.

Muskeln

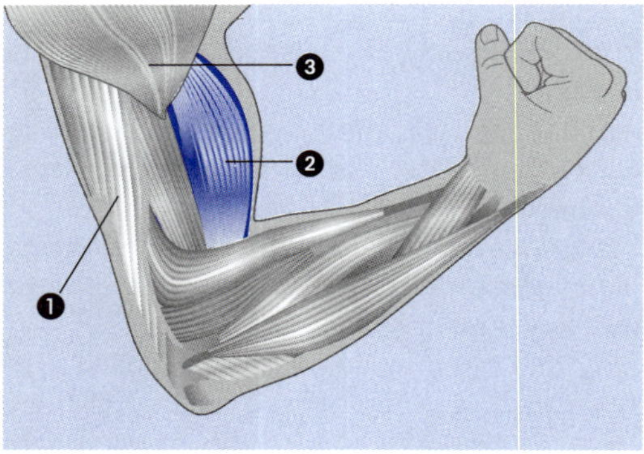

Schulter-, Oberarm-, Unterarm- und Handmuskeln bewirken die Armbewegung

1 Trizeps 2 Bizeps 3 Deltoideus

Steuerung, Aufbau und Funktion

Die am Skelett ansetzenden Muskeln führen die äußeren Bewegungen des Körpers aus. Diese Bewegungen können willentlich in Gang gesetzt und unterbrochen werden.
Allerdings bewegt man nur in seltenen Fällen einzelne Muskeln bewusst. Die meisten Aktionen der Muskeln, wie beim Atmen oder beim Gehen, werden unbewusst gesteuert. Die Impulse zur Steuerung der Muskeltätigkeit gehen vom Gehirn aus und gelangen über Nervenbahnen bis zu den einzelnen Muskelfasern. Die Impulse unterliegen ganz verschiedenen Einflüssen. Dazu gehören Sinneseindrücke wie eine geschätzte Entfernung oder ein Gewichtseindruck, Absichten und auch der Spannungszustand der Muskeln. So gibt es in jedem Muskel eine Menge kleiner „Messgeräte", die man Muskelspindeln nennt. Sie erfassen in jedem Moment die Spannung der Muskeln und die Stellung der Gelenke und melden die Ergebnisse über Nervenbahnen an das Gehirn. Dort werden alle Informationen blitzschnell in die Entscheidung einbezogen, welche Impulse in Richtung der Muskeln losgeschickt werden. Die ausgesandten Impulse verlaufen bis an das Ende der Nervenbahnen vor jedem Muskel. Diese Nervenenden in der Skelettmuskulatur nennt man motorische Endplatten. So wie die Fahrgäste eines Zuges auf eine Fähre umsteigen müssen, um auf eine Insel zu gelangen, wird der elektrische Nervenreiz in diesen Endplatten in einen chemischen Botenstoff umgewandelt. Sobald der Botenstoff auf der anderen Seite – in der Muskelzelle – angekommen ist, wird diese veranlasst, sich zu verkürzen. Sie erreicht dies mit Hilfe von Molekülen in ihrem Inneren, die sich so gegeneinander bewegen, dass sich die lang gestreckten Muskelzellen, die Muskelzellbündel und schließlich der ganze Muskel bis auf die Hälfte der ursprünglichen Länge verkürzen können.
Die über 100 einzelnen Muskeln des Körpers sind ganz verschieden groß und unterschiedlich geformt. Recht kleine Muskeln bewegen den Augapfel oder öffnen die Stimmritze. Zu den größten Muskeln gehören die Oberschenkel-, Gesäß-, Brust- und Rückenmuskeln. Manche Muskeln bilden spindelförmige Stränge, andere Platten.
Die Muskelzellen sind im Muskel zu seilartigen Muskelzellbündeln (Faszikeln) zusammengepackt. Ein Muskel besteht aber nicht nur aus den Muskelzellen, die seiner Kraftentfaltung dienen, sondern auch aus den Bindegewebszellen der Sehnen, die das Muskelgewebe im Knochen verankern. Muskeln benötigen für ihre Arbeit viel Sauerstoff und sind daher stark durchblutet.
Ein Skelettmuskel überbrückt mindestens ein Gelenk, um die beiden Knochen, die sich im Gelenk treffen, zu bewegen.

An einer Bewegungsabfolge sind mehrere Muskeln beteiligt. Aber nicht nur die aktiv ausführenden Muskeln sind in Aktion, auch die jeweiligen Gegenspieler wirken mit, indem sie sich im richtigen Moment entspannen. Wenn das Körpergleichgewicht durch eine Bewegung verlagert wird, sind auch die Muskeln der Gegenseite gefordert.

Untersuchung der Muskulatur

Wie kaum ein anderes Organ kann der Arzt die Muskeln und ihre Tätigkeit schon bei der körperlichen Untersuchung beurteilen.

Zunächst schaut der Arzt die Muskulatur insgesamt an und vergleicht dabei die linke und die rechte Körperhälfte. Normalerweise ist die Muskulatur des rechten Armes und der rechten Hand beim Rechtshänder stärker ausgeprägt als beim Linkshänder und umgekehrt. Beim näheren Betrachten der einzelnen Muskeln, fällt vielleicht auf, dass der Daumenballen an der einen Hand schwächer ausgebildet ist als an der anderen.

Beim Abtasten etwa der Rückenmuskulatur kann der Arzt Verspannungen oder Muskelverhärtungen feststellen. Verhärtungen sind als kleine Knoten im Muskel tastbar. Bei Verspannungen fehlt es dem Muskel an der üblichen elastischen Weichheit.

Dann wird der Arzt den Patienten auffordern, seinen Arm oder sein Bein einmal ganz zu entspannen, damit der Arzt die Gliedmaßen passiv, also ohne Mithilfe des Patienten, bewegen kann. Dabei kann er eine erhöhte Muskelspannung (Spastik) erkennen oder das so genannte „Zahnradphänomen" diagnostizieren, das bei der parkinsonschen Erkrankung auftritt: Die erhöhte Muskelspannung lässt hier bei passiver Bewegung immer wieder ruckartig nach, als ob sie über ein Zahnrad gesteuert würde.

Die Muskelkraft prüft der Arzt, indem er den Patienten auffordert, gegen die passive Bewegung seiner Gliedmaßen Widerstand zu leisten. Die Muskelreflexe prüft er, indem er mit dem Untersuchungshammer einen leichten Schlag auf eine Muskelsehne, wie etwa unterhalb des Knies, gibt.

Mit Hilfe eines Elektromyogramms (EMG) wird – ähnlich wie beim Elektrokardiogramm (EKG) des Herzens – der Muskelstrom gemessen. Er gibt wichtige Hinweise auf ernste Muskelerkrankungen.

Neben dem Muskelstrom kann auch die Geschwindigkeit des elektrischen Nervenstromes in einem so genannten Elektroneurogramm gemessen werden. An Arm- und Beinnerven beträgt die Geschwindigkeit zwischen 40 und 50 m pro Sekunde oder umgerechnet etwa 180 km/h.

Die Probeentnahme von Muskelgewebe (Muskelbiopsie), das feingeweblich untersucht wird, ist in manchen Fällen für eine sichere Diagnose erforderlich.

Muskelverspannung und Spastik

Sehr häufig beruht die Muskelverspannung auf einer psychischen Dauerbelastung, die nicht durch Bewegung „abreagiert" wird. Aber auch Erkrankungen können zu verspannter Muskulatur und Muskelkrämpfen führen.

Psychisch bedingte Muskelverspannung

Jeder Kampf, ob Angriff oder Verteidigung, und jede Bedrohung führen zu einer Anspannung der Muskulatur. Diese Anspannung ist sinnvoll, wenn es darum geht, sich mit harter Muskulatur gegen einen Angreifer zu stemmen oder schnell davon zu springen. Die „Feinde", gegen die wir heute im Alltag

oft kämpfen, wie die hohen Leistungsanforderungen am Arbeitsplatz, führen zwar in erster Linie zu einer psychischen Anspannung, doch auch diese Anspannung überträgt sich auf die Muskulatur.
Eine sitzende und bewegungsarme Tätigkeit gibt der angespannten Muskulatur, die sich ständig in Alarmbereitschaft befindet, nicht die Chance, sich von Angst, unterdrückter Wut, geistiger Überanstrengung und vielem mehr in ausreichendem Maße zu entlasten. Die Angespanntheit wird zum Dauerzustand. Sehr häufig beruhen langwierige Rücken- oder Kreuzschmerzen auf diesem Mechanismus.
Sie können dies durch genügend Bewegung, am besten an frischer, sauerstoffreicher Luft, verhindern. Auch warme Bäder, Massagen, Fango und Gymnastik schaffen Abhilfe. Sehr hilfreich ist auch das Erlernen bestimmter Entspannungstechniken.
Daneben ist es immer ratsam, sich um die Verbesserung oder Überwindung derjenigen Umstände zu bemühen, die zu der Angst, der Sorge, zu Belastung oder Wut führen und die Muskelverspannung immer wieder auslösen können.

Rheumatische Muskelschmerzen

Die weiter unten näher erläuterten rheumatischen Muskelschmerzen können zu einer ausgesprochen schmerzhaften Muskelverspannung führen.

Tetanie – Muskelkrampf bei Kalziummangel

Kalziummangel im Blut kann zu Anfällen von Muskelkrämpfen (Tetanie) an Armen und Beinen führen. Diese Krampfanfälle dürfen nicht mit einem epileptischen Anfall verwechselt werden. Eine Kalziumspritze hilft in einem solchen Fall schnell.

Wadenkrämpfe

Wadenkrämpfe, die in den meisten Fällen nachts oder bei einer größeren körperlichen Belastung auftreten, beruhen auf einem Sauerstoffmangel bzw. einer Durchblutungsstörung im Wadenmuskel.
Wenn der schmerzhafte Muskelkrampf da ist, sollte man das Bein anwinkeln und (sich) den Fuß nach oben drücken (lassen). Zur Vorbeugung empfiehlt es sich, genügend zu trinken, wenn man beim Sport stark schwitzt. Einen nachgewiesenen Kalzium- oder Magnesiummangel kann man mit einer kalzium- oder magnesiumreichen Ernährung, z. B. viel Bananen und Milchprodukte, sowie mit Medikamenten ausgleichen.

Spastik

Die spastische Lähmung oder Spastik, die auf einer Störung der motorischen Nervenbahnen im Gehirn und Rückenmark beruht, wird im Kapitel „Nervensystem“ auf Seite 176 beschrieben.
Hierbei ist die Muskulatur dauerhaft angespannt und in diesem Zustand ganz oder teilweise bewegungsunfähig. Die noch möglichen Bewegungen wirken stark verkrampft und verlangsamt und machen einen gewundenen Eindruck. Die Arme und Beine können in bestimmten Stellungen dauerhaft verkrampft sein.

Muskelschwund und schlaffe Lähmungen

Die Muskelsubstanz und damit die Muskelkraft schwindet, wenn der Muskel einige Tage oder Wochen lang nicht benutzt wird. Die Unterbrechung der Nervenversorgung zwischen Rückenmark und Muskel führt zu einer schlaffen Lähmung und in der Folge zum Muskelschwund.

Immobilisierung und Bettlägerigkeit

Ein Muskel, der nicht benutzt wird, verliert relativ schnell an Substanz. Ein gebrochenes Bein, das ein paar Wochen lang im Gipsverband ruhig gestellt war, ist hinterher viel dünner als das Bein, das nicht eingegipst war. Der Betroffene muss das Laufen erst wieder langsam lernen. Dabei kräftigt sich die Muskulatur wieder.

Auch bei einem bettlägerigen alten Menschen entwickelt sich recht bald ein Muskelschwund und in der Folge eine Muskelschwäche. Daher achtet der Arzt sehr darauf, dass sein Patient wieder „in die Gänge kommt“, sobald es die Erkrankung zulässt, auch wenn er manchmal ein wenig zu seinem Glück gezwungen werden muss. Vor allem Chirurgen bestehen darauf, dass ihre Patienten nach einer Operation möglichst bald mobilisiert werden.

Schlaffe Lähmung

Neben der vorübergehenden oder dauerhaften Inaktivität gibt es einen weiteren Grund für den Muskelschwund: Wenn der Nervenstrang, der den Muskel versorgt, irgendwo zwischen dem Rückenmark und dem Muskel unterbrochen wird, bleibt der Muskel bewegungslos und schlaff gelähmt. Dieser Zustand ist meistens endgültig, und der betroffene Muskel bildet sich weitgehend zurück. In seltenen Fällen kann sich in einem sehr langsamen Prozess ein Nervenausläufer neu vom oberen gesunden Anteil aus entwickeln und den Weg zum Muskel finden. Dadurch kann die schlaffe Lähmung wieder aufgehoben werden.

Eventuell übernimmt auch eine benachbarte Nervenfaser die Kontrolle über den Muskel, indem sie Ausläufer dorthin aussendet. Daraus kann eine normale Wiederherstellung des Muskels entstehen, es kann aber auch der normale Bewegungsablauf durcheinander geraten.

Rheumatische Muskelschmerzen und Muskelkater

AktivCheck

Wann muss ich zum Arzt?

- Suchen Sie einen Arzt auf, wenn die Muskeln Ihnen absolut „nicht mehr gehorchen wollen", wenn Sie Lähmungserscheinungen haben, Gefühle von Taubheit, Schwellungen und/oder Fieber auftreten!

Was wird mein Arzt mich fragen?

- Haben Sie eine ungewohnte Tätigkeit ausgeübt?
- Ist Ihnen das Wetter „in die Knochen gekrochen"?
- Ist ein Infekt oder eine sonstige Erkrankung bekannt?
- Leiden Sie an Stoffwechselstörungen?
- Wenn ja, wie lange schon?
- Hatten Sie einen Unfall?

Was frage ich meinen Arzt?

- Warum passiert mir so etwas immer wieder?
- Wäre ein Klimawechsel in dieser Jahreszeit sinnvoll?
- Besteht die Möglichkeit, dass ich eine Kur machen kann?
- Helfen „entschlackende" Medikamente bei der Behandlung?
- Helfen Kortisone?
- Soll ich eine spezielle Diät einhalten?

AktivTipp

Was kann mein Arzt tun?

- Er wird begutachten, ob eine ernsthafte Erkrankung hinter den Beschwerden steckt.
- Dann verordnet er Schmerzmittel und Muskel entspannende Arzneien sowie
- Massagen und Fango-Therapie.

Was kann ich selbst tun?

- Es bieten sich vor allem Entspannungsübungen, physikalische Therapien, Phytotherapie und Homöopathie an.
- Sie sollten eine Ausgleichssportart beginnen, z. B. Schwimmen.

Muskelschmerzen treten oft als Muskelrheumatismus auf. Dieses Beschwerdebild ist die häufigste Form des so genannten Weichteilrheumatismus. Der Übergang zum allgemein bekannten „Muskelkater" ist jedoch fließend. Typischerweise treten Muskelschmerzen nach einer ungewohnten sportlichen Betätigung oder nach dem Möbelschleppen beim Umzug auf. Weitere Ursachen von Muskelschmerzen nennt die folgende Übersicht.

Ursachen von Muskelschmerzen

- Überlastungen
- einseitige Beanspruchung
- Fehlhaltungen
- Muskelermüdung
- Unterkühlung, Nässe, Witterungseinflüsse
- Infekte
- Stoffwechselstörungen
- sonstige Erkrankungen
- Unfälle

Beschwerden

Da verschiedene Muskelpartien betroffen sein können, ist das Bild der Erkrankung vielgestaltig. Immer aber steht der Muskelschmerz im Vordergrund. Schon in Ruhe kann ein ziehender oder reißender Schmerz bestehen, der sich bei Anspannung der betroffenen Muskeln zunächst verstärkt. Bei fortdauernder Betätigung und Lockerung verringert er sich dann oft etwas, wird aber bei Ermüdung wieder stärker.

Die betroffenen Muskeln sind meistens verspannt und als harte Muskelstränge tastbar. Die geringste Berührung kann sehr weh tun. Neben den Schmerzen kann es zu einer ausgesprochenen Schwäche der Muskulatur kommen. Die meisten Muskelschmerzen bestehen nur für kurze Zeit, es kommen manchmal aber auch wochen- und monatelange Verläufe vor.

Untersuchung und Behandlung

Durch die Angaben des Patienten und die Tastuntersuchung der schmerzhaften Muskulatur gelangt der Arzt zur Diagnose.

Finden Sie heraus, welche Ursachen für Ihre Muskelschmerzen verantwortlich sind und versuchen Sie, etwas dagegen zu unternehmen. Hier können Sie auf fast alle Verfahren der in Kapitel 3, siehe Seite 83, besprochenen Maßnahmen zurückgreifen.

Bei akuten Muskelschmerzen kann der Arzt leichte Schmerzmittel zum Einnehmen oder in Form von „Rheumasalben" verordnen. Bei Verspannungen sind auch muskelentspannende Medikamente (Muskelrelaxanzien) recht nützlich.

Eine Vorbeugung ist möglich, wenn es gelingt, die auslösenden Ursachen zu vermeiden (Überlastung der Muskeln, Witterungseinflüsse) oder zu behandeln (Fehlhaltungen, Stoffwechselstörungen).

Muskelentzündungen

AktivCheck

Wann muss ich zum Arzt?

- Suchen Sie sofort einen Arzt auf bei: hohem Fieber, Muskelschmerzen, allgemeiner Abgespanntheit sowie Muskel- und Gelenkschwellungen.
- Bei plötzlich für Sie völlig grundlos auftretenden heftigen Muskelschmerzen.

Was wird mein Arzt mich fragen?

- Wie und wann haben die Beschwerden begonnen?
- Können Sie sich an eine Infektion vor nicht allzu langer Zeit erinnern?
- Wie lange haben Sie die Beschwerden schon?
- Haben sich die Symptome akut verschlimmert?

Was frage ich meinen Arzt?

- Wann werde ich wieder schmerzfrei sein?
- Befällt diese Erkrankung auch andere Organe?
- Kann ich dann meine Muskeln noch kontrollieren?
- Werde ich gelähmt sein?
- Muss ich ins Krankenhaus?
- Ist die Erkrankung lebensgefährlich?
- Gibt es nach Ende der Behandlung die Möglichkeit einer Anschlussheiltherapie?
- Wie werde ich mein Leben neu gestalten?
- Wo finde ich Hilfe?

AktivTipp

Was kann mein Arzt tun?

- Seine Untersuchung stützt sich auf Entzündungszeichen im Blut, die Ergebnisse des Elektromyogramms (EMG) und der Gewebeproben.
- Kortison und andere Immunsuppressiva können notwendig werden.
- Bei bakteriellen Muskelentzündungen werden Antibiotika verordnet.

Was kann ich selbst tun?

- Leider nichts.

In einzelnen oder mehreren Muskeln (Myositis, Polymyositis) kann es zu entzündlichen Prozessen kommen.
Eine wichtige Gruppe der entzündlichen Muskelerkrankungen wird durch so genannte Autoimmunprozesse hervorgerufen. Dabei geht die körpereigene Immunabwehr fälschlicherweise gegen Bestandteile des eigenen Organismus vor. Muskelentzündungen können auch durch Infektionen mit Viren, Bakterien, Pilzen oder Parasiten entstehen. Gelegentlich bleibt die Ursache einer Muskelentzündung unbekannt. Bei der Dermatomyositis, die ebenfalls auf einer Autoimmunreaktion beruht, kommt es außerdem zu verschiedenen Hauterscheinungen (Schwellungen, Ausschläge, Blässe).

Beschwerden

Eine Polymyositis kann manchmal sehr plötzlich und dramatisch beginnen, mit hohem Fieber, Muskelschmerzen, allgemeiner Abgespanntheit sowie Muskel- und Gelenkschwellungen. Da solch ein Zustand lebensbedrohlich ist, ist dringende ärztliche Hilfe notwendig!

Häufiger kommen jedoch langwierige, chronische Krankheitsverläufe vor, mit Muskelschmerzen und vor allem Muskelschwächen bis zur Muskellähmung im Schulter- oder Beckenbereich. Die betroffenen Muskeln können mit der Zeit schrumpfen.

Untersuchung und Behandlung

Im Blut lassen sich Entzündungszeichen finden. Das Elektromyogramm und Gewebsproben aus den betroffenen Muskeln zeigen deutlich, ob es sich um eine Muskelentzündung handelt.

Muskelentzündungen, die auf einer Autoimmunreaktion beruhen, müssen in aller Regel über längere Zeit mit Kortison oder anderen Mitteln behandelt werden, die das Immunsystem unterdrücken. Diese Behandlung muss laufend vom Arzt kontrolliert werden, um starke Nebenwirkungen zu vermeiden oder rechtzeitig zu erkennen.

Muskelentzündungen, die durch Bakterien verursacht werden, können mit Antibiotika wirksam behandelt werden.

Die auf Seite 474 genannten Verfahren zur Linderung von Muskelschmerzen sind im Prinzip auch hier geeignet. Beachten Sie aber: Die gleichzeitige Einnahme von Schmerzmitteln und Kortison ist in der Regel nicht günstig.

Muskelverletzungen

Die meistens bei Sport- oder Gelegenheitsunfällen auftretenden Muskelverletzungen äußern sich in Schmerzen und/oder Muskelkater. In der Regel vergehen die Schmerzen nach wenigen Tagen wieder von selbst und lassen auch keine Schäden zurück.

Selbst können Sie die betroffenen Stellen warm halten und vielleicht ein muskelentspannendes Schmerzmitttel einnehmen.

Gelenke, Sehnen, Schleimbeutel

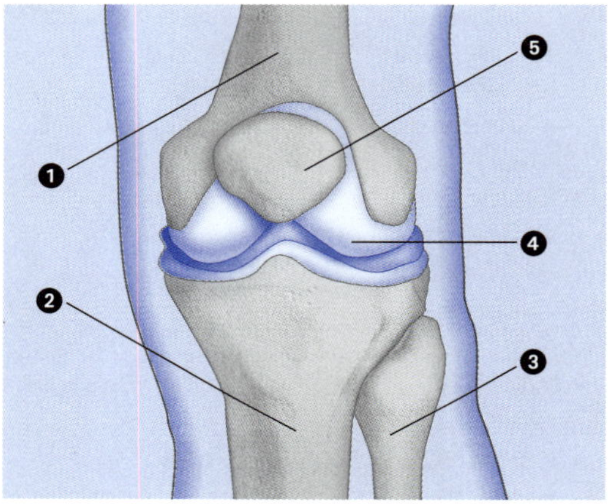

Kniegelenk von vorn

❶ Oberschenkelknochen ❷ Schienbein ❸ Wadenbein ❹ Gelenkknorpel ❺ Kniescheibe

Aufbau und Funktion

Gelenke sind Verbindungsstellen zweier Knochen. Durch ihre Form bestimmen sie die Bewegungsrichtung der beiden Knochen. Ihre innere Beschaffenheit ermöglicht im Normalfall, dass Bewegungen „glatt“ und „wie geschmiert“ laufen und dass sich die beiden Knochenenden nicht aneinander reiben.

Grundformen der Gelenke

Im Wesentlichen gibt es 4 Gelenkformen. Die einfachste Form ist das Scharniergelenk. Wie das Scharnier einer Schranktür erlaubt dieses Gelenk nur die Bewegung auf einer Achse. Ein Beispiel ist das Ellenbogengelenk. Flache Gelenke, wie sie an der Wirbelsäule vorkommen, lassen neben Bewegungen nach

vorne und hinten zusätzlich in beschränktem Umfang Seitwärtsbewegungen zu, also Bewegungen in mehreren Richtungen des Raumes (mehrere Freiheitsgrade).
Das Mittelhandgelenk an der Daumenwurzel zeigt, was ein Sattelgelenk alles kann. Zwar sind nicht alle Bewegungsrichtungen möglich, aber doch ein recht großer Umkreis, der dem Daumen beispielsweise eine Überquerung der Handinnenfläche ermöglicht. Die beiden Gelenkpartner fügen sich zusammen wie der Sattel und das Hinterteil eines Reiters. Die größte Beweglichkeit in fast alle Richtungen des Raumes ermöglicht ein Kugelgelenk, wie es im Schulter- und Hüftgelenk vorkommt.

Gelenkinnenraum und Gelenkkapsel

Die Gelenkflächen, die miteinander in Verbindung stehen und sich gegeneinander bewegen, werden von glattem Knorpel bedeckt. Der Knorpel federt Stöße ab, vermindert die Reibung und ermöglicht die Gleitbewegungen des gesunden Gelenkes, die wir nicht bemerken.
Das Gelenk ist von einer Kapsel umgeben. Diese Gelenkkapsel besteht außen aus festem Bindegewebe und innen aus der Gelenkinnenhaut. Die Innenhaut, die sich an beiden Knochenenden in die Knochenhaut fortsetzt, sondert die Gelenkschmiere (Synovia) ab, ein weiteres wichtiges Element zur ungestörten Beweglichkeit des Gelenks.

Bänder, Sehnen, Sehnenscheiden, Schleimbeutel

Die Gelenkkapsel gibt dem Gelenk äußeren Halt. Bänder sind erkennbare Strukturen einer Gelenkkapsel, die eine bestimmte Zugrichtung haben, wie etwa die Seiten- und Kreuzbänder im Kniegelenk. Sehnen sind feste Bindegewebszüge, mit denen die Muskeln an den Knochen ansetzen. Sie übertragen die Kraft und den Zug der Muskeln. Der Sehnenzug benötigt ein gutes Gleitlager; das sind die Sehnenscheiden, welche die Sehnen umgeben und ähnlich wie das Gelenk von einer Innenhaut überzogen sind. Wenn diese Innenhaut entzündet ist, hat der Betroffene eine Sehnenscheidenentzündung. Schleimbeutel polstern bestimmte Hohlräume zwischen der Gelenkkapsel und den Sehnenzügen aus. Auch sie können sich entzünden, dabei stark anschwellen und Schmerzen verursachen.

Untersuchungen

Bei Gelenkschmerzen, -schwellungen, zu großer oder eingeschränkter Beweglichkeit usw. untersucht der Arzt das Gelenk, indem er seine Beweglichkeit prüft, und, sofern erforderlich, indem er eine Röntgenaufnahme oder eine endoskopische Untersuchung des Gelenkes vornimmt.

Körperliche Untersuchung

Um ein objektives Maß für die Beweglichkeit eines Gelenkes und deren Veränderung im Laufe einer Behandlung zu haben, benötigt der Arzt ein Messverfahren, die so genannte Neutral-Null-Methode. Ein Mensch in aufrechter Haltung mit Blick geradeaus und nach vorne zeigendem Daumen befindet sich in der Ausgangsstellung (Neutral-Null-Stellung). Der Arzt bestimmt die Bewegung der einzelnen Gelenke von dieser Ausgangsstellung aus. So kann er beispielsweise beurteilen, ob sich das Schultergelenk weiter zur Seite bewegen lässt als bei der letzten Untersuchung. Die Abweichungen von der Neutral-Null-Stellung können für jedes Gelenk und für alle seine Bewegungsrichtungen (Freiheitsgrade) in Winkelgraden angegeben werden. In der Regel beurteilt der Arzt auf diese Weise die aktive Beweglichkeit des Gelenkes durch den Patienten.

Die passive Bewegung der erkrankten Gelenke durch den Untersucher ohne Mithilfe des Patienten ist eine weitere Untersuchungsmethode. Der Arzt kann dabei Gelenkgeräusche hören oder den Spannungszustand der Muskulatur beurteilen. Er kann bei dieser Untersuchung auch typische Schmerzphänomene auslösen: Beim recht häufigen Meniskusschaden des Kniegelenkes beispielsweise entstehen Schmerzen, wenn der Unterschenkel bei angewinkeltem Knie seitwärts bewegt oder in sich gedreht wird. Der Meniskus ist ein der Form des Kniegelenkes angepasstes Knorpelgebilde.

Verletzungen der Bänder (Bänderabriss) und Sehnen sowie Erkrankungen der Sehnenscheiden und Schleimbeutel können die aktive und passive Beweglichkeit der Gelenke verändern.

Der Arzt untersucht auch, ob ein Gelenk und seine Umgebung gerötet, geschwollen oder überwärmt sind. Um die Schwellung eines Gelenkes zu beurteilen, vergleicht er es mit demselben Gelenk auf der Gegenseite und misst die beidseitigen Umfänge mit dem Bandmaß (wo dies möglich ist). Der Arzt achtet auch auf Blutergüsse am Gelenk und auf Fehlstellungen.

Röntgenaufnahme

In verschiedenen Situationen, beispielsweise nach einer Verletzung, aber auch bei einer Arthrose oder einem Gelenkrheumatismus lässt der Arzt eine Röntgenaufnahme des Gelenkes anfertigen. Solche Aufnahmen werden, sofern es die Erkrankung erlaubt, in genau festgelegten Gelenkstellungen durchgeführt. Sie zeigen dem Arzt den Zustand der Knochenenden, die das Gelenk bilden, Entkalkungen, neugebildete Knochensporne, die Dicke der Knorpelschicht des Gelenkes, die Breite des Gelenkspaltes als Hinweis auf einen Gelenkerguss (Übermaß an Flüssigkeit im Gelenk), Verformungen der Gelenkflächen, Fehlstellungen des Gelenkes sowie Verkalkungen in der Gelenkkapsel, in Bändern und Schleimbeuteln.

Arthroskopie

Bei der endoskopischen Untersuchung des Gelenkes (Arthroskopie) wird ein Fiberglasschlauch (Arthroskop) durch einen kleinen Hautschlitz hindurch in das Gelenk gesteckt. Der Untersucher kann nun den Gelenkspalt ebenso wie den Gelenkinnenraum direkt betrachten.

Mit Hilfe spezieller Instrumente kann der Arzt durch das Arthroskop hindurch Gewebsproben entnehmen und auch kleine operative Eingriffe vornehmen, wie einen Knochensplitter entfernen.

Gelenkpunktion

Wenn der Arzt übermäßige Flüssigkeit im Gelenk, also einen Gelenkerguss, vermutet, steckt er eine Hohlnadel in den Gelenkspalt und saugt Flüssigkeit ab. Damit gewinnt er wichtiges Untersuchungsmaterial zur Diagnose der Gelenkerkrankung und entlastet gleichzeitig das erkrankte Gelenk.

Laboruntersuchungen

Die Untersuchung der Gelenkflüssigkeit und verschiedene Blutuntersuchungen geben Aufschluss über die Art der Erkrankung. Von besonderer Bedeutung sind der so genannte Rheumafaktor und die allgemeinen Entzündungszeichen im Blut.

Gelenkschmerzen

AktivCheck

Wann muss ich zum Arzt?

- Bei akut auftretender Schwellung, Überwärmung, Rötung und Schmerzen am Gelenk.
- Bei seit langem andauernden, quälenden Schmerzen im Gelenk.

Was wird mein Arzt mich fragen?

- Treten die Schmerzen nur bei Beanspruchung auf?
- Hatten Sie vor kurzem einen Infekt der Atemwege oder vielleicht eine Grippe?
- Haben Sie öfter eine Mandelentzündung gehabt, und wurden Ihre Mandeln entfernt?
- Wann war das?
- Treten diese Symptome immer wieder schubweise auf?
- Ist Ihnen eine Arthrose oder eine andere langwierige Gelenkerkrankung bekannt?

Was frage ich meinen Arzt?

- Können Sie mir ein gutes Schmerzmittel verschreiben, das keine Nebenwirkungen auf meinen empfindlichen Magen hat?
- Wie weit ist die Erkrankung bereits fortgeschritten?
- Gibt es in meinem Stadium völlige Heilung?
- Kann ich auf Dauer meinen bisherigen Beruf ausüben oder muss ich umsatteln?
- Darf ich Sport treiben? Wenn ja, welchen?

AktivTipp

Was kann mein Arzt tun?

- Er kontrolliert regelmäßig den im Blut auftretenden Rheumafaktor und z. B. das Blutbild (zur Überwachung möglicher Nebenwirkungen der Therapie).
- In allen Stadien und bei allen Erkrankungen spielt die physikalische Therapie eine wichtige Rolle. Durch Bewegungsübungen werden Muskelverkürzungen und Muskelschwund verhindert oder zumindest verzögert.
- Nichtsteroidale Antirheumatika bringen oft eine bedeutende Schmerzerleichterung, auch wenn sie keine Heilung bringen.
- Vor allem in den akuten Phasen muss kurzzeitig Kortison oft in hoher Dosierung eingesetzt werden.
- Als Basistherapie gelten Goldsalze und das Malariamittel Chloroquin sowie Antibiotika vom Typ der Sulfonamide.
- In rasch fortschreitenden Fällen verschreibt Ihr Arzt auch weitere Immunsuppressiva.
- Vom Orthopäden können im Frühstadium wuchernde Entzündungsherde entfernt werden. Vollständig zerstörte Gelenke können durch Prothesen ersetzt werden.

Was kann ich selbst tun?

- Ganz wichtig in der Behandlung sind Ruhe und Schonung, Ausschaltung seelischer Belastungen und eine vielseitige vollwertige Ernährung.
- In akuten Phasen lindern Kälteanwendungen den Schmerz, in den relativ beschwerdefreien Zeiten wird Wärme oft als angenehm empfunden.

Gelenkschmerzen kommen häufig vor und können viele verschiedene Ursachen haben. Sie können plötzlich, stark ausgeprägt (akut) und von kurzer Dauer sein, dauerhaft (chronisch) bestehen oder immer wieder auftreten.

Erkrankungen mit akuten Gelenkschmerzen

Die Gelenkschmerzen bei akuten Gelenkerkrankungen treten meistens spontan, also nicht erst bei Belastung oder Bewegung des betroffenen Gelenkes auf. Die schmerzhaften Gelenke zeigen in der Regel typische Entzündungszeichen: Schwellung, Rötung und Überwärmung.
Akute Erkrankungen mit Gelenkschmerzen sind der Gichtanfall, das so genannte rheumatische Fieber, das nach einem Infekt der oberen Luftwege auftreten kann, oder die akute bakterielle Entzündung eines Gelenkes (akute eitrige Gelenkentzündung). Gelenkbeschwerden an mehreren Gelenken treten oft auch bei einem grippalen Infekt und verschiedenen Viruserkrankungen auf.

Erkrankungen mit dauerhaften oder wiederkehrenden Gelenkschmerzen

Gelenkschmerzen, die dauerhaft bestehen oder immer wieder auftreten, beruhen auf chronisch degenerativen (Arthrose) oder chronisch entzündlichen (rheumatische Polyarthritis) Gelenkerkrankungen. Bei der degenerativen Gelenkerkrankung kommt es zu einem überschüssigen Abbau des Gelenkknorpels, der schließlich zerfasert und zu einer schmerzhaften entzündlichen Reaktion im Gelenk führt. Die rheumatische Gelenkentzündung beruht auf einer entzündlichen Reaktion der Gelenkinnenhaut.
Sowohl die degenerative als auch die chronisch entzündliche Gelenkerkrankung können zu einer schmerzhaften Schwellung des Gelenkes mit Gelenkerguss führen. Der Schmerz tritt entweder schon bei Berührung, bei den chronisch degenerativen Erkrankungen jedoch typischerweise bei Beanspruchung des Gelenkes auf. Eine Rötung oder Überwärmung kommt bei chronischen Gelenkentzündungen nur dann vor, wenn zwischenzeitlich ein akuter Entzündungszustand auftritt.
Vor allem die rheumatische Gelenkentzündung kann schubweise verlaufen und nach beschwerdefreien Phasen immer wieder zu Gelenkschmerzen führen.

Gelenkschmerzen bei allgemeinen Erkrankungen

Gelenkschmerzen können sowohl auf einer Erkrankung der schmerzenden Gelenke beruhen als auch auf einer Erkrankung, die den gesamten Organismus betrifft. 2 Beispiele für Gelenkschmerzen bei Allgemeinerkrankungen, die Gicht und der grippale Infekt, wurden bereits genannt. Eine Reihe von Autoimmunerkrankungen führt auch zu Gelenkbeschwerden. Bei diesen Erkrankungen wendet sich die Immunabwehr gegen eigene Körperbestandteile, unter anderem gegen die eigenen Gelenke. Auch die rheumatische Gelenkentzündung wird zu den Autoimmunerkrankungen gezählt.

Ursachen von Gelenkschmerzen (Auswahl)

- akute bakterielle Gelenkentzündung
- Begleitentzündung der Gelenke bei Infekten
- rheumatisches Fieber
- Gichtanfall

- Knorpelverschleiß (Arthrose)
- chronische rheumatische Gelenkentzündung
- Autoimmunkrankheiten
- Gelenkverletzung, Sehnen-, Bänderverletzung

Arthrose

Ausgangspunkt dieser degenerativen Gelenkerkrankung (Arthrose) ist der Knorpelverschleiß im Gelenk. Er führt dazu, dass die Gelenkflächen eines oder mehrerer Gelenke zunehmend deformiert und zerstört werden. Während eines langen Lebens altern auch die Knorpelüberzüge der stark belasteten Gelenkflächen. Der Knorpelaufbau (Regeneration) hält mit dem Knorpelabbau (Degeneration) nicht Schritt. Das Ergebnis ist ein „abgenutzter" Knorpel, der die Kräfte, die auf das Gelenk einwirken, weniger gut abfedert als ein gesunder. Kaum ein 20-Jähriger, aber fast alle 70-Jährigen haben eine Arthrose.

Knorpelverschleiß

Der Gelenkknorpel hält zwar vieles aus, aber irgendwann verliert er seine Belastbarkeit, wird dünner und kann den darunter liegenden Knochen nur noch unzureichend vor Stößen schützen. Schließlich raut die vorher glatte Knorpeloberfläche auf, und der Knorpel beginnt zu zerfasern. Dadurch wird die Gelenkinnenhaut gereizt und reagiert mit einer Entzündung. Die Entzündung entsteht durch den ständigen Reiz des degenerierten Knorpels oder angegriffenen Knochens im Gelenkspalt. So wird die bei dahin vielleicht noch unbemerkte Arthrose zur so genannten aktivierten Arthrose mit starken Schmerzen bei Gelenkbewegungen und -belastungen.

AktivCheck

Wann muss ich zum Arzt?

- Bei fortschreitenden Beschwerden im Gelenk, bei Fieber und zunehmender Bewegungseinschränkung sowie nach Unfällen.

Was wird mein Arzt mich fragen?

- Hatten Sie früher Übergewicht?
- Waren Sie Leistungssportler?
- Könnte es sein, dass Sie Ihr Gelenk jahrelang falsch belastet haben?
- Gab es Verletzungen im Gelenkbereich?
- Konnten Sie sich über lange Zeit nur wenig bewegen?

Was frage ich meinen Arzt?

- Wie stark ist der Knorpel- und Knochenabbau schon fortgeschritten?
- Was kann man dagegen tun?
- Können meine Knochen leichter brechen?
- Muss ich damit rechnen, dass weitere Gelenke angegriffen werden?

AktivTipp

Was kann mein Arzt tun?

- Hier helfen Medikamente und von Anfang an begleitende Krankengymnastik zum Aufbau der Muskulatur und Wärme. Die Elektrotherapie mit Vibrationswellen hat sich ebenfalls als beschwerdelindernd erwiesen.
- Im fortgeschrittenen Stadium oder bei einem Unfall wird operiert.

Was kann ich selbst tun?

- Ganz wichtig in der Behandlung sind Ruhe und Schonung, Ausschaltung seelischer Belastungen und eine vielseitige, möglichst vollwertige Ernährung.
- In akuten Phasen lindern Kälteanwendungen, in den relativ beschwerdefreien Zeiten wird Wärme oft als sehr angenehm empfunden.
- Sie sollten Übergewicht reduzieren und Fehlbelastungen sowie Fehlhaltungen durch bewusstes Daraufachten vermeiden.
- Auch Bewegungsarmut ist der falsche Weg.
- Schützen Sie sich vor Kälte, Nässe und Zugluft.

Da der Knorpelabbau auch zu einem Verlust an „Stoßdämpferfunktion" führt, wirken nun die im Gelenk ankommenden Kräfte mehr oder weniger ungebremst auf den Knochen ein. Der Knochen reagiert darauf und bildet Wülste und Zacken (Osteophyten), die im Röntgenbild sichtbar sind. Es kommt zu Umformungen der Knochenenden und manchmal zu sehr schmerzhaften Knochenbruchstücken im Gelenkspalt.

Risikofaktoren

Die Arthose ist zwar eine typische Alterserscheinung. Neben dem Lebensalter sind jedoch Über- und Fehlbelastungen vor allem der stark belasteten und lasttragenden Gelenke an den Beinen und der Wirbelsäule ihre Hauptrisikofaktoren. Verschiedene Risikofaktoren (Verletzungen, Sport) können dazu führen, dass eine Arthrose schon bei jungen Menschen auftritt.

Ursächliche Faktoren der Arthrose

- hohes Alter
- Überlastung der Gelenke durch Übergewicht
- übertriebene Belastung durch ganz bestimmte Sportarten (z. B. Gewichtheber)
- besondere oder einseitige Belastung im Beruf (Fliesenleger)
- Bewegungsmangel
- anlagebedingte verminderte Belastbarkeit des Knorpels
- Formveränderungen der Gelenkflächen nach einer Verletzung
- schlecht ausgeheilte Gelenkentzündungen
- hormonelle Funktionsstörungen

Beschwerden

Zunächst treten Beschwerden vor allem dann auf, wenn das Gelenk nach einer Ruhephase in Bewegung gesetzt wird (Anlaufschmerz), wenn es zu lange beansprucht wird (Ermüdungsschmerz) oder wenn es zu stark oder ungünstig belastet wird (Belastungsschmerz). Die Muskulatur in der Umgebung des arthrotischen Gelenks ist oft schmerzhaft verspannt. Die Betroffenen machen bei ersten Arthrosebeschwerden oft den Fehler, das schmerzhafte Gelenk zu stark zu schonen. Dies führt aber zur weiteren Verschlechterung der Gelenkfunktion, zum Muskelschwund und zur Knochenentkalkung. Es ist umgekehrt bei solchen Beschwerden immer ratsam, eine funktionelle Behandlung mit gezielten Bewegungs- und Kräftigungsübungen zu beginnen. Bei der aktivierten Arthrose mit Gelenkentzündung bestehen starke Schmerzen bei Gelenkbewegungen und -belastungen.

Im Gegensatz zur chronischen Polyarthritis ist jedoch in der Regel nur ein Gelenk betroffen, und zwar meistens ein großes, stark belastetes Gelenk wie das Hüft- oder Kniegelenk. Die Schmerzen im Gelenk und in seiner Umgebung können so unerträglich sein, dass es nur noch mit Hilfe von Schmerzmitteln bewegt werden kann.
Arthrosen treten an allen großen, aber auch an kleineren Gelenken auf. Besonders häufig sind Arthrosen

- am Kniegelenk (Gonarthrose)
- am Hüftgelenk (Coxarthrose)
- am Schultergelenk (Omarthrose)
- an den Fingergelenken (Fingerpolyarthrose)
- an den Gelenken der Wirbelsäule (Spondylarthrose).

Die Arthrose des Kniegelenks beginnt mit unspektakulären Beschwerden. Zunächst fällt es vielleicht schwer, das Knie ganz durchzudrücken. Knack- und Reibegeräusche werden hörbar. Das Treppensteigen verursacht Schmerzen, die sich unter der Belastung langsam steigern, aber auch plötzlich einschießen können. Im fortgeschrittenen Stadium treten starke Schmerzen beim Gehen auf.
Bei der Arthrose des Hüftgelenks ist zunächst nur die Beweglichkeit in der Hüfte beeinträchtigt. Menschen mit fortgeschrittener Hüftgelenksarthrose beginnen zu hinken, um das schmerzhafte Gelenk zu entlasten.
Die Arthrose des Schultergelenks verursacht eine schmerzhafte Bewegungseinschränkung, die schnell bis zur vollkommenen Schultersteife führen kann. Ganz ähnliche Beschwerden treten auch bei der „schmerzhaften Schultersteife“ (Periarthropathia humeroscapularis) auf, einer rheumatischen Erkrankung der Weichteile im Bereich des Schultergelenkes.

Arthrosen an den Fingergelenken befallen in der Regel die beiden Endgelenke der Finger sowie das Grundgelenk des Daumens. Diese Arthrosen treten typischerweise bei Frauen in den Wechseljahren auf. Manche Experten betonen die enge Beziehung zum Rückgang der körpereigenen Östrogenbildung in den Wechseljahren.
Die Arthrose der Wirbelsäulengelenke führt ebenfalls zur schmerzhaften Bewegungseinschränkung mit Nacken- oder Kreuzschmerzen. Näheres dazu finden Sie im Kapitel „Wirbelsäule“, siehe ab Seite 503.

Untersuchung und Behandlung

Der Arzt befragt seinen Patienten nach außergewöhnlichen Belastungen, prüft die Beweglichkeit des Gelenkes und fertigt ein Röntgenbild an.
Ihr persönlicher Einsatz ist entscheidend für den Erfolg der Arthrosebehandlung. In jedem Fall ist es wichtig, aktiv zu werden und den beginnenden Beschwerden nicht durch Schonung des Gelenkes Vorschub zu leisten – das wäre total falsch.
Durch Krankengymnastik, Bewegungstraining im Wasser und durch Massagen wird die Muskulatur, deren Kraft bei Bewegungsmangel relativ bald zurückgeht, erhalten und gekräftigt. Gehen Sie bei den Übungen immer nur bis an Ihre Schmerzgrenze heran bzw. besprechen Sie mit Ihrem Arzt, durch welche schmerzlindernde Maßnahme die wichtige Übungsbehandlung ermöglicht werden kann.
Neben wirksamen Schmerzmitteln, die bei der aktivierten Arthrose auch die Entzündung hemmen, wendet der Arzt Medikamente zur Muskelentspannung an.
Bei schwerer Arthrose ist auch der operative Ersatz von Gelenken oder Gelenkteilen möglich. Die künstlichen Ersatzgelenke, vor al-

lem an der Hüfte und am Knie, können viele Jahre im Körper verbleiben.
Da die mechanische Belastung der Gelenke stark vom Körpergewicht abhängt, ist die Vermeidung bzw. die Reduzierung von Übergewicht sehr wichtig. Die Vermeidung übermäßiger Gelenkbelastungen im Sport (bei Fußballspielern, Turnern, Gewichthebern) ist einfacher als im Beruf (Fliesenleger, Bergmann).
Manchmal ist eine Umschulung zur Vorbeugung (weiterer sich verschlimmernder) Gelenkbeschwerden unerlässlich.

Akute eitrige Gelenkentzündung

AktivCheck

Wann muss ich zum Arzt?

- Bei Fieber, geschwollenem, druckschmerzhaftem und eventuell gerötetem Gelenk sofort.

Was wird mein Arzt mich fragen?

- Gab es eine offene Verletzung am Gelenk?
- Hatten Sie vor nicht allzu langer Zeit eine eingreifende ärztliche Behandlung?
- Sind Sie drogenabhängig und haben unsterile Spritzen benutzt?
- Hatten Sie an diesem Gelenk bereits ähnliche Symptome?
- Wann und wie wurde es behandelt?

Was frage ich meinen Arzt?

- Was könnte die Entzündung verursacht haben?
- Warum hat mir ein anderer Arzt eine Spritze genau ins Gelenk gegeben?

AktivTipp

Was kann mein Arzt tun?

- Es muss eine sofortige Antibiotika-Behandlung einsetzen.
- In der Regel werden die betroffenen Gelenkabschnitte ruhig gestellt, um die Entzündung nicht noch weiter anzuregen.
- Im weit fortgeschrittenen Stadium muss operiert werden (Spülung oder Ausräumung des Gelenkabschnittes).

Was kann ich selbst tun?

- Leider nichts.

Die akute eitrige Gelenkentzündung (Arthritis) wird durch Bakterien verursacht, die entweder von außen bei einer Verletzung oder von innen auf dem Blutweg in das Gelenk gelangen. Wenn bei offener Wunde mit offenem Gelenk oder durch eine unsterile Spritze Bakterien in ein Gelenk gelangen, kann sich eine akute Entzündung mit Eiter im Gelenkspalt entwickeln. Die Bakterien können bei einer Infektionskrankheit auch auf dem Blutweg in Gelenke geraten.
Eine akute eitrige Arthritis kann folgenlos ausheilen. Es kann aber auch zu einer (teilweisen) Zerstörung der Gelenkkapsel, des Gelenkknorpels und der Knochen kommen. Diese Defektheilung kann mit einer Arthrose und der völligen Versteifung des Gelenkes enden.
Akute Gelenkentzündungen, die zu ähnlichen Beschwerden wie die akute eitrige Arthritis führen, können noch durch viele andere Ursachen entstehen. So können auch die aktivierte Arthrose oder ein akuter Schub des Gelenkrheumatismus unter dem Bild einer akuten Gelenkentzündung auftreten.

Beschwerden

Das angeschwollene, meist gerötete und überwärmte Gelenk ist sehr berührungsempfindlich. Die meisten Patienten vermeiden ängstlich jede Bewegung.
Dazu kommen Fieber und Schüttelfrost, bei großen Gelenken auch ein allgemeines Krankheitsgefühl.

Untersuchung und Behandlung

Der Arzt untersucht die Entzündungszeichen im Blut (Zahl der weißen Blutkörperchen usw.) und in der Gelenkflüssigkeit, die er durch eine Punktion gewonnen hat. In der Gelenkflüssigkeit vorhandene Bakterien lassen sich anzüchten.
Bei eitriger Gelenkentzündung stellt der Arzt das Gelenk ruhig bzw. fordert Sie auf, es einige Tage lang nicht zu bewegen, und verordnet ein hochdosiertes Breitband-Antibiotikum, das gegen viele Bakterienarten wirksam ist.
In fortgeschrittenen Fällen einer akuten eitrigen Gelenkentzündung muss das Gelenk chirurgisch eröffnet und gespült werden, um seine Versteifung zu verhindern. Das Antibiotikum kann nun zusätzlich direkt in den Gelenkinnenraum eingelegt werden.
Das operierte Gelenk erhält eine Drainage, um den Sekretabfluss zu ermöglichen und die Spülung noch ein paar Tage fortzusetzen.
Bewegungsübungen kommen erst nach Abklingen der akuten Gelenkentzündung in Betracht.
Fragen Sie als Patient immer kritisch nach, ob eine Spritze ins Gelenk wirklich nötig ist, denn die Gefahr einer eitrigen Infektion ist dabei grundsätzlich immer gegeben. Die konsequente Behandlung von bakteriellen Infektionen verhindert die Verbreitung der Bakterien auf dem Blutweg.

Rheumatische Gelenkentzündung (chronische Polyarthritis)

AktivCheck

Wann muss ich zum Arzt?

- Wenn ihre Finger morgens steif sind.
- Wenn Sie Schmerzen und Schwellungen an den Gelenken haben.

Was wird mein Arzt mich fragen?

- Fällt Ihnen eine Morgensteifigkeit der Finger auf?
- Erscheinen Ihre Beschwerden auf beiden Körperseiten annähernd spiegelbildlich?
- Haben Sie beim Befühlen der Finger schon Rheumaknoten getastet?

Was frage ich meinen Arzt?

- In meiner Familie haben einige die gleichen Beschwerden. Gibt es eine Häufung? Wenn ja, kann ich dann überhaupt beruhigt Kinder bekommen?
- Könnte eine geplante Schwangerschaft die Erkrankung verschlimmern?

AktivTipp

Was kann mein Arzt tun?

- Er kontrolliert regelmäßig den im Blut auftretenden Rheumafaktor und z. B. das Blutbild (zur Überwachung möglicher Nebenwirkungen der Therapie). Eine wiederholte Röntgenkontrolle der betroffenen Gelenkabschnitte ist wichtig.

···➤ Was kann mein Arzt tun?

- In allen Stadien und bei allen Erkrankungen spielt die physikalische Therapie eine wichtige Rolle. Durch Bewegungsübungen werden Kontrakturen (Muskelverkürzungen) und Muskelschwund verhindert oder zumindest verzögert.
- Nichtsteroidale Antirheumatika bringen oft eine bedeutende Schmerzerleichterung, auch wenn sie keine Heilung bringen.
- Vor allem in den akuten Phasen muss kurzzeitig Kortison oft in hoher Dosierung eingesetzt werden.
- Als Basistherapie gelten Goldsalze und das Malariamittel Chloroquin sowie Antibiotika vom Typ der Sulfonamide.
- In rasch fortschreitenden Fällen verschreibt Ihr Arzt auch weitere Immunsuppressiva.
- Vom Orthopäden können im Frühstadium wuchernde Entzündungsherde entfernt werden. Vollständig zerstörte Gelenke können durch Prothesen ersetzt werden.

Was kann ich selbst tun?

- Nehmen Sie an Patientenschulungen teil oder suchen Sie sich Selbsthilfegruppen.
- Reduzieren Sie Ihr Gewicht.
- Stellen Sie Ihre Ernährung auf vorwiegend vegetarische Kost um.

Die chronische Polyarthritis ist eine dauerhafte oder schubweise wiederkehrende (chronische) Entzündung an mehreren Gelenken. Sie ist nicht die einzige entzündlich-rheumatische Erkrankung, die zu Gelenkbeschwerden führt, aber die häufigste.

Die Erkrankung kann in jedem Lebensalter auftreten. In Deutschland erkranken jährlich etwa 1000 Kinder und insgesamt etwa 40 000 Patienten neu an chronischer Polyarthritis. Das mittlere Erkrankungsalter liegt bei 55 Jahren. 3-mal mehr Frauen als Männer sind von dieser Erkrankung betroffen.

Man kann heute noch nicht vorhersagen, wer an einer chronischen Polyarthritis erkranken wird, aber man kennt Hinweiszeichen, die für ein erhöhtes Risiko sprechen. In manchen Familien („Rheumatikerfamilien") erkranken immer wieder Menschen an dieser entzündlich-rheumatischen Erkrankung. Man weiß auch, dass die Träger bestimmter Gewebsmerkmale bzw. bestimmter Gewebsantigene aus dem HLA-System (HLA = Humane Leukozyten-Antigene) ein erhöhtes Risiko haben. Die Erkrankung gilt aber nicht als Erbkrankheit, da ihre „Vererbungsweise" keinem erkennbaren Schema folgt.

Bei der chronischen Polyarthritis ist die Gelenkinnenhaut meist mehrerer Gelenke dauerhaft entzündet. Man nimmt heute an, dass diese Entzündung auf einer Immunreaktion beruht, bei der die körpereigene Immunabwehr sich gegen körpereigene Substanzen und Strukturen wendet. Dies ist das Kennzeichen einer Autoimmunerkrankung. Durch eine Antigen-Antikörper-Reaktion entsteht ein ungewöhnlich großes Molekül, der „Immunkomplex", der sich an der Gelenkinnenhaut festsetzt. Dort unterhält er eine ständige Entzündung.

Die entzündete Gelenkinnenhaut sondert zu viel und krankhaft veränderte Gelenkschmiere ab und zerstört nach und nach den Gelenkknorpel. Wird die Entzündung nicht gebremst, kann sie auf den Knochen und das Gewebe um das Gelenk herum übergreifen und weitere Zerstörungen anrichten. Das Gelenk kann sich dabei verformen.

Beschwerden

Die beschriebenen Vorgänge entstehen nicht von heute auf morgen. Die chronische Polyarthritis nimmt immer einen individuellen Verlauf. Ihr Beginn ist oft wenig spektakulär: Man fühlt sich irgendwie nicht wohl, ist schneller erschöpft als sonst und hat keinen richtigen Appetit. Beim Aufwachen am Morgen sind die Finger zunächst steif und unbeweglich. In der ersten Stunde nach dem Aufstehen fällt es schwer, die Hände zu Fäusten zu ballen oder richtig zuzupacken.

Schmerzen und Schwellungen, vor allem an den Fingern, aber auch an anderen Gelenken, können zu Beginn der Erkrankung relativ flüchtig und vorübergehend auftreten und sich schnell von einem Gelenk zum anderen verlagern. Oft treten die Beschwerden an denselben Gelenken auf beiden Körperseiten auf. Die chronische Polyarthritis kann sich aber auch im späteren Verlauf der Erkrankung noch in dieser Form präsentieren.

Unter der Haut in der Umgebung der Gelenke oder auf den Sehnen können so genannte Rheumaknoten tastbar sein.

Der weitere Verlauf der Erkrankung kann im Einzelfall nicht vorhergesagt werden. Bei vielen Patienten verläuft die chronische Polyarthritis schubförmig; die Entzündung und die durch sie ausgelösten Beschwerden gehen eine unbestimmte Zeit lang zurück, um danach wieder aufzuflammen. An den betroffenen Gelenken bleiben nach den Entzündungsschüben oft Schäden zurück.

Die Hände zeigen den Fortgang der Erkrankung oft am deutlichsten. Die Grundgelenke der Finger, die bei geballter Faust als Handknöchel sichtbar sind, sind geschwollen und schmerzen. Die erkrankungsbedingte Bewegungseinschränkung und vor allem die Schmerzen führen zur Schonung. Dadurch kommt es zum Muskelschwund, wodurch die sonst muskelgefüllte Lücke zwischen den Handknochen deutlich sichtbar wird. Die Fingergrundgelenke werden nach außen, vom Daumen weg, verzogen. Bei stark fortgeschrittener Erkrankung entsteht durch den ungebremsten Zug der Fingersehnen eine charakteristische Fehlstellung der unbeweglich und kraftlos gewordenen Hand: Die Finger sind zum Handrücken hin S-förmig abgeknickt und in dieser Haltung versteift (Schwanenhalsphänomen). Eine Reihe weiterer Fehlstellungen an Hand-, Fuß- und anderen Gelenken wurde beschrieben.

Untersuchung und Behandlung

Der Arzt stellt die Diagnose anhand des klinischen Bildes, mit Hilfe von Laboruntersuchungen und der Röntgenuntersuchung der betroffenen Gelenke. Wenn 4 der folgenden 7 Kriterien erfüllt sind, gilt die Diagnose als sicher. Die genannten Gelenksymptome müssen jedoch mindestens seit 6 Wochen bestehen.

Kriterien zur Diagnose der chronischen Polyarthritis:

- Morgensteifigkeit oft zunächst der Hand- und Fingergelenke, die mindestens eine Stunde lang anhält.
- Anschwellung von mindestens 3 Gelenken.
- Die Anschwellung betrifft Hand- und Fingergelenke.
- Die Schwellung tritt auf beiden Körperseiten, z. B. an beiden Händen, symmetrisch auf.
- Unter der Haut, in der Umgebung der Gelenke oder auf den Sehnen, sind so genannte Rheumaknoten tastbar.
- Bei einer Laboruntersuchung werden die so genannten Rheumafaktoren (spezielle Eiweiße) im Blut nachgewiesen. Sie kommen auch bei anderen Erkrankungen vor.

- Im Röntgenbild sind typische Veränderungen an den gelenkbildenden Knochenenden sichtbar.

Wenn Ihr Arzt bei Ihnen eine chronische Polyarthritis festgestellt hat, sollten Sie an einer Patientenschulung teilnehmen oder sich anderweitig, in Selbsthilfegruppen, über Ihre Krankheit kundig machen.
Die Umstellung auf eine (eher) vegetarische Kostform wirkt oft beschwerdelindernd. Der Stoff (Arachidonsäure), aus dem der Körper entzündungsfördernde Substanzen (Prostaglandine) herstellt, stammt fast ausschließlich aus tierischen Nahrungsmitteln. Es ist daher ratsam, nur 2-mal pro Woche Fleisch oder Wurst zu essen. Fisch dagegen enthält eine ungesättigte Fettsäure (Omega-3-Fettsäure, siehe hierzu auch Seite 322), welche im Gewebe die Stelle der genannten Arachidonsäure einnimmt und zur Bildung von weniger entzündungsfördernden Substanzen führt. Sie sollten daher häufig Fisch essen.
Halten Sie aber keine unnötig strenge Diät ein und achten Sie darauf, dass Sie sich nicht einseitig ernähren. Seien Sie immer skeptisch, wenn eine neue „Rheumadiät“ angepriesen wird, die von den hier gemachten Empfehlungen abweicht.
Achten Sie auch auf eine vitaminreiche Ernährung, wobei die Vitamine E, C und A besonders nützlich sind. Diese Vitamine sind in der Lage, so genannte oxidative Radikale im gesamten Körper, also auch im Gelenk, zu neutralisieren. Diese Radikale spielen eine wichtige Rolle bei der Aufrechterhaltung der Gelenkentzündung.
Verzichten Sie nicht auf den Kontakt und Erfahrungsaustausch mit ebenfalls betroffenen Menschen. Der Austausch in einer Selbsthilfegruppe fördert das Wissen um die Erkrankung und relativiert das eigene Krankheitsschicksal. Sie haben dort viele Möglichkeiten, eigene Erfahrungen einzubringen, Zuspruch zu geben und zu erhalten, tatkräftig zu helfen und selbst Hilfe zu erlangen.
Die eigene Initiative ersetzt in den wenigsten Fällen die ärztliche Behandlung, schafft aber günstige Voraussetzungen für deren Wirksamkeit. Sie können damit unter Umständen den Einsatz stark wirksamer Rheumamittel verhindern oder verringern.
Alle chemisch-synthetischen Rheumamittel (Antirheumatika), die der Arzt verordnet, bekämpfen die Beschwerden des Rheumas, ohne aber seine Ursachen zu beseitigen. Sie werden nach einem so genannten Stufenschema angewandt. Als erste Stufe der medikamentösen Behandlung werden nur Rheumamittel aus der Klasse der „nichtsteroidalen Antirheumatika“ (Abkürzung: NSAR) angewandt. NSAR (das sind u.a. die Wirkstoffe Azetylsalizylsäure, Diclofenac, Ibuprofen, Ketoprofen, Indometacin, Naproxen, Piroxicam) hemmen die Produktion von entzündungsfördernden Stoffen im Körper.
Die Beschwerden der chronischen Polyarthritis können oft mit NSAR allein nicht genügend gelindert werden. Daher werden hier „erkrankungsmodifizierende“ Wirkstoffe verwendet, die nach einigen Wochen bis Monaten zu einem Rückgang der Krankheitsaktivität führen sollen. Die betreffenden Wirkstoffe (Goldsalze, Penicillamin, Sulfasalazin, Methotrexat und Chloroquin) sind jeweils bei etwa der Hälfte bis drei Viertel der Patienten wirksam. Der Hauptnachteil aller dieser Wirkstoffe besteht in ihren schweren Nebenwirkungen.
Als nächste Stufe der medikamentösen Behandlung folgen die Kortikosteroide (Kortison). Sie können die Gelenkentzündung zwar zuverlässig bremsen, ihre dauerhafte Anwendung sollte aber wegen ihrer schwer-

wiegenden Nebenwirkungen möglichst lange vermieden werden. Bei besonders schweren Verläufen der Erkrankung sind sie aber unverzichtbar.
Ins Gelenk eingespritzt werden Kortikosteroide, wenn starke Beschwerden einer raschen Linderung bedürfen. Der kurzzeitige Einsatz der Kortikosteroide im Gelenkspalt beinhaltet die Risiken der langfristigen Einnahme nicht.
Zur Schmerzlinderung am Gelenk werden NSAR und pflanzliche Extrakte auch in Form von Salben, Cremes, Gelen oder Sprays angewendet. Auch antirheumatische Badezusätze verfolgen diesen Zweck. Die Wirksamkeit dieser äußerlichen Behandlung ist jedoch eher beschränkt.
Bei der Behandlung der chronischen Polyarthritis sind verschiedene Maßnahmen der physikalischen Therapie nützlich. Ein erfahrener Therapeut muss die im individuellen Fall geeignete Auswahl treffen. Mit trockener und feuchter Wärme kann oft eine schmerzlindernde und auch entzündungshemmende Wirkung erzielt werden. Die Wärme wird in Form von Wickeln oder Bädern, durch Packungen (Moor, Fango), Hochfrequenztherapie (Ultraschall, elektrischer Strom), Infrarot-Bestrahlung oder heißen Sand angewendet. Bei akuter Entzündung, z. B. in einem akuten Schub der chronischen Polyarthritis, kann die Wärmeanwendung aber auch schädlich sein und den Krankheitsschub verstärken. In dieser Situation wird oft Kälte in Form von Packungen, Abreibungen, tiefgekühlter Luft und Kältebandagen zur Entzündungshemmung eingesetzt.
Sofern die Beschwerden es zulassen, ist die konsequente Übungsbehandlung ratsam, um die Muskulatur und die Beweglichkeit der Gelenke zu erhalten.
Mitunter können orthopädische Maßnahmen, wie spezielle Schuhe, Erleichterung schaffen. Wenn größere Gelenke durch die chronische Entzündung schwer beeinträchtigt sind, können Gelenkersatz-Prothesen eine schmerzfreie Gelenkbewegung ermöglichen.
Achten Sie darauf, dass die zusätzlichen Maßnahmen sich sinnvoll in den Behandlungsplan einfügen lassen, dass Ihr Arzt oder Therapeut in jedem Fall davon weiß und dass Sie sich nicht mit zu vielen Anwendungen überfordern.

Rheumatisches Fieber

Das heute seltene rheumatische Fieber, das überwiegend Kinder im Schulalter betrifft, geht von einer Infektion mit beta-hämolysierenden Streptokokken aus. Diese Infektion spielt sich im Nasen-Rachen-Raum, meistens an den Mandeln, ab. Nach Abklingen dieser Infektion tritt eine akute Gelenkentzündung mit schmerzhaften, angeschwollenen, geröteten, überwärmten und in ihrer Funktion eingeschränkten Gelenken auf. Die Entzündung „hüpft" innerhalb weniger Tage von einem großen Gelenk zum anderen. Gleichzeitig besteht Fieber.
Was das rheumatische Fieber gefährlich macht, ist die häufige Beteiligung des Herzens, wo eine Herzbeutelentzündung, Herzmuskelentzündung und eine Entzündung der Herzinnenhaut und der Herzklappen entstehen kann. Auch das Nervensystem und die Haut können betroffen sein.
Die Gelenkbeschwerden können mit nichtsteroidalen Antirheumatika (NSAR) und Kortikosteroiden (Kortison) behandelt werden. In dieser Zeit sollte eine strenge Bettruhe eingehalten werden! Die verursachenden Bakterien werden mit Antibiotika (Penizillin G,

Erythromycin) behandelt. Um ein Wiederaufflackern des rheumatischen Fiebers zu verhindern, erhalten die Betroffenen vorbeugend Antibiotika alle 3 Wochen in Form einer Depotspritze.
Nehmen Sie Halsentzündungen – eigene und die Ihrer Kinder – nicht auf die leichte Schulter! Gehen Sie zum Arzt, damit er die Gefahr eines rheumatischen Fiebers erkennen und durch eine rechtzeitige Antibiotikabehandlung bannen kann.

Ausrenkung eines Gelenkes (Luxation)

Die Ausrenkung oder Auskugelung eines Gelenkes, meistens infolge eines Missgeschicks, ist ein medizinischer Notfall, denn es drohen Gefahren und Komplikationen. Die am häufigsten betroffenen Gelenke sind das Schulter- und das Ellenbogengelenk.

Formen und Risiken

Vorstufen einer Ausrenkung sind Zerrungen und Überdehnungen. Schlimmer ist der Riss von Haltebändern der Gelenkkapsel. Bei der unvollständigen (Subluxation) und erst recht bei der vollständigen Ausrenkung (Luxation) wird Gewebe im Umkreis des Gelenkes zerstört. Gefäße, die das Gelenk versorgen, können reißen. Dies führt zu einem schmerzhaften Bluterguss und kann sich später zu einer dauerhaften Gelenkschädigung (Arthrose) entwickeln. Werden Nerven zerrissen, entstehen Lähmungen oder Gefühlsstörungen. Bei einer Ausrenkung ist eine sofortige ärztliche Hilfe erforderlich.

Untersuchung und Behandlung

Eine Ausrenkung ist in den meisten Fällen leicht zu erkennen: Bei ausgekugelter Schulter beispielsweise hängt der Oberarm schief und ist nicht mehr an seinem rechten Platz. Das Knochenende steht etwas hervor, die Gelenkfläche ist tastbar, und der Betroffene hat unerträgliche Schmerzen. Die Armbewegung ist – wegen der Schmerzen und mechanisch – eingeschränkt oder unmöglich.
Der Arzt renkt das Gelenk wieder ein, nachdem er vorher eine Spritze zur Schmerzbetäubung oder gar eine Narkose gegeben hat. Er prüft immer genau, welche Gewebestrukturen zerstört sind. Oft macht er eine Röntgenaufnahme, um einen gleichzeitigen Knochenbruch in der Nähe des Gelenkes auszuschließen.

Schlottergelenk (habituelle Luxation)

Die meisten Ausrenkungen entstehen durch Unfälle. Bei manchen Menschen mit (angeborener) Bindegewebsschwäche und lockeren Gelenkkapselbändern kommen Ausrenkungen immer wieder spontan oder aus nichtigem Anlass (Kind zieht am Arm der Mutter) vor. Die Betroffenen sind mit dem Vorgang bald so vertraut, dass sie ihr „Schlottergelenk“ schon selbst wieder in die richtige Lage bringen können. Auf Dauer muss aber der Bandapparat der Gelenkkapsel operativ gestrafft werden.

Schmerzhafte Schultersteife (Periarthropathia humeroscapularis)

Die schmerzhafte Schultersteife (Periarthropathia humeroscapularis) betrifft die Gelenkkapsel, Sehnen, Muskeln, Schleimbeutel und Weichteile im Bereich des Schultergelenkes. Überlastungen, Verkühlungen und auch frühere Verletzungen spielen bei der Entstehung oft eine Rolle. Die Beschwerden können sich langsam entwickeln oder in der Nacht einsetzen. Bestimmte, manchmal

auch alle Bewegungen in der Schulter verursachen dann Schmerzen.
Die Schonung und Bewegungslosigkeit der Schulter kann relativ schnell – innerhalb von Tagen! – zur Schrumpfung der Gelenkkapsel, zur Entkräftung der Muskeln und zu Verwachsungen bis hin zur dauerhaften Gelenksteife führen.
Oberstes Ziel der Behandlung ist daher die schnelle Wiederherstellung der Beweglichkeit. Daher werden oft stark wirksame Medikamente (inklusive Kortison) direkt in die Schulter eingespritzt, um die Schmerzen und einen etwaigen Entzündungsprozess zu stoppen. Sobald der Patient es erträgt, beginnen die Bewegungsübungen.

Erkrankungen der Sehnenansätze (Tennisarm)

AktivCheck

Wann muss ich zum Arzt?

- Bei länger andauernden Beschwerden wie starken Schmerzen am Ellbogen oder bei der Muskelanspannung.

Was wird mein Arzt mich fragen?

- Hatten Sie in letzter Zeit starke einseitige Beanspruchungen (z. B. Ihres Armes)?

Was frage ich meinen Arzt?

- Was muss ich in Zukunft beachten, wenn ich wieder eine ähnliche Beanspruchung vorhabe?
- Kann ich Sport treiben?
- Gibt es eine Möglichkeit der Bandage oder Schonung bei sportlicher Aktivität?

AktivTipp

Was kann mein Arzt tun?

- Er verschreibt Ihnen die entsprechenden Medikamente.
- Er stellt das kranke Gelenk vorübergehend ruhig.

Was kann ich selbst tun?

- Sie sollten die Empfehlung des Arztes, das Gelenk konsequent ruhig zu stellen, ernst nehmen und nicht für Stunden die Schiene ablegen.
- Kühlen Sie die schmerzenden Stellen mit Umschlägen und Salben.

Die bekannteste Erkrankung der Sehnenansätze ist der so genannte Tennisarm bzw. Tennisellenbogen (Epikondylitis humeri). Es handelt sich dabei um eine Entzündung der Knochenhaut und bestimmter Sehnenansätze am Ellenbogen, die durch eine ständige einseitige Belastung entsteht. Beim Tennisspielen kann sie durch Überanstrengung des Ellenbogens beim Rückhandspielen auftreten. Da auch andere einseitige Belastungen in diesem Bereich dieselbe Erkrankung auslösen, sind sicher mehr Nicht-Tennisspieler als Tennisspieler betroffen.
Grundsätzlich können ähnliche Erkrankungen auch an anderen Sehnenansätzen vorkommen.

Beschwerden

Die starken Schmerzen am Ellenbogen strahlen in den Unterarm und bis in die Finger aus. Das Anspannen der entsprechenden Muskeln, etwa beim Festhalten einer Maurerkelle oder beim Umgreifen eines Tennisschlägers, ist sehr schmerzhaft.

Untersuchung und Behandlung

Die Angaben des Patienten und das Beschwerdebild ermöglichen fast immer die Diagnose.
Stellen Sie die einseitige Belastung in jedem Fall für einige Zeit ein und halten Sie das betroffene Gelenk ein paar Tage ruhig. Kühlende Umschläge (mit Franzbranntwein), entsprechende Salben oder ätherische Öle (Minzöl) lindern. Bei anhaltenden Beschwerden wirkt auch Wärme lindernd.
Bei ausgeprägten Beschwerden kann der Arzt stark wirksame schmerzlindernde und entzündungshemmende Medikamente in den erkrankten Bereich einspritzen.
Die Vermeidung einseitiger Belastungen am Ellenbogen wirkt vorbeugend.

Sehnenscheidenentzündung (Tendovaginitis)

Entzündungen der Sehnenscheiden sind typische Überlastungsfolgen. Das Gleitlager der Sehnen, das mit einer ähnlichen Schleimhaut wie der Innenraum der Gelenke ausgekleidet ist, entzündet sich und schwillt an, sodass jeder Muskelzug an der betroffenen Sehne Schmerzen verursacht. Sehnenscheidenentzündungen treten oft am Handgelenk oder am Ellenbogen auf. Wie beim „Tennisarm“ sind auch hier Menschen, die im Beruf oder Sport immer wieder dieselben Bewegungsfolgen ausführen, besonders häufig betroffen.
Eine Sehnenscheidenentzündung, die durch Überlastung entsteht, wird wie eine entsprechende Erkrankung der Sehnenansätze behandelt. Nicht selten führt die chronische Polyarthritis auch zu einer Entzündung von Sehnenscheiden. In diesem Fall orientiert sich die Behandlung an der chronischen Polyarthritis.

Schleimbeutelentzündung (Bursitis)

Schleimbeutel polstern die Bewegung bestimmter Gelenke ab und erleichtern das reibungslose Gleiten der Gewebe. Zur Entzündung dieser Polster kommt es ebenfalls bei dauerhafter Belastung durch immer dieselben Bewegungen (Schläge, Stöße) oder durch anhaltenden Druck.
Schleimbeutelentzündungen treten besonders oft an der Schulter, am Ellenbogen, an der Hüfte, am Knie und an der Ferse auf. Bei chronischem Verlauf und entsprechender Belastung (bei einem Fliesenleger) kann eine Schleimbeutelentzündung unter Umständen als Berufskrankheit geltend gemacht werden.
Die entzündeten Schleimbeutel können recht groß werden und Schmerzen bereiten. Aus diesen beiden Gründen behindern sie die Gelenkbewegung.
Eine Schleimbeutelentzündung, die durch Überlastung entsteht, wird ähnlich wie eine Erkrankung der Sehnenansätze behandelt. Große Schleimbeutel kann der Arzt verkleinern, indem er mit einer Spritze den Inhalt absaugt. Die beste „Behandlung“ jedoch ist auch hier die Vorbeugung durch Vermeidung der Belastung.
Wenn sich der mit Exsudat gefüllte Schleimbeutel verhärtet – meist durch Fibrin – kann eine annähernd knochenharte „Kugel“ (Ganglion) entstehen. Diese muss gelegentlich operativ entfernt werden, um Folgeschäden an Nerven und Sehnen durch andauernden Druck zu verhindern.

Knochen

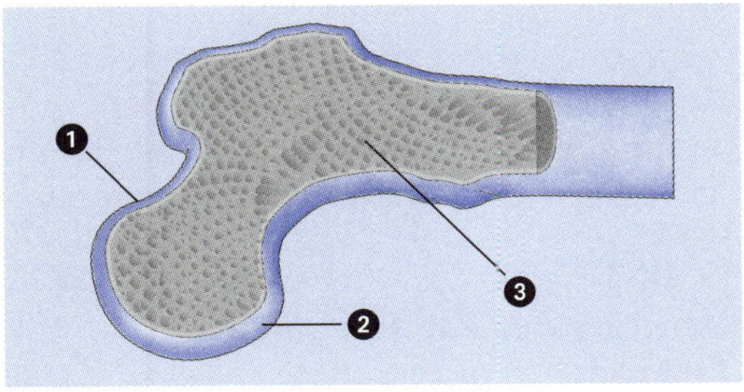

Röhrenknochen

❶ Knochenhaut ❷ feste Knochenmasse
❸ schwammige Knochensubstanz

Aufbau und Funktion

Nur die Knochen machen es möglich, dass der Mensch stabil und aufrecht stehen oder sitzen kann. Die Knochen geben dem Körper Sicherheit und Halt und umreißen seine äußere Gestalt. Das Knochengerüst eines Menschen besteht aus über 100 einzelnen Knochen und Knöchelchen. Die größten Knochen sind die Beckenknochen, der Oberschenkelknochen, das Schienbein des Unterschenkels, das Schulterblatt und der Oberarmknochen. Die kleinsten Knochen sind die Ohrknöchelchen. Aber auch die Hände und Füße sowie der recht kompliziert aufgebaute knöcherne Schädel enthalten ziemlich viele kleine Knochen.
Nach der Form unterscheidet man die Plattenknochen, wie die Knochen der Schädeldecke, das Brustbein, das Schulterblatt oder die Beckenschaufeln, von den Röhrenknochen der Extremitäten (Arme und Beine). Dazu kommen würfelförmige oder unregelmäßig geformte Knochen, wie an der Handwurzel, an der Ferse oder der Wirbelsäule. Die Wirbelsäule ist die Hauptachse des Skeletts, mit der alle anderen Knochenpartien – Schädel, Schultergürtel und Arme, Brustkorb, Beckengürtel und Beine – verbunden sind.
Kaum ein Gewebe ist so anpassungsfähig wie das Knochengewebe. Durch ständigen Auf- und Abbau („Remodelling“) passt sich der Knochen geänderten Anforderungen und Belastungen laufend an. Das Knochengewebe ist hart, stabil und belastbar auf der einen Seite, aber anpassungsfähig und elastisch auf der anderen.
Im Inneren des Knochens verborgen ist das Knochenmark. Es ist die Geburtsstätte fast aller Blutzellen. Hier werden 2 Millionen rote Blutkörperchen pro Sekunde (!) gebildet.
Im Knochen gibt es Zellen, die ihn aufbauen (Osteoblasten), und Zellen, die seine Substanz wieder abbauen (Osteoklasten). Im Normalfall halten sich der Knochenab- und der Knochenaufbau die Waage.
Was den Knochen so stabil macht, ist vor allem die Art seines inneren Aufbaus. Ein Röhrenknochen, wie der Oberarmknochen oder ein Fingerknochen, hat eine äußere Wandschicht. Sie wird unter der Oberfläche bald schon von netzartigen Strukturen abgelöst, die in Richtung der Krafteinwirkung verlaufen und ein fein gesponnenes Gewölbe bilden. Dieser spezielle Aufbau, der technisch als „Leichtbauweise“ bezeichnet wird, gibt dem Knochen genügend Widerstandskraft, belässt dem Körper aber seine Beweglichkeit. Wären die Knochen durch und durch massiv, wären sie viel schwerer, und wir brauchten viel größere Muskeln, um sie zu bewegen.
Knochen geben Halt und Stabilität. Sie richten den Körper auf und bilden mit Muskeln und Sehnen zusammen Räume für die wichtigen Organe, für die Lunge und das Herz im Brustkorb. Sie schützen und bergen diese lebenswichtigen Zentren. Am augenfällig-

sten wird diese Funktion bei den Schädelknochen, die das leicht verletzliche Gehirn umgeben, und bei der Wirbelsäule, die das Rückenmark umschließt.
Das Knochengewebe enthält insgesamt eine recht große Menge an Kalziumsalzen, die seine Härte und Stabilität mit ausmachen. Dieser „Pool“ an Kalziumsalzen dient dem Körper aber auch dazu, die Kalziumkonzentration im Blut in einem recht engen Bereich konstant zu halten. Fehlt Kalzium, kann es aus dem Knochen mobilisiert werden, zu viel Kalzium kann im Knochengewebe abgelagert werden. An der recht komplizierten Steuerung dieses Vorganges sind das Vitamin D, das Parathormon aus der Nebenschilddrüse und das Hormon Kalzitonin aus der Schilddrüse beteiligt.

Untersuchung der Knochen

Das wichtigste Instrument zur Untersuchung der Knochen ist das Röntgenbild. Die Knochendichtemessung (Osteodensitometrie) und Laboruntersuchungen geben dem Arzt weitere Informationen.

Röntgenaufnahmen

Knochen enthalten Kalksalze, welche die Röntgenstrahlung abschirmen. Auf dem Röntgenfilm kommt daher dort, wo Knochen im Wege waren, weniger Strahlung an. Deshalb sieht das Röntgenbild dort hell aus.
Das Röntgenbild zeigt die Umrisse bzw. die Form eines Knochens. So werden Knochenauswüchse oder Verkrümmungen sichtbar. Es zeigt auch die Unterbrechung eines Knochens durch einen Knochenbruch; die Bruchlinie erscheint – da hier die Strahlung nicht auf Knochengewebe bzw. auf eine dünnere Schicht Knochengewebe trifft – als dunklerer Streifen. Im Röntgenbild erkennbar ist auch eine Ausdünnung der Knochensubstanz oder eine Höhle im Knochen, die durch eine Knochenentzündung oder eine Knochenmetastase entstehen kann.
Die Röntgenschichtaufnahmen bei der Computertomographie lassen Veränderungen im Knochen wie einen Knochentumor, noch deutlicher erkennen.

Messung der Knochendichte (Osteodensitometrie)

Zur präziseren Messung der Knochendichte stehen spezielle Röntgen- und Ultraschallgeräte zur Verfügung. Sie messen und bewerten mit Hilfe eines Computers die Knochendichte an bestimmten Messorten am Unterarm, Oberschenkel oder Lendenwirbel. Die bei einem Patienten gemessenen Werte werden mit den Durchschnittswerten gleichaltriger Personen verglichen. Eine Knochendichtemessung kann zur Diagnose der Osteoporose (verminderte Knochendichte) beitragen.

Knochenszintigramm

Durch leicht radioaktive Stoffe, die sich im Knochengewebe anreichern, kann das ganze Skelett sichtbar gemacht werden. Das Knochenszintigramm wird beispielsweise bei der Suche nach Knochenmetastasen von Krebserkrankungen anderer Organe eingesetzt, die sich als Zonen mit verstärkter oder fehlender Anreicherung zeigen.

Laboruntersuchungen

Laboruntersuchungen geben Hinweise auf Knochenentzündungen, auf Knochentumoren (Tumormarker) und das Ausmaß von Aufbau- und Abbauvorgängen am Knochen. Wichtig sind vor allem die Kalzium- und die Phosphatwerte im Blutserum sowie die Kalzium- und Phosphatausscheidung im Urin.

Knochenbrüche

AktivCheck

Wann muss ich zum Arzt?

- Bei jedem Bruch! Der Bruch muss ruhig gestellt werden.

Was wird mein Arzt mich fragen?

- Was ist passiert?
- Hatten Sie in diesem Bereich schon öfter einen Bruch? Wenn ja, haben Sie Röntgenaufnahmen oder Arztbriefe dabei?
- Bestehen irgendwelche Allergien gegen Verbandmaterial?
- Wie alt ist Ihr Tetanus-Impfschutz?

Was frage ich meinen Arzt?

- Reicht eine Ruhigstellung aus, oder muss operiert werden?
- Kann der Knochen wieder vollständig verheilen?
- Warum muss ich bei einem offenen Bruch Antibiotika nehmen?
- Wie lange werde ich Gips tragen müssen?
- Was kann ich gegen starken Juckreiz unter dem Gips tun?
- Können Sie mir ein Schmerzmittel und eine Gehhilfe verschreiben?

AktivTipp

Was kann mein Arzt tun?

- Er macht eine Röntgenaufnahme und stellt die Diagnose.
- Wenn notwendig und keine Einschränkungen bestehen, wird der Bruch gerichtet. Dies geschieht entweder geschlossen oder unter Operationsbedingungen.
- Danach folgt meist eine Ruhigstellung über mehrere Wochen und eine adäquate Schmerztherapie.

Was kann ich selbst tun?

- Leider nichts.

Knochenbruch (Fraktur) ist nicht gleich Knochenbruch. Der Bruch des Nasenbeins beispielsweise hat ganz andere Konsequenzen und wird anders behandelt als der Bruch des Schienbeins. Es ist auch ein großer Unterschied, ob ein gesunder oder ein kranker Knochen bricht.
Der Knochenbruch bei einem Skiunfall oder einem Sturz von der Leiter beim Fensterputzen ist die Folge einer direkten Gewalteinwirkung. Anderer Natur ist der Bruch eines vorgeschädigten Knochens. Hier ist entweder gar keine oder nur eine geringfügige und normalerweise folgenlose Gewalteinwirkung beteiligt. Häufig entstehen diese pathologischen Knochenbrüche infolge einer verringerten Knochensubstanz und -festigkeit bei Osteoporose. In seltenen Fällen führen Knochenmetastasen oder Knochentumoren zu solchen spontanen Knochenbrüchen.

Beschwerden

Da Knochenbrüche sozusagen von Kopf bis Fuß vorkommen können, ist eine große Anzahl spezieller Beschwerden möglich. In der Regel treten in der Umgebung des Bruches Schmerzen auf, die sehr stark sein können.

Bei einem Bruch an einem Knochen, der eine Last trägt oder eine Bewegung vermittelt, sind diese Funktionen eingeschränkt oder auch ganz aufgehoben. Die am Knochen ansetzenden Muskeln können die dazu erforderliche Kraft nämlich nicht mehr richtig übertragen.

Oft tritt eine Schwellung durch einen sichtbaren Bluterguss auf, denn bei einem Bruch werden leicht Adern verletzt. Auch Nerven können durch den Bruch oder den darauf folgenden Bluterguss geschädigt sein, wodurch Lähmungen oder Gefühlsausfälle entstehen können.

Untersuchung und Behandlung

Bei der Untersuchung des Patienten unterscheidet der Arzt zwischen sicheren und unsicheren Frakturzeichen.

Sichere Frakturzeichen:

- Eine Verformung der vorher geraden, glatten oder typisch gestalteten Knochenstruktur; am Knochen kann eine Stufe tast- oder sichtbar sein, oder der Knochen kann verkrümmt sein.
- Die unnormale Beweglichkeit eines Knochenteiles; die Muskeln ziehen an der Bruchstelle statt am Gelenk.
- Ein Knochenreiben. Es entsteht ein Reibegeräusch, wenn die beiden Bruchflächen sich gegeneinander bewegen.

Bewegen Sie bei Verdacht auf einen Knochenbruch den betroffenen Körperteil möglichst nicht, da jede Bewegung zu einer – weiteren – Schädigung von Gefäßen und Nerven führen kann!

Als unsichere Frakturzeichen gelten die oben geschilderten Beschwerden Schmerz, eingeschränkte Beweglichkeit und die Schwellung mit Bluterguss. Diese Symptome kommen jedoch nicht nur beim Knochenbruch, sondern auch bei einer Reihe anderer Erkrankungen zuweilen vor.

Den Beweis für einen Knochenbruch liefert dann das Röntgenbild. Auf diesem Bild sehen die verschiedenen Brüche sehr unterschiedlich aus:

Der Knochen ist entweder glatt durchgebrochen (Querfraktur), verdreht (Torsions- oder Spiralfraktur) oder in mehrere kleine Stücke zerbrochen (Trümmerfraktur). Viele weitere Formen sind möglich.

Knochenbrüche werden entweder konservativ (ohne Operation) oder operativ behandelt. Bei der konservativen Behandlung, die nur bei bestimmten Brüchen möglich ist, rückt der Arzt zunächst die Bruchstücke korrekt an ihren ursprünglichen Platz, indem er unter Röntgenkontrolle am betroffenen Körperteil (Arm, Finger, Bein) einen Zug ausübt oder eine Drehung vollzieht. Wenn die Knochen wieder richtig eingerichtet sind, wird der betroffene Teil in einer Gipsschiene oder Gipsumhüllung einige Wochen lang ruhig gestellt.

Wenn in einem eingegipsten Körperteil Beschwerden auftreten, müssen Sie das dem Arzt sofort mitteilen, weil es sonst durch Druckstellen bzw. Einschnürungen zu einer Gewebszerstörung oder Nervenschädigung kommen kann.

In anderen Fällen ist es nicht damit getan, einen gebrochenen Knochen nur zurechtzurücken und einzugipsen. Hier müssen die Knochenstücke erst durch eine Operation mit Hilfe von Verdrahtungen, Schrauben oder auch Platten zusammengefügt werden. Wenn die Bruchstelle angeheilt ist oder durch die genannten Hilfsmittel stabilisiert ist, beginnt die Übungsbehandlung. Sie dient dazu, dem Muskelschwund durch Bewegungslosigkeit und bleibenden Funktionsstörungen vorzubeugen.

Osteoporose

AktivCheck

Wann muss ich zum Arzt?

- Bei unklaren Knochenschmerzen.

Was wird mein Arzt mich fragen?

- Sind Sie bereits in der Menopause? Seit wann?
- Waren Sie in letzter Zeit bettlägrig? Wie lange?
- Wie ernähren Sie sich?
- Besteht ein chronischer Alkoholmissbrauch?
- Hatten Sie bereits früher Knochenbrüche?

Was frage ich meinen Arzt?

- Was ist Osteoporose eigentlich?
- Wie kommt sie zustande?
- Muss ich eine Hormontherapie machen? Eigentlich will ich das aber gar nicht.
- Muss ich mich vor zu viel Bewegung schützen?
- Kann ich etwas gegen meine Kraftlosigkeit und Zittrigkeit (Unsicherheit) tun?
- Kommt für mich die Behandlung mit Biphosphonaten infrage?

AktivTipp

Was kann mein Arzt tun?

- Er wird Ihren Hormonstatus und den Mineralstoffgehalt des Blutes untersuchen.
- Medikamente gegen Schmerzen und Hormone sowie Kalzium gehören zur Basistherapie. In den letzten Jahren wurden so genannte Biphosphonate in die klinische Therapie eingeführt.
  Diese können einen Wiederaufbau bereits kleinster abgebauter Knochendefekte erreichen.
  Die Therapie muss alle paar Wochen durch Infusion oder regelmäßig durch Tablettengabe aufrecht erhalten werden.
- Er wird eine gezielte Krankengymnastik einleiten.
- Gelegentlich muss leider auch operiert werden.

Was kann ich selbst tun?

- Sorgen Sie für ausreichende und umfassende Bewegung.
  Gewöhnen Sie sich keine Schonhaltungen an.
- Wichtig ist auch hier eine gesunde, möglichst ausgeglichene Ernährung.

Eine Osteoporose ist eine Erkrankung mit verminderter Knochenmasse und entsprechend erhöhtem Knochenbruchrisiko.
Bis zu einem gewissen Grade ist die Verminderung der Knochensubstanz beim Älterwerden normal. Bei der Osteoporose übertrifft der Verlust an Knochensubstanz aber den alters- und den geschlechtsspezifischen Durchschnitt.
Eine Reihe von Ursachen und Risikofaktoren kann zur Entstehung einer Osteoporose führen oder beitragen.

Ursachen und Risikofaktoren der Osteoporose

- Bewegungsmangel
- anlagebedingte geringe Knochenmasse
- Kalzium- und Vitamin-D-Mangel in der Nahrung
- Magen-Darm-Erkrankungen
- Medikamente, vor allem Kortison
- hormonelle Störungen, Östrogenmangel
- sonstige Erkrankungen

Mit etwa 30 Jahren erreichen die meisten Menschen ihre größte Gesamtknochenmasse. Danach beginnt der in der Regel unmerklich geringe Knochenabbau. Bei Frauen setzt er sich nach den Wechseljahren oft beschleunigt fort.

Jede lange Bettlägerigkeit oder jeder andauernde Bewegungsmangel verursacht einen Abbau von Knochensubstanz, weil die gesunde Umgestaltung in einem Knochen von äußeren Belastungs- und Bewegungsreizen abhängig ist. Die Bewegungsarmut ist auch ein wichtiger Faktor der Osteoporose, die bei einer rheumatischen Erkrankung mit Gelenkschmerzen entstehen kann.

Auch die Versorgung des Körpers mit genügend Kalzium und Vitamin D spielt eine ganz wichtige Rolle für den Knochenaufbau. Vitamin D erhöht die Kalziumaufnahme im Darm, die Kalziumkonzentration im Blut und damit das Kalziumangebot an den Knochen.

Eine Störung der Nahrungsaufnahme aus dem Darm wirkt sich früher oder später auch im Knochengewebe aus, wo ein Mangel an der nötigen Bausubstanz, vor allem an Kalzium, entsteht.

In den meisten Fällen entsteht eine Osteoporose bei Frauen nach den Wechseljahren. An dieser Form der Osteoporose erkrankt in Mitteleuropa etwa ein Drittel der Frauen zwischen 55 und 70 Jahren. Mit ziemlicher Sicherheit ist der Östrogenmangel die Hauptursache dieser Osteoporose.

Eine Osteoporose bei Menschen über 70 Jahren wird als senile Osteoporose bezeichnet. Auch davon sind Frauen 3- bis 4-mal so häufig betroffen wie Männer.

Weitere Formen der Osteoporose treten seltener auf und lassen sich auf bestimmte Ursachen zurückführen. An erster Stelle steht die Behandlung mit Kortison. Schon etwa 10 mg Kortison pro Tag können auch bei jüngeren Menschen innerhalb von 2 Jahren zu einer Osteoporose führen. Es gibt aber noch weitere Medikamente (Heparin, Schilddrüsenhormone) und Grunderkrankungen (Schilddrüsenüberfunktion, chronisches Nierenversagen), die zu einer Osteoporose führen können.

Die hier genannten Formen der Osteoporose betreffen in der Regel das ganze Skelett. Knochenbrüche und Beschwerden treten zwar überwiegend an der Wirbelsäule auf, können aber auch an vielen anderen Knochen (Oberschenkelknochen, Unterarmknochen, Rippen) entstehen.

Beschwerden

Das erste Anzeichen einer Osteoporose ist meistens ein Knochenbruch. Da bei vielen Betroffenen zuerst die Deckplatten von osteoporotischen Wirbelkörpern einbrechen, sind die Hauptbeschwerden akute und in der Folge chronische Rückenschmerzen. Viele Patientinnen bringen diese Beschwerden zunächst nicht mit einem Knochenverlust in Zusammenhang und warten erst zum Teil eine ganze Serie solcher Ereignisse ab, bevor sie zum Arzt gehen. Bis dahin kann sich die Wirbelsäule schon zu einem „Buckel“ verformt haben.

Die Verformung der Wirbelsäule verursacht Fehlbelastungen von Wirbelgelenken, Sehnen und Bändern sowie Verhärtungen und schmerzhafte Muskelverspannungen. Die Osteoporose kann zu einer massiven Einschränkung der Alltagsaktivität und zu einer zunehmenden Hilfsbedürftigkeit (Invalidität) führen.
Neben den Wirbeleinbrüchen können weitere Knochenbrüche vorkommen. Der hüftnahe Bruch des Oberschenkelknochens (Oberschenkelhalsfraktur) ist das folgenschwerste Ereignis, das meistens recht alte Menschen betrifft.

Untersuchung und Behandlung

Da ein Verlust an Knochensubstanz im Röntgenbild oft erst sichtbar wird, wenn er bereits beträchtlich ist (30 % Verlust) und eventuell schon zu Beschwerden und Komplikationen geführt hat, lässt der Arzt bei Verdacht auf eine Osteoporose die Knochendichte messen. Die Osteodensitometrie kann an verschiedenen Knochenpartien mit Hilfe von Röntgen- oder Ultraschallverfahren durchgeführt werden.
Mit Hilfe von Laboruntersuchungen bestimmt er den Kalzium-, Phosphor-, Parathormon- und Vitamin-D-Gehalt im Blut und die Kalzium- und Phosphorausscheidung im Urin. Bestimmte Stoffe im Blut und Urin lassen Rückschlüsse auf das Ausmaß des Knochenaufbaus oder -abbaus zu.
Bei lokaler Osteoporose an nur einer oder wenigen Stellen ist manchmal die Probeentnahme von Knochengewebe zur feingeweblichen Untersuchung erforderlich, um die verursachende Knochenerkrankung genau zu bestimmen.
Behandeln Sie eine Osteoporose nie ohne die Unterstützung durch einen erfahrenen Therapeuten und stimmen Sie auch Ihre eigenen Maßnahmen mit ihm ab. Das wichtigste ist, dass Sie mit unklaren Rücken- oder Kreuzschmerzen rechtzeitig zum Arzt gehen.
Ihr eigener Beitrag zur Behandlung, die immer auch als Vorbeugung der drohenden Komplikationen zu verstehen ist, besteht in kalzium- und Vitamin-D-reicher Ernährung (siehe die beiden Kästen unten auf der Seite) und in ausreichender körperlicher Aktivität.
Der Erwachsene hat einen Tagesbedarf von etwa 1 bis 1,5 Gramm Kalzium. Bei vielen Menschen deckt die tägliche Kalziumzufuhr diesen Bedarf nicht. Vor allem Frauen nach den Wechseljahren und alte Menschen haben oft einen Kalziummangel. Kalziumreiche Nahrungsmittel nennt die folgende Übersicht.

Kalziumreiche Nahrungsmittel

- Milch, Milchprodukte
- Käse, vor allem Hartkäse
- Grünkohl
- Haselnüsse
- Schokolade

Vitamin-D-reiche Nahrungsmittel

- Milch, Milchprodukte
- Käse (Vollfettstufe)
- Eier
- Seefisch (fettreich)
- Fleisch, Leber

Der Tagesbedarf an Vitamin D hängt u.a. davon ab, wie viel jemand sich draußen in der Sonne aufhält. Das mit der Nahrung aufgenommene Vitamin D wird nämlich in der Haut unter dem Einfluss von Sonnenlicht in seine stoffwechselaktive Form umgewandelt. Ältere Menschen, die wenig in die Son-

ne kommen, haben einen erhöhten Bedarf von 400 bis 1 000 I.E. (Internationalen Einheiten).
Wenn es Ihnen nicht gelingt, die erforderliche Menge an Kalzium und Vitamin D mit der Nahrung aufzunehmen, können Sie Ihren Arzt auch nach entsprechenden Medikamenten fragen.
Durch Bewegungsanreize können Sie Ihren Knochenaufbau fördern. Solange Ihnen bei akuten Beschwerden jede Bewegung schwer fällt, und Sie vielleicht sogar einen Knochenbruch befürchten, müssen Sie mit vorsichtiger Krankengymnastik unter Anleitung oder Bewegungsübungen im Wasser beginnen. Sie lernen dabei auch, sich richtig zu bewegen und zu belasten.
Wenn dann nach einiger Zeit Ihr Knochenbau und Ihre Muskulatur wieder stabiler sind, können Sie auch wieder an Gymnastik denken, an Fahrradfahren, Wandern und andere Sportarten. Stimmen Sie immer Ihre körperliche Aktivität mit Ihrem Arzt oder Ihrer Krankengymnastin ab.
Der Arzt behandelt zunächst Ihre Schmerzen und Ihre Muskelverspannung mit den üblichen Schmerzmitteln und Behandlungsverfahren. Dann wählt er aus der Palette der medikamentösen Möglichkeiten die für sie passende aus. Zum Knochenaufbau bei der häufigen Osteoporose nach den Wechseljahren können Östrogenpräparate als Tablette oder Pflaster einen wichtigen Beitrag leisten. Andere Medikamente, die den Knochenabbau bremsen, sind Kalzitonin oder Bisphosphonate.
In jedem Fall sollte Ihr Bedarf an Kalzium und Vitamin D gedeckt sein, damit zum Knochenerhalt auch genügend Baumaterial zur Verfügung steht. Bei drohender Instabilität oder drohenden Knochenbrüchen an der Wirbelsäule kann der Arzt zur Entlastung Stützmieder oder Ähnliches verordnen. Knochenbrüche werden möglichst so versorgt, dass bald wieder eine Bewegung und Belastung möglich ist.
Zur Vorbeugung der Osteoporose ist alles geeignet, was zur Ausbildung einer großen Gesamtknochenmasse beiträgt und ihren Abbau möglichst lange verzögert: die körperliche Aktivität, die kalzium- und Vitamin-D-reiche Ernährung, der Verzicht auf Medikamente und die rechtzeitige Behandlung von Erkrankungen, welche den Knochenaufbau behindern.
Frauen in und nach den Wechseljahren können dem Verlust ihrer Knochensubstanz mit Östrogenpräparaten vorbeugen. Diese Hormonersatzbehandlung, die kalzium- und Vitamin-D-reiche Ernährung und die angemessene körperliche Aktivität tragen auch dann noch zur Vorbeugung von Komplikationen (Knochenbrüche, Invalidität) bei, wenn die Osteoporose bereits vorhanden ist.
Für alte Patienten mit seniler Osteoporose ist die kalzium- und Vitamin-D-reiche Ernährung und die Vorbeugung von Stürzen besonders wichtig.

Rachitis

AktivCheck

Wann muss ich zum Arzt?

- Die Rachitisprophylaxe gehört zu den allgemeinen und wichtigen Vorsorgeuntersuchungen für Kinder, die Sie alle unbedingt wahrnehmen sollten.
- Wenn Ihnen eine starke Knochenverformung in Beinen, Brustkorb sowie Schädel Ihres Kindes auffällt.

Was wird mein Arzt mich fragen?

- Hat Ihr Kind die Rachitisprophylaxe bekommen?
- Sind Sie oft an der frischen Luft und kann das Kind im Sommer auch leicht bekleidet herum laufen?
- Gehören Sie einem Kulturkreis an, der sich verschleiert?
- Haben Sie bzw. Ihr Kind eine andere Erkrankung, die Ursache für die rachitischen Erscheinungen sein könnte?

Was frage ich meinen Arzt?

- Sind die Symptome wieder völlig rückgängig zu machen?
- Wird mein Kind jetzt immer „Säbelbeine" haben?
- Worauf muss ich bei der Ernährung achten?

AktivTipp

Was kann mein Arzt tun?

- Er wird Vitamin-D-Gaben und Aufenthalt im Freien verordnen.

Was kann ich selbst tun?

- Halten Sie sich mit Ihrem Kind viel in der Sonne auf. Lassen Sie es auch mal unbekleidet herumlaufen.
- Selbst in der kalten Jahreszeit muss wenigstens ein Teil des Gesichtes Sonne und Tageslicht abbekommen.

Die Rachitis wurde um 1650 erstmals beschrieben, als sie in den damaligen Londoner Slums grassierte und bei den betroffenen Kindern zu Wachstumsstörungen und Verkrüppelung führte. Die Ursache der „Englischen Krankheit" wurde erst Jahrhunderte später entdeckt: Die Rachitis beruht auf Vitamin-D-Mangel. Dieser führt zu einer verminderten Aufnahme von Kalzium und Phosphat aus dem Darm. Die fehlenden Mineralstoffe können nicht im Knochen eingebaut werden. Die neu gebildete, schlecht mineralisierte Knochensubstanz der Kinder bleibt knorpelig und weich. Bei Belastung verbiegt sich dieser weiche Knochen leicht. Vitamin D wird in der Haut unter Einfluss von Sonnenlicht in seine stoffwechselwirksame Form umgewandelt. Um Kinder vor Rachitis zu schützen, ist es wichtig, ihre Haut ausreichend lange dem Sonnenlicht auszusetzen. 10 bis 30 Minuten Sonne täglich sollten daher auch im Winter ein paar Quadratzentimeter unbedeckte Haut erreichen.

Beschwerden

Symptome und Beschwerden können ab dem 3. Lebensmonat auftreten. Säuglinge mit Rachitis sind unruhig und reizbar, schlafen schlecht und schwitzen viel. Sie haben eine schlaffe Muskulatur, wodurch ihre Bauchdecke schlapp wird („Froschbauch") und bewegen sich relativ wenig. Die Weichheit der Knochen zeigt sich am Weichschädel, der wie ein Tennisball eingedrückt werden kann. Der Schädel nimmt eine eher viereckige Form an („Quadratschädel"). An den Rippen sind die Grenzen zwischen Knochen- und Knorpelanteil aufgetrieben („rachitischer Rosenkranz"). Wenn die Kinder bereits sitzen können, bekommen sie infolge der weichen Knochen einen Sitzbuckel, und wenn sie bereits stehen O-Beine. Die Zähne werden nicht richtig und zu spät ausgebildet. Kinder mit Rachitis haben zudem oft eine Verstopfung und sind anfällig für Atemwegsinfektionen.

Untersuchung und Behandlung

Neben den charakteristischen Symptomen ist die Bestimmung des Blutkalziums und des Vitamin-D-Wertes im Blut besonders aufschlussreich.

Zur Behandlung der Vitamin-D-Mangel-Rachitis erhalten die Kinder 3 bis 4 Wochen lang 5 000 I.E. (Internationale Einheiten) Vitamin D_3 und zudem genügend Kalzium. Danach ist die Rachitis in den meisten Fällen abgeheilt. Wenn bereits Knochenverkrümmungen entstanden sind, ist eine orthopädische Behandlung zur Knochenbegradigung notwendig.

Da die mangelhafte Versorgung des wachsenden Knochens mit den Mineralstoffen Kalzium und Phosphat bei Rachitis auf Vitamin-D-Mangel beruht, kann eine Rachitis durch die vorbeugende Einnahme von täglich 500 Internationalen Einheiten (= I.E.) Vitamin D_3 vermieden werden. Damit kann auch einer erneuten Erkrankung vorgebeugt werden.

Diese Rachitisprophylaxe ist grundsätzlich für alle Kinder zu empfehlen, egal ob sie gestillt oder mit industriell hergestelltem Milchpulver ernährt werden. Sprechen Sie im Zweifel mit Ihrem Kinderarzt darüber.

Vegetarisch ernährte Kinder ebenso wie dunkelhäutige Kinder, die in gemäßigten Klimazonen wohnen, sollten auf jeden Fall eine Rachitisprophylaxe erhalten.

Der häufige Aufenthalt im Freien (aber: Sonnenschutz beachten!) ist eine weitere wichtige Maßnahme zur Rachitisvorbeugung.

Knochenentzündung (Osteomyelitis)

Eine Entzündung im Knochengewebe unter Beteiligung des Knochenmarks (Osteomyelitis) wird durch Bakterien verursacht, die über den Blutweg oder eine offene Wunde zum Ort der Entzündung gelangt sind. Man unterscheidet eine akute und eine langwierige chronische Form.

Der Verlauf bei akuter Osteomyelitis ist fast immer dramatisch mit hohem Fieber, Schmerzen und Bewegungseinschränkungen. Oft sind die Enden der langen Röhrenknochen (Oberarm, Oberschenkel) davon betroffen.

Die Therapie besteht in der hochdosierten Gabe von Antibiotika. Eventuell ist ein chirurgischer Eingriff am Knochen notwendig, um den angesammelten Eiter abzulassen. Der Chirurg spült dabei den Entzündungsherd mit einer desinfizierenden Lösung und lässt in der Entzündungshöhle Antibiotikakugeln oder antibiotikahaltigen Knochenzement zurück.

Oft wird der entzündete Bereich wie bei einem Knochenbruch mit einem Gipsverband ruhig gestellt.

Da die Ausheilung einer akuten Osteomyelitis nicht immer gelingt, kann sie in eine chronische Form übergehen, die lange Zeit Beschwerden verursachen und eine Reihe therapeutischer Eingriffe erfordern kann.

Morbus Paget

Die meist an mehreren, nur selten an einem Knochen auftretende, nach ihrem Entdecker benannte Erkrankung (auch: Ostitis deformans) mit stark gesteigertem lokalen Knochenumbau tritt bei bis zu 1% aller Menschen über 40 Jahre auf, bei Männern 2- bis 3-mal so häufig wie bei Frauen. Durch den beschleunigten Knochenabbau und den überstürzten Aufbau von minderwertigem Faserknochen entstehen die typischen Beschwerden und Komplikationen des Morbus Paget: Schmerzen, Knochenverformungen,

Knochenbrüche ohne jegliche Gewalteinwirkung und Knochenverdickungen, die am Schädel zur Taubheit und besonders an der Wirbelsäule zu Nervenschädigungen führen können.
Die Aktivität der Erkrankung kann in erster Linie an der Konzentration der knochenspezifischen alkalischen Phosphatase im Blut sowie an ihrer Ausdehnung im Röntgenbild und Knochenszintigramm abgelesen werden. Zur Behandlung setzt der Arzt Medikamente (Bisphosphonate) und bei drohenden Nervenschädigungen Entlastungsoperationen am Knochen ein.

Knochentumoren

Das Knochengewebe ist ein Organ mit vielen verschiedenen Zellarten. Aus jeder dieser Zellarten kann eine bestimmte Art von Knochentumor entstehen. Darunter sind gutartige, aber auch bösartige Tumoren. Die häufigsten bösartigen Knochentumoren sind Metastasen von Krebserkrankungen anderer Organe.
Unter den nicht besonders häufigen knocheneigenen Krebserkrankungen stehen die Osteosarkome (bei jüngeren und älteren Menschen), das Ewing-Sarkom (vor allem bei Kindern) und das Chondrosarkom (mittleres Lebensalter) im Vordergrund.
Knochentumoren können zum Dickenwachstum an der betroffenen Stelle, zu Brüchen und Verformungen sowie zu Schmerzen führen. Je nach Art und Sitz des Tumors sowie Stadium der Krebserkrankung kommen die 3 Säulen der Krebstherapie – Operation, Bestrahlung, Chemotherapie mit Zytostatika – zum Einsatz.
Beachten Sie hierzu bitte auch die ausführlichen allgemeinen Erläuterungen zur Krebstherapie ab Seite 584.

Wirbelsäule

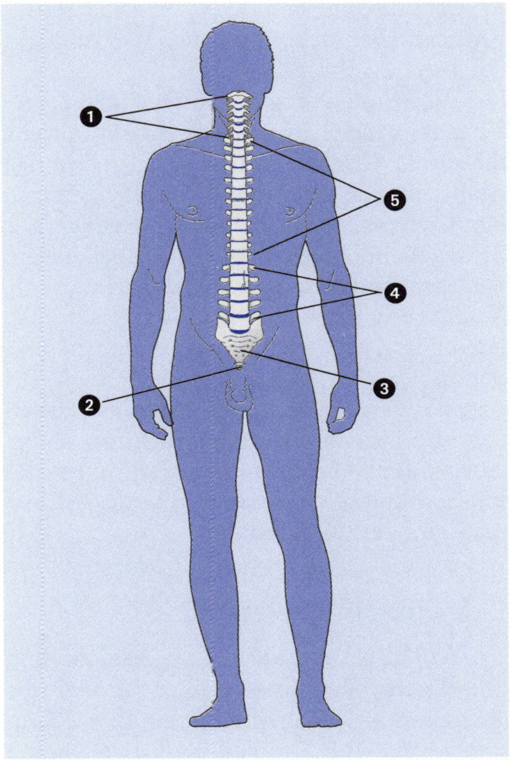

23 Zwischenwirbelscheiben (Bandscheiben) verbinden und federn die Wirbel

1 7 Halswirbel 2 Steißbein 3 Kreuzbein
4 5 Lendenwirbel 5 12 Brustwirbel

Aufbau und Funktion

Die Wirbelsäule ist die knöcherne Verbindung zwischen den Beckenknochen und dem knöchernen Schädel. Sie ist alles andere als ein steifer Stock, sondern folgt – von der Seite betrachtet – einer leichten Schlangenlinie. Bei der Halswirbelsäule, die aus 7 Wirbeln besteht, und der Lendenwirbelsäule mit ihren 5 Wirbeln zeigt die Rundung nach vorn. In

Höhe der Brustwirbelsäule mit ihren 12 Wirbeln und Rippen sowie im untersten Teil der Wirbelsäule, mit dem Kreuzbein mit seinen 5 miteinander verschmolzenen Wirbeln zeigt die Rundung nach hinten.
Die Wirbelsäule setzt sich aus einzelnen, aufeinander geschichteten Wirbeln zusammen, die durch Gelenke miteinander verbunden sind. Zur Stabilität der Wirbelsäule tragen Bänder, Sehnen, Muskeln und die gallertigen Bandscheiben zwischen den Wirbelkörpern bei. Letztere wirken als Stoßdämpfer.
Nach unten hin – von den Hals- bis zu den Lendenwirbeln – werden die einzelnen Wirbel immer kompakter, weil die Last, die sie tragen müssen, nach unten zunimmt. Unterhalb der Lendenwirbel sind mehrere Wirbel zum Kreuzbein zusammengewachsen, das mit dem Beckenknochen verbunden ist und im Steißbein spitz ausläuft.

Der einzelne Wirbel

Ein Wirbel besteht aus einem Wirbelkörper und einem Wirbelbogen und hat mehrere vorstehende Knochenfortsätze. Der Dornfortsatz zeigt nach hinten und ist von außen am besten tastbar. Die Quer- und Gelenkfortsätze dienen dem Ansatz von Bändern und Muskeln sowie der Gelenkverbindung zwischen den Wirbeln. Der das Rückenmark umhüllende knöcherne Wirbelkanal wird sowohl vom Wirbelbogen als auch vom hinteren Teil des Wirbelkörpers gebildet.
Die Wirbelsäule hat mehrere wichtige Funktionen: Am augenfälligsten ist ihre Stützfunktion. Sie hält Rumpf und Kopf aufrecht und schafft Platz für die inneren Organe.
Sie bildet mit dem Wirbelkanal eine knöcherne Schutzhülle für das empfindliche Rückenmark, das sich kaum regenerieren kann, wenn es einmal verletzt ist.
Die Wirbelsäule mit ihrem Schichtaufbau und den als Stoßdämpfer wirkenden Bandscheiben federt (beim Laufen, Springen oder auch Autofahren) Erschütterungen ab, auf die das Gehirn recht empfindlich reagieren würde.
Wie alle großen Knochen nimmt die Wirbelsäule mit ihrem Knochenmark an der Blutbildung und mit ihrem Knochengewebe am Kalziumstoffwechsel teil.

Untersuchungen

Der Arzt betrachtet die Wirbelsäule zunächst und untersucht sie mit den Händen. Er stellt sich hinter den entkleideten Patienten und schaut, ob die Wirbelsäule gerade verläuft. Um dies genauer beurteilen zu können, kann er die sichtbaren Dornfortsätze mit einem Finger von oben nach unten verfolgen. Abweichungen der Wirbelsäule zur Seite werden als Skoliose bezeichnet. Wenn er den Patienten von der Seite betrachtet, kann er die oben beschriebenen normalen Ausbuchtungen der Wirbelsäule nach vorn und hinten beurteilen und dabei verstärkte Ausbuchtungen oder gar Biegungen in die falsche Richtung entdecken. Verstärkte Ausbuchtungen werden als Kyphose („Buckel“) oder Lordose (Überstreckung) bezeichnet.
Um noch mehr Informationen über die Wirbelsäule zu erhalten, klopft der Arzt die Dornfortsätze vorsichtig mit der weichen Fläche der Faust ab, wobei der Patient etwaige Schmerzen angibt. Um einen Stauchschmerz an der Wirbelsäule zu entdecken, wird der Patient aufgefordert, sich vom Zehenspitzenstand auf die Hacken fallen zu lassen.
Um verknöcherte bzw. versteifte Teile der Wirbelsäule zu entdecken, fordert der Arzt den Patienten auf, sich nach vorne und zur

Seite zu beugen. Eine gesunde, gut bewegliche Wirbelsäule zeigt dabei immer einen Rundbogen, während Knochenversteifungen oder schmerzbedingte Muskelversteifungen die volle Rundung verhindern.
Die knöchernen Wirbel können durch Röntgenaufnahmen oder durch ein Computertomogramm sichtbar gemacht werden. Im Computertomogramm lassen sich auch Bandscheibenvorfälle nachweisen. Knochentumoren können durch die Knochenszintigraphie diagnostiziert werden. Hierbei werden radioaktiv markierte Stoffe in geringer Dosis in den Körper eingebracht, die sich entweder nur im Tumor oder nur im gesunden Knochengewebe ansammeln und mit einer Spezialkamera dargestellt werden.

Skoliose

Eine Skoliose ist eine Verkrümmung der Wirbelsäule zur Seite. Beim Blick auf den Rücken verläuft die Wirbelsäule und damit die Körperachse des Betroffenen nicht gerade, sondern mehr oder weniger S- oder auch C-förmig. In vielen Fällen ist die Skoliose angeboren, oft durch einseitige Ausbildung von Wirbelteilen (Halbwirbel). Eine erworbene Skoliose kann unter anderem durch eine Rachitis, eine Beckenschiefstellung (unterschiedlich lange Beine), durch einseitige Lähmungen oder Unfallfolgen (Brustkorbverletzung) entstehen.
Eine schwere Skoliose führt nicht nur zur Verunstaltung des Körpers, sondern auch zu Rückenschmerzen, zu Arthrosen der Hüft- und Kniegelenke sowie zur Behinderung der Funktion innerer Organe.
Das völlige Beheben einer Skoliose ist zumeist nur im Säuglingsalter möglich, wenn die Wirbelsäule noch sehr formbar ist. Später kann eine ausgeprägte Skoliose durch spezielle krankengymnastische Übungen, durch Schwimmen oder Reiten, durch bestimmte Korsette und in manchen Fällen auch durch Operationen korrigiert werden.

„Schlechte Haltung" und Haltungsschäden

Längst nicht jede schlechte Haltung hat einen Krankheitswert. Die Natur hat uns diesbezüglich mit vielen Variationen ausgestattet: Neben der harmonisch ausgewogenen Haltung gibt es den hohlrunden Rücken (Hohlkreuz im Bereich der Lendenwirbelsäule plus Rundrücken im Bereich der Brustwirbelsäule), totalrunden Rücken (stärkere Rundung der Brustwirbelsäule) und den Flachrücken (gestreckter Rücken mit gering ausgeprägten Rundungen).
Beim Flachrücken werden Stöße und Schläge auf die Wirbelsäule zu wenig gedämpft, wodurch frühzeitig Bandscheiben- und Knochenschäden entstehen können. Solange aber noch keine Schäden aufgetreten sind, gehören die bisher erwähnten Wirbelsäulenformen noch zu den Variationen des Normalen.

Morbus Bechterew

Eine der häufigsten entzündlich-rheumatischen Erkrankungen der Wirbelsäule ist die Bechterew-Krankheit (ankylosierende Spondylitis = versteifende Entzündung der Wirbelgelenke). Es gibt 2 Typen dieser Erkrankung. Der eine ist nur auf die Wirbelsäule beschränkt, während der andere gleichzeitig zu Gelenkentzündungen an Armen und Beinen führt. Vor allem junge Männer sind betroffen.
Die Erkrankung verläuft über Jahre und Jahrzehnte schubförmig. Typische Symptome

sind nächtliche Rückenschmerzen. Da die Gelenke der Wirbel miteinander verwachsen, wird die Wirbelsäule mit der Zeit völlig steif.
Nach jahrelangem Verlauf kann sich ein ausgeprägter Buckel (Kyphose der Brustwirbelsäule) gebildet haben.
Im Röntgenbild ist eine Gelenkentzündung der Wirbelbogengelenke und vor allem in der Gelenkfuge zwischen Kreuzbein und Darmbein (Teil des knöchernen Beckens) sichtbar. Im fortgeschrittenen Stadium zeigt die versteifte Wirbelsäule im Röntgenbild die Form eines gebogenen Bambusstabes. Bestimmte Immunfaktoren, die im Blut nachgewiesen werden können, spielen bei der Bechterew-Erkrankung eine Rolle.
Die Behandlung dient vor allem der Vorbeugung der weiteren Wirbelsäulenverformung: Wichtig sind die Krankengymnastik und Atemtherapie sowie das Erlernen und Ausüben eines geeigneten Berufes. Ein entzündlicher Schub wird ähnlich wie bei einer rheumatischen Gelenkentzündung bzw. chronischen Polyarthritis behandelt. Operative Maßnahmen an der Wirbelsäule (Aufrichtung) oder am Hüftgelenk (künstlicher Gelenkersatz) sind nur selten erforderlich.

Morbus Scheuermann

Zu einem ähnlichen Ergebnis führt die Scheuermann'sche Erkrankung (Osteochondritis deformans = Entzündung an Knochen und Knorpel, die zur Verformung führt), die überwiegend Jungen im Alter zwischen 11 und 13 Jahren betrifft.
An der Knochen-Knorpel-Grenze zwischen Wirbelkörper und Bandscheibe entsteht eine Entzündung, die zur teilweisen Zerstörung der Wirbelkörper und zur Bildung eines Rundrückens führt.

Wirbelsäulenarthrose (Spondylose)

Ähnliche Verschleißerscheinungen wie bei der Arthrose der großen Gelenke (Knie, Hüfte, Schulter) gibt es auch an der Wirbelsäule. Hier können Vorgänge an den kleinen Wirbelbogengelenken und am großen Gelenk zwischen den Wirbelkörpern inklusive Bandscheibe unterschieden werden, die jedoch oft zusammen auftreten.
Bei der so genannten Spondylosis deformans kommt es zu Zerstörungen an den Wirbelkörpern und den Bandscheiben. Im Röntgenbild werden Zacken und so genannte Randwülste am Wirbelkörper sichtbar, er selbst erscheint in seiner Form verändert. Der Raum, den die Bandscheiben einnehmen, erscheint manchmal einseitig, oft zu beiden Seiten verschmälert.
Durch den unnatürlichen und zugleich ungedämpften Druck der veränderten Wirbelkörper (Lageänderung, Knochenwülste) oder einer vorgefallenen Bandscheibe auf Nervenwurzeln können Ruhe- und Bewegungsschmerzen entstehen. Zumeist beruhen diese aber auf einer Verspannung der Rückenmuskulatur.
Wesentlich ist die Vorbeugung der Spondylose durch Kräftigung der Rückenmuskulatur und Vermeidung von Haltungsschäden. Die Behandlung dient vor allem der Entspannung und Kräftigung der schmerzhaft verspannten Muskulatur, die durch die unbewusst eingenommene Schonhaltung entsteht. Bei auftretenden akuten Schmerzen sind meist schmerzlindernde Medikamente zum Einnehmen oder Einspritzen erforderlich.
Wenn ein Bandscheibenvorfall zu Nervenausfällen mit Lähmungen oder Taubheitsgefühl führt, ist eine Operation in einigen Fällen notwendig.

Rücken- und Kreuzschmerzen

AktivCheck

Wann muss ich zum Arzt?

- Auf jeden Fall sollten Sie einen Arzt aufsuchen bei Taubheitsgefühlen, Empfindungsstörungen und Bewegungseinschränkungen oder anderen Funktionsverlusten (z.B. Harninkontinenz).
- Bei ständig wiederkehrenden Rückenschmerzen.

Was wird mein Arzt mich fragen?

- Gab es ein Unfallereignis? Wenn ja, wie lange liegt es zurück?
- Ist eine Erkrankung des Nervensystems bekannt?
- Seit wann treten die Beschwerden auf?
- Was sind Sie von Beruf?
- Hatten Sie eine Entzündung im Rückenbereich?
- Hatten Sie kürzlich eine rückenmarksnahe Anästhesie?
- Treten die Beschwerden nur einseitig oder in beiden Körperhälften gleichzeitig auf?
- Bessern die Beschwerden sich unter Bewegung oder bleiben sie gleich?

Was frage ich meinen Arzt?

- Was ist die Ursache?
- Was können Sie dagegen tun?
- Bleibt ein Schaden auf Dauer?
- Hilft eine Operation?
- Wird der Prozess fortschreiten?
- Muss ich mich mit den Schmerzen abfinden?

AktivTipp

Was kann mein Arzt tun?

- Er untersucht und diagnostiziert die Grunderkrankung. Dazu gehören bildgebende Verfahren wie Computertomographie oder Kernspintomographie. Die Behandlung richtet sich danach.

Was kann ich selbst tun?

- Richtet sich auch nach der Grunderkrankung. Physikalische Therapie, Normalgewicht und Bewegung sind auf jeden Fall sinnvoll.
- Suchen Sie eine „Rückenschule“ auf.

Rücken- und Kreuzschmerzen plagen heute auch schon viele junge Menschen. Nur selten werden sie durch schwere Krankheiten der Wirbelsäule verursacht, sondern meistens durch eine vornehmlich sitzende, aber dennoch stressbelastete und angespannte Lebensweise. In den meisten Fällen sind es Verspannungen der Rückenmuskulatur, die sich in Nacken-, Schulter- und Kreuzschmerzen äußern. Diese schmerzhaften Verspannungen können so stark werden, dass der Betroffene kaum noch aus dem Bett kommt.

Begünstigt werden diese Beschwerden, die für zahlreiche Krankschreibungen und frühzeitige Berentungen verantwortlich sind, durch langes und oft ungesundes Sitzen im Auto, am Schreibtisch, vor dem Computer und dem Fernseher. Hinzu kommen oft eine durchgelegene Matratze und ein enormer Mangel an Bewegung. Die Wirbelsäule wird nämlich nicht nur durch kräftige Knochen, gesunde Bandscheiben und straffe Bänder zusammengehalten, sondern auch durch die Rücken- und Bauchmuskeln. Wenn diese

Muskeln durch mangelnde Bewegung „verkümmert“ sind, falsch belastet werden oder durch Stress und Ärger in ständiger Anspannung verharren müssen, sind Kreuzschmerzen kaum noch zu verhindern.
Kreuzschmerzen können aber auch direkt von Erkrankungen der Wirbelsäule, der Bänder und Muskeln in der Nähe der Wirbelsäule, der inneren Organe in Bauch und Becken sowie von psychischen Erkrankungen und Störungen herrühren.

Übersicht: Ursachen von Kreuzschmerzen (Auswahl)

- Lebensweise (häufigste Ursache)
- Bewegungsmangel
- Haltungsschäden
- Wirbelsäule
- Wirbelsäulenarthrose (Spondylose)
- Bandscheibenvorfall
- Osteoporose der Wirbelsäule
- Bechterew-Krankheit
- seltene Formen der Wirbelgelenkentzündung (Spondylitis)
- Paget-Krankheit
- Infektionen im Bereich der Wirbelsäule
- Tumoren im Bereich der Wirbelsäule
- Wirbelbruch, Verrenkung der Wirbelsäule
- Weichteilrheumatismus (Muskelschmerzen)
- Erkrankungen im Bauch-, Becken-, Brustbereich
- Bluterguss im rückwärtigen Bauchraum
- Entzündungen (Bauchspeicheldrüse)
- Nieren- oder Gallensteine
- weitere Erkrankungen der Niere und der Harnwege
- Magen-Darm-Geschwür
- Herzinfarkt
- gynäkologische Erkrankungen (Gebärmuttersenkung, Periodenschmerzen)
- Tumoren im Bauch- oder Beckenraum
- psychische Ursachen (Depressionen)

Eine häufige und bekannte Ursache für Kreuzschmerzen ist der berühmte „Hexenschuss“, der bei einem Bandscheibenvorfall entsteht. Die Kreuzschmerzen beginnen hier meistens plötzlich, oft beim schweren Heben. Der Arzt bezeichnet sie als Lumbalgie, wenn sie sich auf die Lendenwirbelsäule (und eventuell den oberen Kreuzbeinbereich) beschränken und zu einer schmerzhaften Bewegungseinschränkung der Muskulatur in diesem Bereich führen. Als Ischialgie oder Lumboischialgie bezeichnet er dieselben Schmerzen, wenn sie zusätzlich noch in das Gesäß, den hinteren Oberschenkel und manchmal bis in den Fuß ausstrahlen. Ähnliche Schmerzen können auch bei Rheuma oder Erkältungskrankheiten auftreten.
Kreuzschmerzen bei Frauen beruhen oft auf Unterleibsbeschwerden, die in den Rücken ausstrahlen. Bei Männern und Frauen können vielerlei weitere Krankheiten aus dem Bauch- und Becken- und sogar aus dem Brustbereich (siehe Übersicht) zu Kreuzschmerzen führen. Auch Tumoren der Wirbelsäule können – oft leider erst sehr spät – Kreuzschmerzen verursachen.
Nicht immer haben chronische Kreuzschmerzen eine organische Ursache. Sowohl eine Depression als auch psychosexuelle

Störungen können sich unter dem Hauptsymptom Kreuzschmerzen äußern.
Wenn Sie selbst unter Kreuzschmerzen leiden, die dauerhaft bestehen oder immer wiederkehren, dürfen Sie sich auf Dauer nicht mit schmerzlindernden Maßnahmen zufrieden geben. Die Ursache anhaltender Kreuzschmerzen muss immer ermittelt werden.

Untersuchung und Behandlung

Je nach den bei der Anamnese und körperlichen Untersuchung gewonnenen Hinweisen schließen sich Blutuntersuchungen, Ultraschall- oder Röntgenuntersuchungen bzw. eine gynäkologische, orthopädische, neurologische, urologische oder internistische Untersuchung an.
Bei akuten Kreuzschmerzen infolge falscher Lebensweise können Spritzen mit einem stark schmerz- und entzündungshemmenden Medikament notwendig sein. Manchmal lassen sich schmerzhafte Muskelverspannungen auch durch Massagen lösen. Zur Schmerzlinderung kommt auch eine lokale Wärmebehandlung mit Fangopackungen in Betracht. Manch ein Patient zieht Kälte und Eisauflagen vor (siehe auch Seite 83).
Auf Dauer aber hilft nur die aktive Bewegung, das – unbedingt regelmäßige – Training der verkümmerten Muskeln, die Dehnung verkürzter Bänder und Sehnen und die Entspannung von angespannten Muskelbereichen. Eine so genannte „Rückenschule", die von Volkshochschulen, Krankenkassen oder größeren Betrieben in Kursform angeboten wird, vermittelt 2 wichtige Lernziele: Der Teilnehmer erlernt zum einen Übungen zur Kräftigung und Lockerung seiner Wirbelsäulenmuskulatur und zum anderen das rückengerechte Heben und Tragen von Lasten sowie rückenschonende Haltungen beim Bügeln, Abwaschen und bei der Gartenarbeit.
Nicht jeder Sport ist für Ungeübte geeignet, noch dazu, wenn sie unter Rückenschmerzen leiden. Skifahren über vereiste Buckelpisten beispielsweise würde die Wirbelsäule zu stark belasten. Auch plötzliche Bewegungen mit starker Erschütterung der Wirbelsäule, wie sie beim Tennis oder Squash nicht zu vermeiden sind, können sich ungünstig auswirken. Einen positiven Einfluss auf die Wirbelsäule hat dagegen das Schwimmen. Besonders günstig sind auch asiatische Bewegungsformen wie QiGong oder TaiChi-Chuan, die mit sanften Bewegungsabläufen für eine behutsame Kräftigung vieler Muskeln sorgen und gleichzeitig zum Stressabbau beitragen.
Die Behandlung von Kreuzschmerzen infolge falscher Lebensweise dient auch der Vorbeugung von Wirbelsäulenerkrankungen, die wiederum zu Kreuzschmerzen führen.
Bei Schmerzen infolge von Erkrankungen richtet sich die Behandlung nach der Ursache. In vielen Fällen, wie etwa bei Unterleibserkrankungen, Nierensteinen, Magen-Darm-Geschwür oder Depression, ist eine Rückenbehandlung nicht erforderlich. Bei rheumatischen Schmerzzuständen können unter bestimmten Voraussetzungen Homöopathika wie Rhus toxicodendron, Berberis oder Phytolacca positiv wirken.

Übersicht: Therapiemaßnahmen bei akuten und chronischen Kreuzschmerzen

- Schmerzmittel (nichtsteroidale Antirheumatika, Opioide)
- entzündungshemmende Mittel (nichtsteroidale Antirheumatika, Kortison)

- muskelentspannende Mittel
- Homöopathie
- Wärme- oder Kälteanwendung
- Krankengymnastik (Bewegung, Dehnung, Kräftigung)
- Massage
- manuelle Therapie
- Akupunktur
- Elektrostimulation (TENS = transkutane elektrische Nervenstimulation)
- Neuraltherapie
- Rückenschulung
- Bewegungstraining (Kräftigung, Stabilisierung, Dehnung)
- Entspannungsübungen
- Psychotherapie

Übersicht: Vorbeugende Maßnahmen gegen Kreuzschmerzen

- Bewegen Sie sich genügend. Schaffen Sie sich einen Bewegungsausgleich für Ihre zumeist sitzende und dennoch angespannte Lebensweise.
- Nehmen Sie eine entspannte und gesunde (ergonomische) Körperhaltung ein.
- Ernähren Sie sich gesund und kalziumreich, um die Knochenbildung zu fördern.
- Lernen Sie, Ihre Wirbelsäule beim Tragen und Heben möglichst schonend zu belasten.
- Bauen Sie unnötigen Stress so weit wie möglich ab.

Hände

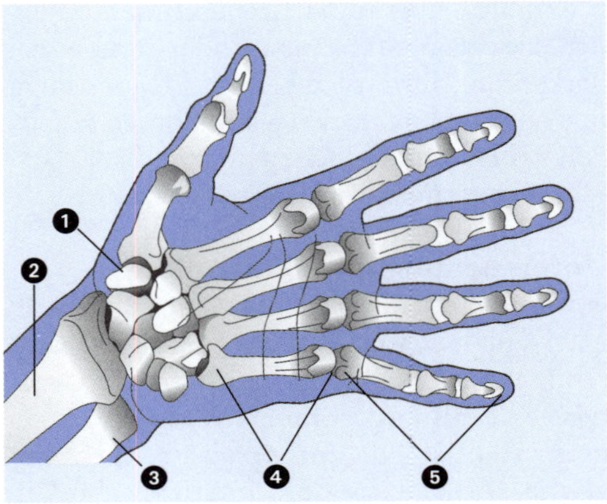

Handskelett

❶ Handwurzelknochen ❷ Speiche ❸ Elle
❹ Mittelhandknochen ❺ Fingerhandknochen

Aufbau und Funktion

Den Übergang vom Arm zur Hand bildet die Handwurzel, die aus 7 bis 8 Knochen besteht. Daran schließt sich die Mittelhand mit 5 Mittelhandknochen an. Der Daumen hat 2, die übrigen Finger haben 3 Gelenke. An der Hand überwiegen die Beugemuskeln, die jeden Finger einzeln beugen und die Hand zur Faust ballen können.

Die Hand ist ein vielfältig und differenziert verwendbares Greifwerkzeug. Von besonderer funktioneller Bedeutung ist das Zusammenwirken des Daumens mit den übrigen Fingern, vor allem dem Zeigefinger.

Untersuchungen

Neben der Betrachtung, dem Betasten und der Prüfung der Beweglichkeit kommen Röntgenuntersuchungen und Messungen der Muskel- und Nervenfunktion infrage.

Karpaltunnelsyndrom

AktivCheck

Wann muss ich zum Arzt?

- Sobald sich die Erkrankung durch Kribbeln und Gefühlsstörungen der Handinnenfläche und der Finger bemerkbar macht, um bleibenden Schäden vorzubeugen.

Was wird mein Arzt mich fragen?

- Seit wann spüren Sie Missempfindungen (Kribbeln, Gefühlsstörungen) im Bereich der Handinnenfläche?
- Seit wann fallen Ihnen die Veränderungen an den Handinnenmuskeln auf?
- Hatten Sie eine Verletzung im Bereich des Handgelenkes?
- Benutzen Sie Ihre Hand oft und überanstrengen diese?
- Tritt Schreibunfähigkeit auf, die sich erst nach einer gewissen Schonung wieder bessert?

Was frage ich meinen Arzt?

- Welche Folgen hätte eine Verzögerung der Behandlung?

AktivTipp

Was kann mein Arzt tun?

- Nach Diagnosestellung wird eine Operation nötig. Dabei wird der Nerv aus seiner Umklammerung befreit.

Was kann ich selbst tun?

- Leider nichts.

Ein Karpaltunnelsyndrom entsteht, wenn der Mittelhandnerv (Nervus medianus) im Karpaltunnel, einem engen Knochenkanal der Handwurzel, eingeklemmt wird.
Durch die spezielle Anordnung der Handwurzelknochen, die nicht genau in einer Reihe, sondern halbmondförmig gekrümmt stehen, bildet sich in der Mitte eine Kuhle, die von außen am Übergang zur Innenhand sichtbar ist. Durch diese Kuhle verlaufen in der Tiefe die Sehnen der Muskeln, welche die Finger beugen. Ihre kräftigen Muskelbäuche liegen im Bereich des Unterarms. Damit diese Sehnen beim Beugen der Finger nicht aus der Kuhle herausrutschen, führt über die Kuhle hinweg ein Band. Diese Bandbrücke formt zusammen mit dem Kanal eine Art Tunnel für die Sehnen der Fingerbeuger. Da Handwurzel auf Griechisch „karpos" heißt, wird dieses Gebilde Karpaltunnel genannt. Ebenfalls in diesem Tunnel verläuft der Mittelhandnerv (Nervus medianus).
Durch Druck von außen, durch Veränderungen an dem überbrückenden Band, durch eine chronische Sehnenscheidenentzündung oder einen gutartigen Bindegewebstumor können beengte Verhältnisse im Karpaltunnel entstehen und durch Druck den Mittelhandnerven schädigen. Am häufigsten sind Frauen zwischen dem 40. und 50. Lebensjahr betroffen.

Beschwerden

Zunächst kommt es zu Missempfindungen (Kribbeln, Gefühlsstörungen) im Bereich der Handinnenfläche und an den Fingern. Der kleine Finger, der von einem anderen Nerven versorgt wird, bleibt ausgespart. Im weiteren Verlauf entstehen auch Schmerzen, und die Muskeln in der Handinnenfläche magern ab, ebenso wie die des Daumenballens. Probleme beim Greifen treten auf.

Untersuchung und Behandlung

Die Diagnose ergibt sich aus den Symptomen und Spezialuntersuchungen der Leitfähigkeit des Mittelhandnerven.
Eine solche Störung muss operiert werden. Dabei wird das „Brückenband“ gelockert und der Nerv aus seiner Umklammerung befreit.

Gelenkerkrankungen an den Händen

Verschiedene Gelenkerkrankungen können auch die Hände befallen. Bei der rheumatischen Gelenkentzündung bzw. chronischen Polyarthritis sind die Hände ein Hauptschauplatz der Erkrankung. Ein typisches Frühsymptom dieser gelenkzerstörenden Erkrankung ist die morgendliche Steifigkeit der Finger, die zu Schwierigkeiten beim Zubinden der Schnürsenkel, Schließen der Knöpfe, Aufdrehen des Wasserhahns oder Anlassen des Pkws führen kann. Im weiteren Verlauf der Erkrankung verändern sich die Finger in typischer Weise. Durch Verformungen der Fingergelenke entstehen überstreckte, abgeknickte, versteifte und zur Seite verzogene Finger, sodass die Hände mit der Zeit immer weniger zu gebrauchen sind. Durch eine optimale Behandlung muss diese Entwicklung vermieden oder verzögert werden.
Degenerative Gelenkerkrankungen im Sinne einer Arthrose treten auch an den Fingern auf. Häufig ist nur das Daumengrundgelenk (Rhizarthrose) betroffen. Es können aber auch mehrere Finger erkranken (Polyarthrose). In diesem Fall werden die Arthrosen oft von den so genannten Heberden'schen Knoten (siehe unten) begleitet.
Ein akuter Gichtanfall spielt sich oft auch am Daumengrundgelenk ab und löst dort heftige Schmerzen und eine entzündliche Reaktion im Bereich des Daumenballens aus. In der Gelenkflüssigkeit können Harnsäurekristalle nachgewiesen werden.
Kurzfristige Gelenkentzündungen an der Hand – wie auch an anderen Gelenken des Körpers – können auch bei Infektionserkrankungen, wie bei Röteln oder Hepatitis entstehen. Die Beschwerden sind ähnlich wie bei der beginnenden rheumatischen Gelenkentzündung. Auch bei Allergien kommen gelegentlich Gelenkentzündungen vor.
Bei Patienten mit Schuppenflechte (Psoriasis) können sich chronische Gelenkentzündungen an den Fingern entwickeln. Charakteristisch hierbei ist, dass das End-, Mittel- und Grundgelenk eines Fingers gleichzeitig erkrankt.

Heberdensche Knoten

In den Wechseljahren oder auch schon früher können an den Fingern Knoten auftreten, die etwa erbsengroß werden. Diese Knoten nennt man Heberden'sche Knoten. Es handelt sich dabei um Knochenauswüchse in der Nähe arthrotisch veränderter Fingerendgelenke. In etwa der Hälfte der Fälle sind auch die Mittelgelenke der Finger betroffen. Sie tragen zwar keine Knoten, sind aber arthrotisch verändert. Heberden'sche Knoten sind demnach das Symptom einer Polyarthrose der Finger. Es handelt sich um eine erbliche Erkrankung, die bei Frauen dominant vererbt ist. Das bedeutet, dass alle Frauen, welche die Erbanlagen tragen und das zur Krankheitsentstehung notwendige Alter erreichen, auf jeden Fall erkranken. Männer können in seltenen Fällen auch Heberdensche Knoten bekommen. Die Krankheit kann aber auch durch Stress und seelische Belastung nach den Wechseljahren spontan auftreten.
Die Knoten bzw. die benachbarten Gelenke verursachen manchmal starke Schmerzen,

bleiben aber oft auch relativ beschwerdefrei. Nach operativer Abtragung können sie neu entstehen.

Dupuytrensche Kontraktur

Bei dieser Erkrankung verkürzt sich die Sehnenplatte der Handfläche, welche die Sehnen der Fingerbeugemuskeln zusammenfasst. Die Ursache der Bindegewebsvermehrung, die zu einer Sehnenverkürzung und schließlich zur fixierten Beugestellung (Beugekontraktur) eines oder mehrerer Finger führt, ist nicht bekannt.

Die Erkrankung verläuft meist in Schüben und verursacht in der Regel keine Schmerzen. Die betroffene Hand ist durch eine stark ausgeprägte Kontraktur behindert. Nur bei größerer Behinderung wird das überschüssige Bindegewebe operativ entfernt.

Nervenschädigung an der Hand

Die Hand wird von 3 wichtigen Nerven versorgt. Der mittlere Handnerv (Nervus medianus) wurde bereits beim Karpaltunnelsyndrom erwähnt. Seine Schädigung wirkt sich an allen Fingern außer dem Kleinfinger und Daumen aus. Damit ist aber nur das Gebiet der sensiblen Versorgung abgesteckt. Der Ausfall der muskulären Versorgung dieses Nerven führt zur so genannten Schwurhand: Zeige- und Mittelfinger können nicht gebeugt werden.

Bei einer Lähmung des Nervus radialis, der am Daumen verläuft, kippt die Hand nach vorn (Fallhand oder Pfötchenstellung). Der Nervus ulnaris verläuft am Kleinfinger und versorgt diesen und die angrenzende Hälfte des Ringfingers sensibel. Bei einer Lähmung dieses Nerven bleibt die Hand in einer Art Krallenstellung stehen.

Füße

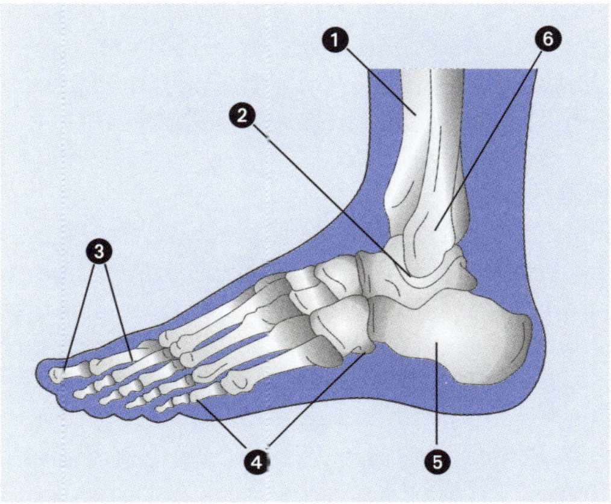

Fußskelett

❶ Schienbein ❷ Sprunggelenk ❸ Zehenglieder ❹ Mittelfußknochen ❺ Fersenbein ❻ Wadenbein

Aufbau und Funktion

An den Fußgelenken (oberes und unteres Sprunggelenk) wird das Gewicht des Körpers auf den Fuß übertragen. Vom Fersenbein bis zu den Mittelfußknochen entstehen ein Längs- und ein Quergewölbe, die Kräfte und Lasten abfedern. Dabei sind neben den Knochen die Bänder und Sehnen von entscheidender Bedeutung.

Der Fuß dient vor allem als Standfläche und zur „normalen" Fortbewegung beim Gehen und Laufen, ermöglicht darüber hinaus jedoch noch weitere Bewegungsformen (Hüpfen, Spitzengang, Klettern).

Untersuchungen

Neben der Betrachtung, dem Betasten und der Prüfung der Beweglichkeit kommen vor allem Röntgenuntersuchungen zum Einsatz.

Fußverformungen

Bei den bekannten Fußverformungen spielen nicht die Knochen, sondern die Bänder und Muskeln die größte Rolle, die zusammen mit den Knochen das Fußgewölbe bilden.

Plattfuß

Beim Plattfuß ist das Band erschlafft, welches das Fersenbein mit dem Kahnbein verbindet und für die Längswölbung des Fußes sorgt. Das Längsgewölbe sinkt in sich zusammen und verformt den Fuß in typischer Weise: Die hinteren inneren Fußteile, die sonst mit dem Boden gar nicht in Berührung kommen, liegen jetzt platt auf dem Untergrund. Das federnde Abrollen des Fußes beim Gehen ist nicht mehr möglich. Die Zehen und vorderen Knochen des Fußes drehen sich nun gezwungenermaßen nach außen zur Kleinzehe hin.

Spreizfuß

Der Spreizfuß gehört eigentlich zum Vollbild des Plattfußes dazu: Beim Auseinanderweichen der vorderen Fußknochen werden nämlich auch die Köpfchen der Mittelfußknochen zur Seite abgedrängt und wie ein Fächer ausgebreitet. Die Folge ist ein Abflachen des Fußquergewölbes.

Senkfuß

Der Senkfuß ist eine leichte Form des Plattfußes, bei dem es ebenfalls zur Abflachung des Fußgewölbes kommt, jedoch in geringerem Ausmaß als beim Plattfuß.

Behandlung und Vorbeugung

Bei den Fußverformungen handelt es sich in den meisten Fällen um vermeidbare Zivilisationskrankheiten, die durch schlechtes oder falsches Schuhwerk und eine bewegungsarme Lebensweise entstehen. Man kann sich dagegen durch Fußgymnastik schützen, etwa indem man die Zehen immer wieder wie zum Krallen eines Gegenstandes anzieht und wieder loslässt.

Tragen Sie zumindest in der Freizeit oder zu Hause Sandalen bzw. „Latschen“, die vorne nur ein Band haben. Die Füße werden durch diese Art von Schuhwerk von allein trainiert. Schon eingetretene Verformungen sind zwar nur schwer zu beheben, die ausdauernde Fuß- bzw. Krankengymnastik ist aber dennoch nützlich.

Noch ein Hinweis: Bei den so genannten Sichelfüßen von Kleinkinder, deren Fußsohlen sich ständig einander zuwenden, können Sie durch wiederholtes Streicheln entlang der seitlichen Fußsohle mit viel Geduld ein Aufrichten des Fußes erreichen. Fußverformungen wirken sich nicht nur auf die Stabilität des Fußgelenks aus, sondern bedingen unnormale Ausgleichs- und Schonstellung der Waden. Diese widerum geben „Falsch-Einstellungen“ an Knie, Oberschenkel und Beckengürtel weiter. Unbehandelte Fußdeformationen können deshalb sogar zu chronischen Kreuzschmerzen führen.

Gelenkerkrankungen am Fuß

Siehe AktivCheck Gicht im Kapitel „Stoffwechsel“ auf Seite 437.

Prinzipiell können die verschiedenen Gelenkerkrankungen auch die Fußgelenke betreffen.

Eine Erkrankung, die in vielen Fällen vor allem die Großzehe betrifft, ist die Gicht. In der Regel ist bei diesem Leiden nur ein Gelenk betroffen. Bei einem Gichtanfall schmerzt das Gelenk so stark, dass der Betroffene nicht einmal die Bettdecke darüber erträgt. Das Gelenk ist geschwollen und

blau-rot verfärbt. Die Gelenkentzündung entsteht dadurch, dass in der Gelenkflüssigkeit Harnsäure auskristallisiert und die Gelenkflächen reizt. Einen Gichtanfall am Grundgelenk der Großzehe bezeichnet der Arzt als Podagra. Am Fuß können auch die Sprunggelenke betroffen sein.
Das Mittel der Wahl bei einem akuten Gichtanfall ist Colchizin, das aus der Herbstzeitlosen stammt. Zur Vorbeugung weiterer Gichtanfälle sind eine gesunde, fett- und eiweißarme Ernährung und Medikamente wie Allopurinol geeignet.

Diabetische Füße

Siehe AktivCheck Diabetes Typ 1 und Typ 2 im Kapitel „Stoffwechsel" auf den Seiten 426 und 429.
Bei der Zuckerkrankheit (Diabetes mellitus) sind die Füße besonders gefährdet. Ein Hauptproblem ist die Störung der Durchblutung. Davon können sowohl die größeren Arterien (Makroangiopathie) als auch die feinsten Kapillaren (Mikroangiopathie) betroffen sein.
Diese Mangeldurchblutung kann bis zum Absterben von Gewebe (Nekrose) führen, die meist am großen Zeh beginnt und weiter nach oben fortschreiten kann. Das absterbende Gewebe kann in Fäulnis übergehen (Gangrän). Viele Diabetiker mit dieser Gefäßstörung haben gleichzeitig eine Nervenstörung am Fuß, die zur verminderten Schmerzwahrnehmung führt, und bemerken daher den fortschreitenden Prozess an ihrem Fuß nicht oder erst spät.
Jeder Diabetiker sollte sich daher eine regelmäßige Inspektion seiner Füße und eine sorgfältige Nagel- und Fußpflege zur Gewohnheit machen. Nach dem Baden oder Duschen ist es empfehlenswert, eine neutrale Feuchtigkeitscreme einzumassieren, um Hautrissen an den Füßen vorzubeugen. Vermeiden Sie unbedingt schlecht sitzendes Schuhwerk, das zu Druckstellen führen kann, und laufen Sie besonders im Schwimmbad und in Hotels nie barfuß.
Oft beginnen ernsthafte Fußprobleme mit Kribbeln, Taubheits- oder Kältegefühl sowie mit Druckstellen am Fuß. Nehmen Sie diese Beschwerden als Diabetiker immer sehr ernst.

Durchblutungsstörungen der Beine

Siehe AktivCheck im Kapitel „Arteriosklerose" auf den Seiten 348 und 350.
Die Füße sind bei dieser Erkrankung ähnlich gefährdet wie beim Diabetes (siehe dazu die Seiten 426 und 429).

Fersensporn

Viele Erwachsene haben spitze Knochenausläufer am Fersenknochen, doch nur selten verursachen diese Knochenausläufer beim Aufsetzen der Ferse Schmerzen. Die Behandlung besteht in speziellen Schuheinlagen, so genannten Locheinlagen, wo der schmerzhafte Bereich ausgespart ist, oder in einer Neuraltherapie.

Fußpflege

Die Füße, ein Teil des Körpers, der stark belastet ist und in der Regel unglaublich viel leisten muss, treten zumeist nur dann so richtig ins Bewusstsein, wenn sie wehtun oder gar schmerzen. Wie wäre es aber, den Füßen – und damit auch ihrem Besitzer – gelegentlich etwas Gutes zu tun? Ersparen Sie Ihren Füßen zunächst einmal unnötige Qualen, indem Sie sie nicht in zu enge Schuhe oder in Schuhe mit zu hohen Absätzen stecken. Lassen Sie Ihre Füße den Boden direkt spüren, und laufen Sie barfuß, wo es gefahrlos möglich ist, vielleicht durch eine Wiese im Morgentau oder über einen Kiesweg und besonders Zuhause wo Sie übrigens auch mit Kneippschen Anwendungen (siehe Seite 86) viel für Ihre Füße tun können. Lassen Sie Kinder viel barfuß laufen. Bewegen Sie Ihre Füße nach Lust und Laune, lassen Sie sie schwingen und beim Gehen ganz bewusst abfedern. Spüren Sie dem sicheren Halt Ihrer Füße nach, die Sie wirklich tragen. Gehen Sie in den Zehenspitzenstand und machen Sie Greifbewegungen mit den Zehen. Massieren Sie Ihre Füße oder die Ihres Partners mit Hingabe und guten Essenzen, z. B. mit Lavendel oder Beinwell. Dies beugt Pilzinfektionen vor, verbessert die Duchblutung und Sie werden dabei feststellen, dass Ihre Füße mit allen anderen Bereichen Ihres Körpers verbunden sind. Ihrem Kind tun Sie Gutes, wenn Sie es von klein auf dazu erziehen, seinen Füßen die Beachtung zu schenken, die ihnen zusteht, und sie durch ein paar Streicheleinheiten verwöhnen.

Die folgenden Hinweise zur Fußpflege, um Erkrankungen und Schäden an den Füßen vorzubeugen, gelten nicht nur für Menschen mit Diabetes und Durchblutungsstörungen der Beine, sondern für alle, die gesunde Füße behalten wollen:

- Waschen Sie Ihre Füße am besten täglich. Weichen Sie sie dabei aber nicht zu lange im Wasser ein. Trocknen Sie Ihre Füße nach dem Waschen sorgfältig und schonend ab.
- Reiben Sie Ihre Füße nach dem Fußbad mit Fettcreme ein.
- Nehmen Sie keine zu heißen Fußbäder.
- Tragen Sie keine Schuhe, in denen Sie stark schwitzen.
- Tragen Sie keine drückenden Schuhe.
- Laufen Sie nur dort barfuß, wo es ohne Verletzungsgefahr möglich ist.
- Vermeiden Sie das Auskühlen der Füße im Winter.
- Seien Sie besonders vorsichtig, wenn Sie rote Stellen, Blasen, Verletzungen, Schrunden oder Risse sowie dunkle Stellen an den Füßen sehen.
- Gehen Sie zum Arzt, wenn solche Veränderungen nicht nach einigen Tagen abheilen oder sich verschlimmern.

5. Kapitel

Frauen und Männer

Frauen

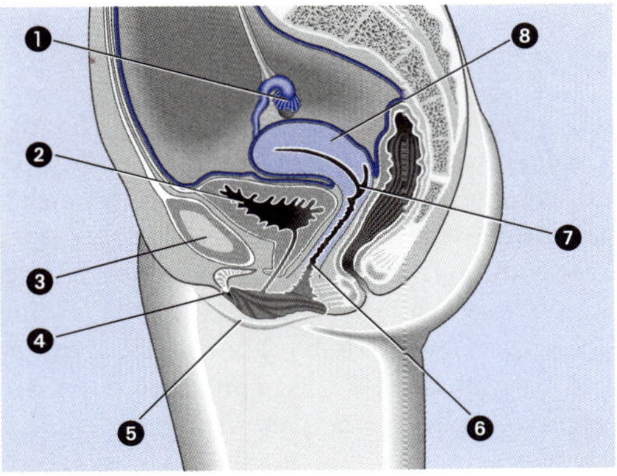

Die weiblichen Fortpflanzungsorgane

❶ Eierstock ❷ Blase ❸ Schambein ❹ Klitoris ❺ Schamlippen ❻ Scheide ❼ Muttermund ❽ Gebärmutter

Aufbau und Struktur der weiblichen Geschlechtsorgane

Die äußeren weiblichen Geschlechtsorgane bestehen aus den großen und kleinen Schamlippen, der Klitoris und dem Scham- oder Venushügel. Die Klitoris befindet sich dort, wo die kleinen Schamlippen vorne zusammentreffen. Die im Becken liegenden inneren weiblichen Geschlechtsorgane, die Scheide (Vagina), die Gebärmutter (Uterus) und die beidseitigen Eileiter (Salpinx oder Tube) bilden ein zusammenhängendes System von Hohlorganen, das über die Eileiter mit der Bauchhöhle in Verbindung steht. Die beiden Eierstöcke (Ovarien) sind nur lose mit den jeweiligen Eileitern verbunden.

Die 2 Brustdrüsen bestehen aus jeweils 15 bis 20 Einzeldrüsen, deren Ausführungsgänge sich in der Brustwarze treffen.

Die weiblichen Geschlechtsorgane dienen der Fortpflanzung und dem Lustgewinn. Innerhalb von durchschnittlich 28 Tagen machen sie zyklische Veränderungen durch, die sich im fruchtbaren Lebensabschnitt ständig wiederholen und von den Geschlechtshormonen gesteuert werden.

Regelkreis der Hormone

Der ursprüngliche Anstoß zur Hormonproduktion geht vom Hypothalamus (Zwischenhirn) aus. Seine Signalstoffe lösen in der Hirnanhangsdrüse (Hypophyse) die Bildung des follikelstimulierenden Hormons (FSH) und des Luteinisierungshormons (LH) aus. Diese beiden Hypophysenhormone veranlassen die Eierstöcke zur Bildung der weiblichen Geschlechtshormone, der Östrogene und des Progesterons (Gelbkörperhormon). Wenn die Konzentration dieser Hormone im Blut steigt, bremsen sie die Ausschüttung der Hypophysenhormone.

In der ersten Zyklusphase reifen unter dem Einfluss des FSH in den Eierstöcken mehrere Eibläschen (Eifollikel) heran. Gleichzeitig bilden die Eierstöcke zunehmend Östrogene. Zur Zyklusmitte hin steigt die Konzentration des LH stark an. Normalerweise entlässt der Eierstock nun eine Eizelle, indem ein reifer Follikel sich nach außen öffnet. Diesen Eisprung (Ovulation) spüren manche Frauen als so genannten Mittelschmerz.

Mit dem Eisprung beginnt die zweite Zyklusphase. Der trichterförmige und bewegliche Eileiter nimmt das Ei auf, welches innerhalb von 4 bis 5 Tagen durch den Eileiter bis zur Gebärmutter wandert. In dieser Zeit kann das Ei befruchtet werden. Die im Eierstock zurückbleibende Eihülle wandelt sich nun zum so genannten Gelbkörper um, der das Progesteron (Gelbkörperhormon) bildet. Sofern keine Befruchtung stattfindet, sterben sowohl das Ei als auch der Gelbkörper ab.

Monatsblutung

Zum Ende des Zyklus hin sinken sowohl der Östrogen- als auch der Progesteronspiegel. Die unter dem Einfluss der Geschlechtshormone in der ersten und zweiten Zyklusphase aufgebaute und ausgereifte Schleimhaut der Gebärmutter löst sich nun ab und wird mit der Monatsblutung (Menstruation) ausgeschwemmt. Viele Frauen nehmen ihren Zyklus vor allem „an den Tagen“ ihrer Monatsblutung wahr.

Der zyklische Hormoneinfluss macht sich nicht nur an der Gebärmutterschleimhaut bemerkbar. Um den Zeitpunkt des Eisprungs weitet sich der Muttermund, die Verbindung zwischen der Scheide und der Gebärmutter, während die Menge und Spinnbarkeit des Schleims am Gebärmutterhals zunehmen. Diese Veränderungen erleichtern das Vordringen der Spermien und somit die Befruchtung der Eizelle auf ihrem Weg vom Eierstock zur Gebärmutter. Nach dem Eisprung steigt die Körpertemperatur leicht an. Das zyklische Auf und Ab der Geschlechtshormone hat auch einen Einfluss auf die Psyche und das körperliche Wohlbefinden. Östrogene sorgen vor dem Eisprung für eine körperliche und psychische Hochform, in den Tagen vor der Menstruation dagegen häufen sich psychische Tiefs und körperliche Beschwerden. Dieser Zustand wird als prämenstruelles Syndrom bezeichnet. Auch die beiden Brustdrüsen werden durch die Geschlechtshormone beeinflusst. Vor der Menstruation kommt es durch ein vorübergehendes Wachstum der Milchgänge zu einem oft spürbaren Anschwellen der Brüste.

Untersuchungen

Zu Beginn eines Arztbesuches sollten Sie die Gelegenheit haben, ohne Zeitdruck und in angemessener Umgebung Ihre Beschwerden zu schildern bzw. Ihr Anliegen vorzubringen. Ihre Frauenärztin oder Ihr Frauenarzt wird Ihnen dazu in den meisten Fällen einige gezielte Fragen stellen. Scheuen Sie sich dabei nicht, peinliche Dinge anzusprechen. Sie können sicher sein, dass Ihr Arzt auf Ihr Problem korrekt und angemessen reagiert. Wenn Sie jedoch aus irgendwelchen Gründen mit einem Arzt nicht zurechtkommen, oder wenn Ihnen die Atmosphäre in einer Praxis nicht gefällt, schauen Sie sich nach einem anderen Arzt um.

Nach dem Gespräch folgt die körperliche Untersuchung. Sofern der Arzt und die Arzthelferin einfühlsam vorgehen, besteht für Sie kein Grund, sich ausgeliefert zu fühlen. Die Untersuchungssituation, die für Sie eine Ausnahmesituation darstellt, ist in der Praxis Alltagsroutine.

Wenn Sie auf dem Untersuchungsstuhl liegen, führt der Arzt normalerweise zunächst eine Spiegeluntersuchung durch. Der so genannte Entenschnabelspiegel besteht aus zwei Blättern, die durch ein Schraubensystem verbunden sind. Die beiden Blätter werden in der Scheide leicht auseinandergeklappt und halten dort von selbst. Bei einem anderen Modell, dem zweiteiligen „Spiegel“, wird das vordere Blatt durch die Assistentin, das hintere vom Untersucher selbst gehalten.

Durch den in die Scheide eingeführten Spiegel erhält der Arzt freie Sicht auf die Scheide und den Muttermund. Er kann so Entzündungen und Schleimhautveränderungen erkennen, den Ausfluss beurteilen und Abstriche innerhalb und außerhalb des Gebärmutterhalses zur Krebsvorsorge und zum Nachweis von Infektionserregern entnehmen. Durch das Kolposkop, eine Art Lupensystem, kann der Arzt alle eingesehenen Bereiche detailliert beurteilen.
Nach Entfernen des Spiegels folgt die manuelle Untersuchung. Hierzu führt der Untersucher den Zeige- und Mittelfinger einer behandschuhten Hand in die Scheide ein und benutzt seine andere Hand, die auf Ihrem Unterbauch liegt, als Widerlager. Tastend beurteilt er die Größe und Lage der inneren Geschlechtsorgane und stellt Schmerzempfindlichkeiten, z. B. beim Verschieben der Gebärmutter, Schwellungen oder Ähnliches fest.

Ultraschalluntersuchung

Die körperliche Untersuchung kann durch eine Ultraschalluntersuchung ergänzt werden. Sie ist eine hervorragende Methode, um die Größe und Lage der Organe sowie bestimmte Organveränderungen zu beurteilen. Bisher wurden keine negativen Auswirkungen des Ultraschalls nachgewiesen. Daher wird der Ultraschall heute auch zur Beurteilung des Schwangerschaftsverlaufs eingesetzt. Achten Sie aber bitte gerade in der Schwangerschaft darauf, dass nicht unnötig viele Untersuchungen gemacht werden.

Untersuchung der Brust

Bei entsprechenden Beschwerden oder Symptomen, bei der Erstuntersuchung und bei der jährlichen Krebsvorsorgeuntersuchung nimmt der Arzt eine ausführliche

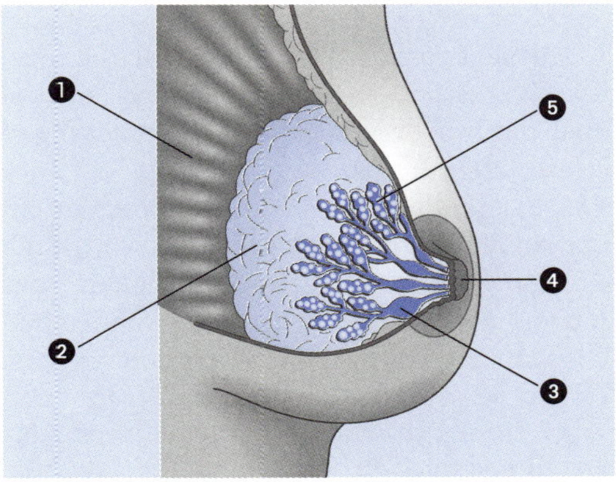

Aufbau der weiblichen Brust

❶ Muskelschicht ❷ Fettgewebe ❸ Milchgang ❹ Warze ❺ Brustdrüse

Tastuntersuchung der Brust vor. Sie können die dabei angewandte Technik weitgehend auch selbst erlernen.
Bei verdächtigem Tastbefund wie einem einzelnen Knoten oder einer unregelmäßigen Verhärtung in der Brust wird der Arzt Ihnen zu einer Mammographie oder Ultraschalluntersuchung der Brust raten. Die Mammographie ist eine Röntgenaufnahme der Brust, auf welcher der geübte Arzt krebsverdächtige Strukturen beurteilen kann.

Mitteilung der Untersuchungsergebnisse

Am Ende der Untersuchung bespricht der Arzt die Untersuchungsergebnisse mit Ihnen. Wenn die Informationen, die Sie dabei erhalten, Ihnen zu knapp oder unverständlich erscheinen, sollten Sie so lange nachfragen, bis Ihnen alle Sachverhalte klar sind. In jedem Fall sollten Sie die ungeklärten Fragen beim nächsten Arztbesuch ansprechen.
Bei zusätzlichen Untersuchungen wie Blutentnahmen oder Urinproben werden Sie nor-

malerweise vor oder nach dem eigentlichen Arztbesuch vom Praxispersonal betreut. Klären Sie vor Verlassen der Praxis, wie Sie über die Ergebnisse dieser Untersuchungen informiert werden.
Wartezeiten lassen sich in Arztpraxen nicht immer vermeiden. Sie können sowohl durch eine besondere Gewissenhaftigkeit des Arztes als auch durch eine mangelnde Organisation des Praxisablaufes bedingt sein. Wenn Sie mehr als einmal ungewöhnlich lange warten mussten, sollten Sie Ihren Arzt darauf ansprechen und eventuell auch einen Arztwechsel erwägen. Ihr Arzt wird in der Regel Verständnis dafür haben, wenn Sie aus beruflichen oder häuslichen Gründen besondere Terminwünsche äußern.

Vorsorgeuntersuchung

Einmal jährlich sollte jede Frau ihren Frauenarzt zur Krebsvorsorgeuntersuchung aufsuchen. Dabei kann eine Krebserkrankung im Frühstadium und sogar im Vorstadium erkannt werden. Am Beispiel des Gebärmutterhalskrebses zeigt sich der Erfolg der Vorsorgeuntersuchungen besonders deutlich. Wird dieser Krebs in einem Vor- oder Frühstadium entdeckt, reicht die Entfernung eines Gewebekegels aus dem Gebärmutterhals zur Behandlung aus. Dieser Eingriff ist mit einer Ausschabung der Gebärmutterschleimhaut vergleichbar. Wird der Gebärmutterhalskrebs dagegen erst in einem späten Stadium festgestellt, müssen große Teile der inneren Geschlechtsorgane entfernt werden, und die Heilungschancen sind dann deutlich geringer. Auch bei anderen Krebsarten ist die Früherkennung das Wichtigste. Sie hält den zur Behandlung notwendigen Eingriff in Grenzen und vergrößert die Heilungsaussichten. Leider nimmt nur rund die Hälfte aller Frauen die Vorsorgeuntersuchung wahr.

Bestandteile der Vorsorgeuntersuchung

Im Einzelnen besteht die Vorsorgeuntersuchung aus den folgenden Teilen:

- der Befragung der Patientin nach Beschwerden und Symptomen,
- der oben geschilderten Spiegeluntersuchung mit Zellabstrich innerhalb und außerhalb des Muttermundes sowie
- der mikroskopischen Untersuchung der Abstriche,
- der Tastuntersuchung der Geschlechtsorgane, dem Abtasten der Brüste und der dazugehörigen Lymphknoten (nach den offiziellen Richtlinien erst ab dem 30. Lebensjahr, sollte jedoch schon früher durchgeführt werden),
- dem Betrachten der Haut zur Hautkrebsvorsorge und
- dem Austasten des Enddarms und der Stuhluntersuchung auf unsichtbare Blutspuren mittels Teststreifen (Hämoccult) zur Darmkrebsvorsorge (spätestens ab dem 45. Lebensjahr).

Frauen ohne besonderes Brustkrebsrisiko wird empfohlen, im Alter zwischen 30 und 40 Jahren eine Mammographie durchführen zu lassen. Fragen Sie Ihren Arzt, ob er Ihnen eine regelmäßige Mammographie empfiehlt. Zwischen den jährlichen Vorsorgeuntersuchungen können Sie selbst einen wesentlichen Beitrag zur Krebsfrüherkennung leisten. Wenn bei Ihnen Zwischenblutungen oder verlängerte bzw. verstärkte Regelblutungen wiederholt auftreten, sollten Sie Ihren Frauenarzt aufsuchen. Auch unklare Schmerzen, eine Zunahme des Bauchumfangs, Gewichtsverlust oder nachlassende Leistungsfähigkeit können Alarmzeichen sein.
Eine bedeutende Maßnahme zur Früherkennung von Brustkrebs ist die monatliche

Selbstuntersuchung der Brüste. Sie wird nach der Menstruation durchgeführt und geht folgendermaßen:

1. Stellen Sie sich mit unbekleidetem Oberkörper vor einen Spiegel.
2. Betrachten Sie Ihre Brust zuerst mit hängenden, dann mit erhobenen Armen von vorne und von beiden Seiten. Achten Sie auf Einziehungen oder das Hervortreten der Brustwarze, entzündliche Hautveränderungen des Warzenvorhofes sowie Vorwölbungen, Einziehungen oder Hautunregelmäßigkeiten (Falten oder Schwellungen) der übrigen Brust.
3. Tasten Sie nun die Brust im Stehen ab. Zum Abtasten der linken Brust benutzen Sie Ihre rechte Hand, Ihre linke Hand dient hier als Widerlager. Mit der rechten Brust verfahren Sie umgekehrt. Untersuchen Sie systematisch alle Bereiche der Brust, beispielsweise im Uhrzeigersinn. Achten Sie beim Abtasten vor allem auf Knoten.
4. Danach tasten Sie die Brust zusätzlich im Liegen ab. Legen Sie hierzu den seitengleichen Arm unter Ihren Kopf und untersuchen Sie die Brust mit der Hand der Gegenseite. Tasten Sie sich dann von der Brust aus weiter bis zur Achselhöhle vor und suchen Sie auch hier nach Knoten oder Schwellungen.
5. Drücken Sie zuletzt, nun wieder im Stehen, die Brustwarzen mit Daumen und Zeigefinger zusammen und achten Sie darauf, ob Flüssigkeit austritt. Vergewissern Sie sich auch, dass sich beide Brustwarzen gleichmäßig vom Drüsengewebe abheben lassen.

Wenn Sie diese Untersuchung regelmäßig durchführen, lernen Sie Ihre Brust sehr gut kennen und werden frühzeitig auf Veränderungen aufmerksam.

Diagnose und Eingriffe

Hier werden einige häufig durchgeführte operative Eingriffe an den inneren Geschlechtsorganen erläutert. Sie können sowohl der Erhärtung einer Verdachtsdiagnose als auch der Behandlung dienen. Welche Narkose erforderlich ist, ob der Eingriff stationär oder ambulant vorgenommen wird, und wie lange Sie danach unter ärztlicher Beobachtung bleiben müssen, hängt von den individuellen Voraussetzungen und den örtlichen Gepflogenheiten ab.
Fragen Sie bitte Ihren behandelnden Arzt danach.

Ausschabung

Eine Ausschabung (Abrasio) der Gebärmutterhöhle wird bei unklaren Blutungen vorgenommen. Die Instrumente werden durch die Scheide eingeführt. Nachdem der Arzt die Gebärmutterhöhle mit einer Sonde ausgetastet und den Muttermund mit Metallstiften aufgeweitet hat, schabt er mit einem schlingenförmigen, scharfen Instrument die Gebärmutterschleimhaut ab und befördert die Schleimhautfetzen nach außen. Das gewonnene Gewebe wird anschließend mikroskopisch untersucht.

Konisation

Bei einer Konisation wird ein kegelförmiges Gewebestück aus dem Gebärmutterhals entfernt. Bei Verdacht auf einen Gebärmutterhalskrebs im Vor- oder Frühstadium kann das verdächtige Gewebe auf diese Weise genauer untersucht werden. Je nach Befund kann der Eingriff zur Behandlung bereits ausreichen. Bei jungen Frauen muss die Konisation besonders behutsam vorgenommen werden, da ein vernarbter, zu enger Muttermund die Befruchtung erschweren kann. Nach einer Konisation kann auch ein zu weiter Muttermund zurückbleiben, der die Gefahr einer Frühgeburt vergrößert.

Bauchspiegelung

Bei einer Bauchspiegelung (Laparoskopie bzw. Pelviskopie) wird über einen kleinen Bauchschnitt unterhalb des Nabels ein Endoskop (Laparoskop) eingeführt, das die Betrachtung und Beurteilung der Unterbauchorgane ermöglicht. Eine Bauchspiegelung wird z. B. zur Ermittlung der Ursachen einer Unfruchtbarkeit oder unklarer Schmerzen unternommen. Auch kleine therapeutische Eingriffe wie die Entfernung von Endometrioseherden oder Eierstockzysten sind möglich.

Punktion

Bei einer Punktion wird meist nach einer örtlichen Betäubung sowie unter Kontrolle mit dem Ultraschallgerät eine Nadel eingeführt, mit der Flüssigkeiten oder Gewebeteile zur weiteren Untersuchung oder zur Druckentlastung bei Schmerzen entnommen werden.

Operationen

Die großen Unterbaucheingriffe zur Entfernung der Gebärmutter oder zur Behebung von Senkungsbeschwerden werden nach verschiedenen Methoden durchgeführt. Der Zugang zu den Organen kann entweder über einen Bauchschnitt oder über die Scheide erfolgen.

Mastopathie

Über die Hälfte der Frauen mittleren Alters leidet unter dieser gutartigen Brusterkrankung. Dabei treten unregelmäßige Schwellungen und Verhärtungen im Brustdrüsengewebe auf.

Verantwortlich für die Erkrankung ist vermutlich ein Überwiegen der Östrogene gegenüber dem Gelbkörperhormon in der zweiten Zyklushälfte. Andere hormonelle Störungen, wie ein Übermaß des Hypophysenhormons Prolaktin, und psychische Faktoren können eine Rolle spielen.

Beschwerden

Typisch für die Mastopathie sind bis zu haselnussgroße, gut verschiebliche Knoten und flüssigkeitsgefüllte Zysten in der Brust. Gelegentlich tritt auch Flüssigkeit aus der Brustwarze aus. Diese Veränderungen können Brustschmerzen (Mastalgien) verursachen, die sich fast immer in der Woche vor dem Einsetzen der Regelblutung verstärken. Wenn solche Schmerzen ohne tastbare Veränderungen an der Brust auftreten, spricht der Arzt von einer Mastodynie.
Nur bei einer speziellen Form der fortgeschrittenen Mastopathie besteht ein erhöhtes Brustkrebsrisiko.

AktivCheck

Wann muss ich zum Arzt?

- Bei jedem Knoten in der Brust, den Sie neu tasten können oder der Ihnen erstmalig auffällt.

Was wird mein Arzt mich fragen?

- Sind Ihnen schon öfter einmal Verhärtungen des Brustdrüsengewebes aufgefallen?
- Bereiten Ihnen diese Veränderungen Schmerzen?
- Hat eine enge Verwandte ähnliche Beschwerden?

- Sind Ihnen Absonderungen aus der Brustdrüse aufgefallen? Dies ist wichtig zur Unterscheidung zwischen Mastopathie und Brustkrebs.
- Hatten Sie bereits Brustentzündungen?

Was frage ich meinen Arzt?

- Ist der Knoten bösartig?
- Welche Untersuchungen sind notwendig? Sind diese schmerzhaft?
- Muss operiert werden?
- Kann meine Brust erhalten werden?

AktivTipp

Was kann mein Arzt tun?

- Nach der Diagnosesicherung werden Ihnen Medikamente, z. B. Progestogel Gel (Hormonpräparat) verordnet.

Was kann ich selbst tun?

- Zunächst müssen Sie zum Arzt! Alle weiteren Empfehlungen begleiten die medizinische Therapie!
- Homöopathie kann helfen.

Untersuchung und Behandlung

In jedem Fall sollte Ihr Arzt die Gelegenheit erhalten, die Veränderungen in Ihrer Brust zu beurteilen, damit eine bösartige Erkrankung sicher ausgeschlossen werden kann. Eventuell wird er Ihnen zu einer Mammographie bzw. Ultraschalluntersuchung der Brust raten oder aus einer der Zysten Flüssigkeit zur Untersuchung entnehmen.

Üblicherweise besteht die Behandlung darin, die überwiegende Östrogenwirkung durch eine Gestagengabe zurückdrängen. Gestagene sind künstliche Gelbkörperhormone. Am einfachsten und schonendsten werden diese Medikamente angewendet, indem man ein entsprechendes Gel oder eine Salbe auf die Brüste aufträgt. Man kann die Gestagene aber auch einnehmen.

Mit pflanzlichen Präparaten aus den Früchten der Keuschlammpflanze (Agnus castus) gelingt es oft, die begleitenden Brustbeschwerden wirksam zu lindern. Dieser Pflanzenextrakt, der die Prolaktinfreisetzung in der Hirnanhangsdrüse vermindert, ist auch bei Mastodynie – also bei Brustschmerzen in den Tagen vor der Regelblutung ohne Brustveränderungen – gut wirksam.

Fibroadenom

Ein Fibroadenom ist ein einzelner, gutartiger Knoten in der Brust, der sich leicht vom übrigen Brustdrüsengewebe abgrenzen lässt. Normalerweise wird dieser gutartige Brusttumor durch eine kleine Operation entfernt. Das hat den großen Vorteil, dass der feingewebliche Aufbau des Knotens genau untersucht und ein bösartiger Tumor sicher ausgeschlossen werden kann. Im Idealfall kann der Operateur den notwendigen kleinen Schnitt am Warzenvorhof entlang legen, sodass er später praktisch keine Narbe hinterlässt.

Brustentzündungen

Eine Brustentzündung (Mastitis) entsteht meist im Wochenbett, kann grundsätzlich aber auch unabhängig von der Geburt eines Kindes auftreten. Frauen mit rissigen oder tief liegenden Brustwarzen (Hohlwarzen) sind besonders gefährdet.

Die Brust ist dabei schmerzhaft geschwollen, gerötet und überwärmt. Die Behandlung einer Brustentzündung gehört in die Hände eines Frauenarztes, der dafür sorgt, dass sie möglichst schnell, vollständig und ohne Abszessbildung ausheilt. Bei bakteriellen Infektionen, die zu einer entzündeten Brust führen, ist die Einnahme eines Antibiotikums notwendig. Wenn Abszesse entstehen, müssen sie meist durch einen kleinen Schnitt eröffnet werden.

Brustkrebs

Etwa jede zehnte Frau in Deutschland erkrankt an Brustkrebs (Mammakarzinom), der häufigsten Krebserkrankung der Frau.
Jede Frau sollte sich mit dieser Erkrankung, den Möglichkeiten der Früherkennung, den Risikofaktoren und Behandlungsverfahren vertraut machen.

Früherkennung

Gehen Sie mit schmerzhaften oder schmerzlosen Knoten, die Sie in Ihrer Brust tasten, immer sofort zum Arzt. Die meisten dieser Knoten sind harmlos, gelegentlich aber sind sie ein Frühzeichen des Brustkrebses. Denken Sie daran, dass die Heilungschancen des Brustkrebses umso besser sind, je früher erkannt wird.
Ein Tumor in der Brust sollte eigentlich erkannt werden, bevor er Schmerzen oder andere Beschwerden verursacht. Der Früherkennung dienen vor allem die Selbstuntersuchung der Brust, die Tastuntersuchung durch den Arzt und die Mammographie. Wichtige Alarmzeichen neben der Knotenbildung sind Einziehungen der Haut, Schwellungen, Entzündungen, eingezogene oder nässende Brustwarzen sowie Form- oder Größenveränderungen der Brust.
Obwohl diese Veränderungen auch bei gutartigen Brusterkrankungen auftreten können, sollten Sie auf Nummer sicher gehen und baldmöglichst Ihren Frauenarzt aufsuchen. Das Praxisteam wird Ihre Sorgen verstehen und Ihnen einen möglichst kurzfristigen Arzttermin geben. Ihr Arzt wird notwendige Untersuchungen wie die Mammographie oder Gewebeentnahme vornehmen oder veranlassen. Lassen Sie sich das Vorgehen und die Untersuchungsergebnisse genau erläutern.

Risikofaktoren

Auch wenn keine direkten Auslöser für Brustkrebs bekannt sind, können einige Faktoren genannt werden, die das Risiko, an Brustkrebs zu erkranken, erhöhen. Dazu gehört beispielsweise das zunehmende Lebensalter, das man leider nicht beeinflussen kann. Übergewicht und fettreiche Ernährung dagegen sind Risikofaktoren für Brustkrebs, die sich vermeiden lassen.
Auch eine erbliche Veranlagung für Brustkrebs existiert. Trägerinnen bestimmter „Brustkrebsgene“ (z. B. BRCA1 und BRCA2) erkranken relativ häufig und oft schon in jungen Jahren daran. Frauen, deren Mutter oder Schwester an Brustkrebs erkrankte, sind selbst auch stärker gefährdet als der Durchschnitt der weiblichen Bevölkerung im gleichen Alter. Diese Frauen sollten die empfohlenen Vorsorgemaßnahmen früher und besonders regelmäßig durchführen. Auch Frauen mit einer hochgradigen Mastopathie sollten sich häufig untersuchen lassen.
Eine Östrogenbehandlung in und nach den Wechseljahren erhöht das Brustkrebsrisiko vermutlich leicht. Ihr Arzt wird den Nutzen dieser Behandlung gegen dieses Risiko abwägen. Schwangerschaften (vor allem in jungem Alter) und lange Stillzeiten scheinen einen gewissen Schutz vor Brustkrebs zu bieten.

Folgende Faktoren erhöhen das Brustkrebsrisiko

- Alter
- „Brustkrebsgene" im Erbgut/Brustkrebs bei Verwandten ersten Grades
- hochgradige Mastopathie mit knotigen Verdichtungen in mehr als drei Viertel des Brustvolumens
- Bestrahlung mit hoher Strahlendosis im Brustbereich
- frühe erste Regelblutung vor dem 12. Lebensjahr
- späte Mutterschaft nach dem 30. Lebensjahr oder Kinderlosigkeit (wirkt sich erst nach den Wechseljahren aus)
- späte letzte Regelblutung nach dem 55. Lebensjahr
- Übergewicht (wirkt sich erst nach den Wechseljahren aus)
- fettreiche Ernährung
- Östrogenbehandlungen
- Bewegungsarmut

Folgende Faktoren werden derzeit noch erforscht

- Umweltfaktoren, u. a. Pestizide, elektromagnetische Felder
- Rauchen

Entstehung und Ausbreitung

Brustkrebs entsteht durch die unkontrollierte Wucherung bösartig entarteter Zellen. Am häufigsten wachsen die Tumoren im oberen äußeren Viertel der Brust, also in dem Teil, welcher der Achselhöhle am nächsten liegt. In manchen Fällen entsteht der Brustkrebs an mehreren benachbarten Stellen und selten sogar in beiden Brüsten gleichzeitig. Da der Krebsknoten anfangs vergleichsweise langsam wächst, können sich die Tumorzellen bereits im Körper ausgebreitet haben, bevor der Knoten in der Brust entdeckt wird. Die Tumorzellen werden über Lymph- oder Blutgefäße im Körper verbreitet. Aus verstreuten Krebszellen können in den benachbarten Lymphknoten, aber auch in entfernten Organen wie in den Knochen, der Lunge oder Leber Tochtergeschwülste (Metastasen) entstehen.

Beschwerden

Die Frühsymptome und die Alarmzeichen (Knotenbildung, Einziehungen, Schwellungen, Entzündungen, nässende Brustwarzen sowie Form- oder Größenveränderungen der Brust) wurden bereits genannt. Da der Brustkrebs in der Regel in diesem Stadium erkannt und behandelt wird, sind Beschwerden des fortgeschrittenen Brustkrebses wie Geschwürbildungen an der Brust oder massive Lymphknotenschwellungen in der Achselhöhle heute eher selten.

Bei fortgeschrittenem Brustkrebs mit Metastasenbildung richten sich die Beschwerden und Symptome nach dem Sitz der Metastasen. Zudem tritt eine allgemeine Abmagerung und Entkräftung ein.

AktivCheck

Wann muss ich zum Arzt?

- Nehmen Sie die Angebote zu regelmäßigen Vorsorgeuntersuchungen wahr.
- Wenn Sie einen neuen Knoten tasten, egal ob schmerzhaft oder nicht, suchen Sie umgehend einen Frauenarzt auf.

Was wird mein Arzt mich fragen?

- Sind Ihnen schon öfter Verhärtungen des Brustdrüsengewebes aufgefallen?

Was wird mein Arzt mich fragen?

- Bereiten Ihnen diese Veränderungen Schmerzen?
- Hat eine enge Verwandte ähnliche Beschwerden?
- Sind Ihnen Absonderungen aus der Brustdrüse aufgefallen? (Wichtig zur Unterscheidung zwischen Mastopathie und Brustkrebs.)
- Gab es früher schon Entzündungen der Brustdrüsen?
- Haben Sie Lymphknotenschwellungen in der Achselhöhle und oberhalb des Schlüsselbeins getastet?

Was frage ich meinen Arzt?

- Ist der Knoten bösartig?
- Welche Untersuchungen werden durchgeführt? Sind diese schmerzhaft?
- Muss operiert werden?
- Kommt eine Bestrahlung, eine Chemotherapie oder eine Hormontherapie für mich infrage?
- Welche Nebenwirkungen gibt es?
- Kann meine Brust erhalten werden?

AktivTipp

Was kann mein Arzt tun?

- Er sichert die Diagnose durch: Mammographie, Mammosonographie, eine operative Probeentnahme (Stanz-Biopsie) und Beurteilung dieser Probe unter dem Mikroskop. Je nach Ergebnis folgt die Lymphknoten-Entfernung.
- Wenn es ein hormonabhängiger Tumor ist, wird ein Östrogen-Antagonist eingesetzt.
- Anschließend folgt oft eine Chemotherapie und/oder Bestrahlung.

Was kann ich selbst tun?

- Gewöhnen Sie sich die monatliche Selbstuntersuchung nach der Regelblutung an.
- Vermeiden Sie das Rauchen.
- Leben Sie gesund und ernähren Sie sich ausgewogen.
- Bei Brustkrebs können Sie selbst unterstützende Therapien beginnen: Misteltherapie, Johanniskrautextrakt, Psychotherapie. Fragen Sie Ihren Arzt danach.

Untersuchung und Behandlung

Schon bevor ein Tumor als Knoten tastbar wird, kann die Mammographie feine Kalkspritzer als Hinweiszeichen auf eine bösartige Wucherung zeigen. Da die Heilungsaussichten besonders gut sind, wenn der Krebs so früh entdeckt wird, ist die Mammographie eine wichtige Untersuchungsmethode zur Früherkennung.

Tastbare, krebsverdächtige Knoten werden entfernt und feingeweblich untersucht. Dies gilt auch für Lymphknoten, die zusammen mit einem Brustkrebsknoten entfernt wurden. Bei fraglicher Metastasierung werden verschiedene bildgebende Verfahren (Röntgenaufnahme der Lunge, Ultraschalluntersuchungen der Leber, Computertomographie, Knochenszintigraphie) zur Metastasensuche eingesetzt.

Nach Abschluss aller notwendigen Untersuchungen schlägt Ihnen der Arzt eine Therapie vor. Die neuesten Forschungsergebnisse haben gezeigt, dass die Ergebnisse zur

Heilung des Brustkrebses am besten sind, wenn vor der Operation eine Chemotherapie mit Medikamenten durchgeführt wird, die das Krebszellwachstum hemmen. Oft wird dadurch eine brusterhaltende Operation ermöglicht und die Rezidivrate (Häufigkeit des Auftretens neuer Geschwüre) wird deutlich gesenkt. Danach wird dann der Tumor durch eine Operation entfernt.

Während der Operation wird das entnommene Tumorgewebe unter dem Mikroskop untersucht und festgestellt, ob wirklich alles erkrankte Gewebe entfernt wurde. Eine brusterhaltende Operation ist möglich, wenn man davon ausgehen kann, dass sich die bösartigen Zellen auf einen Knoten beschränken. Sicherheit ist aber in jedem Fall oberstes Gebot. Deshalb werden normalerweise auch die Lymphknoten in der Achselhöhle entfernt, wohin sich die Tumorzellen in vielen Fällen zunächst ausbreiten. Sie werden ebenfalls feingeweblich untersucht.

Als unangenehme Folgeerscheinung einer Brustoperation mit Entfernung der Achsellymphknoten tritt manchmal ein so genanntes Lymphödem des Armes auf. Da der Abfluss der Lymphflüssigkeit aus dem Arm behindert ist, staut sich die Lymphe im Arm zurück. Der Arm schwillt an, wird unbeweglich und schmerzt. Durch schonenderes Operieren ist das Lymphödem in den letzten Jahren seltener geworden.

Wird die gesamte Brustdrüse entfernt, kann die Brust während der ersten oder in einer zweiten Operation mit einer Prothese oder körpereigenem Gewebe wieder aufgebaut werden. Dies wird in der Regel gut vertragen, kann aber gelegentlich auch zu Nebenwirkungen führen. Eine akzeptable Situation lässt sich auch mit einem Prothesenbüstenhalter erreichen. Badeanzüge und große Dekolletés können damit getragen werden.

Rein technisch gesehen ist die gesamte Behandlung in der Regel nicht schwierig, dennoch ist eine solche Diagnose für die betroffene Frau vor allem psychisch sehr belastend. Sie sollten daher vor der Behandlung offen und ausführlich sowohl mit Ihrem Partner als auch mit dem behandelnden Arzt sprechen. Lassen Sie sich von Ihrem Arzt das gesamte Vorgehen inklusive schonender Operationsverfahren bzw. möglichem Wiederaufbau der Brust genau erläutern. Sprechen Sie mit ihm auch über bestehende psychische Probleme und Ihre Einstellung zu der geplanten Therapie. Sollten Sie Zweifel haben, ziehen Sie einen weiteren Arzt hinzu und informieren Sie sich.

Nachbehandlung

Auch wenn der Tumor in der Brust durch die Operation vollständig entfernt werden kann und weder in den entnommenen Lymphknoten noch in anderen Organen und Geweben des Körpers Tochtergeschwülste nachweisbar sind, empfehlen die meisten Ärzte aus Sicherheitsgründen eine weitere Nachbehandlung. Man will damit einzelne verstreute Krebszellen und kleine, noch nicht nachweisbare Absiedlungen (Mikrometastasen) unschädlich machen.

Die Art der Nachbehandlung richtet sich nach den individuellen Voraussetzungen: Bei jüngeren Frauen mit Monatsblutungen wird möglicherweise eine Weiterführung der Chemotherapie erwogen. Nach den Wechseljahren kann oft mit Hormonen in Tabletten- oder Spritzenform nachbehandelt werden.

Wenn die Brust bei der Operation erhalten geblieben ist, muss sie anschließend bestrahlt werden. Auch medikamentöse Therapien mit Mistelpräparaten konnten in den letzten Jahren überzeugen.

Falls Sie Angst vor der Nachbehandlung haben, bedenken Sie bitte, dass die Erfahrung und Routine der behandelnden Ärzte bei der Behandlung des Brustkrebses recht groß ist, dass sie Ihre Sorgen verstehen und die auftretenden Risiken und Nebenwirkungen gut beherrschen, dass die Therapieverfahren ständig verbessert wurden und vor allem auch, dass die Nachbehandlung die Chancen für Ihre dauerhafte Heilung erhöht.

Alternative Krebsbehandlung

Wenn eine Frau erfährt, dass sie Brustkrebs hat, gerät sie verständlicherweise zunächst in Panik und sucht vielleicht auch nach Möglichkeiten, sich der notwendigen Operation zu entziehen. Dabei werden alternative Therapieverfahren oft zum Hoffnungsträger. Vergessen Sie aber nicht, dass auf dem beschriebenen herkömmlichen Weg der Behandlung gute Erfolge erzielt werden. Entziehen Sie sich den dadurch gebotenen Heilungschancen nicht, indem Sie sich voreilig ausschließlich alternativen Therapien zuwenden.
Nach der Operation und der dringend empfohlenen Nachbehandlung haben Sie immer noch die Möglichkeit, sich in Ruhe um ergänzende Behandlungen zu kümmern. Vielleicht ist es am besten, wenn Sie mit Ihrem behandelnden Arzt über dieses Thema sprechen.
Viele Ärzte sind inzwischen gegenüber alternativen Behandlungsverfahren aufgeschlossen und kennen zumindest die richtigen Ansprechpartner für Sie.

Nachsorge

Die Heilungschancen bei einer Brustkrebserkrankung hängen zunächst ganz wesentlich davon ab, in welchem Stadium der Tumor erkannt und behandelt wird. Da der Brustkrebs aber auch nach erfolgreicher Erstbehandlung erneut entstehen kann, sind Nachsorgeuntersuchungen notwendig. Sie werden im ersten Jahr kurzfristig und später halbjährlich durchgeführt.
Viele Frauen empfinden die Teilnahme an einer Selbsthilfegruppe als positive Erfahrung, die ihre Auseinandersetzung mit dem Brustkrebs erleichtert. Von Ihrem Frauenarzt erhalten Sie Adressen der nächsten Selbsthilfegruppen und Beratungsstellen. Informieren Sie sich auch über soziale und finanzielle Hilfsmöglichkeiten, die Ihnen bei Bedarf zustehen.
Weitere Informationen erhalten Sie auf den Seiten 584 bis 592.

Myome der Gebärmutter

Myome sind gutartige Geschwülste, die im Muskelgewebe der Gebärmutter (Myometrium) entstehen.
Die Gebärmutter besteht hauptsächlich aus diesem Muskelgewebe, das bei der nichtschwangeren Frau einen spaltförmigen Hohlraum, die Gebärmutterhöhle, umgibt. Diese Höhle ist von einer Schleimhaut, dem so genannten Endometrium, ausgekleidet. In der Gebärmuttermuskulatur entstehen häufig gutartige Geschwülste, die Myome genannt werden. Diese knolligen Gebilde, die recht groß werden können, sind durch eine Art Kapsel deutlich vom umgebenden Gewebe abgegrenzt. Oft bestehen mehrere Myome gleichzeitig. Junge Frauen haben eher selten Myome.
In vielen Fällen treten Myome im Zusammenhang mit einer Schwangerschaft auf und bilden sich nach den Wechseljahren zurück. Dies ist ein Hinweis darauf, dass ein starker Östrogeneinfluss die Myomentstehung fördert.

Beschwerden

Je nachdem, ob sie von Muskulatur umgeben sind, in die Gebärmutterhöhle oder auf der Gebärmutteroberfläche wachsen, verursachen Myome unterschiedliche Beschwerden. Am häufigsten führen sie zu verstärkten oder verlängerten Monatsblutungen oder zu Zwischenblutungen. Dadurch kann eine Blutarmut entstehen. Sie können auch zu Gewebeschäden und Entzündungen in der Gebärmutter führen. Auch durch die Verdrängung der Harnblase oder des Darmes können Schmerzen oder andere Beschwerden auftreten. Viele Myome verursachen überhaupt keine Beschwerden.

Bezüglich einer Schwangerschaft können Myome eine Reihe verschiedener Probleme bereiten:

Sie können eine Schwangerschaft bzw. die Einnistung des befruchteten Eis in der Gebärmutter verhindern oder auch zu einer Fehlgeburt führen. Im Verlauf einer Schwangerschaft oder unter der Geburt können Myome zu einem mechanischen Hindernis werden. Sie werden daher als Schwangerschaftsrisiko eingestuft, obwohl die Schwangerschaft mit Myomen oft völlig problemlos verläuft.

AktivCheck

Wann muss ich zum Arzt?

- Wenn Sie unter heftigen Monatsblutungen leiden.
- Bei häufigem Harndrang oder erschwerter Stuhlentleerung.
- Bei Kreuz- und Unterleibsschmerzen.
- Wenn Sie einfach nicht schwanger werden können.
- Nach wiederholten Fehlgeburten.

Was wird mein Arzt mich fragen?

- Er wird die in der linken Textspalte beschriebenen Beschwerdebilder abfragen.

Was frage ich meinen Arzt?

- Gibt es eine familiäre Neigung zu Myomen?
- Kann sich nach einer Myomentfernung ein neues Myom ausbilden?
- Verschwindet ein Myom eventuell. von selbst wieder?
- Ich bin schwanger. Soll das Myom zum jetzigen Zeitpunkt dennoch behandelt werden?
- Normalisiert sich meine Regelblutung nach der Myomentfernung?
- Welche Behandlung kommt für mich infrage? – Operation, Medikamente, Abwarten?

AktivTipp

Was kann mein Arzt tun?

- Durch die klinische Untersuchung, und eine Ultraschalluntersuchung wird er die Diagnose abklären.
- Bei kleineren Myomen erfolgt die medikamentöse Behandlung mit GnRH-Antagonisten (Enantone-Gyn).
- Bei großem Befund wird für eine Operation entschieden. Diese erfolgt organerhaltend oder als totale Gebärmutterentfernung.

Was kann ich selbst tun?

- Leider nichts.

Untersuchung und Behandlung

Die genannten Blutungsstörungen sollten Sie immer zum Arzt führen, da nicht nur Myome, sondern auch andere, ernstere Ursachen vorliegen können. Bei der Tast- oder Ultraschalluntersuchung der Gebärmutter werden dann gelegentlich Myome entdeckt, die der Arzt mit Medikamenten oder einer Operation (Ausschälung) behandelt.

Wenn Myome Beschwerden verursachen, sollten sie operativ entfernt werden. Da man bei jungen Frauen die Gebärmutter erhalten möchte, werden die Myome „ausgeschält". Älteren Frauen ohne weiteren Kinderwunsch wird oft zur Entfernung der Gebärmutter geraten. Lassen Sie sich in diesem Fall nicht drängen und fragen Sie nach, ob und warum dieser Schritt unumgänglich ist. Ziehen Sie bei Zweifeln die Meinung eines zweiten Arztes hinzu.

Die Verkleinerung von Myomen kann auch mithilfe einer Hormonbehandlung erreicht oder zumindest versucht werden.

Gebärmuttersenkung

Wenn die Muskelplatte des Beckenbodens der Last der Unterbauchorgane nicht mehr gewachsen ist, kommt es zu einem Tiefertreten der Gebärmutter und der Scheidenwände.

Meist ist die vordere Scheidenwand stärker betroffen, sodass die Harnblase an der Senkung teilnimmt. Eine Senkung der hinteren Scheidenwand ist weit seltener, in diesem Fall ist der Enddarm mitbetroffen.

Für die Beckenbodenschwäche, die als Hauptvoraussetzung einer Gebärmuttersenkung gilt, sind neben der Veranlagung zur Bindegewebs- und Muskelschwäche vor allem Schwangerschaften und Geburten verantwortlich. Wenn der Kopf eines Kindes geboren wird, entstehen viele winzige Risse im Muskelgeflecht des Beckenbodens. Auch Übergewicht und starke körperliche Belastungen tragen zur Gebärmuttersenkung bei. Nach den Wechseljahren, wenn der Einfluss der weiblichen Geschlechtshormone zurückgeht, verliert der Beckenboden weiter an Elastizität, und die Senkung wird stärker. Risikofaktoren sind eine Veranlagung zur Bindegewebs- und Muskelschwäche, zu Schwangerschaften und Geburten, zu Übergewicht sowie sehr starke körperliche Belastungen.

Beschwerden

Im Vordergrund der Senkungsbeschwerden stehen Funktionsstörungen der Harnblase. Sie äußern sich meist als so genannte Stressinkontinenz, bei der es zum unwillkürlichen Urinabgang beim Husten, Lachen, Heben oder sogar beim Treppensteigen kommt. Auch ein Harnverhalten, Verstopfung, Druckgefühle sowie Schmerzen im Unterbauch und „im Kreuz" können von einer Gebärmuttersenkung herrühren.

AktivCheck

Wann muss ich zum Arzt?

- Zur Vorsorgeuntersuchung.
- Wenn Sie unter Unterbauchbeschwerden, Harnabgang beim Treppensteigen und Lachen sowie unter Kreuzschmerzen leiden.

Was wird mein Arzt mich fragen?

- Wie viele Geburten hatten Sie?
- Gab es schwere Geburtsverläufe?
- Wie war das Gewicht der Kinder bei der Geburt?

- Haben Sie ein verstärktes Druckgefühl im Unterleib mit Drang nach unten (Senkungsgefühl)?

Was frage ich meinen Arzt?

- Welche Alternativen gibt es zu einer operativen Behandlung?
- Welche unterstützenden Massnahmen kann ich selbst ergreifen?
- Ist Geschlechtsverkehr auch bei einer Gebärmuttersenkung möglich?

AktivTipp

Was kann mein Arzt tun?

- Die Diagnose wird er durch die klinische Untersuchung, Ultraschall und Urodynamik (Nachweis der Blasenfunktionsstörung) erheben.
- An erster Stelle steht eine spezielle Gymnastik zur Stärkung des Beckenbodens.
- Als Therapie wird gelegentlich die Einlage eines Pessars (meist ringförmiger Metall-, Gummi- oder Kunststoffkörper) empfohlen.
- Als operative Möglichkeiten stehen plastische Operationen („plastisch" im Sinne von neu gestaltend) mit Totalorganerhalt oder Entfernung der Gebärmutter, Straffung des Beckenbodens und Stützung der Harnblase zur Verfügung.

Was kann ich selbst tun?

- Erlernen Sie eine spezielle Gymnastik zur Stärkung des Beckenbodens.
- Beugen Sie einer Beckenbodenschwäche rechtzeitig durch Schwangerschafts- und Rückbildungsgymnastik vor.
- Vermeiden Sie nach einer Geburt eine zu frühe körperliche Belastung.
- Vermeiden Sie das Heben schwerer Lasten.

Untersuchung und Behandlung

Der Arzt diagnostiziert die Gebärmuttersenkung bei der gynäkologischen Untersuchung. Er verordnet Medikamente und rät bei starken Beschwerden zur Operation.

In leichten Fällen kann eine Kräftigung der Beckenbodenmuskulatur durch Beckenbodengymnastik als Behandlung ausreichen. Wenn Sie sich über dieses Thema näher informieren möchten, ist zum Erlernen der entsprechenden Übungen die Teilnahme an einer Selbsthilfegruppe oder die Lektüre eines entsprechenden Ratgebers empfehlenswert.

Beugen Sie einer Beckenbodenschwäche rechtzeitig vor, indem Sie die Schwangerschafts- und Rückbildungsgymnastik im Wochenbett ernst nehmen und nach einer Geburt eine zu frühe körperliche Belastung vermeiden. Eine schonende Entbindung mit Dammschnitt reduziert die Belastung des Beckenbodens.

Das Training der Beckenbodenmuskulatur ist auch zur Vorbeugung einer Gebärmuttersenkung geeignet. Wichtig ist der Abbau von Übergewicht. Der Östrogenmangel nach den Wechseljahren, der zu einem Elastizitätsverlust des Beckenbodens führt, kann durch eine rechtzeitige Hormonersatzbehandlung vermieden werden.

Der Arzt kann die Wirkung der Beckenbodengymnastik durch Medikamente unterstützen, die den Harndrang dämpfen. Eine Gebärmuttersenkung kann auch durch verschiedene Operationsverfahren günstig beeinflusst werden. Lassen Sie sich vor einem operativen Eingriff immer erläutern, was der Arzt damit bezweckt, wie hoch die Erfolgsaussichten sind, und was Sie nach der Operation von sich aus tun können. Die Einlage eines Pessars wird bei einer Gebärmuttersenkung normalerweise nur selten empfohlen. Bei Zweifeln und Unsicherheit können Sie einen zweiten Arzt um seine Meinung bitten.

Endometriose

Bei der Endometriose findet man „Nester" von Gebärmutterschleimhaut (Endometrium) außerhalb der Gebärmutterhöhle, wobei die genaue Ursache noch unklar ist. Möglicherweise spielt die offene Verbindung zwischen der Gebärmutter und der Bauchhöhle durch die Eileiter eine Rolle.

Die Endometrium-Nester können sich an vielen Stellen befinden, innerhalb der Gebärmuttermuskulatur, an den inneren Geschlechtsorganen, im Becken, an der Harnblase oder am Darm. Endometrioseherde in den Eierstöcken werden wegen ihres Aussehens als „Schokoladenzysten" bezeichnet. Nur selten treten Endometrioseherde an weiter entfernten Körperstellen, wie in der Lunge, auf. Das eigentliche Problem der Endometriose besteht darin, dass sich die Endometrioseherde wie die normale Gebärmutterschleimhaut verhalten, also unter Östrogeneinfluss wachsen und sich am Ende des Zyklus erneuern, aber im Gegensatz zur Schleimhaut der Gebärmutterhöhle nicht nach außen abfließen können.

Beschwerden

Die Endometriose führt oft zu verstärkten und bei manchen Frauen zu massiven Regelbeschwerden. Auch Schmerzen beim Geschlechtsverkehr können auftreten. Wenn sich Schleimhautinseln in den Eileitern befinden, können sie den Eitransport vom Eierstock in die Gebärmutter behindern und für einen unerfüllten Kinderwunsch verantwortlich sein.

AktivCheck

Wann muss ich zum Arzt?

- Wenn Sie vor und während der Menstruation starke Schmerzen haben.
- Wenn die Entleerung von Harn und Stuhl oder der Geschlechtsverkehr schmerzhaft sind.
- Bei erheblich verstärkter Monatsblutung.
- Wenn Sie gerne Kinder hätten, aber bisher noch keine bekommen haben.

Was wird mein Arzt mich fragen?

- Seit wann bestehen Ihre Beschwerden schon?
- Wie sehr fühlen Sie sich dadurch beeinträchtigt?

Was frage ich meinen Arzt?

- Können meine Beschwerden dauerhaft behandelt werden?
- Welche Behandlungsmethoden gibt es?
- Ist Heilung möglich?
- Führt meine Endometriose möglicherweise zu Krebs?

AktivTipp

Was kann mein Arzt tun?

- Die Diagnose wird erhoben durch die klinische Untersuchung, die Verlaufsbeobachtung, Abfragen des Beschwerdeprotokolls, Ultraschall.
- Die Behandlung erfolgt während der diagnostischen Bauchspiegelung mit feingeweblicher Untersuchung sowie Entfernung der Endometriose-Herde durch Wärmeeinwirkung (Thermokoagulation).
- Die Therapie ist abhängig vom Sitz der Endometriose.
- Die Hormonbehandlung erfolgt mit Enantone-Gyn®.

Was kann ich selbst tun?

- Führen Sie ein Beschwerdeprotokoll mit Auftreten der Symptome bei Regelabhängigkeit, Geschlechtsverkehr, Stress.
- Lindern Sie symptomatisch die Beschwerden durch Schmerzmittel und Homöopathie.

Untersuchung und Behandlung

Die Diagnose ergibt sich aus den zyklischen Beschwerden vor und bei der Monatsblutung und aus der gynäkologischen Untersuchung. Die Behandlung erfolgt durch Medikamente (Hormone wie z. B. Gestagene/künstliche Gelbkörperhormone). Je nach Lage können Endometrioseherde bei der Bauchspiegelung entdeckt und auch behandelt werden.

Krebs des Gebärmutterhalses

Der Gebärmutterhals (Zervix, Kollum) ist der Teil der Gebärmutter um den Muttermund herum, der in die Scheide hineinragt. Der Gebärmutterhalskrebs (Zervixkarzinom, Kollumkarzinom) tritt relativ häufig bei jüngeren Frauen zwischen 35 und 45 Jahren und bei älteren Frauen zwischen 65 und 75 Jahren auf. Das Zervixkarzinom entwickelt sich in den meisten Fällen aus dem Plattenepithel, welches den Gebärmutterhals von außen bedeckt. Man geht heute davon aus, dass diese Krebserkrankung in vielen, aber nicht in allen Fällen durch das so genannte Papillomavirus ausgelöst wird. Dieses Virus wird beim Geschlechtsverkehr übertragen. Daher haben Frauen, die schon früh Geschlechtsverkehr und häufig wechselnde Partner hatten, ein erhöhtes Risiko, an Gebärmutterhalskrebs zu erkranken. Eine gute Genitalhygiene von Mann und Frau sowie die Beschneidung des Mannes verringern die Erkrankungsgefahr.
Weitere Risikofaktoren des Gebärmutterhalskrebses sind das Rauchen, eine HIV-Infektion und Antibabypillen mit hohem Östrogengehalt.
Es kann nicht genug betont werden, wie wichtig zur Erkennung des Gebärmutterhalskrebses die Vorsorgeuntersuchung ist: Wenn er in einem Vor- oder Frühstadium erkannt wird, reicht zur Behandlung meist ein kleiner Eingriff aus und die Heilungschancen sind sehr groß.

Beschwerden

Das Zervixkarzinom verursacht im Vor- oder Frühstadium meist keine Beschwerden, kann jedoch vom Arzt bei der Vorsorgeuntersuchung erkannt werden. Im fortgeschrittenen Stadium machen sich meist Zwischenblutungen oder gelblicher bis blutiger Ausfluss bemerkbar. Dann bestehen oft schon Absiedlungen von Tumorzellen in den Lymphknoten des Bauches.

AktivCheck

Wann muss ich zum Arzt?

- Zur normalen jährlichen Vorsorgeuntersuchung.
- Bei allen Unregelmäßigkeiten nach den Wechseljahren.
- Bei auffälligem, übel riechendem Ausfluss.
- Bei Blutungen nach dem Geschlechtsverkehr.

Was wird mein Arzt mich fragen?

- Hatten Sie häufige Entzündungen der Scheide und des Gebärmutterhalses?
- Hatten Sie schon sehr früh Geschlechtsverkehr?
- Hatten Sie häufig wechselnde Geschlechtspartner?
- Besteht eine familiäre Belastung?
- Ergaben vorherige Untersuchungen auffällige Zellbefunde?

Was frage ich meinen Frauenarzt?

- Führen Sie einen Test auf Papillomaviren („HPV") durch?
- Müssen Sie den Gebärmuttermund mit einer Lupe vergrößern (Kolposkopie)?
- Muss eine Konisation (Entnahme eines Gewebskegels aus dem Muttermund) durchgeführt werden?
- Ist eine Entzündungsbehandlung für die Scheide ausreichend?
- Kann eine Konisation eventuell sogar Heilung bedeuten?
- Kann ich noch schwanger werden, wenn der Krebs sehr ausgedehnt ist?

AktivTipp

Was kann mein Arzt tun?

- Die Diagnose erfolgt durch die klinische Untersuchung, den zytologischen Abstrich, Kolposkopie, Gewebeproben.
- Die Konisation erfolgt als Diagnose und eventuell bereits als Therapie.
- Stadienabhängig wird die Entfernung der Gebärmutter mit anhängendem Gewebe und der Lymphknoten durchgeführt.
- Anschließend erfolgt eine Chemo- und/oder Strahlentherapie.

Was kann ich selbst tun?

- Achten Sie auf eine gute Genitalhygiene: täglich wechselnde Unterwäsche, Frauen mit häufigen Entzündungen sollten Baumwollslips tragen sowie luftdurchlässige Monatsbinden. Keine Scheidenspülung! Damit wird das gesunde Scheidenmillieu zerstört.
- Vermeiden Sie ungeschützten Geschlechtsverkehr mit häufig wechselnden Partnern.
- Nehmen Sie regelmäßig an den Vorsorge- und Kontrolluntersuchungen teil.
- Sofortige Vorstellung bei Kontaktblutungen oder anderen Auffälligkeiten.

Untersuchung und Behandlung

Bei der Vorsorgeuntersuchung kann der Arzt Frühstadien des Zervixkarzinoms im Kolposkop sehen. In fortgeschrittenen Stadien werden verschiedene bildgebende Verfahren zur Metastasensuche eingesetzt. Wird der

Gebärmutterhalskrebs in einem Vor- oder Frühstadium erkannt, reicht zur Behandlung meist die Entfernung eines kleinen, kegelförmigen Gewebestückes (Konisation) aus. Die Heilungschancen sind sehr groß.
In fortgeschrittenen Stadien ist entweder ein großer operativer Eingriff notwendig, bei dem die Gebärmutter, das obere Drittel der Scheide, die Eileiter und die umgebenden Lymphknoten entfernt oder eine Bestrahlung der Gebärmutter und der betroffenen Lymphknoten durchgeführt werden. Vorbeugemaßnahmen ergeben sich aus den Risikofaktoren.

Krebs des Gebärmutterkörpers

Krebs des Gebärmutterkörpers (Korpuskarzinom, Endometriumkarzinom), der von der Gebärmutterschleimhaut ausgeht, tritt am häufigsten bei Frauen zwischen 55 und 75 Jahren auf, bei denen die zyklische Erneuerung der Schleimhaut nicht mehr stattfindet. Er kann sich jedoch auch bei jungen Frauen entwickeln.
Man kennt einige auslösende Faktoren des Endometriumkarzinoms. An erster Stelle sind die Östrogene zu nennen, weshalb die Hormonersatzbehandlung in den Wechseljahren und danach bei Frauen mit Gebärmutter immer aus einer kombinierten Östrogen-Gestagen-Behandlung und nie allein aus Östrogenen bestehen sollte. Die Zugabe eines Gestagens hebt das erhöhte Risiko auf und schützt die Gebärmutter vor Krebs. Weitere Risikofaktoren sind Übergewicht, Bluthochdruck und erhöhter Blutzucker.

Beschwerden

Typischerweise macht sich die Erkrankung durch eine unerwartet auftretende Blutung nach den Wechseljahren oder duch Ausfluss bemerkbar.

AktivCheck

Wann muss ich zum Arzt?

- Bei unregelmäßigen Monatsblutungen.
- Wenn Sie nach der Menopause wieder Blutungen oder Ausfluss feststellen.
- Wenn Sie eine Vergrößerung der Gebärmutter spüren.

Was wird mein Arzt mich fragen?

- Hatten Sie schon früher einmal eine Hormonersatzbehandlung? In welcher Form?
- Wie oft sind die unzyklischen Blutungen aufgetreten?
- In welcher Stärke? Inwieweit weichen Sie von der früher normalen Monatsblutung ab?
- Wenn Sie bereits in der Menopause sind, wann war die letzte Regelblutung ab?
- Gibt es eine familiäre Häufung?

Was frage ich meinen Arzt?

- Ist eine Ausschabung notwendig – oder reicht allein die Ultraschalluntersuchung?

AktivTipp

Was kann mein Arzt tun?

- Die Diagnose erfolgt durch die klinische Untersuchung, durch Ultraschall und durch Gebärmutterausschabung.
- Es erfolgt die Entfernung der Gebärmutter mit anhängendem Gewebe und Lymphknoten.

•••➤ Was kann mein Arzt tun?

- Im Anschluss wird eine Chemo- und/ oder Strahlentherapie eingeleitet.

Was kann ich selbst tun?

- Achten Sie gewissenhaft auf jede Unregelmäßigkeit achten.

Untersuchung und Behandlung

Bei der Vorsorgeuntersuchung können unter Umständen Krebszellen der Gebärmutterschleimhaut im Abstrich vom Gebärmutterhals nachgewiesen werden. Bei jedem Verdacht auf Schleimhautkrebs ist eine Ausschabung der Gebärmutterhöhle erforderlich, die zur Diagnose führt. Zur Behandlung werden, wenn es der allgemeine Gesundheitszustand der Patientin zulässt, in einer größeren Operation die Gebärmutter, Eileiter, Eierstöcke und benachbarten Lymphknoten entfernt. Nach der Operation wird die Scheide bestrahlt, um auch noch einzelne verstreute Krebszellen zu vernichten.

Vorbeugende Maßnahmen ergeben sich aus den Risikofaktoren: Vermeiden Sie Übergewicht und achten Sie auf eine angemessene Behandlung eines Diabetes und eines Bluthochdruckes. Achten Sie darauf, dass Sie zur Hormonersatzbehandlung nicht nur Östrogene, sondern auch ein Gestagen anwenden. Nehmen Sie regelmäßig an der Vorsorgeuntersuchung teil. Seite 584 bis 592 informiert Sie über Tumorleiden.

Entzündung der Eileiter

Durch die Scheide und die Gebärmutter können unter ungünstigen Bedingungen (beispielsweise bei einer Scheidenentzündung) Krankheitserreger bis in die Eileiter aufsteigen und dort zu einer Entzündung führen. Sie kann unbemerkt ablaufen, aber auch zu Unterbauchschmerzen, Übelkeit, Fieber, Darm- oder Blasenbeschwerden führen.

Wenden Sie sich mit solchen Beschwerden immer zügig an Ihren Arzt. In den meisten Fällen wird er Ihnen ein Antibiotikum geben. Damit werden nicht nur die Beschwerden gelindert, sondern oft auch bleibende Schäden an den Eileitern vermieden.

Eileiterentzündungen können nämlich zur Vernarbung und Verklebung der Eileiter führen, wodurch der Transport der Eizelle vom Eierstock zur Gebärmutter erschwert oder gar unmöglich sein kann. Dies kann für Kinderlosigkeit verantwortlich sein. Auch das Risiko einer Eileiterschwangerschaft ist nach einer Eileiterentzündung erhöht.

Eierstockzysten

Die monatlich ablaufenden Vorgänge am Eierstock mit Heranreifen eines Eifollikels, Eisprung und Bildung des Gelbkörpers können zur Entstehung von flüssigkeitsgefüllten Hohlräumen (Zysten) führen. Oft bilden sich solche Zysten innerhalb einiger Wochen von selbst zurück: Der Arzt kann dies mit wiederholten Ultraschalluntersuchungen kontrollieren. Ein operativer Eingriff ist nur dann angezeigt, wenn die Zyste nicht eindeutig zu beurteilen ist und ein Eierstocktumor nicht sicher ausgeschlossen werden kann, oder wenn die Gefahr von Komplikationen besteht (Platzen oder Entzündung der Zyste). Manche Zysten hängen mit einem Stiel am Eierstock und können sich um ihren Stiel drehen, wodurch die Blutzufuhr zur Zyste unterbrochen wird und akute Bauchschmerzen entstehen. In diesem Fall ist eine Operation dringlich.

Gutartige Tumoren der Eierstöcke

Ein gutartiger und recht häufiger Tumor der Eierstöcke ist das so genannte Dermoid. Dieser Tumor kann verschiedene fremde Gewebsarten, unter anderem auch Haut, Haare und Zähne, enthalten. Es tritt vor allem bei jungen Frauen auf. Eierstocktumoren werden normalerweise entfernt, um eine Verwechslung mit bösartigen Tumoren ganz sicher auszuschließen.

Eierstockkrebs

Krebserkrankungen an den Eierstöcken (Ovarialkarzinome) sind relativ häufig. Man geht davon aus, dass sich das Erkrankungsrisiko mit steigender Zahl von Eisprüngen erhöht, und dass umgekehrt Schwangerschaften und die Pille das Risiko vermindern. Leider fallen Eierstocktumoren manchmal erst recht spät dadurch auf, dass sich im Bauchraum Wasser ansammelt, oder dass der Bauchumfang zunimmt. Eierstockkrebs führt oft schon recht früh zu Absiedlungen von Tumorzellen an anderen Stellen des Körpers, vor allem im Bauchraum. Daher wird nach der Operation eine Chemotherapie durchgeführt.

Die Vorsorgemöglichkeiten bei Eierstockkrebs sind beschränkt. Umso wichtiger ist es, dass Sie bei unklaren Bauchbeschwerden, bei zunehmendem Bauchumfang oder wenn Sie im Unterbauch eine Schwellung tasten frühzeitig zum Arzt gehen.

Das prämenstruelle Syndrom

Der Arzt spricht von einem prämenstruellen Syndrom, wenn die im folgenden Absatz genannten körperlichen und psychischen Beschwerden regelmäßig in der zweiten Zyklushälfte auftreten. Vermutlich ist ein Mangel an Östrogenen zum Zyklusende hin für das prämenstruelle Syndrom mitverantwortlich.

Auch ein zu starker Einfluss des Hypophysenhormons Prolaktin wird zu den Ursachen dieses Syndroms gezählt.

Die Beschwerden „an den Tagen vor den Tagen“ prägen den Alltag vieler Frauen und gehen auch an ihren Partnern, ihrer Familie und ihren Kollegen nicht spurlos vorbei.

Beschwerden

Zu den körperlichen Problemen beim prämenstruellen Syndrom zählen Schwellungen und Schmerzen der Brust (Mastodynie) mit Berührungsempfindlichkeit vor allem der Brustwarzen, Wasseransammlungen (Ödemen) in den Beinen mit geschwollenen Füßen, Kopfschmerzen, Kreislaufstörungen und Verdauungsprobleme mit Völlegefühl und Blähungen.

Im psychischen Bereich leiden die betroffenen Frauen unter Verstimmung, Lustlosigkeit, Angstzuständen, innerer Unruhe, Nervosität und Reizbarkeit.

AktivCheck

Wann muss ich zum Arzt?

- Bei starken Beschwerden

Was wird mein Arzt mich fragen?

- Wie gehen Sie mit den Beschwerden um?
- Was tun Sie dagegen?
- Leiden Sie allgemein unter Kreislaufproblemen?

Was frage ich meinen Arzt?

- Welche Schmerzmittel können helfen?
- Muss ich von meiner Arbeit fernbleiben?

AktivTipp

Was kann mein Arzt tun?

- Ihr Arzt wird Ihr Beschwerdetagebuch kontrollieren.
- Er kann eine symptomatische Behandlung mit krampf- und schmerzlösenden Mitteln verordnen.
- Lindernd wirkt sich auch eine Physiotherapie (Wärme oder Kälte) aus.
- Eventuell wird begleitend eine Psychotherapie angeregt.

Was kann ich selbst tun?

- Führen Sie ein Beschwerdetagebuch, in das Sie Zeiten, Stärke, Dauer und Art der Beschwerden eintragen.
- Gesunde, salzarme Ernährung, die reich an Vitamin B (Vollkornprodukte, Obst, Gemüse, Hefe), Kalium (Trockenfrüchte, Bananen), Ballaststoffen ist. Viele ungesättigte Fettsäuren in Pflanzenölen und Fisch oder Nachtkerzenöl aufnehmen.
- Versuchen Sie es mit
  - Entspannung
  - Homöopathie
  - Bewegung
  - Akupressur und Akupunktur
  - Physikalische Therapie
  - Phytotherapie
- Finden Sie heraus, was Ihre Beschwerden auslöst oder verstärkt.
- Körperliche Bewegung
- Teilen Sie Ihrer Umgebung eindeutig mit, wenn Sie jetzt mehr Ruhe brauchen.

Untersuchung und Behandlung

Die Diagnose ergibt sich meistens aus den typischen Beschwerden. Die Messung des Prolaktinspiegels im Blut kann nützlich sein. Die Behandlung der prämenstruellen Beschwerden hat – wenn man das auch nicht konsequent trennen kann – eine psychische und eine körperliche Komponente. Psychisch gesehen haben Sie mit dem Wissen um die Erkrankung bereits einen ersten Schritt gemacht. Sie sind nun nicht mehr einfach Ihren „Stimmungen“ ausgeliefert, sondern wissen, dass Sie – wie viele andere Frauen auch – eine Zyklusstörung haben.

Im zweiten Schritt sollten Sie herausfinden, was Ihre Beschwerden verstärkt und was sie lindert. Zusätzlicher Stress scheint sich bei vielen Frauen ausgesprochen negativ auf die prämenstruellen Beschwerden auszuwirken, während körperliche Bewegung und die Anwendung von Entspannungstechniken sie in vielen Fällen zu lindern scheint. Finden Sie darüber hinaus auch Ihre ganz persönlichen Faktoren heraus.

Dritter Schritt: Senden Sie eindeutige Signale aus. Wenn Sie ruhebedürftiger sind als sonst oder Entlastung brauchen, sollten Sie dies zugeben.

Vierter Schritt: Machen Sie aus der periodischen Wiederkehr der Beschwerden einen Vorteil, indem Sie sie genauer kennen lernen und ihnen erfahrener begegnen. Legen Sie die Erwartungshaltung ab, Sie hätten doch Mittel und Wege, mit den Beschwerden aktiv umzugehen

Obwohl Sie die meisten der folgenden Medikamente auch ohne Arztrezept erhalten, empfiehlt es sich immer, zu Beginn einer Anwendung mit dem Arzt darüber zu sprechen. Die Einnahme von Johanniskrautextrakt, der psychisch stabilisierend und gegen Verstimmungen wirkt, kann Ihre Auseinandersetzung mit den psychischen Beschwerden wirksam unterstützen.

Gegen die körperlichen Beschwerden gibt es eine Reihe von Mitteln, die symptomlindernd wirken: Entwässerungsmittel können die im Gewebe (Brust, Beine) vermehrt eingelagerte Flüssigkeit ausschwemmen. Chemisch-synthetische Diuretika wirken dabei zwar schneller, können aber bei Gewöhnung selbst wieder zu Ödemen führen. Pflanzliche Entwässerungsmittel wirken langsamer, aber schonender und lösen selbst keine Ödeme aus.

Mit Schmerzmitteln sollten Sie bei immer wiederkehrenden Schmerzen sehr vorsichtig umgehen, denn sie können zur Gewöhnung führen und schließlich selbst Schmerzzustände wie Kopfschmerzen auslösen. Eine besondere Bedeutung unter den pflanzlichen Medikamenten haben Präparate aus den Früchten der Keuschlammpflanze (Agnus castus), die vor allem die Brustschmerzen wirksam lindern. Vitamin B_6 in hohen Dosen sowie Zink, Kalium und Magnesium sollen ebenfalls eine positive Wirkung auf die prämenstruellen Beschwerden haben.

Regelbeschwerden (Menstruationsbeschwerden, Dysmenorrhö)

Krampfartige Unterbauchschmerzen kurz vor und während der Regelblutung (Menstruation) werden als Regel- oder Menstruationsbeschwerden bzw. Dysmenorrhö bezeichnet. Die Erkrankung tritt häufig bei jungen Mädchen und auch noch bei jüngeren Frauen auf.

Während der Regelblutung zieht sich die vor allem aus Muskulatur bestehende Gebärmutter zusammen. Dieser Vorgang wird durch so genannte Prostaglandine gesteuert. Eine der Ursachen für starke Regelschmerzen ist vermutlich ein Übermaß an Prostaglandinen in der Gebärmutter.

Regelbeschwerden können aber auch organische Ursachen haben, wie eine nach hinten geknickte Gebärmutter, eine Endometriose oder Myome.

Auch die Psyche trägt in vielen Fällen ihren gehörigen Teil zu den Regelbeschwerden bei. So kann das Erlebnis schmerzhafter Blutungen eine ängstliche Erwartungshaltung auslösen, welche die Beschwerden bei den nächsten Menstruationen noch weiter verstärken kann.

Eine erziehungsbedingte negative Einstellung zu den Regelblutungen kann ebenfalls eine ganz wichtige Rolle spielen, und auch die ohne Rücksicht auf das Zyklusgeschehen erwartete Leistung in Beruf, Haushalt und Familie kann Regelbeschwerden noch verschlimmern.

Regelbeschwerden junger Mädchen können oft als Ausdruck einer inneren Ablehnung des Erwachsenwerdens verstanden werden. Auch heftige Partnerkonflikte im sexuellen Bereich oder ein unerfüllter Kinderwunsch können zur schmerzhaften Regelblutung führen.

Beschwerden

Neben krampfartigen oder auch dauerhaften Schmerzen im Unterbauch können Kreuzschmerzen, Kopfschmerzen, Übelkeit, Kreislaufstörungen und psychische Probleme auftreten.

AktivCheck

Wann muss ich zum Arzt?

- Bei Unregelmäßigkeiten im Zyklus.
- Bei erstmalig oder plötzlich auftretenden starken Schmerzen zur Abklärung.

Was wird mein Arzt mich fragen?

- Wie viele Tage dauert Ihr Zyklus?
- Wie stark sind Ihre Blutungen?
- Wie sehr fühlen Sie sich in Ihrem Lebensgefühl beeinträchtigt?

Was frage ich meinen Arzt?

- Ist eine hormonelle Therapie sinnvoll?
- Bessern sich die Beschwerden nach einer Geburt?

AktivTipp

Was kann mein Arzt tun?

- Er verordnet schmerz- und krampflösende Medikamente.
- Er berät Sie, ob die Pille Ihre Beschwerden lindern kann.
- Er wird Ihnen eine Phytotherapie zusammenstellen.

Was kann ich selbst tun?

- Neben den Medikamenten wirken Ruhe und Entspannung, Wärme und manchmal auch Kälte beschwerdelindernd.
- Magnesium (als Dragee oder Pulver) und Kalzium (in ausgewogener Ernährung oder als Brausetablette).
- Probieren Sie folgende Pflanzenextrakte: Gänsefingerkraut (als Dragee oder Aufguss), Schafgarbe, Frauenmantel, Kamille (als Aufguss).

Untersuchung und Behandlung

Die Diagnose ergibt sich bereits aus dem Beschwerdebild, dessen Ursachen aber erst durch eine gynäkologische Untersuchung und ein ausführliches (exploratives) Gespräch ermittelt werden können.
Neben den Medikamenten wirken Ruhe und Entspannung, Wärme in Form einer Wärmflasche und manchmal auch Kälte in Form eines Eisbeutels beschwerdelindernd. Magnesium (als Dragee oder Pulver) und Kalzium (in ausgewogener Ernährung oder als Brausetablette) wird ebenfalls eine wohltuende Wirkung zugeschrieben. Auch Pflanzenextrakte wie Gänsefingerkraut (als Dragee oder Aufguss), Schafgarbe, Frauenmantel, Kamille (als Aufguss) entkrampfen und lindern. Schmerzmittel, wie Ibuprofen oder Acetylsalicylsäure, hemmen die Bildung der Prostaglandine und lindern die Regelbeschwerden. Ihre Nebenwirkungen, vor allem bei häufigem Gebrauch, sollten jedoch nicht unterschätzt werden. Auch krampflösende Medikamente (Spasmolytika) wirken lindernd. Wenn Sie auf Dauer nicht ohne Tabletten auskommen, sollten Sie sich von Ihrem Arzt beraten lassen.
Mit Einnahme der Antibabypille lassen Regelschmerzen meistens deutlich nach. Wenn eine Empfängnisverhütung erwünscht ist und nichts gegen die Pilleneinnahme spricht, kann die Pille als Maßnahme gegen Regelbeschwerden erwogen werden. Wenn psychische Ursachen im Vordergrund stehen, ist neben den beschwerdelindernden

Maßnahmen auch eine psychotherapeutische Behandlung nützlich, in die auch der Partner oder die Eltern einbezogen werden können.

Beschwerden in den Wechseljahren

Die meisten Frauen treten heute im Alter zwischen 42 und 48 Jahren in die so genannten Wechseljahre. Noch zu Beginn dieses Jahrhunderts begannen die Wechseljahre im Durchschnitt fast zehn Jahre früher.

Zwei Drittel der Frauen haben während ihrer Wechseljahre körperliche oder psychische Beschwerden. Bei etwa 5 % der Frauen sind die Beschwerden in den Wechseljahren zeitweilig so stark, dass sie ihrer Arbeit im Beruf oder im Haushalt nicht nachgehen können.

Zu Beginn der Wechseljahre geht die Produktion der weiblichen Geschlechtshormone Östrogen und Progesteron in den Eierstöcken allmählich zurück. Die Frau, die in die Wechseljahre kommt, bemerkt zuerst nur, dass ihr Zyklus unregelmäßiger wird. Einmal dauert er länger als erwartet, einmal nicht so lange. Nicht mehr in jedem Zyklus findet ein Eisprung statt. Zyklusstörungen wie Dauerblutungen oder Zwischenblutungen sind in dieser Phase recht häufig.

Die allerletzte Monatsblutung heißt Menopause. Sie tritt im Durchschnitt mit etwa 51 bis 52 Jahren auf. Frauen in den Wechseljahren können allerdings erst ein Jahr nach der letzten Blutung sicher sein, dass keine weitere folgt, und dass sie nun auch kein Kind mehr bekommen können. Ungefähr mit 60 Jahren ist die körperliche Umstellung der Wechseljahre beendet.

Bei einer mittleren Lebenserwartung der Frauen von mehr als 80 Jahren liegen die Wechseljahre heute in der Mitte des erwachsenen Lebens einer Frau.

Die Beschwerden infolge der Wechseljahre sind vielgestaltig. Der Arzt bezeichnet sie insgesamt als „klimakterisches Syndrom". Am häufigsten treten Hitzewallungen mit aufsteigender Hitze und Schweißausbrüchen auf. Recht häufige Beschwerden sind Schlafstörungen, Nervosität, depressive Stimmungslage, Reizblase, Gelenkschmerzen, deutlich vermindertes sexuelles Lustempfinden, Brustschmerzen, Kopfschmerzen und Schwindel.

All die genannten Wechseljahrsbeschwerden können grundsätzlich aber auch aus anderen Gründen entstehen und sollten daher immer vom Arzt beurteilt werden. Hitzewallungen beispielsweise können auch durch eine Überfunktion der Schilddrüse verursacht werden.

Beschwerden in den Wechseljahren

- Hitzewallungen: aufsteigende Hitze, plötzliche Schweißausbrüche
- Leistungsminderung
- Nervosität, depressive Verstimmung, Angstzustände, Gereiztheit
- Schlafstörungen
- Herzbeschwerden: Herzjagen, -klopfen, -beklemmung
- Schwindel
- Harnwegsbeschwerden: Reizblase, unwillkürlicher Harnabgang
- Gebärmuttersenkung
- trockene Scheide, Beschwerden beim Geschlechtsverkehr
- deutlich vermindertes sexuelles Lustempfinden
- Gelenkbeschwerden
- Kopfschmerzen
- Brustschmerzen, Verkleinerung der Brust
- Ödeme

Östrogenmangel als Hauptursache

Die Wechseljahrsbeschwerden beruhen im Wesentlichen auf dem Rückgang der Östrogenproduktion, was zu einem Östrogenmangel führt. Dieser löst unter anderem eine Überreaktion des so genannten vegetativen Nervensystems aus. Dieses Nervensystem steuert viele unbewusste Vorgänge im Körper, wie die Durchblutung der Hautgefäße. Typische Wechseljahrsbeschwerden wie Hitzewallungen, Schweißausbrüche, Herzklopfen und innere Unruhe entstehen durch ein Überreagieren des vegetativen Nervensystems.

Der Östrogenmangel verursacht körperliche Veränderungen: Die Scheide wird trockener und empfindlicher, Scheidenentzündungen treten häufiger auf. Harnwegsbeschwerden entstehen oder werden verstärkt. Die Brüste werden kleiner. Auch die vegetativen Symptome hängen mit dem Östrogenmangel zusammen, denn sie werden durch eine Östrogenbehandlung zuverlässig gelindert oder beseitigt.

Der in den Wechseljahren entstehende Östrogenmangel hat weit reichende mittel- und langfristige Folgen. Er führt beispielsweise dazu, dass die Niere vermehrt Kalzium ausscheidet. Um den Kalziumspiegel im Blut aufrechtzuerhalten, entzieht der Organismus den Knochen Kalzium. Auf die Dauer entwickeln die betroffenen Frauen eine Osteoporose. Ihre Wirbelsäule verformt sich und ihre Knochen werden anfällig für Knochenbrüche. Der Östrogenmangel führt auch dazu, dass das schädliche LDL-Cholesterin im Blut ansteigt. Damit steigt gleichzeitig das Risiko für Herz-Kreislauf-Erkrankungen wie Bluthochdruck, koronare Herzerkrankung und Herzinfarkt. In den letzten Jahren wurde zudem deutlich, dass der Östrogenmangel auch ein bedeutender Faktor des geistigen Verfalls im höheren Alter ist.

Hormonersatzbehandlung

Das effektivste Mittel zur Behandlung der Wechseljahrsbeschwerden und zur Vorbeugung der mittel- und langfristigen Folgeerscheinungen des Östrogenmangels ist die Hormonersatzbehandlung (Hormonsubstitution) mit Östrogenen und Gestagenen. Sie beseitigt den Östrogenmangel und damit die wesentliche Ursache der Beschwerden.

Die häufigen Wechseljahrsbeschwerden werden dadurch deutlich gemildert oder verschwinden ganz. Die Östrogentherapie beugt darüber hinaus den schwer wiegenden Folgeerkrankungen des Skeletts und des Kreislaufsystems vor, weshalb die Hormontherapie auch Frauen empfohlen wird, die nicht unter den Umstellungsbeschwerden leiden.

Die Östrogenbehandlung kann mit Tabletten, Pflastern oder Spritzen durchgeführt werden. Alle Frauen, die noch eine Gebärmutter haben, müssen zusätzlich zu den Östrogenen immer auch ein Gestagen anwenden, da die ausschließliche Östrogenbehandlung das Risiko erhöht, Gebärmutterschleimhautkrebs zu bekommen, was bei Zugabe eines Gestagens nicht zu befürchten ist. Lassen Sie sich von Ihrem Arzt gründlich informieren, wenn Sie eine solche Hormonbehandlung in Erwägung ziehen.

Die bei der Östrogen-Gestagen-Behandlung angewendeten Hormone unterscheiden sich von denen in der Pille, weshalb die Gefahr von Thrombosen und Embolien bei dieser Behandlung geringer ist. Wenn Sie die Hormone als Tabletten einnehmen, sind Magenbeschwerden die häufigste Nebenwirkung. Sie bleiben aus, wenn Sie die Hormone über ein Pflaster erhalten. Andere Beschwerden wie Brustschmerzen und Gewebeschwellungen beruhen meistens auf einer Überdosierung und verschwinden nach einer Verminderung der Dosis.

Manche Frauen bevorzugen „sanftere Methoden“ zur Linderung von Wechseljahrsbeschwerden. Solche Behandlungsverfahren sind durchaus gegen einzelne Beschwerden wirksam und können auch zur Verminderung der Osteoporosegefahr und zur Senkung des Herz-Kreislauf-Risikos beitragen. Sie ersetzen die positive Gesamtwirkung einer Hormonersatzbehandlung jedoch nicht.

Eine Hormonersatztherapie sollte immer mit einer möglichst gesunden Lebensweise einhergehen.

Achten Sie bei der Ernährung in und nach den Wechseljahren besonders darauf, dass Ihre Nahrung mindestens 1,5 g Kalzium täglich (magere Milchprodukte), viel Vitamin D (Milchprodukte, Fisch, Nüsse) reichlich Ballaststoffe (Salat, Gemüse und Getreideprodukte), mindestens 1,5 Liter Flüssigkeit täglich und nicht zu viel Kochsalz enthält. Gehen Sie viel in die Sonne, denn Sonnenlicht ist für den Knochenaufbau wichtig, und vermeiden Sie Übergewicht.

Die aktive Lebensgestaltung in den „Disziplinen“ Partnerschaft, Familie, Beruf und Hobby wirkt sich günstig auf psychische und auch körperliche Wechseljahrsbeschwerden aus. Aktive, selbstbewusste Frauen, die sich für ihr eigenes Leben verantwortlich fühlen, haben deutlich weniger Probleme in den Wechseljahren.

Entspannungstechniken wie Yoga oder autogenes Training helfen bei psychischen Problemen und mindern Schlafstörungen und Unruhezustände.

Mit Sport, Bewegung und Gymnastik können Sie Ihr Gewicht reduzieren, Herz und Kreislauf trainieren, Spannungen abbauen, Ihren Beckenboden und Ihre Wirbelsäule stärken sowie Ihre Stimmung und Ihr Wohlbefinden verbessern.

Verschiedene pflanzliche Mittel sind in der Lage, Wechseljahrsbeschwerden zu lindern. Sie werden teilweise als Fertigmedikamente und teilweise lose zur Teezubereitung angeboten.

Übersicht: Heilpflanzen gegen Wechseljahrsbeschwerden

Pflanze	wirksam gegen
Baldrian	Schlafstörung, Nervosität, Gereiztheit
Johanniskraut	depressive Verstimmung, nervöse Unruhe
Frauenmantel	Hitzewallungen, Schweißausbrüche, depressive Verstimmung, Reizbarkeit
Kürbis	Reizblase
Melisse	Schlafstörungen, Nervosität, Gereiztheit
Keuschlamm bzw. Mönchspfeffer	innere Unruhe, Brustschmerzen
Salbei	Hitzewallungen, Schweißausbrüche
Trauben-silber-kerze	Hitzewallungen, Schweißausbrüche, Schlafstörungen, Reizbarkeit
Türkischer Rhabarber	Hitzewallungen, Schweißausbrüche

Männer

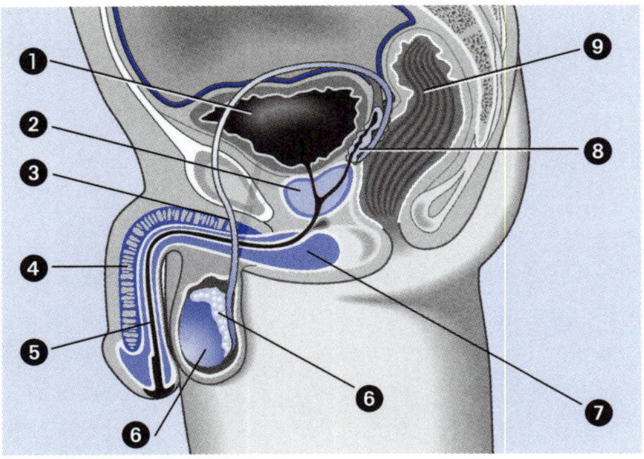

Die männlichen Fortpflanzungsorgane

❶ Harnblase ❷ Prostata ❸ Samenleiter ❹ Schwellkörper ❺ Harnröhre ❻ Hoden ❼ Nebenhoden ❽ Samenblase ❾ Darm

Aufbau und Funktion der männlichen Geschlechtsorgane

Das männliche Geschlechtsorgan besteht aus den Hoden, den Nebenhoden als Samenspeichern, den Samenleitern, dem Hodensack und dem Glied oder Penis. Außerdem haben Männer eine Vorsteherdrüse oder Prostata, paarig angelegte Samenbläschen und Schleimdrüsen, die ihr Sekret in die Harnröhre entleeren.

Die männlichen Geschlechtsorgane dienen der Fortpflanzung und dem Lustgewinn. Eine Grundvoraussetzung für die Fortpflanzung ist die Bildung einer ausreichenden Zahl funktionsfähiger Spermien (Samenzellen) in den Hoden. Beim Fetus liegen die Hoden noch in der Bauchhöhle, wandern aber in der Regel noch vor der Geburt in den Hodensack hinab. Wenn dieser Abstieg der Hoden ausbleibt oder auf halbem Wege zum Stillstand kommt und die Hoden in der Bauchhöhle liegen bleiben, ist der betroffene Mann unfruchtbar. Die Bildung der Spermien gelingt nur in der relativ kühlen Umgebung der Hoden, bei einer Temperatur von ca. 2 °C unterhalb der normalen Körpertemperatur. Die Organe des Hodensacks stehen mit der Bauchhöhle über die Samenstränge in Verbindung. Wie in einem „Kabelschacht" führen die Samenstränge alle wichtigen Blutgefäße, Nerven und die Samenleiter.

Die eiförmigen Hoden bestehen aus einem Knäuel feinster Kanäle. Diese Hodenkanälchen, welche die heranreifenden Spermien enthalten, haben eine Gesamtlänge von etwa 300 Metern. Das Gangsystem des Hodens geht in das wesentlich kürzere, nur etwa 6 Meter lange Gangsystem der Nebenhoden über. Während Ihrer etwa 3 Monate dauernden Wanderung durch diese Gangsysteme reifen die Samenvorläuferzellen zu beweglichen reifen Spermien heran. Daneben enthalten die Hoden noch Zellen, die das männliche Sexualhormon Testosteron bilden.

Samenleiter und Ejakulation

Die Gänge der Nebenhoden münden jeweils in die Samenleiter. Das sind Muskelschläuche, welche die Nebenhoden mit der Harnröhre verbinden. Während eines Samenergusses (Ejakulation) werden die Spermien durch Pumpbewegungen der Samenleitermuskulatur aus den Nebenhoden über die Harnröhre nach außen katapultiert.

Die Samenflüssigkeit (Sperma, Ejakulat) besteht aber nicht nur aus Spermien, sondern auch aus den Sekreten von Bläschendrüsen und Prostata, deren Drüsengänge im oberen Teil der Harnröhre münden. Bleibt der Samenerguss aus, zerfallen die Spermien in den Nebenhoden und werden abgebaut.

Ebenfalls in die Harnröhre münden zwei linsengroßen Schleimdrüsen, die so genannten Cowperschen Drüsen. Bei sexueller Erregung sondern sie einige Tropfen eines klaren, schleimigen Sekretes ab, das an der Harnröhrenöffnung austritt. Dieses Sekret hat vermutlich die Funktion eines körpereigenen Gleitmittels, welches das Eindringen des Penis in die Vagina erleichtert.

Schwellkörper des Penis

Die Form und Größe des männlichen Gliedes werden vom Füllungszustand dreier Schwellkörper bestimmt. Diese Schwellkörper enthalten einmal mehr und einmal weniger Blut. An der Oberseite des Penis liegen die Schwellkörper im Doppelpack, an der Unterseite liegt nur einer. Der untere Schwellkörper, innerhalb dessen die Harnröhre verläuft, weitet sich an der Penisspitze zu einer Art Mütze.
Die Penisspitze sieht wie eine Eichel aus und heißt daher auch so. Da in dieser Eichel zahlreiche sensible Nerven enden, ist sie für die sexuelle Erregung des Mannes wichtig. Bei nicht beschnittenen Männern ist die Eichel – im Ruhezustand – teilweise von einer verschieblichen Hautfalte, der Vorhaut, bedeckt, die bei beschnittenen Männern fehlt.

Untersuchung der männlichen Geschlechtsorgane

Meistens stellt der Arzt zunächst einige Fragen, bevor er mit der Untersuchung der männlichen Geschlechtsorgane beginnt. Die körperliche Untersuchung fängt mit der „Inspektion“ oder Betrachtung an. Dabei gewinnt der Arzt wichtige Informationen: Bei Jungen kann er sehen, ob Penis und Hoden dem Alter entsprechend entwickelt sind. Bei Erwachsenen kann er unter anderem sehen, ob die Schambehaarung eine männliche Form hat und ob Schwellungen oder Spuren von Verletzungen vorliegen. Die Größe, die Form, die Beschaffenheit (Konsistenz) und die Schmerzempfindlichkeit ermittelt der Arzt durch Abtasten (Palpation). Die Hoden haben normalerweise eine prall-elastische Konsistenz und eine glatte Oberfläche. Es gehört viel Erfahrung zur richtigen Beurteilung eines Tastbefundes. Gehen Sie daher mit allen selbst getasteten Schwellungen am Hoden zu Ihrem Hausarzt oder Urologen.

Hoden- und Nebenhodenentzündung

Es gibt Entzündungen des Hodens (Orchitis), des Nebenhodens (Epididymitis) und kombinierte Formen. Die Entzündungen können sich ein- oder beidseitig ausbreiten.
Hauptsymptom ist eine – oft einseitige – schmerzhafte Schwellung und Rötung des Hodens. Bis zum Kontakt mit dem Arzt lindert Kälte (Eiswürfel im Plastikbeutel, drum herum ein nicht zu dickes Handtuch) den Entzündungsschmerz.
Eine isolierte Nebenhodenentzündung wird meistens durch Bakterien verursacht, die den Nebenhoden über die Harnröhre und den Samenleiter erreichen. Neben der zunächst einseitigen schmerzhaften Schwellung und Rötung des Hodens treten Fieber und Schmerzen beim Wasserlassen auf. Bei verzögerter Behandlung kann die Infektion und Entzündung auf den Hoden übergreifen. Daher soll die Behandlung mit geeigneten Antibiotika sofort beginnen, wenn die Diagnose feststeht. Besonders folgenreich kann eine zu spät oder unzureichend behandelte beidseitige Nebenhodenentzündung sein, die zu einem beid-

seitigen Verschluss der Nebenhodengänge und damit zur Unfruchtbarkeit führen kann. Bei inkonsequenter Behandlung kann eine akute auch in eine chronische Nebenhodenentzündungen übergehen.
Isolierte Hodenentzündungen werden durch Bakterien oder Viren verursacht. Am bekanntesten ist die Hodenentzündung bei Mumps. Diese Kinderkrankheit, an der übrigens auch Jugendliche und Erwachsene erkranken können, wird durch das Mumpsvirus ausgelöst. Da die Mumpsorchitis die Hoden nachhaltig – bis zur Unfruchtbarkeit – schädigen kann, wird eine vorbeugende Mumpsimpfung ab dem 1. Lebensjahr empfohlen.

Hodenverletzungen

Die meisten Verletzungen der Hoden entstehen durch stumpfe Gewalteinwirkung bei Sport-, Arbeits- und Verkehrsunfällen. Durch eine stumpfe Hodenverletzung können üble Quetschungen, Blutergüsse (Hämatome) oder Flüssigkeitsansammlungen (Hydrozelen) im Hodensack auftreten.

Hämatome und Hydrozelen

Einblutungen innerhalb der Hoden können sehr starke Schmerzen auslösen. Da die Hoden von einer festen, kaum dehnbaren Bindegewebskapsel umgeben sind, kann der Bluterguss nicht ausweichen und drückt auf das Hodengewebe. Zwischen Hoden und Hodensack dagegen kann sich viel Flüssigkeit ansammeln. Eine solche Hydrozele kann zu einer deutlich sichtbaren Schwellung des Hodensacks führen.
Hämatome und Hydrozelen lassen sich mit einer ungefährlichen Ultraschalluntersuchung leicht nachweisen. Der Arzt hält von außen einen Schallkopf an den Hodensack und kann auf einem Bildschirm sehen, welches die Ursache ist.
Die Behandlung einer stumpfen Hodenverletzung mit Bluterguss oder Hydrozele ist je nach Schweregrad ganz verschieden. Oft reichen beschwerdelindernde Maßnahmen wie Kühlung oder Schmerzmittel aus. Manche Verletzungen müssen operativ versorgt werden.

Hodentorsion

Eine spezielle Form der Hodenverletzung ist die Verdrehung (Torsion) eines Hodens gegenüber seinem Aufhängeapparat, dem Samenstrang. Dieser enthält alle wichtigen Blutgefäße, Nerven und die Samenleiter. Durch die Verdrehung kann daher die Blutversorgung eines Hodens unterbrochen werden.
Schon harmlose Drehbewegungen, wie z. B. das Besteigen eines Fahrrads, können im unglücklichen Fall zu einer Hodentorsion führen. Das typische Symptom ist ein plötzlich auftretender, sehr starker Schmerz im Hodensack, der in den Unterbauch ausstrahlt.
Eine Hodentorsion ist ein medizinischer Notfall. Schon nach einer sechsstündigen Mangeldurchblutung ist der Hoden unwiderruflich geschädigt. Der Betroffene muss daher schleunigst in einer Klinik operiert werden.

Hodenkrebs

AktivCheck

Wann muss ich zum Arzt?

- Bei Schwellung des Hodens in jedem Fall sofort!

Was wird mein Arzt mich fragen?

- Wann haben Sie die Schwellung zum ersten Mal bemerkt?
- Ist sie langsam größer geworden?
- Schmerzt der Hoden?
- Haben Sie mal einen harten Stoß gegen die Geschlechtsorgane bekommen?
- Ist bei Ihnen ein Hodenhochstand behandelt worden?
- Hatten Sie als Kind Mumps?
- Haben Sie mal an einer Hodenentzündung gelitten?
- Hat Ihr Vater oder Großvater Hodenkrebs gehabt?

Was frage ich meinen Arzt?

- Wird eine Entfernung mich wieder völlig gesund machen?
- Kann ich noch Kinder zeugen?
- Bin ich vielleicht sogar impotent?
- Müssen beide Hoden entfernt werden?
- Wenn ja, kann ich vorher eine Samenspende einfrieren lassen?
- Folgt eine Bestrahlungstherapie?
- Welche Prognose hat diese Art von Krebs in meinem Alter für mich?

AktivTipp

Was kann mein Arzt tun?

- Nach Diagnosefindung wird die sofortige Operation eingeleitet.
  Je nach Alter und Art und Ausdehnung des Befundes wird das Spektrum von einer „einfachen" Hodenentfernung bis zur Ausräumung der Lymphknoten des Bauchraumes reichen.
- In der Regel folgt nach der Operation eine Chemo- und/oder Bestrahlungstherapie.

Was kann ich selbst tun?

- Wenn Sie eine Geschwulst getastet haben, gehen Sie sofort zum Arzt und vertrauen Sie nicht auf Ihre innere Stimme, die sagt, es wird schon nichts sein. Hier zählt die Zeit.
- Sie sollten einmal im Monat die Hoden gründlich abtasten.

Hodentumoren machen zwar nur 1 bis 2 % aller Krebserkrankungen bei Männern aus, sind aber die häufigste Krebserkrankung junger Männer im Alter zwischen 20 und 30 Jahren. Grundsätzlich können jedoch alle Altersgruppen betroffen sein.
Die wichtigsten Risikofaktoren für Hodenkrebs sind der unbehandelte Hodenhochstand (der Hoden liegt in der Bauchhöhle und nicht im Hodensack), die familiäre Belastung (der Großvater, Vaters oder Bruder hatte Hodenkrebs) und eine frühere Hodenentzündung bei Mumps.
Beim Hodenkrebs wie bei den meisten anderen Krebsarten ist die Früherkennung das A und O. Da junge Männer fast nie an Vorsorgeuntersuchungen teilnehmen, werden Hodentumoren meistens zufällig und daher nicht immer so früh entdeckt, wie es wünschenswert wäre. Wer von eigenen Risikofaktoren weiß, sollte sich regelmäßig selbst abtasten und bei zweifelhaften Befunden (siehe unten) zum Arzt gehen.

Beschwerden

Das typische Frühsymptom von Hodentumoren ist die schmerzlose oder schmerzhafte Schwellung meist eines Hodens, die an Größe zunimmt. Sie wird nur manchmal von örtlicher Rötung und Überwärmung begleitet. Auch ein zunehmendes Schweregefühl des Hodens kann auf einen Hodentumor hinweisen. Wenn zudem geschwollene Lymphknoten in der Leistenbeuge auftreten, ist das Frühstadium schon überschritten. Wenn Sie am Hoden eine Schwellung bemerken, die Ihnen neu ist, sollten Sie ohne Verzögerung einen Arzt aufsuchen. Dies gilt auch für die anderen genannten Symptome.

Untersuchung und Behandlung

Der Arzt entnimmt aus einem krebsverdächtigen Knoten eine Gewebeprobe zur feingeweblichen Untersuchung. Zur Metastasensuche werden verschiedene bildgebende Verfahren (Röntgenuntersuchung, Computertomographie, Knochenszintigraphie) eingesetzt.

Die Behandlung und die Heilungschance von Hodentumoren hängen von mehreren Faktoren ab: vom Gewebetyp des Tumors, von seiner Größe und lokalen Ausbreitung sowie von der Anzahl und Verteilung etwaiger Tochtergeschwülste. Je nachdem kommt als Erstmaßnahme eine Operation, eine Chemotherapie mit krebshemmenden Medikamenten oder eine Tumorbestrahlung zum Einsatz.

Da bei einer Operation der Hoden einseitig oder beidseitig und oft auch noch das Lymphsystem im Unterbauch mit entfernt wird, stellt sich die Frage nach Potenz und Fruchtbarkeit. Besprechen Sie diese Probleme ausführlich mit Ihrem Arzt. Es gibt Möglichkeiten zur präoperativen Samenspende und auch Maßnahmen gegen eine Impotenz.

Allgemeine Hinweise zu Tumoren finden Sie auf Seite 584 bis 592.

Impotenz

AktivCheck

Wann muss ich zum Arzt?

- So bald wie möglich.

Was wird mein Arzt mich fragen?

- Haben Sie seelische Probleme?
- Stehen Sie unter starkem Stress?
- Besteht eine Zuckerkrankheit oder sind neurologische Störungen (z. B. Arteriosklerose) bekannt?
- Wurden Sie bereits an den Geschlechtsorganen operiert?

Was frage ich meinen Arzt?

- Helfen mehr männliche Hormone?
- Würde mir Viagra® helfen?
- Gibt es eine mechanische Methode, um meinen Penis zum Anschwellen zu bringen?

AktivTipp

Was kann mein Arzt tun?

- Besonders wichtig sind die ausführliche Anamnese, die Untersuchung und das beratende Gespräch.
- Als Therapie kommen je nach Ursache Medikamente (Hormone) oder operative Eingriffe infrage. Sie können auch eine Schwellkörper-Autoinjektions-Therapie erlernen (SKAT), bei der Sie vor dem geplanten Geschlechtsverkehr das Papaverin in die Schwellkörper des Penis injizieren und somit eine anhaltende Schwellung erreichen.

- Bei seelischen Problemen wird Ihr Arzt eine psychiatrische/psychologische Behandlung empfehlen.

Was kann ich selbst tun?

- Das hängt sehr von der Ursache ab. Suchen Sie sich einen Arzt, mit dem Sie vertrauensvoll über dieses Thema sprechen können. Ihre Partnerin/Ihr Partner sollten ebenfalls genau wissen, worum es Ihnen geht und geduldig sein.
- Manchmal hilft auch eine Paartherapie.

Im allgemeinen Sprachgebrauch bedeutet „Impotenz“ die Unfähigkeit eines Mannes, eine solche Gliedversteifung (Erektion) zu haben, dass sie das Eindringen in die Scheide und damit einen Geschlechtsverkehr ermöglicht. Der Arzt bezeichnet diese Form der Impotenz auch als „erektile Impotenz“ oder Impotentia coeundi.

Schätzungsweise 2 bis 3 Millionen Männer in Deutschland leiden unter erektiler Impotenz. Die Potenzstörung kann durchaus verschieden ausgeprägt sein: Manche Männer haben gar keine Erektion, bei manchen bleibt die Erektion nur dann aus, wenn sie zum Vollzug des Geschlechtsverkehrs benötigt würde, manche Männer sind nur gegenüber einer bestimmten Partnerin impotent und bei manchen bricht die zunächst ausreichende Erektion frühzeitig ab.

In etwa einem Drittel der Fälle haben Erektionsstörungen rein psychische Ursachen. Wenn die Impotenz nur gelegentlich auftritt, nur in bestimmten Konstellationen (entweder nur beim „Seitensprung“ oder nur im Ehebett) oder wenn der betroffene Mann außerhalb des Geschlechtsverkehrs Erektionen hat, sind psychische Ursachen wahrscheinlich. Ganz besonders Beziehungsprobleme, die Angst zu versagen und „Stress“ spielen eine bedeutende Rolle als psychische Auslöser.

In etwa 60 % der Fälle ist die Impotenz organisch (durch eine körperliche Grundkrankheit) bedingt. Bei einem kleinen Teil der impotenten Männer wirken körperliche und seelische Ursachen zusammen.

Ein Beispiel hierfür sind Patienten mit Testosteronmangel. Ein Defizit dieses männlichen Geschlechtshormons vermindert das Verlangen nach sexueller Betätigung (Libido) beträchtlich und schwächt gleichzeitig die körperlichen Funktionen, die zur Erektion führen.

Meistens führen krankhafte Veränderungen der Blutgefäße am Penis zur Impotenz. Alle Erkrankungen, die zu Durchblutungsstörungen führen, wie Diabetes, Bluthochdruck und Fettstoffwechselstörungen können auf die Dauer auch Erektionsstörungen verursachen. Auch Nervenschädigungen, wie bei Verletzungen des Rückenmarks, können sich in dieser Weise auswirken. Da der Diabetes sowohl zu Gefäß- als auch zu Nervenschäden führen kann, ist er ein Hauptrisikofaktor für Impotenz.

Auch Alkohol und bestimmte Medikamente können die Ursache für eine Erektionsschwäche sein.

Das Alter ist für sich genommen keine Impotenzursache. Männer können noch im hohen Alter potent sein. Statistisch gesehen steigt allerdings der Anteil der impotenten Männer mit dem Alter. Das hängt vor allem mit der zunehmenden Häufigkeit der genannten Grunderkrankungen in zunehmendem Alter zusammen.

Untersuchung und Behandlung

Die Diagnostik beginnt mit einem ausführlichen Gespräch, bei dem die Ausprägung der Impotenz und etwaige Ursachen ermittelt werden. Daran schließt sich eine Untersuchung der Geschlechtsorgane und eine allgemeine körperliche Untersuchung an. Der Arzt achtet dabei besonders auf den Zustand der Blutgefäße. Durch entsprechende diagnostische Maßnahmen (Blutzuckerbestimmung, Blutdruckmessung usw.) werden die wichtigsten Grunderkrankungen untersucht.

Impotenz ist kein unwiderrufliches Schicksal. Die moderne Medizin kennt verschiedene Behandlungsverfahren, die je nach Ursache und Wunsch des Patienten zum Einsatz kommen. Bei psychischen Ursachen können unter Umständen schon einfache Verhaltensänderungen (sich Zeit nehmen, Stress ausschalten, Anreize schaffen) ausreichend sein. Manchen Paaren hilft eine Ehe- oder Sexualberatung.

Bei organischen Ursachen ist die Behandlung der Grunderkrankung (Bluthochdruck oder Zuckerkrankheit) vorrangig. Auch operative Verfahren, etwa die Einpflanzung künstlicher Schwellkörper, die bei Bedarf von außen mit Flüssigkeit aufgepumpt werden, haben schon vielen impotenten Männern den Geschlechtsverkehr ermöglicht.

Außerdem gibt es als Medikament „Viagra®" mit dem Wirkstoff Sildafenil, das sich als sehr wirkungsvoll erwiesen hat, aber aufgrund seiner Nebenwirkungen (plötzlicher Herztod) nur unter ärztlicher Aufsicht eingenommen werden sollte.

Sildenafil erweitert die Gefäße des männlichen Schwellkörpers und unterstützt auf diese Weise die Entstehung von Erektionen. Da der Wirkstoff aber auch Blutgefäße in anderen Körperregionen erweitert, kann er theoretisch und vermutlich auch praktisch ein Absinken des Blutdrucks mit eventuell schweren Folgen verursachen. Die Wirkung anderer gefäßerweiternder Medikamente kann verstärkt werden.

Aufbau und Funktion der Prostata

Nur Männer haben eine Vorsteherdrüse oder Prostata. Sie ist etwa so groß wie eine Kastanie und liegt unterhalb der Harnblase über dem Beckenboden. Die Harnröhre zieht mitten durch die Prostata hindurch. Auch die Endabschnitte der beiden Samenleiter durchqueren die Vorsteherdrüse ein Stück weit, um innerhalb der Prostata in die Harnröhre zu münden. Die Prostata gibt ihr Drüsensekret in die Harnröhre ab.

Feingeweblich besteht die Prostata aus 30 bis 50 einzelnen Drüsen, welche das Prostatasekret bilden. Daneben enthält das Organ zahlreiche Muskelfasern, die das „Auspressen" der Sekretflüssigkeit während der Ejakulation fördern. Stoffe im Prostatasekret sind wichtig für die Fortbewegung und das Überleben der Spermien auf ihrem langen Weg bis zur Eizelle. So fördern zum Beispiel die so genannten „Prostaglandine" im Prostatasekret die Beweglichkeit der Gebärmutter und damit indirekt den Spermientransport. Bestimmte Enzyme (so genannte Proteasen) im Sekret der Prostata vermindern durch Abbau von Eiweißstoffen die Zähigkeit des Spermas und fördern dadurch ebenfalls die Fortbewegung der Samenzellen.

Untersuchung der Prostata

Für Männer über 40 Jahren wird eine kostenlose jährliche Vorsorgeuntersuchung zur Früherkennung der relativ häufigen bösarti-

gen Erkrankungen der Prostata und des Darmes angeboten. Bestandteil dieser Untersuchung ist das Austasten des Enddarmes. Der Arzt kann auch die Prostata vom Enddarm aus abtasten. Zu diesem Zweck führt er seinen behandschuhten Zeigefinger durch die Afteröffnung hindurch in den Enddarm ein. Diese so genannte „rektale Untersuchung“ ist in der Regel kaum schmerzhaft. Der Patient liegt dabei meistens auf der Seite und hat seine Knie angezogen. Je entspannter der Patient und je rücksichtsvoller der Arzt die Untersuchung angeht, desto zuverlässiger sind die Untersuchungsergebnisse. Während des Abtastens kann Harndrang auftreten.
Bei der rektalen Untersuchung beurteilt der Arzt die Größe, Form und Beschaffenheit (Konsistenz) der Vorsteherdrüse. Die normale, etwa kastaniengroße Prostata fühlt sich prallelastisch an und hat eine glatte Oberfläche. Die Seitenränder des Organs sind gut von der Umgebung abgrenzbar. Tastet der Arzt verhärtete Knoten oder eine insgesamt verhärtete und vergrößerte Prostata, besteht der Verdacht auf eine bösartige Veränderung. In diesem Fall und immer dann, wenn bei der rektalen Untersuchung irgendwelche Zweifel auftreten, sind weitere Untersuchungsschritte notwendig. Dann schließt sich eine Laboruntersuchung an, bei der das so genannte prostataspezifische Antigen im Blut gemessen wird. Die Konzentration dieses Stoffes steigt bei vorliegendem Prostatakrebs in aller Regel an. Außerdem führt der Arzt dann eine Ultraschalluntersuchung der Prostata durch. Wenn sich dabei der Verdacht erhärtet, wird aus dem verdächtigen Prostatabezirk eine Gewebeprobe entnommen.
Die rektale Untersuchung von Enddarm und Prostata ist eine wichtige Methode zur Krebsfrüherkennung, da mit ihr Hinweise auf zwei häufige Krebsarten, den Prostata- und den Mastdarmkrebs, gewonnen werden können.

Gutartige Prostatavergrößerung

AktivCheck

Wann muss ich zum Arzt?

- Im Rahmen der Vorsorgeuntersuchung und bei Beschwerden, die sich vorrangig beim Harnlassen zeigen.

Was wird mein Arzt mich fragen?

- Müssen Sie tagsüber und / oder nachts häufiger Urin lassen?
- Dauert das Urinieren immer sehr lange?
- Ist der Strahl dünn und wird manchmal unterbrochen?
- Haben Sie Harnträufeln vor und nach dem Harnlassen?
- Kam es schon mal vor, dass Sie die Blase gar nicht entleeren konnten?
- Haben Sie beim Harnlassen eine Blutung bemerkt?
- Haben Sie in letzter Zeit Beschwerden mit den Nieren?
- Hatten Sie schon mal Blasensteine?

Was frage ich meinen Arzt?

- Welche Funktion hat die Prostata eigentlich?
- Ist dies bereits eine Krebs-Erkrankung?
- Warum stört die Prostata die Harnentleerung überhaupt?
- Was kann passieren, wenn ich keiner Therapie zustimme?

Was frage ich meinen Arzt?

- Besteht ein Zusammenhang zwischen der Vergrößerung und meiner sexuellen Aktivität?
- Welche Therapiemöglichkeiten gibt es?
- Kann sich nach der Operation die Prostata wieder vergrößern?

AktivTipp

Was kann mein Arzt tun?

- Zuerst erfolgt die Untersuchung (Austasten des Mastdarms mit dem behandschuhten Finger, Ultraschall, Blasenspiegel) und Kontrolle des Laborwertes PSA (=Prostata spezifisches Antigen, das bei einer bösartigen Erkrankung im Blut erhöht wäre).
- Als medikamentöse Therapie kommt zunächst das Präparat Finasterid in Frage.
- Es gibt verschiedene Operationsmöglichkeiten:
  1. Durch die Bauchwand des Unterbauches und die darunterliegende Blase hindurch.
  2. Wie 1. aber ohne Eröffnung der Harnblase.
  3. Schnitt am Damm (der Steg zwischen Hodensack und After).
  4. Die so genannte Transurethrale Prostataentfernung: Hierbei wird mit einer Schlinge, die durch die Harnröhre eingeführt wird, der Drüsenkörper von innen ausgeschält.

Was kann ich selbst tun?

- Im Anfangsstadium werden Brennnesselwurzeln, Kürbiskerne, Sägepalmenfrüchte und Roggenpollen empfohlen.
- Nehmen Sie die regelmäßigen Vorsorgeuntersuchungen weiterhin wahr, da sich auch manchmal auf dem Boden einer gutartigen Prostatavergrößerung ein Krebs bilden kann.

Mit zunehmendem Alter vergrößert sich die Prostata vieler Männer. Diese Form des Prostatawachstums, die vermutlich durch hormonelle Veränderungen entsteht, wird als „gutartig“ (benigne) charakterisiert. Der Arzt spricht entweder von einem Prostataadenom (im Gegensatz zum bösartigen Prostatakarzinom, siehe folgender Abschnitt) oder von einer benignen Prostatahyperplasie. Viele Ärzte verwenden die entsprechende Abkürzung BPH.

Das männliche Geschlechtshormon Testosteron, das hauptsächlich in den Hoden gebildet wird, hat mit großer Wahrscheinlichkeit einen starken Einfluss auf das Entstehen der gutartigen Prostatavergrößerung, denn vor der Pubertät kastrierte (ihrer Hoden und damit der Testosteronbildung beraubte) Männer, wie die Eunuchen der orientalischen Harems, bekommen später keine Prostatavergrößerung.

Bei vielen anderen Männern ist die Prostata insgesamt oder örtlich in Form von Knoten vergrößert. Ungefähr die Hälfte aller 60-jährigen Männer und fast alle Männer im Alter über 70 Jahren haben eine vergrößerte Prostata. Nur etwa 20 % der Betroffenen werden operiert. Etwa 60 % werden mit Medikamenten behandelt. Die übrigen wünschen oder benötigen keine Therapie.

Beschwerden

Eine Behandlung der gutartigen Prostatavergrößerung wird dann notwendig, wenn das wuchernde Prostatagewebe von außen so stark auf die Harnröhre drückt und sie so weit verengt, dass der Urin nicht mehr ungehindert abfließen kann. Dadurch entstehen die folgenden Beschwerden: Der Beginn des Wasserlassens ist zögerlich, der Strahl ist dünn und gespalten, er bricht immer wieder ruckartig und ungewollt ab (so genanntes Harnstottern), und am Ende will das Nachtröpfeln nicht mehr aufhören.

Der Harndrang kann sehr häufig und – was besonders lästig ist – mit sofortiger Wirkung (imperativ) auftreten. Dann ist der Weg bis zur nächsten Toilette manchmal unendlich lang.

Im fortgeschrittenen Stadium der Erkrankung kann die Harnblase nur noch unvollständig entleert werden. Nach jedem Wasserlassen bleibt eine Restmenge Urin in der Harnblase zurück. Durch dieses „stehende Wasser“ werden bakterielle Harnwegsinfektionen begünstigt. Wird die Prostatavergrößerung nun immer noch nicht behandelt, kann sich der Urin über die Harnleiter bis in die Nierenbecken zurückstauen, das Nierengewebe durch Druck schädigen und am Ende zu einer schwerwiegenden Nierenfunktionsstörung führen.

Untersuchung und Behandlung

Die Diagnose der gutartigen Prostatavergrößerung ergibt sich oft schon aus den Angaben des Patienten und der rektalen Untersuchung. Sie wird heute in der Regel durch eine Ultraschalluntersuchung bestätigt. Dabei kann der Arzt sowohl die Größe der Prostata als auch die Restharnmenge in der Blase nach dem Wasserlassen exakt bestimmen.

In den Anfangsstadien mit geringen Beschwerden und kleiner Restharnmenge empfiehlt sich zunächst eine medikamentöse Behandlung. Zahlreiche rezeptfreie pflanzliche und einige verschreibungspflichtige synthetisch-chemische Präparate werden angeboten. Rezeptfrei erhältliche Pflanzenextrakte aus Brennnesselwurzeln, Kürbiskernen, Sägepalmenfrüchten und Roggenpollen sind in den Anfangsstadien der gutartigen Prostatavergrößerung oft zuverlässig beschwerdelindernd wirksam. Die Wirksamkeit pflanzlicher Präparate hängt immer von der Qualität und der verwendeten Dosis ab. Lassen Sie sich in jedem Fall von Ihrem Arzt oder Apotheker beraten. Auch sie sollen auf Dauer nicht ohne ärztliche Kontrolle angewendet werden. Der Urologe muss die Gelegenheit haben, die Entwicklung der Erkrankung regelmäßig zu kontrollieren, da sie im fortgeschrittenen Stadium andere Therapiemaßnahmen erfordert.

Als synthetische Prostatamittel werden unter anderem die so genannten Alphablocker angewendet, die ursprünglich bei Bluthochdruck eingesetzt wurden. Sie erleichtern den Harnabfluss, indem sie den Druck des Prostatagewebes auf die Harnröhre vermindern. Da sie auch den normalen Blutdruck etwas senken, können insbesondere bei Therapiebeginn Kreislaufstörungen auftreten. Für Männer mit Bluthochdruck und vergrößerter Prostata sind die Alphablocker besonders geeignet.

Derzeit gibt es aber noch kein Medikament, welches das Prostatawachstum langfristig stoppen kann. Es kann (muss aber nicht) daher bei fortschreitender Erkrankung der Moment kommen, wo die medikamentöse Therapie nicht mehr ausreicht. Das ist bei ausgeprägtem Harnrückstau oder bei häufigen Harnwegsinfektionen der Fall. Dann sind operative Therapiemaßnahmen erforderlich. Das heute überwiegend angewandte Verfahren zur Wiederherstellung des Harnabflusses ist die so genannte transurethrale Resektion (TUR).

Prostatakarzinom

AkitivCheck

Wann muss ich zum Arzt?

- Im Rahmen der Vorsorgeuntersuchung und bei Beschwerden.
- Wenn Sie unter unklaren Rückenschmerzen besonders in der Lendenregion leiden.

Was wird mein Arzt mich fragen?

- Hatten Sie schon mal eine Operation an der Prostata?
- Wurde bereits ein PSA-Wert abgenommen? Wenn ja, kennen Sie diesen Wert?
- Seit wann bestehen die Rückenbeschwerden?
- Wurde deswegen schon ein Röntgenbild oder ein Computertomogramm durchgeführt?
- Ist Ihnen in letzter Zeit Gewichtsverlust aufgefallen?

Was frage ich meinen Arzt?

- Werde ich nach der Entfernung der Prostata impotent?
- Macht die Hormontherapie mich impotent?
- Wie sicher kann ich die Harnblasenentleerung nach der Operation kontrollieren?
- Welche langfristige Prognose habe ich?
- Welche Veränderungen wird es in meinem Leben geben?

AktivTipp

Was kann mein Arzt tun?

- Die Diagnose beinhaltet: Austastung des Mastdarmes mit dem behandschuhten Finger, Ultraschalluntersuchung, Stanzbiopsie der Drüse mit folgender feingeweblicher Diagnostik, Kontrolle des PSA-Wertes. Suche nach Metastasen (Tochtergeschwülste in anderen Organen), z. B. mit Computertomographie und Knochenszintigraphie.
- Wenn der Krebs nur auf die Drüse begrenzt ist, wird die sofortige Entfernung der Drüse und der umliegenden Lymphknoten durchgeführt.
- Bei nachgewiesenen Metastasen muss die Operation nicht mehr durchgeführt werden. Da der Prostata-Krebs durch das männliche Hormon Testosteron ernährt wird, muss nun dieses Hormon entweder durch Entfernung der Hoden oder durch monatliche Gabe eines Depotpräparates, das genau diese Wirkung hat, völlig unterdrückt werden.
- Gegen schmerzhafte Folgen des Knochenabbaus durch Metastasen werden Biphosphonate (im Bereich der Knochen bewirken sie einen gewissen Knochenaufbau) oder Bestrahlung durchgeführt.

Was kann ich selbst tun?

- Stabilisieren Sie Ihr Immunsystem. Manche Betroffene schwören auf Misteltherapie und Vitaminzufuhr.
- Wenn bereits Metastasen vorhanden sind und sich diese z. B. in der Wirbelsäule befinden, vermeiden Sie schweres Heben, ruckhafte Drehungen und Extremsport. Dies könnte zu einem Bruch des angegriffenen Knochens und zu einer Querschnittslähmung führen.
- Wenn Sie eine Hormontherapie erhalten, besteht die Möglichkeit einer „Verweiblichung" (Verlust von Brusthaar, „weiblicher Brust", Einlagerung von Wasser ins Gewebe, Stimmungsschwankungen, depressive Phasen). Wenn Sie beson ders zu Beginn der Behandlung unter diesen Symptomen leiden, wenden Sie sich an einen Psychotherapeuten.Setzen Sie auf keinen Fall die Hormonbehandlung ab!

Das Prostatakarzinom ist heute nach dem Lungenkrebs die zweithäufigste Krebsart bei Männern. Männer zwischen 60 und 70 Jahren stellen die größte Gruppe der Patienten. Bestimmte Risikofaktoren sind nicht bekannt. Das männliche Sexualhormon Testosteron scheint jedoch nicht nur für die gutartige Prostatavergrößerung, sondern auch für das Krebswachstum notwendig zu sein, da sowohl die gutartige Prostatavergrößerung als auch der Prostatakrebs bei Eunuchen (Männern ohne Hoden und damit ohne Testosteronbildung) nicht vorkommt. Weibliche Sexualhormone können das Krebswachstum bremsen und werden daher in bestimmten Fällen zur Behandlung des Prostatakrebses eingesetzt.

Die Prognose bei Prostatakrebs hängt wie bei allen Krebserkrankungen davon ab, wie weit die Erkrankung zum Zeitpunkt der Diagnose fortgeschritten ist. Die Heilungschance ist günstig, wenn der Krebs die natürlichen Organgrenzen der Vorsteherdrüse noch nicht überschritten hat. Ungünstig ist dagegen die Prognose, wenn bereits Metastasen im Skelett oder in anderen Organen entstanden sind.

Beschwerden

Im Frühstadium verursacht das Prostatakarzinom oft gar keine Beschwerden. Bei fortschreitendem Tumorwachstum treten durch die Verengung der Harnröhre Beschwerden auf, die denen der gutartigen Prostatavergrößerung gleichen, in erster Linie häufiger Harndrang und Behinderungen beim Wasserlassen.
Das Prostatakarzinom bildet relativ häufig Tochtergeschwülste im Skelett aus. Dadurch können Knochenschmerzen entstehen, die bei vielen Patienten zunächst als „Hexenschuss", Verschleißerscheinungen der Wirbelsäule oder Rheuma verkannt werden. Aus diesem Grunde sollten Männer über 50 Jahren alle unklaren „rheumatischen Beschwerden" möglichst bald von einem Arzt untersuchen lassen.

Untersuchung und Behandlung

Wenn ein Verdacht auf Prostatakrebs besteht, führt der Urologe in der Regel die folgenden Untersuchungen durch: eine Ultraschalluntersuchung der Prostata, eine Blutuntersuchung zur Bestimmung der Konzentration des prostataspezifischen Antigens (dieser so genannte PSA-Wert ist bei Prostatakrebs meist erhöht), eine Gewebsentnahme aus dem verdächtigen Prostatabezirk und verschiedene Röntgenaufnahmen bzw. eine

Knochenszintigraphie, um Knochenmetastasen sehen zu können.
Die Auswahl des Behandlungsverfahrens ist zunächst vom Behandlungsziel abhängig und richtet sich danach, ob mit der Therapie eine Heilung, eine Lebensverlängerung (unter Umständen um mehr als 10 Jahre) oder nur eine Linderung der Beschwerden erreicht werden kann. Außerdem hängt die Therapiestrategie vom Alter und Allgemeinzustand des Patienten sowie von der Aggressivität des Krebses ab. Neben den operativen Verfahren kommen die Strahlentherapie und die medikamentöse Therapie infrage. Die verschiedenen Verfahren können auch miteinander kombiniert werden.
Wenn der Prostatakrebs bereits weit fortgeschritten ist und zu Fernmetastasen geführt hat, ist eine radikale Entfernung der Prostata oft nicht mehr sinnvoll, da die Lebenserwartung des Patienten dadurch nicht wesentlich verlängert wird. Sehr alten oder gebrechlichen Patienten kann ein solcher Eingriff mit Vollnarkose und Eröffnung der Bauchhöhle oft nicht mehr zugemutet werden. Bei diesen Patienten wird daher versucht, durch weniger belastende Operationsverfahren ein Maximum an Lebensqualität zu erhalten.
Einengungen der Harnröhre werden in diesen Fällen durch die Harnröhre hindurch operativ beseitigt. Dabei ist kein Bauchschnitt und oft auch keine Vollnarkose notwendig. Das Tumorgewebe wird bei diesem Eingriff, den der Arzt transurethrale Resektion oder abgekürzt TUR nennt, mit Hilfe eines Lasers oder einer elektrischen Schlinge abgetragen. Dieses Verfahren wird auch zur Behandlung der gutartigen Prostatavergrößerung eingesetzt, wenn Medikamente allein nicht mehr ausreichend sind. Die vollständige (radikale) Entfernung einer bösartigen Geschwulst der Prostata ist dagegen nur nach Eröffnung der Bauchhöhle möglich. Der Schnitt liegt dabei oberhalb des Schambeins, etwa eine Handbreit unterhalb des Bauchnabels. Bei der radikalen Prostataentfernung wird nicht nur die Prostata selbst entfernt, auch die benachbarten Samenbläschen und die mit dem Organ zusammenhängenden Lymphknoten werden entnommen. Die Lymphknoten werden feingeweblich auf Metastasen hin untersucht. Das Ergebnis gibt wichtige Aufschlüsse über die Ausbreitung der Erkrankung.
Die radikale Prostataentfernung kann zu Komplikationen führen: Ein Teil der Männer ist nach dem Eingriff impotent, andere erleben einen vorher nicht gekannten unwillkürlichen Harnabgang (Harninkontinenz).
Auch die medikamentöse Behandlung des Prostatakarzinoms, deren Ziel die Verminderung der Testosteronwirkung und damit des Krebswachstums ist, kann Nebenwirkungen haben. Nach einer längeren Behandlung können äußerliche Zeichen einer „Verweiblichung“ (veränderte Behaarung, Brustwachstum etc.) auftreten, der Patient kann unfruchtbar werden, und sein Geschlechtstrieb kann nachlassen.
Weitere Informationen zu Tumoren finden Sie auf Seite 584 bis 592.

Gynäkomastie

Auch Männer können eine Vergrößerung der Brustdrüse bekommen, die dann aussieht wie eine weibliche Brust. Ursachen können Alkohol, Übergewicht (Fettablagerungen), Stoffwechselstörungen oder ein Tumorleiden (etwa 1 % der Brustkrebserkrankungen tritt bei Männern auf) sein. Besonders bei einseitiger Brustvergrößerung ist eine sofortige ärztliche Abklärung unbedingt nötig.

AktivSpezial: Genitalhygiene

Ein Teil der Tumoren im Genitalbereich wird durch Viren mitverursacht. Eine wichtige Rolle dabei spielen die so genannten Papillomaviren. Eine gute Körperhygiene, vor allem im Genitalbereich, trägt zum Schutz vor diesen Erregern bei. Beim Mann ist das so genannte Smegma eine Infektionsquelle, gegen die man etwas tun kann. Es handelt sich dabei um eine weißlich-gelbe,talgige Masse aus Talgdrüsensekret und abgeschilferte Hautzellen, die sich am Eichelschaft unter der Vorhaut des Gliedes ansammeln. Dieses Smegma ist ein ausgezeichneter Nährboden für zahlreiche Viren und Bakterien.

Die Smegmabildung kann durch einfaches Waschen vermindert werden: Ziehen Sie die Vorhaut des Gliedes zurück und seifen Sie den Eichelrand mit einem feuchten Waschlappen ab.

Für Mann und Frau gilt gleichermaßen:Verwenden Sie im Genitalbereich viel Wasser, aber wenig synthetische Stoffe (parfümierte Seifen, Duschgels), die den Säureschutzmantel der Haut zerstören und sie dadurch sehr viel anfälliger für Bakterien und Viren machen.

Bei der Frau liegt die kritische Region, in der sich altes Drüsensekret, Hautzellen und Erreger sammeln, zwischen der Klitoris und den kleinen Schamlippen. Spreizen Sie diese Stelle mit den Fingern etwas auf und waschen Sie sie mit viel Wasser und wenig Seife.

Auf die Anwendung von Intimsprays sollten Sie unbedingt verzichten. Sie reizen die Schleimhäute und führen häufig zu Juckreiz und Entzündungen. Das unnötige Tragen von Slipeinlagen mit schädlichen Plastikrändern ist ein häufiger Auslöser von Pickeln und kleinen Entzündungen.

Auch zu viel Waschpulver, das zum Waschen der Unterwäsche verwendet wird, kann die Haut und Schleimhaut irritieren und die Entstehung von Allergien und Pilzerkrankungen fördern.

Geschlechtskrankheiten

Geschlechtskrankheiten bzw. sexuell übertragene Krankheiten sind Infektionen, die überwiegend beim Geschlechtsverkehr übertragen werden. Zu den klassischen Geschlechtskrankheiten zählen die Syphilis, Gonorrhö (Tripper), das Ulcus molle (weicher Schanker) und das Lymphogranuloma inguinale. Diese Krankheiten sind ebenso meldepflichtig wie ein positiver HIV-Test, das heißt, der Arzt muss der zuständigen Gesundheitsbehörde – in anonymer Form – Meldung machen. Verweigert ein Kranker allerdings die Behandlung, ist der Arzt verpflichtet, der Behörde auch dessen Namen mitzuteilen.

Andere Geschlechtskrankheiten sind Herpes genitalis, die Chlamydieninfektionen im Bereich der Harn- und Geschlechtsorgane, die Erkrankungen durch Papillomaviren und die Hepatitis B und C.

Manche Geschlechtskrankheiten, vor allem die Syphilis und die Gonorrhö, haben ihre Bedrohlichkeit verloren, seitdem es wirksame Antibiotika gibt. Die sexuell übertragene Infektion mit dem HIV-Virus dagegen, die zu Aids führt, ist auch heute noch unheilbar.
Die beste Möglichkeit, Geschlechtskrankheiten vorzubeugen, bietet die Benutzung von Kondomen. Diese Vorkehrung nutzt jedoch wenig, wenn Erreger beispielsweise mit dem Mund oder mit der Hand weiterverbreitet werden.

Herpes genitalis

AktivCheck

Wann muss ich zum Arzt?

- Wenn Sie bereits immungeschwächt sind, nach schweren Krankheiten, nach Transplantationen oder bei HIV. Die Symptome sind: Jucken, Spannungsgefühl oder Gefühlsstörungen und Herpesbläschen.

Was wird mein Arzt mich fragen?

- Besteht bei Ihnen eine Immunschwächeerkrankung?
- Sind Sie HIV-positiv?

Was frage ich meinen Arzt?

- Ist der Herpes genitalis sehr ansteckend?
- Bekommt jeder, der Verkehr mit einem Partner hat, der Herpesbläschen trägt, die Infektion auch?
- Kommt es immer wieder zu Rückfällen?
- Sind dauerhafte Schäden nach Herpesgenitalis-Infektionen bekannt?

AktivTipp

Was kann mein Arzt tun?

- Er verordnet virushemmende Substanzen, die lokal als Salbe aufgetragen werden oder als Tabletten eingenommen werden.

Was kann ich selbst tun?

- Wenn Sie öfter unter einer Herpes-Infektion leiden, sollten Sie Ihr Abwehrsytem stärken.
- Wenn Sie gerade wieder Herpesbläschen haben, sollten Sie zum Schutz anderer auf Geschlechtsverkehr (auch oralen) verzichten oder ein Kondom als Schutz verwenden.

Herpes genitalis (Genitalherpes) ist eine durch das Herpes-Virus vom Typ 2 (oder auch 1) verursachte Infektion des Penis, der weiblichen Scham oder des Afters, die durch Geschlechtsverkehr übertragen wird. Herpes genitalis ist heute wahrscheinlich die häufigste sexuell übertragene Erkrankung.
Der Typ 2 dieses Virus befällt überwiegend die Geschlechtsorgane. Die erste Auseinandersetzung mit dem Virus bleibt in der Mehrzahl der Fälle symptomlos. Die Herpesviren setzen sich aber in den menschlichen Zellen fest und lauern auf den Moment, wenn die Abwehr des Menschen geschwächt ist.
Nahezu alle Erwachsenen haben sich einmal im Leben mit dem Virus auseinander gesetzt, aber nur bei sehr wenigen tritt die Erkrankung immer wieder auf. Das menschliche Herpes-Virus vom Typ 1 tritt überwiegend im Kopf- und Gesichtsbereich auf; die Übertragung erfolgt durch direkten Mundkontakt.

Beschwerden

Nach vorausgehendem Jucken, Spannungsgefühl oder Gefühlsstörungen blühen die Herpesbläschen auf. Typischerweise stehen die Bläschen in Gruppen auf geröteten Hautarealen. Beim Mann befinden sie sich an der Vorhaut und am Penisschaft, bei der Frau an den Schamlippen und der Scheide. Fieber und Lymphknotenschwellungen können hinzukommen. Nach etwa 2 Wochen heilt die Erkrankung in der Regel aus. Ohne äußerlich ersichtlichen Anlass können jedoch erneute Bläschenschübe auftreten.

Untersuchung und Behandlung

Die Diagnose stellt der Arzt meist beim ersten Blick auf die charakteristischen Hautveränderungen. Da die Herpesbläschen in der Regel an derselben Stelle wieder auftreten, weiß der Patient beim nächsten Schub ohne ärztliche Hilfe, dass er wieder „einen Herpes" hat.

Auf die Herpesbläschen wird ein virushemmendes Mittel (Aciclovir) als Salbe aufgetragen. Bei schweren Verläufen sind Aciclovir-Tabletten notwendig, welche die Ausbreitung der Viren hemmen sollen. Je früher die örtliche Behandlung einsetzt, umso eher kann der Bläschenschub abgefangen werden. Erfahrene Patienten beginnen mit dem Auftragen der Salbe daher schon bei den Frühsymptomen (Juckreiz, Spannungsgefühl).

Da im Prinzip jeder Geschlechtspartner Träger der Herpes-Viren sein kann, ist eine Vermeidung des Viruskontaktes nahezu unmöglich. Maßnahmen zur Stärkung der eigenen Immunabwehr erscheinen daher aussichtsreicher.

Bei einem Bläschenschub ist es angebracht, den Partner zu informieren und den Kontakt mit dem Hautausschlag möglichst zu vermeiden.

Gonorrhö (Tripper)

AktivCheck

Wann muss ich zum Arzt?

- Sofort bei Verdacht.
- Wenn aus der Harnröhre ein rahmiger Ausfluss austritt, häufiger Harndrang und Schmerzen beim Wasserlassen verspürt werden, Eiter und Blut im Harn ist, Schmerzen und Schwellungen im Bereich der äußeren Geschlechtsteile auftreten, sollten Sie an eine Gonorrhö denken.

Was wird mein Arzt mich fragen?

- Hatten Sie vor etwa 2 bis 10 Tagen ungeschützten Geschlechtsverkehr?

Was frage ich meinen Arzt?

- Kann ich durch Tripper unfruchtbar werden?
- Können Rückfälle auftreten?
- Verursacht Tripper Impotenz?
- Muss mein Partner mitbehandelt werden?

AktivTipp

Was kann mein Arzt tun?

- Er wird sofort mit einer Antibiotika-Therapie beginnen.

Was kann ich selbst tun?

- Eine Selbstbehandlung gibt es nicht.
- Die Verwendung von Kondomen vermindert das Risiko einer Infektion ganz beträchtlich.

Die Gonorrhö (Tripper) ist eine durch das Bakterium Neisseria gonorrhöae hervorgerufene Geschlechtskrankheit, die weltweit pro Jahr bei vielen Millionen Menschen auftritt.
Bei der Gonorrhö handelt es sich um eine örtliche Infektion der Schleimhäute von Harn- und Geschlechtsorganen (bei anderen Sexualpraktiken: von Analregion bzw. Rachen).
Lange Zeit galt Penicillin als ein zuverlässig wirksames Mittel, seit der Mitte der 70er-Jahre ist jedoch eine zunehmende Verbreitung von resistenten Keimen bekannt, sodass heute oft andere, gut wirksame Breitspektrumantibiotika verwendet werden.

Beschwerden

2 bis 10 Tage nach der Ansteckung kommt es beim Mann zu wässrigem, dann schleimig-eitrigem Ausfluss aus der Harnröhre. Das Wasserlassen kann schmerzhaft sein. Die Eichel und die Vorhaut sind entzündet. Unbehandelt kann sich die Infektion auf die Vorsteherdrüse und die Nebenhoden ausdehnen.
Bei der Frau sind die Harnröhre und der Gebärmutterhals befallen. Es besteht grüngelblicher Ausfluss. In vielen Fällen bleibt die Gonorrhö der Frau zunächst unbemerkt, da der leichte Ausfluss und die leichten Beschwerden beim Wasserlassen nicht weiter beachtet werden. Unbehandelt können die Erreger in die Nebenhoden oder über die Gebärmutter in die Eileiter gelangen und dort durch eine Entzündung zur Unfruchtbarkeit führen.
Da auch die Nebenhodenentzündung des Mannes zur Sterilität führen kann, war die Gonorrhö vor der Einführung des Penizillins 1948 die häufigste Ursache der Unfruchtbarkeit.

Untersuchung und Behandlung

Die Diagnose erfolgt durch den mikroskopischen Nachweis des Erregers.
Die Gonorrhö wird mit einem wirksamen Antibiotikum behandelt. Während früher Penicillin Mittel der Wahl war, werden heute auch andere Antibiotika (Cephalosporine, Fluorochinolone) verwendet. Wichtig ist, dass der Sexualpartner mitbehandelt wird, auch wenn er die Infektion aufgrund fehlender Beschwerden nicht bemerkt.
Bei korrekter Handhabung und entsprechenden Sexualpraktiken ist ein Kondom ein recht zuverlässiger Schutz gegen eine Gonorrhö.

Syphilis

AktivCheck

Wann muss ich zum Arzt?

- Sofort bei Verdacht, um schwere Folgeschäden zu vermeiden.
- Wenn Sie ein hartes, meist schmerzloses Knötchen oder Geschwür (halber bis 1 cm) entdecken, das keineswegs unbedingt an den Geschlechtsteilen auftreten muss, sondern dort sein kann, wo die Krankheitserreger eingedrungen sind.

Was wird mein Arzt mich fragen?

- Hatten Sie vor etwa drei Wochen ungeschützten Verkehr mit einem unbekannten Partner?
- War Ihnen an Ihrem Partner ein Hautausschlag am ganzen Körper aufgefallen?
- Hatten Sie so einen „Primäraffekt" schon mal?

- Ist Ihnen eine Penicillin-Allergie bekannt?

Was frage ich meinen Arzt?

- Welche Gefahr besteht bei einer unbehandelten Syphilis?
- Kann man an den Folgen einer unbehandelten Syphilis sterben?
- Wie lang bin ich nach Beginn der Therapie ansteckend?
- Muss mein Partner mitbehandelt werden?
- Ich habe eine Penicillin-Allergie. Gibt es auch ein anderes Antibiotikum, das hilft?
- Kann ich nach Ende der Therapie wieder ein ganz normales Geschlechtsleben haben?
- Kann ich mein ungeborenes Kind mit der Syphilis anstecken?

AktivTipp

Was kann mein Arzt tun?

- Er verordnet Penicillin oder andere Antibiotika.

Was kann ich selbst tun?

- Die Verwendung von Kondomen vermindert das Risiko einer Infektion ganz beträchtlich.

Die Syphilis (Lues, harter Schanker, „Lustseuche" usw.) ist eine chronische Geschlechtskrankheit, die – ohne Behandlung – in drei Stadien verläuft und alle Organe befallen kann. Sie wird durch das Bakterium Treponema pallidum verursacht und durch Geschlechtsverkehr übertragen. Die Erkrankung ist heute erfreulicherweise recht selten geworden und hat durch die gute Behandlungsmöglichkeit mit Antibiotika ihre frühere Bedrohlichkeit für die betroffenen Personen verloren.

Beschwerden

Etwa 2 bis 3 Wochen nach der Ansteckung entsteht an der Eichel des Mannes oder an den Schamlippen der Frau ein kleines Geschwür, das nicht wehtut und deswegen manchmal kaum beachtet wird. Kurz nach dem Auftreten des Geschwürs schwellen die Lymphknoten in der Leiste an, ebenfalls ohne Schmerzen zu bereiten.

Wenn die Erkrankung nicht behandelt wird, nimmt sie folgenden Verlauf: Das Geschwür heilt nach einigen Wochen ab, und die Lymphknotenschwellung bildet sich zurück. Das bedeutet aber keine endgültige Heilung, im Gegenteil, denn nun breiten sich die Erreger im ganzen Körper aus.

Nach wenigen Monaten macht sich dann das Stadium II der Syphilis mit unterschiedlichsten Hautveränderungen bemerkbar. Es kann ein nur leicht fleckiger, aber auch ein erhabener und nässender bis eitriger Ausschlag auftreten. Auch die Schleimhäute sind betroffen, und oft fallen den Kranken die Haare aus.

Dieses Stadium kann unbehandelt Jahre andauern und in einigen Fällen ganz ausheilen. Bei den meisten Menschen aber geht die Syphilis danach in das Stadium III über, in dem die Erreger sich in allen Organen des Körpers niederlassen und dort tumorartige Entzündungen verursachen. Durch einen Befall des Nervensystems kommt es zu Sensibilitätsstörungen, einem unsicheren Gang, Lähmungen, psychischen Veränderungen und geistigem Abbau.

Die Syphilis kann zuletzt, vor allem durch den Befall von Blutgefäßen oder des Rückenmarks, zum Tode führen.
Auch werden bei schwangeren Müttern die Kinder bereits bei der Geburt infiziert, woraus sich unbehandelt schwerste Schäden für das Kind ergeben.

Untersuchung und Behandlung

Im Blutserum des Patienten können Bestandteile des Erregers und Antikörper mit serologischen Methoden nachgewiesen werden.
Da der Erreger der Syphilis sowohl auf Penicillin als auch auf andere Antibiotika gut anspricht, ist die Behandlung der Syphilis heute kein Problem mehr, wenn die Erkrankung rechtzeitig diagnostiziert wird. Bei korrekter Handhabung schützt ein Kondom am besten gegen die Syphilis.

Lymphogranuloma inguinale

Das Lymphogranuloma inguinale (bzw. venereum) ist in Europa selten, wird meist von Tropenreisen mitgebracht und gehört zu den meldepflichtigen Geschlechtskrankheiten. Es wird durch Chlamydia trachomatis verursacht und durch Geschlechtsverkehr übertragen.
Zunächst entstehen unscheinbare herpesartige Bläschen, die spontan abheilen. 3 bis 4 Wochen später bildet sich eine meist einseitige, entzündliche Schwellung der Leistenlymphknoten aus. Die Lymphknoten können bis zu faustgroß werden und vereitern. Der Eiter kann sich über eine Fistel nach außen entleeren.
Im Blut können Antikörper gegen Chlamydien nachgewiesen werden. Zur Behandlung sind verschiedene Antibiotika geeignet. Die Benutzung eines Kondoms beugt der Infektion vor.

AktivCheck

Wann muss ich zum Arzt?

- Als Mann: Wenn Sie beim Wasserlassen ein starkes Brennen verspüren und einen wässrigen Ausfluss aus der Harnröhre am Morgen haben.
- Bei der Frau: Die Infektion macht kaum Beschwerden, da sie nur Juckreiz und Ausfluss verursacht.

Was wird mein Arzt mich fragen?

- Hatten Sie Geschlechtsverkehr mit einem unbekannten Partner?
- Hatten Sie ungeschützten Verkehr?
- Könnte Ihr Partner mitbetroffen sein?

Was frage ich meinen Arzt?

- Ist die Chlamydien-Infektion sehr häufig?
- Muss mein Partner ebenfalls behandelt werden?
- Welche Folgen hat eine unbehandelte Erkrankung?

AktivTipp

Was kann mein Arzt tun?

- Er wird eine kurze antibiotische Therapie verordnen, bei der auch Ihr Partner mitbehandelt werden muss, um einen Ping-Pong-Effekt zu vermeiden.

Was kann ich selbst tun?

- Beim Geschlechtsverkehr mit einem neuen Partner immer mit Kondom schützen.

Weitere genitale Chlamydieninfektionen

Chlamydien können außer dem Lymphogranuloma inguinale noch eine Geschlechtskrankheit verursachen, die der Gonorrhö stark ähnelt. Auch die Komplikationen und deren Konsequenz, die Unfruchtbarkeit, sind gleich. Die Erreger können hier oft nur direkt aus Abstrichen angezüchtet werden. Die Behandlung erfolgt mit Antibiotika. Auch hier beugt ein Kondom der Infektion vor.

Mykoplasmen

Mykoplasmen, die sich auf den Schleimhäuten der Harn- und Geschlechtsorgane aufhalten und beim Geschlechtsverkehr übertragen werden können, führen unter Umständen bei der Frau zu einer Eileiterentzündung und beim Mann zu einer Harnröhrenentzündung. Die Behandlung erfolgt mit Antibiotika. Kondome beugen der Übertragung vor.

Ulcus molle (weicher Schanker)

Das Ulcus molle ist eine meldepflichtige Geschlechtskrankheit, die vor allem in tropischen und subtropischen Ländern verbreitet ist.
1 bis 5 Tage nach der Infektion entstehen an den Geschlechtsorganen mehrere kleine, sehr schmerzhafte Geschwüre, die spontan abheilen, aber an anderer Stelle neu auftreten können. Einige Tage bis Wochen später beginnt eine oft doppelseitige Entzündung der Leistenlymphknoten, die stark anschwellen und vereitern können. Der Eiter entleert sich über Fisteln nach außen.
Die Bakterien werden unter dem Mikroskop nachgewiesen. Die Behandlung erfolgt mit Antibiotika. Ein Kondom beugt der Infektion vor.

Feigwarzen (Condylomata acuminata)

Feigwarzen werden durch bestimmte Typen von Papillomaviren hervorgerufen und beim Geschlechtsverkehr übertragen. Sie entstehen bevorzugt an den Geschlechtsorganen und am After, wo sie zu hahnenkammartigen Wucherungen heranwachsen. Eine geschwächte Immunabwehr sowie Unterleibsinfektionen durch Pilze oder Bakterien begünstigen ihre Entstehung. Die Feigwarzen können mit verschiedenen Techniken (operative Abtragung, Vereisung, Laser) entfernt werden. Die Stärkung der körpereigenen Immunabwehr ist wahrscheinlich die wichtigste Vorbeugemaßnahme. Auch ist es ratsam, den direkten Kontakt mit Feigwarzen zu vermeiden.
Papillomaviren führen sowohl an der Eichel des Penis und an den Schamlippen als auch am Gebärmutterhals (Zervix) zu Gewebeveränderungen (flache Papeln), aus denen sich bisweilen Krebserkrankungen entwickeln können.

Hepatitis B und C

Die verschiedenen Formen der infektiösen Leberentzündung (Hepatitis) werden im Kapitel „Leber, Gallenblase, Gallenwege“ ausführlich dargestellt. Vor allem die Hepatitis B wird häufig durch Geschlechtsverkehr übertragen.

HIV-Infektion und Aids

Die HIV-Infektion und Aids werden im Kapitel „Immunschwäche“ (siehe dazu besonders die Seiten 579 bis 582) ausführlich dargestellt. Lesen Sie dort auch die Möglichkeiten der Vorbeugung nach.

Unfruchtbarkeit

Ursachen der Unfruchtbarkeit

AktivCheck

Wann muss ich zum Arzt?

- Wenn Sie trotz langer Bemühungen (acht Monate) nicht schwanger werden können.

Was wird mein Arzt mich fragen?

- Haben Sie (Frau) einen regelmäßigen Monatszyklus?
- Ist Ihnen (Frau) bekannt, ob Sie hormonelle Störungen haben?
- Leiden Sie an Endometriose?
- Haben Sie seelische Probleme?
- Können Sie sich Ihr Leben mit einem Kind wirklich vorstellen?
- Hatten Sie (Mann) als Kind Mumps oder eine Hodenentzündung anderer Ursache?
- Hatten Sie irgendwann eine Geschlechtserkrankung, z. B. Gonorrhö, die nicht behandeklt wurde?
- Wurden Ihre Hoden über längere Zeit einer erhöhten Temperatur ausgesetzt?
- Liegt bei Ihnen eine Hodenerkrankung vor?

Was frage ich meinen Arzt?

- Muss die Frau einen sexuellen Höhepunkt erlangen, um ein Kind zu empfangen?
- Was sind die häufigsten Ursachen bei der Sterilität der Frau?
- Lassen sich die fruchtbaren Tage der Frau genau bestimmen?
- Kann eine Frau, die keinen Eisprung hat, behandelt werden?
- Was kann bei einem Eileiterverschluss unternommen werden, damit eine Schwangerschaft eintritt?
- Wie sicher lassen sich hormonelle Störungen beheben?
- Ist das Ausbleiben einer Schwangerschaft zum jetzigen Zeitpunkt die „Strafe" für die jahrelange Verhütung mit der „Pille" oder die „Strafe" nach einem Schwangerschaftsabbruch?
- Könnte es sein, dass ich Antikörper gegen die Samenzellen meines Partners entwickelt habe?
- Sollte ich nach dem Geschlechtsverkehr Kopfstand machen oder wenigstens für eine Viertelstunde in Rückenlage bleiben?
- Kann „zu viel" Geschlechtsverkehr zu Unfruchtbarkeit führen?
- Wie kann ich mir eine künstliche Befruchtung (Insemination) vorstellen?
- Wie hoch ist die Erfolgsrate bei einer künstlichen Befruchtung?
- Was ist die Ursache für die Unfruchtbarkeit des Mannes?

AktivTipp

Was kann mein Arzt tun?

- Am Anfang steht die gründliche Untersuchung beider Partner durch den jeweiligen Arzt.

- Sowohl Medikamente als auch die Methoden der In-vitro-Fertilisation („Befruchtung in der Retorte") oder die Intrazytoplasmatische Spermieninjektion (Befruchtung einer Eizelle mit einer einzigen Samenzelle unter dem Mikroskop) können zum Ziel führen. Eine neuere Methode ist die Hodenbiopsie mit Spermienentnahme.

Was kann ich selbst tun?

- Sie sollten generell bestimmte Schadstoffe wie Nikotin, Alkohol oder den berufsbedingten Umgang mit Chemikalien meiden oder einschränken.
- Eine gesunde Lebensweise und Stressabbau sind sinnvoll: Werden Sie bei Ihren Bemühungen, schwanger zu werden, nicht verbissen.
- Wenn Sie tatsächlich nicht schwanger werden können, denken Sie auch über eine Adoption nach.

Ungefähr 15 % der verheirateten oder in eheähnlicher Gemeinschaft lebenden Paare sind ungewollt kinderlos. Wenn eine Frau nicht schwanger werden kann, spricht der Arzt von einer Sterilität, wenn eine Frau schwanger werden, das Kind aber nicht austragen kann, von einer Infertilität. In der Hälfte der Fälle liegt die Ursache der Unfruchtbarkeit bzw. ungewollten Kinderlosigkeit bei der Frau, in bis zu 40 % beim Mann, die restlichen Fälle bleiben unklar.

Ursachen bei der Frau

Die wichtigsten Ursachen der Unfruchtbarkeit bei der Frau nennt die folgende Aufzählung:

- Das Alter der Frau hat eine wesentliche Bedeutung. Bereits für eine 35-jährige Frau ist die Chance, schwanger zu werden, deutlich geringer als für sehr junge Frauen.
- Eine Endometriose kann eine Schwangerschaft verhindern, vor allem wenn Nester von Gebärmutterschleimhaut in den Eileitern vorkommen.
- Eine verminderte Aktivität der Eierstöcke, wie sie in den Wechseljahren festzustellen ist, kann auch schon in jungen Jahren vorkommen und zur Sterilität führen. Gehäuft auftretende Eierstockzysten (polyzystisches Ovar) oder Störungen des hormonellen Regelkreises können zu einer solchen Eierstockschwäche führen.
- Ein Mangel an Gelbkörperhormon kann die Einnistung und Entwicklung der befruchteten Eizelle verhindern.
- Nach Eileiterentzündungen können die Eileiter vernarbt, verklebt oder unbeweglich sein, sodass das Ei nicht mehr von den Eierstöcken zur Gebärmutter transport wird.
- Die Einnistung des Eis in die Gebärmutterschleimhaut kann durch Myome oder durch angeborene Fehlbildungen der Gebärmutter verhindert werden.
- Schäden der Gebärmutterschleimhaut, die zur Unfruchtbarkeit führen, können nach wiederholten oder unsachgemäß durchgeführten Ausschabungen bzw. nach Schwangerschaftsabbrüchen auftreten.
- Durch diese Eingriffe, aber auch durch eine Konisation, durch Entzündungen oder durch Einrisse während der Geburt kann der Gebärmutterhals vernarbt sein.
- Die Beschaffenheit des Schleimes am Muttermund (Zervixschleim) kann verändert sein und zur Unfruchtbarkeit führen. Manchmal enthält der Zervixschleim Antikörper gegen Spermien, die ihr Vordringen verhindern.

- Schließlich sind Entzündungen und andere Veränderungen der Scheide als weitere mögliche Ursachen einer Unfruchtbarkeit zu nennen.

Ursachen beim Mann

Es folgen die wichtigsten Ursachen der Unfruchtbarkeit beim Mann:

- Sie können schon seit der Geburt bestehen, wie Fehlbildungen an den Geschlechtsorganen.
- Störungen der Spermienproduktion und -funktion können auf früheren Infektionen (Mumps), Gefäßerweiterungen am Hodensack (Varikozele) oder Chromosomenstörungen beruhen.
- Antikörper gegen das eigene Sperma.
- Die bisher genannten Faktoren bewirken eine Zeugungsunfähigkeit (Impotentia generandi). Eine Kinderlosigkeit kann aber auch durch Erektionsstörungen (Impotentia coeundi) bedingt sein.

Weitere Ursachen

Bei vielen Paaren mit Kinderwunsch sind die Ursachen der Unfruchtbarkeit nicht offensichtlich, und eine Untersuchung der Geschlechtsorgane ergibt keinen unmittelbaren Anhaltspunkt. Daher weitet sich die Suche nach den Sterilitätsursachen oft auf Allgemeinerkrankungen, hormonelle und Stoffwechselerkrankungen aus.

Sowohl ein Diabetes als auch Störungen der Schilddrüsenfunktion können zur Unfruchtbarkeit führen. Stressfaktoren beruflicher und privater Art müssen ebenfalls berücksichtigt werden. Drogen, Alkohol, Nikotin und Medikamente schwächen die Fruchtbarkeit. Auch Belastungen durch Umweltgifte und schädliche Einflüsse am Arbeitsplatz konnten als Gründe für eine Sterilität ermittelt werden.

Untersuchungen

Meist sind es die Frauen, die wegen eines unerfüllten Kinderwunsches den Arzt aufsuchen, wobei allerdings in der Hälfte der Fälle die Ursache beim Mann liegt. Deshalb muss auch er gleich von Anfang an in die Untersuchungen einbezogen werden.

Untersuchungen beim Mann: Spermiogramm

Die Untersuchung des Spermas (Spermiogramm) ist bei vermuteter männlicher Unfruchtbarkeit sehr aufschlussreich und wird daher fast immer durchgeführt. Zunächst wird das Sperma durch Masturbation gewonnen und in einem geeigneten Gefäß aufgefangen. Erste diagnostische Hinweise geben bereits die Farbe, der Geruch und die Menge des Spermas. Die Farbe des normalen, frisch entleerten Spermas ist trübe zwischen milchig-weiß und gelblich-grau. Eine rötliche Farbe deutet auf die Beimengung von roten Blutkörperchen und damit auf eventuelle Blutungen hin. Der typische kastanienblütenartige Geruch des Spermas stammt von einem Bestandteil des Prostatasekretes. Bei Entzündungen kann die Samenflüssigkeit unangenehm faulig riechen. Nach 3- bis 5tägiger Enthaltsamkeit liegt die normale Ejakulatmenge zwischen 2 und 6 Milliliter. Pro Milliliter enthält das Sperma 20 bis 250 Millionen Spermien. Mindestens die Hälfte davon sollte bei der mikroskopischen Untersuchung Eigenbewegungen zeigen. Auch das Aussehen der einzelnen Spermien wird bewertet; ein großer Teil sollte die typische längliche Form mit Kopf- und Schwanzteil haben. Wichtig ist auch die Bestimmung des Fruktosegehaltes im Sperma. Eine Reihe von weiteren Spezialtests ermöglicht eine genaue Funktionsdiagnostik.

Untersuchungen bei der Frau

Neben der ausführlichen Anamnese und gynäkologischen Untersuchung gibt die Basaltemperatur wichtige Hinweise. Diese wird von der Frau morgens vor dem Aufstehen gemessen und notiert. Hiermit kann der Arzt feststellen, ob regelmäßig ein Eisprung stattfindet und ob möglicherweise ein Mangel an Gelbkörperhormon vorliegt. Auch die Beurteilung des Zervixschleimes zum Zeitpunkt des Eisprungs ist einfach durchzuführen. Wenn der Schleim spinnbar ist und beim Eintrocknen farnkrautartige Muster hinterlässt, spricht dies für eine normale Zusammensetzung. Zellabstriche vom Muttermund ermöglichen eine Beurteilung des Hormoneinflusses und geben Hinweise auf Entzündungen.

Wenn der Verdacht besteht, dass die Spermien den Gebärmuttermund oder -hals nicht passieren können, wird in den ersten sechs Stunden nach Geschlechtsverkehr etwas Zervixschleim entnommen und auf funktionsfähige Spermien untersucht. Das Innere der Gebärmutter wird mit einer so genannten Hysteroskopie (Gebärmutterspiegelung) betrachtet. Durch Röntgenaufnahmen wird die Passage von Kontrastmittel durch die Eileiter überpfüft. Noch besser beurteilt der Arzt dies bei einer Bauchspiegelung. Sie hat den Vorteil, dass die inneren Geschlechtsorgane auch auf weitere Veränderungen (Endometriose, Myome) untersucht werden können, die einer Schwangerschaft im Wege stehen.

Behandlung

Die Behandlung der Sterilität richtet sich nach ihrer Ursache. Sowohl Medikamente als auch die Methoden der In-vitro-Fertilisation („Befruchtung in der Retorte") können zum Ziel führen. Informieren Sie sich über den letzten Stand der Forschung. Manche Paare mit Kinderwunsch benötigen allerdings sehr viel Geduld und sollten bei anhaltend erfolglosem Bemühen um ein eigenes Kind auch an die Möglichkeit einer Adoption denken. Die Krankenkassen bezahlen in der Regel nur einen Teil der Behandlung; es ist immer sinnvoll, sich vorher bei der Kasse genau zu erkundigen.

Basaltemperaturkurve und Medikamente

Sofern kein eindeutiger Grund für eine Unfruchtbarkeit feststellbar ist, kann es hilfreich sein, die fruchtbaren Tage mittels Basaltemperaturkurve zu ermitteln, um die Chancen für eine Befruchtung und Schwangerschaft zu erhöhen. Da bei Temperaturanstieg jedoch die fruchtbare Zeit größtenteils schon vorbei ist, der Temperaturanstieg die fruchtbaren Tage also rückwirkend anzeigt, eignet sich diese Methode nur für Frauen mit regelmäßigen Zyklen.

Sollte der monatliche Eisprung ausbleiben, kann er mit Hilfe eines so genannten Antiöstrogens (Clomifen) ausgelöst werden. Diese Substanz regt die Ausschüttung des follikelstimulierenden (FSH) und des Luteinisierungshormons (LH) an. Sie sollten aber wissen, dass nach einer solchen Behandlung Mehrlingsschwangerschaften, häufiger vorkommen.

Wird ein Mangel an Gelbkörperhormon festgestellt, erhält die ungewollt kinderlose Frau ein Gestagen.

In-vitro-Fertilisation (IVF)

Wenn die Eileiter nicht ausreichend durchgängig sind, haben operative Eingriffe Erfolgschancen von 30 bis 40 %. Sofern das Hindernis im Bereich der Eileiter nicht zu beseitigen ist, kann die In-vitro-Fertilisation

eingesetzt werden. Hierbei erhalten die Patientinnen zunächst Hormone, um in ihren Eierstöcken mehrere Eizellen zur Reifung anzuregen. Die gereiften Eizellen werden dann unter Ultraschallkontrolle mit einer durch die Scheidenwand zum Eierstock geführten Hohlnadel abgesaugt.
Die Befruchtung dieser Eizellen mit den Spermien des Partners erfolgt dann außerhalb des Körpers „in der Retorte". Die befruchteten Eizellen durchleben ihre ersten Zellteilungen im Glasgefäß (in vitro). Nach ein bis zwei Tagen bringt der Arzt dann bis zu drei Embryonen mit einem Katheter in die Gebärmutter ein, wo die Schwangerschaft im Erfolgsfall normal ausgetragen wird. Diese Methode wird nicht nur bei verschlossenen Eileitern, sondern auch bei anderen Formen der Unfruchtbarkeit eingesetzt.
Die Erfolgsaussichten der In-vitro-Fertilisation betragen etwa 20 bis 30 %, auch bei diesem Verfahren ist die Anzahl der Mehrlingsschwangerschaften deutlich erhöht. Die Methode ist inzwischen so weit ausgereift, dass sie an vielen medizinischen Zentren durchgeführt wird. Für viele Paare stellt die In-vitro-Fertilisation die einzige Möglichkeit dar, ein eigenes Kind zu bekommen.

Intrazytoplasmatische Spermieninjektion (ICSI)

Die Behandlung der männlichen Unfruchtbarkeit richtet sich nach den gewonnenen Befunden. Bei manchen Männern reicht es aus, wenn sie bestimmte Schadstoffe wie Nikotin, Alkohol oder den berufsbedingten Umgang mit Chemikalien meiden oder einschränken.
Manchmal ist die Schädigung des samenbildenden Hodengewebes so groß, dass keine Chance einer Befruchtung auf natürlichem Wege besteht. In diesem Fall wird heute in der Regel die so genannte Intrazytoplasmatische Spermieninjektion (kurz: ICSI) angewandt. Hierbei genügt grundsätzlich eine einzige Samenzelle, um damit unter dem Mikroskop eine weibliche Eizelle zu befruchten, die danach in die Gebärmutter eingepflanzt wird.

Hodenbiopsie mit Spermienentnahme

Dieses Verfahren wurde neu entwickelt, um Männern, die aufgrund verschiedener Ursachen auf natürlichem Weg nicht zeugungsfähig sind, eventuell vorhandene Spermien direkt aus dem Hodengewebe zu entnehmen und dann eine Befruchtung der Eizelle durchzuführen.

Was können Sie selbst tun?

Paare mit unerfülltem Kinderwunsch können durch eine gesunde Lebensweise und Stressabbau zum Erfolg der Behandlung beitragen. Für die Paare, die sich schon lange vergeblich bemühen, bei denen aber keine eindeutigen medizinischen Hindernisse feststellbar sind, gilt: Verfolgen Sie Ihr Ziel nicht zu verbissen. Geben Sie dem „kleinen Wunder", dass es doch noch gelingt, eine reelle Chance. Reden Sie mit Ihrem Partner noch einmal über Ihren Kinderwunsch und was er Ihnen bedeutet.

Adoption?

Da die ganzen Untersuchungen und Behandlungen, die noch nicht ans Ziel führten, für manche Paare extrem belastend sein können, sollten Sie auch die Möglichkeit der Adoption in Betracht ziehen. Fragen Sie sich einmal, ob Sie diesen Weg zu einem Kind für sich ganz ausschließen oder vielleicht doch als Alternative zu einem leiblichen Kind ansehen können.
Informieren Sie sich in diesem Fall möglichst frühzeitig, ob Sie als Adoptiveltern infrage

kämen, und wie der Vorgang der Adoption abläuft. Denn leider sind schon viele adoptionswillige Paare „aus allen Wolken gefallen“, als sie feststellen mussten, dass eine Adoption – mit einer gewissen Berechtigung – gar nicht so einfach ist, wie sie sich das vorgestellt hatten.

Empfängnisverhütung

Wer eine Schwangerschaft verhüten möchte, hat heute die Auswahl unter einer beträchtlichen Anzahl von Methoden, die von „künstlich, aber in der Verhütung ganz sicher“ bis zu „natürlich, aber mit klarem Restrisiko“ reichen. Erkundigen Sie sich bei Ihrem Frauenarzt, in der Apotheke und eventuell in einem Frauenladen oder einer beratenden Organisation wie Pro Familia nach den für Sie geeigneten Methoden.

Antibabypille

Die „Pille“ enthält Östrogene und Gestagene bzw. synthetische Varianten dieser weiblichen Geschlechtshormone. Da die Hormone in der Pille im Vergleich zu den natürlich vorhandenen in relativ hoher Konzentration vorliegen, bremsen sie nach dem Prinzip der negativen Rückkopplung die Ausschüttung des follikelstimulierenden (FSH) und des Luteinisierungshormons (LH) der Hirnanhangsdrüse.

Dadurch reifen in den Eierstöcken keine Eizellen mehr heran. Außerdem wird der Muttermund enger, die Eileiter werden unbeweglich, und die Gebärmutterschleimhaut ist in einer Weise verändert, dass eine Schwangerschaft verhindert wird. Die regelmäßige Einnahme vorausgesetzt, ist die Pille eine sehr sichere Verhütungsmethode.

Es gibt eine große Zahl von unterschiedlichen Antibabypillen, sodass individuell auf die Frau eingegangen werden kann.

Als typische Nebenwirkungen der Pille kann es zu vermindertem Lustempfinden, zu einem unangenehmen Spannen in den Brüsten und zur Gewichtszunahme kommen. Das Risiko einer Thrombose oder Embolie ist gering erhöht, vor allem bei Frauen, die rauchen, übergewichtig und schon älter sind. Ganz selten treten zumeist gutartige Lebertumoren auf.

Einen zusätzlichen Vorteil neben der Empfängnisverhütung hat die Pille bei Frauen mit Regelbeschwerden, Akne oder starker Körperbehaarung. Die beiden letztgenannten Probleme werden auf einen übermäßigen Einfluss männlicher Geschlechtshormone zurückgeführt, den die Pille ausgleicht.

Jüngere wie ältere Frauen, die einen oder mehrere der folgenden Risikofaktoren haben, sollten mit ihrem Arzt besprechen, welche Verhütungsmethode für sie die beste ist.

- Rauchen
- starkes Übergewicht
- Fettstoffwechselstörungen (erhöhte Cholesterin- oder Triglyzeridwerte)
- Lebererkrankungen (Leberzirrhose, chronische Hepatitis)
- Diabetes
- Bluthochdruck
- frühere Thrombosen oder Embolien, Blutgerinnungsstörungen („Prädisposition“)
- Herz-Kreislauf-Erkrankungen in der eigenen Vorgeschichte oder gehäuft in der Familie

Die „Pille danach“

Nicht mit der Antibabypille zu verwechseln ist die so genannte „Pille danach“. Es handelt sich dabei um ein starkes Hormonpräparat, das bis zu 48 Stunden nach einem Geschlechtsverkehr eingenommen wird und die Einnistung eines befruchteten Eis verhindert. Dieses Hormonpräparat hat relativ starke Nebenwirkungen (Brechreiz) und sollte Ausnahmefällen vorbehalten bleiben.

Kondome

Für den Mann steht leider nach wie vor nur eine wirksame Verhütungsmethode zur Verfügung – das Kondom. Außerdem bietet es den zusätzlichen Vorteil, dass es vor übertragbaren Krankheiten wie HIV und Hepatitis schützt. Seine Nachteile: Beim Geschlechtsverkehr mit einem neuen Partner stellt das Kondom dennoch einen unverzichtbaren Schutz dar.

RU 486 – „Die sanfte Abtreibung"

Seit dem 6. Juli 1999 ist die als RU 486 bekannte Pille auch in Deutschland unter dem Namen Mifegyne® zugelassen. Somit können Schwangerschaftsabbrüche bis zum 49. Schwangerschaftstag auf die sanfte Art durchgeführt werden. „Sanft" bedeutet in diesem Fall, dass keine operative Abtreibung notwendig ist.

Dabei bewirkt das Mittel, dass der Embryo aus seinem Bett in der Gebärmutterschleimhaut gelöst wird und innerhalb von 36 bis 48 Stunden abstirbt. Nach dieser Frist werden durch ein prostaglandinhaltinges Präparat Wehen ausgelöst und somit der Abort in Gang gesetzt. Die Methode hat eine Erfolgsquote von 95 %. Allerdings können bei dieser Art der Abtreibung Nebenwirkungen wie Übelkeit, Ebrechen und krampfartige Unterbauchschmerzen auftreten.

Sterilisation

Eine Sterilisation, egal ob beim Mann oder bei der Frau, ist die sicherste Methode, eine Schwangerschaft zu verhüten. Sie sollte aber nicht aus einer Laune heraus oder nur, um dem Partner einen Gefallen zu tun, unternommen werden. Da es sich hierbei um eine – mehr oder weniger – endgültige Maßnahme handelt, muss sie gut überlegt sein.

Bei der Frau werden die Eileiter unterbrochen. Das geschieht heute meistens während einer Bauchspiegelung durch elektrische Verödung eines kurzen Eileiterabschnittes. Die Eileiter können auch nach einem kleinen Bauchschnitt oder bei einem Kaiserschnitt abgebunden werden. Ärztlich empfohlen wird eine Sterilisation, wenn eine weitere Schwangerschaft für die Frau zu gefährlich erscheint.

Die Sterilisation beim Mann lässt sich leichter und mit einem geringeren Operationsrisiko durchführen als bei der Frau, indem die beiden Samenstränge in lokaler Betäubung durchtrennt und abgebunden werden.

In seltenen Fällen gelingt es, die durchtrennten Eileiter oder Samenstränge wieder durchgängig zu machen. Rechnen Sie aber nicht mit dieser Möglichkeit, wenn Sie sich zu einer Sterilisation entscheiden.

Individuelle Auswahl der passenden Methode

Bei der Auswahl der individuell passenden Verhütungsmethode müssen immer mehrere Faktoren berücksichtigt werden: Die Sicherheit der Verhütung ist ein Hauptfaktor, aber auch die Nebenwirkungen, die mit der Methode verbundenen Einschränkungen des Sexuallebens, und ihre Praktikabilität spielen bei der Entscheidung eine wichtige Rolle.

6. Kapitel

Schwächen und Erkrankungen des Immunsystems

Aufbau und Funktion des Immunsystems

Das Immunsystem verteidigt den Körper gegen äußere Eindringlinge, vor allem Krankheitserreger (Bakterien, Viren, Parasiten) und Chemikalien, und es wendet sich gegen innere Strukturen, wie Krebszellen, die es als „fremdartig“ erkennt. Daran ist das Immunsystem beteiligt:

- Abwehr von Krankheitserregern, Infektionskrankheiten,
- Vorbeugung durch Impfungen,
- Abwehr von Krebserkrankungen,
- Abstoßung von eingepflanzten Organen und Geweben (Transplantationen),
- Entstehung von Allergien,
- Entstehung von Autoimmunkrankheiten,
- Entstehung von Immunschwächekrankheiten.

Das Immunsystem besteht aus 2 großen Einheiten, der allgemeinen und der speziellen Immunabwehr.

Zu den Instrumenten der allgemeinen Immunabwehr zählen:

- die gesamte Haut und ihr „Säureschutzmantel“,
- mechanische Barrieren, wie die Nasenhaare, die als Filter gegen grobe Partikel dienen,
- die Schleimabsonderung und der Schleimtransport in den Atemwegen,
- der Husten- und Niesreflex.

Fresszellen (Phagozyten): Das sind spezielle weiße Blutkörperchen, welche Eindringlinge „auffressen“. Zu den Fresszellen gehören auch die Makrophagen, relativ große Zellen, die Eindringlinge und körpereigene Abbauprodukte umschließen und zersetzen. Sie haben zudem die Fähigkeit, andere Bestandteile des Immunsystems herbeizulocken.

Killerzellen: Diese spezialisierten weißen Blutkörperchen durchlöchern die Zellwand von Eindringlingen mithilfe von Enzymen.

Komplementsystem: Diese spezialisierten Eiweißstoffe, die im Blut immer präsent sind, können Eindringlinge direkt erkennen und angreifen oder durch Antikörper aktiviert werden.

Die spezielle Immunabwehr ist in der Lage, sich auf ganz bestimmte Gegner einzustellen. Sie lernt ständig dazu, um ihr „Gedächtnis“ zur Erkennung und Abwehr neuer Fremdkörper auszubauen. Dringen neue Krankheitserreger zum ersten Mal in den Körper ein, können sie noch relativ leicht eine Erkrankung auslösen, da das Immunsystem etwas Zeit benötigt, um entsprechende Antikörper zu produzieren. Doch schon beim zweiten Angriff derselben Erreger hält das Immunsystem genügend Antikörper gegen sie bereit. Daher haben die meisten Kinder ihre Kinderkrankheiten wie Mumps oder Windpocken, nur einmal. Dieser Mechanismus wird auch bei den Impfungen genutzt.

Ein wichtiger Bestandteil der speziellen Immunabwehr sind die Lymphozyten (Lymphzellen). Die meisten von ihnen halten sich

in den Lymphknoten und in den lymphatischen Organen, den Mandeln, auf. Ein Teil patrouilliert in den verschiedenen Körpergeweben, im Knochenmark und im Blut. Eine besondere Bedeutung für das Immunsystem haben die so genannten B-Lymphozyten und T-Lymphozyten.
Sobald B-Lymphozyten mit Krankheitserregern in Verbindung kommen, wandeln sie sich entweder in Plasmazellen oder Gedächtniszellen um. Als Plasmazellen bilden sie spezifische Antikörper gegen diese Krankheitserreger. Als Gedächtniszellen speichern sie Informationen über sie, damit bei Bedarf schnell spezifische Antikörper gegen diese bekannten Eindringlinge produziert werden können.
T-Lymphozyten werden in der Thymusdrüse (daher „T") auf ihre Aufgabe vorbereitet. Sie können als Helferzellen, Unterdrückerzellen (Suppressorzellen) und Killerzellen auftreten. Helferzellen sind bei der Umwandlung von B-Lymphozyten in Plasmazellen behilflich. Suppressorzellen haben die wichtige Aufgabe, andere aktivierte Immunzellen wieder zu bremsen, wenn die Gefahr für den Körper abgewendet ist. Killerzellen spüren beispielsweise virusinfizierte Zellen auf und zerstören sie.
Die von den Plasmazellen gebildeten Antikörper sind Immunglobuline. Das sind große Eiweißmoleküle, die auf ihrer Oberfläche eine Struktur tragen, mit der sie ihre speziellen Antigene „erkennen" und an sich binden. Immunglobuline regen außerdem die Bildung von Plasma- und Gedächtniszellen an, aktivieren das Komplementsystem und sorgen für die Anlagerung von Fresszellen an die Eindringlinge.
Die Elemente der Immunabwehr gelangen mit dem Blut an den Ort, wo sie benötigt werden, wie z. B. in eine infizierte Wunde. Um möglichst viele Abwehrwaffen vor Ort zu versammeln, intensiviert der Körper hier die Durchblutung. Im Falle einer infizierten Wunde kann man dies als Hautrötung und -erwärmung um die Wunde herum wahrnehmen. Wenn das Blut nicht mehr in der Lage ist, die abgetöteten Fremdkörper und abgestorbenen Körper- und Abwehrzellen wegzuschaffen, entsteht Eiter. Obwohl die Zusammenhänge im Einzelnen noch nicht erforscht sind, ist man sich heute darüber einig, dass seelische Einflüsse das Immunsystem verändern. Andauernder Stress und seelische Belastungen schwächen es, gute Laune, Zufriedenheit und Glücksgefühle stärken es.

Allergische Reaktion

Bei einer Allergie reagiert das Immunsystem auf normalerweise harmlose Stoffe oder Partikel übermäßig, sodass Krankheitssymptome auftreten. Um eine Allergie in Gang zu setzen, ist sowohl eine Veranlagung als auch ein auslösender Reiz notwendig. Ein solcher Auslöser heißt „Allergen". Allergene sind kleine, stofflich fassbare Partikel, die mit der Haut oder Schleimhaut direkt in Kontakt treten und hier die übermäßige Reaktion des Immunsystems hervorrufen. Wichtige Auslöser allergischer Reaktionen sind Pflanzenpollen, Bestandteile im Hausstaub, Schimmelpilzsporen, Partikel, die an Tierhaaren haften, bestimmte Nahrungsmittel und Metalllegierungen. Die Allergene bewirken die Bildung von Antikörpern und die Aktivierung von T-Lymphozyten. Sobald ein Antikörper ein Allergen an sich bindet, schüttet die darunter liegende Mastzelle das Gewebshormon Histamin und weitere Botenstoffe aus. Alle diese Stoffe unter Führung des Histamins lösen daraufhin die allergische Entzündung aus.

Allergische Erkrankungen

Allergien haben in den letzten Jahren eindeutig zugenommen. Rund 15 % der deutschen Bevölkerung leiden heute an Heuschnupfen, der häufigsten allergischen Erkrankung. Die Zahl der Menschen, die an einer Kontaktdermatitis erkranken, hat sich in den letzten 15 Jahren mehr als verdoppelt. Ungefähr 2,5 % der Bevölkerung, aber mehr als 10 % der Kinder, haben allergisch bedingte Asthmabeschwerden – auch hier ist die Tendenz steigend.

Eine plausible Erklärung für den Anstieg der allergischen Erkrankungen, vor allem in Gegenden mit hohem Lebensstandard, gibt es nicht. Interessant ist die Beobachtung, dass Kinder mit einer großen Geschwisterschar seltener an Allergien erkranken als Kinder mit wenigen oder keinen Geschwistern. Auch Kinder, die viele Atemwegsinfekte hatten, sind weniger anfällig für Heuschnupfen und allergisches Asthma. Möglicherweise ist auch die ständig wachsende Zahl chemischer Stoffe, mit denen sich der Organismus auseinander setzen muss, für die Zunahme allergischer Erkrankungen mitverantwortlich.

Allergiediagnostik

Wenn Sie vermuten, dass Sie unter einer Allergie leiden, sollten Sie in jedem Fall genau feststellen lassen, welches Allergen bzw. welche Allergene sie auslösen. Denn nur wenn Sie die Verursacher kennen, können Sie sie erfolgreich meiden oder etwas gegen sie unternehmen. Um Ihre Allergene herauszufinden, wird Ihr Arzt Ihnen zunächst einige Fragen stellen, z. B. ob Ihre Beschwerden immer zu einer bestimmten Jahreszeit oder in einer speziellen Umgebung auftreten. Mithilfe solcher Fragen werden die verdächtigen Allergene „eingekreist“, die dann in Allergietests untersucht werden.

Hauttests

Gebräuchliche Hauttests zur Untersuchung der Reaktion auf Allergene sind der Pricktest (Stichtest) und der Intrakutantest. Falls Sie antiallergische Medikamente einnehmen, müssen Sie diese 2 Wochen vor einem Allergietest absetzen, da sonst das Ergebnis verfälscht wird. Der Pricktest wird in der Praxis häufig angewandt, da seine Ergebnisse besonders präzise sind. Dabei werden Testlösungen mit den verdächtigen Allergenen auf die Haut getropft. Danach wird die Haut unter den Tropfen mit einer Nadel eingeritzt.

Der Einstich ist nicht besonders schmerzhaft. Gleichzeitig werden 2 Kontrolllösungen eingestichelt, eine Kochsalzlösung, die – normalerweise – keine Reaktion auslöst, und eine Histamin-Lösung, die in aller Regel immer zu einer Reaktion führt. Die Reaktionen auf die Allergen- und die Kontrolllösungen werden nach etwa 15 bis 20 Minuten abgelesen. Wenn um eine Einritzung herum eine Rötung und Schwellung auftritt, ist der Test für das entsprechende Allergen positiv – vorausgesetzt jedoch, dass die Kontrolllösungen normal reagieren. Der Arzt entnimmt der positiven Reaktion, dass Sie für dieses Allergen sensibilisiert sind.

Beim Intrakutantest werden die Allergenlösungen in die Haut eingespritzt. Die positive Reaktion sieht wie beim Pricktest aus.

Bei diesen Hauttests können in seltenen Fällen heftige allergische Reaktionen bis hin zu einem allergischen Schock auftreten. Bleiben Sie deshalb nach einem Allergietest immer noch eine halbe Stunde lang in der Arztpraxis!

Provokationstests

Die Hauttests zeigen zwar, gegen welche Allergene die Testperson sensibilisiert ist, liefern aber noch nicht den endgültigen Beweis dafür, dass diese Allergene auch die allergische Erkrankung auslösen. Fast ein Drittel der Erwachsenen reagiert nämlich bei den Hauttests positiv, ohne Symptome allergischer Erkrankungen zu haben.

Um die Bedeutung eines Allergens für eine allergische Erkrankung zweifelsfrei nachzuweisen, ist daher immer ein Provokationstest notwendig. Hierbei inhaliert der Patient die Allergenlösung, auf die er sensibilisiert ist, oder erhält sie in die Nase eingesprüht, sodass das Allergen direkt auf die Bronchien oder auf die Nasenschleimhaut einwirken kann.

Da dieser Test zu dem Zweck unternommen wird, Heuschnupfen oder einen Asthmaanfall auszulösen, ist er nicht ganz ungefährlich. Es sollte daher immer ein erfahrener Arzt in der Nähe sein, der im Notfall einen Asthmaanfall sicher behandeln kann. Wenn der Provokationstest „positiv" ausfällt, gilt die Allergie als bewiesen.

Allergiebehandlung

Die wichtigste Maßnahme, um sich vor allergischen Reaktionen zu schützen, besteht darin, ihre Auslöser zu meiden oder sie aus der näheren Umgebung zu verbannen. Die Beschwerden können mit Medikamenten gelindert werden, einige davon haben auch eine vorbeugende Wirkung. Unter bestimmten Voraussetzung ist die so genannte Hyposensibilisierungs-Behandlung empfehlenswert. Beachten Sie bitte, dass jemand, der an einer Pollenallergie leidet, durchaus auch auf Lebensmittel allergisch reagieren kann. Dies nennt man Kreuzreaktionen.

Allergische Kreuzreaktionen

Baumpollenallergie: Birke, Hasel, Erle
Kreuzreaktion mit: Steinobst wie Pflaume, Pfirsich, Aprikose und Kernobst wie Apfel und Birne, außerdem mit verschiedenen Nüssen, mit Kiwi, mit vielen Gewürzen und mit der Gewürzmischung Curry.

Gräserpollenallergie, Getreideallergie:
Kreuzreaktion mit: Soja(mehl), Getreidemehl, Getreideprodukten, Erdnuss.

Kräuterallergie vor allem gegen Beifuß und falsche Kamille:
Kreuzreaktion mit: vielen Gemüsesorten wie Sellerie, Karotten, Knoblauch und vielen Gewürzen wie Pfeffer, Anis, Kümmel, Muskat, Ingwer, Zimt, Curry, Paprika.

Allergenvermeidung – das können Sie selbst tun!

Wenn Sie wissen, welche Allergene Ihre Allergie auslösen, können Ihnen die folgenden Ratschläge dabei helfen, Ihre Allergieauslöser weitgehend zu meiden.

Pflanzenpollen

Pflanzenpollen sind die häufigsten Auslöser von Allergien im Bereich der Atemwege. Die meisten blühenden Pflanzen (auch Gräser blühen!) produzieren extrem viele leichte Pollen, die der Wind über weite Strecken trägt. Etwa die Hälfte der Pollenallergiker reagiert auf Gräserpollen (Flugzeit: April bis September) allergisch, 20 % sind Baumpollenallergiker (Flugzeit: Februar bis Frühsommer) und weitere 20 % reagieren sowohl auf Gräser- als auch auf Baumpollen. Pollenallergiker haben nur Beschwerden, wenn die Pollen unterwegs sind, gegen die Sie allergisch sind. Pollenflugkalender geben einen ersten Anhaltspunkt, zu welcher Zeit des Jahres welche Pollen fliegen. Da aber viele Witterungsbedingungen den Pollenflug

beeinflussen, benötigen Sie die aktuelle Pollenflugvorhersage des Deutschen Polleninformationsdienstes (Telefon, T-Online, Radio, Zeitung), wenn Sie sich über den Pollenflug der nächsten Tage in einer bestimmten Gegend informieren wollen. Bleiben Sie in der Zeit, in der „Ihre“ Pollen fliegen, am besten zu Hause. Suchen Sie sich für diese Zeit ein Hobby oder einen Interessenschwerpunkt, dem Sie zu Hause nachgehen können. Wenn Sie auf einen Ausflug in die freie Natur nicht verzichten wollen, sind Sie mitten in einem Nadelwald in der Regel gut vor Allergie auslösenden Pollen geschützt. Fahren Sie mit Ihrem Auto (Fenster und Lüftung zu) bis auf einen Waldparkplatz und gehen Sie von dort aus wandern. Für Baumpollenallergiker ist dieser Tipp unter Umständen nicht geeignet!
Um Ihre Wohnung von Pollen möglichst frei zu halten, ist es sinnvoll, einen Raum als „Schleuse“ auszuwählen und in dieser Schleuse, am besten einem Kellerraum mit Dusche, die Oberbekleidung und Schuhe zu lassen, die Sie draußen getragen haben. In diesem Raum sollten Sie sich bei Bedarf auch die Haare waschen oder ganz abduschen können. Nutzen Sie verregnete Tage, an denen kaum Pollen fliegen, zum ausgiebigen Lüften Ihrer Wohnung und lüften Sie ansonsten nur kurz.

Hausstaub und Hausstaubmilben

In den meisten Fällen beruht die Hausstauballergie, bei der die Beschwerden das ganze Jahr über bestehen, auf einer allergischen Reaktion gegen den getrockneten Kot der Hausstaubmilben. Diese winzig kleinen, mit dem bloßen Auge nicht erkennbaren Spinnentiere ernähren sich von Bestandteilen des Hausstaubes und mögen es gern feucht und warm. Daher ist das häufige Lüften der Wohnung günstig. Das Bettzeug in die trockene, kalte Winterluft zu hängen, ist eine der wirksamsten Maßnahmen gegen Hausstaubmilben, denn sie gehen an der frischen Luft zugrunde. Vor dem Hereinholen einmal kräftig schütteln – und Sie sind einen großen Teil der Plagegeister los. Günstig gegen Hausstaubmilben ist es auch, wenn Sie die Bettwäsche häufig wechseln und mit über 60 °C waschen. Neue Matratzen sollten Sie mit einer geschlossenen, für Milben undurchdringlichen Abdeckung umgeben. Entfernen Sie außerdem Staubfänger wie Bettvorleger, Teppiche, Teppichböden, dicke Vorhänge und Polstermöbel aus dem Schlafzimmer und aus der übrigen Wohnung. Statten Sie Ihre Wohnung lieber mit Ledermöbeln, Parkettböden und Jalousien aus.
Saugen und wischen Sie häufig Staub, um den Milben ihre Nahrungsgrundlage zu entziehen. Benutzen Sie dabei Staubsauger, die keinen Staub aufwirbeln bzw. feuchte Tücher.

Haustiere

Um zunächst ein Missverständnis klarzustellen: „Katzenallergiker“ sind nicht gegen Katzen allergisch, sondern gegen Hautschuppen sowie Speichel- oder Exkrementspuren, die am Katzenfell haften. Ähnlich verhält es sich mit Hunden, Hamstern oder Meerschweinchen. Diese Allergene können auch mit der Luft oder über Kleidungsstücke transportiert werden. Daher kann es vorkommen, dass Sie durch Ihre Arbeitskollegin – eine Katzenfreundin – weiterhin mit Ihrem Allergen „versorgt“ werden, obwohl Sie Ihre eigene Katze schweren Herzens im Tierheim abgegeben haben.
Wenn Sie eine Haustierallergie haben, sollten Sie die Trennung von Ihrem Haustier ernsthaft in Betracht ziehen, auch wenn es schwer fällt.

Schimmelpilzsporen

Schimmelpilze gedeihen am besten unter feucht-warmen Bedingungen auf organischem Material. Schimmelpilzreservoirs, die allergische Beschwerden dauerhaft unterhalten können, befinden sich daher oft in feuchten Räumen (Badezimmer), hinter Schränken, in Holzwänden, in der Blumenerde von Zimmerpflanzen oder auf faulendem Obst in der Obstschale. Im Kampf gegen Schimmelpilze ist es günstig, die Wohnung regelmäßig zu lüften und sie einmal generalstabsmäßig zu durchforsten, in alle Ecken und Winkel hineinzuschauen, alle Möbel vorzurücken und konsequent alle feuchten und (potenziell) schimmeligen Stellen zu sanieren. Die frische Luft muss in der ganzen Wohnung frei zirkulieren können, vor allem dort, wo es leicht feucht wird, also im Badezimmer, hinter Schränken, unter Matratzen usw.

Entfernen Sie verschimmelte Essensreste und Blumenerde immer sofort aus Ihrer Wohnung. Komposthaufen gehören nicht vor oder unter ein Wohnungsfenster.

Urlaubstipps für Allergiker

Günstig für Pollenallergiker ist es, den Urlaub in die heimische Hauptpollensaison zu legen und dorthin zu reisen, wo die Allergene nicht oder kaum vorkommen. Relativ verlässlich in dieser Hinsicht ist ein Urlaub an der See – wenn Sie nicht gerade auf Dünengräser allergisch reagieren. Auch Berglagen über 1500 m Höhe sind für Pollenallergiker gut geeignet, da dort oben nur relativ wenig Pollenflug herrscht. Sie können die Pollensaison durch einen solchen Höhenwechsel auch teilweise umgehen. Denn wenn „Ihre“ Pollenpflanzen im Tiefland schon blühen, sind sie in der Höhenlage unter Umständen noch nicht so weit. Eine Höhenlage über 1500 m kommt auch Hausstauballergikern sehr entgegen, da dort überhaupt keine Hausstaubmilben gedeihen.

Nicht so sehr das Urlaubsgebiet, sondern vielmehr die Art der Unterbringung sollten Sie berücksichtigen, wenn Sie eine Hausstaub-, ein Tier- oder eine Schimmelpilzallergie haben. Es nutzt Ihnen wenig, Ihre Wohnung zu Hause allergiefreundlich zu gestalten, wenn Sie im Urlaub in einem Hotelzimmer mit tiefem Teppichboden, Plüschvorhängen und Rosshaarmatratze landen. Bestehen Sie in jedem Fall auf einem Nichtraucherzimmer!

Hyposensibilisierung

Die Hyposensibilisierung oder Desensibilisierung ist bei manchen allergischen Erkrankungen eine aussichtsreiche Behandlungsform. Es geht bei der Hyposensibilisierung darum, dem Immunsystem seine fehlerhafte Reaktion „abzugewöhnen“. Es soll in Zukunft weniger sensibel auf bestimmte Stoffe reagieren. Zu diesem Zweck erhält der Patient das bekannte Allergen zunächst in sehr niedrigen und später ansteigenden Mengen unter die Haut gespritzt. Eine solche Behandlung kann einige Jahre lang dauern. Bei der Pollenallergie ist eine Hyposensibilisierung besonders dann aussichtsreich, wenn nur wenige Pollen als Allergene in Betracht kommen. Es ist aber nicht sinnvoll, sich gegen mehr als vier Pollenallergene gleichzeitig desensibilisieren zu lassen. Auch die Hausstaubmilben- und die Haustierallergie sprechen gut auf diese Behandlung an.

Da nach einer Allergeninjektion in seltenen Fällen starke allergische Reaktionen bis hin zum allergischen Schock auftreten können, ist es erforderlich, dass Sie nach der Injektion immer noch eine halbe Stunde in der Arztpraxis bleiben.

Medikamente

Mit Medikamenten (Antiallergika) gelingt es bisher nicht, Allergien zu heilen. Sie können jedoch die akuten Symptome von Allergien lindern bzw. bei vorbeugender Anwendung die Entstehung von Beschwerden abschwächen oder ganz verhindern. Am häufigsten werden so genannte Antihistaminika und der antiallergische Wirkstoff Cromoglicinsäure eingesetzt.

Antihistaminika sind Gegenspieler des Gewebshormons Histamin, das nahezu alle allergischen Symptome auslöst. Die Wirkung dieser Medikamente tritt erst mit einer gewissen Verzögerung ein. Antihistaminika sind zum Teil rezeptpflichtig und zum Teil rezeptfrei erhältlich. Es ist aber in jedem Fall sinnvoll, die Anwendung dieser Medikamente vorher mit Ihrem behandelnden Arzt abzustimmen.

Der Wirkstoff Cromoglicinsäure ist ein so genannter Mastzellen-Stabilisator, der die Ausschüttung von Histamin und anderen an der Allergie beteiligten Stoffen aus den Mastzellen erschwert. Cromoglicinsäure wirkt nur, wenn sie eine gewisse Zeit vor dem Allergenkontakt angewandt wird. Gegen Heuschnupfen gibt es Nasensprays, gegen die Bindehautentzündung Augentropfen mit Cromoglicinsäure.

Autoimmunerkrankungen

Bei den Autoimmunerkrankungen wendet sich die allergische Reaktion nicht gegen fremde Stoffe, sondern gegen den Körper selbst. Nicht Allergene von außen, sondern Strukturen und Bestandteile des eigenen Körpers sind hier die Auslöser der allergischen Reaktion. Die Antikörper, die das Immunsystem gegen diese körpereigenen Antigene bildet, heißen Autoantikörper. Im Folgenden werden einige wichtige Krankheiten kurz charakterisiert, bei deren Entstehung Autoimmunreaktionen von Bedeutung sind.

Atrophische Gastritis

Bei dieser chronischen Magenentzündung, die meistens im höheren Alter auftritt, sind Antikörper gegen Schleimhautzellen des Magens nachweisbar. Die Magenschleimhaut wird im Laufe der Erkrankung dünner (atrophiert) und sondert immer weniger und schließlich fast keine Magensäure mehr ab. Dadurch treten Verdauungsstörungen mit Übelkeit, Völlegefühl, Aufstoßen und ähnlichen Beschwerden auf. Oft besteht gleichzeitig eine Blutarmut. Sie beruht darauf, dass spezielle Antikörper die Vitamin-B_{12}-Aufnahme im Magen stören. Vitamin B_{12} aber ist für die Bildung der roten Blutkörperchen unerlässlich.

Chronisch aktive Autoimmunhepatitis

Bei dieser dauerhaft fortschreitenden Leberentzündung sind Antikörper gegen Bestandteile der Leberzellkerne nachweisbar. Von dieser seltenen Erkrankung, die wie eine Leberentzündung verläuft und außerdem zu wiederholten Fieberschüben und Gelenkentzündungen führt, sind meistens junge Frauen betroffen.

Chronische Polyarthritis und andere rheumatische Erkrankungen

Die rheumatische Gelenkentzündung wird heute als Autoimmunerkrankung verstanden, da bestimmte Autoantikörper nachgewiesen wurden. Auch bei anderen, seltenen rheumatischen Erkrankungen werden Autoantikörper gefunden.

Multiple Sklerose

Das Krankheitsbild der Multiplen Sklerose wird im Kapitel „Nervensystem“ (Seite 164) sehr ausführlich geschildert. Die vielfältigen Symptome der Erkrankung (Gefühlsstörungen, Lähmungen, Sehstörungen) entstehen, weil sich im Gehirn und Rückenmark entzündliche Herde bilden, in denen sich die Umhüllungen der Nervenfortsätze (Myelinscheiden) auflösen. In diesen Herden findet eine Autoimmunreaktion gegen das Umhüllungsprotein (Myelin) statt.

Myasthenia gravis

Die „schwere Muskelschwäche“ (Übersetzung aus dem Lateinischen entsteht, weil die Erregungsübertragung in der Skelettmuskulatur durch einen Autoantikörper gegen den Acetylcholin-Rezeptor gestört ist. Acetylcholin ist der wichtigste reizübertragende Stoff zwischen Nerven- und Muskelzellen. Meistens beginnt die Muskelschwäche an den Augenmuskeln und breitet sich von dort aus. Besonders gefährlich ist die Lähmung der Atemmuskulatur.

Goodpasture-Syndrom

Bei dieser sehr seltenen Erkrankung, die vor allem junge Männer betrifft, sind Autoantikörper gegen die Basalmembranen (Grenzschicht zwischen dem Binde- und Funktionsgewebe) der Lunge und der Nieren gerichtet. Die Hauptsymptome sind blutiger Auswurf sowie Eiweiß- und Blutverlust über die Nieren mit Blut im Urin.

Morbus Basedow

Diese Form der Schilddrüsenüberfunktion entsteht dadurch, dass Autoantikörper die Schilddrüse zu einer vermehrten Bildung von Schilddrüsenhormonen veranlassen. Das Hauptsymptom neben den typischen Beschwerden einer Schilddrüsenüberfunktion sind die hervorquellenden Augen.

Autoimmunthyreoiditis

Diese Schilddrüsenentzündung, die durch verschiedene Autoantikörper ausgelöst wird, ist die häufigste Ursache der Schilddrüsenunterfunktion.

Autoimmunhämolytische Anämie, Thrombozytopenie, Neutropenie

Werden rote Blutkörperchen durch Autoimmunreaktionen aufgelöst, entsteht eine Blutarmut. Andere Autoantikörper zerstören Blutplättchen, wodurch ein wichtiger Faktor der Blutgerinnung teilweise ausfällt und gefährliche Blutungen auftreten können. Antikörper gegen bestimmte weiße Blutkörperchen führen zu deren Mangel (Neutropenie), beeinträchtigen dadurch die Immunabwehr und erhöhen die Infektionsgefahr.

Lupus erythematodes

Diese schwere Autoimmunkrankheit der Haut, die auch innere Organe befallen kann, entsteht durch Autoantikörper gegen verschiedene Bestandteile von Zellen und Zellkernen. Der Hautausschlag tritt im Gesicht und am ganzen Körper auf. Gelenkentzündungen und Lymphknotenschwellungen sind häufig.

Diabetes Typ I

Autoantikörper gegen Zellbestandteile, die sich nach einer Infektionskrankheit bilden können, der so genannten Inselzellen der Bauchspeicheldrüse, wo das Insulin gebildet wird, tragen zur Entstehung der jugendlichen Form der Zuckerkrankheit (siehe AktivCheck auf den Seiten 426 und 429) bei.

Untersuchung und Behandlung

Autoimmunerkrankungen können im Prinzip recht einfach und zuverlässig nachgewiesen werden, indem der Arzt die betreffenden Antikörper im Blut vorfindet, die gegen bestimmte körpereigene Strukturen gerichtet sind.

Schwere Autoimmunerkrankungen werden oft mit Medikamenten behandelt, welche die fehlgeleitete Aktivität des Immunsystems unterdrücken (Immunsuppressiva). Dabei kommen vor allem Kortikosteroide („Kortison“) und Wirkstoffe wie Azathioprin oder Ciclosporin zum Einsatz.

Wenn die zerstörerische Autoimmunreaktion zu einem Mangel an wichtigen Hormonen oder anderen Stoffen führt, die von außen ersetzt werden können, besteht die Behandlung im Ersatz der fehlenden Stoffe:

Die Blutarmut bei einer atrophischen Gastritis wird durch die regelmäßige Gabe von Vitamin B_{12} behoben und der jugendliche Diabetiker erhält das fehlende Insulin. Die tägliche Einnahme von Schilddrüsenhormonen kann die Schilddrüsenunterfunktion bei einer autoimmunen Schilddrüsenentzündung in aller Regel zufriedenstellend ausgleichen.

Die Behandlung besteht in der Linderung der Symptome, bei Organzerstörung kann dem Betroffenen eine Transplantation oder ein Gelenkersatz helfen.

Immunschwäche

HIV-Infektion und Aids

AktivCheck

Wann muss ich zum Arzt?

- Bei ständig wiederkehrenden Infektionen unbekannter Ursache.
- Wenn Sie unter Abgeschlagenheit leiden.
- Wenn Sie Fragen zum Thema HIV-Infektion und Aids haben.

Was wird mein Arzt mich fragen?

- Ist Ihnen bereits eine Abwehrschwäche bekannt?
- Wenn nein: Hatten Sie ungeschützten Sexualverkehr?
- Leidet Ihr Partner unter ähnlichen Symptomen?
- Ist Ihnen insgesamt in letzter Zeit eine allgemeine Anfälligkeit aufgefallen?
- Haben Sie an Ihrem Körper veränderte Hautbereiche festgestellt?
- Hatten Sie schon einmal für längere Zeit eine weißlich belegte Zunge?
- Nehmen Sie Drogen?
- Sind Sie mit einem Aids-Test einverstanden?

Was frage ich meinen Arzt?

- Wie kann ich meinen Partner vor Ansteckung schützen?
- Muss ich die Therapie bereits jetzt beginnen oder erst später, wenn die ersten schweren Symptome auftreten?
- Welchen Zusammenhang zwischen meinem Befinden und der Zahl der T-Helferzellen gibt es?

Was frage ich meinen Arzt?

- Gibt es Heilung?
- Wie lange dauert die Erkrankung?

AktivTipp

Was kann mein Arzt tun?

- Je früher eine HIV-Infektion entdeckt wird, desto schneller kann die Therapie ansetzen. Mittlerweile wird schon bei dem alleinigen Nachweis der Seropositivität mit einer Dreifachkombination begonnen.
- Sie müssen in regelmäßiger Kontrolle bleiben, wobei das Auszählen der T-Helferzellen ein wichtiger Marker ist.

Was kann ich selbst tun?

- Vermeiden Sie ungeschützten Sexualverkehr.
- Sorgen Sie für ein gesundes Leben, und vermeiden Sie extreme Situationen, die Seele und Körper stressen.
- Weihen Sie Freunde, besonders Ihren intimen Partner, ein. Reden Sie!
- Suchen Sie eine der Kontaktstellen der Aids-Hilfe auf.
- Überdenken Sie Ihr bisheriges Leben und finden Sie einen Weg, noch mal Neues zu beginnen.

Das Kürzel „Aids“ steht für die englische Krankheitsbezeichnung „Aquired immune deficiency syndrome“, zu Deutsch „erworbene Immunschwächekrankheit“. Aids ist das Endstadium der Virusinfektion mit dem HIV(-Virus). Diese Abkürzung wiederum steht für „Human Immunodeficiency Virus“, das menschliche Immunschwäche-Virus. (Es ist also nicht korrekt, vom „HIV-Virus“ zu sprechen, da das „V“ bereits für „Virus“ steht.) Das HIV wurde 1983 identifiziert. Es gehört zur Familie der Retroviren aus der größeren Gruppe der RNS-Viren. Da es in der Regel erst Jahre nach der Infektion zu Krankheitszeichen führt, wird es als „Slow virus“ (langsamer Virus) bezeichnet. Wie lange es das HIV, das inzwischen in mehreren Typen (HIV-1, HIV-2 usw.) identifiziert wurde, schon gibt und wie und wo es entstanden ist, bleibt eine noch unbeantwortete Frage. Kürzlich wurde es in der Blutprobe eine Afrikaners entdeckt, die Ende der Fünfzigerjahre konserviert wurde. Ob aber Afrika tatsächlich der Ausgangspunkt der weltweiten Aids-Epidemie ist, kann nur vermutet werden.

Wie infiziert man sich mit Aids?

Durch die Verwendung infizierter Spritzen (wenn die Nadel zuvor von einem HIV-Infizierten benutzt wurde), durch ungeschützten Geschlechtsverkehr mit einem HIV-Infizierten (Frauen werden wesentlich häufiger von Männern angesteckt als umgekehrt. Infizierte homosexuelle Männer stecken sich untereinander durch ungeschützten oralen und analen Verkehr an.) und früher durch Blut und Blutprodukte (Dies ist heute in Deutschland, der Schweiz und Österreich fast ausgeschlossen.).

Auswirkungen der Infektion

Das HIV dringt wie alle Viren in Wirtszellen ein und benutzt sie zum Zwecke der Vermehrung. Im Gegensatz zu harmloseren Viren besiedelt das HIV aber wichtige Zellen der Immunabwehr, die so genannten T-Helferzellen, veranlasst sie zur Massenproduktion von HIV und verschleißt sie dabei. So zerstört das HIV nach und nach eine wesentliche Komponente des Immunsystems und macht den Infizierten anfällig für viele Infektionskrankheiten. Die meisten HIV-infizierten Menschen sterben nach mehreren Jahren an einer schweren Infektion.

Die HIV-Infektion und Aids verbreiten sich momentan in Afrika und Südostasien relativ schnell. In Deutschland und im übrigen Europa konnte dank verschiedener Aufklärungskampagnen die Zahl der Neuerkrankungen stark gebremst werden, aber die Gefahr besteht nach wie vor. Immer noch sind homosexuelle Männer und Fixer die beiden Hauptrisikogruppen, doch dem HIV ist es längst gelungen, aus diesen beiden Zirkeln auszubrechen. Sowohl die Beschaffungsprostitution mit der Bereitschaft zum ungeschützten Verkehr als auch die Bisexualität vieler Homosexueller hat das Infektionsrisiko ausgeweitet. Der Sextourismus hat das HIV an beliebte Urlaubsziele gebracht und holt es nun immer wieder von dort zurück.

Die HIV-Infektion wird in vier Stadien eingeteilt:

Stadium I, akute HIV-Infektion: Wie bei vielen Virusinfektionen entsteht bei etwa 20 % der Infizierten bald nach der Infektion ein grippeähnliches Krankheitsbild mit Fieber, Halsschmerzen, Lymphknotenschwellungen und einem geringfügigen Hautausschlag.

Stadium II, Latenzphase: Die HIV-Infektion bleibt in der Regel jahrelang ohne erkennbare Symptome. Der Aidstest weist in diesem Stadium die erfolgte Infektion nach.

Stadium III, Allgemeine Lymphknotenschwellung: Etwa die Hälfte der später an Aids erkrankten Patienten hat Lymphknotenschwellungen an mehreren Körperstellen erlebt, die länger als 3 Monate anhielten.

Stadium IV, Aids-related Complex (ARC) und Aids: Es kommt zu Gewichtsabnahme, Nachtschweiß, Fieber und länger anhaltenden Durchfällen. Zuletzt können alle möglichen Organinfektionen (Lungenentzündung, Hirnhautentzündung) und bösartigen Wucherungen auftreten und zu allgemeiner Entkräftung führen.

Untersuchung und Behandlung

Der so genannte Aidstest zeigt eine Infektion mit dem HIV an, allerdings nicht sofort, sondern erst einige Wochen später. Mithilfe neuer Tests kann die Viruskonzentration im Blut („Viruslast") bestimmt werden. Auch die Anzahl der T-Helferzellen im Blut kann ermittelt werden. Diese beiden Laboruntersuchungen geben Auskunft über die Prognose und den Erfolg der Therapie.

Die Zahl der gegen das HIV wirksamen (antiretroviralen) Medikamente wächst derzeit ständig. Das größte praktische Problem dabei ist, dass das HIV gegen die eingesetzten Medikamente relativ schnell resistent wird. Die besten Behandlungschancen bestehen, wenn mehrere dieser Medikamente, und zwar solche mit verschiedenen Wirkmechanismen, zusammen zu einem frühstmöglichen Zeitpunkt der HIV-Infektion eingesetzt werden, was leider durch die anfänglich unspezifischen Symptome oft verzögert ist. Ziel dieser Behandlung ist die möglichst starke Verminderung der Virusmenge im Körper.

Die Prognose eines HIV-Infizierten hängt eng mit der Viruskonzentration in seinem Blut (seiner „Viruslast") zusammen: Je niedriger sie ist, desto länger wird der Patient überleben, bevor er das Endstadium Aids erreicht. Die Senkung der Viruslast gilt daher heute als das entscheidende Kriterium des Behandlungserfolges. Mit modernen virushemmen-

den Medikamenten in Zweier- oder Dreierkombinationen ist ein Abfall der Viruslast auf ein Fünfzigstel oder Hundertstel des Ausgangswertes erreichbar. Wenn es gelingt, diesen Zustand über längere Zeit aufrechtzuerhalten, ist eine entsprechende Verlängerung des Lebens möglich. Die Heilung einer HIV-Infektion ist mit den bisher verfügbaren Medikamenten aber noch nicht gelungen. Große Hoffnungen liegen in der Entwicklung einer wirksamen Impfung gegen das HIV, die aber derzeit (1999) noch nicht verfügbar ist. Stimmen Sie alle zusätzlichen Maßnahmen mit Ihrem Arzt ab und seien Sie umso skeptischer, je uneingeschränkter das Erfolgspotenzial einer Maßnahme gepriesen wird. Maßnahmen, die der allgemeinen Förderung der Gesundheit dienen oder den Umgang mit der Erkrankung erleichtern (physikalische Therapie, Entspannungsverfahren), sind nützlich.
Manche Maßnahmen können im individuellen Fall hilfreich sein, erwarten Sie aber von keiner der hier genannten Methoden eine Heilung.

Vorbeugung

Da eine HIV-Infektion heute noch nicht heilbar ist und bei den meisten Betroffenen innerhalb von Jahren zum Tod führt, ist die Vorbeugung ganz entscheidend. Wenn Sie sich an die folgenden Empfehlungen halten, können Sie weitgehend sicher sein, vom HIV verschont zu bleiben:
Verwenden Sie unter gar keinen Umständen Spritzen oder Nadeln, die nicht steril sind und schon von jemandem benutzt wurden; diese Empfehlung gilt auch über die Drogenszene hinaus. Ein Friseur, der einen Kunden beim Rasieren geschnitten hat, soll beim nächsten Kunden ein anderes Rasiermesser benutzen. Seien Sie in dieser Hinsicht selbst aufmerksam, etwa beim Arzt oder Zahnarzt, bei der Fußpflege oder beim Friseur, ebenso im Tatoo-Studio.
Achten Sie darauf, dass nie fremdes Blut in Kontakt mit einer eigenen Wunde kommt. Als Wunden gelten auch Hautausschläge oder kleine Risse, beispielsweise am Fingernagel. Ziehen Sie daher bei der ersten Hilfe, wenn Sie mit fremdem Blut in Berührung kommen (könnten), immer die Einmalhandschuhe aus Ihrem Verbandkasten an. Mit jedem neuen Sexualpartner sollte man – zunächst – nur geschützt verkehren. Diese Empfehlung gilt besonders für alle weiblichen und männlichen Prostituierten. Bei richtiger Handhabung des Kondoms ist das Risiko einer HIV-Infektion wesentlich verringert. Kondome werden allerdings erschreckend oft unsachgemäß angewandt und bezüglich ihrer Reißfestigkeit überstrapaziert. Ziehen Sie daraus zwei Konsequenzen: 1. Lassen Sie sich bei Unsicherheit die sachgemäße Anwendung demonstrieren. 2. Verwenden Sie bei „härteren" homosexuellen Praktiken nur die dafür geeigneten, besonders strapazierfähigen Kondome.

Angeborene Immundefekte

Neben der Immunschwächekrankheit Aids gibt es viele weitere Ursachen für eine Immunschwäche, wobei man angeborene und erworbene Immunschwächen unterscheidet. Die angeborenen Immundefekte beruhen darauf, dass ein Element – gelegentlich auch mehrere – des Immunsystems komplett fehlt oder nur mangelhaft ausgebildet ist. In einigen Fällen mangelt es an B-Lymphozyten und den von ihnen gebildeten Antikörpern, in anderen Fällen sind zu wenige T-Lymphozyten vorhanden. Auch kann die Zahl der Fresszellen vermindert sein, oder es bestehen Störungen im Komplementsystem. Die Konsequenzen für das Neugeborene sind zwar nicht in allen Fällen gleich, aber immer drohen schwere Infektionen, zum Teil durch Krankheitserreger, die bei Kindern mit normal ausgebildetem Immunsystem in der Regel keine Probleme bereiten. Weitere Symptome sind chronischer Durchfall und Gedeihstörungen; einige der betroffenen Kinder überleben nur kurze Zeit.

Erworbene Immundefekte

Die im späteren Leben erworbene Immunschwäche kann viele Ursachen haben, welche die folgende Übersicht nennt.

Ursachen einer erworbenen Immunschwäche

- allgemeine Mangelernährung, Mangel an speziellen Nährstoffen
- Medikamente (Kortison, Zytostatika, Immunsuppressiva)
- Bestrahlung
- Infektionen (HIV-Infektion, Masern, Tuberkulose)
- Eiweißverlust, über die Niere oder nach großflächiger Verbrennung
- Blutarmut
- Stoffwechselerkrankungen (Diabetes, Urämie)
- Krebserkrankungen (Morbus Hodgkin, Leukämie)
- Autoimmunkrankheiten
- Milzentfernung

Eine Immunschwächung durch Medikamente kommt relativ häufig vor und wird daher als Beispiel der erworbenen Immunschwäche vorgestellt.

Immunschwächung durch Medikamente

Die Immunschwächung durch Medikamente ist entweder erklärtes Ziel der Behandlung oder wird als Nebenwirkung in Kauf genommen. Im ersten Fall werden so genannte Immunsuppressiva (Medikamente zur Unterdrückung der Immunabwehr) eingesetzt. Das geschieht bei Autoimmunerkrankungen oder nach einer Organtransplantation, um die Abstoßungsreaktion des Körpers gegen das eingepflanzte Fremdorgan zu unterdrücken. In Kauf genommen wird die Immunschwächung bei der Chemotherapie, der medikamentösen Krebsbehandlung. Das Hauptziel, die Abtötung der Krebszellen, kann hier nur mit Medikamenten erreicht werden, die auch die Immunzellen schädigen.

Wenn Sie Medikamente einnehmen müssen, die Ihre Immunabwehr schwächen, sollten Sie die folgenden vorbeugenden Maßnahmen beachten:

Meiden Sie Infektionsherde, etwa eine vollbesetzte Straßenbahn zur Grippezeit. Weisen Sie im Falle einer Krankenhauseinweisung auf Ihre erhöhte Infektionsgefährdung hin. Unternehmen Sie möglichst keine Reisen in infektionsgefährdete Gebiete.

Vervollständigen Sie Ihren Impfschutz. Nehmen Sie – in Abstimmung mit Ihrem Arzt – die notwendigen Auffrischimpfungen vor (gegen Tetanus oder Kinderlähmung) und fragen Sie Ihren Arzt, ob eine Grippeimpfung für Sie sinnvoll ist.

Ein gesundes Leben mit ausgewogener Ernährung, angemessener körperlicher Aktivität, ausreichendem Schlaf und nicht zu viel Stress sollte immer die Grundlage der Infektionsvorbeugung sein. Die richtige Kleidung, passend zur Wetterlage, tut ihr Übriges.

Nehmen Sie die Anzeichen einer beginnenden Infektionskrankheit wie Abgeschlagenheit, allgemeines Krankheitsgefühl, erhöhte Körpertemperatur, Schüttelfrost und Fieber immer ernst und suchen Sie damit sofort einen Arzt auf.
Diese Empfehlungen gelten grundsätzlich auch bei anderen Ursachen der erworbenen Immunschwäche.

Krebserkrankungen

Der Begriff „Krebs“ umfasst viele verschiedene Erkrankungen, die sich in ihren Beschwerden und ihrem Verlauf stark voneinander unterscheiden. Allen ist jedoch eines gemeinsam: das unablässige, unkontrollierte „wuchernde“ Wachstum der erkrankten Zellen. Ein weiteres Merkmal der meisten Krebsarten ist es, dass die Erkrankungen nicht auf den Ort, an dem sie zuerst entstehen, beschränkt bleiben, sondern sich in Form von Tochtergeschwülsten (Metastasen) mehr oder weniger schnell im ganzen Körper ausbreiten können.
Ein bösartiger Tumor kann praktisch von jeder Stelle des Körpers ausgehen. Allerdings entsteht die Mehrzahl der Krebserkrankungen in relativ wenigen Organen und Geweben.
In jedem Körper gehen ständig Zellen zugrunde und wachsen neue nach. Im Laufe dieses Prozesses werden einzelne Zellen in einer Weise geschädigt, die dazu führt, dass sie sich unablässig vermehren. Dieser Vorgang ist ein Teil unserer biologischen Natur. In der Regel kann der gesunde Organismus einzelne Krebszellen entdecken und zerstören.
Erst wenn diese Kontrolle versagt, entsteht aus einzelnen Krebszellen eine sich ständig vergrößernde Geschwulst, der Tumor. Ein solcher Tumor kann sich in einem einzelnen Organ bilden, etwa in der Lunge oder der Gebärmutter.
Eine Krebserkrankung kann aber auch von einem Organsystem, wie dem Blut oder Lymphsystem, ausgehen. In diesem Fall, z. B. bei der Leukämie, wächst der Krebs von Anfang an gleichzeitig in verschiedenen Bereichen des Körpers.
Die Bösartigkeit von Krebserkrankungen zeigt sich auch darin, dass sie durch das ungebremste Wachstum des Ursprungstumors andere Organe in der Nähe angreifen, sie aus ihrer normalen Lage verdrängen oder Teile von ihnen zerstören. Ähnliches geschieht auch beim ungehinderten Wachstum von Metastasen.
Zu den äußeren Faktoren (Exposition), die eine Krebserkrankung begünstigen können, zählen

- Umweltbelastungen aller Art, Zigarettenrauch, Sonnenbestrahlung
- Krankheitserreger
- radioaktive Strahlung
- Ernährungsfaktoren
- Bewegungsmangel
- Verzicht auf Stillen.

Zu den inneren, körpereigenen Faktoren (Disposition), die eine Krebserkrankung begünstigen können, zählen

- ererbte Schäden oder Krankheiten,
- erworbene Krankheiten und
- chronische Reize, insbesondere Entzündungen.

Auch das im Durchschnitt doch sehr deutlich zunehmende Lebensalter der Menschen begünstigt die Entwicklung von Krebserkrankungen, da mit steigendem Alter Fehlsteuerungen des Zellwachstums häufiger werden.

Tochtergeschwülste (Metastasen)

Die zu unbegrenztem Wachstum fähigen Krebszellen können sich auch aus dem ursprünglichen Tumor lösen und sich im ganzen Körper ausbreiten. Sie erreichen über die Lymphbahnen die benachbarten Lymphknoten und über das Blut verschiedene andere Organe, nisten sich dort ein und wachsen zu Metastasen heran.

Lymphknotenmetastasen

Für ihre Ausbreitung benutzen die Krebszellen oft zunächst die Lymphbahnen und gelangen auf diesem Weg schnell zu den Lymphknoten, in denen sie sich festsetzen und wachsen. Die mit bösartigen Zellen befallenen Lymphknoten müssen zunächst nicht vergrößert und daher beim Abtasten oder auch bei der Untersuchung mit bildgebenden Verfahren (Computertomographie, Sonographie) noch nicht als Lymphknotenmetastasen erkennbar sein. Aus diesem Grund werden bei vielen Krebsoperationen auch die harmlos erscheinenden Lymphknoten, die der Krebsgeschwulst am nächsten liegen, mit entfernt, in der Hoffnung, die weitere Ausbreitung der Krebserkrankung dadurch zu verhindern oder zu verlangsamen. Die entnommenen Lymphknoten werden feingeweblich (histologisch) untersucht. Wenn sie mit Krebszellen befallen sind, ist bei manchen Krebserkrankungen nach der Operation eine zusätzliche medikamentöse Behandlung oder eine Bestrahlung notwendig.

Organmetastasen

Am häufigsten findet man Organmetastasen in Leber, Lunge oder Knochen. Die Metastasierung in fern gelegenen Organe tritt im Allgemeinen nicht gleich zu Beginn der Krebserkrankung auf, sondern erst im späteren Verlauf. Daher sind in frühen Stadien auch die Chancen der Behandlung und Heilung am größten. Problematisch ist nur, dass Krebserkrankungen in frühen Stadien oft keine Beschwerden verursachen und deshalb nicht rechtzeitig entdeckt werden.

Stadieneinteilung

Die meisten Ärzte teilen die Stadien einer Tumorerkrankung nach dem so genannten TNM-Schlüssel ein. Hierbei steht T (= Tumor) für den Ursprungstumor und seine Größe, N für das Ausmaß des Lymphknotenbefalls (N von Nodus = Knoten) und M für Tochtergeschwülste (Metastasen) in anderen Organen. Die TNM-Formel für ein frühes Stadium mit sehr guter Heilungsaussicht könnte z. B. lauten: T1, N0, M0. Hier findet sich ein kleiner Ursprungstumor (T1), aber weder Metastasen in Lymphknoten (N0) noch in Organen (M0).

Die Formel T4, N2, M1 dagegen bezeichnet ein fortgeschrittenes Tumorleiden. T4 bedeutet, dass der Ursprungstumor schon recht groß ist, N2 gibt an, dass mehrere Lymphknoten mit Tumorzellen befallen sind, und M1 weist auf Organmetastasen hin.

Die TNM-Einteilung wird jedoch nur bei Organtumoren angewandt, da man nur in diesem Fall den Ursprungsort des Tumors bestimmen kann. Bösartige Erkrankungen von Körpersystemen, wie z. B. die Leukämie, werden anders eingeteilt.

Die häufigsten Krebserkrankungen

(Die Zahlen beziehen sich auf den Anteil an allen Krebserkrankungen.)

Die häufigsten Krebsarten bei Frauen sind Brustkrebs (18 %), Dickdarm- und Mastdarmkrebs (17 %), Gebärmutter- und Eierstockkrebs (11 %) sowie Lungenkrebs (7 %). Bei den Männern sind die häufigsten Krebsarten Lungenkrebs (26 %), Dickdarm- und Mastdarmkrebs (12 %), Prostatakrebs (11%) sowie Blasen- und Nierenkrebs (8 %). Diese Zahlen zeigen, dass mehr als die Hälfte aller Krebserkrankungen nur wenige Organe betreffen.

Behandlung von Krebserkrankungen

Ziel der Behandlung in der Mehrzahl der Fälle ist die vollständige Entfernung des bösartigen Tumors und damit die Heilung des Patienten. Dieses Ziel der so genannten kurativen Behandlung ist jedoch nicht immer erreichbar. Aber selbst wenn der Krebs schon fortgeschritten ist, wenn er sich mit Metastasen in andere Organe ausgebreitet hat, oder wenn es sich um eine besonders bösartige Krebserkrankung handelt, bei der nur geringe Heilungsaussichten bestehen, kann eine adäquate Behandlung Beschwerden lindern und die Lebensqualität verbessern. Diese Art der Behandlung wird als palliative (beschwerdelindernde) Therapie bezeichnet. Ein wesentliches Element der Behandlung ist das vertrauensvolles Verhältnis zu Ihrem Arzt. Er ist darauf angewiesen, dass Sie ihn bei der langwierigen und nicht immer angenehmen Behandlung Ihrer Krebserkrankung durch Ihre Mitarbeit unterstützen.
Die beste Möglichkeit, von einer Krebserkrankung geheilt zu werden, bieten die Operation, die Bestrahlung und die medikamentöse Behandlung. Welche Methode angewandt wird, hängt vor allem von der jeweiligen Krebserkrankung ab. Die 3 Methoden werden bei Bedarf auch miteinander kombiniert. Zusätzliche bzw. komplementäre Maßnahmen können diese Behandlung nur unterstützen, aber auf keinen Fall ersetzen. Vertrauen Sie die Behandlung einer Krebserkrankung immer einem Arzt an, selbst wenn Sie zusätzliche Hilfe, (Naturheilkunde) suchen. Besprechen Sie Ihre Wünsche und Befürchtungen wie auch Ihre Vorbehalte gegen gewisse Behandlungsmaßnahmen mit Ihrem Arzt. Zusammen mit ihm finden Sie am ehesten den Weg, der Ihnen eine optimale Behandlung bietet und gleichzeitig Ihre persönlichen Wünsche berücksichtigt.

Operation

Durch eine Operation kann ein Tumor oft komplett entfernt werden, vor allem wenn es sich um einen örtlich begrenzten Tumor handelt. Eine Operation kann aber auch in Betracht kommen, wenn die totale Entfernung nicht möglich ist, der Tumor aber maßgeblich verkleinert werden kann. In diesem Fall wird der verbliebene Anteil des Tumors nach der Operation durch eine Bestrahlung oder Chemotherapie weiterbehandelt. Manchmal zeigt erst die Operation die Größe und Ausbreitung eines Tumors.
Bei einer Krebsoperation werden oft auch die Lymphknoten in der Nähe des Tumors mit entfernt. Dies geschieht einerseits, um bereits von Krebszellen befallene Lymphknoten auszuschalten, denen man den Befall mit bloßem Auge oft nicht ansehen kann. Andererseits müssen diese Lymphknoten feingeweblich untersucht werden, da beim Nachweis von Krebszellen eine Bestrahlung oder Chemotherapie angeschlossen werden muss, um möglichst alle Tumorzellen im Körper zu entfernen. Bei einer Krebsoperation muss oft ein ganzes Organ entfernt werden. Um ganz sicherzugehen, dass kein bösartiges Gewebe in der Umgebung des

Tumors zurückbleibt, entfernt der Chirurg bei der Operation auch einen Teil des benachbarten gesunden Gewebes. Fortschritte bei den Operationsmethoden und den übrigen Verfahren der Krebstherapie ermöglichen es heute häufiger als früher, die bösartige Geschwulst zu entfernen, das befallene Organ aber weitgehend zu erhalten. Auch versucht man, die Operationsfolgen durch zusätzliche Eingriffe (z. B. Wiederaufbau einer Brust) zu mildern.

Bestrahlung

Durch energiereiche Strahlen, die auf den Tumor gelenkt werden, können Krebszellen zum Absterben gebracht werden. Das gesunde Gewebe in der Umgebung des Tumors muss zwar mit bestrahlt werden, reagiert aber nicht ganz so empfindlich auf die Bestrahlung und kann sich rascher und vollständiger erholen als das Krebsgewebe. Als vorübergehende Nebenwirkung einer Bestrahlung treten häufig Übelkeit, Erbrechen und bei Bestrahlung des Bauchraumes auch Durchfall auf. Außerdem kann die Blutbildung im Knochenmark beeinträchtigt werden, weshalb der Arzt in regelmäßigen Abständen das Blutbild kontrolliert. Die Strahlentherapie kann als zusätzliche Maßnahme nach einer Operation eingesetzt werden, etwa bei Brust- oder Lungenkrebs. Wenn aus bestimmten Gründen eine Operation nicht möglich oder zu riskant ist, kann die Bestrahlung auch anstatt einer Operation durchgeführt werden. Bei einigen Krebserkrankungen, etwa bei den malignen Lymphomen, kommt die Bestrahlung als alleinige Behandlung oder in Kombination mit einer Chemotherapie zum Einsatz. Eine Strahlentherapie wird immer individuell und minutiös geplant. Die Körperregion, die bestrahlt werden soll, wird genau ausgemessen, um die im Tumor ankommende Strahlendosis exakt bestimmen zu können. Die Bestrahlungsbehandlung wird üblicherweise in mehreren Sitzungen durchgeführt und dauert zwischen 2 und 5 Wochen. Manchmal wird auch strahlendes Material in den Körper, z. B. in die Gebärmutterhöhle, eingelegt und nach einer gewissen Einwirkungszeit wieder entfernt.

Medikamentöse Behandlung

Wenn bereits Metastasen entstanden sind, oder wenn es sich, wie bei einer Leukämie, um eine im ganzen Körper verbreitete Krebserkrankung handelt, muss auch die Behandlungsmethode im ganzen Organismus wirken. Dazu ist die medikamentöse Krebsbehandlung geeignet. Sie wird als Chemotherapie sowie als Hormon- und Immuntherapie angewandt.

Chemotherapie

Die am häufigsten angewandte und wirksamste medikamentöse Behandlung von Krebserkrankungen ist die Chemotherapie. Dabei werden Medikamente eingesetzt, die das Wachstum von Krebszellen hemmen (Zytostatika) und so bei einer Reihe von Tumoren inklusive Metastasen eine deutliche Verkleinerung und eventuell sogar eine komplette Rückbildung (Remission) bewirken. Entartete Zellen reagieren auf Zytostatika durch ihre hohe Teilungsrate im Allgemeinen viel empfindlicher als normale Zellen. Daher gehen bei einer Chemotherapie vor allem erkrankte Zellen zugrunde, während gesunde Zellen weniger geschädigt werden. Meistens werden bei einer Chemotherapie mehrere Zytostatika miteinander kombiniert. Dies hat verschiedene Vorteile: Zum einen kann durch die Gabe von Stoffen mit unterschiedlichen Wirkmechanismen der

Behandlungserfolg erhöht werden. Zum anderen kann dadurch die Dosis der einzelnen Medikamente reduziert werden, wodurch weniger Nebenwirkungen auftreten. Außerdem kann die gleichzeitige Anwendung verschiedener Medikamente eher verhindern, dass die entarteten Zellen nach einer Weile nicht mehr auf die Behandlung ansprechen, weil sie „resistent" werden. Die Zytostatika werden meist als Spritze oder Infusion gegeben, einige können auch als Tablette oder Kapsel geschluckt werden. Oft erhält der Patient mehrere Gaben seiner Medikamentenkombination in genau festgelegter zeitlicher Abfolge. Ein solcher Chemotherapiezyklus kann ambulant (zu Hause, in der Arztpraxis) oder stationär (im Krankenhaus) erfolgen.

Eine Chemotherapie wird vorbeugend (adjuvant = unterstützend) angewandt, wenn zwar der Ursprungstumor bzw. die Metastasen durch eine Operation entfernt werden konnten, jedoch ein großes Risiko besteht, dass bereits an einer oder an mehreren Stellen kleine, derzeit noch nicht erkennbare Metastasen wachsen.

Große Bemühungen werden derzeit unternommen, um einerseits die Wirksamkeit der Chemotherapie weiter zu steigern und andererseits ihre Nebenwirkungen für den Patienten erträglicher zu gestalten. So werden dem Patienten vor der Anwendung besonders hoher und wirksamer Zytostatika-Dosierungen Stammzellen der Blutbildung aus dem Knochenmark entnommen, die er nach der Chemotherapie zurückerhält, um die stark unterdrückte Blutbildung schnell wieder in Gang zu setzen. Dasselbe Ziel wird auch durch die Gabe von Wachstumshormonen verfolgt, welche die Neubildung von weißen oder roten Blutkörperchen im Knochenmark ankurbeln.

Hormontherapie

Eine Hormontherapie wird bei Tumoren eingesetzt, deren Wachstum durch Hormone angeregt wird. Wenn man diesen Tumoren die betreffenden Hormone entzieht, wachsen sie langsamer, hören ganz auf zu wachsen oder bilden sich bestenfalls sogar zurück. Angewandt wird die Hormontherapie bei Brustkrebs, Prostatakrebs, bestimmten Formen von Gebärmutterkrebs und Schilddrüsentumoren.

Die Hormontherapie ist nicht bei allen Patienten wirksam. Auch kann der anfängliche positive Effekt im Laufe der Behandlung nachlassen. Wie bei der Chemotherapie können die Nebenwirkungen auch bei der Hormontherapie beträchtlich sein.

Immuntherapie

Die Immuntherapie soll die Abwehrkräfte des Körpers aktivieren, um so eine Rückbildung der Krebserkrankung zu bewirken. Dazu werden die speziellen Gewebshormone Interferon und Interleukin eingesetzt. Bisher hat dieser Ansatz jedoch nur bei einigen wenigen bösartigen Erkrankungen (vor allem Haut- und Nierenkrebs) einen ersten Erfolg gezeigt.

Schmerztherapie

Viele Menschen haben besondere Angst vor den Schmerzen, die im Rahmen einer Krebserkrankung auftreten können. Gerade aber gegen diese Schmerzen gibt es heute viele wirksame Mittel, die, vom Arzt eingesetzt, hervorragend wirken. In Deutschland wird allerdings – aller Forschung auf diesem Gebiet zum Trotz, oft immer noch viel zu restriktiv mit diesen Medikamenten umgegangen. Einige Beispiele für moderne Schmerzmittelverabreichungen sind Pflaster, Pumpen und langwirksame Tabletten.

Die Dosierung und Verabreichung sollte nach einem von der WHO (Weltgesundheitsorganisation) erarbeiteten dreistufigen Schema erfolgen und dem Patienten tatsächliche Schmerzfreiheit ermöglichen. Die von vielen Patienten befürchtete Abhängigkeit von Morphinen konnte in Studien nicht nachgewiesen werden. In einer neueren Studie wurde sogar festgestellt, dass zur Tumortherapie eingesetztes Morphium die Fahrtüchtigkeit nicht unbedingt negativ beeinflusst.
Erkundigen Sie sich bei Ihrem Arzt und holen Sie, falls nötig, noch die Meinung eines zweiten Kollegen ein.

Komplementäre Krebstherapie

Krebserkrankungen können mit den oben geschilderten Methoden (Operation, Bestrahlung, Chemotherapie) in vielen Fällen erfolgreich behandelt werden. Aber diese Behandlung ist nicht selten langwierig und unangenehm, und die Betroffenen haben verständlicherweise Angst vor den Nebenwirkungen. Manchem Patienten kann trotz intensiver Behandlung nicht geholfen werden, ihm erscheint die Situation dann ausweglos.
Viele Krebskranke suchen auch nach zusätzlichen Möglichkeiten, selbst aktiv zu ihrer Gesundung beizutragen. All dies kann dazu führen, dass die Betroffenen nach einem „alternativen" Weg der Behandlung ihrer Leiden suchen, der Heilung oder zumindest eine Besserung der Krankheit ohne große Nebenwirkungen verspricht.

Natur statt Chemie?

Wo „aggressive Chemie" nicht helfen konnte bzw. selbst als Bedrohung empfunden wird, soll dann die Natur helfen, die zweifellos über heilende Kräfte verfügt. Eine ganze Reihe von Therapieverfahren hat sich um die Heilwirkung der Natur und die Selbstheilungskräfte des Organismus herum entwickelt, unter anderem die Naturheilkunde von Pfarrer Kneipp, die ganzheitliche Medizin, die Erfahrungsheilkunde und die Biotherapie. Alle werden mit den Eigenschaften natürlich, sanft, biologisch, aufbauend und abwehrstärkend gekennzeichnet. Doch nicht alle diese Therapieangebote können – vor allem bei Krebserkrankungen – halten, was sie versprechen. Auch natürliche Heilweisen sind nicht allmächtig. Außerdem bergen auch manche der „sanften" Behandlungsmethoden erhebliche Risiken und Nebenwirkungen in sich. Lesen Sie mehr hierzu ab Seite 89.
Betrachtet man beide Seiten der Medizin, die Schulmedizin und die so genannte Alternativmedizin, ohne Voreingenommenheit, kommt man leicht zu dem Schluss, dass beide etwas zur Krebsbehandlung beitragen können. Es geht daher eigentlich nicht um einander ausschließende Alternativen, sondern eher um eine sinnvolle Ergänzung von Behandlungsverfahren.
Die Medizin, die heute an den Universitäten gelehrt und in den meisten Krankenhäusern praktiziert wird, hat sich ebenfalls aus der Erfahrung heraus entwickelt. Ihre Behandlungsergebnisse unterliegen jedoch der strengen wissenschaftlichen Kontrolle, sind nachvollziehbar und keine rein zufälligen Erfolge. Auch die ergänzenden (komplementären) Verfahren müssen sich der wissenschaftlichen Prüfung hinsichtlich ihrer Wirksamkeit und ihrer Nebenwirkungen stellen. Diese Forderung ist im Hinblick auf den Patienten unverzichtbar. Methoden, die behaupten, sie würden helfen, dies aber nicht glaubhaft belegen, können dabei nicht bestehen.

Ergänzende Behandlungsverfahren bei Krebs

Insbesondere die Aktivierung und Unterstützung des Organismus können dazu beitragen, den Kranken zu kräftigen und seine Selbstheilungskräfte ins Spiel zu bringen. Allerdings muss der Patient hierzu selbst einen wesentlichen Beitrag leisten. Er muss die Disziplin aufbringen, regelmäßige Anwendungen oder Übungen zu machen, und auch Geduld, da die meisten Verfahren nicht sofort wirksam werden. Nach der Besserung oder Heilung muss er bereit sein, weiter an der Gesunderhaltung des Körpers zu arbeiten. Zur Aktivierung der Selbstheilungskräfte gehört selbstverständlich auch, dass gesundheitsschädliche Gewohnheiten wie Rauchen oder übermäßiger Alkoholkonsum sofort und möglichst für immer aufgegeben werden.

Gängige Behandlungsmethoden wie Akupunktur (gegen Schmerzen), anthroposophische Medizin, Hyperthermie, physikalische Therapie, Phytotherapie und Homöopathie beweisen, dass die komplementäre Medizin durchaus sinnvolle Ansätze bieten kann. Man muss aber kritisch abwägen, in welchem Maß und zu welchem Zweck all diese Methoden ihren Nutzen erfüllen.

Sie müssen sich als Patient vor allem darüber im Klaren sein, was Sie von einem zusätzlichen Therapieverfahren erwarten: Die genannten Verfahren können den Umgang mit der Erkrankung erleichtern, die Widerstandskräfte des Körpers stärken oder Beschwerden lindern.

Sofern Sie erwarten, dass ein zusätzliches Therapieverfahren Ihre Krebserkrankung heilt, ist immer eine große Portion Skepsis angebracht, die umso größer sein muss, falls die schulmedizinische Behandlung nicht geholfen hat.

Vorsicht vor Etikettenschwindel und Betrug

Neben den genannten Behandlungsverfahren existiert noch eine Vielzahl anderer. Fast jeden Monat wird über etwas Neues berichtet; und fast jeden Monat gerät ein anderes Verfahren in Vergessenheit. Gelegentlich benutzen skrupellose Geschäftemacher die Angst- und Ohnmachtsgefühle der Betroffenen dazu, ihnen für unnütze Therapien viel Geld abzuknöpfen. Seien Sie besonders skeptisch, wenn Therapeuten Ihnen ohne vorherige Untersuchung und schon nach einem kurzen Erstgespräch zu teuren Behandlungen raten. Die Behauptung, dass eine Behandlung vollkommen risikolos sei, sollte Sie ebenso hellhörig machen wie die Forderung, sich mit niemand anderem über die Therapie zu beraten. Auch geforderte Vorauszahlungen für eine längere Behandlung sollten Sie aufmerken werden lassen.

Seriöse Therapeuten werden immer bereit sein, Ihnen die vorgeschlagenen Behandlungsverfahren genau zu erklären und Sie dabei auch auf die Grenzen der Behandlung sowie etwaige Nebenwirkungen hinweisen. Sie werden Ihnen von einer Behandlung abraten, die für Ihr Krankheitsbild ungeeignet ist. Verantwortungsbewusste Therapeuten stellen ihren Behandlungsplan erst nach gründlicher Untersuchung und nach Einsichtnahme in die bereits vorliegenden Untersuchungsergebnisse auf.

Verlieren Sie auch in schwierigen Situationen nicht den Blick für das Machbare. Ein Arzt, der Ihnen ehrlich sagt, dass es nur begrenzte Möglichkeiten der Behandlung gibt, aber willens ist, alles Erdenkliche für Sie zu tun, kann Ihnen mehr helfen, als jemand, der versucht, unrealistischen Erwartungen gerecht zu werden oder diese bei Ihnen weckt.

Stationäre Nachsorge – Rehabilitation

Die stationäre Nachsorge in speziellen Nachsorgekliniken schließt sich direkt an die akute Krebsbehandlung an. Die Betroffenen beschäftigen sich während dieser Phase der Rehabilitation damit, ihre Krebserkrankung körperlich und seelisch zu bewältigen und ihren Weg in ein normales Leben zurück zu finden.

Auf dem Programm stehen verschiedene Anwendungen und Beratungen, z.B. Krankengymnastik, Lymphdrainage, Ernährungsberatung. Der Patient kann hier auch mithilfe von Psychologen und Sozialarbeitern nach Lösungen für seine individuellen privaten und beruflichen Probleme suchen.

Ambulante Nachsorge

Nach der stationären Nachsorge werden die Patienten über längere Zeit ambulant weiter betreut. In dieser Zeit werden sie regelmäßig untersucht, um mögliche Rückfälle der Krebserkrankung so rechtzeitig aufzuspüren, dass sie mit guter Erfolgsaussicht behandelt werden können. Je nach Erkrankung werden zunächst in viertel- oder halbjährlichen, später dann in längeren Intervallen unterschiedliche Untersuchungen durchgeführt. Im Allgemeinen wird die Nachsorge nach etwa 10 Jahren beendet, weil danach ein Rückfall in die Erkrankung kaum noch wahrscheinlich ist.

Bei manchen Krebsarten, bei denen das Risiko einer zweiten Krebserkrankung besonders hoch ist, wie bei Brust- bzw. Darmkrebs werden bestimmte Nachsorgeuntersuchungen, wie die Mammographie bzw. die Darmspiegelung, oft lebenslang weitergeführt. Die Nachsorge dient auch der fortdauernden praktischen und seelischen Unterstützung für die Betroffenen, die durch Folgen der Akutbehandlung beeinträchtigt sind oder sich vor einem Rückfall fürchten. Auch Familienangehörige von Krebskranken, die nicht selten Probleme im Umgang mit der Erkrankung und dem Kranken haben, müssen immer wieder beraten und an der Betreuung beteiligt werden.

Die ambulante Nachsorge übernimmt in der Regel der Hausarzt oder der jeweilige Facharzt. Bei selteneren Krebserkrankungen kann es auch sinnvoll sein, die Nachsorge in der Spezialambulanz einer größeren Klinik durchzuführen, sofern sie in zumutbarer Entfernung liegt. Eine wertvolle Hilfe zur Bewältigung der Erkrankung und ihrer Folgen können Selbsthilfegruppen (Informationen zu diesem Thema finden Sie im Adressenverzeichnis ab Seite 771) sein, die es in fast jedem größeren Ort gibt. Die Adressen erfahren Sie bei Ihrem Hausarzt, den Kliniken oder Krankenkassen.

Vorbeugung

Rauchen

Rauchen Sie nicht! Rauchen ist der Hauptfaktor für die Entstehung von Krebserkrankungen der Lunge, im Kopf- und Halsbereich und wahrscheinlich auch der Speiseröhre. Wenn Sie aufhören zu rauchen, nimmt Ihr Risiko, an Lungenkrebs zu erkranken, allmählich wieder ab. Nach etwa 10 Jahren ist Ihr Krebsrisiko nicht mehr höher als das eines Nichtrauchers.

> Als Raucher müssen Sie bestimmte Vorsorgeuntersuchungen häufiger und vor allem regelmäßig wahrnehmen!

Achten Sie auf Ihre Ernährung

Übergewicht gilt als Risiko für Krebserkrankungen der Brust, der Gebärmutter, der Gallenblase und des Darmes. Eine fettreiche

Ernährung scheint die Entwicklung von Tumoren der Prostata, der Bauchspeicheldrüse und des Darmes zu begünstigen. Schränken Sie den Genuss von Alkohol ein. Der übermäßige Konsum von Alkohol, besonders von hochprozentigen Spirituosen, in Verbindung mit Rauchen ist sehr riskant.

Starke Sonnenbestrahlung

Ihre Haut vergisst nichts. Eine zu intensive Sonneneinwirkung oder häufiger Sonnenbrand können im Laufe von Jahren oder Jahrzehnten zu Hautkrebs führen. Benutzen Sie daher in der Sonne ausreichend wirksame Sonnenschutzmittel, meiden Sie die besonders starke Sonne am Mittag und bleiben Sie nicht zu lange in der Sonne. Schützen Sie vor allem Ihre Kinder vor zu viel Sonne. Denken Sie daran: Auch im lichten Schatten kann man gut braun werden!

Nehmen Sie Rücksicht auf Ihren Hauttyp, besonders wenn Sie sich der ungeschützten Sonne aussetzen. Nicht nur der Alterungsprozess Ihrer Haut wird durch zu starke Sonneneinwirkung beschleunigt, das eigentlich Gefährliche daran ist das erhöhte Risiko für alle Formen des Hautkrebses. Entnehmen Sie die für Ihren Typ empfohlene tägliche Sonnenzeit von Seite 126.

Beruf und Hobby

Viele Stoffe, mit denen wir in der modernen Industriegesellschaft umgehen müssen, bergen das Risiko der Krebsförderung. Die Krebsforschung kennt heute mehr als 2000 chemische Substanzen, die im Tierexperiment Krebs erzeugen. Viele davon können am Arbeitsplatz vorhanden sein und vielleicht sogar in Ihrem Hobbykeller. Versuchen Sie, einen zu engen Kontakt mit diesen Stoffen zu meiden, indem Sie die Sicherheitsvorschriften minutiös einhalten. Diese Vorschriften sind zum Schutz Ihrer Gesundheit entwickelt worden, und nicht, um Sie zu belästigen. Informieren Sie sich genau über gefährliche Substanzen in Ihrem Arbeitsbereich, aber auch in Ihrer Freizeit.

Lassen Sie sich regelmäßig gründlich von Ihrem Arzt untersuchen. Beschreiben Sie genau, mit welchen Substanzen Sie umgehen (legen Sie ihm z. B. eine Produktbeschreibung vor). Nehmen Sie das Thema ernst.

Das A und O: Früherkennung

Da die Heilungsaussichten von Krebserkrankungen im frühen Stadium um ein Vielfaches höher sind als bei fortgeschrittenen Erkrankungen, ist die Früherkennung ein entscheidendes Mittel der Vorbeugung. Es gibt zwar noch nicht für jede Krebsart eine Früherkennungsuntersuchung, aber gerade besonders häufige Krebserkrankungen wie Brustkrebs, Lungenkrebs, Darmkrebs, Prostatakrebs, Gebärmutterhalskrebs können aber durch solche Untersuchungen früh entdeckt werden, sogar schon in einem Stadium, in dem sie noch keine Beschwerden verursachen.

Das Krebsfrüherkennungsprogramm umfasst

bei Frauen ab 20 Jahren
Untersuchung der Gebärmutter, des Muttermundes und der Eierstöcke (mit Abstrich zur mikroskopischen Untersuchung)

bei Frauen ab 30 Jahren
zusätzlich Untersuchung der Brust und der Haut sowie bei Risikopatientinnen eine Mammographie

bei Frauen ab 45 Jahren
zusätzlich Stuhluntersuchung auf Blut; Austasten des Enddarmes

bei Männern ab 45 Jahren
Untersuchung von Hoden und Prostata, Untersuchung der Haut, Stuhluntersuchung auf Blut, Austasten des Enddarmes

Warnzeichen

Aus Angst, dass „etwas" entdeckt werden könnte, ignorieren Menschen sehr frühzeitige Warnzeichen ihres Körpers in der Hoffnung, dass dann auch „nichts" gefunden würde.

Ignorieren Sie nicht länger die Warnzeichen! Denn gerade in diesem frühen Stadium sind die Heilungschancen und die Effekte der dazugehörenden Methoden entscheidend höher.

Fast noch wichtiger als die Teilnahme an Krebsfrüherkennungsuntersuchungen ist es, auch leichte Beschwerden ernst zu nehmen, besonders wenn sie länger als gewöhnlich anhalten.

Die folgenden Warnzeichen können auf eine Krebserkrankung hinweisen:

- nicht heilende Wunden oder Geschwüre an Haut oder Schleimhäuten,
- Knoten oder Verdickungen in oder unter der Haut, besonders Lymphknotenschwellungen an Hals, Achsel oder Leiste,
- jede Veränderung (Entzündung, Blutung, Vergrößerung) einer Warze oder eines Muttermales, Veränderungen der Verdauungsgewohnheiten, vor allem plötzlich auftretende Verstopfung,
- anhaltende Magen-, Darm- oder Schluckbeschwerden,
- starke Gewichtsabnahme, Blässe und allgemeine, nicht erklärbare Schwäche,
- Heiserkeit oder Husten von mehr als 3 Wochen Dauer,
- ungewöhnliche, vor allem blutige oder eitrige Absonderungen aus einer der Körperöffnungen, blutiger Urin,
- Störungen oder Schmerzen beim Wasserlassen, unregelmäßige Monatsblutungen,
- Scheidenausfluss mit Blutbeimengung sowie Blutungen oder blutige Absonderungen, nachdem die Regelblutungen in den Wechseljahren aufgehört hatten.

Transplantationen

Transplantationen können heute bei fast allen Organen durchgeführt werden. Augenhornhaut ermöglicht Blinden das Sehen; Bauchspeicheldrüsen produzieren im Körper neuer Empfänger Insulin; Teile des Darmes können bei chronisch Darmkranken verpflanzt werden. Inzwischen sind sogar die ersten Kniegelenke verpflanzt worden und die Forschung schreitet immer noch fort.

Das ethische Problem der Transplantationen wird in den Medien und teilweise auch in der Politik heftig diskutiert; dennoch muss jeder für sich selbst entscheiden, ob er sich im Falle seines Hirntodes zur Verfügung stellen möchte.

FEATURE
Organtransplantation

Das große Problem der Transplantationsmedizin ist der Mangel an Spenderorganen. Da nur selten nahe Ver-

wandte als so genannte Lebendspender infrage kommen, müssen die meisten Spendernieren und alle anderen Spenderorgane (z.B. Herz oder Leber) kürzlich Verstorbenen entnommen werden.
Als Spender geeignet sind Unfallopfer und andere Personen, deren Gehirnfunktion vollständig und unwiderruflich zum Stillstand kam (Hirntod), deren Herz aber noch schlägt und deren Atmung durch eine Beatmungsmaschine einige Stunden lang künstlich aufrechterhalten wird. In einem großen Klinikum mit etwa 1000 Sterbefällen pro Jahr gibt es fünf bis zehn solcher Patienten jährlich. Aber nicht allen geeigneten Spendern können Organe zur Transplantation entnommen werden, da die Angehörigen der Entnahme oft nicht zustimmen. Tatsächlich taucht die Frage ja auch im ungeeignetsten Moment auf. Gerade erst haben die Angehörigen den Tod eines nahe stehenden Menschen erfahren, sollen sie sich im nächsten Moment schon für die Organentnahme entscheiden. Es ist daher sicher sinnvoll, sich einmal ohne Entscheidungszwang in aller Ruhe zu überlegen, wie man für sich selbst und als Angehöriger zum Thema Organspende steht.
Die Entscheidung für die eigene Person kann man dann in einem Organspende-Ausweis dokumentieren.
Die Feststellung des Hirntodes, ohne die keine Organentnahme möglich ist, geschieht nach sehr strengen Kriterien, die der wissenschaftliche Beirat der Bundesärztekammer festgelegt hat. Zwei qualifizierte Ärzte müssen die Zeichen des Hirntodes unabhängig voneinander feststellen. Sie dürfen weder zum Team der behandelnden Ärzte noch zum Team der transplantierenden Ärzte gehören. Erst nach der zweifelsfreien Feststellung des Hirntodes werden die Angehörigen um ihre Einwilligung zur Organentnahme gebeten. Diese Vorgehensweise ist in Deutschland seit 1997 auch gesetzlich abgesichert.
In Österreich und in den deutschsprachigen Kantonen der Schweiz ist die Organentnahme ohne Rückfrage bei den Angehörigen erlaubt, wenn der Spender sich zu Lebzeiten nicht schriftlich dagegen erklärt hat.

Nierentransplantation

Die erste Übertragung einer Niere von einem Menschen auf den anderen gelang Mitte der 50er-Jahre. Heute gehört die Nierentransplantation zu den Routineeingriffen. Die große Schwierigkeit war es, die „Abstoßung“ des neu eingepflanzten, fremden Organs zu verhindern. Das Abwehrsystem des menschlichen Organismus wehrt sich nämlich gegen jedes fremde Eiweiß oder Gewebe.
Die Vorbeugung der Abstoßung gelingt mit Medikamenten (Immunsuppressiva), welche die Immunabwehr so weit unterdrücken, dass sie das eingepflanzte Fremdgewebe besser akzeptiert. Diese Medikamente blockieren das Abwehrsystem des Körpers aber nicht vollständig, weil er sonst Infektionen schutzlos ausgeliefert wäre. Man kann heute jedem jüngeren Patienten mit einem chronischen Nierenversagen die Transplantation als

Alternative zur Dialyse empfehlen. Die Wahrscheinlichkeit ist inzwischen recht hoch, dass die eingepflanzte neue Niere auch nach Jahren noch funktionstüchtig ist.
Der Patient mit neuer, funktionstüchtiger Niere muss keine Einschränkungen hinsichtlich der Flüssigkeits- und Kaliumzufuhr mehr beachten. Er hat allerdings auch einige neue Pflichten, die mit der Belastung durch die Dialyse aber nicht zu vergleichen sind: Er muss seine Medikamente sorgfältig einnehmen und an den notwendigen Kontrolluntersuchungen teilnehmen.

Lebertransplantation

Die vielfältigen Aufgaben der Leber können bisher nur zu einem geringen Teil und nur kurzfristig durch chemisch-technische Hilfsmittel übernommen werden. Damit kann es bei einem akuten Leberversagen gelingen, einige Tage zu überbrücken, bis die Leber sich eventuell wieder von selbst erholt. Dauert das Leberversagen aber länger, scheitern solche Bemühungen. Für manche leberkranke Menschen bietet die Lebertransplantation in einer ansonsten ausweglosen Situation die einzige Überlebenschance.
Ein akuter Zusammenbruch der Leberfunktion kann durch den besonders schweren Verlauf einer Virusinfektion (Hepatitis B oder C) sowie durch Vergiftungen wie die gefürchtete Knollenblätterpilzvergiftung entstehen. Häufiger aber als ein akutes führt ein chronisch fortschreitendes Leberversagen mit Leberzirrhose zur Lebertransplantation. Kurz vor der Operation erhält der Patient eine vorbeugende Antibiotikabehandlung. Mit einem großen Oberbauchquerschnitt wird die Operation eröffnet. Es folgt die Entnahme der erkrankten Leber. Dieser Teil der Operation ist oft der schwierigste und langwierigste. Das Einsetzen der neuen Leber beginnt mit den Gefäßverbindungen. Der Gallengang des Spenderorganes wird dann mit dem des Empfängers verbunden oder in eine Dünndarmschlinge eingepflanzt. Häufig beginnt die Gallenproduktion schon wenige Minuten nach Einsetzen der Durchblutung. Entscheidend für den weiteren Verlauf ist, dass die neue Leber ihre Funktion bald und in ausreichendem Maße aufnimmt. Dies wird anhand der Gallenproduktion, der Blutgerinnung, anderer Leberfunktionen, des Kreislaufverhaltens und des Wachheitsgrades beurteilt. Bei guter Leberfunktion normalisiert sich das Befinden zwischen dem 3. und 8. Tag nach der Operation. Der Patient erhält Medikamente zur Unterdrückung der körpereigenen Immunabwehr, um die Abstoßung der neuen Leber zu verhindern. Nach einer Lebertransplantation ist eine regelmäßige Nachsorge notwendig: Die Leberfunktion und die immunsuppressive Therapie müssen im ersten Jahr in kurzen, später in längeren Abständen kontrolliert werden.

Herztransplantation

Inzwischen sind weltweit an die 35 000 Herzverpflanzungen durchgeführt worden. Die Überlebensrate bei diesem Eingriff liegt heute in vielen Zentren über 90 %. Das Hauptproblem der Herztransplantation ist nicht mehr die operative Technik, sondern die Vermeidung von Infektionen und Abstoßungsreaktionen. Zur Vorbeugung der Abstoßungsreaktion werden Medikamente eingesetzt, welche die körpereigene Immunabwehr unterdrücken (Immunsuppressiva). Werden Infektion und Abstoßung vermieden, ist der vorher hochgradig herzinsuffiziente Patient geheilt.

Knochenmarkstransplantation

Dem Rückfall nach einer Leukämie kann man in einigen Fällen mit einer Knochenmarksverpflanzung vorbeugen. Dazu ist jedoch ein geeigneter Spender nötig, möglichst aus dem Kreis der nächsten Angehörigen. Allerdings kann man auch eine Transplantation mit Knochenmark von einem nicht verwandten Spender durchführen, der mit dem Empfänger in wesentlichen Gewebsmerkmalen übereinstimmt. Solche freiwilligen Spender sind mit den entsprechenden Angaben in Datenbanken erfasst. Bei der Transplantation wird dem Spender in Narkose zirka 1 Liter Knochenmark entnommen, und dem Empfänger – ähnlich wie eine Blutübertragung – in die Vene infundiert. Die fremden Knochenmarkszellen finden ein „neues Zuhause" im Knochenmark des Empfängers und bilden gesunde weiße Blutkörperchen.

Psychische Erkrankungen

Zwischen Psyche und Körper besteht eine enge Beziehung, die jeder Mensch an sich selbst beobachten kann. Psychische Faktoren können körperliche Folgen haben und körperliche Erkrankungen können psychische Reaktionen auslösen. Ein Mensch beispielsweise, der mit ständigen Schmerzen leben muss, kann sich in seinem Verhalten und seiner Persönlichkeit stark verändern. Auch eine schwere körperliche Krankheit, wie Krebs oder Aids, kann psychische Störungen wie Depressionen oder starke Ängste nach sich ziehen. Etwa 20 % der Patienten in einer Hausarztpraxis leiden unter körperlichen Beschwerden, die eine starke psychische Komponente aufweisen. Etwa der Hälfte dieser Menschen kann mit den Mitteln einer überwiegend körperorientierten Medizin nur unbefriedigend geholfen werden. Psychosomatische Erkrankungen im engeren Sinne sind körperliche Leiden, bei denen die Psyche einen wichtigen Anteil bei der Auslösung körperlicher Störungen hat. Ein klassisches Beispiel ist das Magengeschwür. Zwar weiß man heute, dass Entzündungen der Magenschleimhaut bis hin zum Magengeschwür durch Magensäure oder Bakterien ausgelöst werden. Dennoch spielt auch die Seele bei dieser „Infektionskrankheit" eine wesentliche Rolle. So tragen fast alle australischen Eingeborenen diese Bakterien in ihrer Magenschleimhaut. Krank werden sie aber nur dann, wenn sie ihre Heimat verlassen und in der Stadt arbeiten. Jeder Mensch hat seine individuellen Stärken und Schwächen und kann mit bestimmten Konfliktsituationen gut, mit anderen wiederum schlecht umgehen. Müssen z. B. eigene Wünsche mit denen der Umwelt in Einklang gebracht werden, schlagen die in der Kindheit gemachten Erfahrungen zu Buche. Wenn die einzige Lösungsmöglichkeit, die in der Kindheit erlernt wurde, in der Unterdrückung eigener Bedürfnisse besteht, kann dies zu einer unerträglichen Spannung führen. In diesem Moment kann ein körperliches Symptom als „Ausweg" entstehen.

Als psychisch gesund kann gelten, wer sich selbstkritisch und realistisch einschätzen, die guten wie schlechten Seiten seiner Persönlichkeit akzeptieren und auch mit Kritik an seiner Person positiv umgehen kann. Der psychisch Gesunde kann dauerhafte Beziehungen zu anderen Menschen eingehen und Probleme in zwischenmenschlichen Beziehungen auf eine angemessene Weise lösen. Er ist selbstständig in seiner Lebensführung, bestimmt sein Leben in den ihm möglichen Grenzen selbst, entwickelt eigene Lebensziele und kann diese zumindest teilweise realisieren. Der psychisch Gesunde empfindet sich selbst als weitgehend gesund.

Die Verbindung zum „Organischen"

Unser Organismus reagiert auf Stress, Konflikte und psychische Spannungen mit einer Vielzahl von körperlichen Vorgängen. Daran sind vor allem das vegetative Nervensystem und die so genannten Stresshormone beteiligt. Das vegetative Nervensystem, das der Kontrolle des Willens weitgehend entzogen ist, erstreckt sich über den gesamten Körper und kann die Funktion aller Organe beeinflussen. Es besteht aus den Gegenspielern Sympathikus und Parasympathikus. Der Sympathikus löst über die Nebennierenhormone Adrenalin, Noradrenalin und Kortison unter anderem schnellen Herzschlag, erhöhten Blutdruck, Steigerung des Blutzuckers sowie erhöhte Wachsamkeit und Unruhe aus. Diese Reaktionen sollen den Organismus auf die Bewältigung einer akuten Notsituation, auf Kampf oder Flucht, vorbereiten. Der Parasympathikus, der unter anderem in Angstsituationen aktiviert wird, kann Durchfall oder Harndrang hervorrufen. Auch das Immunsystem wird durch Stress beeinflusst.

Stress

AktivCheck

Wann muss ich zum Arzt?

- Bei körperlichen Beschwerden.
- Bei psychischen Problemen.

Was wird mein Arzt mich fragen?

- Wie sieht Ihre berufliche und private Lebenssituation aus?
- Leiden Sie unter verschiedenen körperlichen Symptomen?
- Fühlen Sie sich ausgebrannt?

Was frage ich meinen Arzt?

- Wie stark werden die Medikamente meine Aufmerksamkeit (Fahrtüchtigkeit, Umgang mit Maschinen) beeinträchtigen?
- Besteht die Möglichkeit einer Kur?

AktivTipp

Was kann mein Arzt tun?

- Zur Untersuchung gehört hier ein besonders ausführliches und einfühlsames Anamnese-Gespräch.
- Nach Ausschluss organischer Schäden (z. B. am Magen) wird Ihr Arzt Sie an einen Psychotherapeuten weiter vermitteln.

Was kann ich selbst tun?

- Erkennen Sie die Auslöser und vermeiden Sie sie!
- Orientieren Sie sich über das große Angebot an alternativen Behandlungsmöglichkeiten und wählen Sie das Passende für sich aus:
  Entspannungstherapie
  Bewegungstherapie
  Homöopathie
  Bach-Blüten-Therapie
  Aromatherapie
  Beschäftigungstherapie

Viele Menschen haben die Erfahrung gemacht, dass sie in Phasen psychischer Belastung große Kräfte mobilisieren konnten und Stress sie zu großen Leistungen und Erfolgen angespornt hat. Ob Stress zu einem unlösbaren Problem, zur Quelle von Depression und Krankheit wird oder ob er uns sogar dazu anspornt „das Beste zu geben", dafür sind ganz verschiedene Veranlagungen und erlernte Reaktionsweisen verantwortlich. Jeder Mensch zeigt eine ganz persönliche Bereitschaft, auf seelische Probleme nicht nur mit Verstimmung, Trauer oder Wut zu reagieren, sondern auch mit speziellen Funktionsstörungen. Bei dem einen schlägt der Ärger immer auf den Magen und kann sogar zu Magengeschwüren führen, der Nächste bekommt Herzklopfen, wenn er nur an eine unangenehme Situation denkt, ein Dritter ist vor einer Prüfung „bis zum Platzen gespannt" und bekommt schmerzhafte Muskelverspannungen, ein Vierter reagiert mit Kopfschmerzen oder Migräne.
Da psychischer Stress körperliche Reaktionen auslöst, sollte auf jede psychische Belastung möglichst immer eine Phase der Ruhe und Entspannung folgen, in der das vegetative Nervensystem zu einem ausgeglichenen Zustand zurückfindet. Dauerhafte psychische Belastungen ohne solche Erholungsphasen, wie der Druck durch ständig vorhandene, ungelöste Konflikte, belasten das vegetative Nervensystem, bis es zur Erschöpfung kommt. Übermäßig starke oder andauernde Belastungen und dauerhafter Stress können zu organischen Schädigungen führen.

Beschwerden

Warnsignale, die auf eine zu große Belastung und eine ungenügende Stressbewältigung hindeuten, sind:

- Muskelverspannungen
- Schmerzen
- Schlaflosigkeit
- Konzentrationsschwäche
- Leistungsabfall
- depressive Stimmungslage

Funktionelle Störungen

Schon das Beispiel des Magengeschwürs hat gezeigt, dass man nicht von rein psychosomatischen Erkrankungen sprechen kann. Es gibt jedoch eine Reihe von Krankheiten, bei denen psychische Ursachen eine große Rolle spielen können – aber nicht müssen. Wenn eine Organerkrankung ausgeschlossen werden kann, weisen die folgenden Beschwerden (Übersicht) auf funktionelle Erkrankungen hin. Eine funktionelle Störung ist umso wahrscheinlicher, wenn mehrere dieser Beschwerden ohne Hinweis auf eine Organerkrankung auftreten.
Funktionelle (psychovegetative) Störungen sind körperliche Symptome, wie Herzbeschwerden, Schlafstörungen, Kopfschmerzen, Angst, Schwindel, Schwäche, Übelkeit, Erbrechen, Durchfall, Rückenschmerzen, Atembeschwerden oder Bauchschmerzen, bei denen keine körperlichen Schäden gefunden werden. Die Beschwerden beruhen demnach nicht auf Organ-, sondern auf Funktionsstörungen. Beispiele für solche funktionellen Störungen sind der nervöse Magen, der Reizdarm, das Hyperventilationssyndrom oder funktionelle Schlafstörungen.
Da das vegetative Nervensystem als Vermittler dieser Störungen gilt, verwendet der Arzt manchmal auch Ausdrücke wie „vegetative Dystonie" oder „vegetative Labilität", wenn ein Patient unter funktionellen Störungen leidet.

Übersicht: Typische Symptome funktioneller Erkrankungen

- Herzbeschwerden (Herzklopfen, Herzrasen)
- anhaltende Müdigkeit
- Lustminderung und allgemeine Erschöpfung
- Atembeschwerden, Atemnot
- Gefühlsstörungen der Haut, wie Kribbeln, Brennen, unerklärliches Wärme- oder Kälteempfinden
- Schluckstörungen, „Kloß im Hals“
- Reizblase
- innere Unruhe
- Schlafstörungen (sowohl zu viel als auch zu wenig Schlaf)
- depressive Grundstimmung

Wenn Sie mit solchen Beschwerden schon verschiedene Ärzte aufgesucht haben, ohne dass diese eine körperliche Erkrankung feststellen konnten, ist eine psychosomatische bzw. funktionelle Ursache wahrscheinlich. Versuchen Sie zusammen mit Ihrem Arzt die möglichen psychischen Ursachen Ihrer Beschwerden herauszufinden. Die Gespräche mit dem Hausarzt sind bereits für etwa die Hälfte der Patienten eine große Hilfe. Sofern die Gespräche mit dem Hausarzt und die 8 Hinweise zur Selbsthilfe (siehe Seite 600) nicht weiterhelfen, bitten Sie ihn um eine Überweisung zu einem kompetenten Psychotherapeuten.
Achten Sie darauf, dass der Psychotherapeut von den Krankenkassen zugelassen ist. (Eine Liste der zugelassenen Psychotherapeuten erhalten Sie bei Ihrer Krankenkasse oder Ärztekammer.)

AktivSpezial Hyperventilationssyndrom

Beispiel einer funktionellen Störung
Das Hyperventilationssyndrom (Hyperventilation = zu tiefe und zu schnelle Atmung) ist eine recht häufige Atemstörung, die jeder Notarzt regelmäßig behandeln muss. Zunächst führt eine seelische Belastung zu einer unbewussten Beschleunigung der Atmung. Dabei wird Kohlendioxid (Kohlensäure) vermehrt abgeatmet, wodurch das Blut basischer wird. Dies wiederum führt zu einem Rückgang der Kalziumkonzentration im Blut, wodurch die Erregbarkeit der Muskeln zunimmt. Die Krankheitszeichen treten innerhalb von wenigen Minuten auf:

- schnelle und tiefe Atmung,
- Angstgefühl,
- „Kribbeln" und Ameisenlaufen um den Mund herum sowie an Händen und Füßen,
- Krämpfe, vor allem an den Fingern (Pfötchenstellung der Hände).
  Das Kribbeln und die Krämpfe steigern die Angst und Erregung der Patienten. Dies wiederum beschleunigt die Atmung, was die Symptome weiter verschlimmert. Hierdurch kann eine Spirale entstehen, aus der sich der Patient nicht mehr selbst befreien kann.

Das Wichtigste in dieser Situation ist, möglichst langsam und flach zu atmen. Da die Störung nicht lebensgefährlich ist, sollten Sie sich beruhigen und die

Angst beiseite schieben. Atmen Sie aus und ein, indem Sie die zu einer Schale gefalteten Hände oder eine Plastiktüte vor den Mund halten, das erhöht den Kohlendioxidgehalt im Blut und bessert die Beschwerden. Der herbeigerufene Arzt wird in schweren Fällen zusätzlich eine Beruhigungsspritze geben. Der Arzt klärt den Patienten über den funktionellen Charakter der Beschwerden auf und bietet ein Gespräch über die zugrunde liegenden psychischen Probleme an. Das Erlernen von Entspannungstechniken (autogenes Training) und Atemtechniken ist hilfreich, um weiteren Anfällen von Hyperventilation vorzubeugen. Körperliche Folgeschäden sind nicht zu befürchten.

Untersuchung und Behandlung

Bevor der Arzt eine funktionelle Erkrankung diagnostiziert, schließt er durch verschiedene Untersuchungen zunächst alle möglichen körperlichen Ursachen aus. Ähnlich verhält er sich bei einer psychosomatischen Erkrankung, wobei hier oft psychische und körperliche Ursachen zusammenwirken. Die Einordnung von Beschwerden als funktionelle Störung oder psychosomatische Erkrankung geschieht somit in einer Art Ausschlussverfahren. Der zweite Teil der Untersuchungen, die Suche nach den psychischen Wurzeln der Erkrankung, besteht aus einem Gespräch zwischen Arzt und Patient. Die psychische Exploration (diagnostisches Gespräch) durch einen Spezialisten ist in vielen Fällen ratsam. Deshalb wird der Arzt Sie unter Umständen zu einem Psychotherapeuten oder Psychologen überweisen.

Um durch psychischen Druck ausgelöste körperliche Beschwerden zu vermeiden oder zu verringern, sind die folgenden 8 Regeln hilfreich:

1. Bauen Sie, z. B. durch ein Hobby, seelische und körperliche Anspannungen allmählich und auf Dauer ab.
2. Suchen Sie zusätzliche Entspannung durch körperliche Betätigungen wie Sport, Gartenarbeit oder längere Spaziergänge.
3. Lernen Sie sich besser kennen und schärfen Sie Ihre Wahrnehmung dafür, wie Sie auf Stress reagieren.
4. Überlegen Sie, warum Sie in bestimmten Belastungssituationen immer ähnlich reagieren, und ob es nicht bessere Möglichkeiten gibt.
5. Nehmen Sie körperliche Warnsignale (siehe oben) ernst.
6. Denken Sie daran, dass hinter körperlichen Beschwerden eine psychische Ursache stecken kann.
7. Versuchen Sie, bestehende Konflikte oder psychische Probleme zu erkennen. Schreiben Sie diese auf und suchen Sie dann nach Lösungsmöglichkeiten.
8. Sprechen Sie mit einer Vertrauensperson oder Ihrem Arzt darüber. Berücksichtigen Sie, dass man in Stresssituationen oft nicht genug Distanz zu den eigenen Problemen hat, um diese selbst lösen zu können. Oft beseitigt schon das Sprechen über ein Problem eine geistige „Blockade" und leitet eine „Wende" ein.

Psychosomatik und Psychotherapie

Die psychosomatische Medizin ist auf die Behandlung von Erkrankungen mit seelischen und körperlichen Komponenten spezialisiert. Bei der Behandlung der psy-

chischen Anteile wendet sie die Methoden der Psychotherapie und der Psychoanalyse an. Die wesentliche Voraussetzung für das Gelingen einer psychotherapeutischen Behandlung ist der Wille und die Fähigkeit eines Menschen, sich mit sich selbst auseinander zu setzen. Die psychosomatische Medizin kann deshalb keine Therapiemaßnahmen sozusagen per Rezept verordnen, sondern den Patienten lediglich auf seinem Weg begleiten und unterstützen. Der Patient muss selbst die Inititative ergreifen.
Der Psychotherapeut wird sich zunächst in einigen Gesprächen mit Ihnen eine Meinung über die Ursache Ihrer Beschwerden und die besten Behandlungsmöglichkeiten bilden. Er wird dann einen Antrag an die Krankenkasse zur Übernahme der Behandlungskosten stellen. Ein von der Krankenkasse beauftragter sachverständiger Arzt prüft daraufhin, ob das geplante Behandlungskonzept so viel versprechend ist, dass die Kosten übernommen werden können. Im Allgemeinen wird die Behandlung in Form von Einzelgesprächen oder als Gruppentherapie ambulant durchgeführt, nur selten ist die Einweisung in eine Klinik notwendig. Die Wahl des geeigneten Therapieverfahrens (Psychotherapie, Verhaltenstherapie) richtet sich nach der Erkrankung und der Persönlichkeit des Patienten. Manche Probleme können nur dadurch gelöst werden, dass der Partner oder die Familie (Paar- oder Familientherapie) mit in die Behandlung einbezogen wird. Die Behandlung psychosomatischer und funktioneller Beschwerden beschränkt sich nicht auf die Linderung der körperlichen Symptome, sondern umfasst auch die Entdeckung und Behandlung der Ursachen. Hier können nur einige der zahlreichen psychotherapeutischen Möglichkeiten erläutert werden.

AktivSpezial
Psychotherapie – Psychoanalyse

Die Psychoanalyse wird auch als „Mutter der Psychotherapie" bezeichnet. Da sie die Ursachen seelischer Störungen durch eine Veränderung der gesamten Persönlichkeit beheben will, lassen sich mit der Psychoanalyse meist keine schnellen Behandlungserfolge erzielen. Die Ursachen seelischer Störungen liegen nach der psychoanalytischen Theorie in der Kindheit. Wenn in der Beziehung zu den Eltern, Geschwistern oder anderen wichtigen Bezugspersonen unlösbare Konflikte entstehen, werden diese zunächst durch spezielle Abwehrmechanismen aus dem Bewusstsein verdrängt. Wenn diese Abwehrstrategie – z. B. in einer Belastungssituation – versagt, treten Krankheitssymptome auf. Während der psychoanalytischen Sitzung erzählt der Patient dem Therapeuten seine Träume, Gedanken und Erlebnisse. Er soll über alle positiven und negativen Gefühle, angenehmen und unangenehmen Erinnerungen ohne Angst oder Scham sprechen. Der Therapeut analysiert das vom Patienten gelieferte „Erinnerungsmaterial" und verhilft ihm zur Einsicht in ursächliche Konflikte. Dabei spielt das Einfühlungsvermögen des Therapeuten und seine Fähigkeit, die wesentlichen Probleme des Patienten richtig zu deuten, eine ganz wichtige Rolle.

Die Psychoanalyse ist ein langsamer, kontinuierlicher und anspruchsvoller Prozess. Nicht jeder Patient ist dafür geeignet. Er muss in der Lage sein, in sich hinein zu sehen, und die Bereitschaft aufbringen, sich zu verändern. Auch darf er nicht zu krank sein, damit er belastende Phasen der Analyse verkraftet. Auf der Psychoanalyse basieren die aufdeckenden Verfahren, die die Ursachen eines aktuellen, auslösenden Konflikts (Fokus) in der psychischen Entwicklung der Kindheit suchen. Diese Ursachen, die dem Betroffenen größtenteils nicht bewusst sind, sollen durch die Behandlung aufgedeckt bzw. bewusst gemacht werden. Gegen diesen oft schmerzhaften Prozess entwickelt der Betroffene häufig eine innere Abwehrhaltung. Die Psychoanalyse geht davon aus, dass die Analyse dieses Widerstandes und die Übertragung von Gefühlen auf den Therapeuten (dem der Betroffene mehr oder weniger unbewusst eine wichtige Rolle zuweist) dazu beitragen, den ursächlichen Konflikt aufzuspüren.

Verhaltenstherapie

Im Gegensatz zur Psychoanalyse verfolgt die Verhaltenstherapie das Ziel, genau definierte psychische Symptome zu lindern oder zu beseitigen, ohne sich um zugrunde liegende Ursachen zu kümmern. Sie ist besonders zur Behandlung von konkreten Verhaltensstörungen geeignet, wie z. B. Ängsten (Flugangst, Spinnenangst), Kontaktstörungen, Suchtverhalten oder Essstörungen. Dabei wird der Patient in entspannter, angstfreier Atmosphäre entweder mit einem gerade noch erträglichen, Angst auslösenden Reiz (zur Gewöhnung) konfrontiert oder diesem Angst auslösenden Reiz stark ausgesetzt (Reizüberflutung) – zu Beginn der Behandlung im Beisein des Therapeuten. Positive Verhaltensweisen werden antrainiert (Aneignungstechniken), negative dagegen abtrainiert (Beseitigungstechniken). Bei Flugangst z. B. wird er zunächst in einer Flugzeugattrappe zusammen mit dem Therapeuten Atem- und Entspannungsübungen durchführen. Sie sollen seine körperlichen Reaktionen auf die Angst und sein Angstgefühl lindern. Der „Reiz" wird dann langsam gesteigert, bis der Patient alleine fliegen kann.

Kognitive Therapie

Die kognitive (Verhaltens-)Therapie verbindet Elemente der Psychoanalyse und der Verhaltenstherapie und wird bei vielen seelischen Störungen eingesetzt. Diese Verfahren geht davon aus, dass bestimmte Situationen oder Reize in der Kindheit entstandene falsche Denkschemata auslösen, die zum Ausgangspunkt seelischer Störungen werden. Ziel der kognitiven Therapie ist es, solche schematischen Gedanken, wie z. B. „ich muss perfekt sein, damit man mich mag" – zu erkennen und zu verändern.

Gesprächstherapie

Die Gesprächstherapie nach Carl Rogers eignet sich weniger zur Behandlung psychischer Erkrankungen als zur Beratung und Kurztherapie bei aktuellen Lebensproblemen. Nach Rogers hat jeder Mensch ein großes Potenzial zur Selbstheilung, das in der Gesprächstherapie aktiviert werden soll. Schon wenn es dem Therapeuten gelingt, eine entspannte und zugewandte Gesprächsatmosphäre zu schaffen und den Patienten so zu nehmen, wie er ist, haben die Selbstheilungskräfte gute Voraussetzungen. Der Patient erhält so die Chance, sich mit seinen Problemen auseinander zu setzen, Selbstvertrauen zu gewinnen und offener für neue Erfahrungen zu werden.

Stütztherapie

Bei der Stütztherapie spricht der Patient mit dem Therapeuten über konkrete Probleme des Alltags und erarbeitet mit ihm zusammen Lösungen dafür. Auch diese Form der Psychotherapie lässt die Ursachen der Probleme weitgehend außer Acht. Der Therapeut macht den Patienten auf einseitige Sichtweisen, Fehleinschätzungen usw. aufmerksam, vermeidet es in der Regel aber, konkrete Ratschläge zu geben. Regelmäßige Gespräche mit dem Hausarzt können als Stütztherapie gelten, wenn sie der Lösung von Lebensproblemen dienen.

Suggestive, erlebnisorientierte, entspannende Verfahren

Zu den suggestiven oder übenden Verfahren gehören z. B. die Hypnose oder das Autogene Training. Zu den erlebnisorientierten Verfahren zählen das Psychodrama, die Urschrei-Therapie, die Gestalttherapie und die konzentrative Bewegungstherapie. Diese Verfahren werden oft mit Entspannungstechniken kombiniert.

Erfolgschancen der Psychotherapie

Durch eine Psychotherapie können die Beschwerden bei etwa 2 Drittel der Patienten mit psychosomatischen und funktionellen Erkrankungen gebessert werden. Diese Erfolgsrate ist deutlich höher als die, die mit einer ausschließlich körperorientierten Behandlung erzielt wird. Weniger erfolgversprechend ist eine Psychotherapie, wenn die Symptome schon lange bestehen und wenn dem Patienten die Einsicht in den psychischen Ursprung der Erkrankung fehlt. Ungünstig ist es ferner, wenn die Fähigkeit des Patienten, die eigenen Gefühle und Konflikte zu reflektieren, gering ist, wenn äußere Bedingungen eine Konfliktlösung scheinbar nicht zulassen oder wenn das Fortbestehen der Krankheit dem Patienten einen persönlichen „Gewinn" (z. B. Rente) bringt. Die Ursachen für die aktuellen Konflikte und Beschwerden lassen sich manchmal nur teilweise aufdecken. Deshalb führt die Behandlung oft nur zu einer Linderung der körperlichen Symptome. Nur selten verschwinden sie ganz.

Psychopharmaka

Während einer Psychotherapie werden Beruhigungsmittel und andere Psychopharmaka allenfalls zur anfänglichen Stabilisierung und in Krisensituationen eingesetzt, wenn diese nicht anders bewältigt werden können. Die dauerhafte Anwendung von Psychopharmaka bei psychosomatischen oder funktionellen Beschwerden ist immer der falsche Weg.

Neurosen, Persönlichkeitsstörungen

AktivCheck

Wann muss ich zum Arzt?

- Warten Sie nicht, bis die Erkrankung zu sozialer Isolation geführt hat.
- Wenn Sie unter Ihren Ängsten oder Zwängen leiden.

Was wird mein Arzt mich fragen?

- Gibt es feste Rituale in Ihrem Leben, ohne die Sie glauben, nicht leben zu können (oder nicht leben zu wollen)?
- Haben Sie sich Pflichten auferlegt, ohne deren Erledigung Sie nichts anderes beginnen dürfen?
- Haben Sie vor gewissen Situationen Angst? Welche Situationen sind dies?
- Kennen Sie eine Ursache für Ihr Verhalten?
- Wie sieht die Struktur Ihrer Familie aus?
- Glauben Sie, dass Ihre Eltern oder Geschwister oder Kinder ähnliche Verhaltensweisen pflegen?
- Glauben Sie, dass Ihre Umwelt unter Ihnen leidet?

Was frage ich meinen Arzt?

- Reicht eine Behandlung mit Medikamenten aus? Oder muss ich auch eine Verhaltenstherapie beginnen?
- Können die Medikamente auch die Ursache beheben?
- Mit welchen Nebenwirkungen muss ich rechnen?
- Wie lange dauert die Therapie?
- Muss meine Familie mit einbezogen werden?

AktivTipp

Was kann mein Arzt tun?

- Er wird Sie an einen Psychiater oder eine psychiatrische Einrichtung überweisen, wo die Ärzte für Probleme und Krankheiten Ihrer Art geschult sind.
- Bei leichteren Symptomkomplexen überweist er Sie an einen Psychotherapeuten.

Was kann ich selbst tun?

- Sie müssen sich darüber klar werden, ob Sie aktiv etwas an Ihrem Zustand ändern wollen.
- Kaufen Sie nicht wahllos selbst Medikamente.
- Der erste Schritt kommt von Ihnen selbst:
  Probieren Sie einmal aus, ob und wie Sie mit einer reduzierten Anzahl Ihrer Zwangshandlungen auskommen. Machen Sie keine zu großen Sprünge. Wichtig ist, dass Sie überhaupt reduzieren. Wenn Sie z. B. Ihre Wohnung nicht verlassen können, ohne mindestens 10-mal überprüft zu haben, ob Herd, Fernseher und Licht ausgeschaltet sind, versuchen Sie nun, mit 8 Überprüfungen auszukommen. Dabei hilft es, wenn Sie sich eine Strichliste an die Wohnungstür heften und so selbst den Erfolg sehen. Dieser Versuch ersetzt aber nicht den Arztbesuch, der ja die Wurzel Ihres Problems beheben soll.

Eine Neurose ist nach psychoanalytischer Definition eine seelische Störung, die durch einen verdrängten Konflikt in der Kindheit hervorgerufen wird. Der ungelöste, aus dem Bewusstsein verdrängte Konflikt macht sich durch seelische Störungen und eventuell auch durch körperliche Symptome bemerkbar. Die Störung entsteht nach dieser Betrachtungsweise durch den Konflikt und

eher unabhängig von der individuellen Veranlagung. Zu den Neurosen zählen Angstneurosen und Phobien, Zwangsneurosen, depressive Neurosen, die Hypochondrie (übertriebene Krankheitsangst) und Organneurosen. Eine Neurose muss nicht in jedem Fall behandelt werden. Dies ist aber dann sinnvoll, wenn der Betroffene – oder auch seine Bezugspersonen – darunter leidet und einer Therapie zugänglich ist.
Im Gegensatz zur neurotischen Störung wird die Persönlichkeitsstörung nicht als Auswirkung eines verdrängten Konfliktes betrachtet, sondern als extreme Abweichung von einer durchschnittlichen, „normalen" Persönlichkeit. Hier entsteht die Störung eher durch die Veranlagung, die dann erst zu speziellen Konflikten führt.
Zu den Persönlichkeitsstörungen gehören die ängstlich-vermeidende, zwanghafte, depressive, zügellose, haltlose, erregbare, gemütsarme, hysterische, querulatorische und asoziale Persönlichkeit. Persönlichkeitsstörungen machen sich bereits im Kindesalter bemerkbar und bleiben meistens das ganze Leben lang bestehen.
Nach heutiger Kenntnis spielen bei der Auslösung dieser psychischen Störungen sowohl Erbanlagen als auch psychosoziale Faktoren, insbesondere die Verhältnisse in der Familie, eine wesentliche Rolle.

Beschwerden

Da die Beschwerden so vielfältig und bunt wie das Leben selbst sind, müssen wir uns hier mit 2 Beispielen begnügen.
Die Hypochondrie ist eine spezielle Neurose, eine unüberwindbare Angst, krank zu werden. Ein Hypochonder registriert sehr genau, was mit seinem Körper geschieht und begegnet jedem Symptom (einem Pickel oder einer Verstopfung) mit den schlimmsten Befürchtungen. Jede Auskunft des Arztes wird auf die „Goldwaage" gelegt, jede Erkrankung im Bekanntenkreis löst eigene Befürchtungen aus. Die ständige Beschäftigung mit den verschiedenen Organfunktionen und ihren Störungsmöglichkeiten führt oft zu tatsächlichen – in der Regel aber harmlosen – Funktionsstörungen, die dann wieder überbewertet werden.
Eine hysterische oder geltungssüchtige Person will immer im Mittelpunkt stehen. Durch viele „Showeinlagen" gelingt ihr dies auch tatsächlich: Sie wird bewundert, beneidet und bedauert. Zur Geltungssucht kommt die Erlebnissucht hinzu; alles tatsächlich Erlebte wird dramatisiert. Leider ist die Bereitschaft, etwas zu leisten, Entscheidungen zu treffen oder Verantwortung zu übernehmen, oft nicht sehr ausgeprägt. „Mr. Wonderful" ist im wahren Leben oft nur ein „armes Würstchen".

Untersuchung und Behandlung

Das diagnostische Gespräch bzw. eine genaue Erhebung der seelisch-geistigen Entwicklung und des jetzigen psychischen Befindens stehen im Vordergrund. In manchen Fällen sind zusätzliche Untersuchungen psychischer (psychologische Leistungstests und spezielle Fragebögen) und körperlicher Funktionen notwendig, die unter Umständen ein Psychiater oder Psychotherapeut vornehmen sollte.
Von den verschiedenen Psychotherapie-Verfahren wird am häufigsten die Stütztherapie durchgeführt, mit deren Hilfe konkrete Lebensprobleme bearbeitet werden. Bei jungen Patienten kann die Familientherapie sehr hilfreich sein. Die Psychoanalyse ist ein recht aufwendiges Verfahren, das vom Patienten viel Zeit und Engagement verlangt, in speziellen Fällen aber durchaus

erfolgreich ist. Weitere Heilverfahren (siehe hier auch Seite 602) haben hier eine gewisse – aber nur unterstützende – Bedeutung. Man gelangt damit nicht an die Wurzel des Problems.

Depressive Verstimmung

AktivCheck

Wann muss ich zum Arzt?

- Wenn Ihnen zum ersten Mal der Gedanke kommt, es könnte sich um eine psychische Erkrankung handeln.

Was wird mein Arzt mich fragen?

- Verspüren Sie häufig Angst oder Trauer?
- Können Sie Ihre alltäglichen Pflichten noch gut erfüllen?
- Empfinden Sie noch an irgendetwas Freude?
- Werden Sie gebraucht? Von wem?
- Haben Sie schon einmal daran gedacht, Ihrem Leiden ein Ende zu setzen? Wenn ja, wie?
- Haben Sie körperliche Beschwerden?
- Wenn ja, seit wann und wie stark?
- Sind Sie wegen einer anderen Erkrankung bereits in ärztlicher Behandlung?
- Welche Medikamente nehmen Sie regelmäßig ein?

Was frage ich meinen Arzt?

- Können Medikamente tatsächlich helfen?
- Wie lange muss ich die Arzneien nehmen?
- Gibt es alternative Methoden?

AktivTipp

Was kann mein Arzt tun?

- Nach genauer Untersuchung und Ausschluss einer organischen Ursache für Ihre Verstimmtheit (z. B. Blutarmut) verschreibt er Ihnen beruhigende Medikamente.
- Bei stärkerer Ausprägung Ihres Leidens wird er Sie an einen Psychotherapeuten oder einen Psychiater überweisen.

Was kann ich selbst tun?

- Werden Sie aktiv und beginnen Sie eine Behandlung.
- Sprechen Sie über Ihre Beschwerden mit den Personen, die ebenfalls davon betroffen sind.
- Sorgen Sie für eine ausgeglichene Lebensweise. Alle Exzesse schaden Ihnen, da sie das chemische Gleichgewicht des Körpers durcheinanderbringen.
- Suchen Sie eine Selbsthilfegruppe.

Eine depressive Verstimmung (leichte Depression) ist ein belastender und bereits krankhafter Zustand mit anhaltend schlechter Stimmungslage. Der Betroffene behält aber die Kontrolle, kann seinen Zustand grundsätzlich begründen und bleibt im gewissem Maße ansprechbar. Diese depressive Verstimmung darf nicht mit der schweren Depression verwechselt werden, auch wenn die Übergänge manchmal fließend sind.

Eine Depression (schwere Depression) ist eine sehr ernste psychische Erkrankung (Psychose). Der Betroffene ist seiner Stimmungslage hilflos ausgeliefert, lässt Einwände und Ermutigungen nicht an sich heran und ist selbstmordgefährdet.

Eine Stimmungslage „nahe am Nullpunkt", Augenblicke der Mutlosigkeit, Stunden „am Rande der Verzweiflung", Zeiten der Trauer – das alles gehört zum Leben. Die tiefe und heftige Trauer nach einer Trennung oder dem Verlust eines geliebten Menschen ist notwendig zur Bewältigung der neuen Lebenslage. Wenn die Depression über Gebühr häufig, lange oder intensiv besteht, wenn sie „aus heiterem Himmel" auftritt, sich vom wirklichen Erleben ablöst, eine eigenständige Bedeutung erlangt und dem Betroffenen zur Qual wird, handelt es sich um eine Erkrankung.

Ursachen und Begleitfaktoren der Depression

- Schicksalsschläge (reaktive Depression)
- Neurose (neurotische D.)
- Wechseljahre (menopausale D.)
- nach einer Geburt (postpartale D.)
- Psychose (psychotische bzw. endogene D.)
- Alter (senile D.)
- Gehirnerkrankung (organische bzw. zerebrale D.)

Die schwere Depression eines Menschen kann völlig unmotiviert erscheinen. Der Betroffene befindet sich – meist ohne erkennbaren äußeren Anlass – in einer inneren Verzweiflung und kann sich aus eigener Kraft nicht mehr daraus befreien. Er wähnt sich schuldig, unwürdig, verächtlich. Selbstmordversuche und Selbstmorde sind häufig. Ein Mensch mit schwerer Depression muss vor sich selbst geschützt werden. Depressive Verstimmungen und Depressionen treten in bestimmten Situationen und Lebensaltern häufiger auf: nach einer Geburt, in den Wechseljahren und im Alter. Auch organische Hirnerkrankungen können dazu führen. Jeder Mensch, dessen Beschwerden auf eine Depression hinweisen, sollte sich an einen Arzt wenden. Das ist jedoch leichter gesagt als getan, da die Einsicht in die Krankheit oft fehlt. Vor allem Depressive mit vorwiegend körperlichen Symptomen kommen nicht auf die Idee oder wehren sich dagegen, psychisch krank zu sein. Daher hier ein Wort an die Angehörigen und Freunde: Versuchen Sie, den Kranken zu einem Gespräch mit dem Arzt zu motivieren. Ersparen Sie ihm aber Aufmunterungsversuche mit dem Hinweis „wie schön das Leben doch sein könne" oder den Appell, er solle sich „zusammenreißen".

Beschwerden

Hauptsymptome sind eine traurige, gedrückte Grundstimmung, der Verlust von Interessen sowie ein verminderter oder fehlender Antrieb. Die Depression hat zwar keinen Einfluss auf die Intelligenz, aber die Konzentration und die Aufmerksamkeit können stark nachlassen. Die Arbeit und andere alltägliche Pflichten können zur Qual werden. Bei einer eher gleichförmigen Tätigkeit kann der Kranke sein Leiden oft lange Zeit verbergen. Den Kollegen fällt dann höchstens auf, dass er sich mehr und mehr zurückzieht und einsilbig wird. Spontane Aktivitäten sind depressiven Menschen ein Graus. Menschen mit schwerer Depression können gar nicht mehr arbeiten, sind in ihrer körperlichen Beweglichkeit gehemmt und verbringen auch tagsüber viel Zeit im Bett. Einem Depressiven fehlt es an Selbstvertrauen. Er mag sich selbst nicht leiden, immer wieder kommen Gefühle von Schuld und Wertlosigkeit auf. Das ganze Leben erscheint dem Depressiven in einem negativen Licht,

und auch für die Zukunft erwartet der Depressive ausschließlich Negatives.
Der Tod nimmt in seinem Denken einen großen Platz ein, und manchmal ist ihm auch der Gedanke nicht fremd, sein – wie ihm scheint – trauriges und sinnloses Leben selbst zu beenden.
Menschen mit schwerer Depression behaupten oft, dass sie überhaupt nichts mehr empfinden können, weder Freude noch Trauer. Wenn Sie so etwas hören, sollten Sie den Betroffenen mit Nachdruck zum Arzt schicken, denn er benötigt dessen professionelle Hilfe dringend und rasch!
Auch der Körper leidet unter der Depression. Manchmal sind körperliche Beschwerden sogar das einzige Zeichen einer Depression. „Seit 2 Jahren schon habe ich immer wieder diese Bauchschmerzen, und kein Arzt konnte mir helfen." Diese typische Äußerung eines Depressiven deutet auf ein häufiges Missverständnis zwischen Arzt und Patient hin. Auch hinter Herzbeschwerden, chronischen Kopf- oder Rückenschmerzen, Atembeschwerden und vielen anderen Leiden ohne körperlichen Befund kann sich eine Depression verbergen. Bei jeder Depression treten Schlafstörungen auf. Ein typisches Symptom ist das frühe Erwachen. Charakteristisch ist auch das so genannte Morgentief, wobei die depressiven Symptome am Morgen am stärksten ausgeprägt sind und den Kranken daran hindern, einen „normalen" Tag zu beginnen. Im Laufe des Tages lassen die Beschwerden dann oft nach, manchmal sind sie am Abend nahezu verschwunden, kehren aber am nächsten Morgen mit ganzer Intensität wieder.
Typisch ist auch der geringe Appetit, der im Laufe der Zeit zum Gewichtsverlust führt, und das nachlassende Interesse an der Sexualität.
Die schwere Depression verläuft oft in Phasen, die nach einigen Monaten überstanden sind, jedoch wiederkehren können. Bei manchen Menschen wechseln sich depressive Phasen mit manischen Phasen ab. Eine Manie ist eine krankhaft gesteigerte Stimmungslage mit überschießender Aktivität und großem Übermut.

Untersuchung und Behandlung

Die psychische Untersuchung im ärztlichen Gespräch steht im Vordergrund. Sie ist manchmal erst nach Beginn der medikamentösen Therapie durchführbar. Bei körperlichen Symptomen sind Untersuchungen zum Ausschluss organischer Erkrankungen notwendig. Bei alten Menschen ist die Differenzialdiagnose zwischen einer Depression und einer Hirnleistungsstörung oft erst nach einer längeren Beobachtungszeit möglich.
Die meisten Menschen mit schweren Depressionen müssen sowohl mit Medikamenten (Antidepressiva) als auch psychotherapeutisch behandelt werden. Bei leichten Formen können bereits pflanzliche Arzneimittel, wie das Johanniskraut, sehr wirksam sein. Bei schweren Formen sind fast immer synthetische Arzneimittel erforderlich, deren Einnahme vom Arzt regelmäßig kontrolliert wird. Wichtig ist es zu wissen, dass sowohl bei pflanzlichen als auch synthetischen Antidepressiva die Wirkung erst nach rund 2 Wochen einsetzt. Diese Wirkung ermöglicht vielen Depressiven, wieder ein normales Leben zu führen. Die Angst, mit Psychopharmaka ruhig gestellt zu werden, kann im Gespräch mit dem Arzt bald ausgeräumt werden. Antidepressiva machen nicht süchtig! Depressionen bei Frauen in den Wechseljahren und danach sprechen oft gut auf die Gabe von Östrogenen an.

Manisch-depressives Kranksein

AktivCheck

Wann muss ich zum Arzt?

- Wenn Ihre Lebensqualität unter den immer wiederkehrenden Attacken der wechselnden Gemütslage leidet oder sich sogar fortlaufend weiter verschlechtert.

Was wird mein Arzt mich fragen?

- Hatten Sie bereits früher diese Symptome?
- Gibt es Phasen, in denen es Ihnen ausgesprochen gut oder besonders schlecht geht?
- Haben Sie in bestimmten Jahreszeiten eine Häufung der Beschwerden feststellen können?
- Wie ist Ihr Schlafbedürfnis?
- Was haben Sie für Pläne, privat und beruflich?
- Gibt es Probleme, die Ihnen unlösbar erscheinen?
- Wie fühlen Sie sich gegenüber Ihren Angehörigen?
- Nehmen Sie regelmäßig Medikamente ein?
- Sind Sie wegen einer anderen Erkrankung in ärztlicher Behandlung und wie lange schon?
- Haben Sie Angst?

Was frage ich meinen Arzt?

- Über welchen Zeitraum muss ich die verordneten Medikamente einnehmen?
- Kann ich wieder völlig beschwerdefrei leben?

AktivTipp

Was kann mein Arzt tun?

- Ihr Arzt wird Ihnen zu einer Psychotherapie oder einem verhaltenstherapeutischen Verfahren raten.

Was kann ich selbst tun?

- Es gibt Arzneien auf pflanzlicher Basis, z. B. Kava-Kava-Extrakt oder Johanniskraut oder Melisse, die allgemein beruhigend wirken.
- Sorgen Sie für eine ausgeglichene Lebensweise. Alle Exzesse schaden Ihnen, da sie das chemische Gleichgewicht des Körpers völlig durcheinanderbringen.
- Suchen Sie eine Selbsthilfegruppe.

Bei manchen Patienten wechseln sich Phasen schwerer Depression und Phasen mit ausgelassen-übermütiger Stimmungslage (manische Phasen bzw. Manien) ab.

Beschwerden

Während einer manischen Phase erlebt der Betroffene das völlige Gegenteil zur Depression: Die Stimmung ist heiter, übermütig und sogar euphorisch. Allerdings können manisch Kranke auch gereizt und ungeduldig sein und jeder Kritik mit aggressivem Widerspruch begegnen. Auch vor tätlichen Auseinandersetzungen scheuen sie dann nicht zurück.

Ein typisches Merkmal der Manie ist der Größenwahn. Der Maniker kennt keine Grenzen, sei es in finanzieller, sozialer oder auch sexueller Hinsicht. Er redet ohne Punkt und Komma, heckt ständig neue Pläne aus, kann aber kaum je etwas Begonnenes zu Ende bringen.

Wenn die Manie nur leicht ausgeprägt ist, kann der Maniker seine berufliche Leistungsfähigkeit erheblich steigern. In schweren Fällen ist er jedoch nicht mehr fähig, einer geregelten Tätigkeit nachzugehen. Allerdings bewertet der manisch Kranke den Verlust seines Arbeitsplatzes positiv, denn „nun ist die Stunde gekommen", in der er endlich zeigen kann, was wirklich in ihm steckt.

Behandlung

Dass er krank ist, wird der Maniker lachend oder gereizt von sich weisen, und eine Therapie ist meist erst möglich, wenn die manische Phase nach einigen Wochen bis Monaten abklingt. Während einer schweren Manie ist es jedoch oft notwendig, den Patienten durch einen Krankenhausaufenthalt vor sich selbst zu schützen, so vor extremer Verschuldung, der leichtfertigen Aufgabe seiner familiären Bindungen oder sogar kriminellen Handlungen. Eine medikamentöse Behandlung ist nahezu immer notwendig. Wenn nach der ersten weitere depressive oder manische Phasen auftreten, wird der Arzt eventuell vorschlagen, Lithium anzuwenden, um die krankheitsfreie Zeit zu verlängern. Diese prophylaktische Behandlung muss vom Arzt kontrolliert werden.

Angsterkrankungen

Die Angst ist wie der Schmerz eine existenzielle Empfindung und gehört zum Leben. Neben der sinnvollen Angst vor wirklichen Bedrohungen gibt es aber auch krankhafte Ängste, die keinen Bezug zu einer Bedrohung haben oder sich als unangemessene Reaktion auf ein harmloses Risiko darstellen. Erkrankungen, bei denen diese unbegründete Angst im Vordergrund steht, werden Angsterkrankungen genannt.

Angst schafft die körperlichen Voraussetzungen für einen Kampf oder eine Flucht. Blutdruck und Puls steigen, die Blutgefäße der Haut verengen sich (weniger Blutverlust bei Verletzung), die Muskeln werden stärker durchblutet und Nährstoffe mobilisiert (höchste Leistungsbereitschaft). Die Angst aktiviert auch die Wahrnehmung und die Vorstellungskraft.

Krankhafte Ängste können in sehr verschiedenen Formen auftreten. Bei der posttraumatischen Belastungskrankheit, die bei Überlebenden von Konzentrationslagern, Kriegsveteranen sowie Opfern von Terroranschlägen und Gewaltverbrechen auftritt, wirken die tatsächlich erlittenen Ängste noch Jahre und Jahrzehnte nach dem Ende der Bedrohung zum Teil massiv weiter.

Eine andere, recht häufige Angsterkrankung ist die Panikstörung. Die Betroffenen werden ohne ersichtlichen Anlass plötzlich von einer schweren Angstattacke überfallen. Während des Anfalls, der Minuten bis maximal eine Stunde dauert, befürchtet der Kranke, sein Leben zu verlieren, sei es durch einen Herzinfarkt, einen Schlaganfall, einen Unfall oder eine nahende Katastrophe. Die Betroffenen verlieren völlig den Überblick. Körperliche Symptome wie Herzklopfen, Atemnot, Schwindel, Schweißausbruch, Zittern und Übelkeit kommen hinzu.

Die Betroffenen versuchen, alles zu vermeiden, was ihre Panik auslösen könnte und engen durch diesen Rückzug ihre persönlichen Freiräume immer weiter ein. Am Ende ist es ihnen unmöglich, einer geregelten Arbeit nachzugehen und ein auch nur annähernd normales Leben zu führen.

Zu den bekanntesten und am weitesten verbreiteten Ängsten gehören die so genannten Phobien. Die Betroffenen haben eine objektiv unbegründete Angst vor konkreten

Objekten, wie Spinnen oder Mäusen, oder vor bestimmten Situationen, wie einem Gewitter, einer Flugreise oder einer Fahrt im Fahrstuhl.

Bei der generalisierten Angst empfinden die Betroffenen ständig ohne äußeren Anlass Ängste oder Sorgen. Sie sind chronisch angespannt und nervös, und ihre Gedanken kreisen mit unablässigen Befürchtungen um alltägliche Lebensbereiche wie Arbeit, Geld und Partnerschaft.

Angsterkrankungen sind vor allem bei älteren Menschen recht häufig. Angst spielt bei vielen psychischen und auch körperlichen Erkrankungen eine Rolle.

Untersuchung und Behandlung

Die psychische Untersuchung im ärztlichen Gespräch steht im Vordergrund. Zum Ausschluss organischer Erkrankungen sind auch körperliche Untersuchungen notwendig. Bei alten Menschen ist die Differenzialdiagnose zwischen einer Angsterkrankung und einer Hirnleistungsstörung letztendlich erst nach einer längeren und intensiven Beobachtungszeit möglich.

Bei Panikattacken sind besonders stützende, kognitive und verhaltenstherapeutische Verfahren der Psychotherapie hilfreich. Medikamente sind äußerst sinnvoll in Paniksituationen, um das Erleben zu lindern und zu dämpfen. Allerdings gelingt es allein mit Arzneien selten sie ganz zum Verschwinden zu bringen. Phobien lassen sich am besten durch die Verhaltenstherapie bessern. Dabei wird der Patient nach und nach an den angstbesetzten Reiz herangeführt. Wer Flugangst hat, würde zunächst einmal einen Flughafen oder ein Flugzeugmuseum besichtigen. Die Anwendung des pflanzlichen Kava-Kava-Extraktes hat auf verschiedene Angststörungen eine günstige Wirkung.

Schizophrene Psychose

AktivCheck

Wann muss ich zum Arzt?

- Wenn Sie oder Bekannte auffällige Symptome an Ihrem Verhalten feststellen, dann suchen Sie dringend einen Psychiater auf.

Was wird mein Arzt mich fragen?

- Seit wann fallen Ihnen bzw. Ihren Bekannten diese Veränderungen auf?
- Fühlen Sie sich von etwas bedroht?
- Hat jemand oder etwas über Sie Macht?
- Gehören Ihre Gedanken noch Ihnen oder fühlen Sie sich beeinflusst?
- Hören Sie Stimmen und werden abfällige Bemerkungen über Sie gemacht?
- Wie sieht Ihr Tagesablauf aus, haben Sie feste Rituale?
- Gibt es eine Religion, für die Sie sich in letzter Zeit besonders interessieren?
- Haben Sie einen „größeren Auftrag" zu erfüllen?
- Sind Sie eigentlich eine ganz andere Person, nur in diesem Körper verborgen?
- Wovon ernähren Sie sich?
- Nehmen Sie Medikamente zu sich?
- Trinken Sie außergewöhnlich viel Alkohol?
- Nehmen Sie Drogen?
- Fahren Sie Auto?
- Würden Sie sagen, Sie sind krank?
- Hatten Sie ähnliche Phasen bereits früher?

···➤ Was wird mein Arzt mich fragen?

- Gibt es in Ihrer Familie besonders ausgeprägte Persönlichkeiten?
- Wie „heil" ist Ihre Familie?
- Wie sieht Ihr berufliches und soziales Umfeld aus?

Was frage ich meinen Arzt?

- Können Medikamente meine Gedanken wieder ordnen?
- Beeinträchtigen die Medikamente meine Wachheit, mein Verhalten, meine körperlichen Funktionen?
- Muss ich in eine Klinik?

AktivTipp

Was kann mein Arzt tun?

- Ihr Hausarzt wird Sie an eine psychiatrische Einrichtung oder einen Psychiater überweisen. Dort finden Sie die Hilfe, die Sie brauchen.
- Im akuten Stadium ist es oft notwendig, starke Medikamente zu bekommen, um die Angst machenden oder als Wahrnehmungsstörung eingestuften Situationen zu dämpfen. Im Anschluss daran folgt die Gesprächs-, Verhaltens- oder Bewegungstherapie und die medikamentöse Einstellung auf ein Niveau, das Ihnen ein relativ normales Leben gewährleistet bei möglichst geringer Rückfallrate.
- Sie müssen auch nach Abschluss einer Krankenhaus-Behandlung weiter in psychiatrischer Behandlung bleiben. Nehmen Sie die Arzttermine unbedingt wahr!

···········➤

Was kann ich selbst tun?

- Wenn Sie bereits auf Medikamente eingestellt sind, müssen Sie diese genau nach Arztanweisung zu sich nehmen.
- Sorgen Sie für eine ausgeglichene Lebensweise. Alle Exzesse schaden Ihnen, da sie das chemische Gleichgewicht des Körpers völlig durcheinanderbringen.
- Suchen Sie eine Selbsthilfegruppe.

Die Schizophrenie oder schizophrene Psychose ist eine schwere psychische Erkrankung, die meistens in Schüben auftritt. Während des Erkrankungsschubes hat der Patient die Kontrolle über sein Denken, Fühlen und Wollen verloren. Die Persönlichkeit ist sowohl im subjektiven Erleben des Betroffenen als auch für Menschen, die ihn erleben, diffus und schwer fassbar, sozusagen zersplittert oder aufgespalten.
Etwa einer von hundert Menschen erkrankt an einer Schizophrenie. Sie beginnt meist schon zwischen dem 15. und 35. Lebensjahr und bleibt oft das ganze Leben lang bestehen. Bei rund zwei Drittel der Patienten verläuft die Schizophrenie schubförmig. Bis heute kennt man die Ursachen der schizophrenen Psychose nicht. Erbliche Faktoren begünstigen das Auftreten wahrscheinlich, denn Verwandte von Erkrankten haben ein leicht erhöhtes Risiko, selbst zu erkranken. In der Lebensgeschichte vieler Schizophrener finden sich belastende Lebensereignisse oder anhaltende psychische Belastungen. Wieweit sie Ursache oder bereits Folge einer speziellen Veranlagung sind, lässt sich oft nicht genau beurteilen. Schädigungen vor oder kurz nach der Geburt sowie eine ungünstige familiäre Situation scheinen ebenfalls einen Einfluss zu haben.

Beschwerden

Schon vor dem Ausbruch typischer Symptome sind manche späteren Patienten auffällig, indem sie sich eigenartig verhalten, obskure Ideen äußern oder sich aus Gemeinschaften zurückziehen. Die intellektuellen Fähigkeiten eines Schizophreniekranken sind zwischen den Krankheitsschüben – zumindest zu Beginn der Krankheit – nicht eingeschränkt. Die Betroffenen haben oft sogar ein überdurchschnittliches Einfühlungs- und Auffassungsvermögen. Die herausragenden Merkmale der Krankheit sind der Wahn und die Halluzination. Der Wahn ist eine subjektive, objektiv irrige, leider aber nicht korrigierbare Vorstellung. Ein Patient hält sich für Julius Cäsar oder Michael Jackson, ein anderer fühlt sich ständig und zu Unrecht beobachtet oder verfolgt. Viele Schizophrene haben das Gefühl, dass ihnen von außen Gedanken eingegeben oder auch weggenommen werden. Oft ist es für die Bezugspersonen des Kranken und auch den Arzt gar nicht einfach, zwischen Wahn und Wirklichkeit zu trennen, denn manche Kranke wirken außerordentlich überzeugend!

Halluzinationen sind Sinneseindrücke, die nicht mit der Realität übereinstimmen. So hören Schizophrene oft ohne realen Hintergrund Stimmen, die zu ihnen oder über sie sprechen. Die Sinnestäuschungen können auch das Sehen, Riechen oder die Körperwahrnehmung betreffen. Die Patienten sehen nicht anwesende bedrohliche Gestalten, z. B. Märchenwesen. Sie fühlen sich angefasst, bestrahlt oder sexuell belästigt. Oder sie nehmen den Geruch „giftiger Gase“ oder einen unangenehmen Geschmack im Essen wahr.

Die meisten dieser für andere Menschen nicht nachvollziehbaren Vorstellungen haben für die Betroffenen einen bedrohlichen Charakter und ängstigen sie. Ein weiteres charakteristisches Symptom der Schiozophrenie ist der so genannte Autismus. Der Kranke zieht sich aus seiner Umgebung ganz zurück und isoliert sich schließlich vollkommen von anderen Menschen. Manche Schizophrene sind vollkommen stumm.

Das Denken vieler Schizophrener ist zusammenhanglos und merkwürdig unlogisch, was sich in ihren sprachlichen Äußerungen zeigt. Begriffe verlieren ihre abgegrenzte Bedeutung und werden mit anderen Begriffen gleichgesetzt. Manche Kranke äußern sich sehr geziert und gespreizt oder in einer Art Geheimsprache. Gefühlsmäßig sind viele Schizophrene ängstlich und depressiv verstimmt, ratlos, manchmal aber auch abweisend und rücksichtslos. Das Erleben der eigenen Person, die Abgrenzung zwischen Ich und Welt ist während des Krankheitsschubs aufgehoben.

2 Sonderformen stellen die hebephrene und die katatone Schizophrenie dar. An der hebephrenen Form erkranken vor allem Jugendliche. Kennzeichnend sind weitschweifige, unzusammenhängende, „läppische“ Äußerungen. Die demonstrierten Gefühle passen oft nicht zur Situation. Das Verhalten wird vom Außenstehenden als ziellos oder wirr erlebt. Bei der seltenen katatonen Schizophrenie werden die Kranken zunehmend unbeweglich, verharren lange in teilweise bizarren Haltungen und folgen anscheinend willenlos äußeren Anweisungen. Im nächsten Augenblick können sie aus der Bewegungsstarre „erwachen“ und heftige, sinnlose Bewegungen ausführen.

Untersuchung und Behandlung

Die psychische Untersuchung im ärztlichen Gespräch steht im Vordergrund. Sie ist oft erst nach Beginn der medikamentösen

Therapie durchführbar. Die Diagnose wird häufig erst nach einer bestimmten Beobachtungszeit „aus dem Verlauf" gestellt. Der Arzt wird auch die Bedeutung von Alkohol und Drogen abklären, die teilweise zu ähnlichen Symptomen führen können.
Zu Beginn der Erkrankung verschließen sich viele Betroffene einer Behandlung und bauen oft den Arzt in ihre Welt aus Wahnvorstellungen ein, sodass er zum Verfolger und Widersacher wird. Es ist daher empfehlenswert, den guten Kontakt zu einer klinischen Abteilung, der sich nach einem erfolgreich behandelten Krankheitsschub oft herstellt, zu pflegen, um im Falle eines Falles günstigere Ausgangsbedingungen zu haben. Immer braucht der Kranke die Hilfe seiner nächsten Mitmenschen, die ihn eventuell bei der Hand nehmen und zur Klinik bringen müssen.
In der akuten Phase helfen nur spezielle Psychopharmaka, die so genannten Neuroleptika. Viele Patienten tun sich wegen „Vergiftungsängsten" sehr schwer mit der Anwendung. Die Neuroleptika sind zwar nicht frei von Nebenwirkungen, doch es gibt bisher keine bessere Behandlungsmethode für die Schizophrenie. Mithilfe dieser Medikamente ist es gelungen, auf die Anwendung von Zwangsmitteln (Zwangsjacken, Elektroschocks) weitestgehend zu verzichten. Viele Kranke müssen die Medikamente zum Schutz vor einem neuen Schub für längere Zeit einnehmen, auch wenn die akuten Symptome überstanden sind.
Die medikamentöse Behandlung wird durch weitere Therapiemaßnahmen unterstützt, sobald die akuten Symptome abgeklungen sind. Dazu gehören die Arbeits- und Gruppentherapie (Ziele: soziales Lernen in der Gruppe, Förderung der Selbstständigkeit durch offene Kommunikation und Übernahme von Verantwortung), verschiedene psychotherapeutische Verfahren sowie Maßnahmen zur Wiedereingliederung in den Beruf. Der Klinikaufenthalt wird heute so früh wie möglich beendet, sodass die Patienten bald wieder zu Hause oder in betreuten Wohngemeinschaften leben können. Jugendliche müssen darüber aufgeklärt werden, dass der Gebrauch von Drogen wie LSD, Kokain und Amphetaminen die Krankheit auslösen oder einen neuen Schub hervorrufen kann.

Wie Sie die richtige Selbsthilfegruppe finden, erfahren Sie über NAKOS (Nationale Kontakt- und Informationsstelle zur Anregung und Unterstützung von Selbsthilfegruppen), Albrecht-Achilles-Straße 65, 10709 Berlin.

7. Kapitel

Gesundheitsrisiken, Sucht

Sucht und Abhängigkeit

Sucht und Abhängigkeit bedeuten im Grunde dasselbe: den unwiderstehlichen Drang nämlich, ein Mittel einzunehmen oder etwas zu tun, was ein Wohlgefühl verschafft bzw. Missempfindungen erleichtert oder überdeckt.

Der Wunsch, sich mit Rauschmitteln ein Glücksgefühl zu verschaffen, einer traurigen Stimmung zu entfliehen oder das Bewusstsein zu erweitern, ist keine moderne Erfindung. Zu allen Zeiten haben Menschen die Wirkung von Rauschdrogen genutzt, sei es bei rituellen Handlungen oder sozialen Anlässen. Es ist demnach nicht nur die viel beschworene Sinnleere des technischen Zeitalters, die den Menschen zur Flucht in eine Scheinwelt veranlasst: Das Bedürfnis, mehr zu erleben, als die Sinne und die damit wahrgenommene Umwelt üblicherweise bieten können, scheint so alt wie die Menschheit zu sein.

In vielen Epochen und in den unterschiedlichsten Kulturen waren Rauschmittel mehr oder weniger gesellschaftlich akzeptiert. Das ist sogar heute noch so, wenn man beispielsweise an die „Alltagsdrogen“ Alkohol und Nikotin denkt, nicht viel anders, obwohl man sehr viel mehr über die negativen Folgen der Rauschmittel weiß.

Dennoch darf man den Gebrauch und vor allem den Missbrauch von Drogen nicht resignierend hinnehmen oder gar gutheißen denn die Auswirkungen auf die körperliche und seelische Gesundheit des einzelnen Konsumenten und die Gesellschaft können verheerend sein.

Alltagsdrogen

Heute gehören Drogen wie Alkohol und Zigaretten ganz selbstverständlich zum Alltagsleben. Erst dann, wenn der Alkohol nicht in Form eines ausgesuchten Rotweins zum delikaten Menü oder eines Bieres im Biergarten, sondern in Gestalt der Schnapsflasche eines heruntergekommenen und übel riechenden Obdachlosen erscheint, wird er ernsthaft infrage gestellt. Die gesellschaftliche Bewertung des Alkohols hängt entscheidend davon ab, wie im individuellen Fall seine Folgen (Krankheit, Unfall, soziale Entwurzelung) sichtbar werden.

Etwas kritischer fällt da im Allgemeinen schon die Haltung der Nichtraucher gegenüber den Rauchern aus. Seit bekannt ist, dass auch das Mitrauchen bzw. passive Rauchen zu Gesundheitsproblemen führen kann, werden die Raucher im öffentlichen Raum mehr und mehr in Nischen gedrängt. Nicht ganz von der Hand zu weisen ist auch der Vorwurf an Raucher und Trinker, dass die hohen gesellschaftlichen Kosten der Gesundheitsversorgung zu einem beträchtlichen Teil von ihnen verursacht werden.

Verschiedene Süchte

Man kann nicht nur nach Rauschmitteln süchtig sein. Viele Menschen, die noch nicht einmal im Traum an den Konsum von Rauschgift denken, sind dennoch süchtig, etwa auf Essen (Süßigkeiten), Glücksspiele, Einkaufen oder Arbeit. Die Rauschmittelsucht geht über die Anwendung illegaler Drogen weit hinaus. Neben den legalen Drogen Alkohol und Tabak ist auch die

Abhängigkeit vieler Menschen von Medikamenten weit verbreitet. Diese Sucht entwickelt sich oft aus einer medizinisch begründeten Verordnung heraus. Während der Behandlung lernt der Patient die angenehmen Seiten der chemisch herbeigeführten Ruhe und Entspannung kennen und möchte sein Beruhigungs- oder Schlafmittel schließlich nicht mehr missen.

Relativ selten ist bei uns die Sucht nach Schnüffelmitteln wie Lösungsmitteln, Klebstoff oder Benzin. Diese billigen und leicht zugänglichen Mittel werden dagegen von vielen Jugendlichen der Dritten Welt als Rauschmittel verwendet.

Nicht alle Rauschmittel machen in gleichem Maße süchtig. Mit am stärksten in die seelische und körperliche Abhängigkeit führen Opiate (Morphium oder Heroin) und Kokain. Auch Alkohol und Medikamente können schwere Abhängigkeiten hervorrufen. Haschisch, Marihuana, LSD sowie Ecstasy rufen dagegen keine körperliche Sucht hervor, bewirken jedoch vor allem bei labilen Personen eine psychische Abhängigkeit.

Körperliche und seelische Abhängigkeit

Die Weltgesundheitsorganisation (WHO) unterscheidet zwischen einer seelischen (psychischen) und einer sowohl seelischen als auch körperlichen (physischen) Abhängigkeit. Eine nur körperliche Abhängigkeit gibt es nicht.

Bei der seelischen Abhängigkeit sorgt der ständige und nicht unterdrückbare Wunsch nach einem speziellen Wohlgefühl bzw. nach Überwindung eines Missgefühls dafür, ein Rauschmittel immer wieder einzunehmen oder ein bestimmtes Verhalten mit nachteiliger Wirkung (finanzieller Ruin beim Spielen oder Einkaufen) regelmäßig zu wiederholen. Die körperliche Abhängigkeit ist vor allem davon bestimmt, den unangenehmen bis quälenden körperlichen Erscheinungen zu entgehen, die durch das Fehlen eines Rauschmittels entstehen. Wenn das Verlangen nach der Droge nicht erfüllt wird, können innere Unruhe, Schweißausbrüche, Frösteln, Kreislaufstörungen und viele andere Symptome bis hin zu Krampfanfällen und zum Delirium auftreten.

Mögliche Ursachen einer Sucht

Nach der Lerntheorie erklärt man die Entstehung einer Abhängigkeit mit dem Phänomen der „selbstverstärkenden Wirkung". Die als angenehm empfundenen Folgen einer Rauschmitteleinnahme veranlassen den Betroffenen dazu, diese immer häufiger und in steigenden Dosen zu wiederholen. Zwar steht am Anfang – vor der ersten Einnahme – oft ein Konflikt, ein körperliches oder seelisches Leiden bzw. der Wunsch, einer unerträglich erscheinenden Realität zu entfliehen. Mehr und mehr aber gewinnt die Einnahme des Rauschmittels eine Eigendynamik und steht schließlich ganz im Vordergrund der Abhängigkeit.

Die Angst, mit den Ansprüchen und Problemen des täglichen Lebens nicht zurecht zu kommen, in der Schule, im Beruf oder in zwischenmenschlichen Beziehungen zu versagen, ist der häufigste Auslöser einer Sucht. Viele süchtige Menschen können schlecht mit unangenehmen Situationen umgehen und mit Ablehnungen, Enttäuschungen und Misserfolgen fertig werden.

Aber auch seelische Störungen, Depressionen oder Angsterkrankungen ebenso wie chronische Schmerzen oder anhaltende Schlafstörungen können die Betroffenen zur

Einnahme von beruhigenden, schmerzstillenden und berauschenden Substanzen bewegen und so eine Abhängigkeit auslösen. In einigen Fällen steht auch der ungeduldige Drang nach rascher Bedürfnisbefriedigung am Anfang einer Sucht. Es ist jedoch trotz vieler Bestrebungen bis heute nicht gelungen, eine so genannte Suchtpersönlichkeit plausibel zu beschreiben. Das bedeutet: Manche Menschen sind stärker, im Grunde aber sind alle gefährdet. Jugendliche, chronisch Kranke, überlastete und im medizinischen Bereich tätige Menschen haben ein erhöhtes Risiko.
Am Anfang steht der Gewinn durch den Rausch oder die Betäubung, die für einen kurzen Augenblick das Gefühl vermitteln, eine unerträgliche Lage doch bewältigen oder sich ihr zumindest entziehen zu können. Die Betäubung nimmt die Schmerzen oder verhindert die ständige Auseinandersetzung mit den eigenen Problemen. Der Rausch beseitigt die Missstimmung und vermittelt das trügerische Gefühl, gegen alles gewappnet zu sein.
Rausch- und Betäubungsmittel vermitteln das (objektiv immer irrige) Gefühl, leistungs- und erlebnisfähiger, ruhiger, entspannter und selbstsicherer zu sein. Die reale Situation jedoch ändert sich nicht, sodass die Rückkehr in die Wirklichkeit, wenn die Wirkung der eingenommenen Mittel nachlässt, immer schwieriger wird. Schließlich entsteht ein unbezwingbares Verlangen nach dem Suchtmittel und eine immer größere Abhängigkeit.

Anzeichen von Sucht

Hauptmerkmale der Sucht sind das ständige Verlangen („Craving“) nach der Einnahme eines bestimmten Mittels bzw. der Wiederholung eines bestimmten Verhaltens und die Unfähigkeit damit aufzuhören, selbst wenn die Gesundheit und die Existenz auf dem Spiel stehen. Eine Sucht wirkt so selbstzerstörerisch, dass man in diesem Zusammenhang auch vom „verlängerten Selbstmord“ spricht.
Der Missbrauch führt zur Gewöhnung (Toleranzwirkung). Da der menschliche Körper die Fähigkeit hat, viele Stoffe bei regelmäßiger Zufuhr schneller zu entgiften und auszuscheiden, lässt die Wirkung mehr und mehr nach, sodass immer größere Mengen des Mittels zugeführt werden müssen.
Außerdem verlieren Drogenabhängige mit der Zeit die Kontrolle über den Gebrauch der Rauschmittel. Sie wissen dann nicht mehr, wann und wie viel sie eingenommen haben und konsumieren oft mehr, als sie ursprünglich vorhatten. Auch tauschen sie einzelne Suchtmittel untereinander aus oder probieren neue Drogen aus, weil sie leichter zu beschaffen sind oder eine bessere Wirkung versprechen.
Die Gedanken und Handlungen süchtiger Menschen kreisen immer ausschließlicher um die Beschaffung und Anwendung des Rauschmittels. Sie geben die meisten anderen Interessen auf, vernachlässigen frühere soziale Bindungen und legen immer weniger Wert auf ihr äußeres Erscheinungsbild.

Gesundheitliche, psychische und soziale Folgen

Die gesundheitlichen Folgen hängen vor allem vom eingenommenen Mittel und der Dauer und Schwere des Konsums ab. Während der Alkoholmissbrauch und der Konsum „harter Drogen“, wie Heroin, anderer Opiate und Kokain, mit der Zeit meist zu schweren gesundheitlichen Problemen führen, sind diese bei den „weichen Drogen“, wie Marihuana und Haschisch, eher selten.

Bei Halluzinogenen wie LSD und Designerdrogen wie Ecstasy scheinen nicht so sehr die Drogen selbst als vielmehr die durch sie ausgelösten Bewusstseinsveränderungen und ungünstigen Begleitumstände für schwere Gesundheitsstörungen oder gar Todesfälle verantwortlich zu sein. Ein großes Problem sind die sozialen Folgen, die durch eine Abhängigkeit von harten Drogen, Alkohol, Schnüffelstoffen oder Medikamenten entstehen können. Die Aufgabe der Schul- oder Berufsausbildung, der Verlust des Arbeitsplatzes, die Trennung von Familie und Freunden und im Falle der Heroinabhängigkeit zusätzlich noch die Beschaffungskriminalität und -prostitution können einen süchtigen Menschen immer mehr in die soziale Isolation drängen und seine Chance, die Sucht zu überwinden, immer weiter verringern.
Dennoch bedeutet Sucht nicht grundsätzlich sozialen Abstieg oder gar Verwahrlosung. Die Mehrzahl der Drogenkonsumenten ist in ein normales soziales Umfeld integriert.

Behandlung

Die Behandlung einer Sucht ist ein langwieriger Prozess, in dessen Verlauf immer wieder Rückfälle auftreten können. Nur ganz selten wird das Ziel der Behandlung, die dauerhafte Abstinenz von Suchtmitteln, in kurzer Zeit erreicht. Eine Suchtkrankheit ist keinesfalls damit geheilt, dass der Betroffene einen klinischen Entzug in einem Krankenhaus durchmacht, wie ihn viele Süchtige in Augenblicken bedrückender Selbsterkenntnis wünschen und sofort durchführen wollen. Wenn eine solche Therapiemöglichkeit dann nicht unverzüglich verfügbar ist, „vergessen“ manche Betroffenen ihren Wunsch mit der nächsten Dosis ihres Rauschmittels zunächst wieder.

In der Regel wächst der Wunsch nach Befreiung von der Sucht, wenn die Abhängigen unter Druck geraten, ihre Wohnung verlieren, die Familie sich von ihnen trennt, oder wenn die Kinder einer süchtigen Mutter in ein Heim gebracht werden. Sobald der Suchtkranke seinen einmal gefassten Entschluss zu einer Therapie längere Zeit aufrechterhalten kann, muss er wirksame Hilfe von außen erhalten. Er benötigt nun Anleitung und Hilfestellung für ein Leben ohne Suchtmittel, oft müssen finanzielle Probleme gelöst werden, die Beziehung zur Familie muss geklärt und eine Wiedereingliederung in die Arbeitswelt versucht werden.

Vorbeugung

Die Vorbeugung der Drogensucht ist ein komplexes und vielschichtiges Thema, das hier nur angedeutet werden kann. Die Aufklärung von Kindern und Jugendlichen über Drogen und ihre zum Teil verheerenden Wirkungen allein reicht nicht aus. In jedem Fall sollte sie aber so rechtzeitig erfolgen, dass nicht bereits andere Einflüsse die Oberhand gewonnen haben. Die Erziehung sollte dazu beitragen, die Persönlichkeit der Kinder so weit zu stärken, dass sie mit dem Frust und den Fehlschlägen, die das Leben in aller Regel mit sich bringt, ohne Drogen zurecht kommen.

Alkohol

Alkohol wurde schon in frühesten Zeiten getrunken und gehört auch heute zu den verbreitetsten Genussmitteln. Das liegt zum einen in der gesellschaftlichen Akzeptanz, die der Alkoholgenuss in vielen Ländern findet, und zum anderen sicher auch in der leichten und preisgünstigen Herstellung.

Alkohol erfüllt alle Kriterien eines (legalen) Rauschmittels und kann zur körperlichen und seelischen Abhängigkeit sowie zu schweren Gesundheitsstörungen führen.

Rotwein (1 Glas pro Tag) schützt vor Herzinfarkt

Schon seit langem werden dem Alkohol – in Maßen genossen – auch positive Wirkungen auf den menschlichen Geist („Im Wein liegt Wahrheit") und Körper nachgesagt. Mehrere Studien konnten nun zeigen, dass Alkohol (bzw. in alkoholischen Getränken wie Rotwein enthaltene Stoffe) auf Herz und Gefäße eine schützende Wirkung ausübt. Zum einen steigt der für die Gefäße günstige HDL-Cholesterinspiegel, was der Entstehung einer Arteriosklerose vorbeugt. Zum anderen wirkt Alkohol blutverdünnend und beugt so der Bildung eines Blutpfropfes (Thrombose) in Herzkranzgefäßen und anderen Arterien vor.

Diesen positiven Effekt des Alkohols findet man vor allem beim Rotwein. Unbeschadet vertragen die meisten Männer eine tägliche Zufuhr von höchstens 50 g Alkohol, was ungefähr 3 Glas Wein oder 1 Liter Bier entspricht. Frauen schädigen ihre Leber und damit ihre Gesundheit unter Umständen schon, wenn sie mehr als 20 g Alkohol (1 ½ Glas Wein oder 1 großes Pils) am Tag zu sich nehmen.

Wie viel Alkohol steckt in welchem Getränk? Unter Alkoholgehalt versteht man die in Volumen- oder Gewichtsprozent angegebene Alkoholkonzentration in einem alkoholischen Getränk.

- Bier: 2,5 bis 6,5 %
- Wein, Sekt, Champagner: 7 bis 16 %
- Likör, Dessertweine: 20 bis 55 %
- Whisky, Weinbrand, Cognac, Obstler, klare Schnäpse: 40 bis 70 %

Aus Genuss wird leicht Gewöhnung

Der beruhigende Effekt des Alkohols wird von vielen Menschen als angenehm empfunden. Alkohol kann Spannungen und Angst mindern, die Stimmung verbessern, das Selbstwertgefühl steigern und – zumindest in niedrigen Dosen – Schlafstörungen beheben. Gern werden alkoholische Getränke zur Hebung der allgemeinen Stimmungslage getrunken. In Belastungs- oder Konfliktsituationen lässt Alkohol die Probleme unwichtiger eventuell auch leichter lösbar erscheinen und lenkt von ihnen ab. Gerade diese „Vorteile" aber beinhalten auch die Gefahr der Gewöhnung.

Doch noch ein weiterer Punkt ist ausgesprochen tückisch: Bereits in geringer Dosierung führt Alkohol zu einer Verschlechterung der Konzentrationsfähigkeit und motorischen Leistung. Die Reaktionsfähigkeit ist stark verlangsamt, was bereits bei relativ geringer Blutalkoholkonzentration („Promille") zu erheblichen Problemen im Straßenverkehr führen kann. Durch die gleichzeitige alkoholbedingte Abnahme der Fähigkeit zur Selbstkritik werden diese Nachteile aber nicht bewusst wahrgenommen.

Langfristiger, gewohnheitsmäßiger Alkoholkonsum kann, insbesondere wenn er durch eine anhaltende Belastungssituation hervorgerufen wird, leicht zu körperlicher und psychischer Abhängigkeit und mit der Zeit dann auch zu alkoholbedingten körperlichen Erkrankungen und anderen Folgeschäden führen.

Gemäß der Definition der Weltgesundheitsorganisation sind Alkoholiker „exzessive Trinker, deren Abhängigkeit vom Alkohol einen solchen Grad erreicht hat, dass sie deutliche geistige Störungen oder Beeinträchtigungen ihrer körperlichen und geistigen Gesundheit, ihrer mitmenschlichen Beziehungen bzw. ihren sozialen und wirtschaftlichen Situation aufweisen oder Vorzeichen einer solchen Entwicklung erkennen lassen und daher eine Behandlung brauchen".

Die Zahl der Alkoholiker in Deutschland wird auf über 2 Millionen geschätzt. Sie ist in den letzten Jahren stark angestiegen. Danach befragt, ob sie glauben, selbst Probleme mit Alkohol zu haben, antworteten etwa 6 Millionen Deutsche mit ja.

Jährlich sterben in Deutschland rund 40 000 Menschen an den Folgen des Alkoholkonsums. Nach offiziellen Statistiken sind 3-mal mehr Männer als Frauen alkoholsüchtig. Allerdings ist die Dunkelziffer bei Frauen hoch: Da sie eher dazu tendieren, allein zu trinken, ist ihre Abhängigkeit weniger augenfällig.

Trinktypen

Der Belastungstrinker, der Alkohol nur in kritischen Situationen zur Entspannung benutzt, der Gelegenheitstrinker, der sich den herrschenden Trinksitten anpasst, und der so genannte Quartalssäufer, der sich in regelmäßigen Abständen besäuft, werden nicht zu den Alkoholabhängigen gerechnet. Diese 3 genannten Trinktypen laufen aber Gefahr, eines Tages doch zum Alkoholiker zu werden.

Eine Alkoholsucht dagegen besteht beim Problemtrinker, der mit Alkohol zunächst seine Konflikte überspielt, später aber mehr und mehr die Kontrolle darüber verliert, sowie beim Spiegeltrinker, dessen körperliche Abhängigkeit ihn dazu zwingt, den ganzen Tag über einen bestimmten Alkoholgehalt im Blut aufrechtzuerhalten.

Formen und Stadien der Alkoholkrankheit

Die Alkoholkrankheit bei dem weitaus häufigsten Trinktyp, dem Problemtrinker, durchläuft meist die folgenden 4 Phasen.

Eingewöhnungsphase: Alkohol als Seelentröster

Diese Phase wird häufig auch als Stadium des fortschreitenden „Erleichterungstrinkens" bezeichnet. Die Ursachen der Entstehung sind vielfältig. Die Gepflogenheiten in manchen Familien, Berufen oder Vereinen spielen eine Rolle. Meist führen berufliche oder familiäre Schwierigkeiten oder eine allgemeine Unzufriedenheit mit der eigenen Lebenssituation zum „Seelentröster" Alkohol. Der hebt die Stimmung, steigert das Selbstwertgefühl und lässt Probleme weniger belastend erscheinen. Da die wahre Lebenssituation sich durch das Trinken aber noch unerträglicher gestaltet, liegt das Motiv zu einer erneuten Flucht in den Rausch nahe.

Prodromalstadium – Noch ein Glas mehr

Wenn der Körper an eine regelmäßige Zufuhr von Alkohol gewöhnt ist, kommt es zu einer Toleranzsteigerung. Man braucht nun eine größere Alkoholmenge, um eine erwünschte Wirkung, einen bestimmten Grad der Trunkenheit, eine Hochstimmung oder eine Befreiung von Missstimmungen, zu erreichen. Die Leber kann nun den Alkohol durch eine erhöhte Enzymaktivität schneller abbauen. In diesem Stadium treten oft Räusche mit Erinnerungslücken auf. Die Gedanken kreisen nun ständig um das Thema Alkohol. Die ersten Gläser werden gierig, wie bei großem Durst, getrunken. Der Betroffene erkennt sein übermäßiges Trinken und entwickelt Schuldgefühle, vermeidet nun aber Gespräche über Alkohol und trinkt vor allem heimlich.

Kritische Phase – Die Kontrolle geht verloren

In der kritischen Phase geht die Kontrolle über das eigene Verhalten verloren. Wenn der Betroffene einmal zu trinken angefangen hat, kann er nicht mehr damit aufhören. Sein Benehmen wird zusehends aggressiver und selbstherrlicher. Bei Vorhaltungen wechseln Zerknirschung und Widerstand einander ab. Das Trinken erfolgt nun zwanghaft.

Das Interesse an Freunden und der Familie lässt mehr und mehr nach. Auch am Arbeitsplatz entstehen große Probleme. Missstimmungen münden oft in dem Wunsch, „woanders neu anzufangen". Die familiären Streitigkeiten häufen sich. Grundlose Anfälle von Eifersucht sind keine Seltenheit, während der sexuelle Trieb oft nachlässt. Alkohol wird gehortet, versteckt und regelmäßig bereits morgens getrunken.

In diesem Stadium kommt es oft zur ersten Einweisung in ein Krankenhaus wegen „körperlicher" Beschwerden. Der Zusammenhang bestimmter Leiden mit dem übermäßigen Alkoholkonsum wird von den Betroffenen meist ignoriert oder gar vehement bestritten.

Chronische Phase – Nicht nur die Leber leidet

Die anhaltende, ununterbrochene Zufuhr von Alkohol wird zusehends schlechter vertragen. Die mittlerweile (stark) geschädigte Leber verliert ihre Fähigkeit, den Alkohol rasch zu entgiften. Da der Alkoholkranke ohne Sinn und Verstand weiter trinkt, sind tagelange schwere Räusche die Folge. Das geistige Niveau des Patienten sinkt zusehends. Im Notfall würde er auch Haarwasser oder Brennspiritus trinken. Körperliche Symptome und seelische Veränderungen treten immer deutlicher zutage. Der Alkoholkranke isst kaum mehr etwas, entwickelt Angstzustände und zittert.

Auswirkungen des Alkohols auf das Nervensystem

Neben der Leber ist das Nervensystem durch den chronischen Alkoholkonsum am stärksten in Mitleidenschaft gezogen. Daraus entstehen schwere körperliche und psychische Erkrankungen.

Alkoholhalluzinose

Eine Alkoholhalluzinose tritt nur nach langem, exzessiven Trinken auf. Der Patient hört Stimmen, die über ihn reden und ihn bedrohen. Anders als im Delirium (siehe unten) erscheint der Patient bewusstseinsklar, aber sehr verängstigt. Wird die Alkoholzufuhr unterbrochen, bildet sich die Alkoholhalluzinose innerhalb weniger Tage bis Wochen zurück. Wenn der Patient wieder zu trinken anfängt, sind Rückfälle wahrscheinlich.

Alkoholvergiftung

Diese akute Wirkung mehr oder weniger großer Mengen Alkohols betrifft nicht nur Alkoholiker, sondern auch andere Menschen, die mit Alkohol schlecht umgehen können. Nicht selten machen Jugendliche ihre ersten Erfahrungen mit dem Alkohol in Form einer meist glimpflich verlaufenden Alkoholvergiftung.

Bei einer Blutalkoholkonzentration von mehr als 2 Promille kann eine akute Alkoholvergiftung entstehen. Die Anzeichen sind ein tiefer Rausch oder auch ein aufgeregtes

Verhalten, das sich gar nicht bremsen lässt. Wenn eine Bewusstlosigkeit auftritt, besteht die Gefahr einer Lähmung des Atemzentrums und Erstickungsgefahr durch Erbrochenes.
Viele Betroffene fallen in einen tiefen Schlaf, weshalb das Ausschlafenlassen unter Aufsicht zu den probaten Mitteln zählt. Bei Bewusstlosigkeit ist immer sofort ein Notarzt zu rufen.

Delirium tremens

Das Delirium (Delirium tremens), der so genannte Säuferwahn, ist die häufigste alkoholbedingte psychische Störung. Es tritt meist erst nach langem exzessiven Alkoholmissbrauch auf, kann aber grundsätzlich auch bei Gewohnheitstrinkern mit mäßigem Alkoholkonsum vorkommen. Auch eine abrupte Entziehung kann zu einem Delirium führen. Bei Infekten sowie unter körperlichen oder seelischen Belastungen ist das Risiko des Alkoholikers, ein Delirium zu erleben, erhöht.
Meist tritt das Alkoholdelirium plötzlich und vorwiegend nachts auf. Dem eigentlichen Anfall können Schlaflosigkeit, Unruhe, Schreckhaftigkeit, Zittern und eine allgemeine Schwäche vorausgehen. Da der Patient dazu tendiert, diese unangenehmen Symptome durch Trinken zu bekämpfen, bewegt er sich nur umso sicherer auf das Delirium zu. Werden die Anzeichen dagegen rechtzeitig erkannt und richtig gedeutet, kann ein schwerer Anfall vermieden werden.

Beschwerden und Symptome

Im Delirium selbst ist der Betroffene verwirrt und weiß nicht, wo er sich befindet, welcher Tag oder welche Uhrzeit es ist. Oft treten Halluzinationen auf, etwa die berühmten „weißen Mäuse“, andere kleine oder große Tiere, Menschen oder auch Gegenstände. Typisch ist, dass von Natur aus große Dinge verkleinert halluziniert werden, sodass etwa Flugzeuge um den Lampenschirm fliegen können.
Sprache und Verhalten sind gestört. Oft führt der Patient pflückende oder suchende Handbewegungen aus. Zusätzlich tauchen Wahnideen auf. Die meisten Patienten erscheinen sehr verängstigt, schwitzen stark und haben ein rotes Gesicht und weite Pupillen.
Mit spontanen Handlungen des Patienten, die ihn selbst und seine Umgebung gefährden können, ist immer zu rechnen. Oft besteht Selbstmordgefahr. Krampfanfälle treten insbesondere dann auf, wenn das Delirium durch einen Alkoholentzug bedingt ist. In schweren Fällen kann der Betroffene bewusstlos werden. In der Regel dauert ein Delirium 2 bis 5 Tage und klingt dann spontan ab.

Behandlung

Wenn Verdacht auf ein Delirium vorliegt, muss unverzüglich ein Arzt oder Notarzt gerufen werden, der den Patienten ins Krankenhaus einweist. Dort wird er auf der Intensivstation überwacht und behandelt.

Eifersuchtswahn

Eifersuchtsvorstellungen sind bei Trinkern häufig und nehmen in manchen Fällen einen wahnhaften Charakter an. Ihren Ursprung haben sie im gestörten Verhältnis zur Umwelt und insbesondere zum Partner. Die Vorwürfe und die Abwehrhaltung des Partners lassen beim Alkoholkranken Schuldgefühle entstehen. Er kompensiert einen Teil davon, indem er die Schuld von sich auf den Partner überträgt. Erschwerend kommt die Impotenz vieler Alkoholiker dazu.

Korsakow-Syndrom

Bei Alkoholikern mit dieser Erkrankung ist das Gedächtnis, vor allem das Neugedächtnis, schwer gestört. Sie neigen dazu, Geschichten zu erfinden, um ihre Gedächtnislücken zu füllen. Würde man beispielsweise einen Korsakow-Patienten, der sich schon längere Zeit im Krankenhaus befindet, zu seinem gestrigen Tagesablauf befragen, würde er unbekümmert von einem Stadtbummel oder Kinobesuch berichten und bei erneuter Befragung ein paar Stunden später wieder eine völlig andere Geschichte „auftischen".

Die Ursache dieser Erkrankung dürfte in einer Kombination aus exzessivem Alkoholmissbrauch und Mangelernährung mit Vitaminmangel liegen. Die Erkrankung beginnt meist allmählich, kann aber nach mehreren Delirium-tremens-Anfällen auch plötzlich auftreten. Der Korsakow-Patient wirkt gut gelaunt und heiter und ist sich über seinen Zustand nicht im Klaren. Demzufolge gibt er das Trinken nicht auf und hat daher kaum eine Besserung zu erwarten. In schweren Fällen entwickelt sich zusätzlich eine Wernicke-Enzephalopathie. Das Korsakow-Syndrom wird mit hochdosierten B-Vitaminen behandelt.

Pathologischer Rausch

Der pathologische Rausch ist ein eher seltenes Phänomen, das bei einem Alkoholiker schon nach dem Genuss einer relativ geringen Menge Alkohol auftreten kann. Er äußert sich in Unruhe, Erregbarkeit und in unbegründet aggressivem und unkontrollierbarem Verhalten. Er hält einige Minuten bis mehrere Stunden an und endet typischerweise in einem tiefen, langen Schlaf mit meist völliger Erinnerungslücke („Black out", „Filmriss" genannt).

Wernicke-Enzephalopathie

Diese sehr ernste Erkrankung des Nervensystems kann im Rahmen eines Korsakow-Syndroms oder nach mehreren Delirium-tremens-Anfällen auftreten. Typische Symptome sind Schläfrigkeit, geistiger Abbau, Störungen der Bewegungskoordination und Lähmungen der Augenmuskeln. Die Pupillen sind verengt, ungleich groß und reagieren auf Lichtreize sehr träge oder zum Teil gar nicht mehr.

Viele Patienten sterben an dieser Erkrankung. In manchen Fällen kann eine sofortige hochdosierte Gabe von B-Vitaminen helfen. Eine Heilung ist selbst bei völligem Alkoholverzicht unwahrscheinlich.

Körperliche Erkrankungen durch Alkohol

Im Folgenden werden die wichtigsten körperlichen Schäden dargestellt, die ein langdauernder Alkoholmissbrauch verursachen kann.

Alkoholembryopathie

Nicht nur eine bestehende Alkoholkrankheit, sondern jeder regelmäßige oder gelegentliche Alkoholkonsum der Schwangeren führt zu Störungen der körperlichen und späteren geistigen Entwicklung des Kindes. Da das Gehirn des Ungeborenen besonders empfindlich auf Alkohol reagiert, treten als Folge des mütterlichen Alkoholkonsums vor allem Intelligenzdefekte und Verhaltensstörungen auf.

Bauchspeicheldrüsenentzündung

Alkohol ist fast an jeder fünften akuten und an der Mehrzahl der chronischen Entzündungen der Bauchspeicheldrüse ursächlich beteiligt.

Übergewicht
In der Anfangsphase des Alkoholismus kann die zusätzliche Kalorienzufuhr durch Alkohol bei noch normaler oder sogar gesteigerter Nahrungsaufnahme eine Gewichtszunahme verursachen. Alkohol kann „enthemmend" wirken und den Appetit regelrecht ankurbeln. Nach längerem Alkoholmissbrauch geht das Interesse am Essen dann in der Regel zurück. Die Kalorien werden nun vorwiegend in Form von Alkohol aufgenommen.

Hautveränderungen
Im Zusammenhang mit der alkoholbedingten Leberzirrhose treten typische Hautveränderungen auf: Bei den am ganzen Körper vorkommenden Spinnennaevi sitzt in der Mitte ein ungefähr stecknadelkopfgroßes, leicht erhabenes Blutgefäß, von dem aus nach allen Seiten – wie Spinnenfüße – haarfeine Gefäße ausgehen. Häufig ist die Handinnenfläche bei Alkoholikern rötlich verfärbt. Bei manchen Alkoholikern bilden sich auf sonnenbeschienener Haut Blasen, die nach dem Aufplatzen nur sehr schlecht abheilen.

Herz-Kreislauf-Erkrankungen
Nach langjährigem Alkoholmissbrauch kann durch eine direkte Schädigung der Herzmuskelzellen eine schwere Herzmuskelerkrankung (Kardiomyopathie) entstehen. Das Herz vergrößert sich und erfüllt seine Aufgabe, genügend Blut in den Körper zu pumpen, immer schlechter. Gefährliche Herzrhythmusstörungen können zum Kammerflimmern und damit zum frühen Herztod der Patienten führen. Auch weniger gefährliche Herzrhythmusstörungen (Vorhofflimmern) treten bei Alkoholikern gehäuft auf.
Alkoholkranke haben oft auch einen mäßig erhöhten Blutdruck.

Hypoglykämie (Unterzuckerung)
Aufgrund der alkoholbedingten Leberschädigung entsteht eine Verwertungsstörung der in der Leber gespeicherten Zuckervorräte. Da die Leber bei Bedarf nicht mehr genug Zucker zur Energiegewinnung bereitstellt, kann bei körperlicher Belastung oder nach längerem Fasten eine Unterzuckerung auftreten.

Lebererkrankungen
Die alkoholbedingten Lebererkrankungen sind im Kapitel „Leber, Gallenblase, Gallenwege" (siehe Seite 404) ausführlich dargestellt. Daher hier nur eine Übersicht: Alkohol zählt zu den wichtigsten Auslösern der Fettleber. Während eine gesunde Leber 2 bis 6 % Fett enthält, besteht eine ausgeprägte Fettleber bis zu 50% aus Fett. Bei dauerhaftem Verzicht auf Alkohol und kontrollierter Kalorienzufuhr kann sich die Fettleber weitgehend zurückbilden. Trinkt der Betroffene weiter, kann sie sich in eine alkoholbedingte Leberentzündung und schließlich in eine Schrumpfung und bindegewebige Vernarbung der Leber, die Leberzirrhose, weiterentwickeln. Wenn das Lebergewebe so weit geschrumpft und vernarbt ist, dass es kaum noch Blutgefäße enthält, sucht sich das Blut, das normalerweise über die Pfortader zur Leber fließt, andere Wege. Dadurch bilden sich Krampfadern in der Speiseröhre (Ösophagusvarizen), die zu lebensbedrohlichen Blutungen führen können. Die bei einer Leberzirrhose stark reduzierte Entgiftungsfunktion der Leber führt außerdem zur Schädigung des Gehirns (hepatische Enzephalopathie). Der Mangel an Blutgerinnungsfaktoren, die in der Leber gebildet werden, löst eine verstärkte Blutungsneigung aus. Als Spätfolge der Leberzirrhose kann ein Leberzellkrebs entstehen.

Lungenerkrankungen

Schwere Bronchial- und Lungenerkrankungen sind bei Alkoholikern häufiger, was aber vor allem darauf beruht, dass viele Alkoholiker auch starke Raucher sind.

Magenschleimhautentzündung

Bei ständiger Alkoholzufuhr ist die Magensäurebildung gesteigert. Der Angriff der überschüssigen Säure auf die Magenschleimhaut ruft häufig Magenschleimhautentzündungen und Magen-Darm-Geschwüre hervor. Wenn ein Teil der überschüssigen Magensäure in die Speiseröhre zurückfließt, entsteht hier eine chronische Entzündung (Refluxkrankheit), die später in manchen Fällen zu einem Speiseröhrenkrebs führen kann.

Muskelkrämpfe und Muskelzuckungen

Infolge der Mangelernährung bei Alkoholismus entsteht ein Mangel an Mineralstoffen (Natrium, Kalium, Kalzium, Magnesium). Der Kalzium- und Magnesiummangel führt zu Krämpfen oder Zuckungen der Muskulatur.

Schwächung der Immunabwehr

Durch die Giftwirkung des Alkohols, die entstandenen Erkrankungen und vor allem durch die Mangelernährung mit Vitamin- und Mineralstoffdefizit entwickelt sich eine Immunschwäche mit erhöhter Infektanfälligkeit.

Polyneuropathie

Durch die mangelhafte Ernährung und die direkte zellschädigende Wirkung des Alkohols können Nervenschäden mit Gefühlsstörungen auftreten. Die Beschwerden entwickeln sich langsam und äußern sich in Kribbeln, Taubheitsgefühl oder brennenden Schmerzen an Füßen und Unterschenkeln. An den Zehen können schmerzlose Geschwüre auftreten. Außerdem kommt es zu Gangstörungen sowie zu einer Schwäche und Rückbildung der Muskulatur (siehe Seite 166).

Unfälle

Viele Unfälle geschehen unter Alkoholeinfluss. Dazu zählen nicht nur Verkehrsunfälle, sondern auch Stürze und allerlei andere Verletzungen, die bei Alkoholikern ausgesprochen häufig vorkommen. Die häufigste Ursache für Rippen- und viele andere Knochenbrüche ist der Alkohol.

Vitaminmangel

Aufgrund der schlechten Ernährung und der Tatsache, dass Alkohol die Aufnahme von Vitaminen aus dem Verdauungstrakt behindert, leiden die meisten Alkoholiker unter einem ausgeprägten Vitaminmangel. Er kann u.a. zu Nervenerkrankungen und im Falle des Folsäuremangels auch zur Blutarmut führen.

Behandlung

Bei der Behandlung des Alkoholkranken geht es – neben der Therapie alkoholbedingter Begleiterkrankungen – vor allem darum, dem Patienten eine Lebensperspektive ohne Alkohol zu eröffnen. Dazu muss der Kranke den Alkoholkonsum völlig aufgeben. Die Entzugsbehandlung besteht aus einem akuten körperlichen und einem längeren psychischen Entzug.

Akuter körperlicher Entzug

Die Alkoholentzugserscheinungen treten 12 bis 48 Stunden nach dem letzten Alkoholkonsum auf. Typische Symptome sind

Zittern, Muskelschwäche, Herzrasen, Blutdruckanstieg, Übelkeit, Erbrechen, Kopfschmerzen, Schweißausbrüche, Übererregbarkeit, Angst und Verdauungsstörungen. In schweren Fällen können auch Krampfanfälle auftreten (Alkoholepilepsie). Beim akuten körperlichen Entzug können neben anderen Beschwerden ernste Kreislaufstörungen und im Extremfall auch ein Delirium auftreten. Nur ein Teil der Alkoholkranken erlebt diese Entzugsbeschwerden in nennenswertem bis dramatischem Umfang. Die meisten Konsumenten großer Alkoholmengen können ohne stärkere Entzugserscheinungen zu trinken aufhören. Ein ausgeprägtes Entzugssyndrom muss unter hohem Personaleinsatz intensivmedizinisch behandelt werden. Daher sollte der körperliche Entzug möglichst immer unter ärztlicher Aufsicht in einer Klinik durchgeführt werden.

Psychischer Entzug

Der Entzug ist aber nur dann von dauerhaftem Erfolg, wenn der Patient wieder lernt, sein Leben mit allen Problemen und Konflikten ohne Alkohol zu bewältigen. Da dies besonders in der Anfangsphase sehr schwierig und im Alltagsleben fast unmöglich ist, schließt sich an den körperlichen Entzug im Krankenhaus in der Regel eine Langzeittherapie in einer Spezialklinik an. Dort werden die Bastionen gegen die Versuchung gestärkt. Verschiedene Therapieformen unterstützen den Patienten dabei, seine Zukunft ohne Alkohol zu planen.

Rückfälle sind nicht auszuschließen

Doch auch nach Jahren der Abstinenz besteht für jeden Alkoholiker die Gefahr, wieder rückfällig zu werden. Die Verführung ist allgegenwärtig: das Glas Sekt auf der Weihnachtsfeier, die Schnapspraline beim Kaffeekränzchen, der steife Grog beim Après-Ski. Oft aber greift der Alkoholkranke in persönlichen Krisensituationen von selbst wieder zur Flasche. Daher ist es hilfreich, auch noch Jahre nach dem Entzug regelmäßig Selbsthilfegruppen zu besuchen. In einigen Fällen profitiert der ehemalige Alkoholiker auch von einer Psychotherapie, etwa wenn er eine schwere Lebenskrise nicht ohne fremde Hilfe lösen kann.

Beitrag von Arzneimitteln

Arzneimittel, die sich viele Alkoholiker zur Bekämpfung ihrer Sucht wünschen, haben nur eine geringe Bedeutung. Einige davon, insbesondere Beruhigungsmittel, können selbst wieder abhängig machen. Andere haben gefährliche Nebenwirkungen, wenn sie in hohen Dosen oder zusammen mit Alkohol eingenommen werden. Bei einem Teil der Alkoholiker scheint die Behandlung mit dem relativ neuen Medikament Acamprosat, welches das Verlangen nach Alkohol bremsen soll, die Rückfallhäufigkeit zu vermindern.

Rauchen

Trotz aller Aufklärungskampagnen rauchen in Deutschland noch immer etwa 30 % der Frauen und 70 % der Männer.

Beim Verbrennen von Tabak werden viele schädliche Stoffe, unter anderem Benzol, Kohlenmonoxid, Nitrosamine und teerhaltige Abbauprodukte, freigesetzt. Sie gelangen über die Lunge ins Blut und verteilen sich im ganzen Körper. Attraktiv für den Raucher ist die Zigarette jedoch in erster Linie durch das darin enthaltene Nikotin. Es steigert die Aufmerksamkeit und Konzentration, beruhigt gleichzeitig und macht Stress leichter erträglich. Auch beim Paffen von Zigarren,

deren Rauch im Allgemeinen nicht inhaliert wird, gelangt eine große Menge Nikotin über die Mundschleimhaut in den Kreislauf.
Die Gründe, warum jemand zu rauchen beginnt, sind sehr unterschiedlich. So rauchen einige Menschen lediglich aus Genuss. Sie greifen nur gelegentlich zur Zigarette oder Zigarre und könnten das Rauchen problemlos aufgeben – wenn sie nur wollten. Andere Menschen rauchen, um sich zu beruhigen, Konflikte zu überdecken oder Stresssituationen besser auszuhalten. Sie sind meistens stark an ihre Gewohnheit gebunden und kommen oder kämen nur schwer davon los.
Jugendliche bahnen sich mit ihrer ersten Zigarette einen Zugang zur Welt der Erwachsen, indem sie nachmachen, was diese ihnen vormachen, und indem sie sich über elterliche Ermahnungen hinwegsetzen.

Erkrankungen und Beschwerden

Nikotin gilt als eines der stärksten Pflanzengifte und ist bereits in einer Dosis von 0,05 g tödlich. Bei einer Nikotinvergiftung kommt es zu vermehrtem Speichelfluss, Schwindel, Übelkeit, Erbrechen, Durchfall, Schweißausbruch, Krämpfen und zum Tod durch Atemlähmung. Eine solche Vergiftung kommt nur sehr selten vor und praktisch nie durch das Rauchen von Tabak. Beim Rauchen treten die gefährlichen Schäden und Krankheiten an den Bronchien und der Lunge sowie am Herz und an den Blutgefäßen erst nach langen Jahren scheinbar ungetrübten Genusses auf.

Rauchen gefährdet Herz und Gefäße

Das Risiko für einen Herzinfarkt verdoppelt sich schon beim Rauchen von nur 3 Zigaretten am Tag (das Lungenkrebsrisiko steigt dabei sogar schon auf das 2,5-fache an). Das Risiko von Rauchern, die täglich 20 Zigaretten und mehr konsumieren, dürfte entsprechend höher sein.
Die Ursache für das gehäufte Auftreten von Herz-Kreislauf-Erkrankungen bei Rauchern dürfte auf der schädlichen Wirkung der inhalierten Schadstoffe beruhen, die alle zusammen zu einer frühzeitigen Arteriosklerose und deren Folgekrankheiten Herzinfarkt, Schlaganfall und periphere arterielle Durchblutungsstörung bzw. „Raucherbein“ führen.

- Rauchen verengt die Blutgefäße und erhöht die Gerinnbarkeit des Blutes. Dadurch steigt das Risiko eines Gefäßverschlusses infolge eines Blutgerinnsels deutlich an.
- Es bewirkt einen Anstieg von Stresshormonen wie Adrenalin. Die Pulsfrequenz, der Blutdruck und der Sauerstoffbedarf des Herzens steigen.
- Rauchen vermindert die Fähigkeit der roten Blutkörperchen, Sauerstoff zu binden und so anschließend zu den Zellen zu transportieren.
- Es vermehrt den Anteil des oxidierten LDL-Cholesterins im Blut, das als der gefährlichste Risikofaktor für die Entwicklung einer Arteriosklerose gilt.

Rauchen schädigt Bronchien und Lunge

Aus einem anfangs noch harmlosen Raucherhusten entwickeln sich nach vielen Raucherjahren häufig eine chronische Bronchitis und ein Lungenemphysem. Schadstoffe aus dem Rauch lagern sich beim Inhalieren auf den Schleimhäuten der Atemwege ab und behindern deren Selbstreinigungschanismus. Die dadurch erhöhte Infektionsbereitschaft führt zu häufig wiederkehrenden Atemwegsinfekten, die schließlich in eine chronische Bronchitis übergehen. Beim Versuch, die Bronchien von den Ablagerungen des Tabakrauches zu säubern und die Abfallprodukte der chronischen Entzündung abzuräumen, gehen viele der damit beschäftigten Fresszellen (Makrophagen) zugrunde und setzen dabei Stoffe frei, welche die Wände der Lungenbläschen zerstören. Wenn immer weniger Lungenbläschen übrig bleiben, kann immer weniger Sauerstoff in den Körper gelangen. Der betroffene Raucher hat nun ein Lungenemphysem und leidet unter starker Atemnot. Eine wirkliche Besserung dieses Zustandes ist kaum möglich, durch Einstellen des Rauchens kann aber das Fortschreiten verhindert werden (siehe Seite 295 und 298).

Rauchen verursacht Magengeschwüre

Rauchen erhöht die Produktion von Magensaft. Viele Raucher leiden daher an Magenschleimhautentzündungen und Geschwüren im Magen und Zwölffingerdarm.

Rauchen verursacht Krebs – nicht nur in der Lunge

Die allermeisten Lungenkrebserkrankungen gehen auf das Konto des Rauchens. Jedes Jahr erkranken fast 50 000 Bundesbürger neu an dieser meist tödlich endenden Krankheit. Raucher erkranken aber auch etwa 4- bis 5-mal so häufig wie Nichtraucher an Krebserkrankungen der Mundhöhle und des Kehlkopfes. Auch der Speiseröhrenkrebs trifft Raucher deutlich häufiger als Nichtraucher. Das vermehrte Vorkommen von Blasenkrebs bei Rauchern führt man auf Krebs erregende Abbauprodukte aus dem Rauch zurück, die aus der Lunge ins Blut gelangen und über die Niere und Blase ausgeschieden werden.

Risiken für Raucherinnen

Raucherinnen leiden häufiger unter Unfruchtbarkeit, Menstruationsproblemen und erreichen früher die Wechseljahre als Nichtraucherinnen. Die Kombination von Pille und Rauchen ist ungünstig, da beide das Thromboserisiko für die Raucherin leicht erhöhen.

Rauchen in der Schwangerschaft – Gefahr für zwei

Kinder von Müttern, die während der Schwangerschaft rauchen, haben ein leichteres Geburtsgewicht und sind deutlich anfälliger für Infektionen. Rauchende Schwangere erleben außerdem doppelt so häufig Frühgeburten und Totgeburten wie Nichtraucherinnen.

Nicht zu unterschätzen: Passivrauchen

Durch Einatmen des Rauches anderer nimmt auch der Passivraucher Nikotin, Kohlenmonoxid und Krebs erregende Stoffe in durchaus schädlichen Mengen auf. Nachgewiesen sind das erhöhte Auftreten von Lungenkrebs in der näheren Umgebung starker Raucher und das häufigere Auftreten chronischer Atemwegsinfekte bei Kindern rauchender Eltern.

Behandlung

Viele Raucher haben den Wunsch, die Abhängigkeit von der Zigarette zu beenden. Doch die feste Entschlossenheit, das Rauchen aufzugeben, verhilft lediglich 10 % der Raucher zur dauerhaften Abstinenz. Die Erfolgsaussichten steigen, wenn der Raucher durch eine Verhaltenstherapie oder durch Methoden zur Stressbewältigung unterstützt wird.

Die beim abrupten Aufgeben des Rauchens auftretenden Symptome depressive Verstimmung, Angstgefühle, Nervosität, Schlafstörungen, Gewichtszunahme und Magen-Darm-Beschwerden werden durch den plötzlichen Nikotinentzug verursacht. Daher werden in der Anfangsphase der Entwöhnung nikotinhaltige Kaugummis oder Pflaster angewandt, die dem Körper die Menge an Nikotin zuführen, an die er durch das Rauchen gewöhnt ist.
Wenn der Organismus die Hürde des körperlichen Entzugs auf diese Weise genommen hat, wird der Nikotingehalt des Pflasters oder der Kaugummis reduziert, und es folgt die lange und schwierige Phase des psychischen Entzugs.
In dieser Zeit können Hypnose, Akupunktur und autogenes Training die dauerhafte Rauchentwöhnung erleichtern.

Rauschgift, Medikamentenabhängigkeit

Nach Schätzungen sind in Deutschland über 120000 Menschen heroinsüchtig. Schwieriger ist es, die Zahl der Medikamentenabhängigen einzugrenzen, da viele von ihnen nicht auffällig werden. Ein großes Problem ist auch die Medikamentenabhängigkeit von Heroinsüchtigen, die häufig zu Schlaf- und Schmerzmitteln, Alkohol sowie anderen Drogen greifen, wenn sie „ihr“ Heroin nicht bekommen (Polytoxikomanie).

Betäubungsmittel

Zu den Betäubungsmitteln zählen Opium und seine chemischen Abkömmlinge Morphium, Codein und Heroin. Seit den 70er-Jahren hat der Missbrauch von Heroin den Konsum anderer Opiate weitgehend in den Hintergrund gedrängt.
Opium wird aus dem getrockneten Milchsaft der unreifen Samenkapseln des Schlafmohns gewonnen. Die wichtigsten Inhaltsstoffe von Opium sind Morphium und Codein. Bereits vor 6000 Jahren haben die Sumerer Opium als Schmerz- und Schlafmittel verwendet. Im 16. Jahrhundert wurde es in Europa als „Laudanum“ populär. In China nahm die Opiumsucht im 19. Jahrhundert epidemische Ausmaße an. In dieser Zeit waren Opium und Morphium auch in Europa, insbesondere bei Künstlern und Ärzten, sehr beliebt. Nach der Isolierung des Morphiums aus dem Opium im Jahre 1804 stieg die Zahl der „Morphinisten“ derart an, dass 1829 zur Eindämmung dieser Sucht das Betäubungsmittelgesetz eingeführt wurde. Es regelt auch heute noch die restriktive Abgabe der Opiate an Ärzte.
Opium, Morphium, Heroin und Codein haben ein hohes Suchtpotenzial. Diese Opiate führen sowohl zu einer schweren körperlichen als auch seelischen Abhängigkeit. Der Entzug von diesen Opiaten ist noch schwieriger als der Alkoholentzug und schlägt oft fehl.
Heroinabhängige spritzen sich meist mehrmals am Tag eine Dosis der Droge. Heroin kann zwar auch geraucht oder geschnupft werden, da die Wirkung dabei aber nicht so stark ist wie bei der intravenösen Gabe gehen die meisten Konsumenten früher oder später zur Spritze über.
Ein Opiatrausch ruft eine Euphorie hervor und macht den Konsumenten gegenüber Problemen gleichgültig bis apathisch. Eine Spritze Heroin kann ein orgasmusähnliches Wohlgefühl auslösen.

Gesundheitliche und soziale Auswirkungen der Heroinsucht

Die Heroinabhängigkeit führt zu den folgenden gesundheitlichen Problemen:
- ständige Müdigkeit und Schlafstörungen
- Gewichtsverlust
- undeutliche Sprache
- Störungen der Bewegungskoordination
- Zittern, Frösteln
- Impotenz
- Haarausfall
- chronische Verstopfung
- niedriger Blutdruck

Das auf dem Schwarzmarkt vertriebene Heroin wird aus Profitgier oft mit verschiedenen Substanzen, von Schuhcreme bis Strychnin, „gestreckt", die meist schädlicher als Heroin selbst sind und eine große Gefahr für den Drogenabhängigen darstellen.
Ein großes Risiko besteht auch im gemeinsamen Gebrauch von Spritzen und Nadeln, wodurch Krankheitserreger übertragen werden, die eine Hepatitis oder die tödliche Immunschwäche Aids verursachen. Spritzenabszesse an den Einstichstellen und die Verschleppung von Bakterien in die Lunge, das Herz oder Gehirn können zu lebensbedrohlichen Erkrankungen führen.
Die Kombination von Heroin mit weiteren Drogen kann verheerende Folgen haben und den Entzug noch schwieriger machen. Etwa 2 % der Heroinsüchtigen sterben pro Jahr. Nicht selten setzt sich der Drogenabhängige aus Unwissenheit einen so genannten „goldenen Schuss", wenn er durch Zufall an sehr reines Heroin geraten ist. Der reine „Stoff" kann nämlich in einer Menge schon tödlich wirken, bei welcher der gewohnte „gestreckte Stoff" gerade erst zu wirken beginnt. Aber auch der bewusst herbeigeführte Selbstmord durch eine Überdosis ist bei Abhängigen häufig. Durch die hohen Beschaffungskosten führt die Heroinabhängigkeit fast immer in den finanziellen Ruin. Oft gelingt die Finanzierung der Drogensucht nur durch Kriminalität oder Prostitution. Angehörige von Drogenabhängigen leiden meist sehr unter der Sucht. Deshalb gibt es auch für sie ein breites Angebot an Hilfe (siehe „Adressen" ab Seite 771).

Behandlung

Die Behandlung von Heroinsüchtigen ist sehr schwierig, langwierig und von Rückschlägen bedroht. Eine starke Motivation zum endgültigen Entzug und zu einem Leben ohne Drogen fehlt den meisten Abhängigen. Dennoch muss immer, wenn sich die Chance bietet, eine Behandlung begonnen werden. Ziel ist die völlige Abstinenz. Dieses Therapieziel wird in 2 Etappen angestrebt. Der körperliche Entzug wird während eines 2-wöchigen Klinikaufenthaltes durchgeführt. Die ärztliche Überwachung ist ratsam wegen gefährlicher körperlicher Entzugssymptome (Herzrasen, Kreislaufstörungen, Muskelkrämpfe, Erbrechen, Durchfall, Angst, Schlaflosigkeit). In dieser Zeit sind die Süchtigen durch Depression und Selbstmordgedanken gefährdet. Als Alternative wird seit einiger Zeit der Drogenentzug unter Narkose (so genannte schnelle Detoxikation) von einigen Anästhesie-Kliniken) angeboten.
Anschließend wird der Süchtige in eine (teil-) stationäre Einrichtung oder eine therapeutischen Wohngemeinschaft aufgenommen, wo er mit weiteren ehemaligen Süchtigen zusammenlebt, die von Sozialarbeitern und Psychologen betreut werden. Hier sollen die ehemals Abhängigen wieder lernen, normale soziale Kontakte aufzubauen und gegen

sich und andere ehrlich und fair zu handeln. Zur Kontrolle der Drogenabstinenz wird der Urin mindestens 2-mal wöchentlich auf Drogen untersucht.

Methadonbehandlung

Erscheint eine sofortige Abstinenz vollkommen unrealistisch, kommt eine Methadonbehandlung infrage. Methadon macht zwar ebenfalls süchtig, ruft aber wie die anderen reinen Opiate keine weiteren Dauerschäden hervor. Methadon unterdrückt die Symptome des Heroinentzugs, schwächt die Wirkungen von gleichzeitig konsumiertem Heroin ab und hat selbst eine länger anhaltende, aber geringere euphorische Wirkung. Es kann den Süchtigen von dem Zwang, sich ständig neuen Stoff zu besorgen, befreien. Man hofft, den Süchtigen mit der Methadonsubstitution aus dem kriminellen Milieu zu lösen und vor den Gesundheitsrisiken des Spritzens zu bewahren. Langfristiges Therapieziel ist auch hier die völlige Abstinenz.

Halluzinogene (Rauschdrogen)

Die wichtigsten Vertreter der Rauschdrogen sind Haschisch, Marihuana und LSD.

Haschisch und Marihuana

Marihuana („Pot“, „Gras“) wird aus den getrockneten Blättern der Hanfpflanze, das wirksamere Haschisch („Shit“) aus dem Harz der Blüten hergestellt. Substanzen aus der Hanfpflanze zählen zu den ältesten bekannten Rauschdrogen.
Bis zum Beginn dieses Jahrhunderts hauptsächlich in der Medizin als Schlaf- und Kopfschmerzmittel angewendet, erhalten es heute Aids-Patienten und andere schwer kranke Menschen zur Steigerung des Appetits und allgemeinen Wohlbefindens. Kürzlich erfolgte in Deutschland die Zulassung für die Schmerztherapie.
Die Droge wird meist geraucht und selten gegessen. Sie bewirkt einen euphorischen Zustand mit gesteigerten Sinneseindrücken, veränderter Raum-Zeit-Wahrnehmung und auch (leichten) Halluzinationen. Körperliche Symptome sind gerötete Augen, schneller Puls, trockener Mund und Hunger. Ähnlich wie nach Alkoholgenuss nimmt die Fähigkeit, ein Auto zu steuern, ab.
Marihuana und Haschisch führen nicht zu körperlicher Abhängigkeit. Todesfälle durch Haschisch oder Marihuana sind nicht bekannt. Häufig tritt dagegen eine leichte psychische Gewöhnung ein, die beim Entzug eventuell eine depressive Verstimmung hervorrufen kann.
Als Rauschmittel sind Marihuana und Haschisch gesundheitlich weniger bedenklich, sie werden aber als Einstiegsdrogen für Kokain und Heroin betrachtet.

Behandlung

Eine Entzugsbehandlung ist nicht erforderlich. Die meisten Jugendlichen, die mit Haschisch „experimentieren“, hören nach einiger Zeit von selbst wieder damit auf. Wenn Sie Ihren Sohn oder Ihre Tochter beim Haschischrauchen ertappen, heißt es vor allem, die Ruhe zu bewahren („cool bleiben“). Sofern sich die Möglichkeit ergibt, sollten Sie Ihr Kind in einem verständnisvollen Gespräch über die Gefahr des Drogenkonsums aufklären. Weisen Sie es unmissverständlich darauf hin, dass Sie für härtere Drogen kein Verständnis („null Toleranz“) aufbringen werden.
Drängen Sie Ihr Kind aber nicht durch übertriebene Härte und drastische Strafen in die Arme zwielichtiger Freunde. Bleiben Sie ihm

ein offener und verständnisvoller Partner, an den es sich auch mit größeren Problemen wenden kann. Wenn Sie mit dem Problem allein nicht zurechtkommen, sollten Sie den Rat und die Hilfe einer Drogenberatungsstelle in Anspruch nehmen.

LSD

LSD (Lysergsäurediäthylamid) ist ein natürlicher Bestandteil des Mutterkorns, der 1943 zufällig entdeckt wurde. Für den Drogenmarkt wird der Stoff jedoch künstlich hergestellt.
LSD wird in Form von Tabletten oder als Flüssigkeit eingenommen.
LSD ruft Bewusstseinsveränderungen hervor, die 6 bis 12 Stunden lang anhalten. In einigen Fällen kann der „Trip" auch mehrere Tage andauern. Nach der Einnahme fühlt man sich ausgeglichen und friedlich. Diese positiven Gefühle können sich aber rasch und unvorhersehbar mit Angst und unangenehmen Empfindungen abwechseln. Manche Konsumenten haben das Gefühl, neben sich zu stehen und sich selbst zu beobachten oder empfinden sogar Teile des eigenen Körpers als fremde Objekte.
Veränderungen der Sinneswahrnehmung, insbesondere Verzerrungen und intensive Farbeindrücke, sind charakteristisch für den LSD-Rausch. Fehleinschätzungen der eigenen Fähigkeiten können Konsumenten zu grotesken und gefährlichen Aktionen bewegen. Im Irrglauben, fliegen zu können, springen sie beispielsweise aus dem Fenster oder von Brücken herunter.
Albtraumhafte Rauscherlebnisse, so genannte Horrortrips, kommen nicht selten vor. Noch Wochen nach einem LSD-Rausch kann sich dieser ohne erneute Drogeneinnahme wiederholen („Flashback").
Körperliche Symptome sind ein schneller Pulsschlag, hoher Blutdruck, Zittern, ein Anstieg der Körpertemperatur, Übelkeit und Erbrechen. Wie bei Haschisch und Marihuana gibt es keine körperliche, aber eine mehr oder weniger starke psychische Abhängigkeit.

Behandlung

Bei schweren Angst- und Erregungszuständen während eines „Horrortrips" muss man den Betroffenen beruhigen und darf ihn nicht allein lassen. Manchmal ist die Gabe eines Beruhigungsmittels durch den Arzt und die Einweisung in eine Klinik sinnvoll.
Auch bei häufiger LSD-Einnahme ist eine Entzugsbehandlung nicht nötig.

AktivCheck

Wann muss ich zum Arzt?

- Beim „Horrortrip" mit Angst und unangenehmen Empfindungen möglichst rasch.
- Bei Gefahr einer gefährlichen Handlung (z. B. durch den Glauben, fliegen zu können).

Was wird mein Arzt mich fragen?

- Hatten Sie diese Beschwerden schon mal?
- Vertrauen Sie mir?

Was frage ich meinen Arzt?

- Ich habe sehr starke Angst. Geben Sie mir etwas dagegen?
- Muss ein echter Entzug durchgeführt werden?
- Wie komme ich wieder von der Droge weg?

AktivTipp

Was kann mein Arzt tun?

- Lindern der Beschwerden des Horrortrips; eventuell Gabe eines Beruhigungsmittels.

Was kann ich selbst tun?

- Suchen Sie die nächste Drogenberatung auf.
- Schieben Sie diesen Gang nicht auf die lange Bank!

Stimulanzien

Hauptvertreter der Stimulanzien ist das Amphetamin. Im weiteren Sinne werden auch Kokain und Ecstasy zu dieser Stoffklasse gezählt. Relativ harmlos ist Koffein.

Amphetamin

Amphetamin ist das am meisten angewandte stimulierend wirkende Medikament. Die ausbleibende Ermüdung, die Steigerung des Antriebs und der kreativen Produktivität und die Belebung von Denken und Tatkraft verleiten leicht zum Missbrauch des Mittels. Die appetitzügelnde Wirkung von Amphetamin machen sich vor allem viele Frauen zunutze, die zwar ihre Diät mit Hilfe dieses Mittels leichter durchhalten, nicht selten aber davon abhängig werden.

Relativ schnell bildet sich eine Toleranz, und die Amphetamin-Dosis muss immer mehr gesteigert werden, um den gleichen Effekt zu erhalten. Die als Nebenwirkung auftretenden Schlafstörungen werden dann nicht selten durch Schlafmittel bekämpft, wodurch eine kombinierte Amphetamin- und Schlafmittelsucht entsteht.

Sehr hohe Dosen und zu rasche Dosissteigerungen können Psychosen auslösen. Außerdem kann Amphetamin auch viele und sogar lebensbedrohliche körperliche Schäden verursachen, u. a. Pulsrasen, Blutdruckanstieg, Herzrhythmusstörungen, Anstieg der Körpertemperatur, Krampfanfälle und Hirnblutungen.

Behandlung

Im Notfall muss ein Patient, der Amphetamin eingenommen hat und die genannten Symptome hat, umgehend in ein Krankenhaus eingeliefert werden. Dort erhält er Beruhigungsmittel und bei gefährlichem Temperaturanstieg eine fachmännische Abkühlung der Haut. Da auch nach langfristigem Gebrauch von Amphetaminen nur eine leichte körperliche Abhängigkeit besteht, kann der Entzug abrupt erfolgen. Dadurch entsteht oft ein erhöhtes Schlafbedürfnis, nur in Einzelfällen treten Kreislaufprobleme auf. Um Rückfälle zu vermeiden, ist eine Verhaltenstherapie sehr wichtig.

AktivCheck

Wann muss ich zum Arzt?

- Bei Pulsrasen, Blutdruckanstieg, Herzrhythmusstörungen, Anstieg der Körpertemperatur, Krampfanfällen und extrem starken Kopfschmerzen.
- Wenn Sie Schlafstörungen haben.
- Wenn Sie Wahrnehmungsstörungen bemerken.

Was wird mein Arzt mich fragen?

- Seit wann sind Sie von Amphetamin abhängig?

Was wird mein Arzt mich fragen?

- Nehmen Sie außerdem andere Medikamente, z. B. Schlaf- oder Beruhigungsmittel?
- Sind Krampfanfälle aufgetreten?

Was frage ich meinen Arzt?

- Kann ich einen Entzug überhaupt durchstehen?
- Wie kann ich meine Leistungsfähigkeit wiedererlangen; ich werde täglich stark gefordert?

AktivTipp

Was kann mein Arzt tun?

- Er wird den Entzug einleiten.
- Begleitend wird eine Psychotherapie begonnen.

Was kann ich selbst tun?

- Suchen Sie Mittel auf natürlicher Basis, die Ihnen Konzentration und Entspannung verschaffen.
- Suchen Sie eine Selbsthilfegruppe.
- Warten Sie nicht zu lange!

Kokain

Kokain wird aus den Blättern des Coca-Strauches gewonnen, der in Peru, Bolivien und Indonesien wächst. Die anregende Wirkung von Kokain ist seit über 2000 Jahren bekannt. Anfangs war es in Coca-Cola enthalten, was den Siegeszug dieser Limonade erklärt.
Als Suchtdroge wird Kokain meist geschnupft und gelangt so über die Nasenschleimhaut ins Blut und ins Gehirn. Es kann auch geraucht („Crack“) oder in wässriger Lösung gespritzt werden.
Kokain wirkt dosisabhängig zunächst anregend und leistungssteigernd, dann euphorisierend; es kann in hoher Dosis zu Halluzinationen führen. Das Tückische an dieser Droge ist: Es bewirkt sowohl eine körperliche als auch psychische Abhängigkeit und bei längerfristigem Gebrauch einen körperlichen Verfall. Das Interesse an der Außenwelt schwindet zunehmend und das Gefühlsleben verarmt.
Kokain enthemmt und löst oft ein ungebremstes Risikoverhalten aus, was zum Anlass für Unfälle, Gewaltverbrechen und Selbstmorde werden kann. Insbesondere in Kombination mit Alkohol fördert Kokain die Aggressivität und Gewaltbereitschaft beträchtlich.
Durch das Schnupfen von Kokain werden die Nasenschleimhäute und die Nasenscheidewand stark geschädigt. Eine Überdosierung kann zu gefährlichen körperlichen Komplikationen führen, die nicht selten tödlich ausgehen. Da Kokain eine stark gefäßverengende Wirkung hat, können Angina-Pectoris-Anfälle und Herzinfarkte schon bei normaler Dosierung auftreten. Es fördert außerdem die Gerinnselbildung (Herzinfarkt, Hirninfarkt) und ist in hohen Dosen ein Muskelgift.

Behandlung

Im Notfall muss der Patient unverzüglich in ein Krankenhaus gebracht werden, da Lebensgefahr besteht.
Der langfristige Kokainentzug sollte nur unter ärztlicher Kontrolle durchgeführt werden. Wie beim Heroin, das häufig mit Kokain zusammen konsumiert wird, muss dem körperlichen Entzug eine lange psychosoziale Entzugsbehandlung folgen.

AktivCheck

Wann muss ich zum Arzt?

- Bei den ersten Halluzinationen.
- Bei körperlicher und psychischer Abhängigkeit.
- Bei den ersten Anzeichen körperlichen Verfalls.
- Wenn Sie die Neigung zu Unfällen oder eine gesteigerte Aggressivität und Gewaltbereitschaft an sich beobachten.
- Wenn Angina-Pectoris-Anfälle sich häufen.
- Bei Überdosierung, denn dann ist Kokain ein Muskelgift!

Was wird mein Arzt mich fragen?

- Seit wann sind Sie abhängig?
- Hat außer Ihnen jemand diese Dosis genommen?

Was frage ich meinen Arzt?

- Was kann man gegen die Entzugserscheinungen tun?
- Wie lange dauert ein Entzug?
- Wie hart wird ein Entzug?

AktivTipp

Was kann mein Arzt tun?

- Der körperliche Entzug wird stationär durchgeführt, begleitend mit langfristiger psychosozialer Entzugsbehandlung.
- Bei Lebensgefahr muss der Patient intensivmedizinisch überwacht werden.

Was kann ich selbst tun?

- Die Sucht erkennen.
- Selbst den Entzug wollen. Wenden Sie sich an die Drogenberatung.

Ecstacy

Die Grundsubstanz dieser so genannten Designer-Droge wurde bereits zu Anfang dieses Jahrhunderts von einem deutschen Pharmabetrieb entwickelt. Sie wurde aber nie vermarktet und geriet in Vergessenheit. In den 50er-Jahren begannen amerikanische Forscher, sich für diese Substanz zu interessieren. Ecstasy wurde zunächst von amerikanischen Psychotherapeuten eingesetzt. Es sollte den Patienten helfen, sich ihrer Probleme bewusst zu werden und sie leichter zu bearbeiten. 1985 wurde diese Anwendung verboten.

Der Siegeszug des Ecstasy als Straßendroge

begann Ende der 60er-Jahre in Amerika. In den 80er-Jahren galt es als die „Yuppie-Droge" schlechthin. Seit Anfang der 90er-Jahre nahm seine Verbreitung in Europa rapide zu. In Westeuropa ist der Ecstasy-Konsum eng mit der so genannten Techno- und House-Szene verknüpft, da es den Benutzern schier unerschöpfliche Energie für ihre Tanzpartys (Raves) beschert. Seit 1991 gilt Ecstasy in Deutschland als illegales Rauschmittel bzw. als „Stoff ohne medizinischen Wert und mit hohem Missbrauchspotenzial".
Neben seiner angenehm stimulierenden Wirkung wird Ecstasy vor allem eingenommen, weil es die Kommunikation mit anderen Menschen erleichtert. Es verbessert die allgemeine Stimmung, vermindert die Aggressivität, erhöht die Kontaktbereit-

schaft, schärft die Sinne und steigert das Selbstbewusstsein.

Daneben hat Ecstasy aber viele unangenehme und teilweise gefährliche Wirkungen. So ereignen sich unter Ecstasy relativ viele Unfälle, da die Konsumenten sich draufgängerisch und rücksichtslos verhalten. Auch Todesfälle bei Ecstasy-Benutzern sind beschrieben worden; vor allem die Erhöhung der Körpertemperatur zusammen mit einer verminderten Flüssigkeitsaufnahme scheint sehr riskant zu sein. Unter dem Einfluss von Ecstasy kann das Hunger- und Durstgefühl erloschen sein. Eine ganze Reihe von schwerwiegenden Symptomen wurde mit Ecstasy in Zusammenhang gebracht (Blutdruckschwankungen, Krampfanfälle, Nierenversagen, Blutgerinnungsstörungen, Übelkeit und Erbrechen), oft ist aber nur schwer zu ermitteln, welche Rolle andere Drogen (Alkohol) und die Begleitumstände (z. B. nächtelanges Tanzen bis zur totalen Erschöpfung) dabei spielen.

Auch im psychischen Bereich sind neben dem bereits oben genannten Risikoverhalten im Grunde alle möglichen schweren psychischen Störungen (Aggressionen, Halluzinationen, bleibende Verhaltensstörungen) möglich.

Behandlung

Im Notfall, also bei einer schweren Gesundheitsstörung unter Ecstasy-Einnahme, muss der Patient sofort in ärztlicher Begleitung in ein Krankenhaus gebracht werden. Nicht nur die Temperaturerhöhung muss umsichtig therapiert werden. Bei anstehenden Operationen nach Unfällen besteht ein erhöhtes Narkoserisiko.

Ausführliche Informationen zur Entzugsbehandlung erhalten Sie bei einer Drogenberatungsstelle.

AktivCheck

Wann muss ich zum Arzt?

- Wenn Ihnen bei sich oder einem anderen folgende Symptome auffallen, müssen Sie sofort den Notarzt verständigen:
  - Erhöhung der Körpertemperatur zusammen mit einer verminderten Flüssigkeitsaufnahme.
  - Blutdruckschwankungen, Krampfanfälle, Nierenversagen, Blutgerinnungsstörungen, Übelkeit und Erbrechen.
  - Aggressionen, Halluzinationen, Verhaltensstörungen.

Was wird mein Arzt mich fragen?

- Wie viel haben Sie genommen?
- Seit wann halten die Symptome schon an?
- Haben Sie heute genug getrunken? Wieviel?

Was frage ich meinen Arzt?

- Kann das irgendwelche bedrohlichen Folgen für mich haben?
- Bis jetzt ging doch alles immer gut, was ist heute nur los?

AktivTipp

Was kann mein Arzt tun?

- Er wird zunächst überprüfen, ob lebenswichtige Funktionen gefährdet sind und diese behandeln (z. B. Flüssigkeitsverlust).

- Danach wird er eine Entzugstherapie durchführen wollen, mit der Sie einverstanden sein müssen.

Was kann ich selbst tun?

- Die Droge nicht mehr nehmen und sich über die Folgen für die eigene Gesundheit klar werden.
- Aktiv nach Betroffenen suchen und sich mit diesen austauschen. Ansprechpartner finden Sie in der Drogenberatungsstelle.
- Anderen von Ihren Beschwerden erzählen und versuchen, diese ebenfalls in Kontakt mit der Drogenberatung zu bringen.

Weitere Halluzinogene

Gerade in letzter Zeit ist es in einigen Kreisen Mode geworden, sich Tee oder Aufgüsse aus Pflanzen zu bereiten, die Halluzinogene enthalten. Zu diesen Pflanzen gehören der Fliegenpilz oder die Engelstrompete, Tollkirschen und einige giftige Kräuter. Da die Mengen, die in Form von Tee oder anderen Zubereitungen eingenommen werden, nicht genau abgeschätzt werden können, kann dies schnell gefährlich werden: Ein Tod im Leberkoma ist nicht auszuschließen.
Hinweise für die Einnahme solcher Halluzinogene können ein verändertes, rauschartiges Verhalten sein, plötzliche Abwesenheit, Übelkeit, kleine Pupillen und Schwindelgefühle. Im weiteren Verlauf entwickeln sich schwerste Bewusstseinsstörungen, es kommt zum Koma und schließlich zum Tod. Bei Verdacht auf eine Vergiftung muss auf jeden Fall sofort ein Notarzt gerufen werden.

Medikamentenabhängigkeit

Weitaus häufiger als illegale Drogen machen vom Arzt verschriebene oder in der Apotheke ohne Rezept gekaufte Medikamente abhängig. Vor allem Schlaf- und Beruhigungsmittel sowie Schmerzmittel haben ein hohes Suchtpotenzial, wenn sie als Kombinationspräparate auch z. B Codein enthalten.

Schlaf- und Beruhigungsmittel

Die Behandlung von Schlafstörungen mit Beruhigungs- und Schlafmitteln ist in den meisten Fällen der Wegbereiter einer Schlafmittelsucht. Bis vor etwa 15 Jahren waren Barbiturate die am häufigsten verordneten Schlafmittel, die ein hohes Suchtpotential zeigten. Seit einigen Jahren werden nun mehr Beruhigungsmittel vom Typ der Benzodiazepine verordnet. Deren Entzug kann zu Störungen der Sinneswahrnehmung, Krampfanfällen und einem Delirium führen. Nehmen Sie Schlaf- und Beruhigungsmittel allenfalls einige Tage lang zur Überbrückung von akuten Beschwerden ein.

Behandlung

Wenn eine Abhängigkeit entstanden ist, müssen die Mittel sehr langsam abgesetzt werden. Der Entzug sollte nicht auf eigene Faust durchgeführt werden. Regelmäßige Arztbesuche dienen dazu, die körperlichen Entzugserscheinungen zu behandeln und die ursprünglichen Beschwerden ohne das Medikament in den Griff zu bekommen.

Schmerzmittel

Auch Schmerzmittel mit zusätzlichen Wirkstoffen (Barbiturate, Codein, Koffein) sind in dieser Hinsicht riskant, ebenso auch frei verkäufliche Schmerzmittel. Diese können nach längerer Anwendung den Kopfschmerz verstärken oder ihn sogar selbst hervorrufen.

Behandlung
Da der Entzug mit massiven Schmerzen, Schlaf- sowie Kreislaufstörungen, Ängsten und Depressionen, sogar mit Krampfanfällen oder Delirium einhergehen kann, sollte der Schmerzmittelentzug immer unter ärztlicher Anleitung durchgeführt werden.

AktivCheck

Wann muss ich zum Arzt?

- Bei Schlaf- und Beruhigungsmittelentzug treten Störungen der Sinneswahrnehmung, Krampfanfälle und Delirium auf. Rufen Sie den Notarzt.
- Wenn Sie trotz Anwendung von Schmerzmitteln unter Kopfschmerzen leiden oder sich diese verschlimmern.
- Nach Absetzen bzw. bei Entzug des Schmerzmittels können hartnäckige Kopfschmerzen, Schlafstörungen, Kreislaufstörungen, Durchfälle, Angstgefühle, Zittern und depressive Verstimmungen, in Extremfällen auch Krampfanfälle oder Dämmerzustände auftreten. Rufen Sie den Notarzt!
- Wenn Nierenschädigungen nach dauerhaftem Gebrauch auftreten.
- Wenn Sie verzweifelt sind.

Was wird mein Arzt mich fragen?

- Seit wann nehmen Sie die Arzneien regelmäßig?

Was wird mein Arzt mich fragen?

- Haben Sie schon mal versucht, ohne sie auszukommen?
- Haben Sie schon mal Entspannungsübungen ausprobiert?

Was frage ich meinen Arzt?

- Ich habe Angst vor dem Absetzen. Die Beschwerden verschlimmern sich. Gibt es kein Ersatzmittel?
- Kann ich nicht doch das Mittel nehmen, wenn ich es nicht mehr aushalte?
- Was kann ich machen, wenn ich die Beschwerden nicht ertrage?

AktivTipp

Was kann mein Arzt tun?

- Er hilft Ihnen dabei Beruhigungsmittel langsam abzusetzen.
- Er wird Ihnen helfen, die ursprünglichen Beschwerden ohne das Medikament in den Griff zu bekommen.
- Schmerzmittel werden sofort abgesetzt. Hier ist eine begleitende Psychotherapie notwendig.

Was kann ich selbst tun?

- Schlaf- und Beruhigungsmittel allenfalls einige Tage lang zur Überbrückung von akuten Beschwerden einnehmen.
- Unternehmen Sie einen Entzug nie auf eigene Faust. Sie könnten von den Folgen überrascht werden.
- Nehmen Sie sich vor, die ursprünglichen Beschwerden ohne das Medikament in den Griff zu bekommen.
- Suchen Sie sich eine Selbsthilfegruppe.

8. Kapitel

Schwangerschaft

Normaler Verlauf

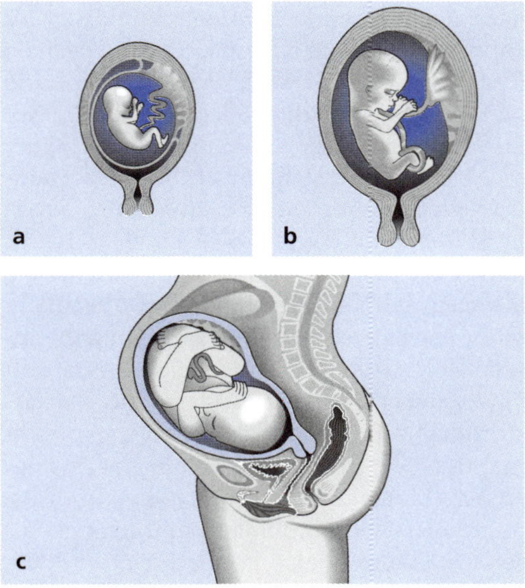

Von Anfang an wird das Ungeborene über die Nabelschnur mit Nährstoffen aus der Placenta versorgt. Es „schwimmt" im Fruchtwasser

a = Fötus, ca. 12. Schwangerschaftswoche
b = Fötus, ca. 16. Schwangerschaftswoche
c = Fötus, ca. 38. Schwangerschaftswoche

Eine Schwangerschaft tritt dann ein, wenn eine Eizelle in den ersten zwölf Stunden nach dem Eisprung befruchtet wird. Der Trichter des Eileiters hat die aus dem Eierstock freigegebene Eizelle aufgenommen, und der Eileiter transportiert sie in Richtung Gebärmutter.

Unterwegs kommen ihr die Spermien entgegen, die nach dem Samenerguss vor dem Muttermund durch den Gebärmutterhals und die Gebärmutterhöhle in die Eileiter einwandern. Dort kommt es zur „Initialzündung", wenn es der ersten Samenzelle gelungen ist, die Hülle der Eizelle zu durchdringen. Dann verschmelzen die Zellkerne der Eizelle und der Samenzelle, die das jeweilige Erbgut enthalten.

In den Stunden und Tagen nach der Befruchtung finden die ersten Zellteilungen statt. Zunächst entsteht ein brombeerähnliches Gebilde, das in der Regel seinen Weg in Richtung Gebärmutter fortsetzt. Die im Eierstock zurückbleibende Hülle des „gesprungenen" Eis, der so genannte Gelbkörper, hat in der ersten Zeit der Schwangerschaft eine wichtige Funktion, denn er bildet das Gelbkörperhormon Progesteron, das die Schleimhaut der Gebärmutter auf die bevorstehende Einnistung (Implantation) des befruchteten Eis vorbereitet.

Etwa am 6. Tag nach der Befruchtung nistet sich die Frucht in der Gebärmutterschleimhaut ein. Zu diesem Zeitpunkt kann eine leichte Einnistungsblutung auftreten. An der Kontaktstelle zwischen Frucht und Schleimhaut entsteht die Plazenta. Sie dient dazu, dem Ungeborenen Sauerstoff und Nährstoffe zuzuführen, sowie Kohlendioxid und Abfallstoffe an den mütterlichen Blutkreislauf abzugeben.

Nach ungefähr 5 Wochen Schwangerschaft ist bereits ein Embryo mit Kopf, Gesicht und Gliedmaßen zu erkennen. Die Nabelschnur hat sich als Verbindung zum Mutterkuchen und damit zum mütterlichen Kreislauf ausgebildet. Um den Embryo herum sind Eihäute und das Fruchtwasser entstanden. Diese Hüllen nehmen am Stoff-

austausch teil und dienen ferner dem Schutz des werdenden Kindes.
Die Embryonalzeit dauert bis zur 8. Schwangerschaftswoche (gerechnet wird immer in Wochen nach dem ersten Tag der letzten Regelblutung). Während dieser Zeit der Frühschwangerschaft bilden sich die Organe aus. Schädliche Einflüsse wie Alkohol, Zigaretten, Medikamente, radioaktive Strahlung oder Infektionen können daher vor allem in den ersten 2 bis 3 Monaten der Schwangerschaft zu bleibenden Schäden und Fehlbildungen führen.
Nach der 12. Woche heißt der Embryo Fötus. Die Organe reifen nun aus, und das Kind wächst. Gegen Ende der Schwangerschaft bildet sich das Unterhautfettgewebe, und die Lungen werden reif für den außerhalb des Mutterleibs notwendigen Gasaustausch.
Zum Zeitpunkt der Geburt befinden sich 96 % der Kinder in Schädellage, also mit dem Kopf nach unten in der Gebärmutter. Manche Kinder liegen in Beckenendlage und ganz wenige in Querlage.

Mädchen oder Junge?

Nach der Verschmelzung der beiden Keimzellen ist jedes Chromosom (Chromosomen sind die Träger der Erbinformationen bzw. der Gene) doppelt vorhanden, auch die Geschlechtschromosomen. Die Eizelle enthält als Geschlechtschromosom immer ein X-Chromosom, die Samenzelle ein X- oder ein Y-Chromosom. Die Bezeichnungen leiten sich von der Form der Chromosomen ab, die dem jeweiligen Buchstaben ähnelt. Treffen sich 2 X-Chromosomen, wächst ein Mädchen heran, aus der Kombination XY entsteht ein Junge. Das Geschlecht des Kindes wird also von der Samenzelle bestimmt, die das Rennen zur Eizelle gewonnen hat.

Die werdende Mutter

Da die Mutter das Ungeborene mit versorgt, muss sie mehr Blut bilden als vorher. Das Hämoglobin, der Blutfarbstoff in den roten Blutkörperchen, besteht auch aus Eisen, sodass die werdende Mutter mehr Eisen als sonst benötigt. Viele Frauen erhalten deshalb Eisenpräparate. Die Brüste wachsen und bereiten sich auf die Milchproduktion vor. Die Haut ist stärker durchblutet und bildet mehr Pigmente, sichtbar an braunen Hautflecken, die Sommersprossen ähneln. Gegen Ende der Schwangerschaft können an Bauch und Brust rote Dehnungsstreifen entstehen, die nach der Geburt verblassen, aber nicht mehr ganz verschwinden. Gelegentlich entwickelt sich während einer Schwangerschaft eine Zuckerkrankheit, sodass der Zuckerstoffwechsel im Laufe der Schwangerschaft mehrfach durch die Bestimmung der Zuckerausscheidung im Urin kontrolliert werden muss. Blasenentzündungen sind häufiger als sonst. Krampfadern können sich bilden. Auch Stimmungsschwankungen und psychische Störungen sind bei werdenden Müttern nicht selten. Dafür können hormonelle oder psychische Veränderungen verantwortlich sein. Die so genannten Kindsbewegungen spürt die werdende Mutter beim ersten Kind ungefähr ab der 20. Schwangerschaftswoche, bei weiteren Kindern schon etwas früher.

Mehrlingsschwangerschaften

Zwillings- und Drillingsschwangerschaften (alles andere ist extrem selten) treten häufiger bei Frauen auf, die schon Kinder haben, und besonders häufig nach einer Hormonbehandlung wegen „Unfruchtbarkeit“. Mehrlingsschwangerschaften gelten grundsätzlich als Risikoschwangerschaften und bedürfen deshalb auch einer wesentlich intensiveren ärztlichen Kontrolle.

Eineiige und zweieiige Zwillinge

Eineiige Zwillinge entstehen, wenn sich ein befruchtetes Ei ganz früh in der Schwangerschaft teilt und zu 2 Embryonen heranwächst. Eineiige Zwillinge haben demzufolge dasselbe Erbgut und dasselbe Geschlecht. Zweieiige Zwillinge sind häufiger als eineiige und entstehen, wenn 2 Eizellen gleichzeitig „springen“ und befruchtet werden. Diese Kinder können ein unterschiedliches Geschlecht haben und weisen von ihrem Erbgut her grundsätzlich so viel Ähnlichkeit auf wie normale Geschwister. Drillinge können übrigens eineiig, mehreiig oder beides kombiniert (eineiige Zwillinge plus Drilling aus zweitem Ei) sein.

Verhalten in der Schwangerschaft

AktivCheck

Wann muss ich zum Arzt?

- Prinzipiell sollte eine Schwangere öfter zum Arzt, wenn: Sie älter als 35 sind oder Ihr Partner über 45 Jahre alt ist, Sie bereits ein krankes Kind haben, Sie schon mehrere Fehlgeburten unklarer Ursache hatten, in Ihrer oder der Familie Ihres Partners Fehlbildungen oder Erbkrankheiten vorgekommen sind.
- Bei jeder Blutung , die während der Schwangerschaft auftritt.
- Wenn Ihr Bauch plötzlich hart wird oder hart bleibt.
- Wenn Sie das Gefühl haben, „alles drängt nach unten“.
- Wenn Sie Kreislaufbeschwerden bekommen.
- Wenn Sie viel Gewicht zunehmen oder auffällig viel Wasser im Gewebe einlagern.
- Wenn Sie unter heftigen Kopfschmerzen leiden.
- Wenn Sie Depressionen bekommen.
- Wenn Sie einen Stoß in den Leib bekommen haben und bei jedem anderen Unfall.
- Immer, wenn Sie Angst haben und unsicher sind.

Was wird mein Arzt mich fragen?

- Wann war der erste Tag Ihrer letzten Regel?
- Sind in Ihrer und in der Familie Ihres Partners erbliche Erkrankungen, vermehrt Totgeburten oder sonstige Auffälligkeiten bekannt?
- Sind Sie mit einer HIV-Testung einverstanden?
- Bei entsprechendem Risiko: Wie denken Sie über eine Amniozentese?

Was frage ich meinen Arzt?

- Muss ich bei einer Unterleibsblutung immer sofort den Arzt aufsuchen?
- Ist es nötig, dass ich meinen Gynäkologen über vorausgegangene Krankheiten informiere?

Was frage ich meinen Arzt?

- Muss denn bei jeder Schwangeren eine innere Untersuchung vorgenommen werden? Wie groß ist dabei die Gefahr einer Fehlgeburt?
- Wie berechnen Sie den Termin für die Geburt?
- Was darf ich essen und was nicht?
- Gibt es eine Obergrenze für die Gewichtszunahme während der Schwangerschaft?
- Hat mein Gewicht oder meine Ernährung Einfluss auf die Größe des Kindes?
- Welche Präparate (Vitamine, Folsäure, Mineralien) soll ich jetzt einnehmen?
- Muss ich meine körperliche Aktivität einschränken?
- Kann ich durch Sport eine Fehlgeburt auslösen?
- Wie viel Kilogramm darf ich heben?
- Sollte ich während der Schwangerschaft meinen Brüsten besondere Pflege schenken?
- Darf ich selbst Auto fahren?
- Darf ich trotz Schwangerschaft Geschlechtsverkehr haben?
- Kann mein Geburtshelfer von außen sehen, ob die Geburt leicht oder kompliziert verlaufen wird?
- Was kann ich gegen Verstopfung tun?
- Werden die Hämorrhoiden sich wieder zurückbilden?
- Wie beuge ich Krampfadern vor?
- Was kann ich gegen eine Scheideninfektion tun?
- Kann mein ungeborenes Kind meine Stimmung miterleben?
- Wie verhalte ich mich, wenn die Fruchtblase platzt?
- Welche Schritte muss ich unternehmen, wenn die Wehen einsetzen?
- Wie können starke Schmerzen während der Geburt behandelt werden?
- Was ist ein Dammschnitt?
- Wer trifft wann die Entscheidung zu einem Kaiserschnitt?

AktivTipp

Was kann mein Arzt tun?

- Er wird Ihnen neben den regelmäßigen Schwangerschaftsuntersuchungen bei allen Fragen rund um die Geburt zur Verfügung stehen und Sie beraten.
- Bei speziellen Risikofaktoren wird er Sie rechtzeitig in ein weiterversorgendes Zentrum für pränatale (vorgeburtliche) Diagnostik überweisen.

Was kann ich selbst tun?

- Zunächst einmal ist eine Schwangerschaft keine Krankheit! Ein Leben wächst in Ihnen heran und bedarf Ihres ganzen Schutzes und Ihrer Zuwendung. Das bedeutet, dass Sie bei Ihrer Ernährung, aber auch bei Freizeitbetätigungen einfach etwas mehr aufpassen und in sich hineinhorchen müssen.
- Essen Sie nicht für zwei! Aber essen Sie bewusst und nehmen Sie sich etwas mehr Zeit als sonst.
- Essen Sie viel Frisches.
- Verzichten Sie auf Alkohol und auf das Rauchen.

- Vergessen Sie stressige Projekte! Ohnehin werden Sie spätestens ab dem 5. Monat von einer wahren Woge von Glücksgefühlen und Vorfreude getragen, die alles andere vergessen lässt. Vorher sind Sie oft extrem müde, was auf der Wirkung des Progesterons beruht (auch verantwortlich für die Verstopfung), danach überkommt viele eine echte Nestbau-Mentalität.
- Machen Sie sich bewusst, dass die Verbindung zwischen Ihnen und Ihrem Kind nicht nur eine Tauschfunktion von Nährstoffen ist. Ihr ungeborenes Kind erlebt alles mit, was Sie berührt! Untersuchungen haben gezeigt, dass ab der 16. Schwangerschaftswoche das Hören einsetzt. In den höheren Schwangerschaftswochen empfindet Ihr Kind wie Sie Trauer und „weint" mit Ihnen. Es freut sich auch mit Ihnen über etwas besonders Schönes und mag vielleicht auch Ihre Musik.
- Liebevolle Berührungen von Mutter und Vater weiß Ihr Kind schnell zu unterscheiden: Der eine hat die wärmere Hand, die andere streicht womöglich langsamer und vertrauter über den runden Bauch.

Ernährung und allgemeine Empfehlungen

In der Schwangerschaft besteht ein vermehrter Bedarf an Jod (in jodiertem Speisesalz und Seefisch), Eisen (in Fleisch und Blutwurst) und Kalzium (in Milchprodukten, vor allem in Hartkäse). Schwangere dürfen nicht „für zwei" essen, 2 300 bis 2 800 Kilokalorien pro Tag reichen aus. Wenn Sie – wie manche Frauen während der Schwangerschaft – ständig Appetit haben, sollten Sie kalorienarme Zwischenmahlzeiten vorziehen. Achten Sie auf eine ballaststoffreiche Ernährung, denn Schwangere leiden oft unter Verstopfung.

Die Zahnpflege ist während der Schwangerschaft besonders wichtig, da es aufgrund eines Kalziummangels zur Entkalkung der Zähne kommen kann.

Schwangerschaftsstreifen beugen Sie durch intensive Zupfmassage vor. Dabei wird die Bauchhaut kräftig zwischen dem Daumen und den übrigen Fingern geknetet und gedehnt. Gegen Krampfadern und Müdigkeit sollten Sie öfter mal die Beine eine halbe Stunde lang hochlegen.

Reisen, Sport und körperliche Belastungen

Unvermeidliche Flugreisen sollten Sie für die Mitte der Schwangerschaft planen, lange Überseeflüge möglichst ganz vermeiden. Besonders ungünstig ist dabei das stundenlange Sitzen in beengter Lage. Beachten Sie auch, daß Sie in fernen Ländern veränderte hygienische Verhältnisse und ein größeres Infektionsrisiko vorfinden. Gebirgslagen von über 2 500 m sollten Sie ebenfalls meiden, da die Luft in dieser Höhe zu wenig Sauerstoff enthält. Fahren Sie lange Strecken besser mit dem Zug als mit dem Auto.

Ansonsten ist eine Schwangerschaft kein Anlass, allen Belastungen aus dem Weg zu gehen. Hochleistungs- und Kraftsport sind jetzt allerdings fehl am Platz. Mit Gymnastik oder Schwimmen dagegen tun Sie sich etwas Gutes. Vielleicht möchten Sie ja auch (mit Ihren Partner?) an einem Vorbereitungskurs zur Geburt teilnehmen?

Schwangerenvorsorge

Die vom Gesetzgeber vorgesehenen Untersuchungen in der Schwangerschaft dienen dazu, die häufigsten Komplikationen so früh wie irgend möglich zu erkennen und somit Mutter und Kind zu schützen. Sie werden bis zu der 32. Schwangerschaftswoche in 4-wöchigen Abständen und in den letzten 8 Wochen im 14-tägigen Rhythmus durchgeführt.

Grundprogramm der Schwangerenvorsorge

Bei den einzelnen Terminen werden mindestens die folgenden Untersuchungen durchgeführt:

- Blutdruckkontrolle
- Urinuntersuchung auf Zucker und Entzündungszeichen (Eiweiß, Bakterien)
- Hämoglobinbestimmung (Blutfarbstoff, zur Bestimmung der Blutmenge)
- Gebärmuttergröße
- Herztöne und Lage des Kindes.

Ultraschalluntersuchungen des Kindes werden routinemäßig 3-mal in der Schwangerschaft durchgeführt, und zwar in der 9. bis 12., 19. bis 22. und zuletzt 29. bis 32. Schwangerschaftswoche.

Zu Beginn der Schwangerschaft erfolgt eine Blutuntersuchung auf Syphilis, Röteln und HIV (selbstverständlich nur mit Einverständnis der Schwangeren) sowie außerdem die Bestimmung der Blutgruppe und auch des Rhesusfaktors.

Kurz vor dem Geburtstermin wird dann das Blut auf eine Hepatitis-B-Infektion untersucht.

Oft werden auch Abstriche der Scheidenschleimhaut gemacht, um eine Entzündung zu erkennen.

Zusätzliche Untersuchungen: Amniozentese und Chorionbiopsie

Bei auffälligen Befunden oder bestimmten Schwangerschaftsrisiken empfiehlt der Arzt zusätzliche Untersuchungen, wie beispielsweise eine Amniozentese oder eine Chorionbiopsie.

Eine Amniozentese (Fruchtwasserpunktion) wird nur bei begründetem Anlass durchgeführt. Um die 16. Schwangerschaftswoche herum sticht der Arzt unter Ultraschallkontrolle mit einer Nadel durch die Bauchhaut in die Gebärmutter ein und zieht etwas Fruchtwasser ab, in dem sich kindliche Zellen befinden, die für eine Untersuchung des Erbguts verwendet werden.

Bei Schwangeren über 35 Jahren ist eine Amniozentese empfehlenswert, da mit dem Alter der Frau die Gefahr steigt, ein mongoloides Kind zur Welt zu bringen, bei dem das Chromosom Nr. 21 nicht nur doppelt, sondern 3-fach vorhanden ist.

Alternativ dazu kann das Erbgut des Kindes mit einer Chorionbiopsie untersucht werden, die bereits ab der 9. Schwangerschaftswoche möglich ist. Dabei wird mit einem Katheter, der durch den Gebärmutterhals vorgeschoben wird, Gewebe aus dem Mutterkuchen entnommen.

Schwangerschaftsrisiken und -komplikationen

Schwangerschaften werden von vornherein als Risikoschwangerschaften eingestuft, wenn die werdende Mutter

- an einer schweren Organerkrankung leidet,
- sehr übergewichtig ist,
- eine Sterilitätsbehandlung mitgemacht hat,

- bereits mehrere Fehl- oder Frühgeburten oder eine Totgeburt hatte,
- ein behindertes, sehr schweres oder sehr leichtes Kind zur Welt gebracht hat,
- an der Gebärmutter operiert wurde,
- beim ersten Kind unter 18 oder über 35 Jahre und bei weiteren Kindern über 40 Jahre alt ist,
- bereits 4 Kinder hat,
- wenn bei einer vorangegangenen Entbindung Komplikationen auftraten oder
- wenn eine Mehrlingsschwangerschaft vorliegt.

Manche Komplikationen und Risiken (unbehandelte Blutarmut, neu auftretender Bluthochdruck oder ein gestörter Blutzuckerstoffwechsel) machen sich jedoch erst im Verlauf der Schwangerschaft bemerkbar.
Auch zu kleine oder zu große ungeborene Kinder, eine Überschreitung des Geburtstermins oder ein unklarer Termin können ein Risiko sein.

Eileiterschwangerschaft und Bauchhöhlenschwangerschaft

Bei einer Eileiterschwangerschaft, bei der sich die Frucht im Eileiter einnistet und dort weiterwächst, ist es vor allem wichtig, dass sie rechtzeitig erkannt wird, bevor sie die Schwangere gefährdet. Sie macht sich meist durch starke oder zunehmende Unterbauchbeschwerden bzw. durch einen Kreislaufkollaps infolge innerer Blutung bemerkbar. Wenn dies eintritt, muss sofort ein Notarzt verständigt werden!
Die sehr seltene Bauchhöhlenschwangerschaft verursacht oft keine charakteristischen Beschwerden. Einige Kinder sind schon in der Bauchhöhle ausgetragen und mit einer Schnittentbindung geboren worden.

Alkohol, Rauchen, Medikamente

Alkohol, Rauchen und Medikamente sind Schwangerschaftsrisiken, die Sie vermeiden können. Alkohol verteilt sich im Blut, erreicht auf diesem Weg auch das ungeborene Kind und führt bei ihm zu typischen Schäden und Behinderungen. Er ist in der Schwangerschaft allenfalls ausnahmsweise in geringen Mengen erlaubt. Rauchen kann die Blutgefäße an der Plazenta schädigen. Das Kind wird dann nicht mehr ausreichend mit Blut versorgt, gedeiht nicht richtig, und eine Frühgeburt droht. Alle Medikamente, auch rezeptfrei erhältliche, sollten nur nach Absprache mit dem Arzt eingenommen werden.

Infektionen

Alle Infektionen während der Schwangerschaft können Ihr Kind schädigen. Zu den in der Schwangerschaft besonders gefährlichen gehören die Toxoplasmose, deren Erreger durch Katzenkot und rohes Fleisch übertragen wird; Röteln, auf deren Antikörper jede Schwangere gleich zu Beginn kontrolliert wird; das Zytomegalie-Virus; die Listeriose, eine bakterielle Infektion, die z. B. durch Weichkäse und verunreinigte Nahrungsmittel übertragen wird. Nehmen Sie jede Infektion ernst und informieren Sie Ihren Arzt!

Schwangerschaftserbrechen

Die hormonelle Umstellung und die verstärkte psychische Belastung der neuen Lebenssituation führen in der Frühschwangerschaft oft zu verstärktem Erbrechen oder Ekel vor bestimmten Nahrungsmitteln. Unbedingt müssen Sie die verlorene Flüssigkeit durch reichlich Trinken ersetzen. Gehen Sie bei anhaltendem Erbrechen zum Arzt.

Schwangerschaftserkrankung (Gestose)

AktivCheck

Wann muss ich zum Arzt?

- Sie müssen sofort ins Krankenhaus gebracht werden bei:
  - Krämpfen oder Zuckungen
  - stark verminderter oder gar keiner Urinausscheidung mehr
  - starkem Blutdruckanstieg
  - hoher Eiweißausscheidung mit dem Harn
  - tiefer Bewusstlosigkeit (Koma).
- Sie müssen dringend einen Gynäkologen aufsuchen bei:
  - Schwellungen von Gesicht, Händen, Knöcheln und Füßen
  - Eiweißnachweis im Harn
  - Blutdruckerhöhung
  - extrem starker Gewichtszunahme
  - auffälligen Blutbefunden.
- Sie werden in engmaschigere Kontrollen eingebunden:
  - wenn Zucker in Ihrem Urin ist
  - wenn in Ihrer Familie Diabetes bekannt ist
  - wenn bei Ihnen bereits früher Bluthochdruck, ein Nierenleiden oder ein Leberleiden diagnostiziert wurde
  - wenn Sie starkes Übergewicht haben.

Was wird mein Arzt mich fragen?

- Wann traten die Symptome erstmals auf?
- Ist bei Ihnen eine Vorerkrankung bekannt?
- Haben Sie:
  - Kopfschmerzen
  - Übelkeit und Erbrechen
  - verringerte Urinausscheidung
  - Flimmern vor den Augen oder sehen Sie doppelt?

Was frage ich meinen Arzt?

- Welche Folgen hat eine Präeklampsie oder eine Gestose für mich und mein Kind?
- Kann ich mein Kind verlieren?
- Muss ich mit Spätschäden rechnen?
- Müssen zur Entbindung spezielle Vorsorgen getroffen werden?

AktivTipp

Was kann mein Arzt tun?

- Er wird alle notwendigen Vorsichtsmaßnahmen treffen, dazu zählt auch die Information der anästhesiologischen (im Falle einer notwendigen Intensivtherapie und Narkose) und neonatologischen (für das Neugeborene) mitbehandelnden Ärzte. Er wird einen großen venösen Zugang sowie einen Blasenkatheter legen sowie eine arterielle Blutdrucküberwachung anordenen.
- Ihre Befunde werden in kurzen Abständen überwacht, um eine schnelle Entscheidung zugunsten eines Kaiserschnittes treffen zu können.

Was kann ich selbst tun?

- Leider nichts.

Blutdruckanstieg und eine Störung der Nierenfunktion sind Zeichen einer Gestose. Am ganzen Körper können Schwellungen (Ödeme) auftreten. Im schlimmsten Fall führt die „Schwangerschaftsvergiftung" zu Krampfanfällen (Eklampsie), die für Mutter und Kind lebensbedrohlich sind.
Daher müssen geschwollene Knöchel und Blutdruck auch ohne Schwangerschaftserkrankung immer beobachtet werden.

Fehlgeburt

Bei einer Fehlgeburt stirbt der Embryo oder Fötus vor der 28. Schwangerschaftswoche ab. Oft liegt als Ursache ein Defekt der Erbanlagen vor. Typischerweise tritt während oder kurz nach der Fehlgeburt eine Blutung auf. Nicht jede Blutung in der Schwangerschaft ist gleich eine Fehlgeburt. Die Einnistungsblutung findet etwa am 6. Tag der jungen Schwangerschaft statt. Auch können Pseudomenstruationen (am normalen Menstruationszeitpunkt) auftreten. Eine drohende Fehlgeburt kann zu einer Blutung führen.

Blutgruppenunverträglichkeit

Ein spezielles Schwangerschaftsrisiko ist die Rhesus-Unverträglichkeit zwischen Mutter und Kind. Hierbei reagieren mütterliche Antikörper mit Blutkörperchen-Antigenen, die der Fötus vom Vater geerbt hat. Zum Tragen kommt diese Unverträglichkeit erst beim 2. Kind. Denn dann können die Antikörper, die sich nach der ersten Schwangerschaft bei der rhesusnegativen Mutter gebildet haben, den zweiten, rhesuspositiven, „Eindringling" bekämpfen. Die Folgen sind dramatisch: Es kommt beim Neugeborenen zum Zerfall der roten Blutkörperchen mit folgender Blutarmut, Leber- und Milzschwellung, Wasseransammlung im ganzen Körper und Gelbfärbung der Haut. Diese Gelbfärbung durch das Bilirubin aus zerfallenden roten Blutkörperchen kann im Gehirn zu schweren Schäden führen. Beim Verdacht auf eine Rhesus-Unverträglichkeit wird die Schwangerschaft durch Fruchtwasserpunktionen genau überwacht. Eventuell wird eine vorzeitige Kaiserschnittgeburt notwendig. Danach wird beim Kind das Blut ausgetauscht oder eine Blaulichttherapie eingeleitet. Normalerweise erhalten diese Frauen nach der ersten Schwangerschaft eine Rhesusprophylaxe, um Komplikationen bei weiteren Schwangerschaften vorzubeugen.

Frühgeburt

Je früher ein Kind zur Welt kommt, desto weniger konnte es sich auf das Leben außerhalb des Mutterleibes vorbereiten. Sie sollten zum Schutz Ihres Kindes die Faktoren kennen, die frühzeitige Wehen auslösen. Die Therapie besteht in der Gabe eines wehenhemmenden Mittels und Ruhe.

Übersicht: Frühgeburtsrisiken

- starke körperliche oder psychische Belastungen
- Erkrankungen mit Fieber
- Rauchen
- frühere Verletzungen am Muttermund
- Mehrlingsschwangerschaft
- große Fruchtwassermenge
- Unterleibsentzündungen

Frühere Schwangerschaftsabbrüche oder Einrisse bei früheren Geburten können eine vorzeitige Öffnung des Muttermundes bedingen – er wird dann durch eine Cerclage (Bei- oder Zunähen) verschlossen.

Ist der Klinikkoffer schon gepackt? (Kopiervorlage)

Das braucht die Mutter	Das braucht das Baby
• 2 bis 4 Baumwoll- oder Leinenhemden, vorne zu knöpfen für das Stillen	• 1 paar Windeln für den Heimweg
• 1 Strick- oder Sweatshirtjacke	• 1 Frotteehöschen
• 2 Stillbüstenhalter, die ein bis zwei Nummern über der Normalgröße sein sollten	• 1 Hemdchen, Größe 52 bis 56
• genug Baumwollslips oder Wegwerfhöschen (5 bis 8t), nicht zu eng, da Sie Vorlagen tragen werden	• 1 Stampelhöschen, Größe 52 bis 56
• 1 Bademantel	• 1 Jäckchen
• Socken und Hausschuhe	• 1 Mütze
• 3 bis 4 Handtücher und Waschlappen	• 1 Paar Söckchen oder Stoffschuhe
• Ihre persönlichen Toilettenartikel	• 1 Wolldecke
• Kleidung für die Entlassung	• den Babysitz fürs Auto

Wichtige Papiere:
• Personalausweis
• Mutterpass
• Familienstammbuch oder Heiratsurkunde
• bei Unverheirateten die Geburtsurkunde beider Elternteile
• Kostenübernahmeschein der Krankenkasse

Was man sonst noch gebrauchen kann:
• einen Fotoapparat mit 2 Filmen, ein gutes Buch, Zeitschriften, den Walkman mit der Lieblingsmusik (Kopfhörer!), Telefonverzeichnis, Stift und Papier, Telefongeld

9. Kapitel

Kinder

Überbehütung schadet Kindern

Kinder sind vielerlei Gefahren ausgesetzt. Da keine noch so fürsorgliche Haltung dem Kind alle Gefahren aus dem Weg räumen kann, wird die Erziehung vor allem darauf abzielen, dass es nach und nach selbst damit zurechtkommt. Dies gilt auch für die Gesundheit: Es hat keinen Zweck, das Kind vor allen Ansteckungsgefahren zu bewahren, denn das würde nur den Aufbau seiner eigenen Abwehrkräfte behindern.?

Vorgeburtliche Risiken

Obwohl das ungeborene Kind im Mutterleib vor vielen Gefahren geschützt ist, gibt es verschiedene gefährliche Störeinflüsse. Wie schwerwiegend eine Schädigung für sein späteres Leben ist, hängt von der Art, dem Ausmaß und dem Zeitpunkt der Störung ab. In den ersten 3 Monaten der Schwangerschaft, der so genannten Embryonalperiode, in der sich die Organe des Kindes ausbilden, ist das ungeborene Leben besonders anfällig für schädliche Einflüsse.

Sie sollten in dieser Zeit mit manchen Dingen bewusster und vorsichtiger umgehen als vielleicht vorher. Trinken Sie nicht mehr als 3 Tassen Kaffee oder Tee pro Tag, da es sonst zu einer Störung der kindlichen Entwicklung kommen kann. Außerdem wird Ihr Kind nach Kaffe- oder Teegenuss lebhafter und beginnt zu strampeln. Denken Sie daran, dass alles, was Sie essen oder trinken, ihrem Kind nutzt – oder eben schadet.

Rauchen

Rauchen dürfen Sie während der Schwangerschaft auf keinen Fall. Nikotin ist ein Gift, das zu einer Minderdurchblutung der Plazenta und damit zu einer mangelhaften Versorgung des Ungeborenen führt. Neugeborene von Müttern, die während der Schwangerschaft rauchten, haben oft ein zu niedriges Geburtsgewicht. Auch die Gefahr einer Frühgeburt ist erhöht. Neugeborene starker Raucherinnen zeigen oft sogar Symptome des Nikotinentzuges. Auch durch Passivrauchen, wenn also in Ihrer unmittelbaren Umgebung geraucht wird, gelangen Schadstoffe wie Nikotin und Teer in die mütterliche Blutbahn. Weisen Sie bitte Ihre rauchenden Kollegen oder Mitbewohner auf Ihre Schwangerschaft hin. In aller Regel dürfen Sie mit deren Verständnis rechnen.

Alkohol, Medikamente und Drogen

Auf Alkohol sollten Sie während der Schwangerschaft (und Stillzeit) möglichst ganz verzichten, denn Alkohol erreicht ohne Schranke direkt Ihr ungeborenes Kind. Er beeinflusst nicht nur das Körperwachstum des Kindes negativ, sondern kann auch zu körperlichen und geistigen Behinderungen führen und die spätere Entwicklung der kindlichen Intelligenz beeinträchtigen.

Sprechen Sie jede Medikamenteneinnahme oder -anwendung unbedingt mit ihrem behandelnden Arzt ab. Das gilt selbstverständlich auch für alle rezeptfrei erhältlichen Medikamente. Ihr Arzt kann Ihnen unter Umständen Alternativen zur Medikamenteneinnahme aufzeigen. Ganz besonders vorsichtig müssen Sie mit Medikamenten in den ersten 3 Monaten der Schwangerschaft umgehen, denn gerade in dieser Zeit der Organbildung können einige Präparate zu schweren „Schädigungen und Missbildungen führen.

Auch Drogengebrauch in der Schwangerschaft kann schlimmste Folgen für das Ungeborene haben: Neben dem möglichen Absterben der Leibesfrucht sind kindliche Fehlbildungen und Störungen der Gehirnentwicklung zu befürchten. Diese zeigen sich beim Neugeborenen oft durch Muskelkrämpfe, starke Unruhe oder Trinkschwäche und entfalten erst im späteren Leben ihre ganze Tragik. Neugeborene von drogensüchtigen Müttern kommen oft unterernährt, also zu klein und zu leicht, zur Welt. Außerdem kommen sie nach der Entbindung in einen Drogenentzug, der lebensgefährlich ist.

Impfungen

Alle so genannten aktiven Impfungen bei denen der Körper abgeschwächte Krankheitserreger erhält, um dagegen Abwehrstoffe (Antikörper) zu bilden – mit Ausnahme der Polio-Impfung gegen Kinderlähmung und der Tetanus-Impfung gegen Wundstarrkrampf – sollen während der Schwangerschaft nicht durchgeführt werden. Wenn für Sie in der Schwangerschaft die Gefahr besteht, dass Sie sich mit Infektionskrankheiten anstecken könnten, gegen die Sie keinen nachweisbaren Schutz haben, müssen Sie möglichst schnell passiv geimpft werden, indem Sie fertige Abwehrstoffe gegen diese Krankheit erhalten.

Bestimmte Infektionskrankheiten der Mutter gefährden die Gesundheit des Ungeborenen. Das gilt für die Infektionskrankheit Toxoplasmose, die durch den Genuss von rohem Fleisch und auch durch die Exkremente von Katzen übertragen werden kann und schwere Fehlbildungen am Gehirn und an den Augen verursacht.

Fleisch, Eier und Milch

Meiden Sie in der Schwangerschaft den Verzehr von rohem Fleisch (Tartar, Steak „blutig"), rohen Eiern (Eierschaum) und nicht pasteurisierter Milch (Milch vom Bauernhof abkochen!).

Suchen Sie in der Schwangerschaft umgehend Ihren Gynäkologen auf, wenn Sie einer Ansteckungsgefahr ausgesetzt waren, damit er mögliche Risiken einschätzen und Sie schnell wirksam behandeln kann.

Viruserkrankungen

Eine Rötelninfektion der Mutter kann auch den Embryo befallen und bei ihm bleibende Schäden hinterlassen. Daher sollten alle Mädchen vollständig gegen Röteln geimpft werden. Auch eine Infektion mit Ringelröteln in der Frühschwangerschaft kann für das Ungeborene gefährlich sein. Eine weitere Viruserkrankung, die zu Fehlbildungen führt, ist die Zytomegalie.

Röntgen

Weisen Sie einen Arzt, der Sie röntgen will, immer auf Ihre Schwangerschaft hin. Vor allem in der Frühschwangerschaft, wenn man Ihnen die Schwangerschaft noch nicht ansieht, sind Röntgenstrahlen für das werdende Leben gefährlich. Wenn eine Röntgenuntersuchung unbedingt notwendig ist, müssen Sie sich durch einen doppelten Bleischurz schützen.

Normale Geburt

Eine normale Schwangerschaft dauert im Durchschnitt 267 Tage von der Empfängnis an gerechnet, bzw. 281 Tage wenn man vom ersten Tag der letzten Regel an rechnet. Exakt am errechneten Geburtstermin kommen jedoch nur etwa 4 % der Kinder zur Welt. Entscheidend für den Zeitpunkt der Geburtsauslösung sind die Reife des Kindes sowie hormonelle und auch psychische Faktoren der Mutter. Oft löst Entspannung die Wehentätigkeit aus, weshalb bei vielen Frauen die erlösenden Wehen nachts einsetzen.

Vorwehen, Senkwehen, Geburtswehen

AktivCheck

Wann muss ich zum Arzt?

- Wenn Fruchtwasser abgeht, sollten Sie den „Storchenwagen" (der heißt wirklich so) rufen und nicht mehr herumlaufen. Das gilt besonders bei Beckenendlage Ihres Babys.
- Wenn plötzlich die Geburtswehen einsetzen, sollten Sie den „Storchenwagen" rufen.
- Wenn Sie sich eigentlich zu einer Hausentbindung entschieden hatten, es aber zu Verzögerungen oder stärkeren Schmerzen kommt, brechen Sie lieber die Hausentbindung ab und rufen Sie den „Storchenwagen".
- Wenn Sie bereits seit Tagen heftige Wehen verspüren und mehrmals vom Krankenhaus wieder nach Hause geschickt wurden, bestehen Sie auf der Aufnahme.
- Wenn Sie Angst haben, wenn Sie sich unsicher fühlen und wenn Ihre Wehenschmerzen zu stark sind.

Was wird mein Arzt mich fragen?

- Wie viele Geburten hatten Sie bereits? (Nennen Sie unbedingt auch eventuelle Fehl- oder Totgeburten.)
- Ist beim Blasensprung viel Wasser abgegangen?
- Seit wann bestehen die Wehen? Wie viele Minuten liegen dazwischen?
- Kommen die einzelnen Wehen regelmäßig?
- Haben Sie Abgang von blutigem Schleim aus der Scheide festgestellt?
- Wann und was haben Sie zuletzt gegessen?
- Wie sind die Schmerzen? Wünschen Sie eine Schmerzdämpfung, z.B. eine Periduralanästhesie (PDA)?
- Haben Sie Allergien? Welche Vorerkrankungen liegen vor?

Was frage ich meinen Arzt?

- Wie weit ist die Geburt schon vorangeschritten?
- Wie lange wird es dauern?
- Kann ich noch etwas auf dem Krankenhausgelände herumlaufen oder sollte ich mich besser nicht mehr vom Kreißsaal entfernen?
- Kann mein Partner bei mir bleiben? Was muss er dabei beachten?
- Darf ich noch baden?
- Ist es noch möglich etwas zu essen?
- Welche Risiken haben therapeutische Maßnahmen wie eine PDA für mein Kind, den Geburtsverlauf und mich?

AktivTipp

Was kann mein Arzt tun?

- Gemeinsam mit der Hebamme wird zuerst das Wohlbefinden des Kindes und der Mutter kontrolliert. Dann wird der Muttermund und der Geburtsvorgang begutachtet.

Was kann ich selbst tun?

- Im Kreißsaal geben Sie der Hebamme als Erstes den Mutterpass und berichten Sie von sich aus über besondere Vorkommnisse während der Schwangerschaft. Wenn Sie bereits Erfahrungen mit einer Narkose hatten und es dort Auffälligkeiten gegeben hatte, lassen Sie dies auch in den Unterlagen vermerken.
- Nehmen Sie an einem geburtsvorbereitenden Kurs teil (wenn möglich an der von Ihren gewählten Entbindungsklinik oder von „Ihrer" Hebamme).
- Wenn Sie eine Schmerzbehandlung wünschen (und das ist Ihr gutes Recht), weisen Sie früh genug darauf hin. Bei länger dauernden Geburten ist der Nutzen einer PDA sehr groß, da Sie sich durch die Dämpfung des Wehenschmerzes wieder erholen können.
- Wenn Sie Zeuge Jehovas oder Angehöriger einer anderen Gemeinschaft sind, die auf bestimmte Notfallmaßnahmen definitiv verzichten (z. B. Übertragung von Blutkonserven), weisen Sie darauf ausdrücklich hin.

Die Schwangere lernt Wehen schon im Laufe der Schwangerschaft in Form von Vorwehen oder Senkwehen kennen. Mit diesen Wehen, die sich als Ziehen im Unterleib oder Rücken bemerkbar machen, „übt" die Gebärmutter schon einmal. Sie bewirken aber auch ein Tiefertreten des Kindes, das sich dadurch in die richtige Startposition für die Geburt bringt.
Im Laufe der Geburtswehen öffnet sich der Muttermund allmählich, und das Kind wird immer weiter durch das mütterliche Becken geschoben. Zunächst treten die Geburtswehen alle 10 bis 15 Minuten auf; dieser Abstand verkürzt sich im weiteren Verlauf auf nur noch 2 bis 3 Minuten.

Blasensprung

Eine Geburt kann statt mit Wehen auch mit einem Blasensprung beginnen. Dabei zerreißt die flüssigkeitsgefüllte Fruchtblase, die das Kind umgibt, und das Fruchtwasser rinnt oder tröpfelt durch die Scheide nach draußen. Unabhängig davon, in welcher Phase der Schwangerschaft ein Blasensprung stattfindet, müssen Sie auch ohne Wehen umgehend den Gynäkologen oder die Klinik aufsuchen. Eine eröffnete Fruchtblase birgt immer ein Infektionsrisiko.

Drei Phasen der Geburt

Den Verlauf einer normalen Geburt kann man in 3 Phasen einteilen:

- Die Eröffnungsperiode ist die Phase vom Geburtsbeginn, also von den ersten Geburtswehen, bis zur vollständigen Öffnung des Muttermundes. Ihre Dauer ist sehr unterschiedlich, bei einer Erstgebärenden kann man mit 8 bis 10 Stunden rechnen.
- Die Austreibungsperiode reicht von der vollständigen Öffnung des Muttermundes über die Presswehen bis zur Geburt des Kindes.

- In der Nachgeburtsperiode löst sich die Nachgeburt, also die Plazenta, von der Gebärmutterschleimhaut. Die Nachgeburt wird innerhalb einer halben Stunde nach der Geburt des Kindes geboren.

Wie schnell oder langsam ein Kind geboren wird, hängt von vielen Faktoren ab, sowohl von der Art der Wehen, den Beckenmaßen oder dem psychischen Zustand der Mutter, als auch von der Lage des Kindes im Mutterleib.
Ganz wichtig für eine entspannte Geburt ist die umfassende Information über den Geburtsverlauf, eine angenehme Atmosphäre im Kreißsaal, die Anwesenheit einer vertrauten Person und die Gewissheit der Gebärenden, dass sie so viel Hilfe und Zuwendung bekommt, wie es die Situation erfordert und wie sie selbst möchte. Es ist heute üblich, dass einige Wochen vor dem Termin ein ausführliches Gespräch mit einer Hebamme stattfindet.

Risikogeburt

Eine Geburt kann aus ganz verschiedenen Gründen zur Risikogeburt werden und damit ein ärztliches Eingreifen notwendig machen.

Wehenschwäche

Einer dieser Gründe kann eine Wehenschwäche sein. Die auftretenden Geburtswehen sind für eine ausreichende Eröffnung des Muttermundes zu schwach. Es gibt auch Frauen, die zwar ausreichend starke Wehen haben, bei denen sich der Muttermund aber trotzdem nicht öffnet.
Je nach Form der Wehenschwäche und vorliegender Situation gibt der Geburtshelfer wehenverstärkende oder entkrampfende Medikamente. Bei erkennbarer Gefährdung des Kindes oder Hindernissen im Geburtskanal erfolgt die Schnittentbindung (Kaiserschnitt, siehe unten).

Ungünstige Kindslage und weitere Risiken

Eine ungünstige Kindslage kann die Geburt erschweren oder die Geburt durch die Scheide unmöglich machen. Die Beckenendlage, bei der nicht wie üblich der kindliche Kopf, sondern das kindliche Becken vorangeht, ist eine recht häufige ungünstige Kindslage. Auch ein Missverhältnis zwischen Kindsgröße und mütterlichem Becken kann ein Risiko darstellen.

Kaiserschnitt

Wenn die von der Hebamme oder vom Arzt während der Geburt ständig überprüften kindlichen Herztöne schlechter (zu schwach, zu schnell, zu langsam) werden, aber auch bei Erschöpfung der Mutter, muss die Geburt beschleunigt werden. Das geschieht – je nach Phase der Geburt und je nach Situation – durch eine Saugglocken- oder Zangenentbindung oder durch einen Kaiserschnitt.
Wenn möglich, versucht man heute, eine Entbindung mit Kaiserschnitt aus dem Schwangerschaftsverlauf im Voraus zu planen. Bei dieser Schnittentbindung macht der Operateur einen Bauchschnitt quer oberhalb des Schambeines, schiebt die Harnblase zur Seite, eröffnet die am Ende der Schwangerschaft recht dünne Wand der Gebärmutter und hat so innerhalb kürzester Zeit (2 bis 5 Minuten) das Kind erreicht.
Eine Frau, die mit Kaiserschnitt entbunden hat, kann weitere Kinder bekommen, die,

wenn keine Komplikationen auftreten, „auf natürlichem Wege“, also durch die Scheide, geboren werden können.

Narkose

AktivCheck

Was wird mein Arzt mich fragen?

- Bei einem vorgesehenen Kaiserschnitt und bei genügend Zeit fragt er Sie, ob Sie eine Periduralanästhesie oder eine Vollnarkose wünschen.
- Haben Sie Allergien?
- Hatten Sie schon mal eine PDA oder eine Vollnarkose?
- Sind ernsthafte Erkrankungen bekannt? (Er fragt dann seine Liste ab.)
- Gab es während der Schwangerschaft besondere Vorkommnisse (Wassereinlagerung, Bluthochdruck usw.)?
- Müssen Sie ständig Medikamente zu sich nehmen?
- Wann und was haben Sie zuletzt gegessen und getrunken?
- Wären Sie in einem Notfall mit der Übertragung von fremdem Blut für Sie selbst oder Ihr Kind einverstanden?

Was frage ich meinen Arzt?

- Was ist der Unterschied zwischen Vollnarkose und PDA?
- Welche Risiken gibt es, wie oft treten die auf?
- Was ist die beste Lösung für mein Kind?
- Kann mein Partner dabei bleiben?
- Wie werde ich mich im Anschluss fühlen?

AktivTipp

Was kann mein Arzt tun?

- Zur Schmerzausschaltung in der Phase der Geburtswehen, also noch vor der Austreibung des Kindes, kann Ihnen der Anästhesist eine Periduralanästhesie legen. Damit lassen sich die Wehenschmerzen nicht völlig, aber auf ein gut erträgliches Minimum reduzieren. Er wird Ihnen den Vorgang vor Beginn seiner Arbeit genau erklären und Ihnen bei zwischendurch auftretenden Wehen hilfreich zur Seite stehen.
- Bei einem geplanten oder erst in absehbarer Zeit in Aussicht gestellten Kaiserschnitt (Sektio) bietet er Ihnen die Möglichkeit einer Vollnarkose oder einer PDA an. Letztere wäre unbedingt vorzuziehen, da nachweislich weniger Risiken für Sie und auch für Ihr Kind bestehen.
  Außerdem können Sie so die Geburt miterleben, Ihr Partner kann Ihnen zur Seite stehen.
- Und das Wichtigste: Sie sehen Ihr Kind sofort nach der Entbindung und sind auch nach Abschluss des Eingriffes „fit im Kopf“.
- Bei einem Not-Kaiserschnitt muss immer eine Vollnarkose gewählt werden. Hier geht es um schnelles Handeln, jede Minute zählt.

Was kann ich selbst tun?

- Stellen Sie ausreichend Fragen, um sich selbst die Unsicherheit zu nehmen. Und haben Sie keine Angst vor „dummen“ Fragen.

Dauert die Geburt recht lange, hat die werdende Mutter die Möglichkeit einer Periduralanästhesie. Dabei wird durch einen kleinen Einstich im Lendenwirbelbereich ein dünner Katheter in den Wirbelkanal gelegt, durch den kontinuierlich Schmerzmittel gegeben werden kann. Dadurch verringern sich die Schmerzen erheblich und die Mutter kann das Kind sofort zu sich nehmen.
Bei einem plötzlich notwendigen Kaiserschnitt oder wenn die Mutter lieber nichts von der ganzen Operation mitbekommen möchte, wird eine Vollnarkose gemacht.

Frühgeburt und Frühgeborenes

Ein Kind gilt als Frühgeburt bzw. Frühgeborenes, wenn es vor Vollendung der 37. Schwangerschaftswoche (SSW) geboren wird oder bei der Geburt weniger als 2500 g wiegt. Ungefähr 6 % aller Kinder kommen zu früh zur Welt.

Frühgeburtstendenzen

Kündigt sich eine Frühgeburt durch vorzeitige Wehen an, ist die erste Maßnahme die Ruhigstellung der werdenden Mutter. In den meisten Fällen wird sie stationär aufgenommen, damit eine engmaschige Kontrolle von Mutter und Kind gewährleistet ist. Meistens wird der Versuch unternommen, die Wehen bis zur vollendeten 37. SSW mit wehenhemmenden Medikamenten zu unterdrücken.
Bei vorzeitigem Blasensprung ist ein Schutz vor Infektionen wichtig, da nun die schützende Hülle des Ungeborenen offen ist und aufsteigende Bakterien eindringen können. Die Mutter erhält daher nach einem vorzeitigen Blasensprung vorbeugend Antibiotika.

Risiken des Frühgeborenen

Eine Frühgeburt sollte immer in der Klinik stattfinden, da nur dort optimale Bedingungen für Frühgeborene herrschen. Bei Frühgeburtstendenzen wird die Lungenreife des Ungeborenen, die normalerweise erst nach der 37. SSW abgeschlossen ist, mit Medikamenten unterstützt. Die Unreife ihrer Lungen ist eines der größten Risiken von Frühgeborenen. Sie kann schnell zu einem gefährlichen Sauerstoffmangel führen, der möglichst verhindert werden muss, da sonst möglicherweise ganz gravierende Folgen für das Baby auftreten können.
Zu früh geborene Babys sind außerdem besonders anfällig für Infektionen und für eine Unterzuckerung ihres Blutes.
Wegen ihrer noch weitgehend fehlenden Unterhautfettschicht kühlen die „Frühchen" schnell aus und müssen daher ihre ersten Stunden, Tage oder Wochen in einem „Brutkasten" verbringen. Das ist ein Wärmebettchen, in dem sie auch vor Krankheitskeimen geschützt sind und optimal versorgt und überwacht werden können.
Frühgeborene können sich, wenn sie die kritischen ersten Lebenswochen gut gemeistert haben, völlig normal entwickeln. Es dauert allerdings etwas, bis sie ihren Entwicklungsrückstand aufgeholt haben.

Vorsorgeuntersuchungen U1 bis U10

Das so genannte Gelbe Heft, in dem alle Vorsorgeuntersuchungen eines Kindes dokumentiert werden, wird bei der Geburt angelegt und begleitet Ihr Kind bis zur U10 im Alter von 10 bis 13 Jahren. Deshalb sollte das Gelbe Heft auch sorgfältig aufbewahrt werden.

Ziele der Vorsorgeuntersuchungen für Kinder

Die Teilnahme an allen Vorsorgeuntersuchungen gibt den Eltern die Sicherheit, dass alle wichtigen Schritte der kindlichen Entwicklung sozusagen unter ärztlicher Aufsicht geschehen. Verstehen Sie die einzelnen Vorsorgeuntersuchungen nicht nur als Suche nach möglichen Erkrankungen oder Entwicklungsstörungen, sondern auch als Gelegenheit, mit dem Arzt Fragen aus allen Lebensbereichen zu besprechen, beispielsweise die folgenden: Was kann es für Ihr Kind bedeuten, wenn es überwiegend von den Großeltern betreut wird? Soll Ihr Kind zum frühestmöglichen Zeitpunkt eingeschult werden oder lieber ein Jahr später?

Erstuntersuchung (U1)

Schon im Kreißsaal findet die Erstuntersuchung (U1) des Vorsorgeprogrammes für Kinder statt. Sie wird meist von dem Arzt durchgeführt, der die Geburt betreut hat, bei Hausgeburten ohne Arzt von der Hebamme. Bei Früh- oder Mehrlingsgeburten sowie bei vor oder während der Geburt erkannten Risiken kommt zur U1 zusätzlich ein Kinderarzt hinzu.
Die Geburt ist die radikalste Umstellung im Leben überhaupt. Daher geht es bei der U1 vor allem darum, die wichtigsten Lebensfunktionen des Neugeborenen außerhalb des Mutterleibes zu überprüfen. Hierzu hat Frau Dr. Apgar, eine amerikanische Ärztin, den nach ihr benannten Apgar-Index entwickelt. Dieser Index, in dem die Atmung, der Herzschlag, die Muskelspannung, das Aussehen der Haut und die Reflexe des Neugeborenen jeweils mit 0, 1 oder 2 Punkten bewertet werden, wird 5 und 10 Minuten nach der Geburt festgestellt und in das Gelbe Heft eingetragen. Er zeigt recht zuverlässig an, wie schnell sich Ihr Baby an sein Leben ohne Nabelschnur angepasst hat.
Das Neugeborene wird außerdem gründlich untersucht, gemessen und gewogen. Alle Werte werden im Vorsorgeheft vermerkt und können so ganz leicht mit den Werten der nächsten Vorsorgeuntersuchung verglichen werden.

U2 am 5. bis 10. Lebenstag

Die fällige 2. Untersuchung des Vorsorgeprogramms (U2) findet am 5. bis 10. Lebenstag des Neugeborenen entweder in der Klinik oder beim Kinderarzt statt. Die gründliche Untersuchung umfasst alle Organsysteme. Auch diesmal werden die Größe, das Gewicht und der Kopfumfang des Kindes gemessen. Das Geburtsgewicht sollte, nachdem jedes Neugeborene zunächst bis zu 10 % seines Körpergewichts abnimmt, am 10. Lebenstag wieder erreicht sein.
Der untersuchende Arzt erkundigt sich nach dem Trinkverhalten, nach Schluckstörungen oder gehäuftem Erbrechen und nach der Verdauung des Babys. Der Stuhlgang eines Stillkindes ist ockergelb und sehr weich, fast dünnflüssig. Ihr Kind muss nicht jeden Tag Stuhlgang haben, mehrmals täglich bis einmal wöchentlich ist normal. Bei Flaschenkindern ist der Stuhl etwas fester.
Besonderes Augenmerk legt der Arzt auf die Lungenfunktion, um zu sehen, ob dem Neugeborenen die Umstellung auf die selbstständige Atmung gelungen ist. Auch die Haut des Babys untersucht er genau, da sie dessen Befinden recht gut widerspiegelt. Sie sollte rosig und warm sein. Eventuell zeigen sich erste Hinweise auf Hautausschläge im Sinne einer Neurodermitis. Auf eine mögliche Er-

krankung weist auch eine besondere Blässe der Haut hin. Auch Milchschorf gehört zu den Hinweisfaktoren auf eine mögliche allergische Veranlagung.
Bei jedem Neugeborenen tritt eine gewisse Gelbfärbung der Haut auf, die durch die Abbauprodukte bei der Umstellung des Blutes vom mütterlichen auf den kindlichen Kreislauf bedingt ist. Wenn sie ein bestimmtes Maß überschreitet (Neugeborenenikterus), besteht Gefahr und das Baby muss behandelt werden.
Der eingetrocknete Rest der Nabelschnur fällt in den meisten Fällen spätestens 10 bis 14 Tage nach der Geburt ab. Eine sorgfältige Pflege des Nabels ist wichtig, der vor allem trocken gehalten werden muss, damit sich keine Bakterien darin ansiedeln können. Lassen Sie sich die richtige Nabelpflege von der Hebamme oder Kinderschwester zeigen.
Ab dem 5. Lebenstag wird der so genannte Guthrie-Test durchgeführt. Dazu werden Ihrem Kind ein paar Tropfen Blut aus der Ferse abgenommen. Mit diesem Test kann man eine angeborene Stoffwechselstörung, die Phenylketonurie erkennen, die durch eine frühzeitig einsetzende Diät behandelt werden muss. Unbehandelt führt sie unweigerlich zu schwersten geistigen Retardierungen.

U3 mit 4 bis 6 Wochen

Bei der U3 mit 4 bis 6 Wochen wird Ihr Arzt fragen, ob Ihr Baby Krampfanfälle hatte. Dabei zuckt das Kind unnatürlich mit dem ganzen Körper oder auch nur mit dem Kopf und liegt danach schlaff oder sogar bewusstlos da. Der Arzt möchte auch wissen, ob Ihr Kind kräftig, schrill oder kraftlos schreit und ob es häufig erbricht. Zum Thema Erbrechen sollten Sie wissen, dass jedes Kind gelegentlich oder auch gewohnheitsmäßig „spucken“ darf. Das ist ganz normal. Solange es nicht im weiten Strahl erbricht und solange es an Gewicht zunimmt, besteht in der Regel kein Grund zur Besorgnis.
In der 6. Lebenswoche findet meistens die erste Ultraschalluntersuchung der Hüfte statt, die der Früherkennung der Hüft(gelenks)dysplasie dient. Dabei ist die Gelenkpfanne des Hüftgelenkes so flach gebaut (dysplastisch), dass der Gelenkkopf leicht aus der Pfanne springt. Diese Störung haben 2 bis 3 % aller Neugeborenen – sie kann durch eine Spreizwindelhose meistens erfolgreich behandelt werden.
Schmerzhafte Blähungen des Säuglings sind ein Thema, das fast alle Mütter bei den Vorsorgeuntersuchungen U3 bis U5 ansprechen. Die gefürchteten „Dreimonatskoliken“ sind schmerzhafte Blähungen, die den Säugling nachmittags und abends am schlimmsten plagen. Ihr Kinderarzt kennt eine Reihe von Maßnahmen von der richtigen Ernährung der Stillenden bis zur Bauchmassage des Babys mit Kümmelöl. Er kann dem Säugling auch entblähende Tropfen verordnen. Die folgende Übersicht nennt einige der Maßnahmen. Was dem Kind im Einzelfall Linderung verschafft, ergibt sich oft nur durch Ausprobieren.
Denken Sie daran, dass Bauchschmerzen im ersten Halbjahr auch andere und gelegentlich ernste Ursachen haben können.

Maßnahmen gegen schmerzhafte Blähungen bei Säuglingen („Dreimonatskoliken“)

- Die Stillende soll kein blähendes Gemüse (Hülsenfrüchte, Kohl, Lauch) essen.

- „Bäuerchen“ nach dem Trinken machen lassen, damit verschluckte Luft entweicht.
- Umhertragen des Babys in „Fliegerstellung“ und kreisende Massage der Bauchdecke (im Uhrzeigersinn), eventuell mit Kümmelöl, bringen dem Baby Linderung.
- Mit dem Baby „Gymnastikübungen“ machen oder Strampeln lassen.
- Fenchel- oder Kümmeltee sowie entblähende Tropfen können helfen.

U4 im 3. bis 4. Monat

Bei der U4 im 3. bis 4. Lebensmonat hat Ihr Kind schon mehr Kontakt zu seiner Umwelt. Es lächelt manchmal, wenn es angesprochen wird, und spielt mit seinen Händen vor dem Körper. Es dreht den Kopf zu einer Schallquelle hin und verfolgt eine Bewegung mit den Augen.
Die geistige Entwicklung Ihres Kindes ist davon abhängig, dass Sie sich mit ihm beschäftigen, zu ihm sprechen, ihm etwas vorsingen usw. Wenn es Sie auch noch nicht „versteht“, profitiert es in dieser Zeit dennoch sehr viel von Ihrer aktiven Zuwendung. Dass der Mensch nicht vom „Brot“ allein lebt, gilt besonders auch für Säuglinge.
Selbstverständlich sind auch die Nahrungsaufnahme und Verdauung wichtige Themen: Der Arzt möchte daher unter anderem wissen, ob das Trinken problemlos klappt, und ob das Kind häufig erbricht.
Bei der U4 wird meist mit den Impfungen begonnen. Obwohl viele der früher noch gefährlichen Infektionskrankheiten mittlerweile in Westeuropa seltener geworden sind, sollten Sie auf jeden Fall Ihr Kind impfen lassen. Durch den regen Reiseverkehr und das fehlende Gefahrenbewusstsein vieler Mütter steigt die Gefahr gerade auch gefährlicher Krankheiten wie Scharlach und Diphtherie und auch der Masern wieder an.

U5 im 6. bis 7. Monat

Bei der U5 im 6. bis 7. Monat findet erneut eine gründliche körperliche Untersuchung statt. Den Arzt interessiert nun, ob Ihr Baby sich vom Rücken auf die Seite bzw. auf den Bauch dreht, ob es nach Spielzeug greift, ob es hörbar lachen kann.
In diesem Alter, etwa ab dem 5. Monat, erhält Ihr Kind zusätzlich zur Muttermilch oder zu seinen Milchfläschchen die so genannte Beikost, also verschiedene Sorten von Obst-, Gemüse- oder Getreidebreis.

U6 im 10. bis 12. Monat

Bei der U6 ist das Kind 10 bis 12 Monate alt. Wieder geht es vor allem um die Bewegungsfortschritte des Kindes: Kann es sitzen und krabbeln? Zieht es sich an Möbeln hoch? Kann es schon stehen und sich an den Möbeln entlang hangeln? Greift es gezielt mit Daumen und Zeigefinger? „Papa“, „Mama“ oder „Auto“ sind oft die ersten Wörter des Kindes. Der Arzt möchte wissen, ob es diese Wörter gezielt einsetzt.

U7 mit 2 Jahren

Bei der U7 mit 2 Jahren können die meisten Kinder etwa zehn Wörter außer „Mama“ und „Papa“ sinnvoll gebrauchen (beim genauen Nachzählen sind es meistens deutlich mehr!) und auch schon Zweiwortsätze sprechen. Das Sozialverhalten, der Umgang mit den

Eltern, Geschwistern und Mitgliedern der Krabbelgruppe, hat nun einen wichtigen Stellenwert. Grundzüge des menschlichen Zusammenlebens wie Geben und Nehmen oder Streit und Versöhnung werden nun in immer neuen Varianten durchgespielt.
Ihr Kind beginnt zu malen, es spielt Ball, hüpft auf der Stelle, tanzt zu Musik, kann Treppen mit Geländer hochsteigen und ein Riesenchaos stiften.

U8 mit 4 Jahren

Bis zur U8 mit etwa 4 Jahren vergehen nun 2 Jahre, in denen sich alle Fähigkeiten weiterentwickeln. Nun haben Sie schon ein Kleinkind, das meistens sehr genau weiß, was es will und wie man diesen Willen durchsetzt. Daher wird bei der U8 oft das erste Mal auch über Erziehungsprobleme gesprochen.
Ihr Kind spricht nun von sich in der Ichform und hat eine gewisse Selbstständigkeit erreicht. Es kann sich unter Anleitung allein anziehen und sagt jetzt, wenn es auf die Toilette möchte. Es spielt gern mit Gleichaltrigen und kann sich nun ausdauernd mit einem Spiel beschäftigen.
Bei der U8 prüft der Arzt die Sprachentwicklung und macht einen Seh- und einen Hörtest mit dem Kind. Die meisten Kinder gehen jetzt in den Kindergarten. Der Arzt möchte wissen, wie es sich mit den anderen Kindern verträgt. Ist es eher scheu oder eher ein „Rabauke"?

U9 mit 5 Jahren

Die U9 mit 5 Jahren ist die Vorsorgeuntersuchung vor der Einschulung. Noch einmal werden das Seh- und Hörvermögen, die Sprache und die Aussprache geprüft. Dabei fallen Störungen wie etwa die fehlerhafte Aussprache einzelner Buchstaben auf.

U10 mit 10 bis 13 Jahren

Die U10 im Alter von 10 bis 13 Jahren bietet die Möglichkeit, das an der Grenze zum Teenager stehende Kind gründlich zu untersuchen, seinen Impfschutz zu überprüfen und gegebenenfalls aufzufrischen. Manchmal bietet sich eine Drogenberatung (Rauchen, Alkohol) an. Auch Essprobleme können angesprochen werden.

Ernährung und Gesundheit des Säuglings

Das Neugeborene muss sich nach seiner Geburt auf eine neue Art der Ernährung einstellen. Es wird nun nicht mehr über die Nabelschnur versorgt, sondern muss selbst verdauen. Im Verhältnis zu seiner Größe ist der tägliche Energiebedarf des Säuglings mit etwa 100 kcal pro kg Körpergewicht sehr hoch. Ein Erwachsener dagegen benötigt nur etwa 40 kcal pro kg.

Stillen

AktivCheck

Wann muss ich zum Arzt?

- Wenn sich die Brust verhärtet und eine rote „Girlande" um die verhärtete Stelle bildet und hohes Fieber dazu kommt.
- Wenn das Stillen große Schmerzen verursacht.
- Bei aufgebissenen, blutenden Warzen.

Was wird mein Arzt mich fragen?

- Seit wann bestehen die Beschwerden?
- Wie lange stillen Sie schon?
- Hatten Sie bereits ähnliche Komplikationen?
- Wollen Sie weiter stillen?
- Wie geht es dem Kind?
- Füttern Sie bereits zu?

Was frage ich meinen Arzt?

- Trifft folgender Satz zu: Durch das Stillen verliert jede Mutter einen Zahn pro Kind?
- Wie viele schädliche Stoffe bekommt mein Kind durch die Muttermilch?
- Ich bin chronisch krank, muss oder soll ich trotzdem stillen?
- Gibt es eine bestimmte Ernährung, die ich einhalten muss?
- Welche Medikamente darf ich auf keinen Fall nehmen?
- Muss ich feste Zeiten zum Stillen einhalten? Wie lange dauert das Stillen?
- Woran erkenne ich, dass mein Kind ausreichend getrunken hat?
- Soll ich mit dem Stillen aufhören, wenn sich eine Infektion der Brustdrüse gebildet hat?
- Wie viel Zeit soll man sich zum Entwöhnen nehmen?

AktivTipp

Was kann mein Arzt tun?

- Er kann Ihnen kühlende Eispacks empfehlen und allgemeine Richtlinien zur Pflege der Brust geben.
- Bei einer eitrigen Infektion wird er Antibiotika und Schmerzmittel verordnen. Dann müssen Sie abstillen.

Was kann ich selbst tun?

- Ein persönlicher Tipp: Beginnen Sie bereits einige Wochen vor dem Geburtstermin mit der Vorbereitung Ihrer Brustwarzen. Dazu streichen Sie täglich 1- oder 2-mal Johanniskrautöl (für die äußere Anwendung) auf die Brustwarze. Die Gerbstoffe machen die Haut widerstandsfähiger.
- Beachten Sie folgende Punkte:
  - Ruhen Sie viel,
  - nehmen Sie sich Zeit zum Stillen,
  - entspannen und erholen Sie sich ausreichend,
  - vermeiden Sie Spannungen und Ängste,
  - rauchen Sie am besten gar nicht,
  - trinken nur wenig oder gar keinen Alkohol.
- Achten Sie darauf, dass Ihr Kind nicht mit dem Kopf auf Ihrer Brust liegend einschläft. Dieses kann eine schmerzhafte und fiebrige Brustdrüsenentzündung hervorrufen.
- Beachten Sie bei der körperlichen Reinigung jetzt besonders genau die Reihenfolge: Erst die Brüste, dann der Unterleib, damit keine Keime in die Brustdrüse verschleppt werden.
- Wenn Sie Probleme mit dem Stillen bekommen, lohnt sich immer auch ein Anruf bei einer Hebamme, die Ihnen vielleicht sehr gute Ratschläge geben kann, um ein ärztlich verordnetes Abstillen zu vermeiden.

Die beste Ernährung für den jungen Säugling ist ohne Frage das Stillen, das auch von der Weltgesundheitsorganisation empfohlen wird. Über 90 % der Mütter sind in der Lage zu stillen, echte Stillhindernisse sind selten.

Stillen erfordert viel Geduld, Kraft, Zeit und eine positive innere Einstellung. Keine Frau sollte sich zum Stillen zwingen.
Muttermilch bietet dem Säugling eine optimale Nährstoffmischung, die von der industriell gefertigten Säuglingsnahrung nur annähernd erreicht wird. Muttermilch wird vom Säugling leichter verdaut und enthält wichtige Abwehrstoffe, die ihn gegen Infektionen schützen. Auch das Allergierisiko ist bei gestillten Kindern deutlich niedriger als bei „Flaschenkindern“.

Eine innige Beziehung

Ein weiterer Vorteil des Stillens neben der optimalen Zusammensetzung der Nahrung ist der enge körperliche Kontakt zwischen Mutter und Kind, der Behaglichkeit und Vertrauen schafft. Sorgen Sie für eine ähnlich innige Beziehung auch dann, wenn Sie Ihr Kind von Anfang an oder schon nach wenigen Wochen mit der Flasche ernähren. Psychologen versichern glaubhaft, dass die Innigkeit der frühen Mutterbeziehung spätere Einstellungen des Kindes zum Leben und zu anderen Menschen stark prägt.
Legen Sie Ihr Kind nicht nach einem starren Stundenplan, sondern nach Bedarf an, jedoch mindestens 5- bis 6-mal pro Tag. Es sollte jedes Mal aus beiden Brüsten trinken, jeweils etwa 10 Minuten lang. Häufiges Anlegen fördert die Milchbildung, je gründlicher eine Brust leer getrunken wird, desto mehr Milch wird nachgebildet.

Was die Stillende beachten soll

Die stillende Mutter hat einen erhöhten Flüssigkeits- und Energiebedarf. Sie soll sich gesund ernähren sowie auf Nikotin und größere Mengen Alkohol verzichten. Seien Sie, während Sie stillen, auch mit Kaffee zurückhaltend und meiden Sie Südfrüchte, Multivitaminsäfte, Erdbeeren und Tomaten, da diese beim Baby schnell einen wunden Po verursachen können. Alle Nahrungsmittel, die bei Ihnen selbst blähend wirken, können auch Ihren Säugling mit schmerzhaften Blähungen plagen.
Denken Sie daran, dass manche Medikamente in die Muttermilch übertreten, und fragen Sie daher vor jeder Anwendung Ihren Arzt nach der Unbedenklichkeit.

Probleme beim Stillen

Während der Stillzeit können Probleme auftreten, sei es, dass die Milchmenge einmal nicht ausreicht, sei es, dass die Brustwarzen sich entzünden. In solchen Situationen hilft die Beratung der Kinderkrankenschwester, der Hebamme, des Haus- oder Kinderarztes. Viele junge Mütter finden in ihrer Stillgruppe den nötigen Rat.
Trotz seiner erwiesenen Vorteile sollten Sie das Stillen nicht erzwingen. Falls Ihr Säugling auf diesem Wege nicht die erforderliche Nahrungsmenge erhält, oder falls Ihr Tagesablauf durch das Stillen zu sehr belastet ist, sind die industriell hergestellten Säuglingsmilchnahrungen die beste Alternative. Sie enthalten alle für die gesunde Entwicklung des Säuglings wichtigen Nährstoffe und sind genau auf das jeweilige Alter des Babys abgestimmt. Es ist nicht sinnvoll, die Säuglingsmilch selbst herzustellen, so wie es unsere Großeltern tun mussten, denn es ist dabei äußerst schwierig, allen Anforderungen an die Nährstoffzusammensetzung und Hygiene zu genügen.

Wie lange stillen?

Wenn Ihnen das Stillen keine Probleme bereitet, können Sie es recht lange beibehalten. Manche Kinder werden problemlos gestillt, bis sie laufen lernen. Mit etwa 5 bis 6 Monaten sollte jedoch die so genannte Beikost zugefüttert werden. Beachten Sie aber, dass manche Kinder dem Stillen von sich aus ein Ende bereiten, wenn sie aus irgendeinem Grund einmal ein Fläschchen erhalten haben. Sie begreifen nämlich schnell, dass das Trinken aus dem Fläschchen leichter ist.

Gewichtsentwicklung des Säuglings

Die Trinkmenge, die ein Säugling benötigt, ist individuell verschieden. Sie brauchen Ihr Baby nicht vor und nach jeder Mahlzeit zu wiegen. Die Hauptsache ist, dass es mit der Zeit im normalen Rahmen zunimmt. Nachdem es am 10. bis 14. Lebenstag sein Geburtsgewicht wieder erreicht hat, beträgt die Gewichtszunahme in den ersten 4 Monaten ungefähr 200 g pro Woche.

Übersicht: Gewichtsentwicklung im ersten Lebensjahr

	wöchentlich	monatlich
im ersten Vierteljahr	200 g	800 bis 900 g
im zweiten Vierteljahr	150 g	600 bis 700 g
im dritten Vierteljahr	100 g	400 bis 500 g
im vierten Vierteljahr	75 g	300 g

Trink- und Flüssigkeitsmenge der Flaschenkinder

Die Trinkmenge der Flaschenkinder steigt von anfänglich 200 bis 300 Milliliter (ml) pro Tag schnell auf bis zu 700 ml in der 4. Lebenswoche und 900 ml im 4. Monat an. Danach sinkt sie bis zum 6. Lebensmonat wegen der nun zugefütterten Beikost langsam wieder ab. Die Tagesmenge verteilt sich je nach Bedarf auf 4 bis 6 tägliche (und natürlich auch nächtliche) Mahlzeiten.

Übersicht: Trinkmenge Milch pro Tag*

1. Woche	200 bis 300 ml
2. Woche	450 bis 600 ml
3. Woche	500 bis 650 ml
4. Woche	550 bis 700 ml
5. Woche	600 bis 750 ml
6. bis 8. Woche	700 bis 850 ml
3. bis 4. Monat	750 bis 900 ml
5. Monat	650 bis 800 ml
6. Monat	500 bis 550 ml

* Dies sind Richtwerte. In der Praxis müssen Sie sich am Hunger des Kindes orientieren.

Das Trinken von zusätzlicher Flüssigkeit ist im Grunde nicht notwendig, kann dem Säugling aber nach der Mahlzeit angeboten werden. Den Tee (Früchte-, Fencheltee) können Sie aus Teebeuteln selbst zubereiten. Das Teefläschchen sollte nur als Durstlöscher und nicht als Beruhigungsmittel dienen. Bedenken Sie, dass es nicht dem natürlichen Verhalten eines Säuglings oder Kleinkindes entspricht, den ganzen Tag eine Flasche im Mund zu haben. Bei gesüßtem Tee oder Saft müssen Sie nach dem ersten Zahnen auch an die Entwicklung von Karies denken.
Wenn es draußen heiß ist, wenn ein Kind Fieber hat oder wenn es durch Erbrechen oder Durchfall Flüssigkeit verliert, sollte Ihr Kind allerdings viel trinken, am besten Tee oder stark verdünnten Saft (⅓ Saft, ⅔ Wasser).

Die meisten jungen Eltern bemerken recht schnell, dass die Ernährung eines gesunden Säuglings viel einfacher ist, als sie vielleicht befürchtet hatten. Im Zusammenhang mit der kindlichen Ernährung wird aber bald eine andere Frage wichtig: „Wann lässt uns das Baby wieder durchschlafen?“

Viele Säuglinge sind in dieser Hinsicht sehr „verständig“ und geben sich schon nach wenigen Monaten mit einer Mitternachts- und einer frühmorgendlichen Mahlzeit zufrieden. Dazwischen liegen dann 4 bis 5 Stunden Nachtruhe. Andere Kinder dagegen beharren bis in ihr 2. Lebenshalbjahr hinein konsequent auf einem 2- bis 4-stündigen Trinkrhythmus.

Besonders in diesen Fällen sind die Väter aufgerufen, ihren Beitrag zu leisten. Solange der „Schreihals“ noch gestillt wird, könnten sie ihn der Mutter (gelegentlich) ans Bett bringen, die ihn dann im Liegen stillt.

Beifüttern

Das Beifüttern beginnt bei gestillten Kindern im 6., bei Flaschenkindern schon im 5. Monat. Ein früherer Beginn ist nicht notwendig, da die Kinder durch die Milchnahrung bestens versorgt sind. Ersetzen Sie zunächst nur eine Mahlzeit, am besten die Mittagsmahlzeit, schrittweise durch Beikost. Bieten Sie dem Baby vor seiner Milchmahlzeit einige Löffel Gemüsebrei an. Wenn es isst und den Brei gut verträgt, können Sie die Menge langsam steigern. Auch Bananen- oder Apfelbrei werden meist gerne gegessen.

Mehr und mehr Breimahlzeiten

Nach und nach werden weitere Mahlzeiten durch „Beikost“ ersetzt, etwa die Abendmahlzeit durch einen Getreidebrei mit oder ohne Milch. Auch hier gibt es die Möglichkeit, Fertigprodukte zu füttern oder aus verschiedenen Getreideflocken, wie z. B. Hafer, Dinkel oder Reis, selbst einen Brei herzustellen. Zur besseren Vitaminversorgung können Sie Obst oder Saft hinzugeben.

Je nach Gewichtsentwicklung Ihres Kindes wird nun auch die Nachmittagsmahlzeit auf einen weiteren Getreidebrei oder eine reine Obstmahlzeit oder eine Mischung aus beidem umgestellt. Das Frühstück bleibt noch für längere Zeit eine Milchmahlzeit, bis Ihr Kind lernt, aus dem Becher zu trinken und auch feste Nahrung zu essen. Manche Kinder vertragen es auch sehr gut, wenn sie ihr einziges Fläschchen abends bekommen.

Das Kind isst am Tisch mit

Im 2. Lebensjahr, wenn die Zähnchen mehr oder weniger vollständig da sind, findet ein schrittweiser Übergang zum normalen Familienessen statt. Es muss natürlich kindgerecht zubereitet und darf nicht zu stark gesalzen oder scharf gewürzt sein. Schöpfen Sie den Teller eines Kleinkindes, das kein „guter Esser“ ist, nicht zu voll, sonst verliert es zu schnell den Mut.

Nehmen Sie sich auch die Zeit, mit Ihrem Kind zusammen zu essen. Wenn Ihr Kind trotz aller Bemühungen partout nicht essen will, verlieren Sie nicht zu viele Worte darüber, geben Sie ihm aber auch keine Süßigkeiten als Ersatz.

Körperliche und geistige Entwicklung des Kindes

Kinder entwickeln sich nicht nach einem Schema. Ihre Entwicklung ist von vielen Einflüssen abhängig. Zunächst kommt es darauf

an, wie kräftig und gesund ein Kind bei der Geburt ist. Ein Frühgeborenes beispielsweise braucht seine ersten Lebenswochen dazu, um die Entwicklung eines reifen Neugeborenen nachzuholen. Will man später die Fortschritte beurteilen, muss man die Anzahl der Wochen abziehen, die es zu früh geboren ist. Ein Kind, das 4 Wochen zu früh geboren wurde, beurteilt der Kinderarzt mit 12 Monaten wie ein 11 Monate altes Kind.
Ganz entscheidend für seine Entwicklung ist die Zuwendung, die ein Kind erhält. Je mehr Sie sich mit ihm beschäftigen, und je mehr Anregungen ihm von außen angeboten werden, desto mehr Chancen hat es, sich seinen Neigungen und Interessen entsprechend zu entwickeln. Das heißt aber nicht, dass Sie ein „Trainingsprogramm" für Ihren Säugling entwerfen müssen.
Einige Kinder entwickeln früher sprachliche Fähigkeiten als andere und brauchen vielleicht für ihre motorische Entwicklung, also zur Ausbildung ihrer Bewegungsfähigkeit, etwas länger. Bei anderen ist es genau umgekehrt. Für alle Fortschritte der kindlichen Entwicklung gibt es große zeitliche Spielräume, und man sollte sein Kind möglichst nicht an anderen gleichaltrigen Kindern messen. Immer kann das eine Kind früher „aktiv" lächeln als das andere, früher allein sitzen, „Mama" sagen, laufen, aufs Töpfchen gehen usw. Das hat in den allermeisten Fällen nichts zu bedeuten; das eine Kind ist einfach früher und das andere etwas später dran.
Bei den Vorsorgeuntersuchungen überprüft der Kinderarzt das Eintreten wichtiger Entwicklungsschritte. Er wendet bei seiner Beurteilung das Prinzip der „unteren Norm" an, das heißt, er überprüft bei Ihrem Kind den Zeitpunkt, an dem über 90 % aller Kinder eine bestimmte Fähigkeit erlangt haben. Bleibt Ihr Kind hinter dieser unteren Norm zurück, überprüft der Kinderarzt das Erreichen des betreffenden Entwicklungsschrittes in kurzem Abstand erneut bzw. beginnt, die Ursachen der Entwicklungsverzögerung zu ermitteln.

Motorische Entwicklung

Vom Tag seiner Geburt an kann der gesunde Säugling, wenn er auf dem Bauch liegt, den Kopf kurz von der Unterlage heben. Wenn Sie ihn aus der Rückenlage an beiden Handgelenken zu sich vorsichtig hochziehen, hat er aber noch keine Kraft, den Kopf anzuheben und zu kontrollieren. Wenn Sie das Neugeborene unter beiden Armen halten und auf eine Unterlage stellen, macht es kleine Schreitbewegungen. Dieser so genannte Schreitreflex hat noch nichts mit dem Laufenlernen zu tun.

Im 3. bis 5. Monat

Etwa im 3. bis 4. Monat hat das Baby schon eine gewisse Kopfkontrolle. Es kann sich nun in Bauchlage auf seinen Ellenbogen abstützen und den Kopf bis in halbe Höhe (45°) anheben. Beim Hochziehen aus der Rückenlage beginnt es mitzuarbeiten und hebt den Kopf kurz mit an. Der „Schreitreflex" des Neugeborenen ist nun nicht mehr da.

Im 6. bis 8. Monat

Im 6. bis 7. Monat kann Ihr Säugling sich so abstützen, dass nur noch die Handgelenke und das Becken fest auf der Unterlage liegen. Das Baby hat nun eine sichere Kopfkontrolle bei allen Bewegungen im Raum. Wenn Sie es nun aus der Rückenlage hochziehen, hilft es gut mit, beugt die Unterarme dabei und ist stolz, wenn es so zum Sitzen kommt. Kippen Sie es jetzt vorsichtig nach einer Seite, stützt es sich mit Händchen und Beinchen ab.

Ab dem 6. Monat – bei manchen schon früher! – gelingt es den meisten Babys auch, sich von der Rücken- in die Bauchlage zu drehen. Sie dürfen es jetzt auf dem Wickeltisch nicht mehr aus den Augen lassen!

Im 9. bis 12. Monat

Im 9. Monat hebt Ihr Kind aus der Bauchlage auch den Po mit an, sodass es auf den Händen und Knien bzw. Händen und Füßen steht. In dieser Haltung wippt es gern vor und zurück. So entdeckt es das Krabbeln und erweitert seinen Aktionsradius damit enorm. Aus der Rückenlage hochgezogen, bleibt es nun mit gestreckten Beinen sicher sitzen. Wenn Sie es hinstellen, halten die Beine das Gewicht für kurze Zeit, und es kann, an beiden Armen gehalten, stehen.

Vom 1. zum 2. Geburtstag

Mit 1 Jahr zieht das Krabbelkind sich an Möbeln hoch und hangelt sich stehend an ihnen entlang. Es kann sich nun vom Krabbeln aus über den Vierfüßlerstand selbst hinsetzen. Eines Tages ist es dann so weit: Das Kind macht seine ersten freien Schritte. Zunächst ist der Gang noch breitbeinig und unsicher, doch bald schon können die Kinder vom Stand aus in die Hocke gehen und den ganzen Raum durchqueren.

Das Kind ist nun „überall", versucht an allem hochzuklettern, reißt Tischdecken herunter usw. Bereiten Sie sich gut auf diese Zeit vor! Sichern Sie die vorderen Herdplatten, sperren Sie Treppen ab, sichern sie niedrige Fenster und achten Sie auf alles, was dem Kind gefährlich werden könnte.

Nach dem 2. Geburtstag

Das Treppensteigen mit Festhalten am Geländer beherrschen die meisten Kinder mit 2 Jahren. Bald kommt das Dreiradfahren hinzu. Der Bewegungsspielraum wird zusehends größer. Auf dem Spielplatz werden nun bald Klettergerüste bewältigt. Die Kinder müssen jetzt lernen, ihre Grenzen zu erfahren, Gefahren kennen zu lernen und mit ihnen umzugehen. Dafür benötigen sie jedoch noch weitere Jahre. Für Eltern und Betreuer heißt in diesem Alter die Devise: „Immer das Schlimmste befürchten, aber nur nicht zu ängstlich ..."

Sprachentwicklung

Das Neugeborene gibt, wenn es satt und zufrieden ist, nur zarte, seufzende Laute von sich. Mit 3 Monaten bildet Ihr Baby schon spielerisch und absichtslos Laute, mit 6 Monaten antwortet es bereits mit eigenen Lauten, wenn es angesprochen wird. Im Alter von 9 Monaten bildet es Silbenketten, wie „wawawa" oder „mamama". Mit 1 Jahr können viele Kinder schon „Mama" und „Papa" sagen und Sprachlaute nachahmen wie „wauwau" oder „brumbrum". Dann vergrößert sich der Wortschatz ständig. Manche Kinder entwickeln im Alter von 1 bis 2 Jahren eine eigene Sprache, die oft nur Mutter und Vater verstehen.

Mit 2 Jahren sprechen sie außer „Mama" und „Papa" mindestens 10 weitere Wörter. Ihr Kind versteht nun schon recht viel und befolgt einfache Anweisungen. Bis zu seinem dritten Geburtstag kann es seine Bedürfnisse und Wünsche mithilfe von etwa 100 Wörtern deutlich machen. Im Alter von 3 bis 4 Jahren kann sich ein Kind bereits in ganzen Sätzen unterhalten und von seinen Erlebnissen erzählen. Mit 5 Jahren spricht es von sich in der Ichform, meist ist die Aussprache jetzt fehlerfrei.

Spiel- und Sozialverhalten

Mit ungefähr einem Monat beginnt Ihr Säugling, Gegenstände mit den Augen zu verfolgen. Mit 2 bis 3 Monaten antwortet er mit einem Lächeln, wenn er angelächelt wird. Im Alter von 3 Monaten spielt er mit den Händchen vor dem Körper und lächelt spontan. Mit 6 Monaten kann Ihr Kind nach Dingen greifen und sie von einer Hand in die andere Hand wechseln. Es kann Ihnen seine Freude über Ihre Zuwendung nun schon deutlich zeigen.

„Fremdeln"

Mit neun Monaten untersucht es alle Gegenstände intensiv mit Händen, Mund und Augen. Nun beginnt auch das „Fremdeln", das Kind beginnt nun sehr genau zu unterscheiden zwischen bekannten und unbekannten Menschen und lässt sich nicht mehr ohne Protest von jedem auf den Arm nehmen. Viele Babys „fremdeln" im Übrigen auch schon früher.

Alles in den Mund stecken

Verstecken wird nun zum beliebten Spiel. Oder das Kind ergötzt sich daran, mit Gegenständen zu werfen oder sie absichtlich fallen zu lassen. Es kann nun in Taschen oder in eine Dose gucken und ein Spielzeug herausholen. Mit einem Jahr ist das erste kleine Ballspiel möglich. Ihr Kind beherrscht nun auch den so genannten Pinzettengriff mit Daumen und Zeigefinger und hebt kleinste Krümelchen vom Fußboden auf.

Irgendwann im Alter zwischen 1 und 2 Jahren hört das Kind von sich aus wieder damit auf, seine Fundstücke in den Mund zu stecken. Bis dahin heißt es: Vorsicht mit allen kleinen Dingen, die nicht nur verschluckt werden, sondern auch in die Bronchien oder in die Ohren – die eigenen und die von Spielkameraden – geraten.

Bauen, Malen, Rollenspiel

Die weitere Entwicklung der einzelnen Kinder verläuft nun immer unterschiedlicher, der Vergleich wird immer schwieriger, zumal auch die Erziehung sich immer stärker auswirkt. Das Kind beginnt mit etwa 2 Jahren, häusliche Tätigkeiten zu imitieren, und würde gerne beim Putzen oder Kochen helfen. Bausteine, Malstifte und Bilderbücher werden nun interessant. Im 3. Lebensjahr entdecken die Kinder das Rollenspiel als Möglichkeit, die Welt der Erwachsenen durch Nachahmung zu erkunden.

Kleinkinder ernst nehmen

Ermöglichen Sie Ihrem Kind die Entwicklung einer „sozialen Kompetenz", indem Sie es schon als Kleinkind ernst nehmen. Dazu gehört, dass es Grenzen erfahren muss und auch die Bedürfnisse der Erwachsenen ein wenig verstehen und akzeptieren lernt. Nach und nach soll das Kind eine gewisse Unabhängigkeit von den Eltern erreichen, die dann im Alter von 4 Jahren den Besuch eines Kindergartens ermöglicht. Das Kind sollte sich dann schon weitgehend allein anziehen und an einige Regeln halten können, deren Sinn es versteht.

Gesundheitsvorsorge

Die Gesundheitsvorsorge für Kinder beginnt schon vor ihrer Geburt. Die werdende Mutter kann durch einen verantwortungsbewussten Umgang mit Alkohol, Nikotin und Medikamenten sowie durch eine gesunde Ernährung viel zur ungestörten Entwicklung ihres Kindes im Mutterleib beitragen.

Pflege und Ernährung des Neugeborenen

Beim Neugeborenen steht die richtige Ernährung und Pflege im Vordergrund. Die beste Nahrung in den ersten Monaten ist zweifellos die Muttermilch. Ganz wichtig ist auch die schonende Hautpflege. Die schützende Schicht aus „Käseschmiere", die das Neugeborene bei der Geburt umgibt, sollte nach der Geburt möglichst nicht mit Seife abgeschrubbt werden. Sie schützt das Baby in den ersten Tagen vor Kälte und Krankheitserregern. Sie brauchen Ihr Baby nicht jeden Tag zu baden, 2- bis 3-mal pro Woche reicht aus.

Kleidung

Da neue Baby- oder Kinderkleidung meist chemisch behandelt ist, sollten Sie sie vor dem ersten Tragen möglichst waschen. Kleidung aus Baumwolle oder anderen Naturmaterialien lässt eine gute Temperaturregulation zu und führt nicht so schnell zu Wärmestau, Schwitzen und Hautstörungen wie Kleidung aus Kunstfasern.
Ihr Kind muss nicht viel wärmer bekleidet sein als Sie selbst, bedenken Sie aber, dass ein Säugling sich noch nicht so viel bewegt. Schützen Sie das Kind vor kaltem Wind und in der heißen Jahreszeit vor direkter Sonneneinstrahlung.

Licht, Luft und Sonne

Da das Baby für die Entwicklung seiner Knochen Sonnenlicht benötigt (das für die Kalziumaufnahme wichtige Vitamin D wird erst durch Sonnenlicht in seine wirksame Form umgewandelt), sollten Sie mit ihm regelmäßig nach draußen in die Sonne gehen. Neben Liebe, Zuwendung, Pflege und altersgerechter Ernährung brauchen gerade die Jüngsten „Licht, Luft und Sonne".

Gesunde Mischkost

Gehen Sie behutsam – aber nicht übervorsichtig – mit dem empfindlichen Verdauungssystem des Babys um. Jedes neue Nahrungsmittel bedeutet zunächst eine neue Herausforderung für seine Verdauung. Führen Sie daher die Beikost erst ab dem 5. bis 6. Monat und nur schrittweise ein. Später sollten Sie auch bei Ihren Kindern auf eine gesunde Mischkost achten. Vielleicht gelingt es Ihnen, auf Fertiggerichte und auf die Zubereitung in der Mikrowelle weitgehend zu verzichten. Fertiglebensmittel enthalten eine Vielzahl von Chemikalien wie Farbstoffe, Geschmacksverstärker und Konservierungsmittel, die den Körper unnötig belasten. Ballaststoffe (unverdauliche Reste von Pflanzenfasern) sind für eine gesunde Verdauung wichtig. Versuchen Sie deshalb, Ihrem Kind frühzeitig auch Vollkornprodukte, Salate oder Gemüse schmackhaft zu machen.

Zahnpflege des Kindes

Die Zahnpflege des Kindes sollte möglichst schon mit dem ersten Zahn beginnen. Achten Sie vor allem auch auf eine zahnfreundliche Ernährung. Geben Sie Ihrem Kind kein Fläschchen mit gesüßtem Tee oder Saft, vor allem nicht zum Dauernuckeln. Das richtige – und natürlich auch das falsche – Zähneputzen lernt das Kleinkind am besten durch Nachahmung. Bis ins Kindergartenalter müssen Sie ihm sicher noch beim Putzen helfen. Doch nicht nur auf die Putztechnik kommt es an, das Kind muss auch verstehen, wie wichtig die Pflege für seine Zähne ist.

„Training“ der Immunabwehr

Es hat keinen Zweck, ein Kind vor allen möglichen Krankheitserregern und Ansteckungsgefahren „abzuschirmen“. Es muss sich in den ersten Lebensjahren mit vielen Bakterien und Viren auseinander setzen, um eine starke Immunabwehr aufzubauen. Das heißt nicht unbedingt, dass Sie Ihr Kind zu jedem kranken Kind im Bekanntenkreis schicken, sondern dass Sie es nicht sofort zu Hause behalten, wenn im Kindergarten beispielsweise die Windpocken „umgehen“.
Die Auseinandersetzung mit einem Krankheitserreger, die zur Abwehrbereitschaft dagegen führt, kann unbemerkt oder als regelrechte Erkrankung stattfinden. Säuglinge und Kleinkinder machen viele Infekte durch. Wie leicht oder schwer diese Infekte verlaufen, hängt von vielen Faktoren ab. Manchmal bringt ein Kind schon eine Belastung mit auf die Welt (eine Stoffwechselerkrankung oder eine Veranlagung zu einer allergischen Reaktion), manchmal geben die Lebensbedingungen (Mangelernährung, fehlende Zuwendung) den Ausschlag. Gerade zarte Kinder, die zwar im Grunde gesund sind, aber leichter eine Erkältung bekommen als robuste, sollten nicht verzärtelt werden. Ihre Immunabwehr profitiert von ein wenig „Training“ am meisten.

Impfungen

Impfungen geben dem Kind die Chance, sich nahezu risikolos mit den Erregern ernster Erkrankungen auseinander zu setzen. Die Ständige Impfkommission (Stiko) des Bundesgesundheitsamtes, welche die amtlichen Impfempfehlungen ausspricht, hat für jede empfohlene Impfung eine Nutzen-Risiko-Abwägung vorgenommen und sich gefragt: Wie groß ist derzeit das Risiko für ein Kind, ernsthaft zu erkranken? Lohnt sich dafür die Belastung mit einer Impfung?
Kein Kind sollte leichtfertig geimpft werden. Die Eltern oder Erziehungsberechtigten sollten immer wissen, warum eine Impfung vorgenommen wird, und welche Nebenwirkungen auftreten können. Nicht geimpft werden soll 2 Wochen vor und nach Operationen und bei akuten Krankheiten. Ob ein leichter Infekt (banale Erkältung) ein Impfhindernis darstellt, entscheidet der impfende Arzt im Einzelfall.

Derzeit empfiehlt die Stiko Impfungen gegen die folgenden Erkrankungen:

- Kinderlähmung (Poliomyelitis, Polio)
- Wundstarrkrampf (Tetanus)
- Diphtherie
- Masern
- Mumps
- Röteln
- Hib (Haemophilus influenzae Typ B)
- Keuchhusten
- Hepatitis B
- Frühsommer-Meningoenzephalitis (FSME)

Die Grippeimpfung wird für Kinder generell nicht empfohlen, da sie nur gegen die bereits bekannten Virusstämme schützt, die Viren sich aber schnell verändern können und die Impfung damit ihren Sinn verliert.

Ein Zweijähriges kennt keine Gefahr

Zur Gesundheitsvorsorge gehört es auch, Kinder zum richtigen Umgang mit Gefahren aus allen Lebensbereichen zu erziehen. Kinder wollen ihre Welt entdecken und ent-

wickeln dabei einen großen Forscherdrang. Alles wird untersucht, betastet und in den Mund gesteckt. Wenn Ihr Kind noch klein ist, bleibt Ihnen nichts anderes übrig, als alle gefährlichen Dinge außer Reichweite zu bringen, also auch Zigaretten, Medikamente, Alkohol, Putzmittel, Kosmetika, Blumendünger, Zündhölzer, spitze Gegenstände und alles, was verschluckt werden kann.
Wenn das Kind etwas älter ist, muss es lernen, ein „Nein" zu verstehen. Doch Vorsicht! Viele Kleinkinder interpretieren ein energisch vorgebrachtes „Nein" als Ermunterung: Jetzt erst recht!
Je älter das Kind wird, desto einfacher wird es, ihm den Grund für ein Verbot zu erklären oder den sicheren Umgang mit Messern, Scheren oder Streichhölzern zu zeigen. Je mehr Ihr Kind unter Aufsicht ausprobieren darf, desto geringer wird seine Neugier sein, dies heimlich zu tun. (Auch diese Regel wird natürlich durch Ausnahmen bestätigt ...)
Ein Kind sollte beispielsweise früh lernen, wie es eine Treppe gefahrlos herunterkrabbeln kann. Zeigen Sie es ihm einfach! Wenn Sie es aus übergroßer Vorsicht immer nur tragen oder ihm die Treppe nur versperren, lernt es die Gefahr nicht kennen und hat es dann schwerer, ein eigenes Gefühl für Sicherheit zu entwickeln. Aber auch hier gilt: Ein Zweijähriges kennt noch keine Gefahr und würde ohne zu zögern ein heißes Bügeleisen auf sich ziehen oder auch aus dem Fenster springen.
Auch auf dem Spielplatz gilt: Seien Sie umsichtig, aber nicht zu ängstlich mit Ihrem Kind. Zeigen Sie ihm, wie man richtig klettert, welche Höhe noch zu hoch ist, dass Schaukeln im Stehen gefährlich ist, dass man in der Nähe einer Schaukel aufpassen muss, um nicht mit einem schaukelnden Kind zusammenzustoßen usw.

Im Straßenverkehr mit gutem Beispiel voran

Im Straßenverkehr müssen Sie immer mit gutem Beispiel vorangehen. Wenn Sie Ihrem Kind erklären, dass man nur bei Grün über die Straße gehen darf, selbst aber noch schnell bei Rot loslaufen, können Sie nicht erwarten, dass es diese Regel ernst nimmt.
Kinder sind erst mit etwa 5 bis 6 Jahren in der Lage, Verkehrssituationen richtig einzuschätzen. Den Weg zum Kindergarten mit immer denselben, wiederholt erklärten und gemeinsam geübten Gefahrenpunkten, kann es meist im Alter von 6 Jahren allein bewältigen. Das hängt natürlich ganz entscheidend von der Länge des Weges und den individuellen Anforderungen ab. Kindergarten- oder Schulwege von mehr als 20 Minuten oder Wege, die über Bundesstraßen, unübersichtliche Kreuzungen oder durch unbelebte Gegenden führen, sind für Kindergartenkinder und junge Schulkinder absolut ungeeignet. Vielen Eltern fällt es schwer, ihr Kind „loszulassen" und ihm Dinge ohne Aufsicht zuzutrauen. Da dies irgendwann aber unumgänglich wird, ist eine frühe Erziehung zu Selbstständigkeit hilfreich.

Das kranke Kind

Ein krankes Kind braucht Zuwendung und Pflege. Heute kommt es leider immer häufiger vor, dass Kinder eigentlich gar nicht mehr krank werden dürfen oder kranke Kinder schnell wieder gesund werden müssen, weil ihre berufstätigen Mütter und Väter es sich nicht leisten können, ihrer Arbeitsstelle lange fernzubleiben. Wenn dann Oma und Opa nicht hilfreich einspringen können, wird schon einmal der Wunsch an den Kinderarzt herangetragen, lieber ein schnell wirksames

Mittel zu verordnen, als mit schonenderen Maßnahmen „herumzuprobieren".
Kranksein bedeutet – besonders im Kindesalter, aber auch im späteren Leben – nicht nur etwas Negatives, das man möglichst schnell abschütteln möchte, sondern unter Umständen auch eine Wiederherstellung des inneren Gleichgewichtes. Der kranke Körper durchlebt eine Krise, aber jede Krise enthält nicht nur die Bedrohung, sondern auch die Chance zu einem Neubeginn.
Eine ganzheitlich orientierte Behandlung des kranken Kindes wird sich daher, sofern die Bedrohlichkeit der Erkrankung begrenzt ist, darauf beschränken, die Selbstheilungskräfte des Kindes zu aktivieren und seine Beschwerden mit bewährten „sanften Methoden" zu lindern.

Ein krankes Kind hat Langeweile

Die Pflege und Betreuung eines kranken Kindes erfordert oft viel Geduld. Versuchen Sie aber bei aller Sorge um Ihr Kind ihm möglichst mit Optimismus und guter Laune zu begegnen.
Denken Sie auch daran, dass kranke Kinder sich langweilen können – und darunter manchmal mehr leiden als an ihrer Krankheit selbst. Sorgen Sie daher nicht nur für die richtige Behandlung und Pflege, sondern auch für Unterhaltung. Seien Sie nicht zu streng und verbieten Sie Besuche nur aus gutem Grund, etwa bei Ansteckungsgefahr oder um Ihr krankes Kind zu schonen.

Bei Unsicherheiten immer den Arzt rufen

Wenn Sie sich dazu entschließen, Ihr Kind selbst und ohne Arzt zu behandeln, sollten Sie Ihrer Sache ganz sicher sein. Bleiben Sie dabei jedoch stets kritisch sich selbst gegenüber und ziehen Sie sofort einen Arzt hinzu, wenn Sie dennoch eine Unsicherheit beschleicht oder wenn Ihre Bemühungen keine Besserung bringen.
Wenn Ihnen die Beschwerden Ihres Kindes bedrohlich erscheinen, sollten Sie auch nicht davor zurückschrecken, Ihren Arzt aus seiner Nachtruhe zu reißen.

Krankenzimmer

Das Krankenzimmer sollte nicht zu kalt und nicht zu warm sein. Eine Temperatur von etwa 20 Grad ist angemessen, wenn das Kind mit leichter Decke im Bett oder auf dem Sofa liegt. Lüften Sie das Krankenzimmer mehrmals täglich etwa 10 Minuten lang, ohne dass der kleine Patient dabei Zugluft bekommt.

Keinen Appetit?

Ihr Kind hat, wenn es krank ist, meistens weniger Appetit als sonst. Zwingen Sie es nicht zum Essen, aber bieten Sie ihm regelmäßig kleine, leichte Mahlzeiten wie Brühe, Obst, Haferbrei oder Ähnliches an. Natürlich müssen Sie dabei auch die Erkrankung Ihres Kindes berücksichtigen. Wenn Sie unsicher sind, was Ihr Kind essen darf, fragen Sie den Arzt danach.

Auf dem Weg der Besserung

Wenn Ihr Kind auf dem Wege der Besserung ist, sollte es nicht zu bald aufstehen und herumtoben. Oft haben Kinder in dieser Phase einen starken Nachholbedarf und einen unbändigen Tatendrang. Das ist ja auch verständlich und erfreulich. Versuchen Sie dennoch, es etwas zu bremsen. Das gelingt Ihnen wahrscheinlich am besten, wenn Sie sich intensiv mit ihm beschäftigen, ihm etwas vorlesen, eine Geschichte erfinden, mit ihm malen, basteln oder Memory spielen. Das ist fast jedem Kind lieber, als allein auf dem Sofa vor dem Fernseher zu liegen.

Kopfschmerzen

AktivCheck

Wann muss ich zum Arzt?

- Wenn Ihr Kind seit Stunden unter schweren Kopfschmerzen leidet, die sich trotz Selbstbehandlung nicht gebessert haben.

Was wird mein Arzt mich fragen?

- Treten die Kopfschmerzen öfter auf? (Geben Sie ihm Ihr Schmerztagebuch.)
- Gab es einen auslösenden Anlass? (z. B. Sturz)
- Glauben Sie, Ihr Kind leidet unter einem psychischen Problem?
- Wann waren Sie zuletzt beim Zahnarzt?
- Ist in der Umgebung jemand an einem ansteckenden Infekt erkrankt?
- War Ihr Kind lange in der Sonne?
- Hat es ausreichend getrunken und gegessen?
- Hat es vielleicht zu viel herum getobt?

Was frage ich meinen Arzt?

- Diese Beschwerden treten öfter auf.
- Was kann ich dagegen unternehmen, um nicht sofort starke Arzneien zu verabreichen?
- Müssen wir eine besondere Lebensweise einhalten, wenn mein Kind Migräne hat?

AktivTipp

Was kann mein Arzt tun?

- Er untersucht Ihr Kind ausführlich und befragt es nach möglichen Auslösern oder Problemen und der Art der Schmerzen (s. auch Seiten 181 bis 186).
- Wenn es notwendig wird, lässt er u.a. folgende Untersuchungen durchführen: EEG (Messen der Hirnströme), CT (Computertomographie bei Verdacht auf Tumor), eine Liquor-Untersuchung (dabei wird geprüft, ob im Hirnwasser Keime sind, die eine Meningitis verursachen).
- Er verordnet je nach Ursache eine entsprechende Therapie.

Was kann ich selbst tun?

- Schicken Sie Ihr Kind ins Bett und verdunkeln Sie das Zimmer. Schirmen Sie es vor lauten Geräuschen und Unruhe ab. Wenn ihm übel ist, stellen Sie einen Eimer neben das Bett.
- Messen Sie öfter Fieber.
- Bei einem Migräne-Anfall geben Sie Ihrem Kind während der Attacke nichts zu essen. Wenn Ihr Kind regelmäßig an Kopfschmerzen leidet, notieren Sie Tageszeit, vorherige Situation (z. B. Rückkehr aus der Schule), Nahrungsgewohneiten und Dauer der Schmerzattacke sowie Ihre Maßnahmen. So können Sie Ihrem Kinderarzt eine hilfreiche Zusatzinformation geben.
- Mischen Sie ein paar Tropfen Rosmarinöl, Zitronenmelisse oder Pfefferminze zu einem Hautöl und reiben Sie dieses auf die Schläfen Ihres Kindes.

Wenn ein Kind über Kopfschmerzen klagt, handelt es sich oft um die Begleiterscheinung eines beginnenden Infekts. Oft fröstelt das Kind gleichzeitig oder hat ein rotes Gesicht und schwitzt. Lassen Sie Ihr Kind ausruhen, legen Sie ihm, wenn es mag, ein kühles Tuch auf die Stirn.

Manchmal sind Kinder mit Kopfschmerzen nur übermüdet oder überanstrengt, auch dann hilft das Ausruhen. Vielleicht schläft es dabei ein? Falls Ihr Kind nicht ausruhen will, kann ein Spaziergang an der frischen Luft helfen.

Manche Kinder haben Kopfschmerzen, weil ihre Eltern sich ständig streiten. Vor allem ältere Kinder kurz vor oder in der Pubertät haben manchmal Kopfschmerzen durch einen zu niedrigen Blutdruck. Für sie sind kalt-warme Wechselduschen, mehr Bewegung (Radfahren statt Busfahren), eine gesunde, vollwertige Ernährung mit einer täglichen Trinkmenge von mindestens 2 Litern empfehlenswert.

Kinder können auch „echte“ Kopfschmerzen oder eine Migräne haben (siehe dazu die Seiten 181 bis 186).

Rote Augen

Zu Beginn eines grippalen Infektes haben Kinder gelegentlich rote Augen wegen einer Bindehautentzündung. Manchmal ist ein oder sind beide Augen eitrig verklebt. Oft hilft das vorsichtige Auswaschen mit dünnem Kamillentee oder schwarzem Tee, der auf Zimmertemperatur abgekühlt sein sollte. Waschen Sie das Auge zur Nase hin mit einem sauberen, nicht fusselnden Baumwolltuch aus.

Geht die Entzündung nach 1 bis 2 Tagen nicht zurück, stellen Sie Ihr Kind beim Kinderarzt vor.

Halsschmerzen

AktivCheck

Wann muss ich zum Arzt?

- Bei Atemnot sofort!
- Wenn Ihrem Kind „die Stimme im Halse stecken bleibt", rufen Sie schnell den Rettungsdienst. Es könnte sich um Pseudokrupp handeln.

Was wird mein Arzt mich fragen?

- Hatte Ihr Kind bereits öfter eine Mandelentzündung? Hatte es bereits Mumps oder Drüsenfieber?
- Könnte es einen Gegenstand verschluckt haben?
- Ist Ihre Zimmerluft sehr trocken?
- Hat Ihr Kind sich in einer Umgebung mit sehr staubiger oder belastender Luft aufgehalten?
- Haben Sie Fieber gemessen?

Was frage ich meinen Arzt?

- Was steckt dahinter?
- Muss ich mein Kind von anderen Kindern fern halten?
- Was kann ich ihm zu essen geben?
- Wie senke ich das Fieber?
- Was tue ich gegen die Halsschmerzen?

AktivTipp

Was kann mein Arzt tun?

- Er untersucht Ihr Kind gründlich und verordnet – je nach Ursache – eine lindernde Therapie.
- Bei zusätzlichem Fieber wird er Sie zu Hause besuchen.

Was kann ich selbst tun?

- Halsschmerzen Ihres Kindes sollten Sie nicht auf die leichte Schulter nehmen!
- Untersuchen Sie selbst am besten mit einer Taschenlampe den Rachenraum. Dabei drücken Sie mit einem Teelöffel die Zunge nach unten und lassen Ihr Kind „Aaah" sagen. Dann tasten Sie von außen beide Halsseiten ab: Sind die Lymphknoten geschwollen? Sie messen die Temperatur.
- Behalten Sie Ihr Kind zu Hause, so lange noch kein Arzt darauf geblickt hat.
- Salbei- oder Kamillentee lindern die Beschwerden.
- Halswickel helfen oft gut: Ein Leinen- oder Baumwolltuch wird in kaltes Wasser gelegt, ausgewrungen und um den Hals gelegt. Über diese erste Wickelschicht kommt ein 2. Tuch und dann ein Wollschal für mindestens eine Stunde.

Kleinere Kinder können noch nicht sagen, dass sie Halsschmerzen haben. Vielleicht zeigt Ihr Kind aber durch Schreien oder indem es nichts essen will, dass es Schmerzen hat. Ein geröteter Rachen kann bei einer Erkältung auftreten, aber auch zu Beginn einer eitrigen Mandelentzündung oder eines Scharlachs.

Wenn Ihr Kind öfter eine Rachenentzündung hat, ist die Gabe von Echinacea-Präparaten (Sonnenhut) hilfreich. Diese Heilpflanze stärkt die körpereigene Immunabwehr. Es gibt auch homöopathische Mittel, die bei beginnenden Halsschmerzen einer Verschlimmerung entgegenwirken. Manche Kinder haben eine schwere Halsentzündung (Angina), ohne über Schluckbeschwerden zu klagen.

Halswickel – trocken-warm und feucht-kalt

Ein wirksames Hausmittel bei Halsschmerzen ist der Halswickel. Der einfachste Halswickel ist trocken-warm und besteht aus einem angewärmten Wollschal. Wohltuend ist auch der feucht-kalte Halswickel: Dazu tauchen Sie ein Leinen- oder Baumwolltuch in kaltes Wasser und wickeln es um den Hals. Darüber kommt ein trockenes Baumwolltuch und zuletzt ein weicher Wollschal. Entfernen Sie diesen Wickel nach 10 bis 60 Minuten wieder und wärmen Sie den Hals mit einem Schal oder Seidentuch. Das können Sie bis zu zehnmal täglich wiederholen.

Fieber

AktivCheck

Wann muss ich zum Arzt?

- Wenn Ihr unter 6 Monate altes Baby Temperaturen über 38 °C entwickelt, sollten Sie sofort zum Arzt. Fieber ist oft das einzige Symptom sowohl für banale als auch lebensgefährliche Erkrankungen.
- Wenn Ihr Kind einen Fieberkrampf hat, rufen Sie sofort einen Arzt.
- Bei älteren Kindern: Wenn das Fieber über 24 Stunden besteht und die Erkrankung sich verschlimmert.

Was wird mein Arzt mich fragen?

- Seit wann hat Ihr Kind Fieber?
- Könnte es eine Infektionserkrankung vom Nachbarkind oder Kindergarten haben?
- Sind Ihnen Ausschläge aufgefallen, die nun nicht mehr sichtbar sind?

···➤ Was wird mein Arzt mich fragen?

- Seit wann besteht starke Lichtempfindlichkeit?
- Nimmt Ihr Kind Nahrung zu sich?
- Trinkt es ausreichend?

Was frage ich meinen Arzt?

- Auf welche Symptome muss ich achten?
- Muss ich seine Geschwister fern halten?

AktivTipp

Was kann mein Arzt tun?

- Er kann Ihnen auf jeden Fall fiebersenkende Mittel (Zäpfchen) mitgeben.
- Wenn eine Notwendigkeit besteht, wird die Grunderkrankung behandelt, z.B. mit Antibiotika.
- Er wird Ihnen einen Kontrolltermin nennen.

Was kann ich selbst tun?

- Versuchen Sie, das Fieber zu senken: lauwarme Wadenwickel oder ein Wannenbad mit einer Wassertemperatur, die ein Grad niedriger liegt als das Fieber.
- Geben Sie Ihrem Kind viel zu trinken.
- Wenn Ihnen ein Arzt den Umgang mit fiebersenkenden Zäpfchen für Kinder erklärt hat, können Sie diese ebenfalls anwenden, sollten aber zur Abklärung bei weiter bestehenden hohen Temperaturen zum Arzt gehen.
- Bettruhe ist nicht immer zwingend, aber Ruhe tut gut.

Fieber ist ein wichtiges und schwieriges Thema. Dazu müssen Sie zunächst wissen, dass die normale Körpertemperatur im Tagesablauf leicht schwankt. Sie erreicht einen Tiefpunkt morgens um 6 Uhr und einen Höhepunkt zwischen 14 und 16 Uhr.
Als höchster noch normaler Wert morgens kann 37,2 °C, als höchster noch normaler Wert nachmittags 37,7 °C (bei Messung in der Mundhöhle) angesehen werden.

Selbstheilung durch Fieber

Viele Mütter haben Angst vor Fieber, weil sie befürchten, es könne so hoch steigen, dass es ihrem Kind schadet. Diese Befürchtung ist aber – zumindest bei leichtem Fieber – in den meisten Fällen unbegründet. Fieber selbst ist noch keine Krankheit und zeigt – in den meisten Fällen – nur die Auseinandersetzung des Körpers mit einem Krankheitserreger an. Oft kann man beobachten, dass sich der Organismus durch das Fieber selbst heilt.
Bei Fieber schwitzt das Kind stark. Dadurch werden vermehrt Gifte, also auch Bakteriengifte, ausgeschieden. Die erhöhte Körpertemperatur schafft zudem ungünstigere Bedingungen für die Erreger, indem sie die Durchblutung und die allgemeine Immunabwehr ankurbelt.
Hinzu kommt, dass das Kind sich mit Fieber oft so schlapp fühlt, dass es freiwillig im Bett bleibt. Dies kommt ihm in seiner Situation meist zugute. Dieser heilsame Effekt geht unter der Wirkung eines Fiebermittels oft schnell verloren; die Kinder fühlen sich nicht mehr krank und wollen aufstehen und herumlaufen. Viele Kinder bekommen bereits aus nichtigem Anlass, z.B. bei Ortsveränderungen, Fieber. Dies ist nicht Besorgnis erregend. Trotzdem müssen Sie Fieber, das länger als einen Tag andauert, unbedingt durch den Kinderarzt abklären lassen.

Wann sollte das Fieber gesenkt werden?

Bei Kleinkindern sollte das Fieber etwa ab 39 °C gesenkt werden. Wenn das Kind zu Fieberkrämpfen (siehe unten) neigt, ist die Fiebersenkung schon ab 38 °C zu empfehlen. Schalten Sie in diesem Fall immer frühzeitig den Kinderarzt ein.

Fieberkrämpfe sind Krämpfe in der Art eines epileptischen Anfalls mit allgemeiner Muskelverkrampfung oder allgemeinen Muskelzuckungen bei Fieber. Sie betreffen vor allem Kinder im 2. und 3. Lebensjahr, Säuglinge und ältere Kinder seltener. Ein Fieberkrampf soll möglichst bald unterbrochen werden, um Hirnschäden zu vermeiden. Dazu wird das Fieber mit Medikamenten und mit Wickeln oder mit einem abkühlenden Bad schnell gesenkt. Zur Unterbrechung eines Krampfanfalles erhalten die Kinder vom Arzt ein Zäpfchen oder eine Spritze mit einem muskelentspannenden und entkrampfenden Wirkstoff (Diazepam). Bei etwa einem Drittel der Kinder wiederholt sich der Fieberkrampf, aber nur ganz wenige bekommen später eine echte Epilepsie. Trotzdem müssen Sie im Fall eines Fieberkrampfes Ihr Kind unbedingt regelmäßig einem Kinderarzt vorstellen und auch bei einem Arztwechsel erwähnen, dass Fieberkrämpfe aufgetreten sind.

Wadenwickel und viel trinken

Der bekannte Wadenwickel ist ein bewährtes Mittel, um Fieber um 1/2 bis 1° zu senken. Er verbessert außerdem das Allgemeinbefinden. Wickeln Sie Tücher, die in kaltes bis lauwarmes Wasser getaucht und gut ausgewrungen wurden, eng um die Unterschenkel Ihres Kindes. Darüber wickeln Sie ein trockenes Tuch und dann einen Schal oder eine kleine Decke. Der Wadenwickel kann für 20 bis 30 Minuten dranbleiben. Halten Sie danach die Beine schön warm.

Bei Fieber sollte Ihr Kind viel trinken. Bieten Sie ihm immer wieder Tee, verdünnten Saft oder eine Saft-Tee-Mischung an.

In folgenden Fällen ist Fieber gefährlich:

- Fieber bei Säuglingen über 38,5 °C, bei allen anderen Kindern über 39 °C,
- bereits leichtes Fieber mit Fieberkrämpfen bzw. wenn Ihr Kind früher Fieberkrämpfe hatte,
- bereits leichtes Fieber mit steifem Nacken, Kopfschmerzen oder Benommenheit,
- Fieber mit Erbrechen,
- Fieber mit Husten.

Gehen Sie mit Ihrem Kind in diesen Fällen sofort zum Arzt oder rufen Sie ihn ins Haus.

Ohrenschmerzen

AktivCheck

Wann muss ich zum Arzt?

- Wenn Ihr Baby weint, an der Backe kratzt oder reibt und blass wirkt (anders kann es sich nicht äußern), bringen Sie es sofort zum Arzt.
- Wenn ein Fremdkörper im Ohr ist, sofort!
- Wenn das Ohr sehr empfindlich ist.

Was wird mein Arzt mich fragen?

- Seit wann bestehen die Schmerzen?
- Was haben Sie bislang zur Linderung unternommen?
- Wie stark sind die Schmerzen?
- Hat Ihr Kind öfter Ohrenschmerzen?
- Hatte Ihr Kind bereits eine Mittelohrentzündung (Otitis media)?

Was wird mein Arzt mich fragen?

- Hat Ihr Kind eine chronische Nasenentzündung?
- Ist eine Allergie bekannt?

Was frage ich meinen Arzt?

- Kann es sich um eine chronische Erkrankung handeln?
- Wird das Gehör wieder völlig normal?
- Muss ich meine anderen Kinder fern halten?
- Wann kann ich das Kind wieder baden und seine Haare waschen?

AktivTipp

Was kann mein Arzt tun?

- Er inspiziert das Ohr genau.
- Bei einer bakteriellen Ursache wird er ein Antibiotikum verschreiben.
- Bei einer chronischen Ursache wird er nach Abheilen der akuten Symptome eventuell eine sanierende Behandlung einleiten.

Was kann ich selbst tun?

- Messen Sie Fieber.
- Untersuchen Sie, ob Ausfluss aus dem Ohr kommt. Können Sie ein Furunkel sehen?
- Flüstern Sie leise den Namen des Kindes und prüfen so die Hörfähigkeit.
- Fürs Erste legen Sie ein feuchtes Tuch auf das Ohr (wenn es ein Furunkel ist, bitte nicht). Das lindert etwas den Schmerz.
- Aber keine Ohrentropfen ohne ärztliche Zustimmung. Eher wenden Sie den Zwiebelwickel an.

Ohrenschmerzen können ein Kind ziemlich quälen. Sie treten oft plötzlich auf, häufig auch nachts und rauben dann der ganzen Familie den Schlaf. Oft sind sie die Folge eines langwierigen Schnupfens.
Wenn Sie keine speziellen Ohrentropfen zu Hause haben, können auch Nasentropfen (in die Nase) helfen, die Spannung des Trommelfells herabzusetzen und so den Schmerz zu lindern.

Zwiebelwickel

Eine Linderung kann auch der Zwiebelwickel bringen: Legen Sie frisch geschnittene rohe Zwiebeln, die Sie in ein kleines Tuch einwickeln, auf das Ohr und um das Ohr herum, darauf einen angewärmten Waschlappen und wickeln Sie dann einen Schal um den Kopf, um die Zwiebelpackung zu befestigen. Sie können das Ganze auch mithilfe einer Baumwollmütze befestigen, das hält oft besser.
Das Kind kann sich mit dem schmerzenden Ohr und der Zwiebelkompresse auf eine Wärmflasche legen; durch Wärme entfaltet sich die Wirkung der Zwiebeln besser, und Wärme lindert zusätzlich die Ohrenschmerzen. Tritt so keine Besserung ein, kann das Kind ein Schmerzmittel (Paracetamol) bekommen. Sie sollten dann auch Ihren Kinderarzt aufsuchen.

Abschwellende Nasentropfen

Ein Tipp zur Vorbeugung: Geben Sie Ihrem Kind, wenn es Schnupfen hat, Nasentropfen, um die Schleimhäute abzuschwellen. Damit können Sie oft die Entwicklung einer Mittelohrentzündung verhindern. Achten Sie aber darauf, solche Nasentropfen nur kurzfristig und nicht zu häufig anzuwenden, da dadurch auf Dauer die Nasenschleimhaut geschädigt werden kann.

Husten

AktivCheck

Wann muss ich zum Arzt?

- Bei Husten und gleichzeitig hohem Fieber müssen Sie den Notarzt rufen.
- Wenn Ihr Kind unruhig ist und schwer atmet, sofort.
- Wenn der Verdacht auf einen Fremdkörper im Hals besteht.

Was wird mein Arzt mich fragen?

- Hat Ihr Kind Asthma?
- Hat es öfter Gegenstände im Mund, die es verschlucken könnte?
- Hatte Ihr Kind schon mal eine Bronchitis?
- Rauchen Sie zu Hause?
- Leidet Ihr Kind an Pseudokrupp?

Was frage ich meinen Arzt?

- Was kann passieren, wenn sich der Husten verschlimmert?
- Muss mein Kind unbedingt Antibiotika nehmen?
- Muss ich andere Kinder fern halten?

AktivTipp

Was kann mein Arzt tun?

- Er untersucht Ihr Kind, inspiziert die Rachenregion und leitet die entsprechende Therapie ein (siehe auch die Seiten 260 bis 266 und 288 bis 294).
- Bei einem chronischen Verlauf wird er Ihr Kind eventuell an eine spezielle Abteilung weiterleiten.

Was kann ich selbst tun?

- Halten Sie prinzipiell die Temperaturen in der Wohnung nicht über 19 °C. Lüften Sie die Räume gut und sorgen Sie in der kalten Jahreszeit für eine Befeuchtung der Raumluft, indem Sie z. B. nachts feuchte Tücher im Kinderzimmer aufhängen.
- Gönnen Sie Ihrem kranken Kind Bettruhe. Vielleicht reicht dies schon, um eine Entwicklung zu einer Bronchitis etwa aufzuhalten.
- Ihr Kind muss besonders jetzt viel trinken.
- Bei einem längeren und quälenden Hustenanfall können Sie im Badezimmer aus der Dusche heißes Wasser laufen lassen. Das wirkt oft Wunder.
- Ein altes Hausrezept ist der Quarkwickel um den Hals. Besonders gut ist die Wirkung, wenn der Wickel die ganze Nacht verbleibt (siehe Seite 678).

Husten ist oft nur eine harmlose Begleiterscheinung eines grippalen Infektes. Husten entsteht entweder infolge einer vermehrten Schleimbildung in den Atemwegen oder als quälender Reizhusten. Hierbei besteht nur ein dauernder Hustenreiz, ohne dass Schleim abgehustet wird. Der Husten bei einer Erkältung kann mit einem Hustentee oder Hustensaft auf pflanzlicher Basis (aus Efeu, Thymian, Isländisch Moos) behandelt werden. Wenn sich zäher Schleim in den Bronchien und ihren kleinen Verzweigungen in der Lunge festsetzt, kann eine ernsthafte Bronchitis entstehen, die frühzeitig angemessen behandelt werden muss, damit sich der Husten nicht weiter verschlimmert und die Bronchitis nicht chronisch wird. Lassen Sie Ihr Kind also frühzeitig vom Arzt abhören.

Bei Husten mit Fieber gilt selbstverständlich dasselbe wie bei Fieber mit Husten: Zeigen Sie das Kind einem Arzt.

Brustwickel mit Quark oder Zitrone

Bei einer Verschleimung der Bronchien schafft ein Brustwickel mit Quark oft schnelle Erleichterung. Streichen Sie dafür auf ein Baumwolltuch, das etwas größer ist als der Brustkorb Ihres Kindes, eine ungefähr 1 cm dicke Schicht zimmerwarmen Quark. Legen Sie dieses Tuch (mit der Unterseite) auf ein etwas größeres, trockenes Tuch, das Sie oben und unten um das Quarktuch umschlagen können. Diese Tücher legen Sie um den Brustkorb und schlagen einen breiten Schal zur Befestigung darüber. Der Quarkwickel kann über Nacht liegen bleiben. Er bewirkt eine spürbare Entkrampfung der Bronchien, und Ihr Kind kann besser schlafen.
Bei starker Verschleimung und asthmatischem Husten ist auch ein Zitronenwickel gut wirksam. Hierbei wird das innere Tuch nicht mit Quark bestrichen, sondern in frisch gepressten Zitronensaft getaucht. Die weitere Anwendung erfolgt wie beim Quarkwickel.

Atemnot

AktivCheck

Wann muss ich zum Arzt?

- Husten und hohes Fieber sind eine Kombination, die nach dem Notarzt ruft!
- Wenn Ihr Kind unruhig ist und schwer atmet, sofort.
- Wenn der Verdacht auf einen Fremdkörper im Hals besteht.

Was wird mein Arzt mich fragen?

- Hat Ihr Kind Asthma?
- Besteht eine Allergie?
- Könnte es einen Fremdkörper verschluckt haben?
- Rauchen Sie zu Hause?
- Leidet Ihr Kind an Pseudokrupp?

Was frage ich meinen Arzt?

- Wie verhalte ich mich in einer Wiederholungssituation?
- Wird mein Kind wieder völlig gesund?

AktivTipp

Was kann mein Arzt tun?

- Er wird sofort nach Sicherstellung einer geregelten Atmung die Ursache suchen.
- Eventuell muss Ihr Kind erst mal im Krankenhaus verbleiben.

Was kann ich selbst tun?

- Beruhigen Sie Ihr Kind! Lassen Sie es auf keinen Fall alleine.
- Lassen Sie sofort den Notarzt rufen (wenn Sie alleine sind, müssen Sie das selbst tun).
- Wenn die Atmung aussetzt, müssen Sie mit Erste-Hilfe-Maßnahmen beginnen und diese weiterführen, bis der Notarzt eintrifft.

Wenn Ihr Kind an Atemnot leidet, kommen verschiedene Ursachen infrage. Oft handelt es sich um ein kindliches Asthma oder um die Atemnot bei Pseudokrupp. Atemnot bei Kindern ist eine absolute Notarztindikation. Versuchen Sie nicht, das Kind selbst zum

Arzt zu bringen! Ein Erstickungsanfall im Auto oder Bus ist lebensgefährlich!

Allergisches Asthma

AktivCheck

Wann muss ich zum Arzt?

- Sofort bei Atemnot.

Was wird mein Arzt mich fragen?

- Kennen Sie die Auslöser?
- Was haben Sie bereits unternommen?

Was frage ich meinen Arzt?

- Wie gehe ich in Zukunft besser mit einem Asthma-Anfall um?
- Wo erfahre ich mehr über Kinder und Asthma?

AktivTipp

Was kann mein Arzt tun?

- Für den Notfall kann er Ihnen ein Bronchien erweiterndes Spray verschreiben (siehe auch die Seiten 300 bis 304).
- Er wird nach Ende des akuten Anfalls testen, was der Auslöser war.

Was kann ich selbst tun?

- Unternehmen Sie alles, um Ihrem Kind das Atmen zu erleichtern (z.B. Öffnen des Hemdes, Fenster öffnen, aufrechte Sitzposition).
- Beruhigen Sie Ihr Kind und geben Sie ihm sein Asthma-Spray. Lassen Sie es auf keinen Fall alleine.
- Wenn die Atmung aussetzt, müssen Sie mit Erste Hilfe-Maßnahmen beginnen und diese weiterführen, bis der Notarzt eintrifft.
- Sie müssen sich mit dem Krankheitsbild auseinander setzen und Ihrem Kind begreiflich machen, warum es eventuell regelmäßig Arzneien nehmen muss und warum es ganz wichtig ist, dass sein Notfall-Spray immer gleich zur Hand ist. Es muss verstehen, welche Situationen zu meiden sind. Trösten Sie es, wenn dabei so wichtige Hobbys wie Fußballspielen auf der Strecke bleiben: Suchen Sie etwas Neues.
- Die Telefonnummer vom Pollenflugdienst sollte neben den anderen wichtigen Telefonnummern stehen.
- Unterrichten Sie bitte auch Lehrer und andere Leute, die mit Ihrem Kind alleine sind.

Wenn Kinder unter Asthma bronchiale, einer Erkrankung mit Anfällen von Atemnot, leiden, beruht dies häufig auf einer Allergie. Das Kind kann auf Nahrungsmittel, Tierhaare oder Federn, Hausstaubmilben, Pflanzenpollen, Zusatzstoffe in Lebensmitteln und viele andere Substanzen allergisch reagieren. Oft haben auch die Eltern oder Geschwister eine allergische Erkrankung. Lassen Sie in jedem Fall genau untersuchen, gegen welche Auslöser Ihr Kind allergisch ist. Berücksichtigen Sie auch, dass nicht jedes kindliche Asthma allergische Ursachen hat.
Zigarettenrauch belastet alle Kinder, besonders aber Kinder mit empfindlichen Bronchien. Rauchen Sie daher Ihrem Kind zuliebe nicht in Ihrer Wohnung!

Pseudokrupp

Siehe auch AktivCheck Seite 272.
Bei „Krupp“ ist die Stimmritze infolge einer Kehlkopfentzündung mit Schleimhautschwellung oder Belägen auf der Schleimhaut verengt. Da die ganze ein- und ausgeatmete Luft durch die Stimmritze hindurch muss, kann eine Verengung zu schwerer Atemnot führen.
Wenn der Krupp im Laufe eines an sich harmlosen grippalen Infektes auftritt, wird er als Infekt- oder Pseudokrupp bezeichnet. Dabei kann es zu beängstigenden Erstickungsanfällen kommen, typischerweise in der kalten Jahreszeit und in den frühen Morgenstunden, besonders bei nebeligem oder diesigem Wetter. Die Kinder haben einen bellenden Husten und ein pfeifendes Atemgeräusch. Bald schon ringen sie förmlich nach Luft. Durch die Luftnot geraten die Kinder in große Angst und Unruhe, was die Atemnot weiter verstärkt.

Sofortmaßnahmen bei Atemnot

Die wichtigste Sofortmaßnahme ist die Beruhigung des Kindes. Nehmen Sie es ohne Hektik auf den Arm, reden Sie beruhigend auf es ein und bringen Sie es an ein offenes Fenster oder auf den Balkon. Falls dies nicht möglich ist, gehen Sie mit dem Kind ins Badezimmer und stellen zur Luftbefeuchtung die Dusche an. Wenn innerhalb weniger Minuten keine Besserung eintritt, rufen Sie unbedingt einen Notarzt. Sofern er das Kind in ein Krankenhaus einweist, müssen Sie es dorthin begleiten.
Oft treten solche Anfälle wiederholt auf. Nach dem ersten Anfall hat Ihr Kinderarzt Ihnen sicher ein Kortison-Zäpfchen für den Notfall verordnet, das eine wirksame Soforthilfe ist.

Vorbeugung

Lassen Sie Ihr Kind möglichst nicht bei trockener Heizungsluft schlafen. Besser ist es, wenn Sie es relativ warm anziehen (gegen Freistrampeln hilft ein Schlafsack) und das Fenster ein wenig öffnen. Günstig ist auch, wenn Sie die Atemluft im Kinderzimmer etwas anfeuchten, z.B. indem Sie dort feuchte Handtücher aufhängen.

Bauchschmerzen

AktivCheck

Wann muss ich zum Arzt?

- Wenn plötzliche heftige Bauchschmerzen auftreten, rufen Sie einen Arzt. Es könnte sich um einen Darmverschluss, eine Hodenverdrehung oder eine akute Blinddarm-Entzündung oder eine Vergiftungserscheinung handeln.

Was wird mein Arzt mich fragen?

- Seit wann bestehen die Beschwerden?
- Hat Ihr Kind etwas Ätzendes oder Giftiges zu sich genommen?
- Hat Ihr Kind erbrochen oder Durchfall?
- Hat es einen Schlag in den Bauch bekommen?
- Hat Ihr Kind Fieber?
- Wie ist sein Stuhlgang?
- Treten öfter solche Beschwerden auf? Wenn ja, gibt es vorher belastende Situationen?

Was frage ich meinen Arzt?

- Wie verhalte ich mich?
- Hat mein Kind eine ansteckende Infektion? Wenn ja, wie lange muss ich es zu Hause behalten?

- Soll ich mein anderes Kind oder andere Kinder besser fern halten?
- Was kann ich meinem Kind zum Essen anbieten?

AktivTipp

Was kann mein Arzt tun?

- Er wird den Bauch und das ganze Kind vorsichtig untersuchen und befragen. Vielleicht muss er eine Stuhlprobe bekommen. Vielleicht muss er auch Blut abnehmen (siehe auch Seite 378, 379).
- In seltenen Fällen muss eine ausgiebige Diagnostik erhoben werden. Beim Verdacht auf eine Blinddarm-Entzündung wird ein Ultraschall durchgeführt.
- Je nach Ursache wird eine entsprechende Behandlung eingeleitet.

Was kann ich selbst tun?

- Bereiten Sie ihm eine Wärmflasche (Nicht bei akutem Blinddarmverdacht!).
- Die Kost sollte leicht und gut verdaulich sein, z. B. Zwieback und Tee.

Mit Bauchschmerzen konfrontieren Kinder ihre Eltern immer wieder. Kindliche Bauchschmerzen können Ausdruck vieler körperlicher, aber auch seelischer Störungen sein. Kleine Kinder, z.B. Zweijährige, die nur sehr vage äußern können, was ihnen fehlt, zeigen bei nahezu allen Schmerzen konsequent auf den Bauch. Da ist es für die Eltern oft schwierig bis unmöglich, den wirklichen Ort und den eigentlichen Grund von solchen „Bauchschmerzen“ herauszufinden.

Immer wenn die Bauchschmerzen des Kindes keine offensichtliche Ursache haben und wenn sie unter Ablenkung durch Spielen oder Vorlesen nicht von selbst verschwinden, muss der Kinderarzt den „Fall“ übernehmen. Bauchschmerzen, die mit anderen Beschwerden zusammen auftreten, wie mit Fieber, Erbrechen oder Durchfall, gehören immer sofort zum Arzt.

Hat Ihr Kind Bauchschmerzen?

1. Hat Ihr Kleinkind wirklich Bauchschmerzen?
Nur weil Ihr Kind auf den Bauch deutet, muss es nicht Bauchschmerz sein. Gehen Sie bitte davon aus, dass es fast alle anderen Schmerzen sein können, z. B. Ohrenschmerzen.

2. Wann muss es mit Bauchschmerzen zum Arzt?
Alle Bauchschmerzen, die Sie nicht sicher als harmlos einstufen können, gehören sofort in ärztliche Behandlung. „Sofort“ ist hier wörtlich zu verstehen, gleichgültig um welche Tages- oder Nachtzeit es sich handelt.

3. Welche Bauchschmerzen sind harmlos?
Im Grund nur die Bauchschmerzen, die schnell wieder überstanden sind. Hinweise auf Harmlosigkeit: vorausgegangene Eis- oder Spaghettiorgie, Besserung nach dem ersten Toilettenbesuch.

4. Welche Bauchschmerzen sind nicht harmlos?
Alle, die nach kurzer Zeit und bewährten Maßnahmen weiter bestehen. Hinweise auf ernste Ursachen:

zusätzliche Symptome, Druckschmerz im Unterbauch (Blinddarm!), schwere Bauchschmerzen.

5. Worauf sollten Sie achten?
Bleiben Sie immer kritisch mit Bauchschmerzen, denn hinter den „Verdauungsproblemen“ kann sich doch einmal eine akute Blinddarmentzündung oder eine Lebensmittelvergiftung verbergen.

Vielfältige Ursachen

Die Ursachen können vielfältig sein: Manchmal treten Bauchschmerzen als Begleiterscheinung einer Erkältung auf, manchmal sind sie das einzige Symptom einer eitrigen Mandelentzündung. Oft kündigen sie einen (meistens harmlosen) Magen-Darm-Infekt („Darmgrippe“) an, es kann aber auch eine Blinddarmentzündung dahinter stecken oder ein Harnwegsinfekt. Fragen Sie daher Ihr Kind bei Bauchschmerzen, ob das Wasserlassen wehtut und achten Sie darauf, ob es häufig zur Toilette geht. Bauchschmerzen bei Verdauungsproblemen sind vermutlich die häufigste Form und daher meistens die erste „Verdachtsdiagnose“.

Bauchschmerzen können auch Ausdruck seelischer Probleme des Kindes sein: Das kann die Angst vor einem Lehrer oder vor einer Klassenarbeit sein. Auch Streit in der Familie kann dem Kind auf den Magen schlagen. Sprechen Sie mit Ihrem Kind und versuchen Sie herauszufinden, welche Probleme es hat.

Altbewährte Hausmittel bei Bauchschmerzen

Eine altbewährte Soforthilfe bei Bauchschmerzen ist die Kombination aus Wärmflasche und Fencheltee. Diese beiden sowie ein wenig Ruhe und Zuwendung reichen oft schon aus, um das Wohlbefinden wiederherzustellen. Ein gut wirksamer Bauchwickel ist der Kamillenwickel: Dazu tauchen Sie ein Baumwolltuch in lauwarmen Kamillentee, legen es auf den Bauch, ein trockenes Tuch darüber und noch die Wärmflasche obendrauf. Diesen Wickel lassen Sie 15 bis 20 Minuten lang liegen und wiederholen ihn bei Bedarf mehrmals.

Bei Blähungen, wie sie beispielsweise bei Babys im Rahmen der „Dreimonatskolik“ auftreten, hilft ebenfalls die Wärmflasche (bitte jeweils in passender Größe und nicht zu heiß!) plus Fencheltee oder eine sanfte Bauchmassage im Uhrzeigersinn um den Nabel herum. Bei häufigen oder hartnäckigen Blähungen können Sie die Massage mit Kümmelöl unterstützen.

Verstopfung

AktivCheck

Wann muss ich zum Arzt?

- Wenn die Stuhlentleerung sehr selten und der Stuhl sehr hart ist.
- Wenn Sie Blut auf dem Stuhl oder in der Windel feststellen.
- Wenn Ihr Kind über Bauchschmerzen und Blähungen klagt.

Was wird mein Arzt mich fragen?

- Ist Ihr Kind allgemein eher langsam und bequem? Sitzt es viel?
- Hat es nie einen geregelten Stuhlgang gehabt?
- Wie sieht die Ernährung aus?
- Trinkt es ausreichend?
- Bestehen seelische Probleme, die das Kind belasten?

Was frage ich meinen Arzt?

- Wie oft sollte man Stuhlgang haben?
- Gibt es Abführmittel für Kinder?
- Sollte ich meinem Kind öfter einen Einlauf machen?

AktivTipp

Was kann mein Arzt tun?

- Anfangs erfolgt eine genaue Untersuchung (siehe auch Seite 387).
- Bei einem Passagehindernis muss nach der Ursache gesucht und diese beseitigt werden (eventuell durch eine Operation).

Was kann ich selbst tun?

- Vermeiden Sie stressige Situationen. Der Darm muss an regelmäßige Zeiten gewöhnt werden.
- Weniger Süßes auf den Speiseplan, dafür frisches Obst, ballaststoffreiche und abwechslungsfreudige Ernährung und Säfte. Trockenpflaumen wirken manchmal Wunder.
- Achten Sie auf regelmäßiges und ausreichendes Trinken.

Eine Verstopfung entsteht bei Kindern wie bei Erwachsenen oft durch falsche Ernährung. Die Kinder essen zu viel Süßigkeiten, Kuchen und Brötchen und zu wenig ballaststoffreiche Lebensmittel wie Gemüse, Salat oder Getreideprodukte (Müsli, Vollkornbrot). Geben Sie einem verstopften Kind ein Glas frisch gepressten Saft vor dem Frühstück, einige Trockenpflaumen vor den Mahlzeiten oder einen Esslöffel Leinsamen oder Weizenkleie zum Joghurt.

Achten Sie auch darauf, dass es reichlich trinkt. Ein Kindergarten- oder junges Schulkind sollte mindestens 1 Liter Flüssigkeit pro Tag erhalten (Mineralwasser, Fruchtsaftschorle, Tee, möglichst keine Limonade, Cola). Lassen Sie Ihr Kind herumtoben und ermuntern Sie Dauerfernseher und Stubenhocker zu einem „aktiveren Lebenswandel“.

Gegen Verstopfung helfen zuverlässig: reichlich Ballaststoffe, Flüssigkeit und Bewegung.

Durchfall und Erbrechen

AktivCheck

Wann muss ich zum Arzt?

- Bei einem Baby müssen Sie frühzeitig den Arzt rufen (nach etwa 6 Stunden), da die Gefahr der Austrocknung besteht.
- Bei größeren Kindern sollten Sie sicherheitshalber ebenfalls zum Arzt.

Was wird mein Arzt mich fragen?

- Seit wann bestehen die Symptome?
- Ist Ihr Kind sonst aufgeweckter?
- Was haben Sie ihm zum Essen gegeben?
- Hat noch jemand in der Familie oder im Umfeld die Beschwerden?
- Haben Sie Fieber gemessen?
- Nimmt das Kind Getränke an?
- Muss Ihr Kind irgendwelche Medikamente zu sich nehmen?
- Könnte es giftige Substanzen verschluckt haben?
- Ist eine Zöliakie (Stoffwechselstörung mit übelriechendem, hellen Stuhl) ausgeschlossen worden?
- Hat Ihr Kind eine Allergie?

Was frage ich meinen Arzt?

- Wie viel muss ich meinem Kind zu trinken und zu essen anbieten?
- Soll ich andere Kinder fern halten?
- Muss ich besondere hygienische Maßnahmen beachten?

AktivTipp

Was kann mein Arzt tun?

- Zuerst folgt die genaue Untersuchung und Einleitung der Therapie (siehe auch die Seiten 378, 383, 385).
- Er wird einen Diätplan für Ihr Kind zusammenstellen.
- Eventuell gibt er Ihnen ein Pulver, das dem Körper die verlorenen Mineralstoffe und Vitamine zurückgibt.

Was kann ich selbst tun?

- Wenn Sie noch stillen, tun Sie das weiterhin, so oft es geht.
- Einem älteren Kind geben Sie viel zu trinken, angereichert mit Traubenzucker. Eine salzige Brühe ist auch gut.
- Schulkinder können Salzstangen und ausnahmsweise Cola bekommen.

Ein Kind mit Durchfall oder Erbrechen muss vor allem die dabei verlorene Flüssigkeit zurückbekommen. Lassen Sie es viel trinken, am besten dünnen Schwarz- oder Kamillentee mit Traubenzucker. Wenn Ihr Kind den Tee pur nicht mag, können Sie auch zwei Drittel Tee oder Wasser mit einem Drittel Saft mischen. Kinder, die immer wieder erbrechen, sollten die Flüssigkeit in kleinen Portionen, schluck- oder löffelweise, alle 10 Minuten einnehmen.

Bei Säuglingen kann anhaltender Durchfall oder anhaltendes Erbrechen ziemlich schnell zur lebensgefährlichen Austrocknung führen. Daher gilt: Je jünger das Kind ist, umso rascher müssen Sie einen Arzt hinzuziehen. Rufen Sie ihn immer, wenn Ihr Baby seit 6 Stunden, Ihr Kleinkind seit 12 Stunden und Ihr Schulkind seit 18 Stunden Durchfall oder Erbrechen hat sowie umgehend bei Durchfall oder Erbrechen mit Fieber oder Bauchschmerzen.

Wenn Ihr Kind nach der akuten Phase der Beschwerden langsam wieder Appetit hat, beginnen Sie den Nahrungsaufbau vorsichtig mit Zwieback, Salzstangen, geriebenem Apfel oder geriebener Karotte. Wird das gut vertragen, können Sie eine leichte Hühner- oder Rindfleischbrühe mit Reis anbieten oder ein Kartoffelpüree, das ohne Fett und Milch zubereitet ist. Auch Sauermilchprodukte, z. B. Joghurt, sind günstig. Seien Sie noch mehrere Tage vorsichtig mit Fett, Milch und Süßigkeiten.

Harnwegsinfekte

AktivCheck

Wann muss ich zum Arzt?

- Bei schmerzhaftem Urinlassen und bei Fieber.

Was wird mein Arzt mich fragen?

- Seit wann äußert Ihr Kind die Beschwerden?
- Ist der Urin des Kindes blutig oder eitrig trüb?
- Wie oft muss Urin gelassen werden?
- Sind es große oder sehr kleine Portionen?

Was frage ich meinen Arzt?

- Heilt die Entzündung wieder völlig aus oder bleibt mein Kind anfällig für neue Harnwegsinfekte?
- Muss ich in der kalten Jahreszeit auf wärmere Unterwäsche achten?
- Könnten die Nieren mit betroffen sein?
- Wie kontrolliere ich, ob keine neuen Bakterien im Urin sind? Gibt es einen Selbsttest wie für Erwachsene?

AktivTipp

Was kann mein Arzt tun?

- Er wird den Ausgang der Harnröhre untersuchen, eine Urinprobe abnehmen, auf die Blase drücken (und nach Schmerzen fragen), die Nierengegend beklopfen (und nach Druckschmerz fragen), eventuell einen Ultraschall durchführen (siehe auch Seite 455).
- Je nach Ursache wird die Therapie eingeleitet, z. B. mit Antibiotika.

Was kann ich selbst tun?

- Gewöhnen Sie Ihr Kind an die Hygiene beim Toilettengang und an das Händewaschen danach.
- Ihr Kind muss ausreichend trinken.

Harnwegsinfekte bei Kindern entstehen meist durch Bakterien, die von außen in die Harnröhre gelangen. Begünstigt wird eine solche Infektion durch ausgiebiges Spielen im Sandkasten mit Unterkühlung oder durch mangelnde Hygiene auf der Toilette. Besonders bei Mädchen, deren Harnröhre viel kürzer ist als die von Jungen, muss man darauf achten, dass der Po von vorn nach hinten und gründlich genug abgeputzt wird. Händewaschen nach dem Stuhlgang ist sehr wichtig, denn Kinder spielen gern an ihren Geschlechtsteilen.

Kinder mit einem Harnwegsinfekt empfinden Schmerzen oder ein Brennen beim Wasserlassen und müssen dennoch alle paar Minuten auf die Toilette. Der Kinderarzt kann die Diagnose anhand einer Urinprobe stellen. Er entscheidet, ob das Kind ein Antibiotikum benötigt oder ob ein Blasen- und Nierentee zur Behandlung ausreicht.

Milchschorf und Neurodermitis

AktivCheck

Wann muss ich zum Arzt?

- Neurodermitis juckt entsetzlich. Allein deswegen und bei weiteren Überempfindlichkeitsreaktionen sollten Sie Ihr Kind in die Behandlung eines Hautarztes geben.

Was wird mein Arzt mich fragen?

- Hatte Ihr Kind bereits als Säugling Milchschorf?
- Leiden Sie als Eltern oder Geschwister an Neurodermitis oder Allergien?
- Sind weitere Allergien bei Ihrem Kind bekannt?
- Verursachen die Hauterscheinungen psychische Probleme?

Was frage ich meinen Arzt?

- Ist Neurodermitis vererbbar?
- Sind die Beschwerden auf die Haut begrenzt?

···➤ Was frage ich meinen Arzt?

- Werden andere Körperbereiche mit einbezogen?
- Können die Beschwerden wieder völlig zurückgehen?
- Kann sich die Haut völlig erholen?
- Hat die Ernährung Einfluss auf die Schwere der Hauterscheinungen?
- Gibt es psychische Auslösemechanismen?
- Welche Kleidung wird empfohlen?
- Darf mein Kind ein Sonnenbad nehmen?
- Wie kann die Haut gereinigt und gepflegt werden?
- Ist Eigeninitiative überhaupt sinnvoll?
- Lohnen sich Selbsthilfegruppen?
- Wir erwarten ein 2. Kind. Wie groß ist das Risiko, dass es ebenfalls Neurodermitiker wird?

AktivTipp

Was kann mein Arzt tun?

- Er wird die Haut genau untersuchen und die Ausbreitung der Neurodermitis dokumentieren (s. auch Seite 135).
- Bei etwas größeren Kindern wird er einen Allergietest durchführen (z. B. Intrakutan- oder Epikutantest).
- Zusätzlich wird das Blut auf IgE-Antikörper (treten immer bei Allergien vermehrt im Blut auf) untersucht.
- Wahrscheinlich muss für einen kurzen Zeitraum im akuten Stadium Kortison gegeben werden. Sonst helfen auf Dauer Umschläge, die die nässenden Ekzeme austrocknen.

·········➤

·········➤

- Auch andere entzündungshemmende und austrocknende Salben (oft mit Teerzusatz) können helfen.

Was kann ich selbst tun?

- Was könnten die Auslöser sein? – Führen Sie einen Beobachtungstagebuch, in dem Ernährungsgewohnheiten, Ausflüge in die Natur, Kontakt zu Tieren usw. systematisch über längere Zeit aufgeführt werden.
- Wichtig ist eine konsequente Hautpflege. Vermeiden Sie, dass die Haut austrocknet, also keine Seife, keine langen Bäder.
- Vermeiden Sie Reizstoffe wie Chemikalien und Wolle, in Gegenwart des Kindes soll z. B. nicht geraucht werden.
- Lassen Sie eine Allergietestung durchführen.
- Halten Sie seelische Spannungen fern. Sorgen Sie eher für einen regelmäßigen Tagesablauf. Ihr Kind braucht eine stabile Lebenssituation.
- Wenn Ihr Kind noch gestillt wird, setzen Sie dies, so lange es geht, fort.

Besonders Kinder, deren Eltern oder Großeltern Allergiker sind bzw. Heuschnupfen, allergisches Asthma, eine Nahrungsmittel- oder Hautallergie haben, tragen selbst ein erhöhtes Risiko, auch an einer Allergie zu erkranken. Für diese Kinder ist das Stillen besonders wichtig, da es das Allergierisiko vermindert. Wenn diese Kinder eine Flaschennahrung erhalten, kommt nach Rücksprache mit dem Kinderarzt eine hypoallergene Säuglingsnahrung infrage. Sie enthält nur Bestandteile, die erfahrungsgemäß kaum je eine Allergie auslösen.

Milchschorf

Eine Allergieneigung kann sich bereits ab dem 3. Monat zeigen. Die Säuglinge haben auf den Bäckchen, am Hals oder auf dem Kopf einen Hautausschlag, der abschuppt und sich auch eitrig entzünden kann. Man kann den Schorf mit Babyöl einweichen und nach kurzer Einwirkzeit mit einem feinen Kamm ablösen. Milchschorf kann folgenlos abheilen, aber auch in eine Neurodermitis übergehen.

Neurodermitis

Eine Neurodermitis ist eine stark juckende Hautentzündung, die sehr unterschiedlich ausgeprägt sein kann. Wichtig ist die angemessene Hautpflege und die richtige Ernährung. Sofern bestimmte Nahrungsmittel wie Schweinefleisch, Zucker, Milch oder Zitrusfrüchte sich auf die Hautentzündung ungünstig auswirken, sollten Sie sie weglassen. Auch hier ist die Suche nach einem möglichen Allergieauslöser notwendig. Allerdings hat die Neurodermitis nicht nur allergische Ursachen.

Kinder im Krankenhaus

Wenn Ihr Kind einmal ins Krankenhaus muss, ist das natürlich für beide Seiten – für Sie und Ihr Kind – schwierig und ungewohnt. Falls der Klinikaufenthalt überraschend kommt, z. B. wegen einer Blinddarmentzündung oder eines Beinbruches, sollten Sie Ihr Kind nicht durch Ihre eigene Reaktion zusätzlich verunsichern. Wenn Sie selbst in Tränen ausbrechen, meint Ihr Kind womöglich, im Krankenhaus werde etwas Schreckliches passieren, wovor sogar Mutter oder Vater Angst haben. Also versuchen Sie Ruhe und Sicherheit auszustrahlen, auch wenn es sehr schwer fällt.

Mutter oder Vater mit dabei

Besonders kleineren Kindern fällt der Aufenthalt leichter, wenn ein Elternteil zumindest die ersten Tage mit im Krankenhaus verbringt. Viele Kinderabteilungen haben inzwischen die Möglichkeit, eine Begleitperson unterzubringen (Rooming in). Wissenschaftliche Studien haben gezeigt, dass Kinder selbst stark belastende Erlebnisse ohne psychische Folgen überstehen, wenn die Mutter oder der Vater mit dabei war. Sie fühlen sich in diesem Fall aufgehoben und vertrauen darauf, dass diese wichtige Bezugsperson schon aufpassen wird, dass ihnen kein Leid geschieht.

Das Kind, das eine vertraute Bezugsperson in seiner Nähe hat, muss nicht auf alle seine häuslichen Gewohnheiten von jetzt auf nachher verzichten, es kann bekannte Spiele spielen oder sich vertraute Geschichten anhören. Kaum ist die Kinderärztin mit der Blutabnahme fertig, schon findet es Trost und kann zur Tagesordnung übergehen.

Manchmal ist es schon nach kurzer Zeit möglich, dass Sie Ihr Kind zumindest nachts der Betreuung des Krankenhauspersonals überlassen. Nun kennt es die Abläufe bereits, und die Angst vor der neuen Umgebung und den neuen Menschen ist nicht mehr so schlimm.

Regelmäßiger Besuch ist wichtig

Wenn Sie nicht die Möglichkeit haben, mit Ihrem Kind in der Klinik zu bleiben, sind regelmäßige Besuche wichtig. Ihr Kind muss sich darauf verlassen können! Versuchen Sie auch, in wichtigen Momenten präsent zu sein, z. B. wenn Ihr Kind verlegt wird, wenn es zu einer größeren Untersuchung geht, wenn es aus der Narkose erwacht usw.

Vorbereitung auf das Krankenhaus

Bei Eingriffen, die geplant werden können wie eine Mandel- oder eine Bruchoperation, haben Sie Zeit, Ihr Kind auf den Klinikaufenthalt vorzubereiten. Vielleicht können Sie schon einmal vorher mit ihm die Station oder ein anderes Krankenhaus besuchen, damit es sich keine falschen Vorstellungen macht.
Sprechen Sie mit Ihrem Kind über seine Ängste, vielleicht finden Sie auch eine nette Schwester, die ihm einige Fragen beantworten kann. Erklären Sie ihm, warum alle im Krankenhaus weiße Kittel tragen müssen. Suchen Sie mit ihm zusammen das schönste Kinderbuch zum Thema „Krankenhaus“ aus. Manch großer Arzt und manche große Ärztin haben so ihren Weg begonnen.

Erklären Sie dem Kind, was mit ihm geschieht

Wichtig ist auch, dass Sie Ihrem Kind der Wahrheit und seinem Verständnis gemäß erklären, was in der Klinik mit ihm geschehen wird. Der kleine Patient muss wissen, dass bei Blutabnahmen oder Spritzen oder nach einer Operation Schmerzen auftreten. Erklären Sie ihm auch, warum die Blutabnahme, die Spritze oder der geplante Eingriff notwendig sind. Erläutern Sie ihm gegebenenfalls, wie eine Operation ungefähr vor sich geht und beantworten Sie seine Fragen dazu. Sprechen Sie mit Ihrem Kind auch über die Narkose. Versprechen Sie ihm, dass Sie an seinem Bett sitzen werden, wenn es aus der Narkose erwacht.

Kleine Belohnungen erlaubt

Kleine Geschenke und Belohnungen sind natürlich erlaubt, nur sollten Sie Ihr Kind nicht allzu sehr verwöhnen oder bemitleiden. Das Mitleid könnte Ihr Kind verunsichern. Ganz wichtig: Drohen Sie Ihrem Kind nie – weder in gesunden noch in kranken Tagen – mit dem Krankenhaus oder mit dem Doktor, wenn es sich nicht nach Ihren Vorstellungen verhält, seinen Teller nicht leer gegessen hat oder auf einen zu hohen Baum geklettert ist. Sorgen Sie dafür, dass das Krankenhaus und seine Belegschaft nicht zum Schreckgespenst werden. Man weiß ja nie, wann man sie mal braucht.

Kinderkrankheiten

AktivCheck

Wann muss ich zum Arzt?

- Immer, wenn Sie nicht genau wissen, was Ihr Kind hat, suchen Sie besser einen Arzt auf.
- Bei Verdacht auf Masern müssen Sie immer zum Kinderarzt, um gegen Röteln abzugrenzen.

Was wird mein Arzt mich fragen?

- Seit wann bestehen die Symptome bzw. treten die Bläschen auf?
- Wurde Ihr Kind gegen diese Krankheit geimpft?
- Wo könnte es sich angesteckt haben?
- Ist im Bekanntenkreis jemand, der abwehrgeschwächt oder schwanger ist?
- Seit wann hustet Ihr Kind?
- Haben Sie Kindergarten oder Schule bereits benachrichtigt?
- Kennen Sie die Gefahren einer ungenügenden Therapie?

Was frage ich meinen Arzt?

- Wie lange muss mein Kind vom Kindergarten oder der Schule fernbleiben?
- Ich habe noch ein 2. Kind, sollte es mit behandelt werden?
- Muss ich meine anderen Kinder schützen?
- Kann ich mein Kind baden?
- Welche Personengruppen muss ich fern halten?
- Welchen Impfschutz gibt es?
- Gibt es schlimme Komplikationen?
- Was kann ich bei starker Unruhe tun?
- Wie sieht es nach der Erkrankung mit Immunität aus?
- Bescheinigen Sie mir für meinen Arbeitgeber, dass ich wärend dieser Zeit bei meinem Kind bleiben muss?

AktivTipp

Was kann mein Arzt tun?

- Ihr Arzt verschreibt Salben und/oder Tropfen gegen bestehenden Juckreiz. Bei schweren Verläufen, oder wenn Ihr Kind eine andere Grunderkrankung hat, wird er das Kind auch mit einem Antibiotikum bzw. Virusmittel behandeln.

Was kann ich selbst tun?

- Ihr Kind gehört ins Bett, solange es fiebert.
- Ziehen Sie Ihrem Kind nur Kleidung aus Baumwolle oder Seide an, da diese nicht so stark die Haut reizen und kühlend wirken.
- In der Fieberphase geben Sie Ihrem Kind reichlich zu trinken.
- Zum Fiebersenken können Sie Wadenwickel machen oder ein kurzes Wannenbad mit einer Temperatur, die etwa 1° unter der Fiebertemperatur liegt.
- Die Raumluft sollte angenehm kühl (nicht über 18 °C) und feucht sein.
- Ihr Kind wird über einen verdunkelten Raum erleichtert sein.
- Bis zum Abklingen des Hautausschlages bleibt Ihr Kind anderen Kindern oder abwehrschwachen Personen fern.
- Informieren Sie Kindergarten, Schule, Eltern befreundeter Kinder.

Die Kinderkrankheiten im eigentlichen Sinne sind Infektionskrankheiten. Die Krankheitserreger, also Viren oder Bakterien dringen in den Körper ein und vermehren sich dort. Je nach Stärke der Abwehrreaktion, die dann im Körper abläuft, entstehen Krankheitssymptome und Beschwerden. Es kann auch sein, dass eine Infektion mit einem Krankheitserreger ganz ohne oder nur mit minimalen Krankheitszeichen abläuft, die nicht als Krankheit wahrgenommen werden. Sowohl bei der richtigen Erkrankung als auch bei der unbemerkt verlaufenden Infektion bildet das Kind Abwehrstoffe gegen den Erreger. Wenn solche Abwehrstoffe schon vorhanden sind, etwa nach einer Impfung, läuft der Abwehrkampf gegen die Krankheitserreger meist unbemerkt ab. Dies ist auch der Grund dafür, warum einige Infektionskrankheiten (Masern, Mumps, Windpocken oder Keuchhusten) nur einmal im Kindesalter

Kinderkrankheiten – Tabellarische Übersicht

Krankheit	Seite	Ansteckung	Inkubationszeit	Wie lange ansteckend?
Masern	→693	sehr ansteckend, Tröpfcheninfektion (auf dem „Luftweg“) und direkter Kontakt	10 bis 14 Tage	bis zum 5. Tag des Hautausschlags
Mumps	→694	sehr ansteckend, direkter Kontakt (Speichel) und Tröpfcheninfektion	2 bis 3 Wochen	bis zum 10. Krankheitstag
Röteln	→695	direkter Kontakt und Tröpfcheninfektion	2 bis 3 Wochen	bis eine Woche nach Beginn des Ausschlags
Windpocken	→692	sehr ansteckend, Tröpfcheninfektion	2 bis 3 Wochen	bis etwa eine Woche nach Beginn des Ausschlags (solange flüssigkeitsgefüllte Bläschen bestehen)
Drei-Tage-Fieber	→696	nicht sehr ansteckend, direkter Kontakt	5 bis 15 Tage	solange der Ausschlag besteht
Ringelröteln	→695	kaum ansteckend	6 bis 14 Tage	10 bis 14 Tage nach Krankheitsausbruch
Keuchhusten	→698	Tröpfcheninfektion	1 bis 3 Wochen	bis 2 Wochen nach Beginn des charakteristischen krampfartigen Hustens
Diphtherie	→696	Tröpfcheninfektion	2 bis 6 Tage	unterschiedlich
Scharlach	→697	direkter Kontakt oder Tröpfcheninfektion	2 bis 3 Tage	unterschiedlich
Pfeiffersches Drüsenfieber	→694	direkt (über Speichel), nicht sehr ansteckend	1 bis 3 Wochen	Ansteckung manchmal noch mehrere Wochen lang möglich

Charakteristische Symptome	Komplikationen	Krankheit
zunächst uncharakteristisch (wie Erkältung), Fieber bis 39 °C; weiße Flecken an der Wangenschleimhaut; nach 3 bis 4 Tagen hohes Fieber und großfleckiger Ausschlag, der hinter den Ohren und im Gesicht beginnt; allgemeine Lymphknotenschwellung	Lungen- und Blinddarmentzündung, Mittelohrvereiterung, Entzündung des Gehirns	**Masern**
Kopf-, Hals- und Nackenschmerzen, danach zunächst ein-, dann beidseitige Schwellung der Speicheldrüsen (Abstehen der Ohrläppchen), kein hohes Fieber	Entzündung der Hirnhaut und Bauchspeicheldrüse sowie Hoden-, Brustdrüsen- und Eierstockentzündung	**Mumps**
oft leichter und uncharakteristischer Verlauf; kleinfleckiger Ausschlag beginnend im Gesicht; typisch ist eine schmerzhafte Lymphknotenschwellung hinter den Ohren und am Hinterkopf	gefährlich für Schwangere	**Röteln**
leichtes Fieber, aus rötlichen Flecken entstehen innerhalb weniger Stunden stark juckende, flüssigkeitsgefüllte Bläschen, die platzen und verkrusten	Hautinfektion, selten Lungen- oder Gehirnentzündung	**Windpocken**
plötzliches hohes Fieber, nach 3 Tagen Entfieberung und kleinfleckiger Hautausschlag (nicht im Gesicht)	Fieberkrämpfe	**Drei-Tage-Fieber**
schmetterlingsförmige Rötung der Wangen, girlandenförmiger Ausschlag an Armen und Beinen und am Rumpf, der „kommt und geht"	bei Schwangerschaft Gefährdung des Ungeborenen möglich	**Ringelröteln**
zunächst wie Erkältung, nach 1 bis 2 Wochen krampfartige Hustenanfälle mit Erbrechen und „Blauwerden"	Atemstillstand, Lungenentzündung	**Keuchhusten**
hohes Fieber, Halsschmerzen, Schluckbeschwerden, Heiserkeit und bellender Husten, dicker Belag auf den Mandeln	Erstickungsgefahr, Herzbeteiligung	**Diphtherie**
sehr hohes Fieber, Kopf- und Halsschmerzen, Schluckbeschwerden; vereiterte Mandeln; nach 1 bis 2 Tagen samtartiger Ausschlag (stecknadelkopfgroße, dicht stehende, himbeerfarbene Flecken); kein Ausschlag im Gesicht, aber auffällige Blässe um den Mund	Beteiligung von Herz, Nieren und Gelenken (rheumatisches Fieber)	**Scharlach**
mäßiges Fieber, Halsschmerzen, schmerzhaft geschwollene Halslymphknoten; Leber- und Milzschwellung, Muskelschmerzen	Milzruptur, Herz- und Gehirnentzündung (selten)	**Pfeiffersches Drüsenfieber**

beim Erstkontakt mit dem Erreger auftreten. Bei weiteren Erregerkontakten besteht dann ja bereits der Schutz durch die Abwehrstoffe. Die Krankheitserreger können direkt durch einen anderen Erkrankten oder auch indirekt durch Nahrungsmittel, Wasser, Erde oder Tiere übertragen werden. Das ist je nach Art der Erreger verschieden. Ein häufiger Übertragungsweg ist die so genannte Tröpfcheninfektion, bei der die Erreger durch Husten, Niesen, Sprechen oder Atmen in kleinen Speicheltröpfchen von einem zum anderen Menschen überspringen.
Die folgende Darstellung der Kinderkrankheiten muss sich auf solche Erkrankungen beschränken, die ganz überwiegend im Kindes- oder frühen Jugendalter auftreten. Viele, auch häufige Erkrankungen von Kindern, die im Erwachsenenalter ebenfalls vorkommen, wie Mittelohrentzündung, Mandelentzündung oder Harnwegsinfekte finden Sie in den entsprechenden Organkapiteln. Bedenken Sie bitte, das Krankheiten bei Kindern sehr viel ernstere Beschwerden verursachen können, als bei Erwachsenen. Deshalb gehören kranke Kinder grundsätzlich zu einem Kinderarzt.

Windpocken

Windpocken (Varizellen) sind eine fast immer im Kindesalter auftretende Infektion mit dem Varizella-Zoster-Virus, die zu einem Hautausschlag am ganzen Körper führt.
Das Varizella-Zoster-Virus, das die Windpocken und auch die Gürtelrose auslöst, gehört zur Familie der Herpes-Viren. Diese Kinderkrankheit ist äußerst ansteckend. Das Virus wird durch Tröpfcheninfektion übertragen, manchmal reicht aber schon ein Luftzug mit mehreren Metern Distanz. Die Zeit von der Ansteckung bis zum Ausbruch der Erkrankung (Inkubationszeit) beträgt zwischen 2 und 3 Wochen. Die Kinder können aber schon 1 bis 2 Tage vor Erscheinen der ersten Pickelchen andere Kinder anstecken. Windpocken hinterlassen eine lebenslange Immunität, ein Kind erkrankt also in aller Regel nur einmal an Windpocken.

Beschwerden

Die Erkrankung beginnt meist harmlos mit leichten Erkältungssymptomen und leichtem Fieber. Danach erst entsteht der typische Hautausschlag, zunächst mit kleinen, roten Pickelchen, die sich schnell zu Bläschen entwickeln und danach verkrusten. Dieser Ausschlag erscheint in mehreren – meist 3 – Schüben im Abstand von 2 bis 3 Tagen, sodass die Pickelchen, Bläschen und Krusten nebeneinander bestehen und das typische Bild der „Sternenkarte" zeigen. Der juckende Ausschlag beginnt meist am Bauch oder Rücken und breitet sich auf den gesamten Körper aus.

Untersuchung und Behandlung

Der erfahrene Allgemein- oder Kinderarzt, den sie zur Diagnose der Windpocken und bei schweren Verläufen aufsuchen sollten, erkennt in der Regel das typische Bild der Erkrankung ohne weitere Untersuchungen und verordnet eine juckreizlindernde Lotion zum Auftragen und bei Bedarf juckreizstillende Tropfen zum Einnehmen. Nur in schweren Fällen erhalten die Kinder virushemmende Wirkstoffe.
Das Schlimmste an den Windpocken ist der ausgeprägte Juckreiz.
Halten Sie deshalb Ihr Kind dazu an, nicht viel zu kratzen, und schneiden Sie ihm die Fingernägel ganz kurz. Eventuell können Sie ihm – vor allem nachts – auch Stoffhandschuhe anziehen. Durch jedes aufgekratzte

Bläschen entsteht eine kleine Narbe. Da sich die Viren im Bläscheninhalt befinden, können die Windpocken beim Kratzen weiterverteilt werden und dabei auch Schleimhäute befallen, was im Mund oder im Auge sehr unangenehm ist. Bei starkem Juckreiz hilft leichte Kühlung.

Masern

Masern sind eine fast immer im Kindesalter auftretende, sehr ansteckende ernste Infektion mit dem Masernvirus, die zu einem charakteristischen Hautausschlag am ganzen Körper führt.
Die Masern sind in Ländern mit hohem Lebensstandard und Masern-Schutzimpfung recht selten geworden, weltweit aber – vor allem bei unterernährten Kindern – ein großes Gesundheitsproblem. Sie werden durch Tröpfcheninfektion übertragen und sind sehr ansteckend. Genau wie bei den Windpocken hinterlässt eine einmalige Masernerkrankung eine lebenslange Immunität. Die Zeit zwischen der Ansteckung und dem Krankheitsausbruch (Inkubationszeit) beträgt relativ verlässlich 14 Tage. Doch schon 4 bis 5 Tage vor dem Erscheinen des typischen Hautausschlages sind die Kinder ansteckend und bleiben es, bis er abgeklungen ist. Es gibt eine Impfung gegen Masern.

Beschwerden

Masern beginnen mit starken Erkältungssymptomen wie hohem Fieber, Schnupfen, Halsschmerzen, Husten, einer Bindehautentzündung und der für die Erkrankung typischen Lichtscheu. Meist klingt das Fieber zusammen mit diesen Vorboten wieder ab, während auf der Wangenschleimhaut die für Masern charakteristischen blassroten Flecke (koplicksche Flecken) sichtbar werden. Nun steigt das Fieber oft wieder an, und der Masernausschlag erscheint: Meist zuerst hinter den Ohren und im Gesicht treten hellrote Flecke auf, die sich über den ganzen Körper ausbreiten und oft sogar in größeren Flächen zusammenfließen. Dieser Ausschlag besteht bis zu einer Woche lang. Danach verschwindet auch das Fieber.
Als Komplikationen bei Masern können infolge einer bakteriellen Zweitentzündung eine Mittelohrentzündung, eine Kehlkopfentzündung mit Atemnot (Masernkrupp), eine Lungenentzündung und in selten Fällen auch eine Entzündung der Hirnhäute und des Gehirns auftreten. Vor allem die beiden letzten Komplikationen bedürfen einer engmaschigen Kontrolle durch den Kinderarzt, denn sie sind für das Kind bedrohlich.

Untersuchung und Behandlung

Der erfahrene Allgemein- oder Kinderarzt, den Sie bei Verdacht auf Masern aufsuchen sollten, erkennt in der Regel das typische Bild der Erkrankung ohne weitere Untersuchungen und verordnet Medikamente nach Symptomen.
Wenn der Verdacht besteht, dass ein Kind Masern hat, sollte immer ein Arzt hinzugezogen werden, der das Kind regelmäßig besucht und mögliche Komplikationen frühzeitig erkennt. Bei der beschwerdelindernden Behandlung (gegen Fieber, Halsschmerzen, Husten) und bei der Betreuung des kranken Kindes können Sie aktiv werden.
Die Therapie der komplikationslosen Masern ist rein symptomlindernd. Eine bakterielle Zweitinfektion wird mit Antibiotika behandelt. Die wichtigste und allgemein empfohlene Maßnahme zur Vorbeugung gegen Masern ist die Masern-Schutzimpfung. Kurz nach der Ansteckung kann auch eine passive Immunisierung vorbeugend wirken.

Mumps

Mumps ist eine häufige, aber nicht nur im Kindesalter auftretende, sehr ansteckende Infektion mit dem Mumpsvirus. Typischerweise führt Sie häufig zu einer Schwellung der Ohrspeicheldrüse und der übrigen Speicheldrüsen. Er ist äußerst ansteckend und wird durch Tröpfcheninfektion übertragen. Von der Ansteckung bis zum Krankheitsausbruch vergehen 14 bis 24 Tage. Die Kinder sind recht lange, und zwar eine Woche vor bis 2 Wochen nach dem Krankheitsausbruch, ansteckend.
Auch Mumps hinterlässt in der Regel eine lebenslange Immunität.

Beschwerden

Der typischen schmerzhaften Schwellung der Ohrspeicheldrüsen können eher uncharakteristische Beschwerden mit Kopf- und Halsschmerzen vorausgehen. Die Drüsenschwellung, die von leichtem Fieber begleitet sein kann, beginnt meist auf einer Seite und behindert das Kauen und Bewegungen des Kopfes. Durch ödembedingtes Abstehen der Ohrläppchen kommt es zum typischen Bild des „Ziegenpeter“.
Bei Mumps während oder nach der Pubertät entstehen oft Hoden- bzw. Eierstock- und Brustdrüsenentzündungen, die bis zur Unfruchtbarkeit führen können. Nicht selten ist auch die Bauchspeicheldrüse entzündet, was zu Oberbauchschmerzen, Erbrechen und Fettstuhl führen kann, aber normalerweise nach Abklingen der Beschwerden ohne Folgen bleibt.
Zu den gefürchteten Komplikationen zählt eine Meningitis mit Nackensteife, Kopfschmerzen, Schläfrigkeit und Krämpfen. Wegen dieser Komplikationen wurde die Mumpsimpfung eingeführt.

Untersuchung und Behandlung

Bei typischem Verlauf ist Mumps für den Arzt leicht zu erkennen. Im Zweifelsfall kann er, wie bei anderen Viruserkrankungen auch, im Blut spezielle Antikörper nachweisen. Er verordnet zur symptomatischen Behandlung Medikamente.
Wenn ein Kind oder ein Jugendlicher Mumps hat, sollte immer ein Arzt hinzugezogen werden, der etwaige Komplikationen frühzeitig erkennt. Bei der beschwerdelindernden Behandlung (gegen Fieber oder die schwellungsbedingten Schmerzen) und bei der Betreuung des kranken Kindes können Sie aktiv werden. Auch die ärztliche Behandlung besteht in Fiebersenkung und bei Bedarf Schmerzlinderung.
Die wichtigste und allgemein empfohlene Maßnahme zur Vorbeugung gegen Mumps ist die Mumps-Schutzimpfung. Sie sollte vor allem bei Jungen mit Hinblick auf die gar nicht so seltene Orchitis (Hodenentzündung) durchgeführt werden.

Pfeiffersches Drüsenfieber

Siehe auch AktivCheck Seite 264.
Das Pfeiffersche Drüsenfieber (infektiöse Mononukleose) ist eine akute, fieberhafte Infektionskrankheit, die zu typischen Veränderungen im Blutbild (siehe unten) führt und meist bei Jugendlichen auftritt. Ihr Erreger, das Epstein-Barr-Virus, wird häufig durch direkten Kontakt, vor allem über infektiösen Speichel, übertragen. Von der Ansteckung bis zum Ausbruch der Erkrankung vergehen 30 bis 50 Tage. Viele Infektionen verlaufen unbemerkt. Bei Ausbruch der Krankheit bestehen meist Fieber und Allgemeinsymptome wie Müdigkeit, Appetitlosigkeit und Kopfschmerzen. Die Lymphknoten am ganzen Körper können geschwollen sein und

bei Berührung schmerzen. Typisch sind eitrige Beläge auf den angeschwollenen Rachenmandeln. Manchmal wird ein kleinfleckiger Hautausschlag sichtbar. Milz und Leber können vergrößert sein. Die Krankheit dauert 2 bis 3 Wochen.
Der Arzt stellt die Diagnose aufgrund der Symptome und des Blutbildes, das eine starke Vermehrung der so genannten Monozyten zeigt. Die Genesungsaussichten sind gut. Zur Behandlung verordnet der Arzt Bettruhe und bei Bedarf fiebersenkende Mittel.

Röteln

Röteln sind eine mild verlaufende Infektion mit dem Rötelnvirus, die zu einem typischen Ausschlag und Lymphknotenschwellungen führt. Die Übertragung des Rötelnvirus erfolgt durch Tröpfcheninfektion. Von der Ansteckung bis zum Beginn der Erkrankung vergehen 2 bis 3 Wochen. Eine Ansteckung ist eine Woche vor bis etwa 10 Tage nach Erscheinen des Ausschlages möglich. Häufig verläuft eine Infektion mit dem Rötelnvirus ohne Krankheitszeichen.
Die eigentliche Bedeutung der Röteln, die zu den eher harmlosen Viruserkrankungen gehören, besteht in der so genannten Röteln-Embryopathie. Besonders gefährlich ist die Ansteckung der Schwangeren in der Frühschwangerschaft (6. bis 10. Schwangerschaftswoche). Eine Infektion der Schwangeren mit Röteln kann beim Embryo und Fetus zu schweren Störungen und Fehlbildungen führen, z. B. zur Trübung der Augenlinse, zu Schwerhörigkeit, zu einem angeborenen Herzfehler und zu geistiger Behinderung. Seitdem die Röteln-Schutzimpfung allgemein durchgeführt wird, tritt die Röteln-Embryopathie nur noch selten auf.

Beschwerden

Die Erkrankung beginnt mit leichten Erkältungssymptomen und eventuell mit leichtem Fieber. Dann folgt der Hautausschlag: Nun breiten sich kleine, hellrote Flecke, hinter den Ohren beginnend, auf Gesicht, Hals und den übrigen Körper aus. Typisch ist eine Lymphknotenschwellung am Hinterkopf.

Untersuchung und Behandlung

Die Diagnose ergibt sich aus den Symptomen. Im Zweifelsfall kann der Arzt spezielle Antikörper im Blut nachweisen. In der Regel findet keine ärztliche Behandlung statt.
Schwangere, die sich ihrer Immunität nicht sicher sind, sollten dringend den Arzt aufsuchen, wenn in ihrer Umgebung Röteln auftreten, denn die Erkrankung ist eine Gefahr für das Kind.
Eine sichere Vorbeugung ermöglicht die Röteln-Schutzimpfung. Die Vorsorgeuntersuchung U10 im Alter zwischen 10 und 13 Jahren ist eine gute Gelegenheit, um den Röteln-Impfschutz der teilnehmenden Mädchen zu vervollständigen.

Ringelröteln

Die Ringelröteln sind eine eher seltene und milde verlaufende Viruserkrankung mit einem charakteristischen Hautausschlag. Sie treten meist bei Schulkindern auf und sind wenig ansteckend. Von der Ansteckung bis zur Erkrankung des Kindes vergehen 1 bis 4 Wochen.
Im Gesicht erscheint ein schmetterlingsförmiger, juckender Ausschlag, der bald auch auf Bauch und Rücken sowie auf die Streckseiten von Armen und Beinen übergreift. Er verändert sich nach einigen Tagen zu einem girlandenförmigen Ausschlag und klingt nach 10 bis 14 Tagen folgenlos ab.

Doch auch hier gilt: Was für Schulkinder harmlos ist, gefährdet das ungeborene Kind, das durch Ringelröteln schwer erkranken kann. Schwangere sollten um Kinder mit Ringelröteln einen großen Bogen machen!

Infektkrupp oder Pseudokrupp

Der echte Krupp, eine andere Bezeichnung für Diphtherie, wird durch Diphtheriebakterien hervorgerufen und ist heute selten. Typisch sind Beläge auf der Rachen- und Kehlkopfschleimhaut, die so dick werden kann, dass der Patient Luftnot bekommt. Die Erkrankung war früher vor allem im Kindesalter häufig und führte nicht selten zum Tod durch Ersticken.

Durch die Diphtherie-Schutzimpfung im Säuglingsalter und bessere hygienische Bedingungen hat der echte Krupp heute an Bedeutung verloren.

Der Infektkrupp oder Pseudokrupp (siehe dazu den AktivCheck auf Seite 272) dagegen beruht auf einer Schwellung der Schleimhaut der Luftröhre unterhalb des Kehlkopfes und entsteht häufig im Rahmen eines Virusinfektes.

Auch Umwelteinflüsse (Smog) können zum anfallsartigen Auftreten eines Pseudokrupp führen. In den allermeisten Fällen sind Säuglinge und Kleinkinder im Alter von 2 bis 5 Jahren betroffen.

Die Erkrankung kann lebensbedrohlich werden. Typische Krankheitszeichen sind ein bellender Husten und Atemnot beim Einatmen. Die Symptome treten häufig nachts auf, während die Kinder beim Zubettgehen noch völlig unauffällig waren. Rufen Sie immer sofort den Notarzt – auch mitten in der Nacht. Eine manchmal notwendige Klinikaufnahme sollte auf keinen Fall zu lange hinausgezögert werden.

Dreitagefieber

Das Dreitagefieber ist eine akute Viruserkrankung, die meist bei Kindern unter 3 Jahren auftritt und durch Tröpfcheninfektion übertragen wird. Von der Ansteckung bis zum Beginn der Erkrankung mit hohem Fieber vergehen 1 bis 2 Wochen. Das Fieber dauert typischerweise 3 Tage lang und wird von leichten Erkältungssymptomen begleitet. Wenn das Fieber zurückgeht, erscheint ein blassroter Hautausschlag an Hals, Rumpf, Armen und Beinen. Die Therapie dient der Fiebersenkung und der Linderung der Beschwerden.

Kinderlähmung (Poliomyelitis)

AktivCheck

Wann muss ich zum Arzt?

- Bei grippeähnlichen Beschwerden mit Fieber, Gliederschmerzen, Übelkeit.
- Bei Berührungsempfindlichkeit und Muskelschwäche mit Übergang in Lähmung müssen Sie sofort den Arzt verständigen.

Was wird mein Arzt mich fragen?

- Seit wann bestehen die Beschwerden?
- Hat Ihr Kind die „Schluckimpfung" bekommen?
- Haben Sie weitere Kinder, die engen Kontakt mit dem erkrankten hatten?

Was frage ich meinen Arzt?

- Welche Heilungschancen hat mein Kind?
- Wie lange kann das dauern?

- Wie muss ich das Lebensumfeld umstellen, wenn mein Kind auf den Rollstuhl angewiesen ist?

AktivTipp

Was kann mein Arzt tun?

- Er wird Ihr Kind bei geringstem Verdacht sofort ins Krankenhaus einweisen.
- Bis heute gibt es keine gezielte Behandlung. Die Erkrankung wird überwacht, eventuell muss Ihr Kind sogar beatmet werden, wenn die Atemmuskulatur betroffen ist.

Was kann ich selbst tun?

- Überprüfen Sie sofort den eigenen Impfschutz und den Ihrer Kinder. Benachrichtigen Sie die Schule und die Eltern befreundeter Kinder.
- Nach überstandener Erkrankung und Ausheilung besteht lebenslange Immunität. Bei nicht erkrankten Kindern achten Sie darauf, dass alle zehn Jahre die Impfung aufgefrischt wird.

Die Kinderlähmung ist eine Kinderkrankheit, die durch Poliomyelitisviren verursacht wird und bei ernstem Verlauf zu bleibenden Lähmungen führen kann. Seit Einführung der Schluckimpfung Anfang der 60er-Jahre gibt es in Europa fast keine Kinderlähmung mehr. Im Gegensatz zu den meisten anderen Viren bei Kinderkrankheiten werden die Poliomyelitisviren nicht durch Tröpfchen-, sondern durch Schmierinfektion übertragen, also durch Kotspuren, die in den Mund gelangen. Da kleine Kinder alles in den Mund stecken, kommen Kinder aus Gebieten mit geringem hygienischen Standard meist frühzeitig mit Polioviren in Kontakt.

Die Polioviren können sich in Nervenzellen vermehren und dabei die Wirtszelle zerstören. Auf diese Weise entstehen die Ausfallerscheinungen bzw. Lähmungen.

Beschwerden

In den meisten Fällen verläuft die Infektion unbemerkt. In anderen Fällen entsteht eine Art Erkältungskrankheit mit geringer Temperaturerhöhung, Kopf- und Halsschmerzen, die nach 1 bis 3 Tagen überstanden ist.

In seltenen Fällen aber beginnt etwa 10 Tage nach der Ansteckung eine erste Krankheitsphase mit Fieber, Kopf- und Muskelschmerzen, Erbrechen und Durchfällen sowie einer Nackensteifigkeit. Danach verschwindet das Fieber für ungefähr 3 Tage, wonach es erneut ansteigt. Nun treten schwere Kopfschmerzen und Lähmungen auf. Manche Kinder sterben an Atemlähmung, andere kommen mit bleibenden Lähmungen davon.

Untersuchung und Behandlung

Der Virus kann in Rachenspülwasser und Stuhl, eventuell im Blut und Liquor nachgewiesen werden.

Im Notfall müssen die Vitalfunktionen gesichert werden. Da keine wirksame Behandlung existiert, ist die Vorbeugung durch Impfung entscheidend. Mit ihr wird ab dem 3. Monat begonnen.

Scharlach

Scharlach, die häufigste Kinderkrankheit, die durch Bakterien (Streptokokken) verursacht wird, verläuft mit Fieber, Halsschmerzen und einem Hautausschlag.

Da Scharlach durch mehrere Streptokokken-Typen hervorgerufen werden kann, hinterlässt die Infektion keine Immunität. Die Übertragung erfolgt durch Tröpfcheninfektion. 2 bis 4 Tage nach der Ansteckung beginnen die Beschwerden.

Beschwerden

Scharlach beginnt meist mit ausgeprägtem Krankheitsgefühl, Fieber und Halsschmerzen, manchmal auch mit Bauchschmerzen. Der Rachen des Kindes ist flammend rot bzw. scharlachrot, die Mandeln können eitrig belegt sein. Die Zunge ist anfangs weißlich belegt und wird am 4. bis 5. Tag himbeerfarben.
Am 2. Tag der Erkrankung wird oft ein feinfleckiger Hautausschlag sichtbar, der den ganzen Körper befallen kann. Nur die Mundpartie bleibt immer blass. Am Ende der Erkrankung kann die Haut abschuppen. Meistens sieht man heute das Vollbild der Erkrankung nicht mehr, da sie sofort mit Antibiotika behandelt wird, um die ernsten Komplikationen des Scharlachs, Entzündung am Herz und an den Nieren, zu verhindern.

Untersuchung und Behandlung

Der Arzt weist die Streptokokken im Rachenabstrich nach. Das Streptokokken-Antigen kann im Blut nachgewiesen werden. Die Kinder erhalten mindestens 10 Tage lang ein wirksames Antibiotikum (z. B. Penizillin, Erythromycin). Gurgeln mit warmem Kamillentee lindert die Halsschmerzen.
Nach der dritten Krankheitswoche werden die Kinder nachuntersucht, um eventuelle Komplikationen frühzeitig zu entdecken.
Die Geschwister und Kontaktpersonen von Erkrankten erhalten 5 Tage lang vorbeugend ein Antibiotikum, wodurch der Ausbruch der Erkrankung meistens vermieden wird.

Keuchhusten

Keuchhusten ist eine durch Bakterien (Bordetella pertussis) verursachte Krankheit, die mit Hustenanfällen und keuchender Atmung, bei Säuglingen auch mit lebensbedrohlichen Erstickungsanfällen, verläuft.
Der noch immer recht häufig vorkommende Keuchhusten wird durch Tröpfcheninfektion übertragen und ist sehr ansteckend. Von der Ansteckung bis zum Krankheitsbeginn vergehen 1 bis 2 Wochen.

Beschwerden

Die Erkrankung verläuft in 3 Phasen. Zunächst beginnt der Keuchhusten wie ein ganz normaler Husten, eventuell mit Fieber und leichtem Schnupfen. In dieser ersten Phase, die 1 bis 2 Wochen lang anhält, sind die Kinder sehr ansteckend.
In der 2. Phase treten – überwiegend nachts – die typischen und gefürchteten Hustenanfälle auf. Die Kinder erleben etwa zwanzig Hustenstöße nacheinander, die mit einem schweren, pfeifenden oder keuchenden Atemzug enden. Manchmal erbrechen die Kinder nach einem solchen Hustenanfall, manchmal haben sie eine akute Luftnot und laufen rot an. Besonders gefährlich sind die Hustenattacken für Säuglinge, die durch die Anfälle zu ersticken drohen. Daher wird eine möglichst frühe Keuchhusten-Impfung empfohlen.
Nach 2 bis 6 Wochen geht der Husten langsam zurück. Die lange Dauer der Erkrankung kann zur weit gehenden Entkräftung des Kindes führen.

Untersuchung und Behandlung

Der Arzt stellt die Diagnose meistens anhand der typischen Beschwerden und der Erkrankungsfälle in der Umgebung des Kindes.

Die Behandlung besteht in der möglichst frühzeitig begonnenen, 14-tägigen Gabe von Antibiotika (Erythromycin, Clarithromycin, Roxithromycin). Zur Linderung des Hustenreizes sind pflanzliche Hustenmittel aus Efeuextrakt besonders geeignet, die zusätzlich die Bronchien entspannen. Auch leichte Beruhigungsmittel werden eingesetzt.
Einen Säugling mit Erstickungsanfällen müssen Sie aus dem Bettchen hochnehmen. Wenn er erbricht, muss er ständig überwacht werden und darf nicht auf dem Rücken liegen (Erstickungsgefahr!).
Eine sichere Vorbeugung ermöglicht die Keuchhusten-Schutzimpfung. Da Keuchhusten vor allem für Säuglinge gefährlich ist, sollte sie möglichst früh (Beginn ab dem dritten Monat) erfolgen. Kinder ohne Impfschutz, die mit Erkrankten zusammenkamen, erhalten vorbeugend ein Antibiotikum.

Sexualaufklärung

Darüber spricht man doch

Seit den Sechzigerjahren des vorigen Jahrhunderts gehören Sätze wie „darüber spricht man nicht“ in den allermeisten Familien der Vergangenheit an. Sexualität und Zärtlichkeit werden den Kindern schon dadurch vertraut, dass ihre Eltern vor ihnen zärtlich zueinander sind, sich vor ihnen ausziehen und auch mit ihnen schmusen. Dennoch bleibt die Frage, wann und wie man seinem Kind die Sexualität am besten nahe bringt. Natürlich sieht der Lehrplan der Schulen einen Aufklärungsunterricht vor, welcher den Vorstellungen des jeweiligen Kultusministeriums und dem Alter der Schüler angepasst ist. Doch nach diesem Zeitplan werden sich die Eltern kaum richten können.

Fragen der Kinder

Die Fragen der Kinder tauchen zum Teil schon sehr früh auf, z. B. anlässlich der Geburt eines Geschwisterkindes. Sie haben nun die Möglichkeit, sich von den Fragen des Kindes leiten zu lassen und diese jeweils sachlich richtig zu beantworten, ohne dem Kind gleich eine komplette Darstellung aller Vorgänge der Sexualität und Fortpflanzung geben zu müssen. Lassen Sie das Kind einfach weiterfragen.
So wird es sich vielleicht auf die Frage, wo die Kinder herkommen, mit der Antwort begnügen, dass sie im Bauch der Mutter wachsen, und erst später fragen, wo sie rauskommen und wie sie entstehen. Andererseits sollte man zwischen der Sexualität und anderen wichtigen und schönen Dinge des Lebens keinen ungerechtfertigten Unterschied machen und den Kindern ruhig auch etwas darüber erzählen, ohne dass sie ausdrücklich danach fragen.
Man sollte allerdings mit der Sexualerziehung nicht zu aufdringlich sein und dem Kind – wie in anderen Bereichen auch – die Zeit zu seiner Entwicklung lassen, die es braucht.

Selten zu früh, manchmal zu spät

Es ist also, sofern das Kind Interesse und Verständnis zeigt, kaum zu früh für eine altersgemäße Sexualaufklärung. Zu spät, um damit anzufangen, ist es jedoch sicher dann, wenn die Tochter die erste Monatsblutung oder den ersten Freund bzw. der Sohn die erste Freundin hat.
Doch meistens sind auch diese von den Eltern nicht aufgeklärten Kinder nicht völlig ahnungslos. Meistens haben sie in der Schule, aus der Zeitung, aus dem Fernsehen,

von Freunden oder Freundinnen, von Klassen- oder Vereinskameraden usw. das nötige „Basiswissen“ aufgeschnappt. Das ist ein Segen, denn die Ansteckungsgefahr beim Geschlechtsverkehr (HIV, Hepatitis) ist ja durchaus bedrohlich, und die ungewollte Schwangerschaft immer eine große Belastung für das junge Mädchen.

Rollenerwartungen und Rollenverhalten

Einen wichtigen Aspekt der Sexualerziehung machen sich manche Eltern gar nicht bewusst: Es geht ja nicht nur um die körperlichen Unterschiede zwischen den Geschlechtern und um die Funktionen der Fortpflanzung. Die aufklärenden Eltern sollten für sich auch herausfinden, ob sie das unterschiedliche Rollenverhalten der Geschlechter betonen oder solchen Unterschieden eher entgegenwirken wollen.

Anschauungsmaterial

Es gibt zahlreiche Bücher, die bei der Sexualaufklärung behilflich sind. Schauen Sie sich diese Bücher kritisch an, um zu entscheiden, ob sie Ihrer Vorstellung von Sexualerziehung entsprechen. Oft werden in solchen Büchern die Geschlechtsorgane allerdings gar nicht oder nur skizzenhaft dargestellt, sodass sie allein zur Aufklärung nicht ausreichen.

Wenn Ihr Schamgefühl es zulässt, zeigen Sie dem Kind einfach Ihren Körper, um ihm den Unterschied zwischen kindlichem und erwachsenem Körper bzw. zwischen Mann und Frau zu verdeutlichen.

Je beiläufiger und ungeplanter dies geschieht, z. B. beim gemeinsamen Baden von Eltern und Kindern, desto unverkrampfter ist die Lektion.

Vertrauen gewinnen

Sparen Sie bei der Aufklärung auch das wichtige Thema Verhütung nicht aus sondern vermitteln Sie Ihrem Kind das Gefühl, Sie darauf ansprechen zu können. Überhaupt wäre es optimal, wenn der heranwachsende Sohn oder die heranwachsende Tochter Ihren Rat bei diesen und anderen Themen sucht. Leider ist dieses Wunschziel in der Wirklichkeit nicht immer zu erreichen.

Jugendliche vertrauen in der Regel mehr auf fremden Rat. Was die „Alten“ zu Hause zu einem Thema beizutragen hätten, glauben sie oft schon auswendig zu wissen. Weil man sich da nichts vormachen soll, ist es umso wichtiger, rechtzeitig aufzuklären. Außerdem heißt es Geduld haben, denn die Abtrünnigen kommen als Twens oft wieder auf ihre Eltern zu, nicht nur, damit diese auf die Enkel aufpassen.

Schmutzige Wörter

Eltern, Großeltern, Tanten und Onkeln sind oft entsetzt, wie früh Kinder über einen so genannten schweinischen Wortschatz verfügen. Pädagogen haben festgestellt, dass oft Kinder, mit denen wenig offen über sexuelle Dinge geredet wird, am ehesten solche Wörter benutzen. Es leuchtet ja auch ein, dass Kinder den größten Reiz an den Ausdrücken finden, die man ihnen verbietet.

Vielleicht sollte man dem Thema aber noch „entspannter“ begegnen: Beim Schwelgen in schmutzigen Wörtern scheint es sich geradezu um eine notwendige kindliche Entwicklungsphase zu handeln (die bei manchen „Kindern“ allerdings das ganze Leben lang anhält). Pädagogen schlagen vor, den Teufel mit dem Belzebub auszutreiben und die Kinder hundertmal dasselbe schmutzige Wort sagen zu lassen. Manche finden es hinterher langweilig, andere aber sagen es unaufgefordert fünfhundert mal und treiben ihre Erzieher damit zum Wahnsinn…

Sexueller Missbrauch

In den letzten Jahren wird das Problem des sexuellen Missbrauchs von Kindern in der Öffentlichkeit ausführlich diskutiert. Die spektakulären Sexualdelikte, bei denen Kinder missbraucht und manchmal bis zum Tode gequält werden, sind nur die eine Seite des Problems. Mädchen und auch überraschend viele Jungen werden nicht selten von Personen aus der Familie oder dem Bekanntenkreis missbraucht und haben, wenn sie es überhaupt wagen, sich jemandem mitzuteilen, oft das ungeheure Problem, dass ihnen nicht geglaubt wird.
Die Informationskampagnen in der Öffentlichkeit sind sicherlich nützlich, um die Sensibilität der Umgebung zu erhöhen. Auch die Sexualaufklärung kann einen gewissen Schutz bieten. Kinder müssen verstehen, dass es lebensgefährlich sein kann, mit Fremden mitzugehen. Vor allem Mädchen müssen lernen, sich gegenüber Zudringlichkeiten zu behaupten und über ihren Körper selbst zu bestimmen. Sie sollten schon im Kleinkindalter selbst frei darüber entscheiden dürfen, ob sie Oma oder Onkel ein Küsschen geben oder Schmusereien über sich ergehen lassen wollen oder nicht.

Ansteckungsgefahren

Inzwischen denken die meisten Menschen beim Thema Ansteckungsgefahren zuerst an Aids und die HIV-Infektion. Es ist ganz wichtig, dass Ihre Kinder sich mit dieser Gefahr und ihrer Vermeidung gut auskennen. Es gibt aber noch zahlreiche andere sexuell übertragbare Krankheiten, die hierbei zu berücksichtigen sind:

- Hepatitis,
- Zytomegalie (Virusinfektion, meist harmlos, in der Schwangerschaft von Bedeutung),
- Syphilis,
- Gonorrhö,
- Herpes- und Papillomaviren (siehe auch Herpes genitalis und Gebärmutterhalskrebs),
- Mykoplasmen, Chlamydien und weitere Erreger, die vor allem Unterleibsentzündungen hervorrufen.

Je flüchtiger die Bekanntschaft mit einem Sexualpartner ist, desto größer ist auch die Ansteckungsgefahr. Kondome schützen vor der Ansteckung mit HIV- oder Hepatitisviren.
Machen Sie aber Kindern und Jugendlichen bei der Aufklärung über Infektionsrisiken keine unnötige Angst und vermeiden Sie unbedingt den moralischen Zeigefinger, der über diesem Thema leider oft schwebt. Wichtig in diesem Zusammenhang ist es, das Selbstbewusstsein und die Verantwortung der Teenager für ihren Körper und ihre Gesundheit zu stärken.

Essstörungen

AktivCheck

Wann muss ich zum Arzt?

- Wenden Sie sich bei den ersten Anzeichen von Essstörungen, die Sie bei Ihrem Kind bemerken, an den Arzt.

Was wird mein Arzt mich fragen?

- Seit wann beobachten Sie die Veränderungen?
- Steht Ihr Kind nach dem Essen generell auf und geht zur Toilette?
- Fiel Ihnen des Öfteren ein säuerlicher Geruch an Ihrem Kind auf?
- Wie geht Ihr Kind mit dem Erwachsenwerden um?
- Glauben Sie, Ihr Kind hat psychische Probleme?
- Wie reagiert Ihr Kind, wenn Sie es darauf ansprechen?
- Haben Sie Abführtabletten oder andere Medikamente im Zimmer Ihres Kindes oder in der Wohnung entdeckt?

Was frage ich meinen Arzt?

- Wie kann ich meinem Kind helfen?
- Wer kann mir helfen, ich fühle mich überfordert?
- Gibt es für mein Kind Ansprechpartner oder muss es sofort in eine feste Behandlung gezwungen werden?

AktivTipp

Was kann mein Arzt tun?

- In schweren Fällen steht am Anfang das „Auffüttern". Manchmal wird das nur mit künstlicher Sondenernährung erreicht.
- Mangelerscheinungen werden durch entsprechende Zufuhr der Mineralien und Vitamine ausgeglichen.
- Begleitend beginnt oft bereits die psychologische Therapie.

Was kann ich selbst tun?

- Wenden Sie sich, wenn es irgend möglich ist, an eine Selbsthilfegruppe in Ihrer Nähe.

Die Ursachen der Essstörungen sind sehr vielschichtig. Man kann aber mit ziemlicher Sicherheit davon ausgehen, dass die in der Regel gerade in die Pubertät kommenden Jugendlichen unbewusst große Abwehr gegen das Erwachsenwerden entwickeln. Magersüchtige und auch Ess-Brech-Süchtige Mädchen unterdrücken mit ihrem Verhalten z. B. die Entwicklung ihrer Brüste ebenso wie den Beginn der Menstruation. Bei Jungen wird analog ebenfalls die Geschlechtsreife unterdrückt.

Die Jugendlichen konzentrieren täglich aufs Neue ihre Kräfte darauf, ein so mächtiges Bedürfnis wie den Hunger durch ihren starken Willen in Schranken zu weisen und damit ein hohes Maß an Macht und Selbstständigkeit zu demonstrieren. Oder sie versuchen ihren Körper und seine Forderungen zu überlisten, indem sie das Gegessene unverzüglich wieder von sich geben.

Die Familienverhältnisse von Essgestörten erscheinen nach außen hin meist geordnet, allerdings zeigen viele Familien die Tendenz, offene Auseinandersetzungen zu meiden und Konflikte herunterzuspielen.

Magersucht (Anorexia nervosa)

Einige Magersüchtige hatten früher tatsächlich etwas Übergewicht, die meisten aber haben nur die fixe Idee, zu dick zu sein. Selbst wenn sie ihr Gewicht durch konsequentes Hungern schon weit unter Idealgewicht gesenkt haben, halten sich Magersüchtige immer noch für dick und haben panische Angst davor, auch nur ein paar Gramm zuzunehmen. Um immer noch mehr abzunehmen, greifen sie sogar auf Abführmittel, Appetitzügler, Schilddrüsenhormone und Wassertabletten zurück. All dies verbergen sie vor ihrer Umgebung ebenso geschickt wie ihr wahres Gewicht.

Durch anhaltendes freiwilliges Hungern wird der Magersüchtige schließlich extrem untergewichtig. Von dieser schweren, psychisch bedingten Erkrankung sind hauptsächlich junge Mädchen und Frauen betroffen, doch inzwischen leiden auch mehr und mehr junge Männer an Magersucht.

Beschwerden

Im fortgeschrittenen Stadium der Erkrankung leiden die Magersüchtigen an extremem Untergewicht mit vollständigem Verlust der Fettpolster. Dadurch frieren sie leicht, haben einen niedrigen Blutdruck und eine Blutarmut. Schon zu Beginn der Krankheit bleibt bei den meisten jungen Mädchen und Frauen die Regelblutung aus.

Die Magersucht kann lebensgefährlich werden, wenn der Betroffene sich regelrecht verhungern lässt, und die Behandlung nicht rechtzeitig beginnt. Immerhin versterben auch heute noch 5 % der Magersüchtigen an den Folgen ihrer Abmagerung oder durch Selbstmord.

Untersuchung und Behandlung

Meist gehen die Betroffenen nicht von selbst zum Arzt, aber Angehörige sollten sich bei den ersten Anzeichen an ihren Hausarzt wenden. Die ärztliche Behandlung besteht in künstlicher Ernährung und psychiatrischer oder psychologischer Betreuung.

In schweren Fällen, wenn die Magersucht erst spät erkannt wird, konzentriert sich die Behandlung zunächst auf das „Auffüttern" der Patienten. Dabei ist eine künstliche Sondenernährung im Krankenhaus manchmal unumgänglich.

Im Anschluss daran werden die psychischen Wurzeln der Krankheit behandelt. Dazu eignen sich vor allem die kognitive Verhaltenstherapie, die analytische Psychotherapie und die Familientherapie. Die Patienten müssen ihr Gefühl für Hunger und Sättigung neu entwickeln und wieder lernen, Ihre Konflikte und Probleme unabhängig vom Essverhalten zu lösen. Über die Hälfte der Patienten kann nach einer solchen Therapie wieder ein normales Leben führen, bei den anderen bleiben Essstörungen ein Leben lang bestehen.

Ess-Brech-Sucht (Bulimie)

Eine ähnliche Krankheit wie die Magersucht ist die Ess-Brech-Sucht. Dabei wird das Hungern regelmäßig durch „Fressattacken" unterbrochen, gegen die sich der Betroffene nicht wehren kann. Bei einer solchen Fressattacke wird wahllos alles verzehrt, was sich gerade in Reichweite befindet. Um die immensen Kalorien, die sie ihrem Körper dabei zugeführt haben, wieder loszuwerden, erbrechen die Bulimiker das Gegessene sofort wieder. Andere versuchen, die Kalorien durch extreme körperliche Aktivitäten zu verbrauchen. Ähnlich wie die Magersüchtigen nehmen sie dabei auch Abführmittel, harntreibende Tabletten, Appetitzügler und Schilddrüsenhormone zu Hilfe.

Beschwerden

In der Regel magern Ess-Brech-Süchtige nicht so stark ab wie Magersüchtige, aber auch ihnen drohen gefährliche Schäden. So kann das Verspeisen enormer Nahrungsmengen – oft sind es mehrere Pizzen oder mehrere ganze Torten auf einmal – zur Überdehnung und

sogar zum Platzen der Magenwand führen. Das häufige Erbrechen von saurem Mageninhalt zerstört den Zahnschmelz und ruft außerdem Störungen im Säure-Basen-Haushalt hervor.
Um ihre Krankheit vor der Außenwelt zu verbergen, ziehen sich Bulimiker immer mehr zurück. Schließlich beschäftigen sie sich nur noch mit der Beschaffung ausreichender Vorräte für ihre Fressanfälle – und mit der Deckung ihres Kontos für diese ausgesprochen teure Krankheit.

Untersuchung und Behandlung

Meist gehen die Betroffenen nicht von selbst zum Arzt, aber Angehörige sollten sich bei den ersten Anzeichen an ihren Hausarzt wenden.
Ähnlich wie bei der Magersucht ist eine kognitive Verhaltenstherapie und eine psychiatrische Behandlung meist hilfreich.
Störungen des Appetits und der Nahrungsaufnahme finden sich bei Kindern und Jugendlichen auch ohne erkennbare organische Störungen häufig. Wenn Ihnen extreme Gewichtsabnahmen (um bis zu 25 % unter dem Gewicht Gleichaltriger) auffallen, sollten Sie zunächst das Essverhalten Ihres Kindes auf folgende Punkte hin kritisch beobachten. Wenn einige der Punkte zutreffen, wenden Sie sich an Ihren Vertrauensarzt oder an eine der Organisationen zum Problem Essstörungen, die Sie im Anhang dieses Buches ab Seite 771 finden.

AktivSpezial: Essstörungen

- Ihr Kind gibt Ihnen auf Nachfragen „triftige Gründe“ an, warum es keine kalorienhaltigen Speisen wie Butter und Fleisch mehr zu sich nehmen kann, statt dessen nur Obst und Salate isst.
- Ihr Kind entzieht sich immer öfter den gemeinsamen Familienmahlzeiten und isst – wenn überhaupt – heimlich.
- Ihnen fällt aber auf, dass es womöglich schon seit längerer Zeit große Wassermengen trinkt, besonders wenn Sie eine Gewichtskontrolle ankündigen.
- Sie bemerken, dass Ihr Kind nach den Mahlzeiten ständig zur Toilette rennt, um hinterher „erleichtert“ wieder herauszukommen. Auf Fragen, ob es Magenprobleme hat, erhalten Sie keine klaren Antworten.
- Seit einiger Zeit bleibt bei Ihrer Tochter die Regelblutungen aus. Ihr Zögling ist überaktiv, ständig unterwegs, macht ausgedehnte Spaziergänge, treibt viel Sport, ist in der Schule gut.

10. Kapitel

Altern

Die normale Lebenserwartung

Noch vor etwa 200 Jahren betrug die durchschnittliche Lebenserwartung in Europa weniger als 40 Jahre. Erst in diesem Jahrhundert nahm sie sprunghaft zu und ist heute dank der besseren Ernährung, der gesünderen hygienischen Verhältnisse und den Fortschritten der Medizin fast doppelt so hoch.
Derzeit ist etwa jeder sechste Einwohner Deutschlands über 65 Jahre alt, das sind rund 16 % der Bevölkerung; im Jahr 2030 wird es etwa jeder dritte Deutsche sein. Bereits heute ist jeder dritte Patient beim Hausarzt und jeder zweite Patient im Krankenhaus älter als 60 Jahre.

Die verschiedenen Altersstufen

51 bis 60 Jahre	alternder Mensch
61 bis 75 Jahre	älterer Mensch
76 bis 90 Jahre	alter Mensch
91 bis 100 Jahre	sehr alter Mensch
101 Jahre und älter	hochbetagter Mensch

Nach einer Definition der Weltgesundheitsorganisation (WHO) gilt heute erst der über 75-Jährige als „alt".

Das maximale Alter des Menschen, das er unter optimalen Bedingungen erreichen könnte, wird auf etwa 120 Jahre geschätzt. Die derzeitige durchschnittliche Lebenserwartung eines männlichen Neugeborenen beträgt in Deutschland etwa 74 Jahre, eines weiblichen 79 Jahre. In der Steinzeit wurden die Menschen, wie man von Knochenfunden weiß, im Durchschnitt gerade einmal nur etwa 25 Jahre alt.
In vielen Ländern der Erde, wie besonders in Zentralafrika, liegt die durchschnittliche Lebenserwartung auch heute noch bei etwa 30 Jahren.

Warum altern wir?

Die Forschung befasst sich erst seit einigen Jahrzehnten intensiver damit, wie und warum man alt wird. Diese Wissenschaft vom Altern wird Gerontologie genannt. Der Zweig der Medizin, der sich mit den Krankheiten im höheren Alter beschäftigt, heißt Geriatrie. Das Altern beginnt bereits nach der Geburt. Die typischen Altersveränderungen setzen aber erst nach Abschluss der Reifungs- und Wachstumsvorgänge, also etwa ab dem 30. Lebensjahr, ein und werden in der Folge nach und nach erkennbar.
Von etwa 70 Genen nimmt man an, dass sie das Altern in entscheidendem Maße beeinflussen. Außerdem ist der Körper im Laufe des Lebens vielen schädigenden Einflüssen ausgesetzt, die von außen auf ihn einwirken oder im Körper selbst entstehen. Zu den letzteren zählen energiereiche chemische Verbindungen, die so genannten freien Radikale, die bei verschiedenen Lebensvorgängen ent-

stehen. Sie können sich an Eiweißmoleküle, an die Erbsubstanz, an Bindegewebe und viele andere Strukturen anlagern und sie nachhaltig schädigen.
Jene Schäden, die wir unserem Organismus durch eine ungesunde Lebensweise (z. B. Rauchen) selbst zufügen sowie diejenigen, die durch verschiedene Erkrankungen entstehen, kommen hinzu.

Alterungsvorgänge im Körper

Alle Gewebe des Körpers altern und büßen im Laufe der Jahre einen Teil ihrer Leistungsfähigkeit ein. Ab dem 30. Lebensjahr etwa verlieren viele Funktionen unseres Körpers pro Jahr etwa 0,5 bis 1% ihrer Leistungsfähigkeit. Da alle Organe aber große Leistungsreserven besitzen, machen sich die Folgen des Alterns erst ab 50 Jahren bemerkbar, wenn diese Reserven kleiner werden. Aufgrund der abnehmenden Organleistungen wird es für den Körper immer schwerer, mit Störungen fertig zu werden.
Mit der Verlangsamung der Stoffwechselaktivitäten im Alter nehmen auch die Krankheiten zu (Alterszucker/Diabetes mellitus Typ II, Gewebeveränderungen in der Prostata, Trübung der Augenlinsen), Ablagerungen von Stoffwechselprodukten beeinträchtigen das Nervensystem. Durch die allmähliche Zellalterung (zunehmende Zahl der Zellteilungen) kommt es häufiger zu Veränderungen im Erbgut der Zelle (Mutationen). Dadurch kann Erbmaterial aktiviert werden, das beispielsweise eine Krebserkrankung fördert oder umgekehrt können Abschnitte der Erbsubstanz verloren gehen, die das Tumorwachstum vorher verhindert oder doch zumindest gestoppt haben.

Was können wir gegen das Altern tun?

Obwohl die Zellalterung in der Erbsubstanz vorprogrammiert ist, kann man die Geschwindigkeit des Alterns beeinflussen, indem man die schädigenden Einflüsse auf den Organismus so weit wie möglich begrenzt. Sportliche Betätigung sowie eine gesunde Ernährung beugen den typischen Alters- und „Zivilisationskrankheiten" wie Diabetes, Gefäßverkalkung (Arteriosklerose) und Gicht vor. Die Zufuhr lebensnotwendiger Mineralien, Fettsäuren, Vitaminen stärkt nachweislich die Organfunktionen. Geistige Betätigung, die aktive und selbstverantwortliche Teilnahme am Leben, positive Gefühle wie Glück, Ausgeglichenheit und Freude stärken nachweislich die körpereigene Immunabwehr.

Maßnahmen, die die Geschwindigkeit des Alterns positiv beeinflussen

Vermeiden Sie schon in jungen Jahren schädigende Einflüsse wie Rauchen und Übergewicht.
Ernähren Sie sich ausgewogen.
Bleiben Sie körperlich aktiv. Üben Sie eine regelmäßige, Ihren Kräften und Möglichkeiten angemessene körperliche Tätigkeit aus.
Bleiben Sie unbedingt bis ins hohe Alter auch geistig aktiv.
Leben Sie maßvoll und vermeiden Sie extreme Belastungen.
Pflegen Sie die Kontakte zu Ihren Mitmenschen.

Krankheiten im Alter

In allen Organen steigt im Alter die Gefahr, dass sie erkranken und andere Organe oder den ganzen Körper beeinträchtigen. Viele ältere Menschen leiden deshalb gleichzeitig an mehreren Krankheiten. Der Arzt bezeichnet diesen Zustand als Multimorbidität.
Viele Erkrankungen im Alter sind chronisch und können nicht (mehr) vollständig geheilt werden (Gelenkabnutzungen/Arthrose). Allerdings ist es fast immer möglich, die Beschwerden solcher Erkrankungen zu lindern und ihre weitere Entwicklung positiv zu beeinflussen. Akute Erkrankungen verlaufen im Alter oft weniger stürmisch. Das Fieber steigt nicht mehr so hoch, die Abwehrreaktionen des Körpers sind weniger intensiv. Daher gilt: Auch hinter äußerlich eher leichten Gesundheitsstörungen kann sich eine schwer wiegende Krankheit verbergen. Krankheiten können sich beim älteren Patienten „untypisch“ äußern, und auch in anderen Organen zu Symptomen und Beschwerden führen als in denen, die ursprünglich betroffen sind.

Wichtige allgemeine Hinweise

Berichten Sie dem Arzt immer, wenn Sie neu aufgetretene Schmerzen oder andere Beschwerden wahrnehmen – und führen Sie diese nicht auf das Alter zurück.

Auch eine auffällige Abnahme der Selbstständigkeit oder geistigen Leistungsfähigkeit oder eine plötzliche Verwirrtheit sind meist Zeichen einer neu aufgetretenen Erkrankung.

Schnelle Änderungen des Befindens sind immer durch akute Erkrankungen bedingt und können deshalb meist behandelt werden.

Krankheiten, die im Alter häufig vorkommen

Viele Erkrankungen treten bei alten Menschen besonders und auch zunehmend häufig auf. Dazu zählen

- die koronare Herzkrankheit (Verengung der Herzkranzgefäße),
- die Herzschwäche,
- Durchblutungsstörungen im Gehirn (Schlaganfall),
- die Abnutzung der Wirbelsäule (Spondylose) und der Gelenke (Arthrose),
- der Abbau der geistigen Leistungsfähigkeit (Demenz),
- Stoffwechselkrankheiten (Zuckerkrankheit) und
- Krebserkrankungen.

Selbsthilfe bei akuten Erkrankungen

Bleiben Sie nur so lange im Bett, wie dies unbedingt erforderlich ist.

Trinken und essen Sie gut, auch wenn der Appetit und das Durstgefühl nicht mehr so groß sind.

Nehmen Sie die angebotene Hilfe an

Wenn Sie wegen einer schweren Krankheit in der Klinik behandelt werden mussten, kann es sein, dass Sie so viele Kräfte verloren haben, dass die Rückkehr in die eigene Wohnung infrage gestellt ist. Denken Sie daran, dass auch für alte Menschen eine Rehabilitationsbehandlung möglich und oft nützlich ist. Wenden Sie sich rechtzeitig an Ihren Stationsarzt oder die Sozialabteilung der Klinik, damit eine solche Nachsorgebehandlung eingeleitet werden kann.

Vieles lässt sich auch durch die Hilfe anderer Menschen, etwa der Nachbarn oder der Gemeindeschwester, regeln. Lassen Sie sich von hilfsbereiten Menschen oder Institutionen helfen und lehnen Sie die Unterstützung nicht aus Stolz, Scham oder anderen Gründen ab. Wenn ein alter Mensch auf solche Hilfen verzichtet und niemanden in die Wohnung lässt, bleibt im Falle einer Hilfsbedürftigkeit oft nur die Einweisung in ein Pflegeheim.

An welchen Arzt sollten sich ältere Menschen wenden?

Für den alten Menschen ist es sinnvoll, sich an einen erfahrenen Hausarzt zu wenden, der nicht nur bei akuten Krankheitsfällen Hausbesuche macht, sondern auch, wenn Beschwerden dem Patienten das Aufsuchen der Praxis unmöglich macht.
Wenn die Erkrankung eines bestimmten Organs im Vordergrund steht, können Sie natürlich auch den dafür zuständigen Facharzt aufsuchen.

Medikamente im Alter

Aufgrund der Vielzahl von Störungen und Erkrankungen (Multimorbidität) werden im Alter natürlich auch viele Medikamente verschrieben (Multimedikation). Alte Menschen verbrauchen den größten Teil der Medikamente. Allerdings steigt mit der Zahl der eingenommenen Arzneimittel auch das Risiko von Nebenwirkungen und Wechselwirkungen. Der Organismus alter Menschen kann Medikamente weniger gut ausscheiden. Sie bleiben daher länger im Blut und können länger und stärker wirken. Außerdem kann die Wirkung der Präparate im Alter anders ausfallen, als erwartet und erwünscht. Besonders Beruhigungsmittel wirken bei älteren Menschen oft „paradox" und machen den Patienten unruhig, anstatt ihn zu beruhigen. Der Arzt wird deshalb bei den meisten Medikamenten anfangs eher eine niedrige Dosis wählen und diese langsam steigern, bis die gewünschte Wirkung erreicht ist.

Arzneimittelbehandlung

- Nicht alle Beschwerden müssen und können behandelt werden. Besprechen Sie mit Ihrem Arzt, welche Behandlungen am wichtigsten sind – und auf welche Sie unter Umständen verzichten sollten. Das hält die Zahl der angewandten Medikamente in Grenzen.
- Erkundigen Sie sich bei Ihrem Arzt, ob es statt der Medikamente nicht auch andere Behandlungsmöglichkeiten gibt (wie z. B. Entspannungsübungen oder einfache Hausmittel).
- Bei mehr als 4 bis 5 verschiedenen Medikamenten pro Tag nimmt erfahrungsgemäß die Motivation ab, diese korrekt und regelmäßig einzunehmen. Besprechen Sie mit Ihrem Arzt, welche Medikamente wirklich wichtig sind.
- Ein Einnahmeplan oder eine Dosierschachtel können Ihnen dabei helfen, die Übersicht über verschiedene Medikamente zu behalten.
- Wenn Sie bestimmte Tabletten, Tropfen, Salben usw. nicht vertragen, so berichten Sie dies unbedingt und unverzüglich Ihrem Arzt.
- Lassen Sie Medikamente nicht einfach aus eigenem Ermessen weg. Teilen Sie Ihrem Arzt mit, wenn Sie ein Präparat nicht mehr einnehmen wollen.
- Denken Sie daran, dass Nebenwirkungen auch noch 1 bis 2 Wochen nach Beginn der Einnahme auftreten können.

- Nehmen Sie immer eine Liste der Medikamente mit, die Sie regelmäßig einnehmen, wenn Sie ins Krankenhaus müssen.
- Wenn Ihnen mehrere Ärzte Medikamente verschreiben, so legen Sie jedem dieser Ärzte immer Ihren gesamten Medikamentenplan vor.
- Besprechen Sie einmal pro Halbjahr mit Ihrem Arzt, welche Tabletten Sie weiter einnehmen müssen. Vielleicht kann das eine oder andere Präparat abgesetzt werden.
- Nicht mehr notwendige Medikamente sollten Sie zur Apotheke zurückbringen. Dies verhindert Verwechslungen beim Einnehmen.
- Generelle Vorsicht ist bei allen Mitteln angebracht, die auf die Funktion des Gehirns einwirken, das sind Beruhigungs- und Schlafmittel, Antidepressiva und andere Psychopharmaka.
- Nehmen Sie Ihre Medikamente möglichst im Sitzen oder Stehen ein. Legen Sie sich nach der Medikamenteneinnahme nicht gleich hin und trinken Sie reichlich Flüssigkeit nach, damit die Tablette nicht in der Speiseröhre liegen bleibt.
- Manche Medikamente, etwa die blutdruckstabilisierenden, müssen Sie bereits zum Aufstehen einnehmen, damit Sie bei der für manche anstrengenden Körperreinigung bereits einen stabilen Blutdruck haben.

Pflege zu Hause und altersgerechtes Wohnen

In hohem Alter werden viele Menschen – zumindest in einigen Lebensbereichen – von der Hilfe anderer Menschen abhängig oder müssen sogar ständig gepflegt werden. Stellen Sie sich rechtzeitig darauf ein! Eine altengerechte Wohnung ermöglicht es Ihnen, wenn Sie z. B. gehbehindert sind, tagsüber noch selbstständig ins Freie zu gelangen. Ein geräumiges WC erlaubt es oft auch Patienten im Rollstuhl noch, ihre Notdurft selbstständig zu verrichten. Aus einem Pflegebett, dessen Höhe auf Knopfdruck verstellbar ist, kann man oft noch selbstständig aufstehen, wenn dies bei einem normalen Bett nicht mehr geht.

Stolperquellen, wie Telefonkabel oder lose Teppiche bzw. Läufer, sollten Sie rechtzeitig entfernen. Tiefe Sessel können zu „Fallen“ werden, aus denen Sie sich nicht mehr erheben können. Schaffen Sie sich Stühle mit Armlehnen an, aus denen Sie durch Abstützen besser aufstehen können. Das Aufstehen aus einem Stuhl oder Sessel fällt leichter, wenn Sie ein oder mehrere Kissen bzw. Polster auf die Sitzfläche legen. Griffe auf der Toilette erleichtern das Aufstehen und Ankleiden nach dem Toilettengang. Griffe an der Badewanne ermöglichen ein gefahrloseres Ein- und Aussteigen. Wenn Sie dennoch einmal nicht mehr aus der Badewanne aussteigen können, dann lassen Sie, bis Hilfe kommt, das Wasser ab, um eine Unterkühlung zu vermeiden.

- Vereinbaren Sie mit Nachbarn, Freunden oder Ihren Angehörigen, dass diese Sie in regelmäßigen Abständen anrufen. Ein Hausnotrufsystem, das durch Hilfsorganisationen wie die Johanniter zur Verfügung gestellt wird, gibt Ihnen die Sicherheit, in unvorhergesehenen Situationen sofortige Hilfe zu erhalten.
- Wenn Sie sich nach einer altengerechten Wohnung umsehen, probieren Sie zunächst aus, ob Sie sich darin mit einem Rollstuhl bewegen könnten. Prüfen Sie, ob die Wohnung den folgenden Ansprüchen gerecht wird:

- Ist es möglich, ohne Treppen ins Freie zu gelangen?
- Ist das lichte Maß der Türen breit genug (mindestens 65 cm)?
- Ist das Badezimmer groß genug?
- Kann man überall um die Ecken fahren?
- Haben die Türen keine Schwellen?
- Befindet sich die Wohnung in der Nähe Ihrer Verwandten und Bekannten, sodass Sie Besuch bekommen und Ihre sozialen Kontakte weiter pflegen können?

Häufige Probleme kranker alter Menschen

Die Probleme kranker alter Menschen lassen sich oft durch relativ einfache Maßnahmen (z. B. mehr trinken) entschärfen. Wichtig ist, dass Sie als alter Mensch oder Betreuer eines alten Menschen auf folgende Probleme aufmerksam werden.

Zu geringe Flüssigkeitsaufnahme

Viele alte Menschen trinken einfach zu wenig. Dies kann vor allem im Sommer zur regelrechten Austrocknung (Exsikkose) führen. Eine Austrocknung kann u. a. bei Durchfall oder Fieber entstehen. Mögliche Folgen der Austrocknung sind Schwäche, Verwirrtheit, Benommenheit, eine Blasenentzündung und sogar Nierenversagen. Bereits wenige Tage mit zu geringer Flüssigkeitszufuhr genügen, um diese Symptome hervorzurufen.
Vor allem alte Menschen sollten darauf achten, dass sie etwa 1,5 Liter Flüssigkeit pro Tag trinken. Patienten mit schwachem Herzen und dadurch bedingter Atemnot oder geschwollenen Beinen ebenso wie chronisch Nierenkranke sollten allerdings ihren Arzt nach der erlaubten Trinkmenge fragen.

Zu geringe oder einseitige Nahrungsaufnahme

Isst ein alter Mensch zu wenig oder immer nur dasselbe, lassen seine Abwehrkräfte nach, und das Risiko von Infektionskrankheiten steigt. Die Muskelkraft wird schwächer, und bei Bettlägerigkeit treten rasch schmerzhafte Druckgeschwüre (Dekubitus) auf.
Eine ausreichende und ausgewogene Ernährung ist deshalb immens wichtig. Schon wenn die Kaufähigkeit eingeschränkt ist, droht eine Unterversorgung mit lebenswichtigen Nährstoffen. Dies wird noch schlimmer, wenn der alte Mensch das Haus kaum noch verlassen kann, um sich mit geeigneten Nahrungsmitteln zu versorgen.
Ein Mangel an Nährstoffen, Vitaminen und Mineralien kann auch auftreten, wenn sich Bewohner von Altenheimen oder Patienten in Krankenhäusern nicht verständlich äußern können.
Bei ausgewogener Kost tritt auch bei alten Menschen kaum je ein Vitaminmangel auf, vorausgesetzt sie sind gesund und leiden nicht an Erkrankungen, die selbst wieder einen Vitaminmangel hervorrufen. Allerdings schadet auch die Einnahme von Vitamintabletten oder -pulvern nicht, und gelegentliche Vitaminkuren können den Gesundheitszustand deutlich verbessern.
Beim Vitamin D ist zusätzlich zu beachten, dass die wirksame Form dieses Vitamins, die für den Knochenerhalt wichtig ist, nur unter der Einwirkung von Sonnenlicht entsteht. Daher ist in den trüben Wintermonaten oder bei alten Menschen, die kaum ins Freie kommen, eher mit einem Vitamin-D-Mangel zu rechnen, der durch entsprechende Präparate mittlerweile jedoch recht gut ausgeglichen werden kann.

Stürze

Wenn alte Menschen in kurzen Zeitabständen mehrmals stürzen, ist dies oft ein Zeichen für eine Erkrankung. Der davon unterrichtete Arzt wird eine gründliche Untersuchung vornehmen, um die Ursachen herauszufinden, etwa Herzrhythmusstörungen oder die Einnahme zu starker Beruhigungsmittel. Auch Schlafmittel können beim nächtlichen Gang zur Toilette zu Stürzen führen.

Etwa jeder zehnte Sturz führt zu einem Knochenbruch, meist zu einem Bruch des Oberschenkelhalses, des Oberarmes knapp unterhalb der Schulter oder des Unterarms in der Nähe des Handgelenks. Bei Osteoporose ist das Knochenbruchrisiko besonders groß. Hier kommt es bei Stürzen gelegentlich auch zu einem sehr schmerzhaften Zusammenbruch von Wirbelkörpern.

Nach einem Sturz haben viele alte Menschen große Angst, nochmals zu fallen. Diese Angst kann sie dazu verleiten, überhaupt nicht mehr aus dem Zimmer zu gehen oder gar nicht mehr aus dem Bett aufzustehen. Dadurch aber nimmt die Kraft der Muskeln ab und der Gleichgewichtssinn lässt nach, sodass das Sturzrisiko noch weiter zunimmt. Ermuntern Sie daher die Betroffenen, mobil zu bleiben, und bieten Sie ihnen Hilfe dabei an.

Plötzliche Änderung des Befindens, körperlicher Funktionen und der Selbstständigkeit

Treten innerhalb von Tagen oder wenigen Wochen bei einem alten Menschen Verwirrtheitszustände auf, wird ein agiler alter Mensch auf einmal bettlägerig, verliert er die Kontrolle über seine Harn- und Stuhlausscheidung, oder fällt an ihm erstmals eine Benommenheit auf, dann hat er praktisch immer eine akute Erkrankung. Der Arzt muss umgehend informiert werden. Die Erkrankung kann in manchen Fällen geheilt, in den meisten Fällen aber zumindest gebessert werden.

Bettlägerigkeit

Bettlägerigkeit und Immobilität bergen gerade für alte Menschen viele Gefahren: Es können sich Druckgeschwüre entwickeln, eine Lungenentzündung kann auftreten, die körperliche Kraft und auch die geistige Spannkraft lassen weiter nach. Auch Thrombosen treten bei bettlägerigen Mensch häufiger auf. Schließlich kann der Lebenswille mehr und mehr verloren gehen. Längere Bettlägerigkeit ist deshalb unbedingt zu vermeiden.

Die Haut des alten Menschen wird dünner und empfindlicher. Gegenüber äußeren Belastungen wie Druck, Stoß und Zug besitzt sie weniger Widerstandskraft. Längeres Liegen, harte Unterlagen, Feuchtigkeit und Nässe können die Haut derart angreifen, dass als Warnsignal zunächst eine rote Stelle, dann eine Blase und schließlich ein Geschwür entsteht. Diese Geschwüre können im Extremfall bis auf den Knochen reichen. Sie stellen eine Eintrittspforte für Bakterien dar und sind nicht selten Ausgangspunkt für schwere Infektionen.

Ist ein solches Druckgeschwür erst einmal aufgetreten, dann ist es schwer, die Haut wieder zum Abheilen zu bringen. Deshalb ist Vorbeugung oberstes Gebot. Stellen, an denen der alte Mensch „aufliegen" kann bzw. leicht Druckgeschwüre bekommt, sind vor allem das Steißbein, die Fersen, Hüftknochen, Knöchel und seltener die Region über

den Schulterblättern. Diese Bereiche müssen bei bettlägerigen Patienten täglich auf rote Stellen hin untersucht werden. Patienten, die sich nicht selbst umdrehen können, müssen regelmäßig alle 2 Stunden, auf eine andere Seite gelagert werden. Die Unterlage sollte faltenfrei und trocken sein. Eine weiche Unterlage unter der gefährdeten Stellen ist hilfreich. Für stark dekubitusgefährdete Patienten gibt es spezielle Matratzen. Sind Druckgeschwüre aufgetreten, so müssen diese täglich 1- bis 2-mal gereinigt und neu verbunden werden.
Denken Sie daran, dass auch Menschen, die den ganzen Tag im Sessel oder Rollstuhl sitzend verbringen müssen, ein Risiko für Druckgeschwüre haben.

Schlafstörungen

Viele Menschen berichten, dass mit zunehmendem Alter die Zeit bis zum Einschlafen länger wird, dass sie in der zweiten Hälfte der Nacht häufiger erwachen und sich die Schlafdauer insgesamt verkürzt. Bei Untersuchungen im Schlaflabor hat man außerdem festgestellt, dass auch die Schlaftiefe im Alter abnimmt. Fühlt sich der alte Mensch am nächsten Tag dennoch ausgeruht und frisch, so sind diese Veränderungen als „altersentsprechend" hinzunehmen.
Empfindet er aber die veränderten Schlafgewohnheiten als belastend, so muss nach den Ursachen der Schlafstörung und nach einer Behandlungsmöglichkeit gesucht werden. Hinter jeder Schlaflosigkeit können sich nämlich ernste Krankheiten verbergen. Auch Medikamente und Genussmittel, z. B. wassertreibende Tabletten am Abend oder aufmunternde Getränke am Nachmittag, können den Schlaf stören. Oft sind Schlafstörungen auch Ausdruck seelischer Nöte, von Zukunftsängsten oder der Angst vor schweren Entscheidungen. Depressionen sind ebenfalls häufig mit Schlafstörungen verbunden.
Um Ihren Nachtschlaf zu verbessern, sollten Sie tagsüber möglichst nicht schlafen oder im Sessel dösen. Besser ist es, wenn Sie sich viel bewegen oder gar Sport treiben, möglichst an frischer Luft. Manchmal hilft ein Spaziergang am Abend, ein Glas Bier vor dem Schlafengehen oder ein warmes Fußbad. Auch Entspannungsübungen oder autogenes Training helfen beim Einschlafen. Aufregende Fernsehsendungen vor dem Zubettgehen können das Einschlafen erschweren.
Gehen Sie auf jeden Fall erst dann ins Bett, wenn Sie müde sind. Wer um 8 Uhr abends ins Bett geht, muss sich nicht wundern, wenn er um 3 Uhr morgens bereits wieder wach ist. Schlaftabletten dürfen Sie nur dann einnehmen, wenn wirklich kein anderes Mittel geholfen hat. Wenn Sie beim Aufstehen in der Nacht ins Taumeln kommen, so müssen Sie die Dosis des Schlafmittels unbedingt vermindern. Alkohol und Schlaftabletten sollten keinesfalls zusammen eingenommen werden.

Depression

Nicht wenige alte Menschen werden angesichts ihrer Lage traurig und depressiv, vor allem wenn sie Verluste von Lebenspartnern, Freunden oder gar Kindern hinnehmen mussten und immer öfter allein sind. Da es recht vielen alten Menschen so geht, sind Altentreffs oder Seniorenklubs (der Gemeinde) eine sehr nahe liegende und von vielen alten Menschen geschätzte Möglichkeit zusammenzukommen, über die alten Zeiten zu plaudern und neue Freundschaften und damit auch neuen Lebenssinn zu finden. Wenn Sie gehbehindert sind oder schlecht aus dem

Haus kommen, fragen Sie doch einfach einmal Ihren Arzt oder auch Ihre Gemeindeschwester, wie Sie dennoch Anschluss finden können.
Johanniskrauttee bzw. Johanniskrautkapseln haben eine stimmungsaufhellende Wirkung und können über Phasen der Traurigkeit hinweghelfen.

Hirnleistungsstörungen, Alzheimerkrankheit

Dass die geistige Leistungsfähigkeit vor allem im Bereich des Kurzzeitgedächtnisses im Alter abnehmen kann, ist normal und nicht krankhaft, ebenso die raschere Ermüdung bei geistiger Konzentration sowie das Nachlassen von Interessen und Gemütsregungen. Krankhafte Hirnleistungsstörungen bzw. Demenzen dürfen nicht mit diesen normalen Altersveränderungen gleichgesetzt werden. Demenzen sind schwere Einbußen der geistigen Fähigkeiten mit zunehmendem Verlust der Persönlichkeit. Die Alzheimerkrankheit ist die bei weitem häufigste Form der Altersdemenz. Krankhafte Hirnleistungsstörungen nehmen mit steigenden Alter zu: Während etwa 2 bis 3 % der 65-Jährigen an einer Demenz leiden, sind es bei den 80-Jährigen schon 20 %.

Auslöser der Krankheiten

Manche Demenzen entstehen durch eine behandelbare Grundkrankheit. Eine frühzeitige Diagnose ist daher besonders wichtig: Bei einer Unterfunktion der Schilddrüse bringt die Gabe der fehlenden Schilddrüsenhormone alle Demenzsymptome wieder zum Verschwinden. Auch Hirntumoren, eine unzureichend behandelte Herzschwäche, hoher Blutdruck, ein Mangel der Vitamine B_1 oder B_{12}, Depressionen, die Parkinsonsche und weitere Krankheiten können schwere Hirnleistungsstörungen hervorrufen. Nach der angemessenen Behandlung dieser Krankheiten, die etwa 10 % aller Demenzen verursachen, funktioniert auch das Gehirn wieder normal.
Etwa 90 % der Hirnleistungsstörungen beruhen zum großen Teil auf Abbauvorgängen im Gehirn (degenerative Demenzen, Hauptform Alzheimerkrankheit) und zum geringeren Teil auf Durchblutungsstörungen des Gehirns (zerebrovaskuläre Demenzen), manchmal liegen beide Ursachen gleichzeitig vor. Die Symptome beider Formen sind kaum verschieden.
Bei der degenerativen Form der Demenz, der Alzheimerkrankheit, kommt es sowohl zu einer deutlichen Abnahme der Hirnzellen als auch zu Ablagerungen in den Hirnzellen und ihrer Umgebung. Wodurch die Alzheimerkrankheit letztlich ausgelöst wird, ist bis heute nicht klar. In einigen Fällen sind Erbanlagen an der Entstehung beteiligt.
Bei vaskulären Demenzen führen arteriosklerotische Veränderungen der Hirngefäße zur Mangeldurchblutung und zum Untergang von Hirngewebe. Die Patienten mit vaskulärer Demenz haben oft mehrere Arteriosklerose-Risikofaktoren, vor allem Bluthochdruck, Zuckerkrankheit, Übergewicht und Fettstoffwechselstörungen.

Die Alzheimerkrankheit

Die typischen Symptome der Alzheimerkrankheit nehmen langsam und stetig zu. Oft fallen die ersten Anzeichen den Angehörigen noch gar nicht auf. Das Gedächtnis lässt nach, der Betroffene kann sich nichts mehr merken und stellt wiederholt die gleichen Fragen. Der Antrieb, von sich aus etwas zu unternehmen, einen Wunsch oder eine Meinung zu äußern, geht nach und nach verloren. Auffällig ist auch das beeinträchtigte Gefühlsleben der Betroffenen. Solange die Persönlichkeit des Kranken noch erkennbar ist, treten frühere Charakterzüge deutlicher hervor, besonders die negativen. Manche Patienten werden geizig oder herrschsüchtig, andere sind gereizt, mürrisch oder depressiv. Das Denkvermögen geht immer weiter zurück. Schließlich weiß der Alzheimerkranke nicht mehr, wo er ist und in welcher Zeit er lebt. Manchmal erkennt er selbst seine Angehörigen nicht mehr und hält sie für Fremde – oder sogar für Einbrecher.

Die Sprachstörungen beginnen damit, dass der Kranke seinen Satz unterbricht, weil ihm ein Wort nicht mehr einfällt. Nach und nach sprechen die Patienten immer weniger und unverständlicher, zuletzt können sie oft nur noch einzelne Wörter oder Silben monoton wiederholen. Die Kranken sind häufig unruhig, nesteln oder zupfen ständig an ihrer Kleidung oder anderen Gegenständen oder bewegen den Oberkörper oder auch nur den Kopf unablässig hin und her. Die Krankheit schreitet unaufhaltsam fort, sodass die Patienten früher oder später pflegebedürftig werden.

Durchblutungsbedingte Demenz

Die Symptome der durchblutungsbedingten Demenz sind recht ähnlich. Sie verläuft oft „treppenförmig", nach einer akuten Verschlechterung bleiben die Symptome zunächst stabil oder bessern sich sogar, bis eine neue, relativ abrupte Verschlechterung eintritt. Manchmal kommen als Zeichen einer akuten Durchblutungsstörung des Gehirns auch vorübergehende Lähmungen oder Sehstörungen vor. Nächtliche Verwirrtheitszustände sind häufig.

Um die Hirnleistungsstörung frühzeitig zu entdecken, sind psychologische Leistungstests besonders geeignet. Sie messen die Gedächtnisleistung, das Denkvermögen, die sprachlichen Fähigkeiten und die räumlich-visuelle Orientierung eines Patienten. Daneben ist immer eine gründliche körperliche Untersuchung inklusive Labor, Blutdruck, Herzfunktion, Schilddrüsenfunktion und Gefäßzustand erforderlich. Die Unterscheidung zwischen Hirnleistungsstörungen und Altersdepression ist oft erst nach längerer Beobachtung des Patienten möglich. Bei fortschreitender Vergesslichkeit und Verwirrtheit sollten Sie deshalb einen Arzt aufsuchen.

Behandlung und Pflege des Kranken

Die ärztliche Behandlung erfolgt mit Medikamenten, die Symptome lindern und den Krankheitsprozess verzögern können. Geeignet sind sowohl synthetische Medikamente, welche die Hirndurchblutung fördern oder die Versorgung des Gehirns mit Nährstoffen verbessern, als auch pflanzliche Präparate aus Ginkgo biloba. Beide werden auch zusammen angewendet. Wenn sich aber nach einigen Monaten Arzneimittelbehandlung keine Besserung einstellt, plädieren viele Ärzte dafür, die Medikamente wieder abzusetzen.

Doch nicht nur die Demenz selbst, sondern auch Begleitsymptome wie Depressionen, Angst und Unruhe, aggressives Verhalten und Schlafstörungen können mit Medikamenten behandelt werden.

Die Kranken können durch kognitives Training („Gehirnjogging"/Gedächtnisübungen) aktiviert werden, das sich möglichst in den Alltag einfügt (alte Fotos anschauen, alte Platten hören) und sie nicht überfordert. Der zwischenmenschliche Kontakt ist ein ganz wesentliches Element der Aktivierung. Alle Anweisungen an den Kranken sollen einfach formuliert sein. Vermeiden Sie jeden unnötigen Konflikt mit dem Kranken. Verlangen Sie nichts von ihm, wozu er nicht in der Lage ist. Bei der praktischen Bewältigung des Alltags können Merkzettel helfen, auf denen die wichtigsten Dinge notiert sind, etwa, wo die Brille liegt. Der Kranke sollte seine Adresse bei sich haben, falls er doch einmal „entwischt".

Patienten im fortgeschrittenen Stadium zu versorgen und zu betreuen ist nicht einfach. Unbeaufsichtigt würden viele Patienten davonlaufen und ziellos umherirren. Große Probleme kann der unregelmäßige Schlaf-Wach-Rhythmus der Patienten machen. Günstig ist, wenn der Kranke morgens relativ früh aufsteht, am Tag nicht zu viel schläft und am Nachmittag einen Spaziergang in Begleitung macht. Eine große Hilfe sind die allerdings noch recht seltenen Tageskliniken speziell für altersdemente Patienten. Sie erlauben den Angehörigen, ihrem Beruf weiter nachzugehen und Freiräume zu behalten. Denken Sie auch an die Möglichkeit, die professionelle Hilfe einer Krankengymnastin bzw. eines Beschäftigungs- oder Verhaltenstherapeuten in Anspruch zu nehmen.

Überfordern Sie sich selbst aber nicht mit der Betreuung und Pflege. Wenn Sie nicht mit einer wesentlichen Unterstützung aus der Verwandtschaft oder Nachbarschaft rechnen können, sollten Sie überlegen, ob Sie Ihren Schützling nicht einem Pflegeheim anvertrauen. Dort wird Ihnen niemand verbieten, Ihren Pflegling so oft wie möglich zu besuchen und bei der Betreuung zu helfen.

Parkinsonsche Krankheit

Die parkinsonsche Krankheit, die auch als „Schüttellähmung" bezeichnet wird, beruht auf einer chronisch-degenerativen Veränderung bestimmter Hirnzentren. Sie tritt meist im höheren Alter auf und ist relativ häufig: Etwa 1% der Menschen über 60 Jahre leidet daran, wobei Männer häufiger betroffen sind als Frauen.

Symptome

Die Krankheit beginnt häufig mit einzelnen Beschwerden, etwa mit Schmerzen im Schultergürtel, Kreuzschmerzen oder mit einem Zittern der Hände. Später bilden sich dann weitere typische Erscheinungen aus: Alle Bewegungen werden langsamer. Beim Laufen schwingen die Arme nicht mehr mit. Der Parkinsonkranke nimmt eine charakteristische gebeugte Haltung mit angewinkelten Ellbogen ein. Er läuft mit kleinen, schlurfenden Schritten und hat oft Schwierigkeiten, vom Stehen zum Gehen und vom Gehen zum Stehen zu kommen. Sein Aktionsradius wird zunehmend eingeschränkt. Beim Schreiben wird die Schrift immer kleiner, und es gelingt nicht mehr, so exakt zu schreiben wie früher. Manchmal bricht der Parkinsonkranke eine begonnene Bewegung plötzlich ab. Auch das Aufstehen aus dem Sitzen fällt ihm immer schwerer, sodass er zuletzt nur noch in einer Stellung verharrt und auch nicht mehr ohne fremde Hilfe aus dem Bett aufstehen kann.

Dazu kommt ein Zittern der Hände, das ungefähr so aussieht, als wolle der Kranke unablässig Pillen drehen oder Geld zählen. Der Kopf schüttelt, als wolle er immer „nein" sagen. Die alltäglichen Verrichtungen bereiten zunehmend Mühe.

Die Mimik des Gesichtes wird recht unbeweglich, denn auch dort zeigt sich die Bewegungshemmung. Die Talgproduktion der Hautdrüsen und der Speichelfluss sind erhöht. Der Kranke schwitzt viel. Die Stimmung der Kranken ist oft gedrückt bis depressiv. Durch ihre Unbeweglichkeit und die oft hinzukommende Unfähigkeit zu sprechen, erscheinen die Betroffenen geistig träge, was aber nicht zutrifft.

Behandlung des Patienten

Die ärztliche Behandlung erfolgt durch Medikamente zur Linderung der Symptome und durch Krankengymnastik. Der wichtigste Wirkstoff zur Behandlung der parkinsonschen Krankheit ist L-Dopa, das im Gehirn zu Dopamin umgewandelt wird und die versiegende Produktion dieses Überträgerstoffes ersetzt. Tatsächlich nimmt die Beweglichkeit unter der Therapie mit L-Dopa rasch zu. Problematisch ist, dass die Wirksamkeit von L-Dopa nach einigen Jahren nachlässt, und dass dieser Wirkstoff lästige Nebenwirkungen haben kann. Deshalb entscheidet man sich heute meist schon zu Beginn der Behandlung zur Kombination mehrerer Medikamente. Auf diese Weise kann man eine geringere Dosis von L-Dopa einsetzen, sodass sich der Wirkverlust sowie Nebenwirkungen oft erst später einstellen. Operative Verfahren, wie z. B. die Einpflanzung von Dopamin-produzierenden Zellen, haben bisher nicht zum erhofften Erfolg geführt. Alternative Therapieverfahren konnten bisher keinen bahnbrechenden Erfolg nachweisen.

Vorsorgeuntersuchungen

Ein wichtiger Aspekt der Gesundheitsvorsorge besteht darin, Gesundheitsstörungen rechtzeitig zu bemerken, bevor sie sich zu schweren Krankheiten entwickeln. Werden Krankheitszeichen rechtzeitig erkannt und ernst genommen, kann man mit einer frühen und konsequenten Behandlung viele Krankheiten heilen oder zumindest schwere dauerhafte Schäden vermeiden. Auch ein gesunder Mensch, der sich wohl fühlt, sollte zum Erhalt und zur Festigung seiner Gesundheit aktiv beitragen. Neben einem gesunden Lebensstil können vor allem Vorsorgeuntersuchungen dabei helfen, schwere Krankheiten zu vermeiden. Dies gilt besonders für die heute weit verbreiteten Herz-Kreislauf-Krankheiten und die gefürchteten Krebserkrankungen wie Brustkrebs, Krebs der Gebärmutter, des Darmes und der Prostata. Durch regelmäßige Vorsorgeuntersuchungen kann man solche Krankheiten meist so früh feststellen, dass sie behandelt und geheilt werden können.

Der Gesundheits-Check-up

In Deutschland ist es seit vielen Jahren außerdem möglich, sich ab dem 35. Lebensjahr alle 2 Jahre einem kostenlosen „Gesundheits-Check-up“ zu unterziehen. Dabei führt der Arzt verschiedene Untersuchungen durch und wird Sie, falls er dabei irgendwelche Krankheitszeichen findet, gezielt beraten. Vorsorgeuntersuchungen, die in der Regel bei gesunden, beschwerdefreien Menschen durchgeführt werden, sind nicht dazu da, ganz speziellen Symptomen ausführlich auf den Grund zu gehen. Sie sollen vielmehr dazu beitragen, die Frühzeichen der häufigsten Erkrankungen – aber längst nicht aller Krankheiten – zu erkennen.

Untersuchungsmethoden

Wie andere ärztliche Untersuchungen auch besteht die Vorsorgeuntersuchung aus einer Befragung, einer körperlichen Untersuchung und Laboruntersuchungen. Bei der körperlichen Untersuchung werden Gewicht, Größe und Blutdruck gemessen. Dann horcht der Arzt Herz und Lunge ab. Außerdem tastet er den Bauch ab, wobei er besonders auf Verhärtungen von Leber und Milz achtet, fühlt nach den Pulsen der Schlagadern und untersucht auch die Lymphknoten. Dann wird die Haut nach auffälligen Veränderungen abgesucht, besonders nach Vorläufern oder frühen Formen von Hautkrebs. Dabei wird der Arzt Sie auch fragen, ob Hautveränderungen neu aufgetreten sind oder ob sich ältere in letzter Zeit verändert haben.

Zur Krebsfrüherkennung wird bei Frauen noch die Brust abgetastet. Bei Männern und Frauen tastet der Arzt den Enddarm mit dem Finger aus. Dies dient bei Männern auch zur Untersuchung der Prostata. Bei Frauen wird zudem noch eine Untersuchung der Gebärmutter und der Eierstöcke durchgeführt. Unter Umständen wird der Arzt Sie für diese Untersuchung zum Gynäkologen überweisen. Falls notwendig, werden ein EKG und immer einige Laboruntersuchungen durchgeführt. Im Blut werden die Konzentrationen von Cholesterin, Blutzucker, Harnsäure und Kreatinin gemessen. Diese Messungen geben Auskunft darüber, ob Ihre Blutfette zu hoch sind, eine Zuckererkrankung vorliegt und ob Ihre Nierenfunktion in Ordnung ist. Die Bestimmungen des Cholesterins und des Blutzuckers sind jedoch nur dann aussagekräftig, wenn Sie bei der Blutentnahme nüchtern waren und am Vorabend nicht allzu üppig oder sehr spät gegessen haben.

Im Urin werden Eiweiß, Zucker, rote Blutkörperchen, weiße Blutkörperchen und Nitrit bestimmt. Daran erkennt der Arzt, ob Sie an einer Zuckerkrankheit, Nierenerkrankung oder Harnwegsinfektion leiden. Zur Krebsfrüherkennung wird noch eine Untersuchung des Stuhls auf Blut durchgeführt.

Wenn alle diese Untersuchungen kein auffälliges Ergebnis liefern, können Sie zuversichtlich sein, dass bei Ihnen keine ernsthafte Gesundheitsstörung vorliegt.

Rehabilitation

Bei sehr schwer erkrankten Menschen, bei alten Patienten oder chronisch Kranken reicht oft die ärztliche Behandlung im Krankenhaus nicht aus, damit sie wieder ganz gesund und in allen Lebensbereichen „funktionsfähig" werden. In diesen Fällen kann eine Rehabilitation nach Ende der Krankhausbehandlung sehr hilfreich sein.

Ziele und Möglichkeiten

Die Rehabilitation strebt die vollständige oder bestmögliche Wiederherstellung der körperlichen, psychischen und sozialen Fähigkeiten nach einer Erkrankung an.

Die wichtigste Voraussetzung für eine sinnvolle Rehabilitation ist die Fortführung einer guten medizinischen Behandlung. Daneben bestimmen jedoch die Bewegungstherapie, das Training der Selbstständigkeit, Maßnahmen zur Krankheitsbewältigung sowie psychologische und soziale Hilfestellungen die Behandlung.

Die Krankengymnasten bzw. Physiotherapeuten befassen sich mit der Verbesserung der Beweglichkeit, Kraft und Koordination sowie mit der Steigerung der Ausdauer des Patienten. Durch spezielle krankengymnastische Techniken können außerdem Schmerzen im Bewegungsapparat gelindert und in einigen Fällen Bewegungen überhaupt erst wieder ermöglicht werden.

Die Ergotherapeuten waren lange Zeit unter der Bezeichnung Beschäftigungs- bzw. Arbeitstherapeuten bekannt. Ihr Berufsbild hat sich in den vergangenen Jahren sehr gewandelt. Sie behandeln vorwiegend Bewegungseinschränkungen in Arm und Hand, trainieren aber auch die Selbstständigkeit im Alltag (Anziehtraining), führen bei Bedarf ein Hirn-

leistungstraining durch und kümmern sich auch um sinnvolle Hilfsmittel für den Alltag. Sprachtherapeuten (Logopäden) behandeln Sprach-, Sprech- und Stimmstörungen sowie Funktionseinschränkungen, die das Lesen oder das Verstehen von Sprache betreffen. Masseure und Bademeister unterstützen den Heilungsprozess mit natürlichen Mitteln wie Kälte- und Wärmeanwendungen (Packungen), Wasseranwendungen (Bäder oder Güsse), Massagen und anderen Mitteln.
Während der Rehabilitation werden Hilfsmittel, wie Gehstützen oder ein Rollator, angepasst und der Umgang damit geübt. Außerdem werden die notwendigen Maßnahmen für die zukünftige Betreuung und Behandlung eingeleitet. Die Patienten einer Rehaklinik können sich auch in Vorträgen über ein gesundheitsbewusstes Verhalten im Alltag informieren. Ihr neues Wissen können sie dann in praktischen Übungen, wie beim gemeinsamen Kochen in einer Lehrküche, anwenden.

Für wen ist die Rehabilitation wichtig?

Eine Rehabilitation kommt für alle in Betracht, die nach einer schweren Erkrankung noch nicht ihre frühere Beweglichkeit oder Selbstständigkeit wiedererlangt haben und dies aus eigener Kraft vermutlich nicht schaffen werden. Vor allem sollten auch die Patienten eine Rehabilitation durchführen, deren zukünftiges Leben sich durch eine Krankheit oder Verletzung grundlegend verändern wird oder wenn die Einweisung in ein Pflegeheim droht. Für völlig selbstständige Patienten, die lediglich den Wunsch nach Erholung und Entspannung verspüren, ist eine stationäre Rehabilitationsbehandlung dagegen nicht gedacht.

Informationsmöglichkeiten

Ihr Haus- oder Klinikarzt, die Krankenkasse oder Ihre Sozialarbeiterin informieren Sie über Rehabilitationsbehandlungen.
Vor der Behandlung in einer Rehabilitationsklinik muss immer geprüft werden, ob sich die Rehabilitation nicht auch am Wohnort des Patienten in ambulanten Einrichtungen (Krankengymnastikpraxis) durchführen lässt. Ist dies nicht möglich, sollte der Patient in eine Rehaklinik eingewiesen werden.
Die Rehabilitationsbehandlung muss allerdings erst vom Rentenversicherungsträger bzw. von der Krankenkasse genehmigt werden. Diese Genehmigung wird in der Regel vom Hausarzt oder vom behandelnden Krankenhausarzt eingeholt. Eventuell sollten Sie mit Ihrem Sachbearbeiter der Krankenkasse oder der Rentenversicherung sprechen.
Bei einer Reihe von Erkrankungen, beispielsweise nach einem Herzinfarkt, besteht direkt im Anschluss an einen Krankenhausaufenthalt die Möglichkeit der so genannten Anschlussheilbehandlung (AHB). Diese besondere Rehabilitationsmaßnahme muss vom Krankenhaus noch während der stationären Behandlung beantragt werden.

Selbsthilfegruppen

Zu fast allen häufigen Erkrankungen gibt es mittlerweile Selbsthilfegruppen z. B. zu Diabetes mellitus, Bluthochdruck, Fettstoffwechselstörungen, Epilepsie, Alzheimerkrankheit, Allergien, Aids, Arthrose, Schlaganfall, Krebs, Multipler Sklerose, Leukämie, Essstörungen, Arbeitssucht und Spielsucht. In anonymen Gruppen, die meist im Suchtbereich angesiedelt sind, steht das Wohlergehen der Teilnehmer im Mittelpunkt, sie treten aus diesem Grunde auch nicht an die

Öffentlichkeit. Das bekannteste Beispiel sind die Anonymen Alkoholiker. Zu vielen dieser Problembereiche gibt es auch Gruppen für Angehörige. In Selbsthilfegruppen schließen sich meist Patienten zusammen, die von derselben Krankheit betroffen sind. Bei regelmäßigen Treffen besprechen sie die unterschiedlichsten Probleme, die mit ihrer Krankheit in Zusammenhang stehen. Die Mitglieder arbeiten aktiv, selbstbestimmt und kontinuierlich in der Selbsthilfegruppe mit. Oft werden auch Ärzte oder andere professionelle Helfer eingeladen, um zu speziellen Fragen Stellung zu nehmen.
Die Adressen der Bundesverbände sind in der „Grünen Liste" aufgeführt, die von der NAKOS (siehe „Adressen" ab Seite 771) gegen Rückporto und Rückumschlag kostenlos versandt wird. Über die verschiedenen Möglichkeiten der organisatorischen und finanziellen Unterstützung von Selbsthilfegruppen informieren die bundesweiten Selbsthilfevereinigungen oder die NAKOS.

Ihr Wille zählt!

Manche Kranke formulieren in einem Patiententestament ihre Wünsche für den Fall, dass eine lebenswichtige Entscheidung getroffen werden muss, und sie selbst in diesem Moment nicht entscheidungsfähig sind. Diese Wünsche betreffen vor allem Wiederbelebungsmaßnahmen und riskante operative Eingriffe. Viele Kranke äußern in ihrem Testament den Wunsch, dass ihr Leben in aussichtslosen Situationen nicht künstlich verlängert wird. Den Inhalt können Sie mit Ihrem Arzt abstimmen und besprechen. Vordrucke für Patiententestamente sind im Schreibwarenhandel erhältlich. Ihre Unterschrift mit Datumsangabe garantiert seine Aktualität. Ganz wichtig ist, dass im Bedarfsfall dieses Testament auch gefunden wird! Sinnvoll ist auch ein schriftlich verfügter Betreuungswille. Damit stellen Sie sicher, dass für Sie – falls nötig – nicht etwa ein fremder, vom Gericht eingesetzter Mensch Entscheidungen trifft, sondern eine Person, der Sie diese Aufgabe anvertrauen. Dies sollten Sie allerdings auch noch mit einem Notar besprechen und schriftlich fixieren.

Der Arzt muss aber im Notfall, z. B. bei einer Wiederbelebung, nach dem mutmaßlichen Willen des Patienten handeln und entsprechend der gültigen Rechtsauffassung davon ausgehen, dass sich angesichts des drohenden Todes vorher gefasste Meinungen ändern können, und der Patient sich schließlich doch für die Chance weiterzuleben entscheiden würde. Aus diesem Grunde ist der Arzt rechtlich nicht an ein Patiententestament gebunden. Dennoch kann es für den Arzt sehr hilfreich und im Notfall ein wichtiger Faktor für seine Entscheidungen sein.

Auseinandersetzung mit dem Tod

Im Grunde ist es das Geheimnis des Lebens: Alles beginnt mit der Geburt und findet sein Ende mit dem Tod. In der Natur erleben wir, wie Leben entsteht und wieder vergeht als ständigen Prozess. Auch das Sterben selbst ist, wenn es sich nicht um einen tödlichen Unfall handelt, immer ein Prozess. Trotz aller Aufgeklärtheit haben aber gerade wir Menschen im abendländischen Kulturkreis das Sterben weitgehend aus unserem Alltag verdrängt und es Spezialisten übereignet. Dadurch fehlen uns wichtige Erfahrungen im Umgang mit Sterbenden: Wir verhalten uns ihnen gegenüber häufig gekünstelt und helfen damit weder ihnen noch uns selbst.

Die meisten alten oder schwerkranken Menschen haben eine Ahnung über ihr bevorstehendes Sterben. Bedrückend und belastend ist für sie oft die Tatsache, dass sie glauben, darüber mit niemandem sprechen zu dürfen, dass sie so vieles ungeregelt zurücklassen werden. Sterben, das sollten Sie sich immer wieder klar vor Augen halten, hat eine ganz alltägliche Seite, zu der auch Alltagsprobleme gehören. Darüber hinaus ist es auch die besondere Grenzsituation. Im Grenzbereich können Sie den Sterbenden nur behutsam begleiten, letztlich ist dies aber ein zutiefst in sich gekehrtes Erleben des Sterbenden. Bei den Alltagsproblemen und deren Bewältigung dagegen können Sie wertvolle Hilfe leisten und Entlastung bieten.

Hier folgen einige Ratschläge, die Ihnen helfen können, das wichtige Gespräch über den Tod in Gang zu setzen. Dabei muss diese Unterhaltung nicht erst im Angesicht des Todes geführt werden. Wie wäre es, wenn Sie innerhalb Ihrer engsten Vertrauten, zu einem früheren Zeitpunkt über grundlegende Ansichten und Unsicherheiten reden?

AktivSpezial: Patiententestament

- Machen Sie sich Gedanken über Dinge, die Sie gerne weitergeben wollen. Wer zum Beispiel was erhalten soll als Andenken. Oder vielleicht möchten Sie Ihrem Kind oder Partner einen Brief mit Ihren persönlichen Ansichten zu seinem Leben und seiner Bedeutung in Ihrem Leben hinterlassen.
- Überlegen Sie auch, ob es noch Angelegenheiten zu ordnen gibt, die Sie ungern den anderen überlassen, z. B. das Bankkonto oder eine Lebensversicherung oder die Aktien.
- Vermutlich könnten Sie sogar, wenn Sie über größere materielle Güter verfügen, einen „Laufzettel" schreiben, damit Ihre Hinterbliebenen nicht vor dem völligen Chaos einer für sie unübersichtlichen Buchhaltung stehen.
- Vielleicht wäre es Ihnen wichtig, einige der engsten Verwandten oder Freunde in Ihrer Nähe zu wissen. Sie könnten Ihnen zur Seite stehen mit Gesprächen, zum Festhalten und zum Erinnern.
- Sie sollten auch über persönliche Vorstellungen des eigenen Begräbnisses sprechen, auch wenn man darüber sehr ungern spricht, ist es wichtig: Vielleicht wünschen Sie sich eine Feuer-, Erd- oder Seebestattung und wissen gar nicht, ob Sie Ihren Angehörigen damit weh tun! Wie vermitteln Sie ihnen, wenn Sie sich der Wissenschaft vermachen werden oder Organe spenden möchten?
- Haben Sie den Mut zu grundsätzlichen Wünschen: „Ich stelle mir mein Begräbnis so vor: ...", und „Ich würde gerne diese Leute in Eurer Nähe wissen: ...".

11. Kapitel

Reisemedizin

Reisen können anstrengend sein

Pro Jahr verbringen etwa 10 Millionen Deutsche ihren Urlaub im außereuropäischen Ausland, ein Fünftel davon in den Tropen und Subtropen. Die Strapazen der Anreise, die ungewohnte Ernährung, das fremde Klima, unbekannte Erkrankungen, giftige Tiere oder einfach nur der veränderte Lebensrhythmus stellen besonders für Reisende mit eingeschränkter Leistungsfähigkeit, für Säuglinge und Schwangere, für alte und kranke Menschen, zum Teil doch erhebliche gesundheitliche Risiken dar.
Die folgenden reisemedizinischen Empfehlungen können natürlich nicht alle Risiken berücksichtigen und auch nicht auf die persönlichen Voraussetzungen jedes Einzelnen eingehen.

Reiseplanung und Gesundheit

Je ferner das Urlaubsziel, je länger die Reise, je extremer die klimatischen Unterschiede, desto größer sind die körperlichen Belastungen. Umso wichtiger ist es, sich vor der konkreten Reiseplanung mit seinem Hausarzt, der die persönlichen Gesundheitsrisiken am besten kennt, zu beraten. Nehmen Sie bereits bei der Reiseplanung auf alle chronischen und aktuellen Krankheiten, Ihr Lebensalter und Ihren körperlichen Zustand (Schwangerschaft!) Rücksicht. Informieren Sie sich über deutschsprachige Ärzte am Urlaubsort. Für jeden chronisch Kranken gilt: Notieren Sie sich die wichtigsten Begriffe in der Landessprache, damit Sie bei Bedarf sofort einen Arzt verständigen und informieren können.
Ebenso gilt nach der Rückkehr, bei körperlichen Beschwerden oder einer schweren Reiseerkrankung oder einem über 3 Monate dauernden Tropenaufenthalt, unbedingt seinen Arzt aufzusuchen.
In den folgenden Abschnitten werden die wichtigsten Erkrankungen und Lebensbedingungen kurz kommentiert, die Sie bei Ihrer Reiseplanung unbedingt berücksichtigen sollten.

Herzschwäche (Herzinsuffizienz)

Patienten, deren Herzschwäche sich schon bei alltäglichen Anstrengungen durch Atemnot bemerkbar macht, sollten nur kurze Reisen in die nahe Umgebung unternehmen. Eine leichtere oder medikamentös gut kontrollierte Herzschwäche, die sich bei der täglichen Arbeit nicht durch Luftnot bemerkbar macht, spricht nicht gegen größere Reisen.
Bedenken Sie, dass die Herzschwäche sich in heißem Klima und bei hoher Luftfeuchtigkeit sowie durch übertriebenes Sonnenbaden verschlimmern kann. Starke körperliche Strapazen (lange Fußmärsche, das Tragen schwerer Koffer) sowie ein Aufenthalt in großer Höhe (über 2 500 m) können die Herzschwäche in kurzer Zeit erheblich verschlechtern.

Koronare Herzkrankheit (Herzkranzgefäßverengung)

Wenn Sie bereits bei geringen Belastungen oder sogar in Ruhe Herzschmerzen (Angina Pectoris) verspüren, sollten Sie keine Reisen unternehmen. Wenn Sie solche Beschwerden nur selten und erst unter größerer Belastung haben, können Sie durchaus verreisen. Aber wählen Sie keine zu extremen Reiseziele. Häufige Wetterwechsel, tropisches, sehr heißes oder sehr kaltes Klima, allzu ausgiebiges Sonnenbaden können die Angina-Pectoris-Beschwerden verstärken. Vermeiden Sie Aufenthalte in großer Höhe, den raschen Wechsel der Höhenlage und vor allem körperliche Strapazen. Gehen Sie möglichst auch Stress und Ärger aus dem Weg. Wenn Sie Ihr Urlaubsziel mit dem Auto ansteuern, planen Sie genügend Pausen und bei längerer Strecke auch eine Übernachtung ein. Verzichten Sie während der Fahrt auf üppige Mahlzeiten.
Da belastende Situationen aber nie ganz zu vermeiden sind, sollten Sie Ihre Medikamente immer griffbereit mit sich führen, denn das wirksamste Nitro-Spray hilft Ihnen bei einem Angina-Pectoris-Anfall wenig, wenn Sie es sorgfältig im untersten Koffer verstaut haben.

Herzinfarkt

Nach einem Herzinfarkt sind kurze Reisen in die Umgebung schon nach etwa 6 Wochen und längere Urlaubsfahrten bei Beschwerdefreiheit nach spätestens 6 Monaten möglich. Fragen Sie Ihren Arzt, ob Sie bedenkenlos baden oder schwimmen können. Heute weiß man, dass der Druck und die kühle Temperatur des Wassers ein großes Risiko für das kranke Herz darstellen.

Schlaganfall (Apoplex)

Auch nach einem Schlaganfall können Sie auf Reisen gehen. Vermeiden Sie jedoch alle extremen Situationen, vor allem kaltes oder heißes Klima und Höhen über 2 500 m. Im Zweifelsfall sollten Sie eher auf Flugreisen verzichten. Achten Sie immer eine ausreichende Trinkmenge. Damit beugen Sie einer Eindickung des Blutes und einer Verschlechterung der Durchblutung vor. Tragen Sie möglichst keine schweren Lasten.

Asthma bronchiale und chronische Bronchitis

Bei nur gelegentlichen Asthmaanfällen, die Sie mit Ihren Medikamenten schnell wieder in den Griff bekommen, bestehen keine Einwände gegen eine Reise. Eine Ortsveränderung kann, z. B. durch eine andere Vegetation, sogar zur Besserung der Beschwerden führen. Fahren Sie lieber in warme und trockene Klimaregionen als in nasskalte Gegenden.
In heißen Ländern kann ein Asthmaanfall durch den Wechsel vom gekühlten Raum in die brütende Hitze provoziert werden. Da Anfälle von Atemnot kaum vorhersehbar sind, sollten Sie Ihre Medikamente stets bei sich haben. Entfernen Sie sich nicht zu weit und zu lange vom nächsten erreichbaren Arzt. Wenn Sie zur Behandlung Ihres Asthmas Kortison benutzen, besteht eine größere Infektanfälligkeit, sodass von Tropen- und Abenteuerreisen abzuraten ist.
Wenn Sie aufgrund einer chronischen Bronchitis an starker Atemnot leiden, die bereits bei nur leichten körperlichen Anstrengungen auftritt, sollten Sie auf weite Reisen und insbesondere auf das Fliegen generell verzichten.

Zuckerkrankheit (Diabetes mellitus)

Bedenkenlos reisen können Sie, wenn Ihr Blutzucker stabil eingestellt ist, Sie Ihren Blutzucker mit einem eigenen Messgerät selbst kontrollieren, wenn Sie die Symptome von Unter- oder Überzucker kennen und Ihnen die Wahl der Insulindosis keine Schwierigkeiten bereitet.
Problematisch sind die Zeitverschiebungen bei Fernreisen. Lassen Sie sich von Ihrem Arzt beraten, ob Sie eventuell eine Tabletten- oder Insulindosis weglassen oder aber eine zusätzliche einnehmen bzw. spritzen sollen. Bei längerem Flug sollten Sie sowohl nach der Hin- als auch nach der Rückreise einen Ruhetag einlegen.
Klären Sie vorher ab, dass Sie am Reiseziel Ihre Diät weiter einhalten können, und dass bei Komplikationen wie Unter- oder Überzucker ein Arzt erreichbar ist. Nehmen Sie einen ausreichenden Vorrat an Medikamenten mit. Wenn Sie Insulin spritzen, denken Sie an ausreichend Utensilien, die Sie dafür benötigen. Lassen Sie sich von Ihrem Arzt gegebenenfalls eine Bescheinigung ausstellen, dass Sie an einem insulinpflichtigen Diabetes leiden, sonst könnte es sein, dass Sie wegen der vielen mitgeführten Spritzen und Nadeln an der Grenze Probleme bekommen. Denken Sie auch daran, dass Sie das Insulin unterwegs und während des ganzen Urlaubs kühl lagern müssen.

Hoher Blutdruck (arterielle Hypertonie)

Der Blutdruck muss vor einer Reise gut medikamentös eingestellt sein. Extreme Klimabedingungen, sehr heißes oder kaltes Klima, große Höhen und schneller Höhenwechsel, körperliche oder psychische Belastungen können eine Blutdruckkrise, aber auch einen sehr starken Blutdruckabfall auslösen. Nehmen Sie zur Kontrolle Ihres Blutdrucks ein Blutdruckmessgerätes mit und suchen Sie bei erhöhten oder ungewöhnlich niedrigen Werten einen Arzt auf.

Nierenerkrankungen

Bei nur geringer oder mäßig ausgeprägter Schwäche der Nierenfunktion müssen Sie nicht auf eine Reise verzichten. In jedem Fall sollten Sie aber vorher mit Ihrem Arzt besprechen, was Sie sich zumuten können und was lieber nicht. Trinken Sie genügend, besonders in heißen Gegenden. Dies gilt verstärkt, wenn Sie zu Nierensteinen neigen, trinken Sie in diesem Fall auch vor dem Schlafengehen nochmals reichlich. Sichtbares Zeichen einer ausreichenden Trinkmenge ist heller Urin.
Auch als Dialysepatient können Sie verreisen, jedoch nur dorthin, wo die Fortsetzung der Blutwäsche gesichert ist.

Mit Kleinkindern verreisen

Bevor Sie mit Ihren Kindern in ferne Länder reisen, sollten Sie sich über die medizinische Versorgung am Urlaubsort informieren, z. B. ob es dort einen Kinderarzt gibt. Tropenreisen sind für Kinder unter 3 Jahren nicht zu empfehlen. In Gegenden mit großem Malariarisiko können Kinder nicht ausreichend vor einer Ansteckung geschützt werden.
Für Kinder sind Reisedurchfälle gefährlicher als für Erwachsene. Der mit dem Durchfall verbundene Flüssigkeitsverlust muss umgehend durch Trinken ausgeglichen werden. So sollte ein Kind mit 10 kg Körpergewicht

etwa 1 Liter pro Tag trinken, wenn es Durchfall hat.
Oft treten bei Kindern gerade im Urlaub Erkältungskrankheiten auf. Nehmen Sie deshalb entsprechende Medikamente wie Paracetamol, Nasentropfen und Hustensaft vorsorglich mit. Außerdem sollten Sie in jedem Fall ein Fieberthermometer in der Reiseapotheke haben.
Kinder dürfen sich nicht zu lange in der Sonne aufhalten und müssen mit einer Kopfbedeckung und Sonnenschutzcremes – hoher Lichtschutzfaktor! – vor zu starker Sonneneinstrahlung geschützt werden (siehe auch ab Seite 125). Bei Reisen in kältere Gegenden müssen Sie Ihre Kinder mit warmer Kleidung und entsprechenden Schuhen vor der ungewohnte Kälte bewahren.
Bedenken Sie auch, dass gerade Kinder durch Stiche und Bisse von Tieren (Moskitos, Wespen, Hornissen, Skorpione, Spinnen, Schlangen) gefährdet sind.
Im Wasser stellen Seeigel und Nesselquallen die Hauptgefahr dar. Kinder sollten in ungewohnter Umgebung möglichst nicht barfuß laufen.

In der Schwangerschaft nicht zu viel wagen

Schwangere sollten sich vor jeder größeren Reise von einem Gynäkologen beraten lassen. In der Regel sind Reisen in den ersten 6 Monaten einer Schwangerschaft unproblematisch. Flugreisen werden von den Fluggesellschaften danach meist nur noch mit fachärztlichem Attest genehmigt, ab dem 8. Monat werden sie nicht mehr gestattet und sind auch aus medizinischen Gründen nicht mehr empfehlenswert.
Schwangere sollten sich über die medizinische Versorgung am Urlaubsort, z. B. für den Fall einer Frühgeburt, vor Reiseantritt genau informieren. Bei einer Risikoschwangerschaft, Rhesus-Unverträglichkeit, oder anderen Vorerkrankungen, die einen Einfluss auf die Entbindung und Wochenbettzeit haben, sollten Sie von einer Reise absehen und die Entbindung in Ihrer gewohnten Umgebung bei optimaler medizinischer Versorgung planen. Wenn Sie als Schwangere in ein fernes Land reisen, können und müssen Sie sich gegen die wichtigsten ansteckenden Krankheiten impfen lassen, wobei Sie jedoch jede nicht notwendige Impfung mit einem Lebendimpfstoff (fragen Sie Ihren Arzt) vermeiden sollten. Schwangere sollten möglichst nicht in Malariagebiete reisen, besonders nicht in Gebiete mit medikamentenresistenten Erregern. Schwangere dürfen nämlich zur Malariaprophylaxe nur Chloroquin und Proguanil einnehmen, nicht jedoch die auch bei resistenten Erregern weitgehend wirksamen Substanzen Mefloquin und Doxycyclin. Bei Reisedurchfall müssen Sie unbedingt genügend trinken sowie dem Körper Salze und Traubenzucker zuführen. Zusätzlich können Sie bedenkenlos Kohle einnehmen. Falls eine Erkrankung mit Antibiotika behandelt werden muss, sollten Sie sich diese als Schwangere immer von einem Arzt verschreiben lassen. Generell dürfen Sie in der Schwangerschaft Medikamente nur in Absprache mit Ihrem Arzt einnehmen.

Im Alter um die Welt

Mit zunehmendem Alter nimmt die Fähigkeit ab, mit den Strapazen einer Reise fertig zu werden. Auf jeden Fall sollten Sie vor jeder Reise mit Ihrem Hausarzt sprechen.

Im Alter nimmt das Durstempfinden ab und der Wassergehalt des Körpers geht zurück. Wenn Sie viel Flüssigkeit verlieren, droht Ihnen schneller als jungen Menschen eine Austrocknung mit Folge von Blutdruckabfall und Verwirrtheitszuständen. Deshalb müssen Sie immer genügend trinken – auch wenn Sie keinen Durst verspüren. Im Alter sind auch die Wärme- und Kälteregulation beeinträchtigt, sodass ein gefährlicher Hitzestau oder eine Unterkühlung schneller auftreten. Ältere Menschen neigen stärker zu Thrombosen (Seite 359), die durch längeres Sitzen, z. B. im Flugzeug oder Auto, begünstigt werden: Beugen Sie durch regelmäßiges Aufstehen und Bewegungspausen einer Thrombose vor.

Flugtauglichkeit

Auch das bequemere Fliegen birgt gesundheitliche Risiken. Mit zunehmender Flughöhe sinkt der Luftdruck enorm, was trotz Druckkabine nur dem in 2000 bis 2500 m Höhe herrschenden Druck entspricht. Flugtauglich ist daher nur, wer einen Aufenthalt in dieser Höhenlage problemlos verträgt.
Von Flugreisen sollten Sie absehen, wenn Sie an einer der folgenden Krankheiten leiden:

- frische Venenthrombose,
- schwere arterielle Durchblutungsstörung,
- koronare Herzkrankheit mit häufigen Angina-pectoris-Anfällen,
- Herzinfarkt in den letzten 3 Monaten,
- schlecht einstellbarer Bluthochdruck,
- schwere Lungenerkrankung mit Atemnot in Ruhe,
- ausgeprägte Herzrhythmusstörungen,
- Herzfehler mit deutlicher Einschränkung der Leistungsfähigkeit,
- ausgeprägte Blutarmut,
- bestimmte Augenerkrankungen,
- schwere psychische Erkrankungen,
- akute Krankheiten, die Bettruhe erfordern und
- frische Operationen im Bauch- und Brustraum (bis mindestens 10 Tage danach).

Eingeschränkt flugtauglich sind Patienten mit kurz zurückliegender Kopfverletzung und mit Epilepsie.

Gesundheitsrisiken unterwegs

Weit entfernte Reiseziele in klimatisch extreme Gegenden bergen auch für gesunde Menschen Risiken, die dazu führen, dass ein beträchtlicher Teil der Fernurlauber im Urlaub krank wird.
Darum werden hier die wichtigsten Gesundheitsrisiken, denen Sie unterwegs begegnen könnten, kurz kommentiert, der Schutz davor und was im Falle einer Erkrankung zu tun ist.

Bewegungs- oder Reisekrankheit

Die Reise- oder Bewegungskrankheit, oder See- und Luftkrankheit, kann bei allen Fortbewegungsarten auftreten. Man fühlt sich schwindlig oder hat den Eindruck, der Boden unter seinen Füßen würde schwanken. Typisch sind Blässe und kalter Schweiß auf der Stirn, Übelkeit oder Erbrechen. Ursache ist die mangelnde Übereinstimmung der Wahrnehmungen des Gleichgewichtsorgans im Innenohr und der optischen Eindrücke der Augen. In der Schiffskabine z. B. melden die Augen eine völlig bewegungslose Umgebung, das Gleichgewichtsorgan aber meldet Schlingern und Schwanken an das Gehirn. Psychische Faktoren, vor allem Angst, können die Symptome verstärken. Empfindliche Menschen sollten die Plätze einnehmen, welche sich am wenigsten bewegen:

- im Reisebus im vorderen Teil kurz hinter den Vorderrädern,
- im Flugzeug in der Mitte zwischen den Tragflächen,
- bei Seereisen an Deck in der Mitte des Schiffes,
- möglichst jeweils mit Blick auf die Fahrbahn, den Himmel oder das Meer.

Reichen diese Maßnahmen nicht aus, können Sie die Reisekrankheit mit Medikamenten (Antivertiginosa), die Sie am besten eine Stunde vor der Reise einnehmen oder als Pflaster hinter das Ohr kleben, wirksam bekämpfen. Diese Behandlung ist oft nur zu Beginn der Reise nötig. Je länger die Bewegung dauert, desto besser wird sie vertragen.

Gesundheitliche Schäden durch Hitze und Kälte

Die klimatische Umstellung und die Gewöhnung an sehr hohe oder niedrige Außentemperaturen bereitet besonders Kindern, alten und kranken Menschen Schwierigkeiten.

Hitzekollaps

Starke körperliche Belastung unter hohen Umgebungstemperaturen können einen Hitzekollaps bzw. eine Hitzeerschöpfung auslösen. Ursache ist der hohe Flüssigkeitsverlust beim Schwitzen und die Umverteilung des Blutes an die Körperoberfläche. Man fühlt sich matt, schwindlig und erleidet zuletzt einen Kollaps. Die Haut ist feucht und schwitzig, der Puls schnell, der Blutdruck niedrig. Bei Hitzeerschöpfung sollten Sie sich möglichst noch vor einem Kollaps in den Schatten oder einen kühlen Raum begeben und ausruhen. Trinken Sie viel (Limonade, Cola, gezuckerten Tee, Bouillon), um die ausgeschwitzte Flüssigkeit und die dabei verlorenen Salze zu ersetzen. Verzichten Sie aber in jedem Fall auf alkoholische Getränke.

Hitzschlag

Der Hitzschlag ist eine ernste Erkrankung, bei der die Wärmeregulation des Körpers zusammenbricht und die Körpertemperatur gefährlich ansteigt. Die Schweißabsonderung versiegt, die Haut ist heiß und trocken. Es treten starke Kopfschmerzen, Übelkeit und Erbrechen auf. Schließlich trübt sich das Bewusstsein, es kommt zu Krampfanfällen. Die Gefahr ist ein tiefes Koma.

Wichtigste Erste-Hilfe-Maßnahme ist das Abkühlen des Körpers. Legen Sie einen Menschen mit (drohendem) Hitzschlag in den Schatten, fächeln Sie ihm kühle Luft zu und legen Sie feuchte Tücher und eventuell Eis auf seine Haut. Solange er noch bei Bewusstsein ist, muss er viel zu trinken. Rufen Sie umgehend einen Notarzt zu Hilfe.

Sonnenstich

Eine zu lange und zu starke Sonneneinstrahlung auf den ungeschützten Kopf kann einen Sonnenstich hervorrufen. Der Kopf ist hochrot und heiß. Durch diese Schädigung des wärmeempfindlichen Gehirns können lebensbedrohliche Störungen auftreten. Die Warnzeichen sind Kopf- und Nackenschmerzen sowie Übelkeit und Erbrechen. In schweren Fällen können Bewusstseinstrübungen bis hin zur Bewusstlosigkeit auftreten.

Lagern Sie einen Menschen mit Sonnenstich an einem kühlen, schattigen Ort. Der Kopf sollte leicht erhöht sein und mit feuchten Tüchern gekühlt werden. Rufen Sie bei ausgeprägten Symptomen unbedingt sofort einen Arzt.

Sonnenbrand

Beim Sonnenbrand tritt nach übermäßiger Sonneneinstrahlung auf die ungeschützte Haut eine Verbrennung 1. Grades mit schmerzhafter Rötung und manchmal sogar eine Verbrennung 2. Grades mit Blasenbildung und leichtem Fieber auf. Kühle Umschläge und so genannte Antihistaminika, die als Gel auf die „verbrannte" Haut aufgetragen werden, wirken lindernd. Bei großflächigen Verbrennungen sollten Sie unbedingt einen Arzt aufsuchen, besonders wenn Kreislaufstörungen hinzutreten.
Besser ist, den Sonnenbrand überhaupt zu vermeiden. Lesen Sie dazu ab Seite 125.
Zu starke und häufige Sonnenbestrahlung – vor allem mit vielen Sonnenbränden – kann nach Jahren den schwarzen Hautkrebs (malignes Melanom, Seite 154) auslösen. Schützen Sie sich dagegen, indem Sie Sonnenbrand sicher vermeiden.

Sonnenallergie

Bei dazu veranlagten Menschen tritt Stunden bis wenige Tage nach einem Sonnenbad an den beschienenen Körperpartien eine Rötung mit Juckreiz und eventuell sogar Blasen auf. Schutz dagegen bieten (neben dem Verzicht auf das Sonnenbaden) vor allem Sonnencremes, die neben dem üblichen Schutz gegen UVB-Strahlen ausdrücklich auch gegen UVA-Strahlen schützen.
Als weitere Möglichkeit kommt die Einnahme von Medikamenten (Antihistaminika) infrage.

Unterkühlung

Hierzu lesen Sie die ausführlichen Beschreibungen im Kapitel Erste Hilfe auf Seite 756.

Erfrierungen

Bei einer Erfrierung sind im Gegensatz zur Unterkühlung nur bestimmte Körperteile, wie Zehen oder Finger, durch Kälte geschädigt.
Bei Erfrierungen in Stadium I und II können die betroffenen Körperteile immer, in Stadium III noch in manchen Fällen gerettet werden.
Absolut verboten bei Erfrierungen sind das Abreiben mit Schnee, Rauchen und heftige Bewegungen. Die Erfrierung muss wie eine Wunde möglichst keimfrei abgedeckt werden.

Infektionskrankheiten

Infektionskrankheiten werden durch Bakterien, Viren, Pilze und so genannte Protozoen (Urtierchen) verursacht. Es gibt 3 Arten der Vorbeugung:
1. Expositionsprophylaxe: Man verhindert eine Infektion, indem man sich direkt vor dem Erreger oder dessen Überträger schützt (z. B. die Verwendung eines Moskitonetzes).
2. Immunisierungsprophylaxe: Man erzeugt durch Impfung eine Immunität gegenüber dem Erreger (Tetanusschutzimpfung).
3. Chemoprophylaxe: Man nimmt vorbeugend Medikamente ein, die die Vermehrung eines Erregers im Körper verhindern (Einnahme von Chloroquin zum Schutz vor Malaria). Die Vorbeugung gegen ernste Infektionserkrankungen sollte bei Ihrer Urlaubsplanung eine vordringliche Rolle spielen!

Sprechen Sie mit Ihrem Arzt über die möglichen Infektionsrisiken an Ihrem Urlaubsort bzw. auf Ihrer Reise. Da die Infektionskrankheiten an anderen Stellen dieses Buches ausführlich behandelt werden, beschränken wir uns hier auf spezielle Reiseaspekte dieses Themas. Berücksichtigen Sie jedoch, dass ein Impfschutz z. B. gegen Wundstarrkrampf oder Diphtherie unterwegs mindestens ebenso wertvoll ist wie zu Hause.
Auch sollte man sich vor den folgenden Krankheiten schützen:
HIV-Infektion (Aids)
Geschlechtskrankheiten
Kinderlähmung (Poliomyelitis)
Infektiöse Gelbsucht
(Virushepatitis)

Impfungen gegen Hepatitis A und B sind bei Fernreisen empfehlenswert. Fragen Sie Ihren Arzt danach. Eine Impfung gegen Hepatitis C gibt es derzeit (September 1999) noch nicht.
Beachten Sie, dass eine Virushepatitis noch bis zu einem halben Jahr nach der Infektion beginnen kann. Gehen Sie daher nach Ihrer Rückkehr sofort zu Ihrem Arzt, wenn Symptome und Beschwerden dieser Krankheit (Gelbfärbung der Haut, dunkler Urin, heller Stuhl) auftreten.

Cholera

Die Cholera ist eine durch Bakterien (Vibrio cholerae und Vibrio El Tor) ausgelöste Infektionskrankheit. Besonders Reisende nach Süd- und Südostasien (Indien, Pakistan, Indonesien, Burma), Vorderasien, Afrika und Südamerika sollten sich vor dieser Krankheit schützen. Die Übertragung erfolgt direkt von Mensch zu Mensch oder über Wasser und Nahrungsmittel. Hierbei treten schwere Durchfälle auf, wodurch der Körper in kurzer Zeit sehr viel Flüssigkeit verliert. Die wichtigste Maßnahme ist der Ausgleich der Wasser- und Blutsalzverluste, der ansonsten tödlich sein kann. Der Betroffene muss täglich bis zu 2 Liter der folgenden Lösung trinken: In 1 Liter Wasser werden 1/2 Teelöffel Kochsalz, 1/4 Teelöffel Kaliumchlorid, 1/4 Teelöffel Natriumbikarbonat und 2 Esslöffel Glukose bzw. 20 g Traubenzucker gelöst. Diese Mischung entspricht der so genannten „Oral Rehydratation Formula WHO“ und ist in Choleraländern in Beuteln verpackt erhältlich. Unterstützend wirken Antibiotika. Am besten beugen Sie einer Cholerainfektion durch peinliche Hygiene und Sauberkeit vor. Die mögliche Choleraimpfung gewährt keinen 100%igen Schutz.

Typhus und Paratyphus

Salmonella typhi und paratyphi werden wie die übrigen Salmonellen durch Kotspuren übertragen, die in den Mund und Darm gelangen. Sie neigen aber dazu, die Darmwand zu überschreiten und in die Blutbahn einzubrechen. Dieser Zustand wird als Sepsis bezeichnet. Hierbei handelt es sich um ernste Infektionskrankheiten mit Durchfall und schweren allgemeinen Krankheitssymptomen (Abgeschlagenheit, Appetitlosigkeit, Kopfschmerzen, Fieber, Benommenheit). Kurze Zeit nach Krankheitsbeginn entstehen auf der Bauchdecke die für Thyphus charakteristischen roten Flecken. Bei allen starken Durchfällen mit Schleim/Blutbeimengung und hohem Fieber sollten Sie einen Arzt aufsuchen. Beide Krankheiten müssen im Krankenhaus medikamentös behandelt werden, denn sie können zum Tod führen. Der Erfolg einer Antibiotikatherapie stellt sich nicht sofort ein. Die Temperaturen sinken erst nach

2 bis 5 Tagen, das Allgemeinbefinden bessert sich erst am 2. Tag nach Therapiebeginn.
Vor Reisen in Länder, wo Typhus und Paratyphus noch häufig auftreten, ist die Typhus-Schutzimpfung empfehlenswert (durch Einnahme von Kapseln oder eine Injektion). Der Impfschutz hält etwa 3 Jahre lang an. Zusätzlich zur Impfung sind allgemeine Hygienemaßnahmen (Händewaschen, Vorsicht mit Trinkwasser) grundlegend wichtig.

Malaria

Die Malaria ist eine der bedeutendsten Infektionskrankheiten. Jährlich erkranken weltweit ca. 125 Millionen Menschen an Malaria. Im tropischen Afrika sterben jedes Jahr 1 Million Menschen daran. Überträger ist die Anopheles-Mücke. Es gibt verschiedene Malariaerreger der Gattung Plasmodium, die bei der mikroskopischen Blutuntersuchung nachgewiesen werden können.
Die Zeit von der Ansteckung bis zu den ersten Beschwerden ist je nach Malariatyp verschieden und liegt zwischen 1 und 6 Wochen (in Einzelfällen bis zu 10 Jahren). Es ist also durchaus möglich, dass die Erkrankung erst nach der Rückkehr von einer Fernreise auffällig wird. Der Malariaanfall beginnt in der Regel mit Schüttelfrost, der bis zu einer Stunde andauern kann. In den folgenden Stunden kommt es zu Fieber zwischen 40 und 41 °C. Nach 3 bis 8 Stunden sinkt das Fieber unter starkem Schweißausbruch relativ rasch wieder ab. Bei der lebensgefährlichen Malaria tropica steigt das Fieber manchmal nur leicht bis etwa 38 °C. Die Anfälle wiederholen sich mehr oder weniger regelmäßig. Durch den Zerfall von roten Blutkörperchen entsteht eine Blutarmut. Häufig treten auch Bauchschmerzen, Durchfall und Bewusstseinstrübung auf.
Bei Fieber, Unwohlsein und Schweißausbrüchen (Grippesymptomatik) bis zu 6 Wochen nach einem Auslandsaufenthalt in gefährdeten Gebieten sollte ein Arzt aufgesucht werden, der gegebenenfalls eine Einweisung ins Krankenhaus veranlasst. Malariamittel sind weniger gut verträglich als die meisten anderen Antibiotika und die Vernichtung der Plasmodien gelingt nicht immer im ersten Anlauf.
Die Deutsche Tropenmedizinische Gesellschaft (DTG, Postfach 80 02 48, D-65902 Frankfurt am Main) gibt jährlich Empfehlungen zur Malariaprophylaxe heraus. Bei Reisen in Gebiete, wo die Malariaerreger gegen Chloroquin empfindlich sind, wird diese Substanz zur Vorbeugung empfohlen (einmal wöchentlich 2 Tabletten ab mindestens eine Woche vor Reiseantritt beginnen bis 4 oder 6 Wochen nach der Rückkehr). Bei Reisen in Gebiete, wo die Plasmodien nur teilweise gegen Chloroquin resistent sind, wird zusätzlich der Wirkstoff Proguanil empfohlen. Für Gebiete mit hochgradiger Chloroquinresistenz ist Mefloquin geeignet. Auch diese Wirkstoffe müssen vor Reiseantritt und noch bis 4 Wochen nach der Rückkehr verwendet werden.

Gelbfieber

Das tropische Gelbfieber ist eine Viruserkrankung, die in Afrika (vom 10. südlichen bis zum 15. nördlichen Breitengrad) und in Mittel- bis Südamerika (vom 40. südlichen bis zum 20. nördlichen Breitengrad) verbreitet ist. Da die Krankheit durch Stechmücken übertragen wird, sollte sich der Reisende – ähnlich wie bei Malaria – vor Mückenstichen schützen.
Selten verläuft die Infektion ohne jedes Krankheitszeichen. Im typischen Fall beginnt

das Gelbfieber jedoch mit einem etwa 3- bis 4-tägigen Fieber, mit Kopf- und Rückenschmerzen sowie mit Übelkeit und (blutigem) Erbrechen. Im weiteren Verlauf kommt es zu Haut- und Schleimhautblutungen sowie zu schweren Leber- und Nierenschäden. Ungefähr 10 % der Erkrankten sterben an Nierenversagen oder im Leberkoma. Wird die Erkrankung überstanden, heilt sie ohne Dauerschaden ab. Bei einer Reise in die genannten Zonen Afrikas oder Mittel- bzw. Südamerikas ist eine Schutzimpfung, die nur von speziellen Gelbfieber-Impfstellen durchgeführt wird, dringend zu empfehlen; die Adressen erfahren Sie von Ihrem örtlichen Gesundheitsamt.

Zeckenbiss-Enzephalitis (FSME)

Frühsommer-Meningoenzephalitis (FSME) wird durch Zecken übertragen. Zu den Gegenden, in denen Zecken das FSME-Virus übertragen, zählen Süddeutschland, die neuen Bundesländer, Finnland, Norwegen, Schweden, Tschechien, die Slowakei, Polen, die GUS-Staaten, die Schweiz, Österreich, Ungarn, Italien, Dänemark und der ehemals jugoslawische Balkan.
Jäger, Landwirte sowie Wald- und Forstarbeiter in den betroffenen Gebieten, aber auch Urlauber, die sich viel im Freien aufhalten, können sich durch aktive Impfung vor einer FSME-Infektion schützen. Auch nach einem Zeckenbiss besteht innerhalb von 4 Tagen die Möglichkeit einer passiven Impfung.

Tollwut

Tollwut wird durch den Speichel infizierter Tiere übertragen und endet – sofern kein Impfschutz besteht – fast immer tödlich. In Deutschland ist Wild der Hauptträger des Tollwutvirus, weltweit jedoch der Hund. Nur wenige Länder, wie z. B. England, Japan, Australien und Neuseeland, gelten als tollwutfrei. Am besten schützen Sie sich durch die aktive Impfung.

Erkrankungen durch Parasiten

Einige bei uns nicht mehr vorkommende Parasiten, wie der Hakenwurm (Krankheitszeichen: Blutarmut, Magenbeschwerden, Gewichtsabnahme, eventuell schwarzer Stuhl) oder der Pärchenegel (Erreger der Bilharziose; Krankheitszeichen: Blasenentzündung, blutiger Urin), können durch die unverletzte Haut in den Körper eindringen. Baden Sie deshalb in den Tropen und Subtropen nicht in Süßwassergewässern, am Strand nicht in der Nähe von Flussmündungen und waten Sie nicht barfuß durch Pfützen, auch wenn diese Gewässer wunderbar klar aussehen. Die Schwimmbäder guter Hotels und das Meer bergen die Gefahr solcher Infektionen im Allgemeinen nicht. Auch der Sandfloh (in Mittel- und Südamerika, Afrika) dringt durch die unverletzte Haut ein und löst kleine, aber anhaltende Schwellungen und Eiterungen aus. Ein frisch eingedrungener Sandfloh ist leicht zu entfernen.

Erkrankungen durch giftige Tiere

Während Insektenstiche in Mitteleuropa – abgesehen von schweren allergischen Reaktionen – in der Regel harmlos verlaufen, kann man in warmen Gegenden der Welt schon häufiger gefährlichen Lebewesen begegnen, deren Biss, Stich oder Berührung zu starken Beschwerden oder zum Tod führt.

Schlangenbisse

Giftschlangen gibt es in fast allen Ländern der Tropen und Subtropen. Als Land mit sehr hoher Schlangenbiss-Gefährdung gilt Indien, auch in (Nord-)Afrika und Südamerika ist erhöhte Vorsicht geboten, ebenso in Süditalien, auf dem Balkan und in Griechenland.
Schlangen beißen nur, wenn sie gereizt, erschreckt oder bedroht werden. Beim Anblick einer Schlange sollten Sie sich deshalb möglichst ruhig verhalten und warten, bis das Tier sich verkrochen hat. Schlangen jagen häufig nachts, sodass Sie bei Abendspaziergängen besonders aufpassen sollten. Tragen Sie in Gebieten mit Giftschlangen Stiefel und feste Hosen und treten Sie fest auf, wenn Sie durch unübersichtliches Gelände laufen müssen. Durch die Erschütterung gewarnt, ziehen sich die Schlangen meistens zurück.
Höchste Vorsicht ist geboten, wenn Sie über Laubhaufen oder durch steiniges Gelände laufen. Einige Schlangen halten sich auch auf Bäumen auf und können von dort in den Kopf und Oberkörper beißen.
Nach einem Schlangenbiss müssen Sie sofort einen Arzt aufsuchen. Eigene Initiativen wie Ausbrennen, Ausschneiden und Aussaugen der Bissstelle verursachen in der Regel mehr Schaden als Nutzen.
Wichtig ist, ruhig zu bleiben oder dafür zu sorgen, dass der Betroffene Ruhe bewahrt. Jede unnötige Bewegung verteilt nämlich das Gift schneller im Körper. Stellen Sie den gebissenen Körperteil sofort ruhig oder binden Sie das Bein oder den Arm oberhalb der Bisswunde mit einer breiten Binde ab, aber nur so stark, dass sie den Puls am Handgelenk oder am Fuß noch tasten können. So verteilt sich das Gift langsamer im Körper.
Reinigen Sie die Wunde mit einem Desinfektionsmittel oder zumindest mit Wasser. Trinken Sie außerdem viel Flüssigkeit, aber keinen Kaffee oder Alkohol.
Der Arzt wird die Wunde fachmännisch desinfizieren und Sie eventuell gegen Wundstarrkrampf impfen. Ob ein Gegengift (Antiserum) eingesetzt werden muss, wird im Einzelfall entschieden. Spezielle Antiseren gibt es jeweils für die Giftschlangen der unmittelbaren Region, für mitteleuropäische, nord- und zentralafrikanische sowie asiatische Schlangen.
Die Krankenhäuser der Urlaubsregion haben diese Seren vorrätig oder kennen das nächstgelegene Serumdepot.

Skorpionstiche

Giftige Skorpione kommen besonders in Mexiko und Südamerika, in Südafrika und in den Urlaubsländern Nordafrikas (Ägypten, Tunesien, Algerien, Marokko) vor. Die Stiche der Skorpionarten im europäischen Mittelmeerraum (z. B. Südfrankreich, Italien, Griechenland) sind im Allgemeinen nicht giftiger als ein Wespenstich.
Die Stiche von Skorpionen der afrikanischen Mittelmeerküste, in Ägypten sowie im Vorderen Orient dagegen können – vor allem für Kinder – tödlich sein.
Skorpione verkriechen sich am Morgen gern in abgelegter Kleidung, Strümpfen oder Schuhen. Legen Sie Ihre Kleidung deshalb nicht auf dem Boden und schütteln Sie sie vor dem Anziehen unbedingt aus.
Laufen Sie in den genannten Gegenden nicht barfuß, da sich Skorpione gern im Sand verstecken.

Nach einem Stich treten an der Stichstelle sehr starke Schmerzen auf. Halten Sie sich möglichst ruhig und lassen Sie einen Arzt rufen. Nach Stunden oder – falls ein Blutgefäß getroffen wurde – schon nach Minuten, kann es zu einem Blutdruckabfall, selten sogar zu einem Schock kommen. Die Symptome Erbrechen, Krämpfe, Muskelzittern, Sehstörungen und geschwächte Atmung zeigen einen gefährlichen Verlauf an.
Auch für die gefährlichen tropischen Skorpione gibt es ein Gegengift, das bei schweren Verlaufsformen und bei besonders gefährdeten Personen, wie Kindern oder alten Menschen, grundsätzlich verabreicht wird.

Bisse von giftigen Spinnen

Nur wenige der etwa 25 000 Spinnenarten können dem Menschen gefährlich werden: Die Schwarze Witwe, die Wanderspinne, die braune Spinne, 2 Vogelspinnenarten und die Wolfsspinne oder Tarantel. In Europa kommen Giftspinnen selten und nur in Südspanien, Süditalien und auf dem Balkan vor. Ansonsten sind Giftspinnen besonders im Vorderen Orient, in Ägypten, Südafrika, Nord- und Mittelamerika sowie in Australien anzutreffen. Wenn Sie tatsächlich von einer Spinne gebissen werden, sollten Sie sich genauso verhalten wie nach einem Schlangenbiss: Ruhigstellung und nicht zu festes Abbinden der gebissenen Extremität.

Giftfische und Quallen

Auch das Gift von Fischen, die über Giftdrüsen an der Rückenflosse oder an Kopfstacheln verfügen (z. B. Petermännchen, Rotfeuerfische und Steinfische), kann tödlich sein. Diese Fische kommen allerdings nahezu nur in tropischen Gewässern vor.

Nesselquallen oder „Feuerquallen“ verursachen ähnliche Beschwerden wie ein starker Kontakt mit Brennnesseln. Als Erstmaßnahme empfiehlt sich das Übergießen der betroffenen Haut mit verdünntem (4- bis 6%igem) Essig mindestens 30 Sekunden lang, da die meisten Gifte basisch sind. Danach können festhaftende Tentakeln entfernt werden.
An den Küsten Australiens gibt es Quallenarten, die Muskelkrämpfe oder gar den Tod verursachen können.

Reisedurchfall

Fast die Hälfte der Fernreisenden und etwa 15 % der Reisenden nach Südeuropa erleben eine Durchfallerkrankung. Diese Magen-Darm-Entzündung äußert sich 3 bis 24 Stunden nach dem Verzehr von bakteriell verunreinigter Nahrung. Die Betroffenen sind nicht nur mit Durchfall, sondern oft auch mit Übelkeit, Erbrechen, Appetitlosigkeit, zum Teil starken, kolikartigen Bauchschmerzen und eventuell mit Fieber bis etwa 38 °C geplagt. Der Reisedurchfall (Reisediarrhö) beginnt meist in den ersten 2 Wochen des Urlaubs. Bereits nach 2 bis 3 Tagen stellt sich eine Besserung ein, nach 3 bis 5 Tagen hört der Durchfall weitgehend auf. In den folgenden Tagen kann noch eine Unverträglichkeit gegenüber fetten oder besonders üppigen Mahlzeiten bestehen. Nur in ganz seltenen Fällen geht der Durchfall in eine chronische Form über, die dann über Monate anhalten kann.
Gefährlich wird der Reisedurchfall, wenn der Flüssigkeitsverlust durch Trinken allein nicht mehr ausgeglichen werden kann. Dann kommt es zu Blutdruckabfall, Kollaps und Ohnmacht, schließlich zu Nierenfunk-

tionsstörungen und Koma. Aufgrund ihrer geringeren Wasserreserven sind Kinder und alte Menschen stärker gefährdet.
In fast allen Fällen handelt es sich um eine Infektionskrankheit und nicht um eine Lebensmittelvergiftung. Für den Reisedurchfall können Kolibakterien oder andere Erreger verantwortlich sein, die über den Mund aufgenommen werden und an die sich die Einheimischen gewöhnt haben. An allen Urlaubsorten, wo die hygienischen Verhältnisse nicht dem mitteleuropäischen Standard entsprechen, müssen Sie mit dem Risiko eines Reisedurchfalls rechnen.
Durch die folgenden Vorsichtsmaßnahmen können Sie die Aufnahme der Krankheitserreger weitgehend vermeiden:
1. In rohem Fleisch, in Hackfleisch oder nicht durchgebratenen Steaks sowie in rohem Fisch und in Austern können neben Bakterien auch Würmer (Fisch- oder Schweinebandwurm) oder Trichinen enthalten sein. Ausreichend langes Braten oder Kochen tötet die Bakterien ab.
2. Alle rohen Speisen, wie frische Salate und Obst, das Sie nicht selbst geschält haben, sollten Sie konsequent meiden. Verzehren Sie unterwegs nur Obst oder Gemüse, das Sie selbst schälen können, also z. B. Bananen, Apfelsinen, Melonen oder Salatgurken. Das einfache Waschen von Obst oder Gemüse stellt keinen sicheren Schutz dar! Offenes Trinkwasser und andere offenen Getränke, Leitungswasser, Eiswürfel und Speiseeis sollten Sie meiden.
3. Ungekochte Milch und alle damit angerührten Milchspeisen wie Puddings, Speiseeis, Mousse au chocolat und Tiramisu, aber auch Milchprodukte wie Käse können in seltenen Fällen nicht nur Durchfallerreger, sondern auch die Erreger der Tuberkulose oder des Maltafiebers (Brucellose) enthalten.
4. Betrachten Sie das Wasser, auch das Trink- und Leitungswasser, unterwegs immer als mögliche Infektionsquelle und kochen Sie es ab (auch zum Zähneputzen!) oder machen Sie es auf chemischem Wege keimfrei. Mineralwasser aus original verschlossenen Flaschen, frisch gepresster Orangensaft (aus sauberen Gläsern), Tee oder Kaffee können Sie dagegen gefahrlos genießen. Meiden Sie aber auf jeden Fall alle offenen Getränke, die Wasserkaraffe auf dem Esstisch oder im Hotelzimmer, Eiswürfel oder wieder aufgefüllte Mineralwasserflaschen.
5. Auch Restaurants der gehobenen Klasse sind kein Garant dafür, dass Sie rohe Gerichte, Milchspeisen und das angebotene offene Trinkwasser unbedenklich essen oder trinken können. Der englische, noch aus der Kolonialzeit stammende Rat „peel it, cook it or forget it“ („schäl es, koch es oder vergiss es“) fasst diese Empfehlungen kurz und prägnant zusammen.
Wenn der Durchfall nach der Heimkehr noch anhält, muss der Stuhl nach Krankheitserregern untersucht werden. Wichtig ist, dass Typhus und Cholera nicht als banaler Reisedurchfall verkannt werden. Am wichtigsten ist der Ersatz der verlorenen Flüssigkeit und der verlorenen Blutsalze (vor allem Kalium und Natrium). Im Allgemeinen reicht es aus, wenn Sie Mineralwasser, gezuckerten Tee, Fruchtsaft oder (abgestandene) Cola trinken und das verlorene Salz durch Salzstangen oder Salzen der Getränke ersetzen.
Bei besonders massivem Flüssigkeitsverlust können Sie auch auf die „Oral Rehydratation Formula WHO“ zurückgreifen, die im Abschnitt Cholera näher erläutert wird. Sobald Sie wieder Appetit haben, sollten Sie kleine Portionen einer leicht verdaulichen Kost zu sich nehmen. Gegen den Durchfall helfen Medizinalkohle oder Hefepräparate. Seien

Sie aber mit durchfallhemmenden Medikamenten vorsichtig, denn diese Mittel können die natürliche Ausscheidung der Krankheitserreger behindern. Greifen Sie nur darauf zurück, wenn es sich nicht vermeiden lässt oder Sie weiterreisen müssen.
Gefährdete, kranke oder ältere Personen sollten mit dem Einsatz von Antibiotika nicht zu lange warten.
Bauchschmerzen werden durch eine Wärmflasche oft wirksam gelindert. Bei stärkeren Krämpfen helfen krampflösende Mittel, etwa Butylscopolamin-Tabletten. Hohes Fieber können Sie durch ein fiebersenkendes Mittel bekämpfen. Auch der Wirkstoff Metoclopramid gegen Übelkeit und Erbrechen kann bei Reisedurchfall nützlich sein.
Lassen Sie immer einen Arzt rufen, wenn die Flüssigkeitsaufnahme wegen anhaltendem Brechreiz nicht sichergestellt ist, wenn Ihnen schwarz vor Augen wird, wenn Sie sich sehr schwach und einer Ohnmacht nahe fühlen, oder wenn Blut im Stuhl erscheint.

Allgemeine Impfempfehlungen bei Auslandsreisen

Welche speziellen Impfungen für eine Reise notwendig sind, erfahren Sie von Ihrem örtlichen Gesundheitsamt oder ihrem Arzt.
Wenn Sie in eine Gegend mit Typhus- und Gelbfieber-Risiko reisen, trifft das folgende Impfschema zu, das Sie etwa 28 Tage vor Ihrer Abreise beginnen müssen. Bei fehlender Grundimmunisierung muss die 1. Tetanusimpfung bereits 4 Wochen vorher (also 2 Monate vor Ihrer Reise) erfolgen.
Am 21. Tag, also eine Woche vor Reiseantritt in ein Malariagebiet, beginnen Sie auch mit der medikamentösen Malariaprophylaxe.

Reiseapotheke

Wenn Sie Ihre Reiseapotheke zusammenstellen, sollten Sie nach dem Motto „so wenig wie möglich und so viel wie nötig“ verfahren. Lassen Sie sich auch von Ihrem Arzt oder Apotheker über eine zweckmäßige Ausstattung beraten. Selbstverständlich brauchen Sie auch die Medikamente, auf die Sie an Ihrem Heimatort regelmässig angewiesen sind. Vergessen Sie Ihren Impfpass nicht und – soweit vorhanden – auch den Blutgruppenausweis sowie andere medizinische Dokumente (z. B. Herzschrittmacher-Ausweis, Diabetiker-Pass, europäischer Notfallausweis).
Wenn Sie an einer chronischen Erkrankung leiden, informieren Sie sich bereits bei der Urlaubsplanung, ob die medizinische Versorgung für Sie im Ausnahmefall gesichert ist. Fragen Sie nach einem deutschsprachigen Arzt. Notieren Sie sich im Vorfeld die wichtigsten Kennsätze in der jeweiligen Landessprache: Ich bin Diabetiker und spritze regelmäßig Insulin. Ich unterzuckere gerade. Bitte geben Sie mir Traubenzucker oder Apfelsaft usw.
Wenn Sie dringend einen Arzt benötigen, finden Sie in den meisten guten Reiseführern eine Auswahl an deutschsprachigen Ärzten. Auch Hotelrezeptionen und im Notfall die Deutsche Botschaft Ihres Gastlandes können Ihnen weiterhelfen. Vergessen Sie nicht, eine Auslandsreiseversicherung abzuschließen oder Ihren Auslandskrankenschein (von Ihrer Krankenkasse) mitzunehmen.

12. Kapitel

Die Hausapotheke

Wichtiges zu Ausstattung und Standort

Was in eine Hausapotheke gehört, hängt in erster Linie in Art und Menge von den Benutzern sowie deren Anzahl, Alter und Erkrankungen ab. Allgemein lässt sich sagen, dass einige Medikamente gegen häufige Befindensstörungen und kleinere Verletzungen vorhanden sein sollten.
Eine Hausapotheke enthält idealerweise die aktuell benötigten Medikamente und eine nach fachmännischem Rat zusammengestellte Auswahl von vorsorglich bereitgehaltenen Arzneimitteln. Alle Medikamente der vorbildlichen Hausapotheke sind relativ neuen Datums und noch „gültig". Die Hausapotheke steht an einem trockenen und nicht zu warmen Platz, ist für Kinder absolut unzugänglich und abschließbar. Sortieren Sie Ihre vorbildliche Hausapotheke mindestens einmal im Jahr aus und bringen Sie nicht mehr benötigte oder abgelaufene Medikamente zur Entsorgung in die Apotheke zurück.

Vorsichtsmaßnahmen und Zugang zur Hausapotheke

Gerade in Haushalten mit Kindern sollten Sie absolut darauf achten, dass Medikamente unerreichbar gelagert werden. In der Altersgruppe von 1 bis 4 Jahren sind Vergiftungen die häufigste Todesursache!
Die Hausapotheke sollte abgeschlossen sein. Doch wohin mit dem Schlüssel? Dieser Punkt erfordert vor allem dann eine gewisse logistische Planung, wenn a) mehrere Menschen dieselbe Hausapotheke benutzen und b) die Hausapotheke gleichzeitig die Notfallmedikamente und den Notfallverbandskasten enthält.
Hängen Sie den Schlüssel nicht neben dem Medikamentenschränkchen auf, nach dem Motto „so hoch, dass von den Kleinen keines drankommt". Die kommen garantiert dran, denn diese Lage spornt den „Sportsgeist" der Risikogruppe Nummer 1 ganz unnötig an. Verstecken Sie den Schlüssel aber auch nicht dort, wo Sie ihn garantiert nicht wiederfinden, wenn Sie mitten in der Nacht mit einem heulenden Kleinkind auf dem Arm aufgeregt nach dem Hustensaft suchen. Gehen Sie lieber folgendermaßen vor:

- Alle Erwachsenen, die regelmäßig auf eigene Medikamente aus der Hausapotheke angewiesen sind, müssen einen eigenen Schlüssel haben.
- Ein zusätzlicher Schlüssel muss an einem Ort, den alle Benutzer zuverlässig kennen, aufbewahrt sein.

Denken Sie daran, dass auch Ihr Babysitter eventuell Zugang zur Hausapotheke haben muss. Lassen Sie in diesem Fall am besten Ihren eigenen Schlüssel zu Hause.
Ab welchem Alter sollten Kinder Zugang haben? Das hängt sowohl von den Kindern, aber auch vom Inhalt der Hausapotheke ab. Grundsätzlich können Achtjährige verstehen, dass Medikamente kein Spielzeug sind, dass die kleineren Geschwister sie nicht in den Mund stecken dürfen und dass man sich damit im schlimmsten Fall vergiften kann. Denken Sie auch an eventuelle ältere Mitbe-

wohner, die mit ihren Medikamenten nicht mehr richtig zurechtkommen. Hier ist es sicher besser, die Medikamente Dosis für Dosis zuzuteilen als freien Zugang zur Hausapotheke zu gewähren. Auch psychisch anfällige und geistig behinderte Menschen sind schutzbedürftig.
Einige Medikamente, wie z. B. fiebersenkende Mittel oder bestimmte Salben sowie Insulin sollten kühl gelagert werden. Hier empfiehlt sich eine kleine Geldkassette, die im Kühlschrank nur wenig Platz beansprucht.

Hauseigener Notfallverbandskasten

Es kann durchaus sinnvoll sein, den hauseigenen Notfallverbandskasten nicht in die Hausapotheke einzuschließen, denn Pflaster und Verbandsmaterial sind ungefährlich. Wer eine große Wohnung bewohnt, ist gut beraten, mehrere kleine „Notfallsets“ zu deponieren. Achten Sie aber in jedem Fall auf einen konstanten Aufbewahrungsort der Notfallsets und einen guten und vollständigen Zustand.

Arzneimittelentsorgung

Alle Medikamente in Deutschland tragen ein Verfallsdatum. Schauen Sie aber nicht nur auf diesen Aufdruck, sondern auch auf den Zustand des Medikamentes: Fleckige Tabletten, aufgeplatzte Hüllen von Dragees, wenn Tropflösungen Schlieren zeigen oder Salben Pilzbewuchs, sollten sie diese Präparate in keinem Fall mehr verwenden.
Werfen Sie sie dann aber nicht einfach weg oder spülen sie in der Toilette hinunter, sondern bringen Sie abgelaufene oder verdorbene Packungen und auch angebrochene Packungen, die Sie nicht mehr brauchen, in die Apotheke zurück. Sie wird sich um die Entsorgung kümmern oder Ihnen sagen, wie Sie die Medikamente „loswerden“. Um Arzneimittelabfall zu vermeiden, ist es immer zweckmäßig, sich vor dem Einkauf oder bereits beim Arzt die angemessene Packungsgröße zu überlegen. Das macht sich in jedem Fall auch bei den Zuzahlungskosten bemerkbar.

Medikamente in der Hausapotheke

Mittel gegen Erkältung

Die nun schon über hundert Jahre alte Azetylsalicylsäure, besser unter ihrem Handelsnamen Aspirin bekannt, senkt Fieber und lindert typische Erkältungsbeschwerden, wie z. B. Muskel- und Gelenkschmerzen. Beachten Sie vor allem 3 Dinge: Überschreiten Sie die auf der Packung angegebene Höchstdosis nicht. Wenden Sie Aspirin immer nur ein paar Tage lang an. Geben Sie kleinen Kindern kein Aspirin – es kann zu lebensgefährlichen Unverträglichkeitsreaktionen kommen –, für sie ist das vergleichbar wirksame Paracetamol geeigneter.
Gegen Husten können synthetische und pflanzliche Präparate eingesetzt werden. Zum Lösen und Verflüssigen von zähem Bronchialschleim eignet sich der rezeptfrei erhältliche Wirkstoff Acetylcystein ebenso wie eine Reihe von Heilpflanzen. Hustendämpfende Medikamente sollten Sie nur bei trockenem Reizhusten anwenden, da sie bei anderen Formen des Hustens das Abhusten von Schleim behindern.
Abschwellende Nasentropfen oder -sprays verengen die kleinen Blutgefäße in der Na-

senschleimhaut. Dadurch lässt die Schleimproduktion und mit ihr der Schnupfen nach. Die Wirkung hält mehrere Stunden an. Bei manchen Menschen können die Nasensprays den Blutdruck erhöhen. Verwenden Sie diese Schnupfensprays höchstens ein paar Tage, sonst trocknet die Schleimhaut zu stark aus, und die Blutgefäße werden geschädigt, sodass im Extremfall die Nasenschleimhaut abstirbt.
Für Schwangere sind diese Schnupfensprays nicht geeignet.
Lutschtabletten gegen Schluckbeschwerden auf pflanzlicher oder chemischer Basis lindern Halsschmerzen, indem sie die Rachenschleimhaut adstringieren (oberflächlich abdichten) und anästhesieren (betäuben).

Schmerzmittel, Mittel gegen Rheuma

Die meisten Menschen benutzen im Laufe ihres Lebens irgendwann einmal Schmerzmittel, von denen ein großer Teil rezeptfrei erhältlich ist. Fast alle frei verkäuflichen Schmerzmittel gehören der Gruppe der nichtsteroidalen Analgetika bzw. Antirheumatika (NSAR) an. Einige häufig verwendete NSAR sind Diclofenac, Ibuprofen, Ketoprofen, Indometacin, Naproxen, Piroxicam sowie Acetylsalicylsäure (Aspirin). NSAR hemmen die Produktion von entzündungsfördernden Stoffen im Körper (v.a. Prostaglandine), welche die Schmerzrezeptoren im Entzündungsbereich aktivieren.
NSAR werden vor allem bei rheumatischen Gelenk- und Muskelschmerzen angewandt. Aufgrund ihrer weiten Verbreitung sind auch ihre Nebenwirkungen von großer Bedeutung. Im Vordergrund stehen die unerwünschten Folgen im Magen-Darm-Trakt, die von leichten Verdauungsbeschwerden mit Völlegefühl und Magendrücken bis zu Magen- und Zwölffingerdarm-Geschwüren reichen.
Bei der Langzeitanwendung des Schmerzmittels sind Blutungen aus Magen-Darm-Geschwüren nicht ganz selten. Ziel der NSAR-Anwendung muss es daher immer sein, die Dosis und die Anwendungsdauer möglichst gering zu halten.

Magen-Darm-Mittel

Hochwirksam sind die rezeptpflichtigen säureblockierenden Substanzen (H_2-Blocker, Protonenpumpenhemmer). Mit den frei erhältlichen Mitteln zur Neutralisierung der Magensäure (Antazida) sollten Sie eher sparsam umgehen. Mehr Ruhe bei der Mahlzeit und eine sorgfältige Auswahl der bekömmlichen Nahrungsmittel sind auf Dauer die besseren Maßnahmen. Bei Durchfall hat sich der Wirkstoff Loperamid bewährt; gegen gelegentliche Verstopfung hilft in der Regel Lactulose-Sirup hervorragend.

Rezeptfrei und rezeptpflichtig

Verwenden Sie rezeptfrei erworbene Medikamente so lange, bis Ihre Beschwerden sich gebessert haben. Innerhalb einer Woche, sollten Sie einen Arzt zum weiteren Vorgehen befragen. Wenden Sie nie von sich aus Medikamente dauerhaft an!
Bei Medikamenten, für die ganze Familie, sollten Sie in der Apotheke immer nachfragen, ob sie auch für Ihre Kinder geeignet sind. Nennen Sie dabei das Alter Ihrer Kinder.
Desweiteren werden Sie in Ihrer Hausapotheke diejenigen Mittel lagern, die Sie vom Arzt verschrieben bekommen haben. Hierzu gehört auch die große Gruppe der „rezeptpflichtigen“ Arzneien.

„Einkaufsliste" für die Hausapotheke

Wenn Sie die untenstehende Liste kopieren, können Sie sie als Einkaufsliste für die Apotheke mitnehmen. Wenn Sie einen Allergiepass haben, legen Sie diesen dem Apotheker vor, sodass er seine Empfehlungen auf allergene Stoffe hin prüfen kann. Auch ohne Allergiepass sollten Sie ihn von eventuellen Allergien in Kenntnis setzen.

Basics für die schnelle Hilfe zu Hause	
• Fieberthermometer	
• Fiebermittel	
• Hustensaft	
• Nasentropfen	
• Erkältungsbalsam	
• Mittel gegen Durchfall	
• Abführmittel	
• Mittel gegen Halsschmerzen	
• Mittel bei Insektenstichen und Sonnenbrand	
• Salbe bei Verstauchungen und Prellungen	
• Kopfschmerzmittel	
• Wärmflasche	
• Eisspray	

Verbandsmaterial
• 2 Verbandspäckchen
• 2 Mullbinden
• Heftpflaster
• 1 Wundschnellverband
• 1 elastische Binde mit 2 Klammern
• 1 Brandwundenverband
• 1 Dreieckstuch mit Sicherheitsnadeln
• 3 Alkoholtupfer
• 1 Augenklappe
• 1 Leder- oder Mullfingerling
• Splitterpinzette
• Desinfektionsmittel
• Brandwundensalbe
• Schere

13. Kapitel

Erste Hilfe

Ihre Hilfe zählt

Beim Begriff „Erste Hilfe“ denken die meisten Menschen an Unfälle und Verletzungen. Aber auch innere Erkrankungen (Herzinfarkt, Schlaganfall, Asthma) können aus heiterem Himmel auftreten oder sich plötzlich verschlimmern und den Betroffenen in eine Notfallsituation bringen. Das Schicksal eines Notfallpatienten hängt fast immer davon ab, dass jemand ihm so früh wie möglich erste Hilfe leistet. Nach einem Kreislaufstillstand beispielsweise entscheiden die ersten Minuten darüber, ob und mit welchen Folgeschäden der Betroffene ihn überlebt. Bis das professionelle Rettungsteam (Rettungssanitäter, Rettungsassistent und Notarzt) eintrifft, vergeht wertvolle Zeit. Vielen Menschen hat es schon das Leben gekostet, weil keiner der Unfallzeugen in der Lage war oder den Mut hatte, mit den Rettungsmaßnahmen zu beginnen. Deshalb sollte jeder einen Lehrgang in erster Hilfe absolvieren und seine Kenntnisse regelmäßig (alle zwei bis drei Jahre), in einem Wiederholungskurs auffrischen. Wer die lebensrettenden Handgriffe – es sind nur wenige – von Zeit zu Zeit an der Übungspuppe übt, verliert die Angst, sie im Notfall am Menschen anzuwenden.

Denken Sie immer daran, dass Sie selbst in eine Notfallsituation geraten könnten und dankbar über die Hilfe des anderen sind.

Kurse in erster Hilfe bieten u.a. an:

- der Arbeiter Samariter Bund,
- das Deutsche Rote Kreuz,
- die Johanniter Unfallhilfe,
- der Malteser Hilfsdienst und
- die Feuerwehren.

AktivSpezial: Rechtliche Grundlagen

Nach dem Gesetz ist jeder zur Hilfeleistung verpflichtet. Die rechtlichen Folgen einer unterlassenen Hilfeleistung sind im § 323c des Strafgesetzbuches (StGB) aufgeführt:

„Wer bei Unglücksfällen oder gemeiner Gefahr oder Not nicht Hilfe leistet, obwohl dies erforderlich und ihm den Umständen nach zuzumuten, insbesondere ohne erhebliche eigene Gefahr und ohne Verletzung anderer wichtiger Pflichten möglich ist, wird mit Freiheitsstrafe bis zu einem Jahr oder mit Geldstrafe bestraft.“

Nach der Straßenverkehrsordnung (StVO) ist jeder an einem Unfall Beteiligte, also auch ein (später hinzukommender) Unfallzeuge, dazu verpflichtet, sofort anzuhalten, die Unfallfolgen festzustellen und den Verkehr zu sichern.

Der Ersthelfer ist dabei verpflichtet, nach bestem Wissen und Gewissen zu handeln. Er haftet (prinzipiell) für die Maßnahmen, die er durchgeführt oder auch unterlassen hat, wenn er offensichtlich hätte erkennen müssen, dass die Maßnahmen – oder deren Unterlassung – dem Hilfsbedürftigen schaden würden, oder wenn er grob fahrlässig handelte.

Pflichten des Ersthelfers

Beginnen Sie mit den Hilfeleistungen sofort! Halten Sie dabei immer die folgende Reihenfolge ein:

1. Sicherung des Unfallortes: Besonders bei Autounfällen ist es wichtig, den Unfallort zu sichern, um weitere Unfälle zu verhindern. Machen Sie sich als Ersthelfer in jedem Fall auch klar, ob und wie Sie selbst gefährdet sind und wie Sie Folgeschäden für sich und andere vermeiden können.

2. Lebensrettende Maßnahmen: Dazu gehören das Retten von Verletzten aus einer Gefahrenzone, spezielle Lagerungen, das Stillen von Blutungen, die Versorgung von gefährlichen Wunden und die Wiederbelebungsmaßnahmen. Alle diese Maßnahmen werden im Laufe dieses Kapitels ausführlich erläutert.

3. Notfallmeldung (Notruf): Eine wichtige Aufgabe des Ersthelfers ist die Verständigung weiterer Einsatzkräfte. Dies soll möglichst schnell geschehen. Der Ersthelfer, der kein Handy dabei hat und den Unfallort bzw. den oder die Verletzten nicht verlassen kann, muss andere Personen beauftragen, den Notruf durchzuführen.

Machen Sie beim Notruf die folgenden Mitteilungen:

- Was ist wo und wann passiert?
- Wie viele Personen sind verletzt oder erkrankt?
- Was für eine Art von Verletzung oder Erkrankung besteht?
- Wer ruft an (Rückrufnummer)?
- Wer wird offensichtlich benötigt (Haus- oder Notarzt, Rettungsdienst inkl. Berg- und Wasserwacht, Feuerwehr oder Polizei)?
- Wie gelangen diese an den Notfallort?

4. Vermeiden zusätzlicher Schädigungen: Durch Ruhigstellung gebrochener Extremitäten, steriles Abdecken von Wunden, Kühlen bei Verbrennungen, Retten aus Gefahrenbereichen usw. ersparen Sie den Verletzten weitere Schäden.

Erste Hilfe geht aber über diese Hauptmaßnahmen hinaus und bedeutet auch, wann immer es Ihnen möglich ist, den Beteiligten Trost zu spenden, sie zu beruhigen und ihnen Mut zu machen. Ein wichtiger Punkt ist auch der Schutz der Verletzten vor Personen, die helfen wollen, aber ganz offensichtlich keine Ahnung davon haben.

Der Ersthelfer steht bei seinen Hilfeleistungen unter dem Schutz einer (Gemeinde-)Unfallversicherung und kann gegebenenfalls Schäden, die ihm durch die Hilfeleistung entstehen, gegenüber dem Verletzten zivilrechtlich geltend machen.

Sie müssen keine Angst haben, dass Sie durch „falsches Handeln" bei der ersten Hilfe und durch daraus möglichen Schäden des Opfers juristisch belangt werden. Aus einem solchen Motiv ist bislang noch kein Helfer verurteilt worden. Verurteilungen wegen unterlassener Hilfeleistung dagegen kommen durchaus vor.

Folgende Telefonnummern müssen im Notfall verfügbar sein:

	Polizei	Unfall	Feuer
Deutschland	110	112	112
Österreich	133	144	122
Schweiz	117	144	118

Polizei-Notruf:
Rufen Sie hier nur an, wenn in einem Notfall auch die Polizei benötigt wird, oder falls Sie die Telefonnummer der örtlichen Rettungsleitstelle nicht griffbereit haben.

Feuerwehr:
Die Feuerwehr löscht, rettet und birgt und unterstützt andere Hilfskräfte.

Hausarzt und andere Ärzte
Ärztlicher Notfalldienst: Hier finden Sie einen Arzt, wenn Ihr Hausarzt – z. B. am Wochenende – nicht erreichbar ist.
Örtliche Rettungsleitstelle: Sie alarmiert in der Regel den Notarzt und auch den Rettungsdienst.
Die Telefonnummern weiterer Notdienste sollten in Ihrer Liste nicht fehlen: z. B. Heizungs- und Schlüsseldienst.

Sofortmaßnahmen

Rautek-Rettungsgriff

Wenn Sie alleine sind, wenden Sie am schonendsten diesen Griff an.

1. Wenn Sie annehmen können, dass die Wirbelsäule des Verletzten intakt ist, bringen Sie ihn aus dem Liegen in eine sitzende Position. Knien Sie sich dazu hinter ihn und stützen Sie seinen aufgerichteten Rücken mit Ihren Beinen ab.
2. Dann greifen Sie mit beiden Armen unter den Achseln des Verletzten hindurch, legen einen seiner Unterarme (möglichst einen unverletzten) vor seine Brust und ergreifen diesen Arm mit Ihren beiden Händen.
3. Ziehen Sie dann den Verletzten auf einen Ihrer Oberschenkel hoch und richten Sie sich dann auf. Jetzt können Sie den Verletzten rückwärts wegziehen.

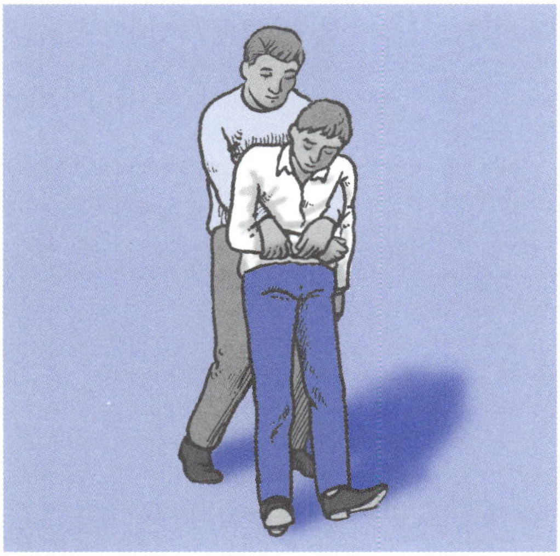

Rautekgriff

Die häufig notwendige Rettung aus dem Fahrzeug geht ganz ähnlich: Wenn Sie die Fahrzeugtür – eventuell mit kontrollierter Gewalt – geöffnet haben, drehen Sie den Verletzten auf dem Autositz ein Stück weit im Uhrzeigersinn und verfahren dann genau, wie oben unter Punkt 2 und 3 beschrieben. Achtung: Die Füße könnten eingeklemmt und zugleich gefühlslos sein.
Wenn zwei oder mehrere Helfer anwesend sind, ist das Rettungsmanöver einfacher: Dann kann der Verletzte entweder sitzend getragen oder von mehreren Personen gleichzeitig gehoben werden. Wichtig ist, dass ein Helfer – am besten derjenige, der sich am Kopf des Patienten befindet – das Kommando gibt.
Bei der Rettung sollten Sie bereits die Einmalhandschuhe aus Ihrem Verbandkasten tragen, da der mögliche Kontakt mit Blut grundsätzlich immer das Risiko der Übertragung einer Infektionskrankheit (bis zur unheilbaren HIV-Infektion) enthält.

Lagerung

Oft muss der Verletzte bis zum Eintreffen des Rettungspersonals durch eine spezielle Lagerung vor weiteren Schäden geschützt werden. Die stabile Seitenlagerung gilt dabei als Standard.

Stabile Seitenlage

Wenn Sie einen bewusstlosen Menschen antreffen, der atmet und dessen Puls fühlbar schlägt (Sie haben beides selbst überprüft!), wird er in die stabile Seitenlage gebracht.

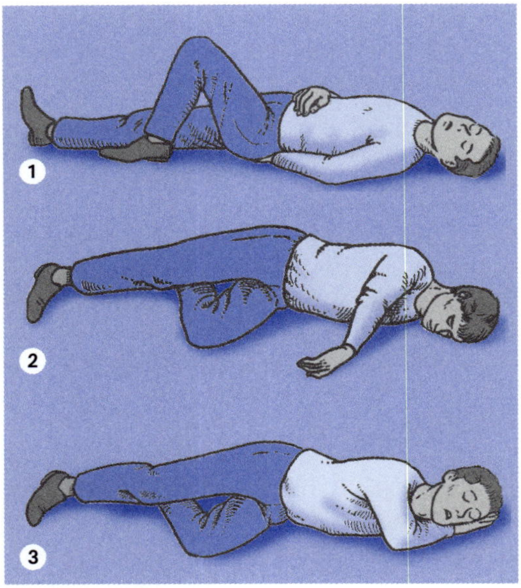

Stabile Seitenlage

1. Legen Sie den Bewusstlosen zunächst auf den Rücken.
2. Beugen Sie ein Bein des Bewusstlosen und stellen Sie den Fuß dieses Beines fest auf den Boden. Schieben Sie die auf der gleichen Seite befindliche Hand des Patienten unter sein Gesäß. Dabei ist der betreffende Arm gestreckt.
3. Fassen Sie nun den Bewusstlosen an Schulter und Hüfte der anderen Seite und drehen ihn auf die Seite des angestellten Beines.
4. Ziehen Sie den nun unter dem Patienten liegenden Arm hinter seinen Rücken, und winkeln sie ihn an, um die Position zu stabilisieren.
5. Nun überstrecken Sie etwas seinen Kopf nach hinten, um die Atemwege frei zu halten.

Diese Lagerung hat den Hauptvorteil, dass die Luftwege offen bleiben, wenn der Bewusstlose erbricht. Bei richtiger Seitenlage fließt das Erbrochene nämlich nach außen zur Seite ab. Lassen Sie einen Bewusstlosen aber auch in stabiler Seitenlage nie unbeaufsichtigt.
Wenn Sie mehrere Verletzte versorgen müssen, sollten Sie zwischendurch immer wieder bei den Bewusstlosen den Puls tasten und die Atmung überprüfen.

Spezielle Lagerungen in bestimmten Situationen

Bringen Sie einen Patienten mit Atem- oder Kreislaufstillstand in Rückenlage, um die Herz-Lungen-Wiederbelebung durchzuführen. Wichtig ist eine stabile Unterlage.
Auch ein Patient mit Kreislaufschock oder mit schweren Blutungen und Blutungsschock muss in die Rückenlage, damit Sie seine Beine zur Schockbehandlung hochheben können.
Lagern Sie Patienten mit Atemnot, Herzbeschwerden oder Sonnenstich mit erhöhtem Oberkörper.
Legen Sie einen Patienten mit Brustkorbverletzung, wenn dies möglich ist, auf die verletzte Seite.
Patienten mit Bauchbeschwerden spüren oft eine Entlastung, wenn ihnen in Rückenlage eine zusammengerollte Decke (oder Ähnliches) unter die Knie geschoben wird.
Bewegen Sie einen Patienten mit Verdacht auf eine Wirbelsäulenverletzung möglichst gar nicht. Bringen Sie ihn, nur wenn unbedingt erforderlich, vorsichtig aus einer Gefahrenzone heraus und legen Sie ihn flach auf den Rücken.

Lagern Sie den Kopf des Patienten leicht erhöht, wenn der Verdacht auf eine Kopfverletzung besteht.
Vermeiden Sie grundsätzlich unnötige Lagewechsel und lassen Sie einen in die richtige Lage gebrachten Verletzten möglichst in dieser Position. Denken Sie daran, dass ruhig daliegende Verletzte leicht auskühlen. Nehmen Sie daher für den Notfall immer eine Wolldecke im Auto mit.

Herz-Lungen-Wiederbelebung (Reanimation)

Um eine lebensbedrohliche Situation schnell zu erkennen und dem Betroffenen mit den richtigen Maßnahmen zu helfen, müssen Sie bei allen (anscheinend) Bewusstlosen unverzüglich die wichtigsten Lebensfunktionen (Vitalfunktionen) nach dem folgenden ABC-Schema überprüfen:

ABC-Schema

A = Atmung
Atmet der Patient?

B = Bewusstsein
Ist er wirklich bewusstlos oder durch Zurufen ansprechbar bzw. durch Schmerzreiz (Kneifen in den Arm) erweckbar?

C = Circulation (= Kreislauf)
Lässt sich bei ihm ein Puls fühlen?

Überprüfen der Atmung

Um festzustellen, ob der Bewusstlose atmet, setzen Sie Ihre drei Sinne Hören, Sehen und Fühlen ein: Hören Sie, ob er Atemgeräusche von sich gibt. Sehen Sie, ob sich der Brustkorb beim Atmen auf und ab bewegt. Und fühlen Sie nach, ob er atmet. Zum Fühlen legen Sie die eine Hand seitlich in Höhe des unteren Rippenbogens auf den Brustkorb und die zweite Hand auf die Magengrube des Patienten.
Bei vorhandener Atmung spüren beide Hände das Heben und Senken beim Ein- und Ausatmen. Vergleichen Sie die Häufigkeit der Atemzüge und die Atemtiefe mit Ihrer eigenen Atmung.

Überprüfen der Kreislauffunktion

Der sicherste Punkt zum Pulsfühlen, der in der Regel auch gut erreichbar ist, ist die Halsschlagader.
So tasten Sie diesen Puls: Legen Sie Ihre Finger etwa 3 Querfinger seitlich des Kehlkopfs bzw. der Luftröhre den Hals des Verletzten. Tasten Sie nie beide Halsschlagadern gleichzeitig, sondern immer eine nach der anderen. Bleiben Sie mit Ihren tastenden Fingern mindestens sechs Sekunden lang auf jeder Schlagader.
Wenn Sie in dieser Zeit keinen Pulsschlag fühlen, besteht mit großer Wahrscheinlichkeit ein Herzstillstand.
Sie müssen nun sofort mit der Herz-Lungen-Wiederbelebung beginnen. Auch hierbei können Sie wieder einem ABC-Schema folgen:

A = Atemwege …
frei machen.

B = Beatmung …
beginnen, dabei beobachten Sie, ob sich der Brustkorb tatsächlich hebt und wieder senkt.

C = Circulation (= Kreislauf) …
mit der Herzdruckmassage in Gang bringen.

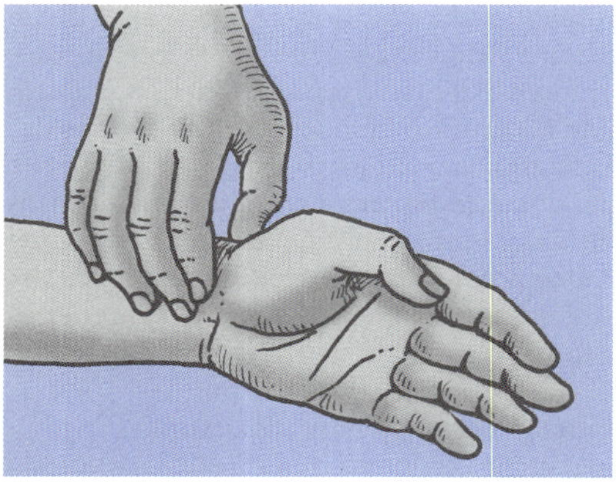

Pulsmessung

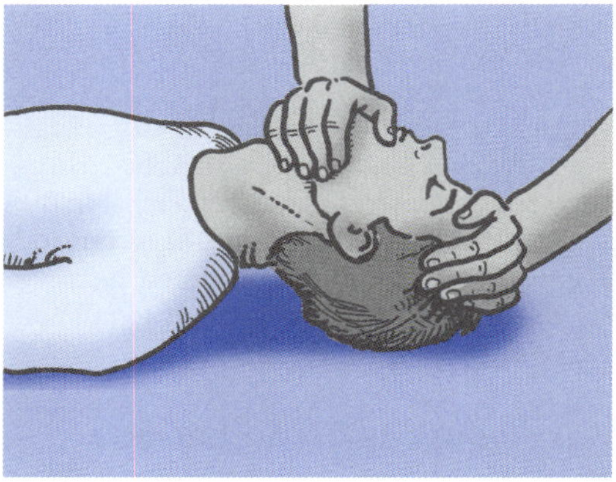

Kopfüberstreckung

Ein weiterer üblicher Messpunkt ist am Handgelenk wie die obige Zeichnung zeigt. Wichtig ist, dass nicht mit dem Daumen gemessen wird, da im Daumen der eigene Puls spürbar ist.

Atemwege frei machen

Wenn Sie bei einem Bewusstlosen keine Atmung feststellen, müssen Sie seine Atemwege frei machen. Drehen Sie den Bewusstlosen auf die Seite und entfernen Sie dazu ein verrutschtes Gebiss oder Erbrochenes aus der Mundhöhle des Patienten. Denken Sie daran, vorher Ihre Plastikhandschuhe aus dem Verbandkasten anzuziehen und etwas Weiches zwischen die Zahnreihen des Verletzten zu stecken.

Legen Sie den Bewusstlosen dann auf den Rücken und überstrecken Sie seinen Kopf nach hinten, indem Sie eine Hand an die Stirn und die andere um das Kinn herum legen. In dieser Position schiebt sich der Unterkiefer mit der Zunge nach vorne, und die Atemwege werden frei. Wenn die eigene Atmung des Patienten nun nicht nach einigen Sekunden wieder in Gang kommt, müssen Sie unverzüglich mit der Atemspende beginnen.

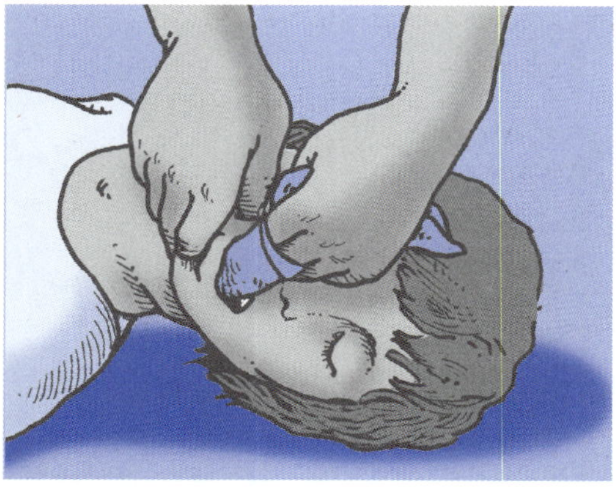

Atemwege frei machen

Beatmung

Die am einfachsten durchführbare Beatmung eines Bewusstlosen ist die Mund-zu-Nase-Beatmung. Alternativ können Sie auch die Mund-zu-Mund-Beatmung durchführen, die jedoch eher schwierig ist, da Sie mit dem eigenen Mund den Mund des Bewusstlosen abdichten müssen, damit die Luft zum Beatmen nicht schon dort entweicht.

Behalten Sie bei der Mund-zu-Nase-Beatmung die überstreckte Lage des Kopfes bei.

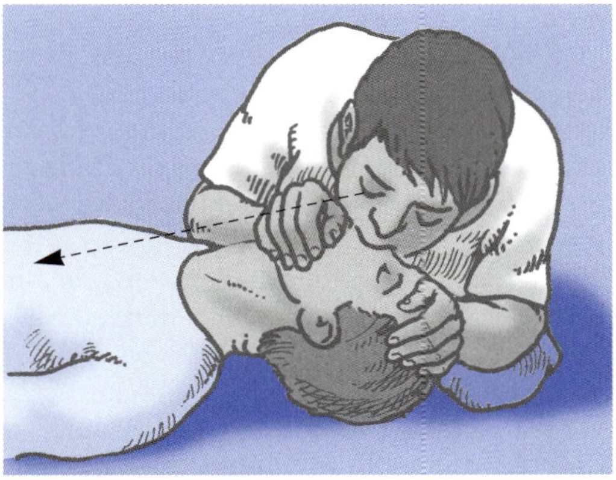

Mund-zu-Nase-Beatmung

Die am Kinn befindliche Hand verschließt die Lippen des Verletzten, damit die in die Nase eingeblasene Luft nicht sofort wieder über den Mund entweicht. Nachdem Sie tief Luft geholt haben, umschließen Sie mit Ihrem Mund fest die Nase des zu Beatmenden und blasen Ihre Ausatemluft hinein. Beobachten Sie, ob sich der Brustkorb des Bewusstlosen dabei hebt und beim anschließenden passiven Ausatmen wieder senkt. Setzen Sie diese Beatmung fort, bis der Bewusstlose wieder selbst atmet, oder bis der Notarzt eintrifft.

Wenn Sie bemerken, dass die Atemspende die Lunge des Patienten erreicht, sind etwa 10 bis 15 Atemspenden pro Minute ausreichend. Achten Sie darauf, dass Sie nicht zu tief und zu schnell atmen (Hyperventilation), sonst wird Ihnen zunächst schwarz vor den Augen und schließlich „kippen Sie um" und werden ohnmächtig, womit niemandem geholfen ist. Eventuell können Sie einen weiteren Helfer anleiten, der Sie für eine Weile ablöst.

Vergessen Sie aber vor allem nicht, immer wieder den Puls des Bewusstlosen – am besten an seiner Halsschlagader – zu tasten.

Herzdruckmassage

Wenn der Pulsschlag ausfällt, weil der Kreislauf des Bewusstlosen nicht mehr (ausreichend) arbeitet, reicht die Atemspende allein nicht aus, um den bewusstlosen Patienten am Leben zu halten.

Er benötigt nun dringend zusätzlich eine Herz(druck)massage, welche die ausgefallene Pumpfunktion des Herzens übernimmt und das Blut durch äußeren Druck auf das Herz in den Körper pumpt.

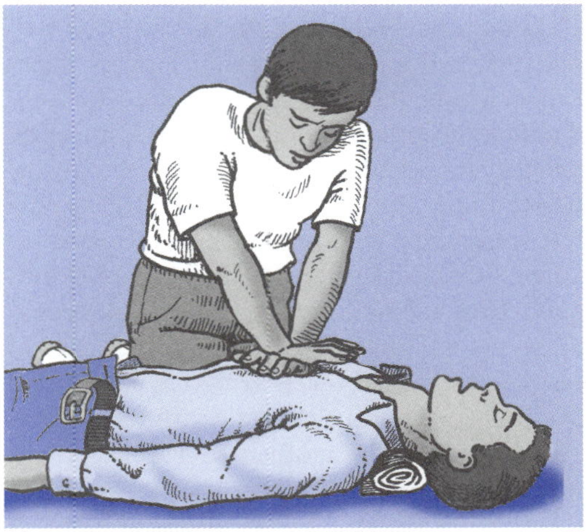

Herzdruckmassage

Wenn bei einem Kreislaufstillstand nicht sofort Wiederbelebungsmaßnahmen durchgeführt werden, verliert der Betroffene nach etwa 15 Sekunden das Bewusstsein, nach etwa einer Minute tritt ein Atemstillstand auf, und nach etwa 2 Minuten erweitern sich die Pupillen als Zeichen einer beginnenden Hirnschädigung.

Wenig später treten irreparable Schäden am Gehirn auf und bald darauf – insgesamt also schon nach einigen Minuten – ist der Betroffene tot.

Die Herzdruckmassage ist im Falle eines Kreislaufstillstandes die einzige Möglichkeit des Ersthelfers, um dem Patienten das Leben zu retten. Ihre Durchführung ist nicht besonders schwer, wenn man sie in einem Kurs an einer Übungspuppe lernt und diese Fähigkeit regelmäßig auffrischt.
Legen Sie den Patienten zur Herzdruckmassage auf den Rücken. Er muss unbedingt auf einer festen Unterlage und darf nicht auf einer Matratze liegen, die nachgeben kann. Knien Sie sich seitlich neben ihn, möglichst nah an seinem Brustkorb. Setzen Sie einen Handballen im unteren Drittel des Brustbeines auf und strecken Sie die Finger dieser Hand. Dann legen Sie Ihre andere Hand – ebenfalls mit gestreckten Fingern – im Winkel von 90° darüber.
Drücken Sie nun beide Hände mit gestreckten Armen, die senkrecht auf dem Brustkorb aufgesetzt sind, und mit Hilfe Ihres Körpergewichtes auf die Brust des Patienten, sodass diese etwa 60 bis 80 mal pro Minute 5 cm tief eingedrückt wird. Es ist für den Erfolg der Maßnahme wichtig, nicht zu zimperlich vorzugehen. Was bedeutet ein Rippenbruch, wenn das Leben gerettet wird? Bei richtiger Durchführung kann ein zweiter Helfer an der Halsschlagader oder in der Leiste wieder einen Puls fühlen.
Abwechselnd mit der Herzmassage müssen Sie auch die Atemspende durchführen. Wenn Sie einziger Helfer sind, müssen Sie jeweils nach 15 Herzdruckmassagen zweimal beatmen. Sind zwei Helfer anwesend, führt der eine die Herzmassage durch, während der Zweite nach 5 Herzdruckmassagen einmal beatmet.
Führen Sie die Herzdruckmassage bei Kindern mit höherer Frequenz und geringerer Kraft durch. Bei Kleinkindern genügt der Druck eines Handballens auf die Brustbeinmitte (ca. 100-mal/Min.), bei Säuglingen wird die Herzdruckmassage mit einem Daumen ausgeführt (bis zu 120-mal/Min.).
Diese Wiederbelebungsmaßnahme wird so lange beibehalten, bis das Herz des Patienten wieder von allein schlägt oder bis der Notarzt übernimmt. Manchmal versagen die Kräfte des Helfers schon früher. Daher auch hier der Rat, rechtzeitig einen der Umstehenden zum Weitermachen anzuleiten.
Die Wiederbelebungsmaßnahme sollte nicht, wenn irgend möglich, schon nach einigen Minuten mit dem Argument abgebrochen werden, es nutze ja doch nichts. Dies ist nachweislich falsch!

Das folgende kleine Notfall-ABC enthält die wichtigsten Zustände, bei denen Sie erste Hilfe leisten müssen, und die wichtigsten Maßnahmen, die Sie dabei anwenden.

Abbinden von Gliedmaßen

Siehe Blutung Seite 748.

Abdrücken von Schlagadern

Siehe Blutung Seite 748.

Atemnot

Immer sofort den Notarzt rufen!

Atemnot kann durch Erkrankungen von Herz und Lunge, das Einatmen giftiger Gase und andere Vergiftungen, durch die Verlegung der Atemwege mit einem Fremdkörper (siehe auch Ersticken) sowie durch Rippenbrüche oder Bauchverletzungen ausgelöst werden. Auch ein stark anschwellender Wespenstich im Rachen oder eine akute Kehlkopfentzündung (Krupp und Pseudokrupp) kann zu

Atemnot führen. Ein relativ häufiger Grund für Atemnot ist ein Asthmaanfall.
Ein Mensch mit Atemnot verspürt oft heftige Angst, ist unruhig und kann kaum sprechen. Die Atmung ist häufig von rasselnden oder pfeifenden Atemgeräuschen begleitet. Wegen des Sauerstoffmangels verfärben sich Lippen, Zunge und Finger bläulich.
Machen Sie das Fenster auf. Setzen Sie den Patienten aufrecht hin und lehnen ihn an eine Wand, einen Baum oder einen anderen Rückhalt an. Beruhigen Sie ihn und ersparen Sie ihm jede Anstrengung.

Atemstillstand

Immer sofort den Notarzt rufen!

Wenn ein Atemstillstand einsetzt, machen Sie die Atemwege frei. Beginnen Sie sofort mit der Atemspende. Die Feststellung des Atemstillstandes, das Freimachen der Atemwege und die Beatmung werden auf Seite 744 erläutert.

Augenverletzung

Der Verunfallte muss sofort zum Augenarzt.

Wenn ein Fremdkörper ins Auge geraten ist, dürfen Sie es nicht reiben oder drücken. Versuchen Sie, den Fremdkörper mit Hilfe eines sauberen Taschentuches vorsichtig zu entfernen. Dabei können Sie das Unterlid vorsichtig nach unten und das Oberlid vorsichtig nach oben ziehen. Gelingt das Entfernen nicht, suchen Sie einen Augenarzt auf.
Wenn ätzende Stoffe ins Auge geraten, muss es so schnell wie möglich und mindestens 20 Minuten lang unter fließendem Wasser

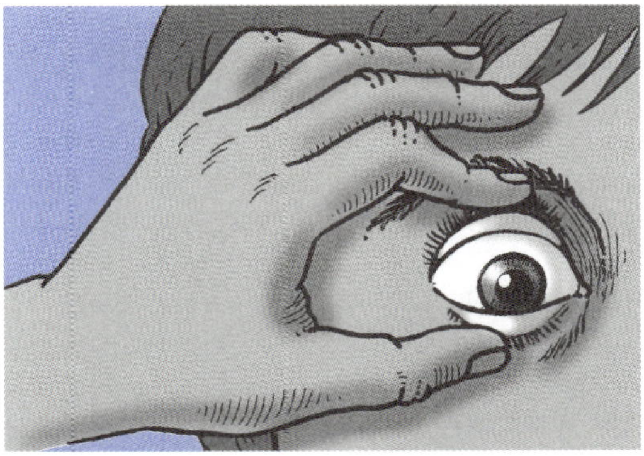

Fingerhaltung bei Fremdkörperentfernung

gespült werden. Ist der Augapfel durch eine Stich- oder Schnittverletzung eröffnet, wird die Wunde mit einer sterilen Kompresse abgedeckt und ein Verband über beide Augen angelegt. Beide Augen werden deshalb verbunden, weil die Blickbewegungen des einen Auges den anderen Augapfel mitbewegen würden.

Beatmung

Siehe Wiederbelebung Seite 744.

Bewusstlosigkeit

Immer sofort den Notarzt rufen!

Ganz verschiedene Ursachen können zu einer Bewusstlosigkeit führen:
Vergiftungen, Alkohol, Medikamente, eine Gewalteinwirkung auf den Kopf, ein Hitzschlag, ein epileptischer Anfall, ein Schlaganfall, eine Hirnblutung, Unter- oder Überzuckerung, Asthma bronchiale, Infektionen mit hohem Fieber sowie Störungen der Herz- bzw. Kreislauffunktion oder der Atmung, die eine mangelhafte Sauerstoffversorgung nicht nur des Gehirns verursachen.

Wie bemerkt man, ob jemand bewusstlos ist oder einfach nur schläft?

Bewusstlose reagieren weder auf Ansprache noch auf andere Reize. Sprechen Sie daher einen anscheinend Bewusstlosen mehrmals laut an, kneifen ihn leicht in den Arm und versuchen ihn vorsichtig wachzurütteln. Wenn Sie sicher sind, dass der Patient bewusstlos ist, müssen Sie die wichtigsten Lebensfunktionen – die Atmung und die Kreislauffunktion (Pulsschlag) – überprüfen und, wenn sie ausgefallen sind, wiederherstellen. Störungen der Atmung sind akut lebensbedrohlich. Nach einem Atemstillstand wird der Betroffene nach wenigen Sekunden bewusstlos. Umgekehrt sind Bewusstlose, deren Atmung zunächst noch intakt ist, immer durch möglicherweise auftretende Atemstörungen gefährdet.

Erste Hilfe bei Bewusstlosigkeit

Bei der Betreuung eines Bewusstlosen bis zum Eintreffen des Notarztes sind grundsätzlich 3 mögliche Fälle und die entsprechende Hilfeleistung zu unterscheiden:

1. Atmet der Bewusstlose ausreichend, und ist sein Kreislauf intakt (Puls fühlbar), müssen Sie eventuell Erbrochenes aus seinem Mund räumen, ihn in die stabile Seitenlage bringen und umgehend den Notarzt rufen. Bleiben Sie bei dem Bewusstlosen und beobachten Sie seine Atmung, bis der Arzt eintrifft.
2. Bei einem Patienten, der gar nicht oder nicht ausreichend atmet, machen Sie die Atemwege frei, legen ihn auf den Rücken, überstrecken seinen Kopf und beginnen mit der Beatmung. Fühlen Sie zwischendurch immer wieder den Puls.
3. Tritt außerdem ein Kreislaufstillstand ein, lässt sich also kein Puls mehr tasten, müssen Sie die Beatmung mit der Herz(druck)massage kombinieren.

Blutung und Blutstillung

Immer sofort den Notarzt rufen!

Unterschiedliche Blutungen

Blutungen entstehen durch Verletzung von Blutgefäßen. Man unterscheidet arterielle, venöse und kapilläre Blutungen. Bei Blutungen aus Arterien kann das Blut im Rhythmus des Pulses aus dem verletzten Gefäß spritzen. Blutungen aus Venen sind weniger dynamisch und in der Regel leichter zu unterbinden, können aber auch zu großem Blutverlust führen. Blutungen aus Kapillaren (Haargefäßen) sind so genannte Sickerblutungen, bei denen das Blut langsam aus einer Wunde quillt.

Gefährlicher Kreislaufschock

Wenn ein Verletzter viel Blut verliert, also mehr als 10 bis 20% seiner Blutmenge, kann er einen Kreislaufschock (Blutungsschock) erleiden und schließlich verbluten. Oft lässt sich bei einem Unfall nicht feststellen, wie viel Blut ein Verletzter schon verloren hat, vor allem auch, weil man nicht weiß, ob eventuell zusätzlich innere Blutungen bestehen. Ein schneller Puls und ein niedriger Blutdruck weisen auf einen (entstehenden) Kreislaufschock hin.
Kinder und ältere Menschen sind durch Blutverluste stärker gefährdet.

Innere Blutungen sind besonders gefährlich

Innere Blutungen treten nicht nur nach Unfällen oder Schussverletzungen auf, sie können auch durch ein Magengeschwür ausgelöst werden. Sie sind besonders gefährlich, da sie meist später als äußere Blutungen erkannt werden und die Blutstillung schwieriger ist.

Erste Hilfe bei kleineren Blutungen

Bei kleineren Blutungen nach außen sollten Sie möglichst mit einer Kompresse oder einer anderen sterilen Auflage auf die Blutungsquelle drücken. Ziehen Sie vorher die Einmalhandschuhe aus Ihrem Verbandkasten an. Drücken Sie so fest, dass die Blutung zum Stillstand kommt. Setzen oder legen Sie den Verletzten dabei hin. Wenn die blutende Wunde sich am Kopf, Arm oder Bein befindet, soll der Verletzte die Blutungsstelle hochhalten, sodass sie sich oberhalb des Herzniveaus befindet. Dies kann auch durch Hochlagern oder durch einen 2. Helfer erreicht werden. Wenn die Blutung zum Stillstand kommt, reicht bei Sicker- oder venösen Blutungen meist ein steriler Verband aus.

Druckverband bei stärkeren Blutungen

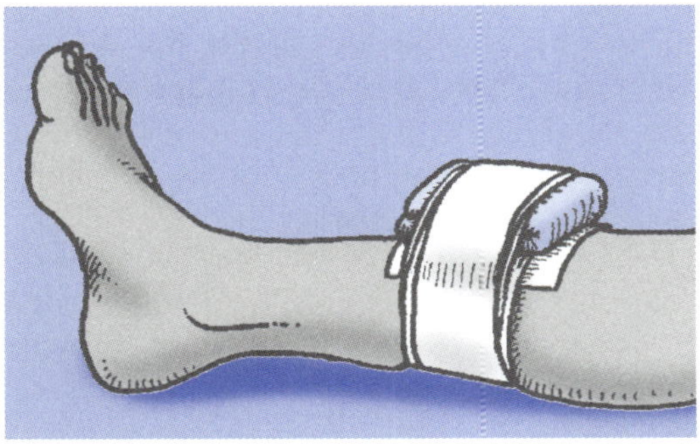

Druckverband

Stärkere, meist arterielle Blutungen oder Blutungen aus Krampfadern müssen mit einem Druckverband versorgt werden: Bedecken Sie die Wunde erst mit einer sterilen Kompresse. Legen Sie dann einen elastischen Gegenstand (ein verschlossenes, nicht ausgewickeltes Verbandspäckchen) als Widerlager darauf und befestigen Sie diesen mit einer Mullbinde oder mit einer aus dem Dreiecktuch Ihres Verbandskastens gefertigten „Krawatte“ mit kräftigem Zug. Solche Druckverbände dürfen nicht bei großflächigen Wunden oder bei Wunden, in denen Fremdkörper stecken, angelegt werden.

Bei Blutungen aus großen Schlagadern, die sich durch einen Druckverband nicht stoppen lassen, müssen Sie versuchen, das zuführende Blutgefäß an einem körpernahen Punkt abzudrücken, um so den Blutzufluss zur Blutungsstelle zu vermindern. Hierzu kann ein beträchtlicher Kraftaufwand notwendig sein; eventuell müssen Sie Ihre Faust mit dem ganzen Gewicht Ihres Körpers auf das abzudrückende Gefäß pressen.

Wichtige Abdrückstellen bei arteriellen Blutungen am Arm bzw. Bein sind:

Oberarmarterie: Diese Schlagader bzw. ihren Pulsschlag können Sie etwa in der Mitte des Oberarmes an dessen Innenseite tasten. Drücken Sie diese Arterie mit mehreren Fingern gegen den Oberarmknochen und halten Sie dabei den Arm des Patienten nach oben.

Oberschenkelarterie: Sie können diese Arterie etwa in der Mitte der Leistenbeuge tasten. Drücken Sie das Gefäß mit den Daumen beider Hände oder mit der Faust ab und halten Sie dabei das verletzte Bein nach oben. Beobachten Sie, ob die Blutung nachlässt. Wenn das Abdrücken erfolgreich ist, wird ein Druckverband angebracht. Hierbei ist es sehr zweckmäßig, wenn 2 Helfer zusammenarbeiten. Halten Sie das Gefäß nur wenige Minuten abgedrückt und lassen Sie dann wieder den Blutfluss frei. Wenn nötig, müssen Sie das Abdrücken (mehrmals) wiederholen.

Abbinden

Lässt sich eine Blutung auch durch Abdrücken nicht beherrschen, z. B. bei einer Amputationsverletzung, muss der betroffene

Arm oder das Bein abgebunden werden. Die Abbindung erfolgt in der Mitte des Oberarmes oder am Oberschenkel mit einer Dreiecktuchkrawatte oder einer anderen, etwa 4 bis 6 cm breiten Schlinge. Diese Schlinge wird mit Hilfe eines Knebels festgezurrt.
Vermerken Sie als Ersthelfer immer, wann Sie die Gliedmaße abgebunden haben. Beobachten Sie den Erfolg der Maßnahme und lassen Sie eine erfolgreiche Abbindung bestehen, bis der Notarzt übernimmt. Notieren Sie unbedingt die Uhrzeit!
Da Abbindungen zu Gewebe-, Gefäß- und Nervenschädigungen führen können, sollten Sie diese für den Ersthelfer letzte Möglichkeit der Blutstillung nur anwenden, wenn alle übrigen Maßnahmen versagt haben.

Druckverband

Siehe Blutung Seite 748.

Erfrierung

Bei einer Erfrierung sind im Gegensatz zur Unterkühlung nur bestimmte Körperteile, vorzugsweise Zehen, Finger oder Nase durch Kälte geschädigt. Man unterscheidet vier Schweregrade:

I. Grad
Rötung mit Schmerzen

II. Grad
Schwellung und Blasenbildung mit Schmerzen

III. Grad
Schwarz- und Blaufärbung ohne Schmerzen

IV. Grad
Totalvereisung

Bei Erfrierungen in Stadium I und II können die betroffenen Körperteile immer, in Stadium III noch in manchen Fällen gerettet werden. Die Erfrierung muss wie eine Wunde möglichst keimfrei abgedeckt, gut eingepackt und im Krankenhaus weiterbehandelt werden.
Verboten bei Erfrierungen sind das Abreiben mit Schnee, Rauchen (verengt die Blutgefäße) und heftige Bewegungen.

Ertrinken

Immer sofort den Notarzt rufen!

Schätzen Sie Ihre eigenen Möglichkeiten realistisch ein und bringen Sie sich nicht in unnötige Gefahr. Versuchen Sie zunächst, einen Ertrinkenden vom Ufer oder einem Boot aus zu retten. Werfen Sie ihm eine Leine zu oder reichen ihm eine Stange. Erst wenn es so nicht klappt, gehen Sie selbst ins Wasser. Nähern Sie sich dem Ertrinkenden von hinten, da er Sie, wenn Sie von vorn kommen, aus panischer Angst umklammern und damit in Gefahr bringen könnte.
Drehen Sie seinen Kopf nach vorne und umfassen Sie den Unterkiefer mit beiden Händen. Der Daumen liegt auf der Schläfe,

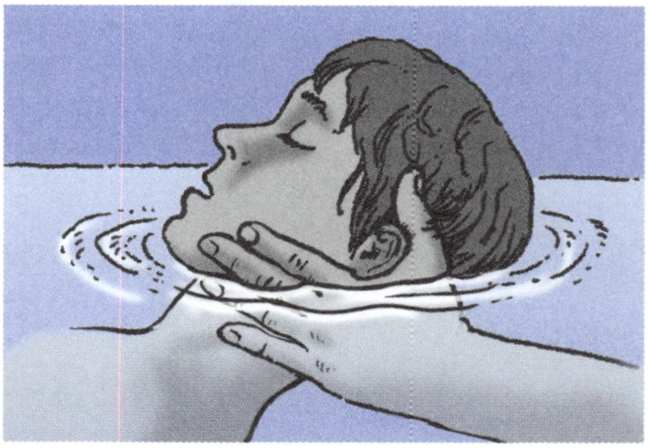

Kopfschleppgriff

das Ohr bleibt frei. Mit dem Kopfschleppgriff ziehen Sie den Ertrinkenden rückwärts schwimmend an Land.
Wenn der an Land gezogene Mensch bewusstlos ist, nicht mehr atmet und keinen Pulsschlag hat, müssen Sie sofort mit den Wiederbelebungsmaßnahmen beginnen und den Notarzt rufen (lassen).

Ersticken (Fremdkörper in der Luftröhre)

Rufen Sie bei Misslingen sofort den Notarzt.

Gelangt ein Fremdkörper in die Luftröhre, kann er die Atmung derart behindern, dass akute Erstickungsgefahr besteht. Der Betroffene ringt nach Luft und greift sich unbewusst an die Kehle.
Beugen Sie den Kopf und Oberkörper des Betroffenen nach vorne und schlagen Sie ihm mit der flachen Hand mehrmals zwischen die Schulterblätter. Kleine Kinder können Sie zu diesem Zweck auch an den Füßen hochheben.
Wenn diese Maßnahme nicht hilft, versuchen Sie, den Fremdkörper mit den Fingern zu entfernen. Rufen Sie bei Misslingen sofort den Notarzt, bleiben Sie bei dem Betroffenen und beginnen Sie mit der Beatmung, sobald seine Atmung aussetzt.
Siehe auch Atemnot Seite 746.

Gliedmaßenabtrennung (Amputationsverletzung)

Immer sofort den Notarzt rufen!

Besonders nach einer relativ glatten Durchtrennung, wie durch eine Schnittverletzung, können abgetrennte Gliedmaßen heute in vielen Fällen wieder „angenäht“ werden und ihre Funktion – zumindest teilweise – wieder aufnehmen.
Halten Sie den Arm- oder Beinstumpf hoch, drücken Sie die Schlagader ab oder legen Sie einen Druckverband an. Versuchen Sie, den Betroffenen zumindest ein wenig zu beruhigen, und rufen Sie sofort den Notarzt.
Die abgetrennte Gliedmaße muss gerettet und möglichst keimfrei eingepackt und gekühlt werden. Wickeln Sie sie in sterile Mullkompressen oder Brandwundenauflagen aus dem Verbandskasten und legen Sie dieses Päckchen in eine dichte Plastiktüte. Diese Plastiktüte geben Sie – sofern vorhanden – in eine größere Tüte, in die Sie kaltes Wasser und eventuell Eisstückchen füllen. Der abgetrennte Körperteil darf aber mit der kalten Flüssigkeit nicht in Berührung kommen. Deshalb ist es so wichtig, dass Sie notieren, wann Sie die Gliedmaße verpackt haben.

Herz(druck)massage

Siehe Herzdruckmassage Seite 745.

Herzstillstand

Siehe Kreislaufstillstand Seite 754.

Hitzschlag

Immer sofort den Notarzt rufen!

Bei einem Hitzschlag bricht die Wärmeregulation des Körpers zusammen, und die Körpertemperatur steigt gefährlich an. Die Haut ist heiß und trocken, starke Kopfschmerzen, Übelkeit und Erbrechen treten auf. Schließlich kann der Betroffene einen Krampfanfall bekommen und bewusstlos werden.

Die wichtigste Sofortmaßnahme besteht in der Abkühlung des Körpers. Legen Sie einen Menschen mit (drohendem) Hitzschlag in den Schatten, fächeln Sie ihm kühle Luft zu und legen Sie feuchte Tücher und eventuell Eis auf seine Haut. Solange er bei Bewusstsein ist, soll er viel trinken.

Knochenbrüche

Knochenbrüche werden meist durch Gewalteinwirkung verursacht. Denken Sie bei Auto- und Motorradunfällen immer auch an die Möglichkeit eines Schädelbruches und einer Wirbelsäulenverletzung, auch wenn diese äußerlich nicht sichtbar sind.
Knochenbrüche an Armen oder Beinen bereiten dem Verletzten starke Schmerzen, insbesondere bei Bewegung oder Belastung. Oft, aber nicht immer, fällt ein Bruch durch die unnatürliche Lage oder ungewöhnliche Beweglichkeit einer Gliedmaße auf.

(Verdacht auf) Brüche an der Wirbelsäule

Immer sofort den Notarzt rufen!

Am wichtigsten ist, dass der Verletzte den Teil seines Körpers mit einem möglichen Knochenbruch ruhig hält und möglichst gar nicht bewegt. Denn jede Bewegung tut nicht nur schrecklich weh, durch die Bruchenden können außerdem Gefäße und Nerven schwer verletzt werden. Dies gilt ganz besonders bei einer Wirbelsäulenverletzung, wo schon die kleinste falsche Bewegung eine lebenslange Querschnittslähmung verursachen kann.
Behandeln Sie einen Patienten mit Verdacht auf Knochenbrüche an der Wirbelsäule wie ein rohes Ei und bewegen Sie ihn möglichst gar nicht.

Brüche an Beinen und Armen

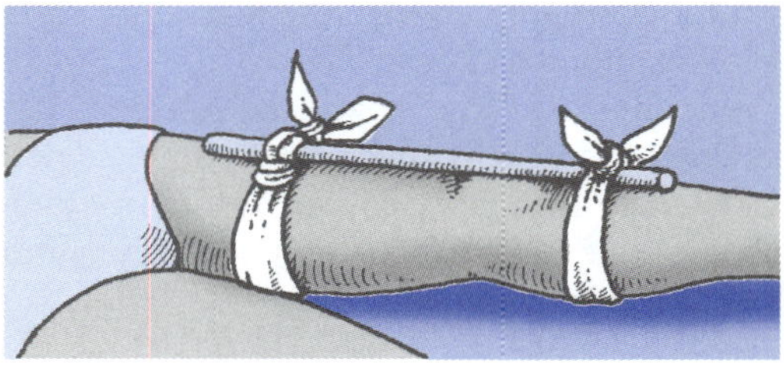

Beinschiene

Knochenbrüche der Beine und Arme sollten ebenfalls in einer bequemen Position ruhig gestellt und durch Decken oder Ähnliches gepolstert und seitlich stabilisiert werden. Wenn ein Patient mit einem Beinbruch ein Stück weit transportiert werden muss, kann das gebrochene Bein durch Äste geschient werden. Eine solche Schiene sollte nicht nur den Bruch, sondern auch die beiden, dem Bruch benachbarten Gelenke ruhig stellen. Ein Armbruch kann zumeist mit einem Dreickstuch in einer ruhigen Position gehalten werden.

(Verdacht auf) Schädelbruch

Immer sofort den Notarzt rufen!

Bei Kopfverletzungen sollten Sie den Verletzten mit leicht erhöhtem Oberkörper hinlegen und warm zudecken. Einen Schädelbasisbruch können Sie eventuell daran erkennen, dass aus Mund, Nase oder Ohren Blut austritt. Achten Sie bei jeder Kopfverletzung darauf, ob sich die Bewusstseinslage des Patienten verändert oder die Pupillen weiter werden.
Falls der Patient erbricht, müssen Sie dafür sorgen, dass das Erbrochene nicht versehentlich in die Atemwege gerät.
Wenn die Schädeldecke eröffnet ist, lagern Sie den Patienten auf die unverletzte Seite

und bedecken Sie die offene Wunde mit einer oder mehreren sterilen Kompressen, die Sie durch eine Binde mit leichtem Druck befestigen.

Kreislaufschock

Immer sofort den Notarzt rufen!

Bei einem medizinischen Schockzustand ist das Blutvolumen, das im Körper zirkuliert und die lebenswichtigen Organe (Herz, Gehirn, Lunge, Nieren) erreicht, stark vermindert. Aufgrund des dadurch entstehenden Sauerstoffmangels treten an den genannten Organen zunächst noch rückbildungsfähige, später jedoch bleibende Schäden auf. Unbehandelt endet ein Kreislaufschock mit dem Tod.

Ein Kreislaufschock nach einem Unfall kann sowohl durch den psychischen Unfallschock als auch durch einen hohen Blutverlust entstehen. Wenn jetzt beide Ursachen zusammentreffen, besteht große Gefahr für den Betroffenen.

Der psychische Schock führt zu einer plötzlich und drastisch verminderten Kreislaufleistung. Das im Körper vorhandene Blut gelangt nur noch teilweise zu den wichtigen Organen. Ein beträchtlicher Anteil des Blutes „versackt" in den Beinvenen.

Eine starke äußere oder innere Blutung mit einem Blutverlust ab 500 ml kann bei einem Erwachsenen einen Kreislaufschock auslösen. Ältere Menschen und kleine Kinder reagieren auf einen Blutverlust noch deutlich empfindlicher.

So erkennen Sie den Schock

Der beginnende oder drohende Kreislaufschock äußert sich in blasser, kühler Haut und kaltem Schweiß auf der Stirn. Wenn Sie bei Unfallbeteiligten (auch bei nur leicht oder gar nicht verletzten) ein eigenartiges Verhalten beobachten, hysterisches Schreien, hektisches Umherlaufen oder apathisches Vorsichhinstarren, sind auch dies Zeichen eines entstehenden Kreislaufschocks. Kümmern Sie sich um diese Menschen.

Wenn der Kreislaufschock sich weiterentwickelt, fällt der Blutdruck immer tiefer ab, und der Puls steigt immer höher. Sobald die Pulsfrequenz den oberen (systolischen) Blutdruckwert übersteigt (Blutdruck von 100, Puls von 120), besteht akute Schockgefahr. Bekommt der Patient jetzt keine Hilfe, sinkt der Blutdruck weiter, schlägt der Puls immer schwächer, geht die Atmung flacher und schneller, und der Patient wird bewusstlos. Da Sie als Ersthelfer kein Blutdruckmessgerät dabei haben, sollten Sie die Schockgefahr vor allem an den äußeren Umständen (Blutung, Blässe, eigenartiges Verhalten) und an der Pulszahl ermessen.

Weitere Schockformen

Neben dem Kreislaufschock bei einem Unfall (Unfallschock, Blutungsschock) gibt es noch weitere Schockformen, wie den allergischen Schock und den kardiogenen Schock durch Versagen der Herzleistung: Alle diese Schockformen haben dieselben Auswirkungen und stellen lebensbedrohliche Situationen dar. Der Betroffene muss unter Begleitung des Notarztes umgehend in eine Klinik gebracht werden.

Erstmaßnahmen bei Schock

Legen Sie einen Menschen mit Schocksymptomen auf den Rücken bzw. veranlassen Sie ihn dazu. Ausnahmen: bei versagender Herzleistung, beginnendem Asthma, wenn sich der Betroffene dagegen wehrt. Dann heben Sie beide Beine bis zu einem Winkel von

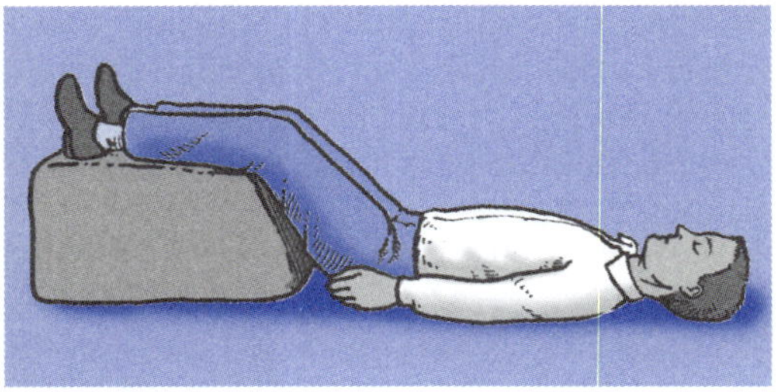

Stufenlagerung

etwa 45° an. Nach ein paar Minuten legen Sie die Beine kurz ab und wiederholen den Vorgang. Wenn ein Bein verletzt ist, beschränken Sie die Maßnahme auf das andere Bein.
Jeder von Schock Bedrohte, der bei Bewusstsein ist, soll möglichst viel trinken aber keinen Alkohol!
Reden Sie beruhigend mit dem Patienten und vergessen Sie auch nicht, sofort einen Notarzt rufen zu lassen. Bleiben Sie in jedem Fall bei dem Patienten, bis der Arzt eintrifft, damit Sie im Notfall mit Wiederbelebungsmaßnahmen (siehe Seite 743) beginnen können. Sie können keinen Patienten zu Maßnahmen zwingen, die er nicht möchte, aber Sie sollten dennoch den Rettungsdienst verständigen.

Kreislaufstillstand (Herzstillstand)

Immer sofort den Notarzt rufen!

Bei einem Kreislaufstillstand wird das Blut nicht mehr (in ausreichendem Maße) in den Körper gepumpt. Ursachen können ein Herzinfarkt, eine Herzmuskelentzündung, ein Kreislaufschock (siehe Seite 753), eine Lungenembolie, ein Kammerflimmern und verschiedene Vergiftungen sein. Ein Atemstillstand führt immer nach kurzer Zeit zu einem Kreislaufstillstand – und umgekehrt.

Die wichtigsten Zeichen eines Kreislaufstillstandes sind:

- Pulslosigkeit: An den Halsschlagadern lässt sich kein Puls tasten.
- Bewusstlosigkeit: Tritt 10 bis 15 Sekunden nach einem Kreislaufstillstand ein.
- Atemstillstand: Tritt nach 30 bis 60 Sekunden ein.

Wenn Sie auf einen bewusstlosen Menschen treffen, müssen Sie zunächst feststellen, ob er noch atmet und ob sich sein Puls fühlen lässt. Bei Pulslosigkeit müssen Sie von einem Kreislaufstillstand ausgehen und nach der Sicherung des Bewusstlosen sofort mit der Herz-Lungen-Wiederbelebung (Beatmung plus Herzdruckmassage) beginnen.

Nasenbluten

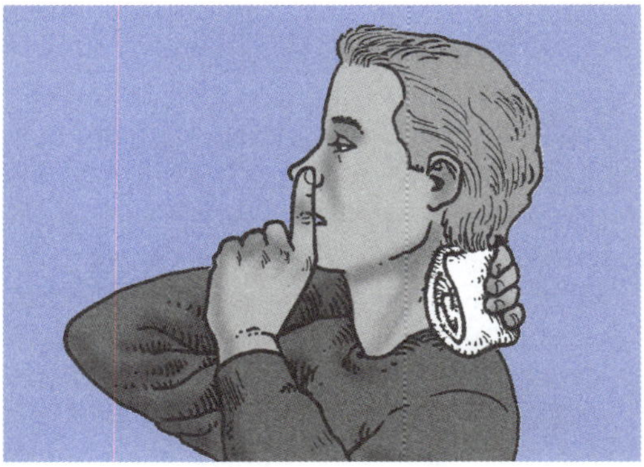

Kopfhaltung bei Nasenbluten

Der Betroffene soll aufrecht sitzen und den Nasenflügel mit dem Zeigefinger auf die Nasenscheidewand drücken. Kalte Umschläge im Nacken sind günstig, da sie die Durchblutung der Nase vermindern.
Achtung: Nasenbluten nach einem Unfall kann auch ein Zeichen für einen Schädelbruch sein!

Schussverletzung

Immer sofort den Notarzt rufen!

Schusswunden und ihre Konsequenzen sind extrem unterschiedlich. Sie reichen vom Streifschuss („nur ein Kratzer") bis zu dem sofort tödlichen Brust-, Bauch oder dem Kopfschuss.

Die Blutstillung kann mit einem Druckverband gelingen. Bei Verletzung von Blutgefäßen an Arm oder Bein kommen auch das Abdrücken und das Abbinden infrage. Da oft innere Blutungen zu befürchten sind, droht auch ein Kreislaufschock.

Bei Bewusstlosigkeit, Atemstillstand und Pulslosigkeit des Verletzten gelten die üblichen Regeln der Wiederbelebung, die auf Seite 743 ausführlich beschrieben sind.

Sonnenstich

Immer sofort den Notarzt rufen!

Eine zu lange und zu starke Sonneneinstrahlung auf den ungeschützten Kopf kann einen Sonnenstich hervorrufen. Diese Hitzeschädigung des Gehirns kann lebensbedrohliche Ausmaße annehmen. Die Warnzeichen, die nicht übergangen werden dürfen, sind Kopf- und Nackenschmerzen sowie Übelkeit und Erbrechen.

In schweren Fällen kommt es auch zu Krampfanfällen und Bewusstlosigkeit kann eintreten.

Lagern Sie einen Menschen mit Sonnenstich an einem kühlen, schattigen Ort. Der Kopf sollte leicht erhöht liegen und mit feuchten Tüchern gekühlt werden. Rufen Sie bei den genannten Symptomen sofort einen Arzt und betreuen Sie den Patienten bis zu dessen Eintreffen.

Stromunfall

Immer sofort den Notarzt rufen!

Gerät ein Mensch in einen Stromkreis, fließt der Strom durch seinen Körper hindurch und kann dort schwere Schäden verursachen, unter Umständen sogar den Tod. Am Muskel ruft der Strom Krämpfe hervor, die zum Abriss von Sehnen und Muskelfasern sowie zu Verrenkungen und Knochenbrüchen führen können. Über das Nervensystem löst der Strom Krampfanfälle oder Bewusstlosigkeit aus. Lebensgefahr geht jedoch vom Herzen aus, wo der Strom einen Kreislaufstillstand durch Kammerflimmern verursachen kann. An der Ein- und Austrittsstelle des Stromes treten bei geringer Spannung die so genannten Strommarken auf. Das sind kleine Verbrennungen mit graublauer Verfärbung der Haut.

Besonders gefährlich sind Hochspannungsunfälle. Sie können auch an tiefer liegenden Muskeln und inneren Organen schwere Verbrennungen verursachen. Daher muss der Patient nach einem Hochspannungsunfall in jedem Fall sofort ins Krankenhaus, auch wenn von außen nur leichte Verbrennungen sichtbar sind.

Erste Hilfe bei Stromunfällen

Wenn Sie einen Menschen finden, der unter elektrischer Spannung steht, dürfen Sie ihn auf keinen Fall berühren, da Sie sonst selbst einen eventuell tödlichen Stromschlag erleiden. Zuerst müssen Sie die Stromzufuhr unterbrechen, indem Sie die Sicherung ausschalten oder den Stecker des verursachenden Gerätes ziehen.

Ist dies nicht möglich, versuchen Sie, den Betroffenen aus dem Stromkreis zu befreien, indem Sie ihn mit einem nicht leitenden

Gegenstand, etwa einer Holzlatte oder einem Holzbesen, von der Stromquelle wegdrücken.
Hochspannungsleitungen müssen unbedingt zuerst durch einen Fachmann abgeschaltet werden, bevor irgendeine Hilfeleistung möglich ist. Rufen Sie in einem solchen Fall die Feuerwehr, die Polizei oder die Rettungsleitstelle an.

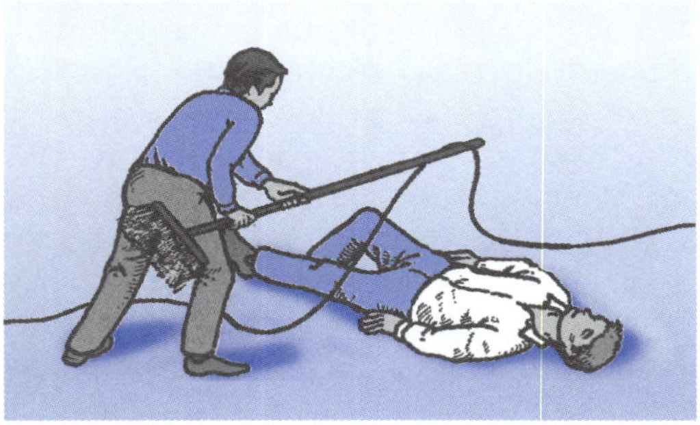

Entfernung der Stromquelle

Wenn sich das Unfallopfer nicht mehr im Stromkreis befindet, richten sich die weiteren Erste-Hilfe-Maßnahmen nach seinem Zustand. Ist der Patient bewusstlos, atmet aber, bringen Sie ihn in die stabile Seitenlage und beobachten ihn, bis der Notarzt eintrifft. Bei Atemstillstand beginnen Sie mit der Beatmung.
Lässt sich kein Puls mehr fühlen, müssen Sie die Beatmung mit der Herzdruckmassage kombinieren.

Unterkühlung

Immer sofort den Notarzt rufen!

Wenn die Körpertemperatur in großer Kälte auf unter 28 °C sinkt, kann ein Kreislaufstillstand mit Todesfolge eintreten. Relativ rasch tritt eine Unterkühlung im kalten Wasser auf. Wichtig ist, dass die Wiedererwärmung langsam erfolgt: Hier hilft Einpacken in warme Decken oder ein Wärmezelt. Heftiges Massieren, ein sehr unruhiger Transport oder ein warmes Vollbad können den Patienten gefährden, weil dies zum Wiedererwärmungs-Kollaps führen kann. Ist der Unterkühlte bei Bewusstsein, soll er heiße, stark gezuckerte Getränke zu sich nehmen. Alkohol und Nikotin sind für unterkühlte Personen streng verboten.

Verbrennung und Verbrühung

Immer sofort den Notarzt rufen!

Bei Verbrennung oder Verbrühung (durch heiße Flüssigkeiten oder Dampf) muss der Betroffene zuerst aus dem Gefahrenbereich gerettet und brennende Kleidung gelöscht werden. Ersticken Sie das Feuer mit Decken oder wälzen Sie den Brennenden auf dem Boden.

Ausmaß und Schweregrade

Machen Sie sich danach ein Bild vom Ausmaß der verbrannten Hautfläche. Bei Erwachsenen machen der Kopf und jeder Arm jeweils 9 % der Hautoberfläche aus, jedes Bein sowie die Vorder- und die Rückseite des Rumpfes jeweils 2 x 9 %, also 18 %. Bei Kindern zählt der relativ größere Kopf mit 18 % und der relativ kleinere Rumpf nur mit 27 %. Diese grobe Einschätzung ist deshalb so wichtig, weil Kinder bereits bei Verbrennungen von 5 bis 10% und Erwachsene bei mehr als 15% der Hautoberfläche in Lebensgefahr schweben.
Auch die Tiefe der Verbrennung spielt für die Weiterbehandlung eine wichtige Rolle. Brandwunden werden in drei Schweregrade eingeteilt:

I. Grad: Rötung und Schwellung der Haut
II. Grad: Zusätzlich Blasenbildung
III. Grad: Totale Zerstörung der Haut; sie bekommt ein lederartiges, grauschwarzes Aussehen.

Erste Hilfe bei Verbrennungen und Verbrühungen

Alle Menschen mit großflächigen Verbrennungen oder Verbrühungen sowie mit Verbrennungen III. Grades müssen sofort ins Krankenhaus gebracht werden. Auch kleinere Verbrennungen bei Säuglingen und Kleinkindern, ebenso wie alle Verbrennungen im Gesicht, am Hals, an den Händen und im Genitalbereich müssen sofort ärztlich versorgt werden.

Bei Störungen der Atmung oder Kreislauffunktion müssen zuerst die lebenswichtigen Funktionen wiederhergestellt werden. Die Lebensrettung kommt vor der Versorgung der Brandwunden!

Zur Versorgung der Wunden entfernen Sie die Kleidung über der verbrannten Haut, es sei denn, sie ist mit der Wunde verklebt. Bei Verbrühungen müssen die Kleidungsstücke möglichst schnell entfernt werden, da sie die heiße Flüssigkeit speichern.

Eine kleine Brandwunde halten Sie 10 bis 15 Minuten lang unter fließend kaltes Wasser und verbinden sie dann keimfrei. Geben Sie keine anderen Substanzen auf eine Brandwunde, keine „Brandsalben" und kein Puder und auch keine „alten Hausmittel" wie Mehl oder Öl. Große Verbrennungen kann man in der Badewanne, im Schwimmbecken, mit dem Gartenschlauch oder der Dusche kühlen, danach ebenfalls mit sterilen Baumwolltüchern oder speziellen Brandwunden-Verbandstüchern vorsichtig abdecken. Patienten, die bei Bewusstsein sind, sollten viel trinken.

Vergiftung

Immer sofort den Notarzt rufen!

Rufen Sie außerdem die Vergiftungszentrale an und fragen Sie, was Sie bis zum Eintreffen des Notarztes tun können.

Vergiftungen mit Medikamenten, Drogen, Alkohol sowie Vergiftungen von Kindern mit Haushaltsgiften (Putzmitteln) oder Zigarettenasche kommen oft vor. Wenn Kinder schlecht gesicherte Haushaltschemikalien geschluckt haben, ist zunächst unklar, ob eine ernsthafte Gefahr droht.

Wenn sich ein Kleinkind (wahrscheinlich) vergiftet hat, sind drei verschiedene Fälle denkbar:

1. Das Kind hat etwas eingenommen, es wird bemerkt, die Substanz ist bekannt.
2. Das Kind hat etwas eingenommen, es wird bemerkt, die Substanz ist unbekannt.
3. Das Kind hat Krankheitszeichen, die Umstände deuten auf eine Vergiftung hin.

In allen Fällen rufen Sie umgehend einen Arzt und fragen ihn oder eine Vergiftungszentrale, wie gefährlich die Vergiftung ist, und was Sie bis zum Eintreffen des Arztes tun müssen.

Häufig, aber nicht so dramatisch: Das Kind hat etwas (Blumenerde, den Kopf eines Zündhölzchens) geschluckt, und niemand weiß, ob es sich dabei wirklich um ein Gift handelt, bzw. ob die geschluckte Menge bedenklich ist. Auch in diesem Fall geben die Vergiftungszentralen Auskunft. Warten Sie mit Ihrer Erkundigung nicht, bis das Kind Beschwerden hat.

Erste Hilfe bei Vergiftungen

Seien Sie als Ersthelfer bei einem vergifteten Menschen immer vorsichtig: Eine Beatmung ist gefährlich, wenn sich jemand mit einem

Pflanzenschutz- oder Schädlingsbekämpfungsmittel vergiftet hat. Sie sollte hier nur mit einem Beatmungsbeutel durchgeführt werden.
Geben Sie einem Patienten, der eine säure- oder laugenhaltige Flüssigkeit getrunken und Verätzungen im Mund, Rachen und in der Speiseröhre davongetragen hat, reichlich Wasser zu trinken (keine Milch!). Lösen Sie kein Erbrechen aus, da die ätzende Flüssigkeit beim Erbrechen zu weiteren Verätzungen führen kann.
Die Einnahme von Medizinalkohle kann sinnvoll sein, da diese einige Giftstoffe bindet und so deren Verteilung im Körper verlangsamt. Suchen Sie die Verpackung der eingenommenen Giftstoffe (Putzmittel, Medikamente). Sorgen Sie vor allem dafür, dass der Patient schnell in ein Krankenhaus kommt, damit das Gift frühzeitig entfernt werden kann.
Adressen von Vergiftungszentralen werden im Anhang dieses Buches genannt.

Wunden und Wundversorgung

Die Entstehung von Wunden ist vielfältig. Je nach Tiefe einer Wunde werden neben der Haut bzw. Schleimhaut und dem Unterhautgewebe auch Blutgefäße – von kleinen Haargefäßen bis zu großen Schlagadern – Muskeln, Sehnen, Knochen, Nerven und innere Organe verletzt.
Neben Schmerzen besteht die Gefahr einer starken Blutung und eines Kreislaufschocks. Eine unbehandelte Wundinfektion kann sich auch zu einer allgemeinen Infektion (Sepsis) ausweiten.
Folgendes sollten Sie als Erstversorger einer Wunde beachten: Berühren Sie die Wunde nicht, waschen Sie sie nicht aus und geben sie keine Medikamente in die Wunde.
Verbinden Sie die Wunde trocken und steril und belassen Sie diesen Verband auf der Wunde. Erst der Notarzt oder der Arzt im Krankenhaus darf den Verband wieder öffnen.
Ziehen Sie nie einen Fremdkörper (Glasscherbe, Messer) aus der Wunde, weil Sie dadurch eine schwere Blutung auslösen könnten. Manche Fremdkörper dichten verletzte Blutgefäße ab.
Sorgen Sie für umgehende ärztliche Hilfe.
Kleinere Bagatellwunden können Sie mit einem Desinfektionsmittel behandeln und keimfrei abdecken.
Stich-, Schuss- sowie Bisswunden sind besonders gefährlich und müssen immer vom Arzt versorgt werden.

Schutz vor Wundstarrkrampf

Der Erreger des Wundstarrkrampfes (Tetanus) ist weit verbreitet. Wenn die letzte Impfung schon mehr als zehn Jahre zurückliegt, muss selbst bei kleinen Verletzungen erneut geimpft werden.

Was Sie im Verbandskasten finden

An jedem Unfallort, wo ein in Deutschland zugelassenes Auto ist, findet sich auch ein Verbandskasten, der in Kraftfahrzeugen obligatorisch mitgeführt werden muss. Er enthält meist folgendes Verbandsmaterial:

- Wundpflaster (Wundschnellverband), z. B. 10 x 6 cm,
- Wundkompressen (steril), z. B. 10 x 10 cm,
- Verbandspäckchen (steril), z. B. 8 x 10 oder 10 x 12 cm und
- Verbandstücher (steril), z. B. 40 x 60 oder 60 x 80 cm.

Sie sollten wissen, wo sich der Verbandskasten in Ihrem Auto befindet und ihn leicht zugänglich aufbewahren.

Anhang

Normalwerte-Tabelle

Normalwerte geben dem Arzt ein Werkzeug in die Hand, das ihm ermöglicht, ein Ungleichgewicht im Blut, egal ob es bereits für Sie spürbar geworden ist oder nicht, zu entdecken. Es hilft ihm auch, die eingeschlagene Behandlung zu verfolgen und zu korrigieren. Nicht zuletzt sind die Blutwerte ein ganz wichtiger Bestandteil der medizinischen Sprache und ermöglichen die Fachdiskussion zwischen Experten weltweit. Damit Sie diese Sprache besser verstehen, haben wir für Sie die wichtigsten Normalwerte und die dazugehörigen Fachbegriffe aufgelistet. Wie Abweichungen von diesen Normen zu werten sind, müssen Sie allerdings wieder von Ihrem Arzt erfragen.

Blut

Untersuchung	Konventionelle Einheiten*	SI-Einheiten**
Rotes Blutbild		
Ertythrozyten	Frauen: 4,0 bis 5,0 Mil/µl Blut Männer: 4,5 bis 5,5 Mil/µl Blut	4,0 bis 5,0 T/l Blut 4,5 bis 5,5 T/l Blut
Hämoglobin	Frauen: 12 bis 16 g/100 ml Blut Männer: 14 bis 18 g/100 ml Blut	7,45 bis 9,93 mmol/l Blut 8,96 bis 11,17 mmol/l Blut
Hämatokrit	Frauen: 35 bis 45 % Männer: 40 bis 50 %	0,35 bis 0,45 l Erythrozyten/l Vollblut 0,4 bis 0,5 l Erythrozyten/l Vollblut
Blutkörperchen-senkungs-geschwindigkeit (BSG)	Frauen: 4 bis 11 mm/1. Std. 6 bis 20 mm/2. Std. Männer: 3 bis 7 mm/1. Std. 5 bis 18 mm/2. Std.	
Weisses Blutbild/Differentialblutbild		
Leukozyten	4000 bis 9000/µl Blut	4 bis 9 G/l Blut
Thrombozyten	150 000 bis 300 000/µl Blut	150 bis 300 G/l Blut
Gerinnung		
Thromboplastinzeit nach Quick	70 bis 120 %	
PTT (partielle Thromboplastinzeit)	bis 40 Sekunden	

Schilddrüsenhormone

Untersuchung	Konventionelle Einheiten
T3	80 bis 180 ng/dl
T4	5 bis 12 µg/dl
TSH	0,5 bis 4,0 µU/ml

* = keine weltweit einheitliche Maßeinheit

** = „Système International" weltweit ein Einheitensystem

Klinische Chemie

Untersuchung	Konventionelle Einheiten*	SI-Einheiten**
Alkalische Phosphatase (AP)	60 bis 170 U/l	
Bilirubin (gesamt) Bilirubin (direkt)	bis 1 mg/dl Serum bis 0,25 mg/dl Serum	bis 17 µmol/l (S) bis 4,3 µmol/l (S)
Calzium (Serum)	8,1 bis 10,4 mg/dl	2 bis 2,6 mmol/l
Cholesterin (gesamt)	unter 200 mg/dl	unter 5,18 mmol/l
HDL-Cholesterin LDL-Cholesterin	Frauen: 45 bis 65 mg/dl Männer: 35 bis 55 mg/dl unter 190 g/dl	1,1 bis 1,68 mmol/l 0,9 bis 1,42 mmol/l unter 4,9 mmol/l
CK	Frauen: 10 bis 70 U/l Männer: 10 bis 80 U/l	
CK-MB	unter 10 U/l	
CRP	unter 1 mg/dl	
Eisen	Frauen: 37 bis 145 µg/dl (S) Männer: 59 bis 158 µg/dl (S)	6,6 bis 26 µmol/l 7,2 bis 28,3 µmol/l
Eisen (gesamt)	6,2 bis 8,7 g/dl (S)	62 bis 87 g/l (S)
Glucose, nüchtern	70 bis 100 mg/dl	3,9 bis 5,5 mmol/l
GOT	Frauen: 5 bis 15 U/l Männer: 5 bis 17 U/l	
GPT	Frauen: 5 bis 19 U/l Männer: 6 bis 23 U/l	
Harnsäure	Frauen: 2,4 bis 5,7 mg/dl Männer: 3,4 bis 7,0 mg/dl	140 bis 340 mol/l (S) 200 bis 420 mol/l (S)
Harnstoff	20 bis 40 mg/dl	3,3 bis 6,7 mmol/l (S)
Kalium	13,7 bis 21,5 mg/dl (S)	3,5 bis 5,5 mmol/l
Kalzium (S)	8,1 bis 10,4 mg/dl	2,2 bis 2,65 mmol/l
Kreatinin	Frauen: 0,5 bis 0,9 mg/dl (S) Männer: 0,6 bis 1,2 mg/dl (S)	44 bis 80 µmol/l 53 bis 97 µmol/l
LAP	11 bis 35 U/l (S)	
LDH	120 bis 240 U/l (S)	
Natrium	310 bis 345 mg/dl (S)	135 bis 150 mmol/l
Triglyceride	unter 200 mg/dl	unter 2,3 mmol/l (S)

Abkürzungen: µ = Millionstel; n = Milliardstel; U = Units (Einheiten);
mol= molekulare Masse eines Stoffes in Gramm

Glossar

Abszess Eiteransammlung im Gewebe

Adipositas Übergewicht, Fettsucht

Akkomodation Anpassung der Brechkraft des Auges an die Entfernung eines Gegenstandes

Akne Hauterkrankung, die sich an den Ausführungsgängen der Talgdrüsen entwickelt

Allergen Stoff, der eine → Allergie hervorruft

Allergie Überreaktion des Immunsystems gegenüber einem sonst unschädlichen Stoff

Allergietest Suche nach einem → Allergen bzw. einem Stoff, der eine → Allergie auslösen kann, wobei der verdächtigte Stoff u.a. in die Haut eingeritzt oder inhaliert wird

Alopezie Haarausfall, Kahlheit

Alzheimerkrankheit Hirnleistungsstörung aufgrund von degenerativen Veränderungen (→ Degeneration) im Gehirn

ambulante Behandlung Behandlung ohne Krankenhausaufenthalt

Amenorrhö Ausbleiben der Regelblutung

Aminosäure Baustein der Eiweiße

Amputation Abtrennung von Gliedmaßen

Anämie Blutarmut, Mangel an roten Blutkörperchen

Analgetika Schmerzmittel

Anamnese Krankengeschichte; Beginn und Verlauf der aktuellen Gesundheitsstörung und frühere Erkrankungen

Aneurysma umschriebene Erweiterung einer Schlagader

Angina Enge, Halsschmerzen

Angina Pectoris Brustenge, Brustschmerzen; Symptom der koronaren Herzkrankheit

Angiographie Darstellung von Blutgefäßen mit Hilfe von eingespritzten Kontrastmitteln

Anorexie Appetitlosigkeit, Magersucht

Antibiotika Medikamente zur Bekämpfung von bakteriellen Infektionen

Antigen Substanz, die vom Körper als fremd erkannt und vom → Immunsystem unschädlich gemacht wird

Antikörper vom → Immunsystem gebildete, im Blut gelöste Substanzen, die sich (meistens) an körperfremde Stoffe (→ Antigene) binden und diese unschädlich machen

Aorta Hauptschlagader; entspringt am Herzen und verläuft bis ins Becken

Aphthen Ausschlag im Mund, Schleimhautdefekte an der Mundschleimhaut mit weißlichem Belag

Apoplexie → Schlaganfall

Appendix (vermiformis) Blinddarm; blind endender Darmabschnitt in der Nähe des Übergangs vom Dünn- zum Dickdarm

Appendizitis Blinddarmentzündung

Arterie Schlagader, bringt sauerstoffreiches Blut vom Herzen zu den Geweben

Arteriosklerose (Atherosklerose) Verdickung und Verhärtung der Wand („Arterienverkalkung“) und dadurch Verengung von Schlagadern

Arthritis Gelenkentzündung

Arthrose Gelenkerkrankung aufgrund von Abnutzungsvorgängen am Gelenkknorpel

Asthma (bronchiale) anfallsweise auftretende Atemnot

Aszites Bauchwasser, Ansammlung von Flüssigkeit in der Bauchhöhle

Autoimmunkrankheit Erkrankung, bei der sich das → Immunsystem gegen körpereigene Stoffe wendet

Autogenes Training Entspannungsverfahren mit Hilfe von Vorstellungen (z. B. Schwere, Ruhe, Wärme) und Vorsatzbildungen

Bakterien einzellige Lebewesen mit überwiegend selbstständiger Stoffwechseltätigkeit, ein kleiner Teil davon kann beim Menschen Erkrankungen (→ Infektion) auslösen

Ballaststoffe weitgehend unverdauliche Nahrungsbestandteile, welche die Darmtätigkeit anregen

Ballondilatation Dehnung einer verengten Schlagader oder eines verengten Herzkranzgefäßes mit Hilfe eines Katheters, an dessen Spitze ein kleiner Ballon aufgeblasen werden kann

Bandscheiben Bindegewebsscheiben zwischen den Wirbelkörpern, die Stöße und andere Krafteinwirkungen auf die Wirbelsäule abpuffern

Barbiturate Schlafmittel, wegen der Gefahr der Medikamentenabhängigkeit nur noch selten benutzt

Belastungs-EKG einfachste und für den Patienten schonendste Methode zum Nachweis einer koronaren Herzkrankheit und zur Beurteilung der Belastbarkeit des Patienten; dabei wird das → EKG des Patienten abgeleitet, während er sich mit abgestufter Leistung (z. B. Standfahrrad) belastet

Bindehaut Schleimhautüberzug des vorderen Augapfels und der Innenfläche der Augenlider

Biopsie Gewebeentnahme, Gewebeprobe

Blasensprung Abfließen des Fruchtwassers nach Zerreißen der Eihäute, meist kurz vor der Geburt

Blutbild Bestimmung der Anzahl der verschiedenen Blutkörperchen in einem Blutausstrich

Blutdruck der in den Herzkammern und Blutgefäßen herrschende Druck, wird zumeist am Oberarm oder Handgelenk indirekt gemessen

Blutgerinnung körpereigener Mechanismus zur Blutstillung

Blutgruppen genetisch festgelegte Eigenschaften von Blutbestandteilen (z. B. Blutgruppen 0, A, B und AB)

Bradykardie langsamer Pulsschlag unter 60 Schlägen pro Minute

Bronchien, Bronchiolen Verzweigungen der Luftröhre in der Lunge

Bronchitis Entzündung der Bronchialschleimhaut

BSE (bovine spongioforme Enzephalopathie) „Rinderwahnsinn", auch auf den Menschen übertragbare Erkrankung des Gehirns

Bulimie Ess- bzw. Fresssucht; wahlloses Hineinstopfen großer Mengen von Nahrungsmitteln

Bypass(-Operation) Umgehung einer starken Gefäßverengung oder eines Gefäßverschlusses durch eine neue Gefäßverbindung

Chemotherapie medikamentöse Behandlung von Krebserkrankungen

Chiropraxis, Chirotherapie Heilmethode mit Hilfe von Handgriffen, z. B. zur Lösung von gegeneinander verschobenen Gelenken

Chloasma gelb-bräunliche Hautverfärbung aufgrund von Hormonen (Schwangerschaft, Antibabypille), Medikamenten oder Kosmetika

Cholelithiasis Gallensteinleiden

Cholesterin Fett, das mit der Nahrung aufgenommen und auch in der Leber gebildet wird; wesentlicher Bestandteil von Zellhüllen und Vorläuferstoff von Hormonen, an der Entwicklung der → Arteriosklerose beteiligt

Cholezystitis Gallenblasenentzündung

Chromosomen Bestandteile des Zellkerns, Träger der Erbinformation (Gene) der Zelle

Colitis ulcerosa chronische bzw. in Schüben verlaufende entzündliche Erkrankung des Dickdarms mit schleimig-blutigen und oft schmerzhaften Durchfällen

Compliance Befolgung der von Arzt verordneten Behandlung

Computertomographie (CT) schichtweise Röntgenuntersuchung verschiedener Körperregionen, wobei um die untersuchte Region ein Röntgenstrahl kreist und ein Computer die einzelnen Röntgenbilder aus verschiedenen Blickwinkeln zu einem Gesamtbild zusammensetzt

Crohn-Krankheit chronische bzw. in Schüben verlaufende entzündliche Erkrankung des ganzen Verdauungstraktes mit Bauchschmerzen, Durchfällen, → Abszessen und → Fisteln

Cushing-Syndrom körperliche Veränderung bei langfristiger, hochdosierter Kortison-Behandlung, z. B. Vollmondgesicht, Stammfettsucht, blaurote Streifen am Körper, vermehrte Körperbehaarung und Bluthochdruck

Degeneration Abnutzung, Abbau, Auflösung

Dekubitus Wundliegen, offene Stelle bzw. Defekt im Haut- und Unterhautgewebe durch längeren Druck von außen, besonders bei Bettlägrigkeit

Demenz Symptome einer Hirnleistungsstörung, z. B. Gedächtnisschwäche, Sprachstörungen, geistiger Abbau, Stimmungsschwankungen

Depression traurige Verstimmung, Antriebslosigkeit

Dermatitis Hautentzündung (→ Ekzem)

Diabetes mellitus Zuckerkrankheit

Diagnose Zuordnung von Krankheitserscheinungen zu einer bestimmten Erkrankung, deren Benennung

Diagnostik sämtliche Untersuchungsverfahren, die dazu dienen, die richtige (Diagnose zu finden

Dialyse Blutreinigungsverfahren, das bei Menschen eingesetzt wird, deren Niere diese Funktion nicht mehr erfüllen kann

Diarrhö Durchfall

Diät spezielle Ernährungsform, Krankenkost

Diastole Ruhephase des Herzmuskels, in der sich die Herzkammern mit Blut füllen

Differentialdiagnose Unterscheidung zwischen ähnlichen Erkrankungen

Diuretika harntreibende Medikamente, Entwässerungsmittel

Divertikel umschriebene Aussackungen von Hohlorganen, vor allem am Darm

Dosis verabreichte Menge eines Medikamentes

Drogen früher Bezeichnung für Ausgangsstoffe der Arzneimittelherstellung, vor allem getrocknete Arzneipflanzen; heute Bezeichnug für Substanzen, die abhängig machen können

Drüsen Organe, von denem Sekrete bzw. Hormone hergestellt und (über Ausführungsgänge bzw. in Blutgefäße) ausgeschüttet werden

Dyspnoe Atemnot

Echokardiographie Untersuchung des Herzens mit Ultraschall

Eileiter muskulärer Schlauch, durch den das Ei aus dem Eierstock in die Gebärmutter gelangt

Ejakulation Samenerguss

EKG Elektrokardiogramm, Aufzeichnung der Herzströme

Ekzem entzündliche Hauterkrankung (→ Dermatitis)

Elektroenzephalographie (EEG) Aufzeichnung der Hirnströme

Elektrosmog elektromagnetische Felder in der Nähe von Elektrogeräten und Elektroanlagen, über deren gesundheitliche Bedeutung die Experten noch nicht einig sind

Embolie Verschluss eines Blutgefäßes durch ein verschlepptes Blutgerinnsel

Embryo Leibesfrucht während der ersten beiden Monate der Schwangerschaft

Endokarditis Entzündung der inneren Herzhaut

Endometriose Vorkommen von Gebärmutterschleimhaut außerhalb der Gebärmutter

Endoskopie Betrachtung von Hohlorganen und Körperhohlräumen mit Hilfe eines oft biegsamen, röhrenförmigen, beleuchteten Instrumentes

Entzug Verzicht auf die gewohnheitsmäßige Anwendung eines Suchtmittels, kann zu schweren körperlichen und seelischen Beschwerden führen

Enzephalitis Entzündung des Gehirns

Enzym Eiweißstoff, der den Ablauf eines chemischen Prozesses im Körper beschleunigt

Epidemiologie Lehre von der Häufigkeit und Verbreitung von Erkrankungen oder Risikofaktoren in der Bevölkerung

Epidermis äußere Schicht der Haut

Epilepsie anfallsweise auftretende Funktionsstörung des Gehirns, zum Teil mit Muskelkrämpfen, Bewusstseinsverlust, Hinfallen

Erysipel Wundrose, bakterielle Entzündung der Oberhaut

Erythrozyten rote Blutkörperchen, Träger des → Hämoglobins und Blutsauerstoffes

Exposition einer Gefährdung ausgesetzt sein (z. B. Ansteckung, Luftschadstoffe)

Extrasystolen Herzrhythmusstörung mit zusätzlichen Herzschlägen neben dem normalen regelmäßigen Herzrhythmus

Fetus Leibesfrucht vom dritten Schwangerschaftsmonat bis zur Geburt

Fibrose Vermehrung des Bindegewebes, oft mit Verdrängung des funktionstüchtigen Organgewebes (z. B. Lungenfibrose)

Fistel röhrenförmige Verbindung zwischen zwei Hohlorganen oder von diesen zur Körperoberfläche

Fraktur Knochenbruch

funktionelle Erkrankungen Erkrankungen, bei denen das Organ nicht verändert, aber seine Funktion gestört ist

Furunkel akute eitrige Entzündung eines Haarbalges und der dazugehörigen Talgdrüse

Gastritis Entzündung der Magenschleimhaut

Gastroenteritis Entzündung der Schleimhaut von Magen und Darm mit Erbrechen, Bauchkrämpfen und Durchfall

Gastroskopie Betrachtung („Spiegelung“) des Magens von innen mit einem biegsamen, beleuchteten Instrument

Genetik Lehre von der Vererbung

Geriatrie Lehre von den Erkrankungen alter Menschen und den Erkrankungen, die im Alter häufig auftreten

Gestagene Gelbkörperhormone; weibliche Hormone, die zusammen mit den → Östrogenen den weiblichen Zyklus steuern

Gestose durch eine Schwangerschaft bedingte Erkrankung

Gesundheitsrisiko Risikofaktor, Bedingung (z. B. Lebensumstand, körperliches Merkmal), die zur Entstehung einer Krankheit beiträgt

Glaukom grüner Star

Glomerulonephritis Entzündung der Niere, die nicht auf einer → Infektion beruht

Glukokortikoide Hormone, die in der Rindenschicht der Nebenniere gebildet werden

Gonaden Keimdrüsen; Eierstöcke der Frau und Hoden des Mannes

Gonorrhö Tripper, Geschlechtskrankheit

Gürtelrose oft sehr schmerzhafte Hauterkrankung, entsteht durch dieselben Viren, wie die Windpocken

Hämatom Bluterguss

Hämoglobin roter Blutfarbstoff in den roten Blutkörperchen

Hämophilie Bluterkrankheit; erbliche verzögerte Blutgerinnung, nur bei männlichen Nachkommen

Hämorrhoiden knotige Erweiterungen der Blutgefäße im Bereich des Enddarms

Harninkontinenz unwillkürlicher Harnabgang

Harnsäure Eiweißabbauprodukt, erhöhte Blutwerte führen zur Gicht

Heparin gerinnungshemmender Stoff

Hepatitis Leberentzündung

Hernie (Eingeweide-)Bruch, z. B. Leisten- oder Nabelbruch

Herpes Virusinfektion mit schmerzhafter Bläschenbildung an Haut und Schleimhäuten

Herzbeutel äußere Hülle des Herzens

Herzinfarkt Absterben eines Teils des Herzmuskels durch plötzlichen Abbruch der Blutversorgung, meist durch den Verschluss eines verengten Herzkranzgefäßes

Herzklappen Verschlussvorrichtungen zwischen Herzvorhöfen und -kammern sowie zwischen Herzkammern und den großen, von ihnen abgehenden Blutgefäßen; tragen dazu bei, dass das Blut nur in eine Richtung fließt

Herzkranzgefäße Schlagadern, die den Herzmuskel mit Sauerstoff und Nährstoffen versorgen

Herzrhythmusstörungen Abweichungen des Herzschlages vom normalen Rhythmus

Herzschrittmacher künstlicher Rhythmusgeber, der unter die Haut eingepflanzt wird und elektrische Impulse über einen Draht an das Herz weitergibt

Hitzschlag Versagen der Wärmeregulation nach längerem Aufenthalt in großer Hitze mit hohem Fieber, Kopfschmerzen, Übelkeit und Bewusstlosigkeit

Homöopathie spezielle Therapierichtung, bei der Krankheiten nach dem Prinzip „Gleiches durch Gleiches heilen" behandelt werden, wobei Substanzen, die in hoher Dosis ein ähnliches Krankheitsbild hervorrufen, in extrem niedriger Dosis eingesetzt werden

Hormon Stoff, der in bestimmten Drüsen produziert wird und über das Blut seine Zielorgane und -gewebe erreicht, wo er spezielle Wirkungen auslöst oder Funktionen steuert

Hornhaut durchsichtiger Teil der Hülle des Augapfels, der zur Brechkraft des Auges beiträgt

Hörsturz plötzliche, meist einseitige Schwerhörigkeit bis hin zur Taubheit

Hydrotherapie therapeutische Anwendung von Wasser in verschiedenen Formen

Hyperglykämie erhöhter Blutzucker

Hyperthyreose Schilddrüsenüberfunktion

Hypertonie Bluthochdruck

Hyperventilation zu schnelles und zu tiefes Atmen, häufig psychisch bedingt

Hypoglykämie zu niedriger Blutzucker

Hypophyse Hirnanhangdrüse, hormonbildende Drüse an der Unterfläche des Gehirns

Hypothalamus Teil des Zwischenhirns, für die Regulation unwillkürlicher Lebensfunktionen, wie z. B. Hunger, Durst, Wärme, Schlaf, und für die Bildung von Hormonen zuständig

Hypothyreose Schilddrüsenunterfunktion

Hypotonie niedriger Blutdruck

Ikterus Gelbsucht; Gelbfärbung der Haut und Schleimhäute durch Austritt von Galle aus dem Blut ins Gewebe, oft bei → Hepatitis

Ileus Darmverschluss, aufgehobene Darmtätigkeit

Immundefekt Störung der normalen Abwehrfunktion des Körpers mit dem erhöhten Risiko von → Infektionen und Krebserkrankungen

Immunsystem Gesamtheit aller körpereigenen Abwehrsysteme

Impfung künstlich herbeigeführte Bildung von → Antikörpern, um den Körper vor bestimmten Infektionskrankheiten (→ Infektion) zu schützen

Immunität Unempfänglichkeit gegenüber einer Infektionskrankheit

Implantation Einpflanzung von fremden Organen bzw. Geweben oder Therapievorrichtungen (z. B. Medikamentenpumpe) in den Körper

Impotenz Unfähigkeit, den Beischlaf zu vollziehen

In-vitro-Fertilisation Befruchtung der mütterlichen Eizelle im Reagenzglas

Infektion Eindringen von krank machenden Kleinstlebewesen (z. B. Viren, Bakterien) in den Körper

Influenza Grippe, Infektion mit Influenzaviren

Infusion Einbringen von Flüssigkeiten in den Körper, in der Regel über eine Vene

Inhalation Aufnahme von Gasen oder Dämpfen (auch Arzneimitteln) über die Atemwege

Injektion Einspritzung

Inkontinenz Unfähigkeit, die Entleerung von Blase oder Darm willentlich zu steuern

Insuffizienz ungenügende Leistung bzw. Schwäche eines Organs

Insulin in den Inselzellen der Bauchspeicheldrüse hergestelltes Hormon, das die Aufnahme von Zucker (Glukose) in die Zellen beschleunigt

Intensivmedizin Behandlung und Überwachung von Patienten mit lebensbedrohlichen Erkrankungen

Ischämie Blutleere; Herabsetzung oder Unterbrechung der Blutzufuhr zu einem Organ

Ischias „Hexenschuss"; Schmerzen im Bereich des Ischiasnerven (Rücken, Gesäß, Oberschenkel)

Kaiserschnitt Entbindung des Kindes durch chirurgische Eröffnung der Gebärmutter

Karbunkel Zusammenfließen mehrerer benachbarter → Furunkel

Kardiomyopathie Herzmuskelerkrankung, die *nicht* als Folge einer Minderdurchblutung des Herzens oder eines Bluthochdrucks auftritt

Karies Zahnfäule

Karzinom von der Schleimhaut eines Organs ausgehender bösartiger Tumor; die häufigsten Krebserkrankungen sind Karzinome

Katarakt grauer Star; Trübung der Augenlinse

Klimakterium → Wechseljahre

Knochenmark Gewebe im Innern verschiedener Knochen, in dem die Blutbildung stattfindet

Kolik krampfartiger Schmerz (z. B. Gallen- oder Nierenkolik)

Kollaps kurze Bewusstseinsstörung aufgrund einer Kreislaufschwäche

Koloskopie (Dick-)Darmspiegelung; Betrachtung des Dickdarms von innen mit einem biegsamen, beleuchteten Instrument

Koma schwere Bewusstlosigkeit, der Patient ist nicht mehr durch äußere Reize weckbar

Konjunktivitis Entzündung der → Bindehaut

Konstitution Gesamtheit der körperlichen und seelischen Eigenschaften eines Menschen

Kontrazeption Empfängnisverhütung

Koronararterien → Herzkranzgefäße

Krampfadern erweiterte, geschlängelt verlaufende und teilweise knotig verdickte Venen

Kropf Vergrößerung der Schilddrüse

Krupp Verengung der Atemwege im Bereich des Kehlkopfes, vor allem im frühen Kindesalter

Kyphose Buckelbildung

Laryngitis Kehlkopfentzündung

Laxantien Abführmittel

Leberzirrhose Verlust der Leberfunktion durch bindegewebige Umwandlung der Leber

Legasthenie Lese- und Rechtschreibschwäche bei normaler Intelligenz

Leistenbruch durch die Leiste, eine Schwachstelle der Bauchwand, dringen Anteile des Darmes, bei Männern meist in den Hodensack

Liquor Flüssigkeit, die das Hirn und Rückenmark umgibt

Luxation Ausrenkung

Lymphödem Anschwellen eines Armes oder Beines aufgrund eines gestörten Lymphabflusses

Magersucht seelisch bedingte Essstörung mit zum Teil bedrohlichem Gewichtsverlust

Mammographie Röntgenuntersuchung der Brust

Manie schwere psychische Erkrankung (→ Psychose) mit krankhaft gesteigertem Antrieb und krankhaft erhöhter Stimmungslage

Melanom schwarzer Hautkrebs

Meningismus Nackensteifigkeit und starke Schmerzen beim Beugen des Kopfes nach vorn

Meningitis Entzündung der Hirnhaut

Menstruation monatliche Regelblutung

Metastase Tochtergeschwulst

Migräne anfallsartig auftretender starker Kopfschmerz in einer Kopfhälfte

Miktion Wasserlassen, Blasenentleerung

Mukoviszidose zystische Fibrose; angeborene Stoffwechselerkrankung mit vermehrter Produktion eines zähen Schleimes in den Bronchien und im Verdauungstrakt

Multiple Sklerose Erkrankung des zentralen Nervensystems, bei der die Nervenhüllen teilweise zerstört werden; vielfältige Ausfallsymptomen und oft schubweiser Verlauf

Mutation Veränderung des Erbmaterials

Muttermund Öffnung der Gebärmutter zur Scheide hin

Nachsorge Weiterbetreuung nach der Behandlung einer akuten Erkrankung

Narkose durch Betäubungsmittel hervorgerufener Zustand der Bewusstlosigkeit und Schmerzunempfindlichkeit

Nebenwirkung unerwünschte Wirkung eines Arzneimittels, die meist nur selten auftritt

Netzhaut innere Augenhaut mit den Sehzellen

Neuralgie Nervenschmerz; Schmerzen im Versorgungsbereich eines Nervs

Neurodermitis stark juckende chronische Hauterkrankung, vor allem bei Kindern

Neurose psychische Störung, die auf einem ungelösten (oft unbewussten) seelischen Konflikt beruht

Niereninsuffizienz Nierenschwäche; Verlust der Fähigkeit der Nieren, genügend harnpflichtige Stoffe aus dem Blut auszuscheiden

Obstipation Verstopfung

Östrogene weibliche Hormone, die zusammen mit den → Gestagenen den weiblichen Zyklus steuern

Orangenhaut Veränderung des Unterhautfettgewebes mit Dellenbildung, von der sehr viele Frauen betroffen sind; auch als „Zellulitis" bezeichnet

Orgasmus sexueller Höhepunkt

Osteoporose Verminderung der Knochensubstanz mit erhöhter Gefahr von Knochenbrüchen

Otitis media Mittelohrentzündung

Ovar (Mehrzahl: Ovarien) Eierstock

Ovulation Eisprung; das befruchtungsfähige Ei (selten mehrere) wird vom Eierstock freigegeben

Ozon dreiatomiges Sauerstoffmolekül, das zu Reizungen an Augen und Atemwegen führen kann

Pankreas Bauchspeicheldrüse

Parasiten Schmarotzer; Lebewesen, die teilweise oder ganz auf Kosten eines anderen Organismus leben (z. B. Laus, Bandwurm)

Parkinsonkrankheit häufige Nervenerkrankung älterer Menschen, u. a.mit verringerter Beweglichkeit, Muskelsteifigkeit, Zittern

Parodontose Zahnfleischerkrankung

Peristaltik wellenförmige fortschreitende Bewegung von Hohlorganen, z. B. des Darmes

Peritonitis Entzündung des Bauchfells

Pharyngitis Entzündung im Rachen

Phimose Verengung der Vorhaut am Penis

Phobie Angst vor bestimmtem Objekt (z. B. Spinnen) oder spezieller Situation (z. B. Fliegen)

Phytopharmaka pflanzliche Arzneimittel

Phytotherapie Behandlung mit pflanzlichen Arzneimitteln

Plazenta Mutterkuchen; während der Schwangerschaft in der Gebärmutter angelegtes Organ zur Bildung von Hormonen und zur Versorgung des ungeborenen Kindes

Pleura Brustfell

Pneumonie Lungenentzündung

Polyarthritis gleichzeitige Entzündung mehrerer Gelenke (→ Arthritis)

Polyneuropathie Erkrankung von Nerven außerhalb des zentralen Nervensystems, häufig bei Zuckerkrankheit und chronischem Alkoholismus, vielfältige Symptome (z. B. Taubheitsgefühl, Schmerzen)

Polyp Schleimhautvorwölbung in ein Hohlorgan, z. B. Polyp der Rachenschleimhaut, Darmpolyp

Prämenstruelles Syndrom regelmäßig wenige Tage vor Beginn der (Menstruation bestehende körperliche (z. B. Brustschmerzen) und seelische (z. B. schlechte Laune) Beschwerden

Prävention Vorbeugung (→ Prophylaxe)

Prognose voraussichtliche Entwicklung einer Erkrankung

Prophylaxe Vorbeugung (→ Prävention)

Prostata Vorsteherdrüse des Mannes; etwa kastaniengroßes Organ unterhalb der Harnblase

Proteine Eiweiße

Pseudokrupp Einengung der Atemwege im Rachenbereich, vor allem bei Kleinkindern

Psoriasis Schuppenflechte; Hauterkrankung mit schuppenden und juckenden Herden

Psychopharmaka Medikamente mit Wirkung auf das zentrale Nervensystem

Psychose schwere psychische Erkrankung mit gestörtem Realitätsbezug (→ Manie, → Schizophrenie)

Psychosomatik Lehre von den Beziehungen zwischen Körper und Seele; bei psychosomatischen Erkrankungen spielen körperliche und seelische Faktoren eine Rolle

Reflexe unwillkürliche und regelmäßig auslösbare Reaktion eines Organs auf einen Reiz, z. B. Muskelanspannung nach Schlag auf eine Sehne

Reflux Zurückfließen, z. B. von Teilen des Mageninhaltes in die Speiseröhre

Rehabilitation Wiedereingliederung von kranken oder behinderten Menschen in das Berufs- und Privatleben

Reizdarm Unterbauchbeschwerden ohne organischen Krankheitsbefund im Sinne einer → funktionellen Erkrankung

Reizblase chronischer Reizzustand der ableitenden Harnwege mit Schmerzen beim Wasserlassen und häufigem Harndrang

Resistenz Schutz gegenüber Infektionen oder Giftstoffen; Widerstandsfähigkeit von Krankheitserregern gegenüber Medikamenten

Resorption Aufnahme von Stoffen (z. B. Nährstoffe oder Arzneimittel) über die Haut oder Schleimhaut ins Blut

Rezidiv Rückfall; Wiederauftreten einer Erkrankung

Rheuma(tismus) reißende oder ziehende Schmerzen am Bewegungsapparat

Rhinitis Schnupfen

Schizophrenie oft schubweise verlaufende, schwere psychische Erkrankung (→ Psychose) u.a. mit Realitätsverlust, Wahndenken, Halluzinationen

Schlaganfall akute Mangeldurchblutung in einem Bereich des Gehirns, die zum Ausfall von Nervenfunktionen führen kann, z. B. zur Lähmung einer Körperhälfte

Schock Kreislaufversagen

Selbsthilfegruppe Zusammenschluss mehrerer von derselben Erkrankung betroffener Menschen mit dem Ziel der gemeinsamen Bewältigung

Selbstmedikation Selbstbehandlung mit rezeptfrei (ohne Arzt) erworbenen Arzneimitteln

Sepsis Blutvergiftung; Eindringen von Krankheitserregern in Blutgefäße und Verbreitung im ganzen Körper

Sinusitis Entzündung der Nasennebenhöhlen

Skoliose seitliche Verkrümmung der Wirbelsäule

Soor Schleimhautbefall mit Hefepilzen

Spastik krankhaft erhöhte Muskelanspannung

Sterilisation Entfernen aller Krankheitserreger auf Gegenständen, in Stoffen und Zubereitungen, z. B. durch Hitze oder Chemikalien; medizinische Maßnahme zur Herstellung der Unfruchtbarkeit (z. B. Durchtrennung der Ei- oder Samenleiter)

Sucht Abhängigkeit von bestimmten Substanzen (z. B. Alkohol) oder Verhaltensweisen (z. B. Spielsucht)

Suizid Selbstmord

Synkope Ohnmacht, kurze Bewusstlosigkeit

Systole Zusammenziehen der Herzkammern, wodurch das Blut in den Kreislauf gepumpt wird

Tachykardie Pulserhöhung (in Ruhe) auf über 100 Schläge pro Minute

Tagesklinik Krankenhaus, in dem die Patienten nur tagsüber behandelt werden

Testosteron männliches Hormon

Tetanus Wundstarrkrampf; schwere Viruserkrankung, der sich durch Impfung vorbeugen lässt

Thrombose vollständiger oder teilweiser Verschluss von Schlagadern oder Venen durch ein Blutgerinnsel

Tinnitus Ohrensausen, Ohrgeräusch

Tonsillitis Mandelentzündung

Toxine Giftstoffe von Mikroorganismen, Pflanzen oder Tieren

Transplantation Verpflanzung von Organen oder Geweben von einem Individuum auf ein anderes oder bei demselben Menschen an eine andere Körperstelle

Triglyzeride Fette, die aus Fettsäure und Glycerin bestehen

Tumor Geschwulst, Anschwellung

Ulkus Geschwür

Urtikaria Nesselsucht; Hauterkrankung mit juckenden Quaddeln

Uterus Gebärmutter

Varizen → Krampfadern

vegetatives Nervensystem Gesamtheit der unwillkürlichen Nerven, die vor allem die Durchblutung, Atmung, Verdauung sowie den Stoffwechsel und Wasserhaushalt regulieren

Venen Blutgefäße, die das Blut zum Herzen transportieren

Virostatikum Mittel zur Behandlung von Virusinfektionen

Vitalfunktionen Körperfunktionen, die der Sicherung der Lebensvorgänge dienen, vor allem Atmung und Herz-Kreislauf-Funktion

Vitamine Substanzen, die der Körper benötigt, aber nicht selbst herstellen kann

Wechseljahre Übergangsphase vom fruchtbaren Lebensabschnitt zum Alter

Wechselwirkung Reaktionen zwischen verschiedenen Arzneimitteln, können eine Medikamentenwirkung verstärken oder vermindern

WHO (World Health Organisation) Weltgesundheitsorganisation

Wochenbett Woche nach der Entbindung

Zentralnervensystem Gehirn und Rückenmark

Zervix Gebärmutterhals; unterer Teil der Gebärmutter mit dem → Muttermund

Zyklus wiederkehrender Ablauf von Körpervorgängen; z. B. Monatszyklus der Frau

Zystitis Blasenentzündung

Zytostatika Medikamente, die das Wachstum bösartiger Tumoren hemmen sollen

Adressen in Deutschland

Adipositas

Deutsche Gesellschaft
für Ernährung e.V.
Im Vogelsgesang 40
60488 Frankfurt
Tel. (0 69) 97 68 03-0
Fax (0 69) 97 68 03-99
Internet: www.dge.de

Overeaters
Anonymous (OA)
Anonyme Esssüchtige
Postfach 10 62 06
28062 Bremen
Tel. (04 21) 32 72 24
Internet: www.
overeatersanonymous.org

Aids

Deutsche
Aids-Hilfe e.V.
Dieffenbachstraße 33
10967 Berlin
Tel. (0 30) 69 00 87-0
Fax (0 30) 69 00 87-42
Internet:
www.aidshilfe.de
E-Mail: dah@aidshilfe.de

Akupunktur

Arbeitsgemeinschaft
für klassische Akupunktur
und traditionelle chinesische
Medizin e.V.
Karl-Theodor-Str. 64
80803 München
Tel. (0 89) 3 07-12 81
Fax (0 89) 3 07-10 21
Internet:
naturheilkunde-online.de/
agtcm
E-Mail:
karin.wandschura@cocs.de

Deutsche Akademie
für Akupunktur e.V.
Feinhalsstraße 8
81247 München
Tel. (0 89) 8 91 53-10
Fax (0 89) 8 91 53-11
Internet:
www.akupunktur-arzt. de
E-Mail:
akademie@akupunktur-arzt.de

Deutsche Gesellschaft
für Akupunktur
und Neuraltherapie e.V.
Mühlweg 11
07368 Ebersdorf / Thüringen
Tel. (03 66 51) 5 50 75
Fax (03 66 51) 5 50 74
Internet: www.dgfan.de
E-Mail: dgfan@t-online.de

Deutsches Forschungsinstitut
für chinesische Medizin
Silberbachstraße 10
79100 Freiburg
Tel. (07 61) 7 72 34

Alkoholkrankheit

(siehe auch Drogen-
abhängigkeit)

Anonyme Alkoholiker
Deutschland (AA)
Postfach 46 02 27
80910 München
Tel. (0 89) 3 16-95 00 oder 43 43
Fax (0 89) 3 16-51 00
Internet:
www.anonyme-alkoholiker.de
E-Mail:
kontakt@anonyme-
alkoholiker.de
Bundeseinheitliche Rufnum-
mer: Ortsvorwahl +1 92 95

Selbsthilfe-Gruppen für
Alkoholgefährdete (SGA) e.V.
Verdener Str. 26
27570 Bremerhaven
Tel. (04 71) 2 11 12

Blaues Kreuz
in Deutschland e.V.
Freiligrathstraße 27
42289 Wuppertal
Tel. (02 02) 6 20 03-0
Fax (02 02) 6 20 03-81
Internet:
www.blaues-kreuz.de

Deutscher Guttempler Orden
(I.O.G.T.) e.V.
Frau Schneider,
Frau Gerber
Adenauerallee 45
20097 Hamburg
Tel. (0 40) 24 58 80
Fax (0 40) 24 14 30
Internet:
www.iogt.de
E-Mail:
guttempler@t-online.de

Kreuzbund e.V.
Heinz Josef Janssen
Postfach 18 67
59008 Hamm
Tel. (0 23 81) 6 72 72 - 0
Fax (0 23 81) 6 72 72 - 33
Internet: www.kreuzbund.de
E-Mail: kreuzbund.hamm.@t-online.de

Al-Anon-Familiengruppen
(Angehörige)
Brigitte Schons
Emilienstraße 4
45128 Essen
Tel. (02 01) 77 30 07
Fax (02 01) 77 30 08

Allergie

Arbeitsgemeinschaft allergiekrankes Kind, Hilfe für Kinder mit Asthma, Ekzem oder Heuschnupfen (AAK) e.V.
Nassaustr. 32
35745 Herborn
Tel. (0 27 72) 92 87-0
Fax (0 27 72) 92 87-48
Internet: www.aak.de
E-Mail: info@aak.de

Deutscher Allergie- und Asthmabund e.V., Bundesgeschäftsstelle
Hindenburgstraße 110
41061 Mönchengladbach
Tel. (0 21 61) 18 30 24
Fax: (0 21 61) 20 85 02
Internet: www.daab.de
E-Mail: daab@de

Allergie-Dokumentations- und Informationszentrum (ADIZ)
Burgstraße 12
33175 Bad Lippspringe
Tel. (0 52 52) 95-45 00
(Information)
Tel. (0 52 52) 95-45 02
(Sekretariat)
Fax (0 52 52) 95-45 01
ADIZ-Mailbox (0 52 52) 99-9-35
ISDN (0 52 52) 99-9-34 Modem
Internet: www.adiz.de
E-Mail: ebade@uminfo.de

Alter

Bund Deutscher Senioren (BDS) e.V.
Genthiner Straße 24-28
10785 Berlin
Tel. (0 30) 2 61 30 16

Bundesarbeitsgemeinschaft der Senioren-Organisationen (BAGSO)
Stockenstraße 14
53113 Bonn
Tel. (02 28) 63 53-91
Fax: (02 28) 63 53-10
Internet: www.bagso.de
E-Mail: kontakt@bagso.de

Deutsches Zentrum für Altersfragen
Manfred-von-Richthofen-Straße 2
12101 Berlin
Tel. (0 30) 78 60 42-60
Fax (0 30) 7 85 43 50
Internet: www.dza.de
E-Mail: dza@dza.de

Kuratorium Deutsche Altershilfe, Wilhelmine-Lübke-Stiftung e.V.
An der Pauluskirche 3
50677 Köln
Tel. (02 21) 93 18 47-0
Fax (02 21) 93 18 47-6

„Lebenswert", Beratung und Hilfen für ältere Menschen und deren Angehörige e.V.
Meyerbeerstraße 24
13088 Berlin
Tel. (0 30) 9 23 03 77

Schutzbund Alte Menschen
Ludwig-Juppe-Weg 3b
35039 Marburg

Senioren-Schutz-Bund SSB „Graue Panther" e.V.
Rathenaustraße 2
42277 Wuppertal
Tel. (02 02) 66 55 43
Fax (02 02) 64 62 60

Alzheimerkrankheit

Deutsche Alzheimer Gesellschaft e.V.
Kantstr. 152
10623 Berlin
Tel. (0 30) 31 50-57 33
Fax (0 30) 31 50-57 35
E-Mail:
deutsche.alzheimer.ges@t-online.de

Angsterkrankungen

(siehe auch Psychische Erkrankungen)

MASH, Münchner Angst-Selbsthilfe e.V.
Bayerstraße 77a
80335 München
Tel. (0 89) 5 43 80 80

PAN – Selbsthilfe-Initiative für Menschen mit Angst- und Panikgefühlen
Postfach 41 12
54231 Trier
Tel. (06 51) 1 44 10 20

Arthrose
(siehe Rheumatische Erkrankungen)

Asthma
(siehe auch Allergien, Atemwegserkrankungen)

Atemwegs-erkrankungen

Deutsche Atemwegsliga e.V.
Burgstraße 12
33175 Bad Lippspringe
Tel. (0 52 52) 95 45 05
Fax (0 52 52) 95 45 06
Internet:
www.atemwegsliga.de
E-Mail:
atemwegsliga.u.butt@t-online.de

Deutsche Emphysem-Gruppe, Bundesgeschäftsstelle,
Hr. Junker
Simsonstr. 45
45147 Essen
Tel. (02 01) 73 06 72

Augenkrankheiten
(siehe auch Glaukom)

Deutscher Blindenverband e.V., Spitzenverband der Blinden und Sehbehinderten Deutschlands
Bismarckallee 30
53173 Bonn
Tel. (02 28) 95 58 20
Fax (02 28) 35 77 19
Internet:
www.dbvbonn.de
E-Mail: dbvbonn@t-online.de

Deutscher Verein der Blinden und Sehbehinderten in Studium und Beruf e.V. (DVBS)
Frauenbergstraße 8
35039 Marburg
Tel. (0 64 21) 9 48 88-0
Fax (0 64 21) 9 48 88-10
E-Mail: dvbs@scm.de

Behinderung

ABiD, Allgemeiner Behindertenverband in Deutschland, für Selbstbestimmung und Würde e.V.
Am Köllnischen Park 6/7
10179 Berlin
Tel. (0 30) 2 38 06-6 73

Aktion Sonnenschein – Hilfe für das mehrfach behinderte Kind
Heiglhofstraße 63
81377 München
Tel. (0 89) 7 10 09-0
Fax (0 89) 7 19 36-10

Aktion Sorgenkind e.V.
Franz-Lohe-Straße 17
53129 Bonn
Tel. (02 28) 2 09-22 62 oder 22 63
Fax (02 28) 2 09-22 06
Internet: www.aktion-sorgenkind.de
E-Mail: info@aktion-sorgenkind.de

Bundesarbeitsgemeinschaft Hilfe für Behinderte e.V. (BAGH)
Kirchfeldstraße 149
40215 Düsseldorf
Tel. (02 11) 3 10 06-0
Fax (02 11) 3 10 06-48
Internet: www.bagh.de
E-Mail:
BAGH@compuserve.com

Bundesverband Selbsthilfe Körperbehinderter e.V. (BSK)
Postfach 20
74236 Krautheim / Jagst
Tel. (0 62 94) 6 81 10
ISDN: (0 62 94) 4 51 40
Fax (0 62 94) 9 53 83
oder 6 81 55
Internet:
www.bsk-ev.de
E-Mail: bsk.ev@t-online.de

Fördergemeinschaft der Querschnittgelähmten
Silcherstraße 15
67591 Mölsheim
Tel. (0 62 43) 52 56
Fax (0 62 43) 52 56
E-Mail:
fgq-moelsheim@t-online.de

Stiftung für das behinderte Kind zur Förderung, Vorsorge und Früherkennung
Gartenstraße 179
60596 Frankfurt
Tel. (0 69) 63 71 09
Fax (0 69) 63 69 76

Bluthochdruck

Deutsche Hochdruckliga
Postfach 10 20 40
69010 Heidelberg
Tel. (0 62 21) 41 17 74 oder 47 48 00 (Herz-/Kreislauftelefon)
Fax (0 62 21) 40 22 74
Internet:
www.paritaet.org/rr-liga

Brustkrebs
(siehe auch Krebs)

Frauenselbsthilfe nach Krebs, Bundesverband
B6, 10/11
68159 Mannheim
Tel. (06 21) 2 44 34
Fax (06 21) 15 48 77

Colitis ulcerosa
(siehe Magen-Darm-Erkrankungen)

Depression
(siehe auch Psychische Erkrankungen)

Diabetes

Bund diabetischer
Kinder und Jugendlicher e.V.
Hahnenbrunnerstr. 45
67659 Kaiserslautern

Deutscher Diabetiker-Bund e.V.
Danziger Weg 1
58511 Lüdenscheid
Tel. (0 23 51) 98 91 53
Fax (0 23 51) 98 91 50

Deutsche Diabetiker
Gesellschaft
Aukammallee 33
65191 Wiesbaden

Deutsche Diabetes
Gesellschaft,
BG-Kliniken Bergmannsheil
Bürkle-de-la-Camp-Platz 1
44789 Bochum
Tel. (02 34) 3 02-64 29
Fax (02 34) 3 16-3 62

Dialyse

Dialysepatienten
Deutschlands e.V.
Weberstr. 2
55130 Mainz
Tel. (0 61 31) 8 51 52
Fax (0 61 31) 83 51 98

Down-Syndrom

Arbeitskreis
Down-Syndrom e.V.
Am Wißbrock 24
33647 Bielefeld
Tel. (05 21) 44 29 98
Fax (05 21) 94 29 04

Down-Kind e.V.
Brodersenstraße 69
81929 München
Tel. (0 89) 93 47 46
Fax (0 89) 93 47 46

Selbsthilfegruppe für Menschen mit Down-Syndrom und ihre Freunde e.V.
Hirchenau 10
90607 Rückersdorf
Tel. (09 11) 5 70 07 37

Drogenabhängigkeit
(siehe auch Alkohol, Medikamentenabhängigkeit)

Bundesverband der Elternkreise drogengefährdeter und drogenabhängiger Jugendlicher (BVEK) e.V.
Herzbergstraße 82
10365 Berlin
Tel. (0 30) 5 56 70 20
Fax (0 30) 5 56 70 20

Fachverband Drogen und Rauschmittel (FDR) e.V.
Jost Leune
Odeonstraße 14
30159 Hannover
Tel. (05 11) 1 31 64 74
Fax (05 11) 1 83 26

Synanon Deutschland e.V., Organisation für Drogenabhängige
Herzbergstraße 84
10365 Berlin
Tel. (0 30) 5 50 00-0
Fax (0 30) 5 50 00-2 20
Internet: www.synanon.de
E-Mail: info@synanon.de

Deutsche Hauptstelle gegen die Suchtgefahren (DHS) e.V.
Westring 2
(Postfach: 13 69
Postleitzahl: 59003)
59065 Hamm
Tel. (0 23 81) 90 15-0
Fax (0 23 81) 1 53 31
Internet: www.dsk.de/rds/02546.htm

Deutscher Guttempler-Orden (I.O.G.T.) e.V.
Adenauerallee 45
20097 Hamburg
Tel. (0 40) 24-58 80
Fax (0 40) 24-14 30
Internet: www.iogt.de
E-Mail: Guttempler@T-Online.de

Verband ambulanter Behandlungsstellen für Suchtkranke und Drogenabhängige
Karlstraße 40
79104 Freiburg

Tel. (07 61) 20 03-03
Fax (07 61) 20 03-50
E-Mail: ottenys@caritas.de

Durchblutungsstörungen der Beine, arterielle

(siehe Gefäßerkrankungen)

Endometriose

Endometriose-Vereinigung Deutschland e.V., Fr. Hoffmann, Fr. Lampe
Bernhard-Göring-Straße 152
04277 Leipzig
Tel. (03 41) 30 65-3 04
Fax (03 41) 30 65-3 04

Entspannung

Arbeitskreis für Autogenes Training und Progressive Relaxation c/o Berufsverband Deutscher Psychologen
Heilsbachstraße 22-24
53123 Bonn
Tel. (02 28) 9 87 31-0
Fax (02 28) 9 87 31-70

Epilepsie

Informationszentrum Epilepsie (IZE) und Liga gegen Epilepsie e.V.
Herforder Straße 5-7
33602 Bielefeld
Tel. (05 21) 12-41 17
Fax (05 21) 12-41 72
Internet: www.izepilepsie.de

Stiftung Michael zur Bekämpfung der Anfallskrankheiten und ihrer individuellen und sozialen Folgen,
Stiftung für Epilepsie
Münzkamp 5
22339 Hamburg
Tel. (0 40) 5 38-85 40
Fax (0 40) 5 38-15 59

Deutsche Epilepsievereinigung e.V.
Zillestraße 102
10585 Berlin
Tel. (0 30) 3 42-44 14
Fax (0 30) 3 42-44 66

Ernährung

(siehe auch Adipositas, Essstörungen)

Deutsche Gesellschaft für Ernährung e.V.
Im Vogelsgesang 40
60488 Frankfurt
Tel. (0 69) 97 68 03-0
Fax (0 69) 97 68 03-99
Internet:
www.dge.de

Deutsche Gesellschaft für Ernährungsmedizin e.V.
Postfach 10 19 20
86009 Augsburg
Tel. (08 21) 4 00-23 93
Fax (08 21) 4 00-33 16

Vegetarier-Bund Deutschlands e.V.
Blumenstraße 3
30159 Hannover
Tel. (05 11) 3 63 20 50
Fax (05 11) 3 63 20 07

Essstörungen

Aktionskreis Ess- und Magersucht Cinderella
Westendstraße 35
80339 München
Tel. (0 89) 5 02-12 12
Fax (0 89) 5 02-25 75

ANAD – Beratungsstelle für Essstörungen
Rottmannstraße 5
80333 München
Tel. (0 89) 5 23 66 33
Fax (0 89) 52 71 63

Beratungszentrum bei Essstörungen
Dick & Dünn
Innsbrucker Straße 25
10825 Berlin
Tel. (0 30) 8 54-49 94
Fax (0 30) 8 54-84 42

Fettstoffwechselstörung

Deutsche Gesellschaft zur Bekämpfung von Fettstoffwechselstörungen und ihren Folgeerkrankungen (Lipid-Liga) e.V.
Waldklausenweg 20
81377 München
Tel. (0 89) 7 19 10 01
Fax (0 89) 7 14 26 87
Internet:
www.Lipid-Liga.de
E-Mail:
Lipid-Liga@t-online.de

Gefäßerkrankungen

(siehe auch Herz- und Kreislauferkrankungen)

Deutsche Liga zur Bekämpfung von Gefäßerkrankungen e.V.
Medizinische Klinik im Klinikum Karlsbad-Langensteinbach
Guttmannstr. 1
76307 Karlsbad-Langensteinbach
Tel. (0 72 53) 2 62 28
Fax (0 72 53) 2 62 28

Glaukom

Initiativkreis zur
Glaukom-Früherkennung e.V.
Postfach 1340
40638 Meerbusch
Internet:
www.glaukom.de
E-Mail: info@glaukom.de

Herpes-Zoster-Neuralgie

Kontaktstelle
Herpes-Zoster-Neuralgie
Ahornweg 15
52080 Aachen

Herz- und Kreislauferkrankungen,

Bundesverband
Herzkranke Kinder e.V.
Robensstr. 20-22
52070 Aachen
Tel. (02 41) 91 23 32
Fax (02 41) 91 23 33
E-Mail:
bnhk-aachen@t-online.de

Deutsche Herzhilfe e.V.
Weißhausstraße 21
50939 Köln
Tel. (02 21) 41 08 12
Fax (02 21) 41 39 45

Deutsche Herzhilfe e.V.,
Bundesgeschäftsstelle
Pestalozzistr. 3a
80469 München
Tel. (0 89) 2 60 36 36
Fax (0 89) 26 91 48
Internet:
www.deutsche-herzhilfe.e-v.de

Deutsche Herzstiftung e.V.
Vogtstr. 50
60322 Frankfurt a.M.
Tel. (0 69) 95 51 28-0
Fax (0 69) 95 51 28-3 13
Internet:
www.herzstiftung.de
E-Mail: 101737.664@
compuserve.com

Herzkind e.V. –
Hilfe für herzkranke Kinder
Husarenstraße 70
38102 Braunschweig
Tel. (05 31) 2 20 66-0
Fax (05 31) 2 20 66-22
Internet: www.herzkind.de
E-Mail: info@herzkind.de

Homöopathie

Deutscher Zentralverein
homöopathischer Ärzte e.V.
Breitestr. 55
53111 Bonn
Tel. (02 28) 63 92 30
Fax (02 28) 63 92 70
E-Mail: dzvhaepr@aol.com

Hörstörungen

Bundesarbeitsgemeinschaft für
Hörgeschädigte Studenten und
Absolventen (BHSA) e.V.
Hinter der Hochstätte 2a
65239 Hochheim
Tel. (0 61 46) 83 55 37
Fax (0 61 46) 83 55 38
Internet: www.bhsa.de
E-Mail: info@bhsa.de

Bundesgemeinschaft der Eltern
und Freunde hörgeschädigter
Kinder e.V.
Pirolkamp 18
22397 Hamburg
Tel. (0 40) 6 07-03 44
Fax (0 40) 6 07-23 61
Internet: www.
bundesgemeinschaft.de
E-Mail:
spektrum-hoeren@
t-online.de

Deutscher Gehörlosen-Bund e.V.
Paradeplatz 3
24768 Rendsburg
Tel. (0 43 31) 58 97-22
Fax (0 43 31) 58 97-45
Internet: www.
gehoerlosen-bund.de
E-Mail: info@
gehoerlosen-bund.de

Gesellschaft für Gebärden-
sprache und Kommunikation
Gehörloser e.V.
Binderstraße 34
20146 Hamburg

Immunschwäche
(siehe Aids)

Inkontinenz

Gesellschaft
für Inkontinenzhilfe (GIH) e.V.
Friedrich-Ebert-Straße 124
34119 Kassel
Tel. (05 61) 78 06 04
Fax (05 61) 77 67 70
Internet: www.gih.de/
E-Mail: gih-kassel@t-online.de

Hilfe für inkontinente
Personen e.V.
Postfach 11 13 22
40513 Düsseldorf
Tel. (02 11) 59 21 27
Fax (02 11) 59 24 94

SOMA e.V., Elterninitiative
für inkontinente Kinder
Stresemannstr. 67
47803 Krefeld
Tel. (0 21 51) 76 07 90

Kinderlosigkeit, ungewollte

Wunschkind e.V., Bundesverband der Selbsthilfegruppen für Fragen ungewollter Kinderlosigkeit
Fehrbelliner Straße 92
10119 Berlin

Kopfschmerzen

(siehe Migräne, Schmerzen)

Krampfadern

(siehe Venenerkrankungen)

Krebs

Deutsche Krebsgesellschaft
Paul-Ehrlich-Straße 41
60596 Frankfurt / Main
Tel. (0 69) 6 30 09 60
Fax (0 69) 63 91 30
Internet: deutsche.krebsgesellschaft.de
E-Mail: deutsche.krebsgesellschaft@t-online.de

Deutsche Krebshilfe
Thomas-Mann-Straße 40
53111 Bonn
Tel. (02 28) 7 29 90-0
Fax (02 28) 7 29 90-11
Internet: www.krebshilfe.de
E-Mail: deutsche@krebshilfe.de

Förderkreis krebskranke Kinder
Büchsenstraße 22
70174 Stuttgart
Tel. (07 11) 29 73 56
Fax (07 11) 29 40 91

Frauenselbsthilfe nach Krebs, Bundesverband
B6, 10/11
68159 Mannheim
Tel. (06 21) 2 44 34
Fax (06 21) 15 48 77

Krebsinformationsdienst (KID) am Deutschen Krebsforschungszentrum Heidelberg
Im Neuenheimer Feld 280
69120 Heidelberg
Tel. (0 62 21) 41 01 21

Psychosoziale Beratungsstelle für Krebskranke und Angehörige
Albrecht-Achilles-Straße 65
10709 Berlin
Tel. (0 30) 8 91 40 49

Kreuzschmerzen

(siehe Rheumatische Erkrankungen)

Lebererkrankungen

Deutsche Leberhilfe e.V.
Grönenberger Str. 42
49324 Melle
Tel. (0 54 22) 4 44 99
Fax (0 54 22) 65 68
Internet: www.leberhilfe.de
E-Mail: 0542244499-0001@t-online.de

Verein Leberkrankes Kind e.V.
Am Tarpenufer 33
22848 Norderstedt
Tel. (0 40) 5 29 47 21
Fax (0 40) 5 29 47 21

Selbsthilfegruppe Lebertransplantierter Deutschland e.V.
Karlsbader Ring 28
68782 Brühl
Tel. (0 62 02) 70 26 13
Fax (0 62 02) 70 26 14

Lesestörung

Bundesverband Legasthenie
Königstr. 32
30175 Hannover
Tel. (05 11) 31-87 38
Fax (05 11) 31-87 39
Internet: selbsthilfe. seiten.de/bv/legasthenie/index.html
E-Mail: bvlegasth@aol.com

Leukämie

(siehe auch Krebs)

Deutsche Leukämie-Forschungshilfe – Aktion für krebskranke Kinder e.V. Dachverband
Joachimstraße 20
53113 Bonn
Tel. (02 28) 9 13-94 30
Fax (02 28) 9 13-94 33
E-Mail: dlfhbonn@t-online.de

Deutsche Leukämie-Hilfe e.V., Bundesverband der Selbsthilfeorganisation für Erwachsene mit Blut- und Systemerkrankungen, Patientenbeistand, Dr. Holtkamp
Thomas-Mann-Str. 40
53111 Bonn
Tel. (02 28) 7 29 90-67
Fax (02 28) 7 29 90-11
Internet: www. krebshilfe.de/dlh
E-Mail: uh@krebshilfe.de

Selbsthilfevereinigung zur Unterstützung erwachsener Leukämiepatienten e.V.
Herrenstr. 34
48167 Münster-Wolbeck
Tel. (0 25 06) 67 68
Fax (0 25 06) 8 55 59

Magen-Darm-Erkrankungen

CED-Hilfe e.V., Hilfe bei chronisch entzündlichen Darmerkrankungen
Fuhlsbüttler Straße 401
22309 Hamburg
Tel. (0 40) 6 32 37 40

Deutsche Morbus Crohn / Colitis ulcerosa Vereinigung (DCCV) e.V.
Paracelsusstraße 15
51375 Leverkusen
Tel. (02 14) 8 76 08-0
Fax (02 14) 8 76 08-88
Internet:
www.dccv.de

Medikamenten-abhängigkeit

Blaues Kreuz in Deutschland e.V.
Freiligrathstraße 27
42289 Wuppertal
Tel. (02 02) 62 00-3 41
Fax (02 02) 62 00-3 81
Internet:
www.blaues-kreuz.de

Verein Hilfe für medikamenten-abhängige Schmerzkranke e.V. (HIMS)
Ascherfeld 11
28757 Bremen
Tel. (04 21) 65 14 95
Fax (04 21) 65 14 30

Migräne

(siehe auch Schmerzen)

Klinik für Psychosomatik und Neurologie Rheinhausen GmbH, Fachklinik für Psychosomatik und Migräne
Hochemmericher Markt 1-3
47226 Duisburg
Tel. (0 20 65) 5 01 55
oder 7 55 60 oder 3 08 09

Migräne-Klinik Königstein, Dr. Joachim Brand GmbH & Co. KG
Ölmühlweg 31
61462 Königstein
Tel. (0 61 74) 29 04-0
Fax (0 61 74) 29 04-11

Migräne Liga e.V.
Westerwaldstraße 1
65462 Ginsheim-Gustavsburg
Tel. (0 61 44) 22 11
Internet:
www.Migraene-Liga.de

Morbus Bechterew

Deutsche Vereinigung Morbus Bechterew e.V.
Metzgergasse 16
97421 Schweinfurt
Tel. (0 97 21) 2 20 33
Fax (0 97 21) 2 29 55

Morbus Crohn

(siehe Magen-Darm-Erkrankungen)

Mukoviszidose

Cystische Fibrose-Selbsthilfe (CF) e.V.
Meyerholz 3
28832 Achim
Tel. (0 42 02) 8 22 80
Fax (0 42 02) 60 73
Internet: www.paritaet.org/cf
E-Mail:
cf-selbsthilfe-bv@t-online.de

Deutsche Gesellschaft zur Bekämpfung der Mukoviszidose (Cystische Fibrose) e.V.
Bendenweg 101
53121 Bonn
Tel. (02 28) 9 87 80-0
Fax (02 28) 9 87 80-77
Internet:
www.meb.uni-bonn.de/mukoviszidose
E-Mail:
mukoviszidose@t-online.de

Multiple Sklerose

Deutsche Multiple Sklerose Gesellschaft e.V.
Vahrenwalder Straße 205-207
30165 Hannover
Tel. (05 11) 9 68 34-0
Fax (05 11) 9 68 34-50
Internet: www.dmsg.de
E-Mail: dmsg@dmsg.de

Muskelkrankheiten

Deutsche Gesellschaft für Muskelkranke DGM e.V.
Im Moos 4
79112 Freiburg
Tel. (0 76 65) 94 47-0
Fax (0 76 65) 94 47-20
Internet:
www.dgm.org
E-Mail: dgm_bgs@t-online.de

Muskelschwäche (Myasthenie)

Deutsche Myasthenie Gesellschaft e.V.
Langemarckstr. 106
28199 Bremen

Tel. (04 21) 59 20 60
Fax (04 21) 50 82 26

Naturheilverfahren

Kneipp-Bund
Adolf-Scholz-Allee 6
86825 Bad Wörishofen
Tel. (0 82 47) 30 02
Fax (0 82 47) 3002-164 oder 199

Neurodermitis

Bundesverband
Neurodermitiskranker
Postfach 1165
56135 Boppard
Tel. (0 67 42) 8 71 30
Fax (0 67 42) 27 95
E-Mail: Bvneuro@aol.com

Deutscher
Neurodermitiker-Bund e.V.
Spaldingstraße 210
20097 Hamburg
Tel. (0 40) 23-08 10
Fax (0 40) 23-10 08

Nierenkrankheiten

(siehe auch Dialyse)

Organtransplantation

Bundesverband der
Organtransplantierten e.V.
Postfach 12 01 17
47137 Duisburg
Tel. (02 03) 44 20 10
Fax (02 03) 44 21 27

Osteoporose

Bundesselbsthilfeverband
für Osteoporose e.V.
Kirchfeldstraße 149
40215 Düsseldorf
Tel. (02 11) 31 91 65
Fax (02 11) 33 22 02

Kuratorium Knochengesundheit
Leipziger Straße 6
74889 Sinsheim
Tel. (0 72 61) 9 21 70
Fax (0 72 61) 6 46 59
E-Mail: kuratorium-knochen-gesundheit@t-online.de

Parkinsonismus

Deutsche Parkinson
Vereinigung e.V.
Moselstraße 31
41464 Neuss
Tel. (0 21 31) 4 10-16, 17
Fax (0 21 31) 4 54 45

Patientenschutz, -verbände

PSO, Patientenschutz
Organisation zur Hilfestellung
von Medizingeschädigten
Ockershäuser Allee 11
35037 Marburg
Tel. (0 64 21) 16 17 67

Phenylketonurie

Deutsche Interessengemeinschaft für Kinder mit Phenylketonurie (DIGPKU) und verwandten angeborenen Stoffwechselstörungen e.V.,
c/o H. Schmidt
Adlerstraße 6
91077 Kleinsendelbach
Tel. (0 91 26) 44 53
Fax (0 91 26) 3 09 46

Phytotherapie

Gesellschaft
für Phytotherapie e.V.
Siebengebirgsallee 24
50939 Köln
Tel. (02 21) 4 20 19 15

Psoriasis

Deutscher Psoriasisbund e.V.
Oberaltenallee 20a
22081 Hamburg
Tel. (0 40) 22 33 99
Fax (0 40) 2 27 09 86
Internet:
www.psoriasisbund.de

Psychische Erkrankungen

Bundesverband der
Angehörigen psychisch
Kranker e.V. (BAPK)
Thomas-Mann-Straße 49a
53111 Bonn
Tel. (02 28) 63 26 46
Fax (02 28) 65 80 36
Internet:
www.psychiatrie.de/verband

Deutsche Gesellschaft für
Psychiatrie, Psychotherapie
und Nervenheilkunde (DGPPN),
Geschäftsstelle,
Rheinische Kliniken Essen
Virchowstr. 174
45147 Essen
Tel. (02 01) 7 22-72 53
Fax (02 01) 7 22-73 03
Internet: www.dgppn.de

Hilfe für Depressivkranke e.V.
Wermbachstraße 13
63739 Aschaffenburg
Tel. (0 60 21) 2 36 26

Psychotherapie-Informations-dienst (PID)
Heilsbachstraße 22-24
53123 Bonn
Tel. (02 28) 74 66 99

Verein zur Betreuung von psychisch Kranken e.V., Kontaktstelle für betreutes Wohnen und Arbeiten
Niedergirmeser Weg 11
35576 Wetzlar

Psychosomatische Erkrankungen

Deutsches Zentrum für Psychosomatische Medizin
Friedrichstraße 33
35392 Gießen
Tel. (06 41) 99-4 56 01
Fax (06 41) 99-4 56 09

Rauchen

Anonyme Raucher
Junkerstraße 5
76139 Karlsruhe
Internet:
www.nicotine-anonymous.org/grmnhome.html

Reizdarm

Deutsche Reizdarmselbsthilfe e.V.
Mörikeweg 2
31303 Burgdorf
Tel. (0 51 36) 89 61 06

Rheumatische Erkrankungen

Deutsche Arthrosehilfe e.V.
Postfach 11 05 51
60040 Frankfurt
Tel. (0 68 31) 94 66 77
Fax (0 68 31) 94 66 78

Deutsche Rheuma-Liga e.V.
Maximilianstr. 14
53111 Bonn
Tel. (02 28) 7 66 06-0
Fax (02 28) 7 66 06-20
Internet: www.rheuma-liga.de
E-Mail: rl.bv@t-online.de

Rheuma-Hilfswerk Deutschland
Badstraße 46
79410 Badenweiler

Rheuma-Forum e.V.
Postfach 13 08
71536 Murrhardt
Tel. (0 71 92) 90 05 70
Fax (0 71 92) 90 05 73
E-Mail: fibro-rheuma-selbsthilfe@t-online.de

Säuglingstod, plötzlicher

Gesellschaft zur Erforschung des plötzlichen Säuglingstods (GEPS) Niedersachsen e.V.
(Postfach 11 26
PLZ 31501 Wunstorf)
Graf-Erpo-Str. 24
31515 Wunstorf
Tel. (0 50 31) 91 27 27

Kontakt- und Informationsstelle verwaiste Eltern in Deutschland
Esplanade 15
20354 Hamburg

Schilddrüsenerkrankungen

Arbeitskreis Jodmangel
Postfach 15 42
64505 Frankfurt,
Internet:
www.jodmangel.de

Forum Schilddrüse e.V.
Heimhuder Straße 70
20148 Hamburg
Tel. (0 40) 41 70 95

Schilddrüsen-Informationsdienst
Schmidtstraße 12
60326 Frankfurt

Schilddrüsen-Liga Deutschland e.V.,
Geschäftsstelle Ev. Krankenhaus Bad Godesberg
Waldstr. 73
53177 Bonn
Tel. (02 28) 3 86 90 60
Internet:
www.schilddruesenliga.de
E-Mail:
info@schilddruesenliga.de

Schlafstörungen

Deutsche Gesellschaft für Schlafforschung und Schlafmedizin, DGSM-Sekr., HEPHATA-Klinik
Schimmelpfengstr. 2
34613 Schwalmstadt-Treysa
Tel. (0 66 91) 27 33
Fax (0 66 91) 28 23
Internet: www.uni-marburg.de/sleep/dgsm
E-Mail:
dgsm.mayer@t-online.de

Selbsthilfegruppe Schlafapnoe Chronische Schlafstörungen
Kamper Weg 290
40627 Düsseldorf
Tel. (02 11) 27 36 70

Schlaganfall

Deutsche Schlaganfall-Stiftung
Carl-Bertelsmann-Straße 256
33335 Gütersloh
Tel. (0 52 41) 97 70 00
Fax (0 52 41) 70 20 71

Schmerz

Deutsche Gesellschaft zum Studium des Schmerzes e.V., DGSS-Geschäftsstelle, c/o Klinik für Anaesthesiologie, Universität Köln
Joseph-Stelzmann-Str. 9
50924 Köln
Tel. (02 21) 4 78-66 86
Fax (02 21) 4 78-66 88
Internet: http://www.medizin.unikoeln.de/projekte/dgss
E-Mail: dgss@uni-koeln.de

Bundesverband Deutsche Schmerzhilfe e.V.
Sietwende 20
21720 Grünendeich
Tel. (0 41 42) 81 04 34
Fax (0 41 42) 81 04 35
Internet: www.schmerzhilfe.de/
E-Mail: webmaster@d-s-h.de

Deutsche Schmerzliga e.V.
Roßmarkt 23
60311 Frankfurt
Tel. (0 69) 29 98 80-75
Fax (0 69) 29 98 80-33
Internet: www.Schmerzliga.de
E-Mail: webmaster@schmerzliga.de

Schwerhörigkeit
(siehe Hörstörungen)

Sehbehinderung
(siehe Augenkrankheiten)

Selbsthilfegruppen

Nationale Kontakt- und Informationsstelle zur Anregung und Unterstützung von Selbsthilfegruppen (NAKOS)
Albrecht-Achilles-Straße 65
10709 Berlin
Tel. (0 30) 8 91 40 19
Fax (0 30) 8 93 40 14
Internet: www.zdf.de/ratgeber/praxis/nakos/05441/index.html

Deutsche Arbeitsgemeinschaft Selbsthilfegruppen e.V. (DAG SHG)
Friedrichstr. 28
35392 Gießen
Tel. (06 41) 99-4 56 12

Spastische Lähmung

Bundesverband für Körper- und Mehrfachbehinderte e.V.
Brehmstraße 5-7
40239 Düsseldorf
Tel. (02 11) 6 40 04-0
Fax (02 11) 6 40 04-20
Internet: www.bvkm.de
E-Mail: BV-KM@t-online.de

Sprachstörungen

Bundesverband für die Rehabilitation der Aphasiker e.V., Geschäftsstelle
Robert-Koch-Str. 34
97080 Würzburg
Tel. (09 31) 25 01 30-0
Fax (09 31) 25 01 30-39
Internet: www.wuerzburg.de/aphasiker
E-Mail: aphasiker@t-online.de

Selbsthilfegruppe der Aphasiker e.V.
Henrik-Ibsen-Str. 20
18106 Rostock
Tel. (03 81) 7 68 84 41

Stoma-Träger

Deutsche Ileostomie-Colostomie-Urostomie-Vereinigung e.V. (ILCO), Bundesverband
Landshuter Str. 30
85356 Freising
Tel. (0 81 61) 9 34 30-1, 2
Fax (0 81 61) 9 34 30-4
Internet: www.ilco.de
E-Mail: info@ilco.de

Stottern

Bundesvereinigung Stotterer Selbsthilfe e.V.
Gereonswall 112
50670 Köln
Tel. (02 21) 1 39-11 06
Fax (02 21) 1 39-13 70
Internet: www.hsp.de/~bvss

Tinnitus

Deutsche Tinnitus-Liga e.V. (DTL)
Am Lohensiepen 18
Postfach 210349
42353 Wuppertal
Tel. (02 02) 2 46 52-0
Fax (02 02) 2 46 52-20
Internet: www.tinnitus-liga.de
E-Mail: dtl@tinnitus-liga.de

Übergewicht
(siehe Adipositas)

Unfruchtbarkeit
(siehe Kinderlosigkeit, ungewollte)

Venenerkrankung

Deutsche Gesellschaft Venen e.V.
Dr.-Carlo-Schmid-Straße 204
90491 Nürnberg
Tel. (09 11) 5 98 86 00

Zuckerkrankheit
(siehe Diabetes)

Zystische Fibrose
(siehe Mukoviszidose)

Adressen in Österreich

Adipositas

Österreichische Gesellschaft
für Ernährung
Zaunergasse 1-3
A-1030 Wien
Tel. (01) 74 14 71 93
Fax (01) 7 18 61 46

Österreichisches Institut für
Ernährungsberatung Döblinger
Hauptstraße 19
A-1190 Wien
Tel. (01) 3 69 50 00

Overeaters Anonymous –
Anonyme Esssüchtige
Sankt-Veit-Gasse 25
A-1130 Wien
Tel. (01) 87 83 90
Fax (01) 87 83 94 14

Aids

Aids-Hilfe Beratungsstelle
Mariahilfer Gürtel 4
A-1060 Wien
Tel. (01) 59 93 70
Fax (01) 5 95 37 40 16

Steirische Aids-Hilfe
Schmiedgasse 38
A-8010 Graz
Tel. (03 16) 81 50 50
Fax (03 16) 81 50 50-6
Internet: www.aids-hilfe.at/
steirische@aids-hilfe.at

Akupunktur

Österreichische Gesellschaft
für Akupunktur
und Aurikulotherapie
Hugelgasse 1-3
A-1150 Wien
Tel. (01) 98 10 42 61

Alkohol

(siehe auch Drogen)

Al-Anon / Al-Teen (SHG für
Angehörige von Alkoholikern)
Barthgasse 5
A-1030 Wien
Tel. (01) 7 96 98 55

Anonyme Alkoholiker
Barthgasse 5
A-1030 Wien
Tel. (01) 7 99 55 99

Blaues Kreuz in Österreich
Gaisberggasse 15
A-5500 Bischofshofen

Allergien

Ambulatorium für Allergie
Rennweg 28
A-1030 Wien
Tel. (01) 7 98 10 55

Asthma-, Neurodermitis-
und Allergieverband
Obere Augartenstraße 26-28
A-1020 Wien
Tel. (01) 3 30 42 86

Alter

Beratungsstelle für Senioren
Gesundheitsamt der Stadt Wien
Kreitnergasse 43
A-1160 Wien

Österreichischer Seniorenbund
Lichtenfelsgasse 7
A-1010 Wien
Tel. (01) 40 12 61 51
Fax (01) 4 06 62 66

Pro Senectute Österreich
Grentzgasse 9
A-1180 Wien
Tel. (01) 4 79 61 61
Fax (01) 6 79 67 36

Alzheimerkrankheit

Alzheimer Angehörige
Österreich
Obere Augartenstraße 26-28
A-1020 Wien
Tel. (01) 33 25 16 60

Österreichische Alzheimer
Gesellschaft
Neurologisches Krankenhaus
Rosenhügel
Riedelgasse 5
A-1130 Wien
Tel. (01) 88 00 00

Angsterkrankungen

(siehe auch Psychische Erkrankungen)

Arthrose

(siehe Rheumatische Erkrankungen)

Asthma

Asthma-, Neurodermitis-
und Allergieverband
Obere Augartenstraße 26-28
A-1020 Wien
Tel. (01) 33 25 16 60

Asthmatikerschulung
Universitätsklinik für Innere Medizin IV
Abt. für Pulmologie
Währinger Gürtel 18-20
A-1090 Wien
Tel. (01) 40 40 00

Atemwegserkrankungen

Österreichische Lungen-Union
Obere Augartenstraße 26-28
A-1020 Wien
Tel. (01) 3 30 42 86

Augenkrankheiten

Hilfsgemeinschaft der Blinden und Sehschwachen Österreichs
Treustraße 9
A-1200 Wien
Tel. (01) 33 03 54 50

Österreichischer Blindenverband
Hägelingasse 4-6
A-1040 Wien
Tel. 01-98 18 90
Fax 01-9 81 89 35

Behinderung

Arbeitskreis Eltern behinderter Kinder und Jugendlicher
Kapuzinerstraße 84
A-4021 Linz

Dachverband für Menschen mit geistiger und mehrfacher Behinderung
Schönbrunner Straße 179
A-1120 Wien
Tel. (01) 81 22 64 20

Lebenshilfe für Behinderte
Ebendorfer Straße 10
A-1010 Wien

Verband der Querschnittsgelähmten Österreichs
Sahulkastraße 3/9/R 10
A-1100 Wien
Tel./Fax (01) 6 16 86 78

Bluthochdruck

Österreichische Hochdruckliga
Krankenhaus Barmherzige Brüder
Marschallgasse 12
A-8020 Graz
Tel. (0 16) 7 06 70

Brustkrebs

(siehe auch Krebs)

Frauenselbsthilfe nach Krebs
Obere Augartenstraße 26–28
A-1020 Wien
Tel. (01) 3 32 23 48
Fax 01-3 34 65 50

Colitis ulcerosa

Österreichische Morbus-Crohn- u. Colitis-ulcerosa-Vereinigung
Obere Augartenstraße 26-28
A-1020 Wien
Tel. (01) 3 33 06 33

Depression

(siehe auch Psychische Erkrankungen)

Diabetes

Österreichische Diabetikervereinigung
Moosstraße 18/1
A-5020 Salzburg
Tel. (06 62) 82 77 22

Dialyse

Gesellschaft für Nierentransplantierte und Dialyse-Patienten
Neulerchenfeldstraße 10
A-1160 Wien
Tel. (01) 4 08 38 18

Down-Syndrom

Selbsthilfegruppe Down-Syndrom
Neurologisches Krankenhaus Rosenhügel
Riedelgasse 5
A-1130 Wien
Tel. (01) 88 00 00

Drogen

(siehe auch Alkohol)

Ambulatorium für Suchtkranke, Kuratorium für psychosoziale Dienste
Borschkegasse 1
A-1090 Wien
Tel. (01) 4 05 67 86
Fax (01) 4 05 26 88

Bundesverband der Elternkreise Drogenabhängiger Jugendlicher
Münzgasse 1/34
A-5020 Salzburg

Drogenambulanz der AHK
Währinger Gürtel 18-20
A-1090 Wien
Tel. (01) 40 40 00

Sucht-Beratungsstelle, Anton-Proksch-Institut
Gräfin-Zichy-Gasse 4
A-1230 Wien
Tel. (01) 88 82 53 31 62

Entspannung

Österreichische Gesellschaft für Autogenes Training und allgemeine Psychotherapie

Testarellogasse 31
A-1130 Wien
Tel. (01) 5 23 38 39

Epilepsie, Selbsthilfe

Österreichische Sektion
der Internationalen Liga
gegen Epilepsie
Universitätsklinik
für Neurologie
Anichstraße 35
A-6020 Innsbruck
Tel. (05 12) 5 04 40 64

Ernährung

(siehe Adipositas,
Essstörungen)

Essstörungen

Verein Netzwerk
Essstörungen
Fritz-Pregel-Straße 5
A-6020 Innsbruck
Tel. (05 12) 57 60 26

Herz- und Kreislauferkrankungen

(siehe auch Bluthochdruck)

Österreichischer Herzfonds
Währinger Straße 15/16
A-1090 Wien

Österreichischer Herzverband
Obere Augartenstraße 26-28
A-1020 Wien
Tel. (01) 3 30 74 45

Homöopathie

Österreichische Gesellschaft
für homöopathische Medizin
Mariahilfer Straße 110
A-1070 Wien
Tel. (01) 5 26 75 75

Hörstörungen

Österreichischer Bund für
Schwerhörige, Spätertaubte,
Tinnitus-Betroffene und
Sprachbehinderte
Radegunder Straße 10
A-8045 Graz

Österreichischer
Gehörlosenbund
Waldgasse 13
A-1100 Wien

Immunschwäche

(siehe Aids)

Inkontinenz

Beratungsstelle der Gesellschaft
für Inkontinenzhilfe
Johannstraße 46
A-1150 Wien
Tel. (01) 5 85 63 33

Kopfschmerzen

(siehe Migräne)

Krebs

Dachverband der
Österreichischen Kinder-
Krebs-Hilfsorganisationen
Kinderspitalgasse 7
A-1095 Wien

Frauenselbsthilfe nach Krebs
Obere Augartenstraße 26-28
A-1020 Wien
Tel. (01) 3 32 23 48

Österreichische Krebshilfe
Theresiengasse 46
A-1180 Wien
Tel. (02 22) 4 02 19 22
Internet: www.krebshilfe.or.at

Österreichische Krebshilfe
Steiermark
Postfach 26
Rudolf-Hans-Bartsch-
Straße 15-17
A-8042 Graz-St.Peter
Tel. (03 16) 47 44 33-0
Fax (03 16) 47 44 33-10
Mobil (06 64) 3 32 22 24
Internet:
www.krebshilfe.at
E-Mail: krebshilfe@styria.com

Kreuzschmerzen

(siehe Rheumatische Erkrankungen)

Migräne

Österreichische
Migräne Gesellschaft
Hartenfeldstraße 9/20
A-4060 Leonding

Morbus Bechterew

Österreichische
Vereinigung Morbus Bechterew
Enerthstraße 238
A-1020 Wien
Tel. (01) 3 32 28 10

Morbus Crohn

Österreichische Morbus-Crohn-
u. Colitis-ulcerosa-Vereinigung
Obere Augartenstraße 26-28
A-1020 Wien
Tel. (01) 3 30 89 72

Mukoviszidose

Österreichische Gesellschaft
zur Bekämpfung
der Mukoviszidose
Obere Augartenstraße 26-28
A-1020 Wien
Tel. (01) 3 30 89 72

Multiple Sklerose

Österreichische Multiple
Sklerose Gesellschaft
Universitätsklinik
für Neurologie
Währinger Gürtel 18-20
A-1090 Wien
Tel. (01) 40 40 00

Naturheilverfahren

Österreichischer Kneippbund
Kunigundenweg 10
A-8700 Leoben
Tel. (38 42) 2 16 82
Fax (38 42) 2 16 70
ISDN: (38 42) 2 68 25
Internet: www.kneippbund.at
E-Mail: bs@kneippbund.at

Neurodermitis

Asthma-, Neurodermitis-
und Allergieverband
Obere Augartenstraße 26-28
A-1020 Wien
Tel. (01) 3 30 42 86

Selbsthilfegruppe für Neuro-
dermitis und Atopisches Ekzem
Barthgasse 7-9
A-1030 Wien
Tel. (02 22) 78 72 82

Parkinsonismus

Parkinson Selbsthilfe
Märzstraße 49
A-1150 Wien
Tel. (01) 9 82 68 21

Psoriasis

Psoriatiker-Verein Austria
Stromstraße 39-45/7/R 1
A-1200 Wien
Tel. (01) 3 32 40 03

Psychische Erkrankungen

Hilfe für Angehörige
psychisch Erkrankter
Bernardgasse 36/4/14
A-1070 Wien
Tel. (01) 5 26 42 02

Österreichischer
Bundesverband
für Psychotherapie
Rosenbursenstraße 8
A-1010 Wien
Tel. (01) 5 12 70 90

Rauchen

Zentrale Raucherberatung
Zelinkagasse 9/25
A-1010 Wien

Rheumatische Erkrankungen

Österreichische
Rheuma-Liga
Ketzergasse 200
A-1235 Wien

Schwerhörigkeit

(siehe Hörstörungen)

Sehbehinderung

(siehe Augenkrankheiten)

Selbsthilfegruppen

Medizinisches
Selbsthilfezentrum
Obere Augartenstraße 26-28
A-1020 Wien
Tel. (01) 3 30 22 15

Service- und Informationsstelle
für Gesundheitsinitiativen
und Selbsthilfegruppen im
Fonds Gesundes Österreich
Laxenburger Straße 36
A-1100 Wien

Sprachstörungen

Österreichischer Bund
für Schwerhörige, Spätertaubte,
Tinnitus-Betroffene und
Sprachbehinderte
Radegunder Straße 10
A-8045 Graz

Stoffwechsel-erkrankungen

Österreichische Gesellschaft
für angeborene Stoffwechsel-
störungen
Juchgasse 34/18
A-1030 Wien

Stoma-Träger

Ileostomie-, Colostomie- und
Urostomievereinigung (ILCO)
Obere Augartenstraße 26-28
A-1020 Wien
Tel. (01) 3 30 22 15

Tinnitus

Österreichischer Bund für
Schwerhörige, Spätertaubte,
Tinnitus-Betroffene und
Sprachbehinderte
Radegunder Straße 10
A-8045 Graz

Übergewicht

(siehe Adipositas)

Zuckerkrankheit

(siehe Diabetes)

Zystische Fibrose

(siehe Mukoviszidose)

Adressen in der Schweiz

Adipositas

Schweizerische Gesellschaft
für Ernährungsforschung
Institut de Physiologie
d'Université de Lausanne
CH-1005 Lausanne

Schweizer Vereinigung
für Ernährung
Vernstrasse 135
CH-3052 Zollikofen

Schweizer Vereinigung
für Ernährung
Vernstrasse 135
CH-3052 Zollikofen

Overeaters Anonymous –
Anonyme Esssüchtige
Postfach 680
CH-8021 Zürich

Aids

Aids-Hilfe
Konradstrasse 20
CH-8031 Zürich
Tel. (01) 273 42 42

Akupunktur

Schweizerische Ärztegesell-
schaft für Aurikulomedizin
und Akupunktur
Postfach 176
CH-8575 Bürglen
Tel. (0 71) 634 66 19

Alkohol

(siehe auch Drogen-
abhängigkeit)

Anonyme Alkoholiker
Wehntalerstrasse 560
CH-8046 Zürich-Affoltern
Tel. (01) 848 84 88 46

Blaues Kreuz
Lindenrain 3
Postfach 8957
CH-3001 Bern
Tel. (0 31) 302 11 42

Schweizerische Fachstelle
für Alkohol und andere
Drogenprobleme
Postfach 870
CH-1001 Lausanne
Tel 021-32 12 911

Allergien

Schweizerische
Elternvereinigung asthma-
und allergiekranker Kinder
Schaufelgrabenweg 28
CH-3033 Wohlen

Schweizerische Gesellschaft
für Allergologie
und Immunologie
1, rue Michel Servet
CH-1211 Genève 4

Alter

Caritas Schweiz
Löwenstrasse 3
CH-6003 Luzern

Pro Senectute
Lavaretstrasse 60
CH-8027 Zürich
Tel. (01) 421 51 51

Stiftung Kreatives Alter
Fraumünsterstrasse 15
CH-8001 Zürich
Tel. (01) 283 50 05

Alzheimerkrankheit

Schweizerische
Alzheimervereinigung
16, rue Pestalozzi
CH-1400 Yverdonles-Bains
Tel. (0 24) 426 20 00

Arthrose

(siehe Rheumatische Erkran-
kungen)

Asthma

(siehe auch Allergien)

Das Band – Selbsthilfe für
Asthmatiker
Gryphenhübeliweg 40
CH-3006 Bern
Tel. (0 31) 352 11 38

Neurodermitis, Atopisches
Ekzem und Asthma (ATOPS)
Postfach 833
CH-4153 Reinach

Augenkrankheiten

Schweizerischer Blinden-
und Sehbehindertenverband
Laupenstrasse 4
CH-3008 Bern
Tel. (0 31) 390 88 00

Behinderung

Schweizerische Arbeitsgemeinschaft zur Eingliederung Behinderter
Bürglistrasse 11
CH-8002 Zürich
Tel. (01) 201 58 26

Bluthochdruck

Schweizerische Vereinigung gegen den hohen Blutdruck
Postfach 10
CH-8091 Zürich

Brustkrebs

(siehe auch Krebs)

Schweizerischer Verein für Frauen nach Brustkrebs
Unterer Rebbergweg 96
CH-4153 Reinach

Colitis ulcerosa

Schweizerische Morbus-Crohn- und Colitis-ulcerosa-Vereinigung
Gen. Guiasan Strasse 52
CH-5000 Aarau
Tel. (0 62) 824 87 07

Depression

(siehe Psychische Erkrankungen)

Diabetes

Schweizerische Diabetes-Gesellschaft
Forchstrasse 95
CH-8032 Zürich
Tel. (01) 383 18 15

Drogenabhängigkeit

(siehe auch Alkohol)

Narcotics Anonymous
Postfach 360
CH-4010 Basel
Tel. (0 61) 312 48 08

Schweizerische Fachstelle für Alkohol und andere Drogenprobleme
Postfach 870
CH-1001 Lausanne

Zentralstelle der Elternvereinigung drogenabhängiger Jugendlicher
Stampfenbachstrasse 106
CH-8035 Zürich
Tel. (01) 363 08 24

Entspannung

Schweizerische Gesellschaft für Autogenes Training
Könizbergstrasse 1
CH-3097 Liebefeld

Epilepsie

Schweizerische Liga gegen Epilepsie
c/o Schweizerische Vereinigung Pro Infirmis
Postfach 129
CH-8032 Zürich
Tel. (01) 299 44 11

Ernährung

(siehe Adipositas, Essstörungen)

Essstörungen

Overeaters Anonymous – Anonyme Esssüchtige
Postfach 680
CH-8021 Zürich

Selbsthilfegruppe Anorexie und Bulimie
Dolderstrasse 18
CH-8032 Zürich

Hautkrankheiten

(siehe Allergien, Neurodermitis, Psoriasis)

Herz- und Kreislauferkrankungen

(siehe auch Bluthochdruck)

Schweizerische Arbeitsgruppe für kardiale Rehabilitation
CH-2725 Le Noirmont

Schweizerische Herzstiftung
Postfach 176
CH-3000 Bern 15
Tel. (0 31) 388 80 80

Homöopathie

Homöopathischer Ärzteverband
Sennweidstrasse 45
CH-6312 Steinhausen

Verband Klassischer Homöopathen
Postfach 625
CH-8027 Zürich

Schweizerische Ärztegesellschaft für Homöopathie (SÄHP) OMS
Kehrsitenstrasse 23
CH-6362 Stansstad
Tel. (0 41) 281 17 44

Schweizerischer Verein
Homöopathischer
Ärztinnen und Ärzte (SVHA)
Dr. med. H. R. Fischer
Oberdorfstrasse
CH-Aeugst a. A.
Tel. (01) 761 11 11

Hörstörungen

(siehe auch Tinnitus)

Bund Schweizerischer
Schwerhörigen-Vereine
Schaffhauser Strasse 7
CH-8024 Zürich
Tel. (01) 363 12 00

Immunschwäche

(siehe AIDS)

Inkontinenz

Beratungsstelle der Gesellschaft
für Inkontinenzhilfe
Kantonsspital
CH-6000 Luzern 16
Tel. (0 41) 205 11 11

Krebs

(siehe auch Brustkrebs)

Schweizerische
Interessengemeinschaft
für krebskranke Kinder (SIKK)
Sonnenrain 4
CH-4534 Flumenthal
Tel. (0 32) 637 30 85

Schweizerische Krebshilfe
Effingerstrasse 40
CH-3000 Bern
Tel. (0 31) 389 91 91

Schweizerische
Krebsliga
Monbijoustrasse 61
CH-3001 Bern
Tel. (0 31) 33 70 12 12
Internet: www.swisscancer.ch

Krebsliga St.Gallen – Appenzell
Flurhofstrasse 7
CH-9000 St.Gallen
Tel 071 242 70 00
Fax 071 242 70 30
Internet: www.krebsliga.ch/
Email: beratung@krebsliga-sg.ch

Kreuzschmerzen

(siehe Rheumatische Erkrankungen)

Morbus Bechterew

Schweizerische Vereinigung
Morbus Bechterew
Röntgenstrasse 22
CH-8005 Zürich
Tel. (01) 272 78 66

Morbus Crohn

Schweizerische Morbus-Crohn- und Colitis-ulcerosa-Vereinigung
Postfach
CH-5000 Aarau
Tel. (0 62) 824 87 07

Mukoviszidose

Schweizerische Gesellschaft
für Mukoviszidose
Bellevuestrasse 166
CH-3028 Spiegel/Bern

Multiple Sklerose

Schweizerische
Multiple Sklerose Gesellschaft
Brinerstrasse 1
CH-8036 Zürich
Tel. (01) 461 46 00

Naturheilverfahren

Forum Freiheit
im Gesundheitswesen
Postfach 463
CH-Zürich
Tel 01-809 56 66
Fax 01-809 56 60

Naturärzte-Vereinigung
der Schweiz
Postfach 65
CH-9052 Niederteufen

Schweizerische
Ärztegesellschaft für
Erfahrungsmedizin –
Patienteninformationsstelle
In der Ey 39
CH-8047 Zürich
Tel. (01) 716 48 26

Schweizerische Gesellschaft
für ganzheitliche Heilkunde
Postfach 8213
CH-3001 Bern

Schweizerische Medizinische
Gesellschaft für Phytotherapie
(SMGP)
Keltenstrasse 40
CH-8044 Zürich
Tel/Fax (01) 252 18 79

Schweizerischer
Kneipp-Verband
Seftigenstrasse 57
CH-3007 Bern
Tel. (0 31) 372 45 43

Schweizerischer Verband
für Natürliches Heilen
Postfach
CH-3004 Bern
Tel. 0 31-3 02 44 40

Neurodermitis

Neurodermitis, Atopisches
Ekzem und Asthma (ATOPS)
Postfach 833
CH-4153 Reinach

Parkinsonismus

Schweizerische
Parkinsonvereinigung
Forchstrasse 182
CH-8132 Hinteregg

Patientenschutz, -verbände

Schweizerische Arbeitsgemeinschaft für Patienteninteressen
Haldenweg 10a
CH-3074 Muri (BE)

Schweizerische
Patientenorganisation
Postfach 850
CH-8025 Zürich
Tel. (01) 252 54 22

Psoriasis

Schweizerische Psoriasis
und Vitiligo Gesellschaft
Postfach
CH-8048 Zürich
Tel. (00 41) 31 761 39 66
Fax (00 41) 31 761 39 66

Psychische Erkrankungen

Schweizerische Gesellschaft
für psychosoziale Medizin
Culmannstrasse 8
CH-8091 Zürich

Vereinigung der Angehörigen
von psychisch Kranken
Murwiesenstrasse 53
CH-8057 Zürich

Psychosomatische Erkrankungen

Schweizerische Gesellschaft
für psychosomatische Medizin
Bernische Höhenklinik Bellevue
CH-3962 Montana-Vermala
Tel. (0 27) 485 51 21

Rheumatische Erkrankungen

Schweizerische
Rheuma-Liga
Renggerstrasse 71
CH-8038 Zürich
Tel. (01) 487 40 00

Schwerhörigkeit
(siehe Hörstörungen)

Sehbehinderung
(siehe Augenkrankheiten)

Selbsthilfegruppen

Kontaktstelle für
Selbsthilfegruppen
Selbsthilfezentrum Hinterhuus
Feldbergstrasse 55
CH-4057 Basel
Tel. (0 61) 692 81 00

Stoma-Träger

Schweizerische Ileostomie-
Colostomie-Urostomie-
Vereinigung (ILCO)
Rappenholzstrasse 7
CH-8623 Wetzikon

Tinnitus

Schweizerische
Tinnitus-Liga
Meinegartenstrasse 2
CH-8645 Jona

Übergewicht
(siehe Adipositas)

Venenerkrankung

Schweizerische Gesellschaft
für Phlebologie (SGP)
Dr. Albert-Adrien Ramelet
Place Benjamin-Constant 2
CH-1003 Lausanne
Tel 0 21-3 12 60 60

Schweizerische Gesellschaft
für Phlebologie (SGP)
Dr. Marco Casanova
Klinik-Praxis-Bellevuepark AG
Brückenstrasse 9
CH-8280 Kreuzlingen
Tel. (0 71) 672 22 66

Zuckerkrankheit
(siehe Diabetes)

Zystische Fibrose
(siehe Mukoviszidose)

Register

Halbfette Seitenzahlen verweisen auf eine ausführliche Erläuterung des Begriffs.

A

B

T

U

Auf der letzten Buchseite finden Sie Informationen zur neuen FALKEN Gesundheitsreihe.

Sie finden uns im Internet: **www.falken.de**

Dieses Buch wurde auf chlorfrei gebleichtem und säurefreiem Papier gedruckt.

Der Text dieses Buches entspricht den Regeln der neuen deutschen Rechtschreibung.

ISBN 3 8068 2536 X

Umschlaggestaltung: Rohwedder.Becker, Büro für Konzept und Gestaltung, Mainz
Layout: InterConcept Medienagentur, München; Ulrich Klein
Konzept: Redaktion FALKEN Verlag
Redaktion: InterConcept Medienagentur München; Dr. med. Antje Müller-Schubert, Berlin; Susanne Staatsmann, Berlin; Herbert Habicht
Herstellung: Ulrich Klein
Umschlagfoto: Bavaria/Photoshot, Düsseldorf (oben); Bildstelle ZDF/C. Sauerbrei (unten)
Illustrationen: Wladimir Szczesny und Sylvia Kursawe, München; außer „Erste Hilfe“: Peter Beckhaus, Mainz

Satz: FALKEN Verlag, Niedernhausen/Ts.
Druck: Ludwig Auer GmbH, Donauwörth

817 2635 4453 6271

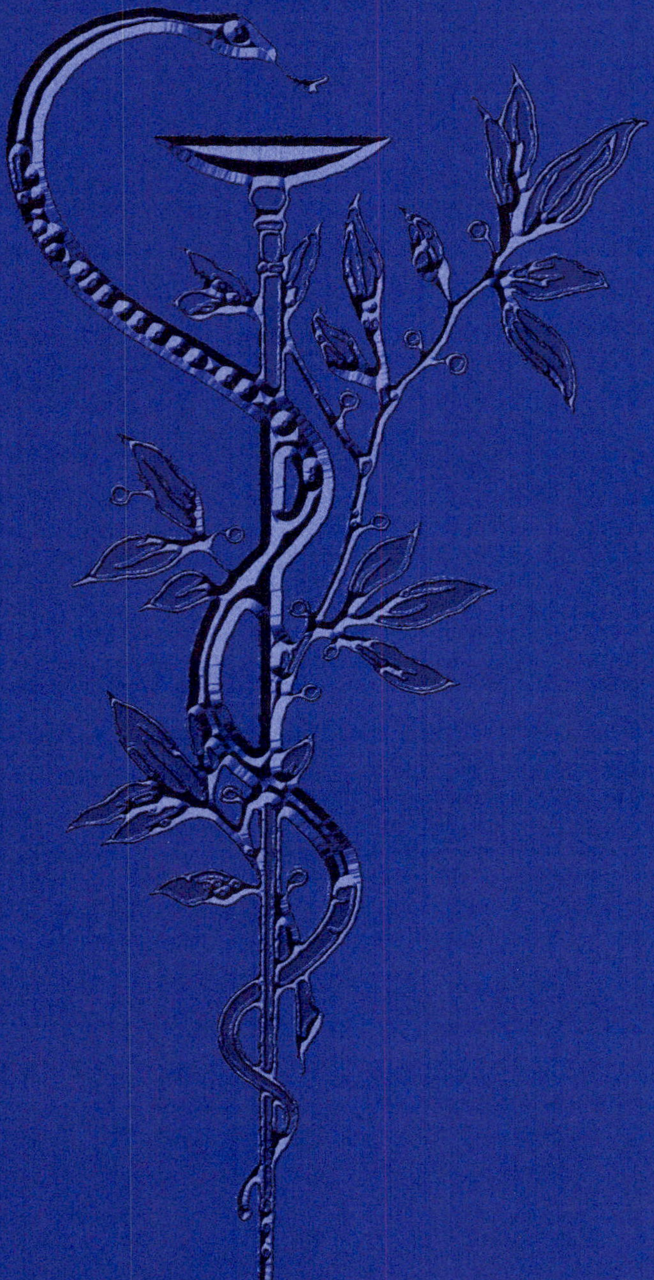